"十四五"职业教育国家规划教材
"十四五"职业教育河南省规划教材
"十三五"卫生高等职业教育校院合作"双元"规划教材

供临床医学类及相关专业用

内科学

第 5 版

主　　审　张海澄

主　　编　艾　娟　孙建勋

副 主 编　赵文星　李铭锋　王丽红　熊　刚　熊红霞　王潇君

编　　委（按姓名汉语拼音排序）

艾　娟（南阳医学高等专科学校）
蔡　芬（岳阳职业技术学院）
陈喜苹（南阳医学高等专科学校）
丁　洁（岳阳职业技术学院）
冯　春（哈尔滨医科大学附属第五医院）
关建民（菏泽医学专科学校附属菏泽市立医院）
郭小海（乌兰察布医学高等专科学校）
黄　琼（湖南环境生物职业技术学院）
蒋成燕（遵义市第一人民医院）
李铭锋（江西医学高等专科学校第一附属医院）
刘莲凤（江西医学高等专科学校第一附属医院）
刘宛丽（南阳医学高等专科学校）
阮凤华（江西医学高等专科学校第一附属医院）
孙建勋（河南科技大学第五附属医院）
王丽红（漳州卫生职业学院）
王潇君（遵义医药高等专科学校）
魏　畅（哈尔滨医科大学附属第五医院）
魏　冬（河南科技大学第五附属医院）
熊　刚（重庆三峡医药高等专科学校附属医院）
熊红霞（宜春职业技术学院）
许碧夏（肇庆医学高等专科学校）
俞　琪（江西医学高等专科学校第一附属医院）
赵文星（菏泽医学专科学校）

北京大学医学出版社

NEIKEXUE

图书在版编目（CIP）数据

内科学 / 艾娟，孙建勋主编．—5版．—北京：
北京大学医学出版社，2019.10（2025.6 重印）
ISBN 978-7-5659-2090-5

Ⅰ．①内…　Ⅱ．①艾…　②孙…　Ⅲ．①内科学-高等
职业教育-教材　Ⅳ．①R5

中国版本图书馆CIP数据核字（2019）第240813号

内科学（第 5 版）

主　　编： 艾　娟　孙建勋
出版发行： 北京大学医学出版社
地　　址：（100191）北京市海淀区学院路38号　北京大学医学部院内
电　　话： 发行部 010-82802230；图书邮购 010-82802495
网　　址： http：//www.pumpress.com.cn
E-mail： booksale@bjmu.edu.cn
印　　刷： 北京瑞达方舟印务有限公司
经　　销： 新华书店
责任编辑： 崔玲和　**责任校对：** 靳新强　**责任印制：** 李　啸
开　　本： 850 mm × 1168 mm　1/16　**印张：** 38.75　**字数：** 1110千字
版　　次： 2019 年 10 月第 5 版　2025 年 6 月第 7 次印刷
书　　号： ISBN 978-7-5659-2090-5
定　　价： 80.00元

修订说明

《国务院办公厅关于深化医教协同进一步推进医学教育改革与发展的意见》要求加快构建标准化、规范化医学人才培养体系，全面提升人才培养质量。《国家职业教育改革实施方案》指出要促进产教融合育人，建设一大批校企“双元”合作开发的国家规划教材。新时期的卫生职业教育面临前所未有的发展机遇和挑战。

本套教材历经4轮建设，不断更新完善、与时俱进，为全国高职临床医学类人才培养做出了贡献。第3轮教材入选教育部普通高等教育“十一五”国家级规划教材15种，第4轮教材入选“十二五”职业教育国家规划教材17种。

高质量的教材是实施教育改革、提升人才培养质量的重要支撑。为深入贯彻《国家职业教育改革实施方案》，服务于新时期高职临床医学类人才培养改革发展需求，北京大学医学出版社经过前期广泛调研、系统规划，启动了第5轮“双元”数字融合高职临床医学教材建设。指导思想是：坚持“三基、五性”，符合最新的国家高职临床医学类专业教学标准，结合高职教学诊改和专业评估精神，突出职业教育特色和专业特色，重视人文关怀，与执业助理医师资格考试大纲要求、岗位需求对接。强化技能训练，既满足多数院校教学实际，又适度引领教学。实践产教融合、校院合作，打造深度数字融合的精品教材。

教材的主要特点如下：

1. 全国专家荟萃

遴选各地高职院校具有丰富教学经验的骨干教师参与建设，力求使教材的内容和深浅度具有全国普适性。

2. 产教融合共建

吸纳附属医院或教学医院的临床双师型教师参与教材编写、审稿，学校教师与行业专家“双元”共建，使教材内容符合行业发展、符合多数医院实际和人才培养需求。

3. 知名专家审定

聘请知名临床专家审定教材内容，保证教材的科学性、先进性。

4. 教材体系优化

针对各地院校课程设置的差异，部分教材实行“双轨制”。如既有《人体解剖学与组织胚胎学》，又有《人体解剖学》《组织学与胚胎学》，便于各地院校灵活选用。按照专业教学标准调整规范教材名称，如《医护心理学》更名为《医学心理学》，《诊断学基础》更名为《诊断学》。

5. 职教特色鲜明

结合最新的执业助理医师资格考试大纲，教材内容体现“必需、够用，针对性、适用性”。以职业技能和岗位胜任力培养为根本，以学生为中心，贴近高职学生认知，夯实基础知识，培养实践技能。

6. 纸质数字融合

利用二维码技术打造融媒体教材，提供拓展阅读资料、音视频学习资料等，给予学生自主学习和探索的空间及资源。

7. 课程思政融入

全面贯彻党的教育方针，落实立德树人根本任务，将课程思政全面融入教材。坚持中国化时代化马克思主义人民至上的立场，运用系统观念，守正创新，传承精华，守护人民生命健康安全，建设中国特色高质量医药卫生类职业教育教材体系。

本套教材的组织、编写得到了多方面大力支持。很多院校教学管理部门提出了很好的建议，职教专家对编写过程精心指导、把关，行业医院的临床专家热心审稿，为锤炼精品教材、服务教学改革、提高人才培养质量而无私奉献。在此一并致以衷心的感谢！

本套教材出版后，出版社及时收集使用教材院校师生的质量反馈，响应《关于推动现代职业教育高质量发展的意见》，按职业教育“岗课赛证”融通教材建设理念及时更新教材内容；对照《高等学校课程思政建设指导纲要》《职业教育教材管理办法》等精神要求，自查自纠，在修订时深入贯彻党的二十大精神，更新数字教学资源；力争打造培根铸魂、启智增慧，适应新时代要求的精品卫生职业教育教材。

希望广大师生多提宝贵意见，反馈使用信息，以臻完善教材内容，为新时期我国高职临床医学教育发展和人才培养做出贡献！

“十三五”卫生高等职业教育
校院合作“双元”规划教材审定委员会

前言

内科学是临床医学中的一门重要学科。通过内科学的学习，学生将对疾病的发生、发展、临床表现、检查方法、诊断和防治原则有比较全面和系统的认识，为日后学习其他临床学科和从事临床医学实践或基础研究奠定坚实的基础。随着生物化学、免疫学、遗传学、分子生物学、影像学和药理学等基础学科的飞跃式发展，内科学也相应进入了一个崭新的发展阶段。

为适应新时代医学教育的高质量内涵式发展，本教材进行第 5 轮编写，旨在使教材内容顺利衔接助理全科医师培训，推进具有时代特色的卫生职业教育教材建设，实现“平台 + 服务”的信息化教学模式。本教材的修订以培养实用型人才为导向，坚持体现教材的思想性、科学性、先进性、启发性和适用性。

为保持教材的连续性，本教材的编写框架与第 4 版基本一致，包括绪论、呼吸系统疾病、循环系统疾病、消化系统疾病、泌尿系统疾病、血液系统疾病、内分泌和代谢性疾病、风湿性疾病、神经系统疾病、精神疾病和理化因素所致疾病，共 11 篇。在第 4 版的基础上做了以下修改：①删减了不常见疾病；②对精神疾病的章节做了较大调整；③各章节常见病的诊疗根据国际、国内的诊疗指南做了相应更新；④各章节增加了国家执业助理医师考试中高频考点提示和考题举例，扫二维码可查看各章节的数字资源（PPT、图片、视频、案例讨论、考题举例、知识拓展、思维导图）；⑤各章节重点介绍常见病、多发病，内容与国家执业助理医师考试大纲相衔接，并将知识点梳理为思维导图，便于学生复习、掌握。

本书参编人员是各院校长期在临床、教学、科研一线工作的教师，具有丰富的临床和教学经验。在教材编写过程中，编委参阅了大量最新文献和学术专著，博采众长，力求反映内科学的新进展。本书的修订得到了各编委所在院校领导的大力支持，得到了北京大学医学出版社的鼎力相助，在此表示衷心谢忱！

对于本书存在的遗漏和不足之处，敬请读者不吝赐教，给予批评、指正，以便再版时更正。

艾 娟 孙建勋

目 录

第五篇 泌尿系统疾病

第六篇 血液系统疾病

第七篇 内分泌和代谢性疾病

第八篇 风湿性疾病

第九篇 神经系统疾病

第十篇 精神疾病

第十一篇 理化因素所致疾病

第一篇

绪　论

思政之光

学习目标

通过本篇内容的学习，学生应能：

识记：

1. 内科学的范围和学习内容。
2. 内科学的学习目的。

理解：

1. 分析现代生物－心理－社会医学模式对患者的意义。
2. 解释循证医学、整合医学、精准医学的核心。

应用：

谨记中华人民共和国医学生誓词，热爱祖国，献身医学，恪守医德。

内科学是临床医学的一门主要学科，重点阐述内科疾病的病因及发病机制、临床表现、诊断与鉴别诊断、治疗和预防、预后和康复。内科疾病的治疗主要采用非手术治疗方法，药物治疗是其主要治疗手段，其他包括氧疗、输血、支持疗法、介入治疗等。内科学所阐述的内容在临床医学的理论和实践中有普遍意义。掌握内科学的临床思维方法和防治原则可为其他临床学科的学习打下良好的基础。

一、内科学的范围和内容

内科学涉及面广，整体性强。随着医学的发展，各专业学科逐渐形成，传染病学、神经病学、精神病学、职业病学等已脱离内科学，成为独立的学科。但是，为适应医学高等职业教育的教学目的和要求，本书仍将神经系统疾病和精神疾病纳入其中。本书的内容包括呼吸系统疾病、循环系统疾病、消化系统疾病、泌尿系统疾病、血液系统疾病、内分泌和代谢性疾病、风湿性疾病、神经系统疾病、精神疾病和理化因素所致疾病。内科学旨在引导医学生在掌握基础医学、临床前期学科知识的基础上，从理论走向实践、从书本走向临床。以患者的主诉为中心，通过问诊和体格检查了解患者的临床表现，正确选择实验室、影像学以及器械检查项目，最后将收集到的临床资料经过认真的分析、归纳和甄别，做出正确的诊断和防治决策。

二、内科学的发展

（一）医学模式的转换

医学模式是指医学的基本观念、基本思维和基本方法，也就是用何种思想方法来看待、研究及处理健康与疾病问题，是人们在学习、实践和传授医学中贯穿始终的世界观。

医学模式经历了古代神灵主义医学模式、自然哲学医学模式、机械唯物论的医学模式、现代生物医学模式、现代生物－心理－社会医学模式。从19世纪开始发展起来的现代医学模式属于生物医学模式，该模式强调生物学因素及人体病理生理过程，着重躯体疾病的防治，忽略了心理、社会及环境等因素对人体的作用。20世纪后期，随着科技的发展和人类文明的进步，人类的生活环境、生活习惯和行为方式也随之发生了变化，人类的疾病谱也相应发生了明显的变化。世界卫生组织（WHO）公布：2012年68%的疾病是非传染性疾病，诊治慢性疾病是现代医学和内科学的首要任务。心脏及脑血管疾病、肿瘤、糖尿病、精神病是当今人类健康的主要危害，而这些疾病的发生和发展与心理、社会因素密切相关，这就促使了现代医学模式的进一步转变。1977年，美国Rochester大学Engel教授提出了生物－心理－社会医学模式，这一模式强调医学目标的整体性，在更高层次上实现了对人的尊重。同时，生物－心理－社会医学模式对医学生提出了更高的要求。在新的医学模式下要更加注重研究多种因素对疾病发生、诊治、预防和康复的影响，这些因素包括酒精、毒品、吸烟、暴力、经济、文化、宗教、自然环境、饮食习惯、工作压力、精神紧张等。内科疾病治疗的目标已不仅是治愈某种疾病，而是还要促进康复、减少残疾、提高生活质量。

（二）循证医学的发展

传统医学是经验医学。医师根据个人的实践经验、高年资医师的指导、教材和医学期刊上零散的研究报告为依据来处理患者。其结果是：一些真正有效的疗法因不为公众所了解而长期未被临床采用；一些实践无效甚至有害的疗法因从理论上推断可能有效而被长期广泛使用。19世纪发展起来的现代医学已经有了解剖学、病理学、生物化学、药理学等基础学科的支撑，逐渐远离了传统经验医学，形成了循证医学体系。

循证医学就是遵循证据的医学。其核心思想是医疗决策（医疗方案、临床指南和卫生政策）应在现有高质量的临床研究证据的基础上做出，并重视结合医师的临床经验与技能，考虑患者实际状况和意愿。循证医学所依靠的临床研究证据主要来自大样本的随机对照试验、系统性评价和荟萃分析。根据临床研究证据的级别进行甄选、分析，形成临床指南、诊疗规范，用于指导临床实践。避免了过去医师仅依据自身经验进行医疗决策时可能发生的偏见和失误。

（三）整合医学的兴起

现代医学的发展使基础医学研究越来越向微观发展，碎片化的知识随之增加，临床学科划分越来越细，造成了有的医师“看心不看胃，看脚不看肺”。但是患者是一个整体，全身疾病有可能只表现出某个局部的问题，专科医师不能局限在某一部位治疗疾病。新发或再发传染病不断出现，单一学科对这些疾病往往束手无策。老年疾病患者往往多脏器受累，需要多学科联合攻关。还有很多疾病的发生与心理因素密切相关，不仅需要某一专科医师治疗躯体疾病，同时也需要心理医师协作进行心理问题的疏导。

整合医学是指在理念上实现医学整体和局部的统一，在策略上以患者为核心，在实践上将各种防治手段有机地结合起来，从人的整体出发，将医学各领域最先进的理论知识和临床各专科最有效的实践经验分别加以整合，并根据社会、环境、心理的现实进行修正，使之成为更适合人体健康和疾病诊疗的医学体系。整合医学的核心是团队合作、多学科合作，并全程关注患者疾病状态的变化，及时推荐患者接受其他专科治疗。它提倡打破学科、病区壁垒，以患者为中心，各科专家形成诊疗团队，根据患者的具体病情制订最优化的诊疗方案，实现个体化、整体化的诊疗。临床学科整合不是否定专科体制，专科体制推动了医学对疾病与生命的深层认识，在许多方面开辟了探索生命的奥秘之门，而单纯的分化或者单纯的整合都是片面的、不科学的，不利于医学发展。专科的深入与多学科的整合应该共同发展，这是今后临床医学的发展方向。医学课程的整合，以器官、系统为中心的课程体系也渐渐成为我国医学教育界的共识。

（四）精准医学的趋势

广义的精准医学是指通过基因组、蛋白质组和其他前沿技术，对大样本人群与特定疾病进行生物标志的分析与鉴定、验证与应用，精确寻找疾病的病因和治疗靶点，对疾病的不同状态和过程进行精确亚分类，最终实现对待特定患者的个体化精准医疗。狭义的精准医学是指根据个体的基因特征，结合对环境和生活方式等因素的评估，从药物基因组学的角度明确药物的适应证（如肿瘤的分子靶向治疗）、禁忌证（如卡马西平），对个体实施精准的药物治疗或干预，以提高治疗的安全性、经济性和有效性。精准医学的核心目的是疗效最大化、损害最小化、资源最优化。

（五）“互联网 +”、人工智能背景下的内科学

“互联网 +”是通过传统产业的互联网化完成产业升级。具体在医疗行业的表现形式为移动医疗、远程医疗、电子病历、医疗信息数据平台、智能可穿戴医疗产品等。远程医疗技术缓

解了专家资源不足，协助提高了基层的医疗水平，大大降低了医疗开支，满足了基层广大人民群众的医疗保健需求。人工智能诊疗系统可以在 17 s 内阅读 3469 本医学专著，制订出 69 种治疗方案，每日跟进 5000 项最新的医学研究成果。2017 年世界癌症日（2 月 4 日），人工智能系统第一次在我国“出诊”，仅用 10 s 就开出了癌症处方。

（六）内科学各专业学科的发展

1．呼吸系统疾病　我国呼吸学科的发展经历了 3 个阶段。①第一阶段：20 世纪 50—60 年代，结核病肆虐，防治肺结核为主要任务；②第二阶段：20 世纪 70—90 年代，以“呼吸四病”/ 肺源性心脏病防治为主要任务，肺功能检查、血气分析、支气管镜检查等都是这个时期发展起来的；③第三阶段：20 世纪 90 年代以后，是现代呼吸病学阶段，呼吸病学各个领域全面发展。新发、突发的呼吸道传染病等公共卫生事件构成重大社会影响，慢性阻塞性肺疾病（COPD）、肺癌、肺结核、尘肺等防治形势严峻，促使呼吸与危重病学科的规范化建设，构建多学科交融的现代呼吸学科体系。

2．心血管疾病　心血管疾病是现代社会严重威胁人类健康、引起死亡的主要疾病。根据国家心血管病中心 2013 年《中国心血管病报告》，估计我国心血管病现患病人数约 2.9 亿。自 20 世纪 80 年代以来，围绕高血压、冠状动脉粥样硬化性心脏病（冠心病）、充血性心力衰竭和心律失常的防治，进行了一系列大规模多中心临床试验。在此基础上，由权威机构发布的临床诊疗指南已成为指导临床实践的重要依据和准则。近 30 多年来，新的诊断技术、药物和治疗方法被采用，介入心脏病学技术的广泛应用从根本上改变了心血管内科的传统治疗模式。

3．消化系统疾病　电子内镜和超声内镜已经成为诊断消化系统疾病的一项极为重要的手段。胃镜、结肠镜结合黏膜组织染色和病理学检查可对早期胃肠道肿瘤做出诊断。20 世纪 80 年代，有关专家开始对幽门螺杆菌进行研究，通过大量临床试验已总结出根除幽门螺杆菌的治疗方法，使消化性溃疡有可能彻底被治愈。乙型肝炎疫苗的广泛应用使肝炎、肝癌的发病率明显下降。肝移植的广泛开展使肝硬化成为可治愈的疾病。肝干细胞移植在肝衰竭治疗中展现了诱人前景。生物制剂的问世提高了炎性肠病的疗效。

4．肾病　慢性肾脏病已成为继心血管病、肿瘤、糖尿病之后，威胁人类健康的常见疾病，是全球性重要公共卫生问题之一。我国肾病领域的很多治疗手段与国外先进水平相比还有一定差距，但通过肾病科医师不断努力，已经有了长足进步。新型免疫抑制药的应用明显降低了肾移植术后的排斥反应，提高了对狼疮肾炎的治疗效果；适时透析提高了终末期肾病患者的生存率和生活质量；肾移植技术水平逐步提高，已经成为终末期肾病患者最佳的治疗方法，与常规透析相比，接受肾移植手术后患者有更高的生活质量和更长的生存时间。以上治疗的代表性研究已经跻身世界领先行列。

5．血液病　近年来，血液病的研究进展速度很快。单克隆抗体、重组 DNA 技术、细胞遗传学和分子生物学的理论和技术，使血液病的病因、发病机制研究有了突飞猛进的发展。恶性血液病的治疗已从既往的化疗、放射治疗（简称放疗）和骨髓移植治疗进展到诱导分化治疗、生物治疗、靶基因治疗和干细胞移植治疗等，治愈了不少血液病患者。

6．内分泌和代谢性疾病　在内分泌疾病的诊断方面，以往多用放射免疫法测定激素水平，而新发展起来的免疫多重聚合酶链反应法可使激素测定的敏感性更高、特异性更强；此外，正电子发射计算机体层显像仪（PET/CT）可定量及定时动态观察垂体、肾上腺、甲状腺的功能变化和代谢过程。在治疗方面，用于替代治疗的激素疗效更强，作用时间更长，而且还出现了一些作用于激素受体的药物（如他莫昔芬）。治疗糖尿病的新药不断上市，糖尿病的三级预防得到了广泛开展。

7．风湿性疾病　风湿性疾病在内科各专业中发展十分迅速。风湿性疾病多与自身免疫相关，随着基因组学、蛋白组学和系统生物学研究的进展，风湿性疾病的研究得以深入，揭示了很多风湿性疾病的发病机制，新的诊断方法和治疗措施也相继应用于临床。生物制剂（如细胞因子拮抗剂、免疫细胞清除剂、共刺激分子拮抗剂等）靶向性治疗可以特异性阻断发病过程中的某一个环节，达到治疗疾病的目的，显著提高了风湿性疾病的治疗效果。

以上各专业学科的发展并不等于各专科独立化。“人”作为一个有机整体，疾病常以侵犯某一系统或某一器官为主，同时也会影响其他器官或系统。专科研究越深入，越凸显各专业分科之间交叉的复杂性，如糖尿病与肾病、风湿性疾病与各个系统的密切关系。许多全身性疾病常在某器官出现首发症状，若仅关注本器官局部，不对全身表现进行综合分析，常得出错误的诊断。因此，学习内科学要重视联系基础医学知识，加强理论与实践相结合，正确处理共性与个性的关系，透过现象看本质，注意不断更新知识，培养良好的人文素养，通过内科学系统性理论知识及临床实践的培训，成为一名优秀的内科医师。

三、内科学的学习目的和方法

医学所提供的是对人的健康和生命的全方位照护和关爱，学习内科学的目的旨在保护人民健康。在整个学习过程中，除了需掌握基础理论知识外，还应努力提高职业素养，树立全心全意为人民服务的思想，培养人道主义的高尚医德，学会正确的临床思维方法。临床医师不但要重视细致的病史采集、全面的体格检查和必要的辅助检查，正确而及时地进行诊断，还要重视和充分了解患者的心理和所处的社会环境，以高度的责任感和同情心进行医疗卫生实践。

内科学课程分为系统学习和毕业实习两个阶段。系统学习包括教学大纲所规定的课堂讲授和与其相结合的临床示教及见习；毕业实习是在执业医师指导下，学生进行临床诊疗实践，将书本上学到的理论知识用于临床实践，解决临床上遇到的实际问题，并在临床实践中检验书本知识的正确性。经过实践 - 认识 - 再实践 - 再认识的过程，不断总结临床经验，从而提高发现问题、分析问题和解决临床问题的能力。在学习中，要求学生扎实掌握内科学的基本理论、基本知识和基本技能。毕业时，学生能独立诊治内科常见病和多发病。毕业后，通过临床实践，学生能进行自学和开展科研等活动，不断提高理论知识水平和防病、治病能力。

思考题

1．内科学主要学习哪些内容？
2．如何成为一名优秀的内科医师？

（艾　娟）

第二篇

呼吸系统疾病

第一章

呼吸系统疾病概论

第一章数字资源

思政之光

学习目标

通过本章内容的学习，学生应能：

识记：

1. 说出呼吸系统的基本结构。
2. 描述呼吸系统疾病常见症状与体征。

理解：

1. 分析呼吸系统疾病的防治前景。
2. 解释呼吸系统疾病辅助检查的临床意义。

应用：

1. 运用各种诊断技术对呼吸系统常见疾病做出正确诊断，制订合理的防治方案。
2. 学习钟南山院士敢于担当、专业过硬的精神，为呼吸系统疾病防治做出最大的贡献。

案例导入

某患者，男性，68 岁，以“反复发作性呼吸困难 30 年，再发 1 d”就诊。患者 30 年前开始每遇花粉即胸闷、气短。今日因再次接触花粉后发生胸闷、气短，无法平卧，伴焦虑和烦躁入院。有磺胺类药过敏史。体格检查：呼吸 22 次 / 分，口唇无发绀，桶状胸，双肺叩诊呈过清音，双肺呼吸音减弱，可闻及弥漫性干啰音。心界向左侧扩大，心率 102 次 / 分，心律齐。血气分析：PaO_2 62 mmHg，$PaCO_2$ 38 mmHg，pH 7.36。

初步诊断：支气管哮喘急性发作期（中度）。

问题与思考：

1. 呼吸困难的病因有哪些？主要类型包括哪些？
2. 啰音如何分类？啰音是怎样形成的？啰音的意义有哪些？

近年来，由于大气污染、吸烟、理化因子、生物因子吸入以及人口老龄化等因素，使呼吸系统疾病（如肺癌、支气管哮喘）的发病率明显增加，慢性阻塞性肺疾病的发病率居高不下。2019 年 6 月周脉耕等报道，1990—2017 年中国主要疾病死亡原因，慢性阻塞性肺疾病、肺癌分别为第三位和第四位。吸烟排第二位。中华人民共和国成立以来，我国肺结核发病率虽逐年下降，但目前在全球 30 个结核病高负担国家中仍位居第二。弥漫性肺间质纤维化等发病率日渐增高。肺血栓栓塞症已构成重要医疗保健问题。2003 年和 2019 年底以来，在我国和世界范围内先后暴发的严重急性呼吸综合征（SARS）和新型冠状病毒肺炎（COVID-19）疫情，特别是后者，由于其传染性强、病死率高，又缺乏有针对性的药物，严重危害民众健康、生命安全和生活秩序，给国民经济造成巨大损失。还有多个国家流行的人感染禽流行性感冒病死率极高。

因此，呼吸系统疾病仍是危害人民健康和生命安全的常见病、多发病，其防治工作任重道远。

【呼吸系统的基本结构】

呼吸系统由呼吸道和肺组成，呼吸道包括鼻、咽、喉、气管、支气管。呼吸系统的主要功能是吸入氧气和呼出二氧化碳。呼吸道以环状软骨下缘为界，分为上呼吸道与下呼吸道两部分。上呼吸道由鼻、鼻窦、咽、喉构成，其功能除传导气体外，还有湿化、加温、净化空气、嗅觉及发音功能；下呼吸道由气管、支气管、叶支气管、段支气管、小支气管、细支气管、终末细支气管构成，主要功能为传导气体。呼吸性细支气管、肺泡管、肺泡囊和肺泡为气体交换场所。

气管全长 11 ～ 13 cm，其末端在第 4 胸椎水平分为左、右两主支气管。右主支气管与气管夹角比左侧大，管径粗短，近似气管直接延续，因此异物易坠入右侧支气管。在吸气状态下，管径大于 2 mm 者统称大气道，如叶、段支气管；小于或者等于 2 mm 者为小气道，如小支气管、细支气管等。气管、支气管以树枝形式逐渐分级，直至呼吸性细支气管、肺泡管，可达 23 级。虽然随着气管、支气管逐渐分级，其直径逐渐减小，但分支的数目逐渐增多，其相应的横断面积逐级增大。以上结构特点会造成气流速度逐渐减缓，到达肺泡内的气体会基本达到均匀，更利于气体交换。另外，混于气体中的微粒会沉积于气道黏膜上，不致进入肺的深部。

气管和支气管的组织结构相似，管壁均由黏膜、黏膜下层和外膜组成。肺泡是气体交换的场所，为多面型薄壁囊泡。它的一面与肺泡囊、肺泡管（或呼吸性细支气管）相通，其他各面则与相邻的肺泡彼此紧密相接。肺泡壁表面覆盖有肺泡细胞，壁内有丰富的毛细血管网以及大量的网状纤维、弹性纤维和胶原纤维。网眼内含有巨噬细胞、白细胞等。总呼吸面积约为 100 m^2，有 3 亿～ 7 亿个肺泡。

在肺泡细胞的基膜和毛细血管内皮细胞的基膜间存在一广大的空间间隙。有的地方由于两个基膜融合，空隙不复存在，此间隙不是连续性的。在有间隙的地方充填着弹性纤维、胶原纤维、网状纤维和基质，这些构成肺间质（即肺泡间隔），是肺毛细血管网的支撑结构。近年来的研究提出，肺间质不只是一个惰性的支持物，更主动参与细胞的增生、分化、黏附等行为，不但与胚胎发育、生物老化等生理过程有关，也在不少肺部疾病的发病中起重要作用。

肺由双重循环系统提供血液。一为肺循环，由肺动脉干及其分支、毛细血管和静脉组成。全身各器官回心静脉血均流经肺循环，在肺内进行气体交换；另一为支气管循环，包括支气管动脉和静脉，是肺、气道和胸膜等的营养血管。

【呼吸系统疾病的病史采集与体格检查】

（一）病史采集的方法

询问病史是了解病情的重要手段，经过与患者及其家属的交谈和讨论，获得准确的病史资料是临床确立诊断的第一步骤。询问时，要让患者平静、有条理而自由地叙述，避免进行诱导和暗示等。应认真听取患者的病情叙述，交谈时语言应通俗，避免使用医学术语。询问时，应从患者最初出现不适的时间开始，按年月顺序，了解疾病的发生和发展、伴随的症状、用药情况等。除了需要有针对性地问诊，一般性资料也同样重要。应注意对既往史、吸烟史、职业史、家族史的询问。

（二）主要症状

呼吸系统主要症状以咳嗽、咳痰和呼吸困难最常见，其次为咯血、胸痛。

1．咳嗽与咳痰　咳嗽、咳痰是临床常见症状，主要见于呼吸道、胸膜、心血管及中枢神经系统疾病等，而呼吸道感染为最常见病因。临床上应注意咳嗽是急性还是慢性的，有无发热或咳痰，痰液的量、颜色、性状，有无异味。慢性气管、肺疾病多呈慢性咳嗽，咳嗽持续 3 周以上，既往没有慢性呼吸疾病病史，不伴咯血，并且胸部 X 线片无明显异常，最常引起这类慢性咳嗽的情况为支气管哮喘或支气管炎以后气道高反应性、鼻后滴流综合征和胃食管反流；部分哮喘患者以阵发性干咳为主要表现而没有明显的喘息症状；服用血管紧张素转换酶抑制药（ACEI）者 5% ~ 20% 会出现干咳。

2．呼吸困难　静息时胸闷，活动后反而减轻者多为神经症。活动引起的呼吸困难（气短）多为器质性病变。呼吸困难可呈现呼吸频率、深度及节律等方面的改变，按其发作快慢分为急性、慢性和反复发作性。突发胸痛后出现急性呼吸困难（气短）应首先考虑气胸，若合并咯血应警惕肺梗死；夜间阵发性呼吸困难（端坐呼吸）提示急性左侧心力衰竭；亚急性病程（数日至数周）的疾病为慢性支气管炎、真菌性肺炎、胸腔积液、充血性心力衰竭等；慢性病程（数月至数年）提示可能为慢性阻塞性肺疾病、肺间质疾病、慢性心脏疾病；反复发作性呼吸困难且伴有哮鸣音主要见于支气管哮喘。呼吸困难按其形成原因可分为吸气性、呼气性和混合性。吸气性呼吸困难表现为喘鸣，吸气时胸骨、锁骨上窝及肋骨间隙凹陷（三凹征），见于各种原因引起的喉、气管、大支气管水肿，痉挛，异物或肿瘤压迫等而发生狭窄；呼气性呼吸困难表现为呼气相延长，伴哮鸣音，见于支气管哮喘和慢性阻塞性肺疾病等；混合性呼吸困难见于肺炎、肺纤维化、大量胸腔积液、大量气胸及胸廓限制性疾病等。

3．咯血　喉及喉部以下呼吸道任何部位出血，经口腔排出，称咯血。临床上咯血应注意与呕血鉴别，呼吸道出血通常为鲜红色，pH 通常为碱性，而胃肠道出血为暗红色，pH 呈酸性。如为血痰，应仔细询问血痰的性质，如黏液血丝痰、脓血性痰或完全血性痰，并注意有无恶臭味。按部位不同，咯血大致可分为气道来源、肺实质来源和肺血管来源。

4．胸痛　除了呼吸系统疾病以外，胸痛还可由心肌缺血或坏死、心包炎、主动脉瘤或主动脉夹层撕裂、胃食管疾病等引起，还有部分患者疼痛症状主要由心理原因导致。呼吸系统疾病导致的胸痛通常是胸膜性的，即所谓胸膜刺激痛，来源于壁胸膜，随呼吸运动而加重。胸壁内的肌肉、肋骨或脊柱、神经疾病均可导致胸痛。肋软骨炎及胸肋关节炎是最常导致前胸痛的情况，一般为游走性的短暂锐痛，但也有患者表现为持续数小时的钝痛。纵隔内脏器的炎症或肿瘤本身可直接导致疼痛。胸骨后不适可由心肌缺血或梗死、主动脉夹层、大面积肺栓塞或肺动脉高压引起。反流性食管炎引起烧灼样痛，与进食或立卧位的变换有关。

（三）体格检查

呼吸系统体格检查的基本要求是进行细致而全面的检查，不应局限于肺或胸部的检查，为临床诊断提供第一手资料。

1．视诊　应对头、颈和胸部进行仔细观察。头部重点检查耳、鼻和咽部，因下呼吸道疾病常与上呼吸道疾病有关，如支气管哮喘患者常合并过敏性鼻炎。颈部要注意检查颈静脉，慢性阻塞性肺疾病患者合并右侧心力衰竭时，常可见颈静脉充盈；存在气道阻塞性病变时，常可见吸气时颈静脉塌陷；上腔静脉阻塞患者，可见颈静脉明显扩张，并伴颈部、眼睑和双上肢水肿以及前胸壁静脉扩张。视诊胸部时，应注意呼吸频率、方式、深度、对称性。快速、用力、辅助肌群的参与（胸锁乳突肌紧张）说明呼吸需求增加或呼吸功增加。胸廓或呼吸的不对称性提示大气道内阻塞、单侧肺实质或胸膜病变、单侧膈神经麻痹。

2．触诊　触诊对呼吸系统疾病的部位和性质判定有一定帮助。应检查气管的位置和活动度，纵隔移位可引起气管移位。锁骨上淋巴结肿大多为肺癌或胃癌转移的征象，但也可见于良性疾病，如淋巴结结核或结节病等。胸壁触诊时应注意有无压痛、捻发感、皮下气肿、胸膜摩擦感，还可对胸廓活动度、语音传导和语音震颤进行评价。

3．叩诊　叩诊在胸部体格检查中占据重要地位。胸部叩诊音可分为清音、过清音、鼓音、浊音和实音。

4．听诊　听诊时听诊器的胸件应紧贴胸壁，以防听诊器与皮肤之间的摩擦。让患者安静深呼吸，注意呼吸音的性质、强度以及啰音的情况。进行双侧对比非常重要。啰音是肺部听诊时呼吸音以外的附加声音。吸气时气体通过呼吸道内的分泌物而形成的水泡破裂的声音称为湿啰音；由于气道狭窄或部分阻塞，空气吸入和呼出时形成湍流所产生的声音为干啰音，包括哨笛音和鼾音。爆裂音是由于肺泡突然开放产生的。肺泡或小气道随呼吸而开放及闭合，气体快速膨胀产生“啪啦”声，爆裂音其实是一系列细小的“啪啦”声。在间质性肺病、微型肺不张、肺间质水肿或肺泡被液体充盈时，都可能出现爆裂音。

【呼吸系统疾病的辅助检查手段】

（一）血液检查

过敏性疾病血液中嗜酸性粒细胞增多；感染性疾病血液中白细胞总数增多、中性粒细胞比例升高。某些感染性疾病可考虑进行血液培养，进行病原学诊断。

（二）痰液检查

痰液收集非常重要。如果收集经口咳出的痰标本，极易受到污染。痰涂片在诊断肺炎链球菌感染时应用最多。痰培养可提高检查的敏感性，并能确定致病菌种。痰定量培养技术可以提高痰培养的敏感性和特异性。为防止污染，可考虑环甲膜穿刺吸引、纤维支气管镜或者防污染双套管毛刷采样。

（三）脱落细胞学检查

痰脱落细胞学检查用于肺癌的诊断，方法简单，阳性率高，但亦可出现假阳性。胸腔积液的脱落细胞学检查亦如此。

（四）抗原皮肤试验

变应原皮肤试验有助于对支气管哮喘患者确定变应原。结核菌素试验用于结核病的诊断，小儿特异性要比成人强。

（五）胸腔积液检查

胸腔积液检查可鉴别渗出液与漏出液，检查溶菌酶、腺苷脱氨酶、癌胚抗原，进行染色体分析等，有助于结核病与恶性肿瘤的鉴别。

（六）影像学检查

临床上可以应用于胸部疾病诊断的影像技术有以下几种。①传统X线检查技术：包括胸部平片、体层摄影和造影［数字减影血管造影（DSA）］；② CT检查技术：包括常规计算机体层摄影（CT）、高分辨率CT（HRCT）、计算机体层增强扫描和螺旋CT［计算机体层血管成像（CTA）］；③胸部超声检查：普通超声检查和心血管超声成像；④放射性核素显像技术：如肺通气和灌注核素显像，心肌核素显像等；⑤磁共振成像技术。

（七）纤维支气管镜检查

自纤维支气管镜（纤支镜）应用于临床以来，适应证越来越广泛，对肺部疾病的诊断和治疗起到了重要作用，利用纤维支气管镜可进行活检、刷检、灌洗、针吸术等。目前电视支气管镜已逐渐取代了传统的纤维支气管镜，电视支气管镜能获得优良的支气管内图像，并可用于教学活动。

（八）放射性核素扫描检查

^{133}Xe雾化吸入和聚巨颗粒人白蛋白^{99m}Tc静脉注射对肺区域性通气/灌注情况、肺血栓栓塞症和血流缺损以及占位病变的诊断有帮助。

（九）呼吸功能测定

通过测定呼吸功能，可明确疾病对肺功能损害的性质及程度，有利于某些呼吸系统疾病的早期诊断。临床上应根据不同的肺部疾病选择较敏感的呼吸功能测定方法。

（十）血气分析

血气分析在呼吸系统疾病中应用非常广泛，尤其适用于呼吸衰竭急危重患者的监测。一方面，可了解酸碱失衡、缺氧、二氧化碳潴留等情况；另一方面，可指导及调整临床用药及治疗方法。

（十一）肿瘤标志物的检查

肿瘤标志物一般指肿瘤细胞合成和释放的生物活性物质，或机体对肿瘤组织反应而产生的物质，可存在于体循环、体腔液、细胞膜、细胞质或细胞核中，通过测定其存在及含量，可帮助对肺部肿瘤诊断、分析病程、指导治疗，对判断预后、是否复发等也有重要作用。

（十二）肺活体组织检查

肺活体组织检查方法有经纤维支气管镜活检，经 X 线、超声或 CT 引导定位活检。疑难病症可行开胸肺活检，某些疾病还可考虑行胸膜活检或淋巴结活检。

【呼吸系统疾病的防治前景】

目前，我国大部分地区由于工业废物与机动车尾气、城乡建设等地面扬尘、秸秆与垃圾焚烧、采矿、化肥及农药或化工产品的不当使用等情况，致使空气污染严重，进而呼吸系统疾病的发病率居高不下。

吸烟与慢性阻塞性肺疾病、肺癌密切相关。但吸烟的危害性并未引起广大公众的认识，特别是青少年吸烟，包括青年女性吸烟不容忽视。因此，进一步加强对吸烟危害健康的宣传教育至关重要，禁烟、戒烟刻不容缓。

肺结核仍然是危害人类健康的重大传染病。20 世纪 80 年代中期以来，结核病（主要是肺结核）出现全球恶化趋势，许多发展中国家结核病发病率明显回升，2017 年全球新发结核病患者约 1000 万例，发病率 133/10 万。中华人民共和国成立以来，党和政府高度重视结核病防治工作，将其纳入经济和社会发展规划，不断完善防治服务体系，采取了一系列措施，中国结核病患病率和病死率呈逐年下降态势。但目前我国仍是全球 30 个结核病高负担国家之一，每年新发结核病患者约 90 万例，位居全球第 2 位。流动人口结核病、结核病 / 人类免疫缺陷病毒双重感染、耐药结核病的防治仍是我国结核病防治三大难题，此外，强化学校、养老机构、精神病院和监管场所结核病防控培训与指导也至关重要。结核病的防治工作任务艰巨。

获得性免疫缺陷综合征（acquired immunodeficiency syndrome，AIDS）简称艾滋病，已经在全球流行。由人类免疫缺陷病毒（HIV）引起的相关呼吸道感染明显增多，如肺炎链球菌肺炎、铜绿假单胞菌肺炎、流感嗜血杆菌肺炎、肺孢子菌肺炎、肺结核、巨细胞病毒感染、新型隐球菌感染及弓形虫病等。目前对于人类免疫缺陷病毒尚无特效药物及有效治疗方法，因此预防显得尤为重要。

近年来，社区获得性肺炎和医院肺炎日渐受到重视。虽然根据患病环境能大致判断病原菌类别，有助于指导及时进行经验治疗，但由于感染菌种的差异及耐药菌种增加，病原学检查尤为重要。

近年来，介入呼吸病学取得了很大进展。电视支气管镜、荧光支气管镜、超声支气管镜等经支气管镜治疗方法有了重大突破，针吸活检术、超声检查、支气管内近距离放疗、激光治疗、支气管内电灼术、冷冻疗法、氩等离子体表凝固、气管内支架置入、气道扩张、药物注射等，应用前景广阔。分子生物学技术发展迅速，如缺失基因的补充、基因转染、人重组抗体、反义寡核苷酸技术抑制原癌基因、致炎因子的合成及其活性提高、增强抑癌基因及抗炎因子的活性或加速细胞凋亡、基因密码解读等，有望从基因水平治疗临床疾病。新型药物（尤其是抗生素及抗癌药物）的研究，使临床治疗缩短了病程，达到了更好的效果。

随着对睡眠呼吸暂停低通气综合征认识的深入，多导睡眠图（polysomnography，PSG）在临床应用，使其诊断更加科学和完善。无创通气技术与有创方法等多学科综合治疗，也为本病的诊治开辟了一条新路。

呼吸重症监护病房（RICU）组织及管理系统的建立，重症监护医学理论的完善及仪器设备的更新，特别是呼吸支持技术的发展与完善，各种微创技术的开展，改进了对危重症（如呼吸衰竭）患者的抢救，降低了病死率。

思考题

1．全身性疾病可累及肺部，肺部病变亦可向全身播散，这与呼吸系统的结构特点有什么关系？

2．呼吸系统常见症状包括哪些？

3．如何防治呼吸系统疾病？

（孙建勋）

第二章

急性上呼吸道感染

第二章数字资源

学习目标

通过本章内容的学习，学生应能：

识记：

1. 说出急性上呼吸道感染的临床表现。
2. 叙述急性上呼吸道感染的治疗措施。

理解：

解释急性上呼吸道感染的病因及发病机制。

应用：

根据临床表现、辅助检查对患者做出初步诊断。

案例导入

某患者，女性，18岁，受凉后出现流涕、鼻塞、咽痛、全身不适4 d。患者否认鼻窦炎、扁桃体炎病史。查体：体温37.6 ℃，咽部充血。肺听诊未闻及干、湿啰音，心率100次/分，节律整齐，各瓣膜听诊区未闻及杂音。实验室检查：白细胞计数正常。给予对症治疗5 d后好转。

问题与思考：

1. 初步诊断和诊断依据是什么？
2. 需与哪些疾病鉴别诊断？
3. 治疗原则是什么？

急性上呼吸道感染（acute upper respiratory tract infection）是指鼻腔、咽或喉部的急性炎症，是呼吸道最常见的一种疾病。发病率高，可发生在任何年龄，免疫力低下者易感。本病大多病程短，有自限性，预后良好，有时可引起严重并发症，有一定传染性，应注意预防。

【病因及发病机制】

急性上呼吸道感染70% ~ 80%由病毒引起，主要有流感病毒（甲、乙、丙）、副流感病毒、呼吸道合胞病毒、腺病毒、埃可病毒、柯萨奇病毒、麻疹病毒、风疹病毒、冠状病毒等。细菌感染占20% ~ 30%，可直接或继病毒感染之后发生，以溶血性链球菌多见，其次为流感嗜血杆菌、肺炎链球菌和葡萄球菌等，偶见革兰氏阴性杆菌。

当受凉、淋雨、过度疲劳等使全身或呼吸道局部防御功能降低时，原已存在于上呼吸道或从外界侵入的病毒或细菌迅速繁殖，引起本病。年老体弱、儿童和患有慢性呼吸道疾病（如鼻窦炎、扁桃体炎）者，更易诱发本病。

【流行病学】

本病全年均可发病，冬、春季节多发，主要通过含有病毒的飞沫或被污染的用具传播，多数为散发性，但常在气候突变时流行。由于病毒的类型较多，人体对各种病毒感染后产生的免疫力较弱且短暂，并无交叉免疫，同时在健康人群中有病毒携带者，故一个人一年内可多次发病。

【病理】

鼻腔及咽黏膜充血、水肿、上皮细胞破坏，少量单核细胞浸润，有浆液性及黏液性炎性渗出。继发细菌感染后，有中性粒细胞浸润和脓性分泌物。

【临床表现】

病因不同，临床表现可有不同的类型。

（一）普通感冒

普通感冒（common cold）又称急性鼻咽炎，主要由鼻病毒、副流感病毒、呼吸道合胞病毒、埃可病毒、柯萨奇病毒等引起。初期有咽干、咽痒，在起病同时或数小时后，发生打喷嚏、鼻塞、流清水样鼻涕，有时由于耳咽管炎，使听力减退，也可出现流泪、味觉迟钝、呼吸不畅、声音嘶哑、咳嗽少痰。全身症状较轻，可有全身不适，轻度畏寒，一般不发热或偶有轻度发热、头痛。检查可见鼻腔黏膜充血、水肿，有分泌物，咽部轻度充血。3 ～ 5 d 后，鼻腔分泌物可转为黄色。如无并发症，5 ～ 7 d 全部症状自行消退。

（二）病毒性咽炎和喉炎

病毒性咽炎和喉炎由鼻病毒、腺病毒、流感病毒、副流感病毒、肠病毒、呼吸道合胞病毒等引起。临床特征为咽痒和灼热感。当有吞咽疼痛时，常提示链球菌感染，咳嗽少见。急性喉炎多由流感病毒、副流感病毒及腺病毒等引起，表现为声嘶、发声障碍，咳嗽时咽痛，可伴有发热或咳嗽。体格检查可见喉部水肿、充血，局部淋巴结轻度肿大和触痛，可闻及喘息声。

（三）疱疹性咽峡炎

疱疹性咽峡炎主要由柯萨奇病毒 A 引起，多见于儿童，夏季较易流行。本病发病急，有发热、咽痛，在前咽部、软腭、悬雍垂和扁桃体上可有灰白色小丘疹，丘疹周围黏膜红晕，以后形成疱疹，破溃后可形成浅溃疡。病程约为 1 周。

（四）咽结膜热

咽结膜热常由腺病毒、柯萨奇病毒等引起。本病儿童多见，常发生于夏季。起病急，主要表现为发热、咽痛、眼结膜炎和颈淋巴结肿大，病程 4 ～ 6 d。

（五）细菌性咽扁桃体炎

细菌性咽扁桃体炎多由溶血性链球菌、流感嗜血杆菌、肺炎链球菌、葡萄球菌引起。起病急，畏寒、发热，体温可高达 39 ℃以上。咽喉疼痛，吞咽时加剧，可伴有全身肌肉酸痛、乏力和头痛等。检查可见咽部充血，扁桃体肿大、充血，颈淋巴结肿大，有压痛。

【实验室检查】

（一）血液检查

病毒感染时白细胞计数多正常或偏低，淋巴细胞比例升高。细菌感染时白细胞计数及中性粒细胞比例升高，可有核左移。

（二）病原学检查

病毒和病毒抗原的测定根据需要选用免疫荧光法、酶联免疫吸附检测法、血清学诊断和病毒分离，确定病毒的类型。

【并发症】

急性上呼吸道感染可并发鼻窦炎、中耳炎、气管支气管炎、肺炎、风湿热、肾炎或病毒性心肌炎等。

【诊断与鉴别诊断】

（一）诊断

根据典型的症状和体征，结合血液检查及胸部X线检查（阴性），临床诊断一般无困难。但若病因复杂，进行细菌培养和免疫荧光法、酶联免疫吸附测定、病毒血清学检查可确定病因诊断。

（二）鉴别诊断

1．过敏性鼻炎 过敏性鼻炎起病急骤，鼻腔发痒，频繁打喷嚏，鼻涕多，呈清水样，持续时间较短，常症状突然消失。检查可见鼻黏膜苍白、水肿，分泌物中有较多嗜酸性粒细胞。

2．流行性感冒 流行性感冒由流感病毒引起，常有明显的流行性。起病急，全身中毒症状重（高热、全身肌肉酸痛等），而呼吸道症状轻微或不明显，根据病毒分离和血清学检查可以鉴别。

3．急性传染病前驱症状 麻疹、脊髓灰质炎、脑炎、伤寒、斑疹伤寒等在患病初期常有上呼吸道症状，应予以重视。对于在这些病的流行地区和流行季节有上呼吸道感染症状者，应密切观察，并进行必要的化验检查以资鉴别。

4．急性气管支气管炎 急性气管支气管炎多由急性上呼吸道感染向下蔓延所致，肺听诊呼吸音粗糙，有干、湿啰音。胸部X线检查可有肺纹理增粗。

【治疗】

目前急性上呼吸道感染无特异性抗病毒药物，治疗以对症治疗为主，抗病毒或抗细菌治疗为辅。

（一）一般治疗

多休息，多饮水，保持室内空气流通，避免过度劳累。发热、病情较重或年老体弱者应卧床休息。

（二）对症治疗

发热及头痛可选用阿司匹林、对乙酰氨基酚（扑热息痛）或一些抗感冒制剂，也可选用中成药。咽痛可选用咽漱液或咽含片。声音嘶哑可用雾化吸入。鼻塞、流涕可用1%麻黄碱滴鼻液等。

（三）抗病毒治疗

滥用抗病毒药易造成耐药现象，故对无发热和免疫功能正常者无须用抗病毒药。对免疫功能缺陷者，早期、常规应用抗病毒药可缩短病程。利巴韦林对流感病毒、副流感病毒和呼吸道合胞病毒有较强的抑制作用。奥司他韦（oseltamivir）对甲、乙型流感病毒有效。也可选用金刚烷胺、吗啉胍或抗病毒中成药。

（四）抗生素治疗

一般患者不必用抗生素治疗。合并细菌感染时，可根据当地流行病学史和经验选用青霉素、磺胺类药、大环内酯类抗生素或第一代头孢菌素。

【预防】

坚持进行适合个体的体育活动，增强体质，劳逸适度，生活规律，这些是预防上呼吸道感染最好的方法。注意上呼吸道感染患者的隔离，防止交叉感染。上呼吸道感染流行时应戴口罩，避免在人多的公共场合出入。

思考题

1．如何鉴别急性上呼吸道感染和流行性感冒？

2．急性上呼吸道感染的临床表现有哪些？

（孙建勋）

第三章

气管支气管炎

第三章数字资源

学习目标

通过本章内容的学习，学生应能：

识记：

1. 说出急、慢性支气管炎的临床表现。
2. 陈述急、慢性支气管炎的治疗要点。

理解：

1. 解释急、慢性支气管炎的病因及发病机制。
2. 分析慢性支气管炎的病理改变。

应用：

1. 运用收集的临床资料对急、慢性支气管炎做出初步诊断。
2. 根据患者的病情拟定治疗方案。

案例导入

某患者，男性，55岁，因“反复咳嗽、咳痰7年，加重3 d”来院就诊。7年前，患者受凉后出现咳嗽、咳痰，痰为白色黏液样，自行服用“川贝清肺露”好转。以后每年冬、春季节和气候变化时发作，每年冬季咳嗽、咳痰持续3个月左右，经抗感染治疗症状缓解。3 d前，因寒潮来袭、气温骤降，患者咳嗽、咳痰再次发作，咳白色黏液样痰，自行服用“罗红霉素片”3 d，痰液转为黄色脓性，遂来门诊就医。既往身体健康，吸烟近30年，每日约20支，无药物过敏史。体格检查：体温36.5 ℃、脉搏88次/分、呼吸24次/分、血压120/80 mmHg。神志清楚、自动体位、无发绀、双肺可闻及散在湿啰音。心率88次/分，节律整齐。腹部无异常发现，脊柱、四肢及神经系统无异常发现。血常规：Hb 168 g/L、WBC 9.8×10^9/L、N 87%。痰涂片：见大量中性粒细胞及呈短链状排列的革兰氏阳性球菌，抗酸染色阴性。胸部X线片：两肺纹理粗乱，尤以双下肺为甚。肝、肾功能及心电图检查正常。

问题与思考：

1. 初步诊断和诊断依据是什么？需要与哪些疾病相鉴别？
2. 需进一步做哪些检查？
3. 治疗原则是什么？

第一节　急性气管支气管炎

急性气管支气管炎（acute tracheobronchitis）是由于感染、物理和化学刺激、过敏因素等引起的气管和支气管黏膜的急性炎症。临床主要表现为咳嗽、咳痰，多在寒冷季节发病，是呼吸系统常见病。

【病因及发病机制】

（一）感染

机体受寒、淋雨、过劳等均会削弱呼吸道防御功能，使呼吸道抗病能力降低，有利于病毒、细菌的侵入而引起感染。病原体与上呼吸道感染类似，常见的病毒有流感病毒、腺病毒、呼吸道合胞病毒及副流感病毒等。常见的细菌有流感嗜血杆菌、肺炎链球菌、链球菌、葡萄球菌等。上呼吸道感染如感冒、扁桃体炎、咽炎向下蔓延，也可引起本病。

（二）理化因素

过冷空气、粉尘、刺激性气体或烟雾对气管和支气管黏膜急性刺激均可引起本病。

（三）过敏反应

花粉、真菌孢子等吸入，或细菌蛋白质都可引起气管和支气管的过敏性炎症。

【临床表现】

（一）全身症状

患者全身症状一般较轻，可有发热，体温在 38 ℃左右，头痛、全身肌肉酸痛，多在 3 ～ 5 d 后消退。

（二）呼吸道症状

起病时先有上呼吸道感染的症状，如鼻塞、打喷嚏、咽痛、声音嘶哑等。随后出现咳嗽，初起为干咳或有少量黏液性痰。随病情加重，咳嗽加重，痰量增多，为黏液脓性痰，偶可痰中带血。如伴有支气管平滑肌痉挛，可有气促或喘息。呼吸道症状在 2 ～ 3 周消失，如反复发生或迁延不愈，可发展为慢性支气管炎。

（三）体征

肺部听诊可闻及呼吸音粗糙，散在易变的干、湿啰音，咳嗽后可减少或消失。

➢ 考点提示：急性气管支气管炎的临床表现。

【辅助检查】

血常规检查一般无异常，细菌感染较重时，白细胞总数增多、中性粒细胞比例升高。痰涂片或培养可发现致病菌。胸部 X 线检查多数表现为肺纹理增粗，少数患者无异常。

【诊断与鉴别诊断】

（一）诊断

根据上呼吸道感染病史、咳嗽和咳痰等呼吸道症状以及两肺散在干、湿啰音等体征，结合血象和胸部 X 线检查，可做出临床诊断。

（二）鉴别诊断

1．急性上呼吸道感染　急性上呼吸道感染鼻咽部症状明显，一般无咳嗽、咳痰，肺部无异常体征。

2．流行性感冒　流行性感冒起病急，常有明显的流行病史，全身中毒症状（如高热、全身肌肉酸痛、头痛、乏力等）重，而呼吸道症状相对轻。依据病毒分离和血清学检查，可以鉴别。

3．其他　肺炎、肺结核、肺癌、肺脓肿等多种肺部疾病早期均可有支气管炎的表现，但肺部影像学改变明显，应详细检查以资鉴别。

【治疗】

（一）一般治疗

适当休息，注意保暖，多饮水，补充足够的热量，避免劳累。

（二）对症治疗

干咳无痰可用喷托维林（咳必清）、右美沙芬。痰液黏稠不易咳出时，用盐酸氨溴索、溴己新（必嗽平）、氯化铵等，也可雾化吸入帮助祛痰，也可选用止咳祛痰的中成药。支气管痉挛者可用平喘药，如氨茶碱、沙丁胺醇（舒喘灵）等。发热可用解热镇痛药，如阿司匹林。

（三）抗感染治疗

仅在有细菌感染证据时使用抗生素。可选用大环内酯类抗生素、青霉素类、第一代头孢菌素、氟喹诺酮类。一般口服抗生素即可，症状较重者可肌内注射或静脉滴注。

【预防】

增强体质，加强耐寒锻炼，避免吸入刺激性气体。清除鼻、咽、喉等部位的病灶。

第二节　慢性支气管炎

慢性支气管炎（chronic bronchitis）是指气管、支气管黏膜及其周围组织的慢性非特异性炎症。临床上以咳嗽、咳痰或伴有喘息及反复发作的慢性过程为特征。病情缓慢进展，常并发阻塞性肺气肿甚至慢性肺源性心脏病，是一种严重危害人民健康的常见病，尤以老年人多见。

【病因及发病机制】

本病的病因尚未明确，可能是多种因素共同作用的结果。

（一）理化因素

有害气体和有害颗粒如香烟烟雾、粉尘、刺激性气体（二氧化硫、二氧化氮、氯气、臭氧）等可损伤气道上皮细胞，使纤毛运动减退，巨噬细胞吞噬能力降低，导致气道净化功能下降。同时刺激黏膜下感受器，副交感神经功能亢进，使气管平滑肌收缩，杯状细胞增生，黏液分泌增加，气道阻力增加。香烟和烟雾还可使氧自由基产生增多，诱导中性粒细胞释放蛋白酶，抑制抗胰蛋白酶系统，破坏肺弹性纤维，引发肺气肿。

（二）感染因素

感染是慢性支气管炎发生及发展的重要因素。病原体多为病毒和细菌。病毒以流感病毒、鼻病毒、腺病毒和呼吸道合胞病毒多见。细菌常继发于病毒感染，常见细菌为肺炎链球菌、流感嗜血杆菌、卡他莫拉菌和葡萄球菌。感染造成气道黏膜损伤和慢性炎症。

（三）其他因素

免疫、年龄和气候等因素均与慢性支气管炎有关。寒冷空气可以刺激腺体增加黏液分泌，纤毛运动减弱，黏膜血管收缩，局部血液循环障碍，易引起继发感染。老年人呼吸道防御功能下降，喉头反射减弱，细胞免疫功能下降，溶菌酶活性降低，从而容易造成呼吸道的反复感染。

➢ 考点提示：慢性支气管炎的病因。

【病理】

早期，气道上皮细胞变性、坏死、脱落，后期出现鳞状上皮化生，纤毛变短、粘连、倒伏、脱失。黏膜和黏膜下充血、水肿，杯状细胞和黏液腺肥大和增生、分泌旺盛，大量黏液潴留。浆细胞、淋巴细胞浸润及轻度纤维增生。病情继续发展，炎症由支气管壁向周围组织扩散，黏膜下层平滑肌束可断裂、萎缩，黏膜下和支气管周围纤维组织增生，造成管腔僵硬和塌陷。病变蔓延至细支气管和肺泡壁，肺组织结构破坏或纤维组织增生，肺泡弹性纤维断裂，进一步发展成阻塞性肺气肿和间质纤维化。

知识链接

支气管树导气部的结构变化规律

支气管树中的主支气管、叶支气管、段支气管、小支气管、细支气管、终末细支气管构成导气部，起传导气体的作用。随着支气管分级的增多，上皮细胞由假复层纤毛柱状上皮到单层纤毛柱状上皮，再到单层柱状上皮；杯状细胞及混合性腺由多逐渐减少，直至无；软骨由环形到片状，直至消失；平滑肌由无逐渐增多，直至形成完整的环形；管壁由厚逐渐变薄；管腔由粗逐渐变细；气道排痰、净化空气的作用越来越弱；管壁受胸膜腔内压的影响越来越大，易塌陷。慢性支气管炎症迁延不愈，病变累及细支气管、终末细支气管时，呼气时胸膜腔内压增高，小气道阻塞，肺泡内气体不能排出，引起肺气肿。

【临床表现】

（一）症状

本病缓慢起病，病程较长，因反复急性发作而加重。主要症状有咳嗽、咳痰、喘息。早期症状轻微，如吸烟、接触有害气体、过度劳累、气候变化或受凉感冒后引起急性发作或加重，或由于上呼吸道感染迁延不愈，演变为慢性支气管炎。夏天气候转暖多可自然缓解。

1．咳嗽　长期、反复、逐渐加重的咳嗽是本病的突出表现。轻者仅在冬、春季节发病，尤以清晨起床前后最明显，白天咳嗽较少。夏、秋季节咳嗽减轻或消失。重者则四季均咳，冬、春加剧，日夜咳嗽，早、晚尤为剧烈。

2．咳痰　痰一般呈白色黏液泡沫状，晨起较多，常因黏稠而不易咯出。在感染或受寒后，咳嗽症状迅速加剧，痰量增多，黏度增加，或呈黄色脓性痰或伴有喘息。偶因剧咳而痰中带血。

3．喘息或气促　部分患者有支气管痉挛而出现喘息。早期无气促现象，反复发作数年，并发阻塞性肺气肿时，可有程度不等的气促，先有劳动或活动后气喘，严重时休息时亦可出现，生活难以自理。

4．反复感染　寒冷季节或气温骤变时，容易发生反复的呼吸道感染。此时患者气喘加重，痰量明显增多且呈脓性，伴有全身乏力、畏寒、发热等。反复的呼吸道感染尤其易使老年患者的病情恶化。

（二）体征

本病早期多无特殊体征，急性发作期可在背部或双肺底闻及干、湿啰音，咳嗽后可减少或消失。如合并哮喘，可闻及广泛哮鸣音并伴呼气延长。长期发作的病例可发现有肺气肿的征象。

（三）临床分型和分期

1．分型　慢性支气管炎可分为单纯型和喘息型。单纯型患者表现为咳嗽、咳痰两项症状；喘息型患者除咳嗽、咳痰外，尚有喘息症状。

2．分期

（1）急性发作期：指 1 周内出现脓性或黏液脓性痰，痰量明显增加，或伴有发热等炎症表现；或在 1 周内咳、痰、喘症状中任一项明显加剧。

（2）慢性迁延期：指不同程度的咳嗽、咳痰或喘息症状迁延不愈 1 个月以上。

（3）临床缓解期：指经治疗或自然缓解，症状基本消失，或偶有咳嗽或少量咳痰，保持 2 个月以上。

➢ 考点提示：慢性支气管炎的临床表现、分型和分期。

【并发症】

慢性支气管炎长期反复发作可并发阻塞性肺气肿、慢性阻塞性肺疾病、慢性肺源性心脏病等。

【辅助检查】

（一）血液检查

慢性支气管炎急性发作期或并发肺部感染时，可见白细胞总数增多及中性粒细胞比例升高。喘息型者嗜酸性粒细胞可增多。缓解期多无变化。

（二）痰液检查

急性发作期痰涂片或培养可见肺炎链球菌、流感嗜血杆菌、甲型溶血性链球菌、奈瑟球菌等，涂片中可见大量中性粒细胞及已破坏的杯状细胞。喘息型者痰液中常见较多的嗜酸性粒细胞。

（三）X 线检查

X 线检查早期无异常。病变反复发作，引起支气管管壁增厚，细支气管或肺泡间质炎症细胞浸润或纤维化，可见两肺纹理增粗、紊乱，呈条索状、斑点状阴影，以下肺野明显。

➢ 考点提示：慢性支气管炎肺部 X 线表现。

（四）呼吸功能检测

呼吸功能检测早期无异常。随病情进展，可出现小气道阻塞，最大呼气流量 - 容积曲线在 50% 和 25% 肺容量时，流量明显降低。闭合容量可增加。发展到气道狭窄或有阻塞时，出现阻塞性通气功能障碍的表现。如第 1 秒用力呼气容积（FEV_1）占用力肺活量的比值减少，最大通气量减少，最大呼气流量 - 容积曲线减低等。

知识链接

限制性通气障碍与阻塞性通气障碍

肺通气过程受呼吸肌的收缩活动、肺和胸廓的弹性特征以及气道阻力等多种因素的影响。呼吸肌麻痹、肺和胸廓的弹性发生变化，以及气胸等引起肺的扩张受限，可发生限制性通气不足；而支气管平滑肌痉挛、气道内异物、气管和支气管等黏膜腺体分泌过多，以及气道外肿瘤压迫引起气道口径减小或呼吸道阻塞时，则可出现阻塞性通气不足。阻塞性通气障碍多见于慢性支气管炎、支气管哮喘、慢性阻塞性肺疾病，肺功能以流速（如 $FEV_1/FVC\%$）降低为主；限制性通气功能障碍多见于呼吸中枢病变、胸廓畸形、气胸、胸腔积液、肺纤维化，肺功能以肺容量［如肺活量（VC）］减少为主。

【诊断】

诊断依据：咳嗽、咳痰、或伴有喘息，每年发病持续3个月，连续2年或2年以上，并排除其他慢性气道疾病。

每年发病持续不足3个月的患者，若有明确的客观依据，如X线、肺功能减退等也可诊断。

➢ 考点提示：慢性支气管炎的诊断依据。

【鉴别诊断】

（一）支气管哮喘

喘息型慢性支气管炎应与支气管哮喘相鉴别。哮喘常于幼年和青年突然起病，一般无慢性咳嗽、咳痰史，以发作性呼气性呼吸困难为特征。发作时两肺布满哮鸣音，可自行缓解或吸入药物后很快缓解。患者常有过敏性疾病史和家族史。肺功能测定可诊断。

（二）支气管扩张症

支气管扩张症具有咳嗽、咳痰、反复发作的特点，合并感染时有大量脓痰，痰液恶臭，部分患者有反复和多少不等的咯血。肺部有固定湿啰音，可伴有杵状指（趾）。X线检查可见下肺纹理粗乱呈卷发状。支气管造影或高分辨率CT可以鉴别。

（三）肺结核

患者多有结核中毒症状（如发热、乏力、盗汗、消瘦）和呼吸系统症状（咳嗽、咳痰、咯血等），经X线检查和痰结核菌检查可以明确诊断。

（四）肺癌

患者年龄常在40岁以上，常有多年吸烟史，有慢性咳嗽，反复发生或持续的血痰，咳嗽音色可呈金属音，X线检查可发现块状阴影或结节状影，也可有肺炎表现，但经抗菌药物治疗未能完全消散。痰脱落细胞学检查或经纤维支气管镜活检可明确诊断。

（五）矽肺及其他尘肺

患者有粉尘和职业接触史，X线检查可见矽结节，肺门阴影扩大及网状纹理增多，可做出诊断。

【治疗】

针对慢性支气管炎的病因、病期和反复发作的特点，采取防治结合的综合治疗措施。在急性发作期和慢性迁延期，应以控制感染、祛痰、镇咳、解痉、平喘为主；临床缓解期以加强锻炼、增强体质、提高机体抵抗力、预防复发为主。教育患者自觉戒烟，避免和减少上呼吸道感染等诱发因素。

（一）急性发作期治疗

1．控制感染　根据感染的主要致病菌和严重程度选用抗生素。可按药物敏感试验选用喹诺酮类、大环内酯类抗生素、β-内酰胺类或磺胺类药。如左氧氟沙星0.4 g，每日1次；罗红霉素0.3 g，每日2次；阿莫西林2～4 g/d，分2～4次口服；头孢呋辛1.0 g/d，分2次口服。病情严重时静脉给药。

2．祛痰与镇咳　在抗感染的同时，应用祛痰、镇咳药物以改善症状。可用复方甘草合剂10 ml，每日3次；复方氯化铵合剂10 ml，每日3次；溴己新8～16 mg，每日3次；盐酸氨溴索30 mg，每日3次。干咳为主者可用镇咳药物，如右美沙芬、那可丁或其合剂等。对年老体弱无力咳痰者或痰量较多者，应以祛痰为主，协助排痰，通畅气道；对咳嗽明显者，应以镇咳为主，但应避免应用强烈镇咳药如可待因等，以免抑制中枢，加重呼吸道阻塞，使病情恶化。

3．解痉与平喘　有气喘者可加用解痉药与平喘药，如氨茶碱 0.1 g，每日 3 次，或用茶碱控释剂；或长效 β_2 受体激动药加糖皮质激素吸入。

（二）缓解期治疗

戒烟，避免有害气体和其他有害颗粒的吸入。可使用免疫调节药或中药，如细菌溶解剂、流感疫苗、卡介苗多糖核酸、胸腺肽等提高免疫功能。坚持耐寒锻炼，预防感冒。

➢ 考点提示：慢性支气管炎的治疗和预防。

【预防】

适当补充水分，保证每日饮水量在 1500 ml 以上，进食高热量、高蛋白、高维生素饮食，不宜食用油腻及辛辣等刺激性食物。避免吸入有害物质及变应原。在气候变化和寒冷季节，注意及时增减衣服，避免受凉感冒，预防流感。根据自身体质选择医疗保健操、太极拳、五禽戏等，坚持锻炼，提高机体抗病能力，活动量以无明显气短、心搏加速及过分疲劳为度。

思考题

1．慢性支气管炎如何进行分型和分期？

2．慢性支气管炎的诊断依据是什么？

（孙建勋）

第四章

支气管哮喘

第四章数字资源

学习目标

通过本章内容的学习，学生应能：

识记：

1. 说出支气管哮喘的病因和主要特征。
2. 陈述支气管哮喘的诊断依据、临床分期和分级、治疗原则和控制目标。
3. 列举支气管哮喘需要与哪些疾病鉴别诊断。

理解：

1. 解释支气管哮喘的发病机制。
2. 分析支气管哮喘实验室及其他辅助检查的临床意义。

应用：

1. 运用病史、临床表现及辅助检查结果初步诊断支气管哮喘。
2. 根据病情拟定治疗方案，正确评估预后。
3. 对患者进行健康教育。

案例导入

某患者，女性，17岁，学生。因“反复发作性胸闷、气喘9年，再发1 d”入院。患者9年前因接触油漆后感咽部不适，继而咳嗽、气喘，服用氨茶碱后缓解。此后，每次接触油漆、汽油、煤油等即诱发胸闷、气喘。春、秋季节易发作，吸入沙丁胺醇（舒喘灵）治疗后可缓解。1 d前患者搬入新居，入住后夜间出现咳嗽、气喘、胸闷，不能平卧，遂入院。年幼时有皮肤湿疹。家族中叔叔和奶奶有“哮喘病”。体格检查：体温36.5 ℃，脉搏90次/分，呼吸24次/分，血压110/70 mmHg。意识清楚，能间断回答问题，端坐位，气促状，额部微汗。桶状胸，两肺叩诊呈过清音，呼吸音减弱，闻及广泛哮鸣音。心率90次/分，心律齐，各瓣膜听诊区未闻及病理性杂音。腹平软，肝、脾未触及，肝颈静脉反流征阴性，病理反射未引出。血常规：WBC 12.5×10^9/L，N 0.65，L 0.05，E 0.30。

问题与思考：

1. 初步诊断和诊断依据是什么？应与哪些疾病相鉴别？
2. 为明确诊断，需要进一步做哪些检查？
3. 治疗原则是什么？

支气管哮喘（bronchial asthma）简称哮喘，是由多种细胞（如嗜酸性粒细胞、肥大细胞、

T 淋巴细胞、中性粒细胞、平滑肌细胞、气道上皮细胞等）和细胞组分参与的气道慢性炎症性疾病。主要特征是：①气道慢性炎症；②气道对刺激呈现的高反应性；③多变的可逆性气流受限；④随着病程延长而导致气道重构。本病临床表现为反复发作的喘息、气短、胸闷或咳嗽等症状，常在夜间及凌晨发作或加重，多数患者可自行缓解或经治疗缓解。根据全球和我国哮喘防治指南提供的资料，经过长期规范化治疗和管理，80% 以上的患者可达到哮喘的临床控制。

各国哮喘发病率为 1% ～ 16%，我国约为 1.24%。儿童患病率高于青壮年，男童患病率为女童的 2 倍。我国哮喘患者病死率（1.6 ～ 36.7）/10 万，是全球哮喘病死率高的国家之一。全球目前约有 3 亿哮喘患者，且呈逐年上升趋势，WHO 估计到 2025 年全球哮喘患者将增加 1 亿。

> 考点提示：哮喘的主要特征。

【病因】

（一）遗传因素

许多研究资料表明，哮喘是一种复杂的、具有多基因遗传倾向的疾病。哮喘具有家族聚集现象，亲缘关系越近，患病率越高。在一个家系中，患病人数越多，其亲属患病率越高；患者病情越严重，其亲属患病率也越高。目前，全基因组关联研究（GWAS）已经鉴定出多个哮喘易感基因。过敏体质是哮喘的主要危险因素，哮喘患者通常合并过敏性鼻炎、湿疹等。

（二）环境因素

1．变应原因素　可诱发哮喘的变应原种类较多，如尘螨、蟑螂、动物毛屑、花粉、草粉、油漆、饲料、活性染料、鱼、虾、蟹、蛋类、牛奶、药物（阿司匹林、普萘洛尔）、细菌、病毒、支原体、寄生虫等。

2．非变应原因素　气候变化、精神因素、运动、肥胖、月经、妊娠等。

> 考点提示：哮喘的诱发因素。

【发病机制】

（一）气道免疫 - 炎症机制

1．气道炎症形成机制　当外源性变应原通过食入、吸入或接触等途径进入机体后，被抗原提呈细胞（如树突状细胞、巨噬细胞、嗜酸性粒细胞）内吞并激活 T 淋巴细胞。T 淋巴细胞被激活后有两种情况：①活化的辅助性 Th2 细胞产生白介素（IL-4、IL-5 和 IL-13 等），进一步激活 B 淋巴细胞，B 淋巴细胞转化为浆细胞，产生特异性 IgE，并与肥大细胞和嗜碱性粒细胞表面的 IgE 受体结合，若变应原再次进入体内，则可与结合在细胞表面的 IgE 交联，使肥大细胞和嗜碱性粒细胞合成并释放多种活性介质，导致支气管平滑肌收缩、腺体分泌增加、血管通透性增高和炎症细胞浸润，从而产生哮喘的临床症状。②活化的辅助性 Th2 细胞产生的白介素直接激活肥大细胞、嗜酸性粒细胞和肺泡巨噬细胞，使它们在气道聚集，并分泌多种炎症因子（如组胺、白三烯、前列腺素、血小板活化因子、嗜酸性粒细胞趋化因子等），构成与炎症细胞相互作用的复杂网络，从而导致气道慢性炎症。根据吸入变应原后哮喘发生的时间，可分为早发型哮喘反应、迟发型哮喘反应和双相型哮喘反应。早发型哮喘反应几乎在吸入变应原的同时立即发生，15 ～ 30 min 达高峰，2 h 后逐渐恢复正常。迟发型哮喘反应在接触变应原后约 6 h 发生，持续时间长，可达数日。临床约半数以上患者表现为迟发型哮喘反应。

2．气道高反应性　气道高反应性是指气道对各种刺激因子（如变应原、运动、冷空气、情绪变化等）呈现出的高度敏感状态，表现为患者接触这些刺激因子时气道出现过强或过早的收缩反应。气道慢性炎症是导致气道高反应性重要的机制之一。当气道受到变应原或其他刺激后，炎症细胞释放炎症介质和细胞因子，引起气道上皮损害，上皮下神经末梢裸露，导致气道高反应性。

3．气道重构　病情反复发作、长期没有得到良好控制的哮喘患者，可发生气道重构。表现为气道上皮细胞黏液化生、平滑肌肥大 / 增生、上皮下胶原沉积和纤维化、血管增生等。气道重构的发生主要与持续存在的气道炎症和反复的气道上皮损伤 / 修复有关。气道重构导致哮喘患者对所吸入激素的敏感性下降，造成不可逆气流受限和气道高反应性持续存在。

（二）神经调节机制

神经因素也是哮喘发病的重要因素之一。支气管的自主神经支配包括肾上腺素能神经、胆碱能神经以及非肾上腺素能非胆碱能神经。哮喘患者存在 β 肾上腺素受体功能低下和胆碱能神经张力增加。非肾上腺素能非胆碱能神经可释放舒张支气管平滑肌的神经介质（如一氧化氮、血管活性肽等）及收缩支气管平滑肌的介质（如神经激肽、P 物质等），当这两类介质的平衡失调，则可引起支气管平滑肌收缩。此外，感觉神经末梢释放的神经激肽 A、降钙素基因肽、P 物质可促使血管扩张，血管通透性增加，导致炎性渗出，由感觉神经末梢介导的这种炎症反应称为神经源性炎症。神经源性炎症通过局部轴突反射释放感觉神经肽而引发哮喘。

➢ 考点提示：气道炎症形成机制和神经调节机制。

知识链接

自主神经的主要功能

1. 肾上腺素能神经：释放肾上腺素和去甲肾上腺素，与 α 受体或 β 受体结合。主要产生应激作用，可引起①心血管：心率加快，房室传导速度加快，心肌收缩力加强，皮肤、黏膜和骨骼肌血管收缩致血压上升；②支气管：支气管平滑肌舒张、与 α_1 受体结合抑制腺体分泌；③胃肠道：平滑肌舒张使胃肠蠕动减弱、括约肌收缩、腺体分泌减少；④膀胱：逼尿肌舒张、括约肌收缩；⑤眼：瞳孔开大肌收缩使瞳孔扩大；⑥皮肤：竖毛肌收缩。

2. 胆碱能神经：释放乙酰胆碱，与毒蕈碱型受体（M 受体）或烟碱型受体（N 受体）结合。主要维持安静时的生理需要，起休整作用，可引起①心血管：心率减慢、房室传导减慢、心肌收缩力减弱、心脏和骨骼肌血管舒张、皮肤黏膜和脑血管舒张；②支气管：支气管平滑肌收缩、腺体分泌增加；③胃肠道：平滑肌收缩使胃肠蠕动加快、括约肌舒张、腺体分泌增加；④膀胱：逼尿肌收缩、括约肌舒张；⑤眼：括约肌收缩使瞳孔缩小；⑥唾液腺：分泌稀薄唾液；⑦皮肤：汗腺分泌增加。

【临床表现】

（一）症状

1．典型症状　表现为反复发作的呼气性呼吸困难，可有干咳或咳白色泡沫痰。多与接触变应原、理化刺激、精神因素等有关。数分钟内发作，经数小时至数日自行缓解或用支气管舒张药治疗后缓解，也有少部分不缓解而呈持续状态。严重哮喘患者被迫采取端坐呼吸，甚至出现烦躁、发绀等。常在夜间及凌晨发作及加重是哮喘的重要特征之一。青少年常在运动时出现哮喘症状，称为运动性哮喘。

2．非典型症状　患者没有喘息症状，仅表现为发作性胸闷和咳嗽或其他症状。以咳嗽为唯一症状的不典型哮喘称为咳嗽变异性哮喘。以胸闷为唯一症状的不典型哮喘称为胸闷变异性哮喘。

➢ 考点提示：哮喘发作时的典型症状。

（二）体征

1．发作期　严重者可出现以下体征。①视诊：桶状胸、呼吸频率加快、发绀；②触诊：两肺语音震颤减弱；③叩诊：两肺叩诊呈过清音；④听诊：呼气延长、两肺闻及广泛哮鸣音，此为哮喘发作的典型体征。部分患者因为气道极度收缩或黏液栓阻塞，哮鸣音可减弱或消失，表现为“沉默肺”，这是病情危重的表现。

2．非发作期　体格检查可无异常发现，故未闻及哮鸣音不能排除哮喘。

➢ 考点提示：哮喘发作时的体征。

【辅助检查】

（一）血液检查

发作期血液嗜酸性粒细胞可增高，但多不明显。如合并感染，可有白细胞计数增多，中性粒细胞比例增高。

（二）痰液检查

痰涂片镜下见较多的嗜酸性粒细胞，痰液嗜酸性粒细胞计数可作为评价哮喘气道炎症的指标之一，也是评估糖皮质激素治疗反应性的敏感指标。

（三）胸部X线/CT检查

哮喘发作时胸部X线检查示两肺透亮度增加，呈过度通气状态，缓解期多无明显异常。胸部CT检查可见支气管壁增厚，黏液阻塞。哮喘患者X线/CT检查的主要目的是排除并发症，如肺不张、肺炎、气胸或纵隔气肿等，并注意心脏情况。

（四）肺功能检查

1．通气功能检查　哮喘发作时呈阻塞性通气功能障碍。用力肺活量（FVC）正常或下降，第1秒用力呼气容积（FEV_1）、一秒率（FEV_1/FVC）、最大呼气中期流量（MMEF）以及呼气流量峰值（PEF）均减少，残气量增加、肺总量增加、残气量占肺总量百分比增高。缓解期上述通气功能指标可逐渐恢复。

2．支气管激发试验　吸入组胺或醋甲胆碱（乙酰甲胆碱）可测定气道反应性。通常以吸入后FEV_1下降≥20%判断试验结果为阳性，提示存在气道高反应性。通过剂量-反应曲线计算使FEV_1下降≥20%的吸入药物累积剂量，可判断气道反应性增高的程度。也有用运动做该试验的激发剂。支气管激发试验适用于非哮喘发作期、FEV_1在正常预计值的70%以上患者的检查。

3．支气管舒张试验　吸入β_2受体激动药用于测定气道是否存在可逆性改变。常吸入沙丁胺醇、特布他林，15～20 min后测定FEV_1和PEF。试验结果阳性判断标准：①FEV_1较用药前增加≥12%，且其绝对值增加≥200 ml；②PEF较用药前增加≥20%。

4．呼气流量峰值（PEF）昼夜变异率测定　由于哮喘常见夜间或凌晨发作严重，患者通气功能随着时间节律改变，故监测日间、夜晚的PEF变异率有助于哮喘的诊断和病情评估。PEF昼夜变异率≥20%提示存在可逆性气道阻塞，需要进一步治疗。可采用微型呼吸峰流速仪测定，操作方法简单，适用于患者自我病情监测与治疗评估。

（五）动脉血气分析

轻度哮喘发作动脉血氧分压（PaO_2）和动脉血二氧化碳分压（$PaCO_2$）基本正常。重度哮喘发作时 PaO_2 明显下降，$PaCO_2$ 升高。

（六）特异性变应原检查

变应原皮肤试验检查临床较为常用，需根据病史和生活环境选择可疑的变应原，通过皮肤点刺方法进行，皮试阳性提示患者对该变应原过敏，用于指导患者避免接触变应原和进行脱敏治疗。外周血变应原特异性 IgE 增高有助于病因诊断。

➢ 考点提示：支气管舒张试验、支气管激发试验、呼气流量峰值昼夜变异率。

【诊断】

（一）诊断依据

1．有反复发作的喘息、胸闷和咳嗽，多与接触变应原、冷空气、物理或化学性刺激、上呼吸道感染、运动等有关。

2．发作时双肺可闻及散在或弥漫性、以呼气相为主的哮鸣音，呼气相延长。

3．上述症状和体征可经平喘药物治疗后缓解或自行缓解。

4．排除其他疾病所引起的喘息、气短、胸闷和咳嗽。

5．临床表现不典型者应至少具备下列三项检查中的一项阳性：①支气管激发试验阳性；②支气管舒张试验阳性；③ PEF 昼夜变异率≥ 20%。

符合上述第 1 ～ 4 条或第 4 ～ 5 条者，可以诊断为支气管哮喘。

➢ 考点提示：哮喘诊断依据。

（二）哮喘分期及分级

哮喘可分为急性发作期、慢性持续期和临床缓解期。

1．急性发作期　接触变应原等刺激物或治疗不当时，喘息、气短、咳嗽或胸闷突然发生或加重，症状可持续数小时或数日，偶尔数分钟即可危及生命。病情严重程度不一，可分为 4 级。①轻度：步行或上楼时气短，可有焦虑，呼吸频率加快，闻及哮鸣音，肺通气功能和血气分析检查正常；②中度：稍事活动即感气短，讲话常有中断，时有焦虑，呼吸频率增加，可有三凹征，闻及响亮、弥漫的哮鸣音，心率增快，可出现奇脉，使用支气管舒张药后 PEF 占预计值的 60% ～ 80%，$SaO_2$91% ～ 95%；③重度：休息时感气短，端坐呼吸，只能发单字表达，常有焦虑和烦躁，大汗淋漓，呼吸频率＞ 30 次 / 分，常有三凹征，闻及响亮、弥漫的哮鸣音，心率常＞ 120 次 / 分，奇脉，使用支气管舒张药后 PEF 占预计值＜ 60% 或绝对值＜ 100 L/min 或药物作用时间＜ 2 h，PaO_2 ＜ 60 mmHg，$PaCO_2$ ＞ 45 mmHg，SaO_2 ≤ 90%，血液 pH 可降低；④危重：患者不能讲话，嗜睡或意识模糊，胸腹矛盾呼吸，哮鸣音减弱甚至消失，脉率减慢或不规则，严重低氧血症和高碳酸血症，血液 pH 可降低。

2．慢性持续期　慢性持续期是指患者虽然没有哮喘急性发作，但在相当长的时间内仍有不同频度和不同程度的发作性喘息、咳嗽、胸闷等症状，可伴有通气功能下降。目前最为广泛的慢性持续期哮喘严重性评估方法为哮喘控制水平。这种评估方法包括目前临床控制评估和未来风险评估。临床哮喘控制水平分为良好控制、部分控制和未控制 3 个等级，评估指标见表 2-4-1。未来风险评估包括：急性发作风险；病情不稳定；肺功能迅速下降；药物不良反应。

与不良事件风险增加的相关因素有：①临床控制不佳；②过去 1 年频繁急性发作；③曾因严重哮喘而住院治疗；④ FEV_1 低；⑤烟草暴露；⑥高剂量药物治疗。

表 2-4-1　临床哮喘控制水平分级

临床特征	良好控制	部分控制	未控制
过去 4 周患者存在： 日间哮喘症状＞ 2 次 / 周 夜间因哮喘憋醒 使用药物缓解次数＞ 2 次 / 周 哮喘引起的活动受限	无任何一项	存在 1 ～ 2 项	存在 3 ～ 4 项

3．临床缓解期　临床缓解期指患者无喘息、气短、胸闷及咳嗽，并维持 1 年以上。

【鉴别诊断】

（一）左侧心力衰竭引起的呼吸困难

左侧心力衰竭引起的呼吸困难过去称为“心源性哮喘”，发作时症状与哮喘相似，但其发病机制及本质与哮喘截然不同。患者多有高血压、冠心病等病史。常在夜间熟睡时突然憋醒，出现气促、端坐呼吸、发绀、阵发性咳嗽、咳粉红色泡沫样痰，双肺闻及广泛的哮鸣音和湿啰音，心界向左下扩大，心率增快，心尖部闻及舒张早期奔马律。胸部 X 线检查见心脏增大，肺淤血征。若一时难以鉴别，可静脉注射氨茶碱，待症状缓解后进一步检查。忌用肾上腺素或吗啡。

（二）慢性阻塞性肺疾病

慢性阻塞性肺疾病多见于中、老年人，患者有长期吸烟或接触有害气体病史，有慢性咳嗽、咳痰、喘息病史。多有逐渐加重的活动后气短。体格检查：可有桶状胸、双肺语音震颤减弱、双肺呼吸音减弱或闻及湿啰音。对于中、老年患者，有时候很难将慢性阻塞性肺疾病与哮喘严格区分，肺功能检查及支气管激发试验或支气管舒张试验有助于鉴别。若患者同时具有慢性阻塞性肺疾病和哮喘的特征，可合并诊断。

（三）上呼吸道阻塞

上呼吸道阻塞见于气管支气管结核、中央型支气管肺癌及气管异物吸入等所致支气管狭窄或伴感染，患者可出现喘鸣或类似哮喘样呼吸困难。肺部可闻及哮鸣音。但根据患者病史（特别是吸气性呼吸困难）、胸部影像学、纤维支气管镜检查、痰细胞学检查可以鉴别。

（四）变应性支气管肺曲霉病

变应性支气管肺曲霉病为多由烟曲霉引起的气道高反应性疾病。常以反复的哮喘发作为特征，伴低热、咳嗽，咳棕黄色黏液脓性痰，有时痰中有血丝，肺部可闻及哮鸣音。痰中有大量嗜酸性粒细胞及曲霉丝，烟曲霉培养阳性。曲霉速发型皮肤反应阳性，血清烟曲霉 IgG 阳性，血清 IgE 显著升高。胸部 X 线检查呈游走性或固定性浸润病灶，CT 可显示近端支气管呈囊状或柱状扩张。

> 考点提示：急性左侧心力衰竭与哮喘的鉴别。

【并发症】

支气管哮喘发作时可并发气胸、纵隔气肿、肺不张。长期反复发作可合并肺部感染，可并发慢性阻塞性肺疾病、慢性肺源性心脏病和支气管扩张症。

【治疗】

尽管哮喘目前很难根治，但是长期、规范治疗能够使大多数患者达到长期良好控制或完全控制。哮喘治疗目标是长期控制症状、预防未来风险的发生，在采用最小有效剂量药物治疗或不用药物的基础上，使患者可以同正常人一样生活、学习和工作。

（一）减少危险因素接触

部分患者能找到引起哮喘发作的变应原或其他非特异性刺激因素，使患者脱离并长期避免接触这些危险因素是防治哮喘最有效的方法。

（二）药物治疗

治疗哮喘的药物分为控制性药物和缓解性药物两类。控制性药物是指需要坚持长期每日使用的药物，这些药主要通过抗炎作用良好或完全控制哮喘症状。缓解性药物是指按需使用的药物，可迅速解除支气管平滑肌痉挛，从而很快缓解哮喘症状。哮喘治疗药物分类见表 2-4-2。

表 2-4-2　哮喘治疗药物分类

控制性药物	缓解性药物
吸入型糖皮质激素（ICS）	全身用糖皮质激素
白三烯调节药	短效茶碱
长效 β_2 受体激动药（LABA，不单独使用）	短效 β_2 受体激动药（SABA）
长效吸入型抗胆碱药（LAMA）	短效吸入型抗胆碱药（SAMA）
缓释茶碱	
色甘酸钠	
抗 IgE 抗体	
抗 IL-5 抗体	
联合用药（ICS/LABA）	

1．糖皮质激素　糖皮质激素是当前控制哮喘发作最有效的抗炎药物。主要作用机制是抑制炎症细胞的迁移和活化；抑制细胞因子的生成和炎症介质的释放；增强平滑肌细胞 β_2 受体的反应性。糖皮质激素可分为吸入、口服和静脉用药。

（1）吸入用药：吸入型糖皮质激素（inhaled corticosteroids，ICS）的全身不良反应极小，是目前哮喘长期治疗的首选方法。常用的 ICS 有莫米松（mometasone）、氟替卡松（fluticasone）、倍氯米松（beclomethasone）、布地奈德（budesonide）等。通常需规律吸入 1 ~ 2 周起效。根据哮喘病情选择不同的 ICS 剂量（如布地奈德，低剂量 200 ~ 400 μg/d，中剂量 400 ~ 800 μg/d，高剂量 > 800 μg/d）。尽管 ICS 全身不良反应小，但少数患者可能出现声音嘶哑、口腔念珠菌感染。吸入后用清水漱口可减轻局部反应和胃肠道吸收。为减少吸入大剂量激素的不良反应，可采用低、中剂量 ICS 与长效 β_2 受体激动药、白三烯调节药或缓释茶碱联合使用。

（2）口服用药：适用于中度哮喘发作者，或作为静脉应用激素治疗后的序贯治疗。常用的有泼尼松，起始剂量 30 ~ 60 mg/d，症状缓解后逐渐减量至 10 mg/d 以下，然后停用或改用吸入剂。

（3）静脉用药：适用于重度、危重哮喘发作。可选用琥珀酸氢化可的松 100 ~ 400 mg/d，注射后 4 ~ 6 h 起效。或甲泼尼龙 80 ~ 160 mg/d，2 ~ 4 h 起效。地塞米松因在体内半衰期较长、不良反应较多，应慎用。无激素依赖倾向者，可在短期（3 ~ 5 d）内停药。对有激素依赖倾向者，应适当延长给药时间，症状缓解后逐渐减量，然后改为口服和吸入剂维持。

2．β_2 受体激动药　β_2 受体激动药主要通过激动气道的 β_2 受体，舒张支气管平滑肌。主要不良反应为心动过速、骨骼肌震颤、头痛。根据药效维持时间分为短效 β_2 受体激动药（SABA）和长效 β_2 受体激动药（LABA）。

（1）SABA：维持时间为 4 ～ 6 h，为治疗哮喘急性发作的首选药物。常用药物有沙丁胺醇（salbutamol）和特布他林（terbutaline）。有吸入、口服和静脉 3 种剂型，首选吸入给药。①吸入：吸入型 SABA 数分钟可起效，疗效维持数小时，有定量气雾剂（MDI）、干粉吸入剂和雾化溶液 3 种剂型，沙丁胺醇每次 100 ～ 200 μg，特布他林每次 250 ～ 500 μg，必要时 20 min 再重复一次；②口服：缓释剂或控释剂适用于夜间哮喘的预防和治疗；③静脉注射：平喘作用迅速，但是不良反应发生率高，很少使用。

（2）LABA：维持时间为 10 ～ 12 h，常用药物有福莫特罗（formoterol）和沙美特罗（salmeterol）。不推荐单独使用，与 ICS 联合是目前最常用的控制哮喘发作药物。目前常用的联合制剂有：氟替卡松 / 沙美特罗吸入干粉剂，布地奈德 / 福莫特罗吸入干粉剂。

3．白三烯调节药　白三烯调节药主要通过拮抗半胱氨酰白三烯受体，调节白三烯的生物活性而发挥抗炎作用，同时也具有舒张支气管平滑肌的作用，是目前除 ICS 外唯一可单独应用的哮喘控制性药物。白三烯调节药可作为轻度哮喘 ICS 的替代治疗药物和中、重度哮喘的联合治疗用药，尤其适用于阿司匹林哮喘、运动性哮喘和伴有过敏性鼻炎的哮喘患者。常用药物有孟鲁司特 10 mg/d，扎鲁司特 20 mg/d。不良反应通常较轻微，主要是胃肠道症状，少数患者有皮疹、血管性水肿、转氨酶升高，停药后可恢复正常。

4．茶碱类药物　茶碱类药物具有舒张支气管平滑肌、强心、利尿、扩张冠状动脉、兴奋呼吸中枢等作用。低浓度茶碱具有抗炎和免疫调节作用。茶碱与 SABA 相比在舒张支气管平滑肌方面没有优势。联合应用茶碱、激素和抗胆碱药具有协同作用。但本品与 β_2 受体激动药联合应用时易出现心律失常，应适当减少剂量。茶碱的不良反应有心律失常、血压下降，甚至死亡。使用西咪替丁、喹诺酮类、大环内酯类抗生素可影响茶碱代谢，使其排泄减慢，故应减少茶碱的用药剂量。给药途径有口服给药和静脉给药两种。

（1）口服给药：主要用于轻、中度哮喘急性发作以及哮喘的控制治疗。常用药物有氨茶碱（aminophylline）和缓释茶碱，一般剂量为 6 ～ 10 mg/（kg・d）。口服缓释茶碱平喘作用可维持 12 ～ 24 h，尤其适用于夜间哮喘症状的控制。

（2）静脉给药：主要用于重度、危重哮喘。氨茶碱加入葡萄糖溶液中，缓慢静脉注射。负荷剂量为 4 ～ 6 mg/kg，维持剂量为 0.6 ～ 0.8 mg/（kg・h）。

5．抗胆碱药　此类药物主要为毒蕈碱型受体（M 受体）拮抗药，可以降低迷走神经兴奋性而舒张支气管平滑肌，并有减少痰液分泌的作用。其舒张支气管平滑肌的作用比 β_2 受体激动药弱，与 β_2 受体激动药联合吸入有协同作用，尤其适用于夜间哮喘发作及多痰的患者。少数患者有口苦、口干等不良反应。根据药效维持时间分为短效抗胆碱药（SAMA）和长效抗胆碱药（LAMA）。

（1）SAMA：维持时间为 4 ～ 6 h，主要用于哮喘急性发作的治疗，常用药物是异丙托溴铵（ipratropium bromide）气雾剂。

（2）LAMA：维持时间为 24 h，可选择性拮抗 M_1、M_3 受体，主要用于哮喘合并慢性阻塞性肺疾病的长期治疗，常用药物是噻托溴铵（tiotropium bromide）干粉吸入剂。

6．抗 IgE 抗体　奥马珠单抗（omalizumab）是一种人源化的重组鼠抗人 IgE 单克隆抗体，具有阻断游离 IgE 与 IgE 效应细胞表面受体结合的作用，但不会诱导效应细胞脱颗粒反应。奥马珠单抗主要用于吸入 ICS 和 LABA 联合治疗后症状仍未控制且血清 IgE 水平增高的重症哮喘患者。使用方法为皮下注射，每 2 周 1 次，至少持续 3 ～ 6 个月。该药临床使用时间较短，安全性及远期疗效有待进一步观察。

7．其他药物　酮替芬、阿司咪唑、曲尼司特、氯雷他定对轻症哮喘和季节性哮喘有一定效果。生物制剂（抗 IL-5 单抗）对高嗜酸性粒细胞血症的哮喘患者疗效较好。色甘酸钠可阻断肥大细胞脱颗粒，而非舒张支气管平滑肌，故主要用于预防哮喘发作。

（三）免疫疗法

免疫疗法分为特异性和非特异性两种。

1．特异性免疫治疗 特异性免疫治疗是指把诱发哮喘发作的特异性变应原（如花粉、螨虫、猫毛等）配制成各种不同浓度的提取液，通过舌下含服、皮下注射等途径给予对该变应原过敏的患者，以此提高患者对此种变应原的耐受性，因此当患者再次接触该变应原时，不再发作哮喘，或哮喘发作程度明显减轻，又称脱敏疗法。特异性免疫治疗通常需要 1 ～ 2 年，若效果良好，可坚持 3 ～ 5 年。脱敏治疗的局部反应（皮肤红肿、风团、瘙痒等）发生率为 5% ～ 30%，全身反应包括荨麻疹、结膜炎、鼻炎、喉头水肿、支气管痉挛、过敏性休克，甚至死亡（病死率在 1/10 万以下）。因而脱敏疗法不能成为主要的治疗手段，必须在有抢救措施的医院进行。

2．非特异性免疫治疗 如注射疫苗、卡介苗及其衍生物、转移因子等，有一定的辅助疗效。

（四）哮喘急性发作期治疗

哮喘急性发作期治疗目的是尽快解除支气管平滑肌痉挛，缓解症状，纠正低氧血症，恢复肺功能，预防病情恶化及再次发作，防治并发症。

1．轻度发作 可间断吸入 SABA，第 1 h 内每 20 min 吸入 1 ～ 2 喷，随后可调整为每 3 ～ 4 h 吸入 1 ～ 2 喷。若治疗效果不佳，可加用茶碱缓释片，或短效抗胆碱气雾剂吸入。

2．中度发作 SABA 第 1 h 内持续雾化吸入。联合雾化吸入短效抗胆碱药、糖皮质激素，效果欠佳的情况下可联合茶碱类静脉注射。如果是在控制性药物治疗的基础上发生的哮喘急性发作，应尽早口服糖皮质激素。

3．重度及危重发作 应尽早吸氧，持续雾化吸入 SABA，联合雾化吸入短效抗胆碱药、糖皮质激素混悬液及静脉注射茶碱类药物。积极静脉使用糖皮质激素，待病情控制或缓解后改为口服给药。对经上述积极治疗后临床症状和肺功能仍未明显改善或继续恶化者，应尽早积极行机械通气治疗。机械通气的适应证包括呼吸肌疲劳、$PaCO_2 \geq 45$ mmHg、意识障碍（需要进行有创机械通气）。此外，还应注意预防呼吸道感染，补液，纠正酸碱平衡失调及电解质代谢紊乱，积极处理并发症等。

（五）哮喘慢性持续期治疗

哮喘慢性持续期的治疗应首先评估患者哮喘控制水平，在此基础上选择合适的治疗方案。要为每个初诊患者制订个体化的治疗计划，既要考虑药物的疗效和安全性，也要考虑患者的经济状况和当地的医疗资源。要定期随访、监测，改善患者依从性，根据患者病情变化及时调整治疗方案。哮喘的管理模式是“评估、治疗、监测”。哮喘长期治疗方案分 5 级（表 2-4-3）。

表 2-4-3 哮喘长期治疗方案分级

治疗方案	第 1 级	第 2 级	第 3 级	第 4 级	第 5 级
推荐选择的控制性药物	不需要使用药物	低剂量 ICS	低剂量 ICS+LABA	中、高剂量 ICS+LABA	在第 4 级基础上加抗 IgE 抗体，支气管热成形术
其他选择的控制性药物	低剂量 ICS	白三烯调节药、低剂量茶碱	中、高剂量 ICS，低剂量 ICS+ 白三烯调节药，低剂量 ICS+ 缓释茶碱	中、高剂量 ICS+LABA +LAMA，高剂量 ICS+ 白三烯调节药，高剂量 ICS+ 缓释茶碱	在第 4 级基础上加口服小剂量糖皮质激素
缓解药物	按需使用 SABA	按需使用 SABA	按需使用 SABA 或低剂量布地奈德 / 福莫特罗	按需使用 SABA 或低剂量布地奈德 / 福莫特罗	按需使用 SABA 或低剂量布地奈德 / 福莫特罗

（六）咳嗽变异性哮喘的治疗

治疗原则与典型哮喘相同，疗程多短于典型哮喘。大多数患者低剂量 ICS 联合 β_2 受体激动药或缓释茶碱即可，或用布地奈德 / 福莫特罗、氟替卡松 / 沙美特罗，必要时可短期口服小剂量糖皮质激素治疗。咳嗽变异性哮喘若治疗不及时，可发展为典型哮喘。

（七）难治性哮喘的治疗

难治性哮喘是指使用包括 ICS 和 LABA 两种或多种控制药物，规范治疗至少 6 个月仍不能达到良好控制的哮喘。治疗包括：①首先排除患者治疗依从性不佳，并排除诱发加重或使哮喘难以控制的因素；②给予高剂量 ICS 联合 / 不联合口服激素，加用白三烯调节药、抗 IgE 抗体联合治疗；③其他可选择的治疗包括免疫抑制药、支气管热成形术等。

➢ 考点提示：治疗哮喘的药物。

【健康教育与管理】

支气管哮喘是一种气道慢性炎症性疾病，难以彻底治愈。医患之间的长期合作将会使患者得到有效的管理。所以要对患者及其家属进行长期、持续的健康教育。其目的是增强患者的自信心、对治疗的依从性、自我管理能力。健康教育的内容包括：①了解哮喘的病因，学会避免接触危险因素；②熟悉哮喘发作的先兆表现，学会哮喘发作时紧急自我处理方法；③正确掌握简易 PEF 的使用方法并坚持监测；④坚持记录患者日记，定期到医院复查；⑤教会患者掌握正确的吸入技术；⑥熟悉哮喘的严重表现，知道什么情况下及时就诊。

【预后】

通过长期规范化治疗，成人哮喘控制率可达到 80% 左右，儿童可以达到 95% 左右。若未经合理治疗，哮喘长期反复发作，气道反应性明显增高，气道重构，或伴有其他过敏性疾病，可并发肺气肿、肺源性心脏病，预后较差。

思考题

1．哮喘急性发作严重程度如何分级？

2．如何管理慢性持续期的哮喘患者？

（艾　娟）

第五章

慢性阻塞性肺疾病

第五章数字资源

学习目标

通过本章内容的学习，学生应能：

识记：

1. 说出慢性阻塞性肺疾病的病因及临床表现。
2. 陈述慢性阻塞性肺疾病的诊断依据和治疗原则。
3. 列举慢性阻塞性肺疾病需要与哪些疾病鉴别诊断。

理解：

1. 解释慢性阻塞性肺疾病的发病机制和病理生理变化。
2. 分析慢性阻塞性肺疾病肺功能检查的临床意义。

应用：

1. 运用病史、临床表现及辅助检查结果初步诊断慢性阻塞性肺疾病。
2. 根据病情拟定治疗方案，正确评估预后。
3. 对患者进行健康教育。

案例导入

某患者，男性，65 岁，农民。20 余年前患者感冒后出现咳嗽、咳痰，持续 1 个多月，经治疗后好转。以后每年冬季患者均出现咳嗽、咳痰症状，常因受寒或吸烟诱发，每年发病 3 个月以上，且持续时间逐年延长。平素晨起时常咳嗽、咳白色黏液痰。5 年前开始出现上楼梯或爬坡时气促，休息后可以缓解，以后渐至平地行走 300 m 以上即感气促，逐渐丧失劳动能力。曾多次到当地医院住院治疗，每次症状好转后出院。4 d 前患者受寒后咳嗽加重，咳黄色黏稠痰，量约 50 ml/d，伴发热，自测体温 38.0 ℃左右。气促加重，不能平卧。无咯血，无明显胸痛。自服罗红霉素、盐酸氨溴索等药物治疗。7 h 前家人发现患者呼之不应，遂将其急送入院。吸烟史 30 余年，每日 20 支。体格检查：体温 38.0 ℃，脉搏 106 次 / 分，呼吸 26 次 / 分，血压 130/85 mmHg。神志不清，呼之不应，检查不合作。口唇发绀，桶状胸，肋间隙增宽，双侧呼吸运动减弱。双肺叩诊呈过清音，听诊呼吸音减弱，有散在湿啰音。心脏、肝、脾检查无异常。病理反射未引出。实验室检查：①血常规示 WBC 13.5×10^{9}/L，N 0.82，L 0.17，RBC 6.0×10^{12}/L，Hb 170 g/L；②痰涂片示革兰氏阳性球菌占优势；③床旁胸部 X 线检查提示双肺透亮度增加，肺纹理粗乱。

问题与思考：

1. 初步诊断和诊断依据是什么？应与哪些疾病相鉴别？

2. 为明确诊断，需要进一步做哪些检查？
3. 治疗原则是什么？

慢性阻塞性肺疾病（chronic obstructive pulmonary disease，COPD）简称慢阻肺，是一种常见病和多发病，可以预防和治疗。其临床特征是持续存在的呼吸系统症状和呈进行性发展的不完全可逆的气流受限。肺功能检查对确定气流受限有重要意义。本病与气道和 / 或肺组织对有害气体或有害颗粒的慢性炎症反应有关。

慢性阻塞性肺疾病患病率和病死率均高，老年人多见，男性患病率高于女性，是目前世界上第 4 大死亡原因。1992 年，有关部门对我国北中部地区 102 230 名农村成人进行了调查，慢性阻塞性肺疾病的患病率为 3%。2018 年我国新发布的慢性阻塞性肺疾病患病率占 40 岁以上人群的 13.7%。因患者肺功能呈进行性减退，故常严重影响劳动能力和生活质量，造成巨大的社会和经济负担，世界银行 / 世界卫生组织的研究表明，预计至 2020 年，慢性阻塞性肺疾病占世界疾病经济负担的第 5 位。

慢性支气管炎和阻塞性肺气肿是导致慢性阻塞性肺疾病最常见的疾病。慢性支气管炎和阻塞性肺气肿的早期，大多数患者虽有慢性咳嗽、咳痰症状，但肺功能检查尚无气流受限，此时不能诊断为慢性阻塞性肺疾病。随着病情发展，当肺功能检查有气流受限且不完全可逆时，即可诊断为慢性阻塞性肺疾病。

支气管哮喘是一种与慢性阻塞性肺疾病发病机制不同的慢性气道炎症性疾病，也具有气流受限，但其气流受限大多具有显著的可逆性。临床上部分支气管哮喘患者随着病程进展，可出现较明显的气道重建，导致气流受限的可逆性明显减小，此时很难与慢性阻塞性肺疾病鉴别。

此外，一些已知病因或具有特征性病理表现的疾病尽管有气流受限，但不属于慢性阻塞性肺疾病，如支气管扩张症、肺结核纤维化病变、弥漫性泛细支气管炎和闭塞性细支气管炎。

【病因】

所有与慢性支气管炎和阻塞性肺气肿发生有关的因素都可能参与慢性阻塞性肺疾病的发生。已知的危险因素可以分为外因（环境因素）和内因（个体易患因素）两类。

（一）外因

1．吸烟　吸烟是慢性阻塞性肺疾病最主要的发病因素。吸烟者慢性支气管炎的患病率比不吸烟者高 2 ～ 8 倍，烟龄越长，吸烟量越大，慢性阻塞性肺疾病患病率越高。烟草中含焦油、尼古丁和氢氰酸等化学物质，可损伤气道上皮细胞，使纤毛运动减退和巨噬细胞吞噬功能降低；支气管黏液腺肥大，杯状细胞增生，黏液分泌增多，使气道净化能力下降；支气管黏膜充血、水肿，黏液积聚，容易继发感染，慢性炎症及吸烟刺激黏膜下感受器，使副交感神经功能亢进，引起支气管平滑肌收缩，导致气道阻力增加，气流受限。

➢ 考点提示：慢性阻塞性肺疾病最主要的发病因素。

2．感染　感染是慢性阻塞性肺疾病发生、发展的重要因素之一。病毒和细菌感染是本病急性发作的主要因素。病毒主要为流感病毒、鼻病毒、腺病毒和呼吸道合胞病毒等；细菌以肺炎链球菌、流感嗜血杆菌、卡他莫拉菌及葡萄球菌感染为多见。

➢ 考点提示：慢性阻塞性肺疾病急性发作的主要因素。

3．空气污染　严重的城市空气污染，大气中有害气体可损伤气道黏膜，使纤毛清除功能下降，黏液分泌增加，为细菌感染创造条件。

4．职业粉尘和化学物质　长期吸入职业粉尘及化学物质，均可能产生与吸烟效果类似的慢性阻塞性肺疾病。

（二）内因

1．遗传因素　流行病学研究结果提示慢性阻塞性肺疾病易患性与多种基因有关。α1 胰蛋白酶抑制剂缺乏可增加患病风险。其他可能与慢性阻塞性肺疾病发病有关的有谷胱甘肽硫转移酶基因、基质金属蛋白酶组织抑制物 -2 基因、血红素氧合酶 -1 基因和肿瘤坏死因子 -α 基因等。

2．气道高反应性　国内外流行病学资料显示，气道反应性增高者其慢性阻塞性肺疾病的发病率也明显升高。

3．肺生长发育不良　孕期、新生儿期和婴幼儿期各种原因导致肺生长发育不良，成年后易罹患慢性阻塞性肺疾病。

【发病机制】

（一）炎症机制

气道、肺实质及肺血管的慢性炎症是慢性阻塞性肺疾病的特征性改变，中性粒细胞、巨噬细胞、T 淋巴细胞等炎症细胞均参与了慢性阻塞性肺疾病的发病过程。中性粒细胞的活化和聚集是慢性阻塞性肺疾病炎症过程的一个重要环节，通过释放中性粒细胞弹性蛋白酶、中性粒细胞组织蛋白酶 G、中性粒细胞蛋白酶 3 和基质金属蛋白酶，引起慢性黏液高分泌状态并破坏肺实质。

（二）蛋白酶 - 抗蛋白酶失衡

蛋白酶对肺组织有损伤、破坏作用，而抗蛋白酶对多种蛋白酶具有抑制功能。其中 α1 胰蛋白酶抑制剂是活性最强的一种抗蛋白酶。蛋白酶和抗蛋白酶维持平衡是保证肺组织正常结构免受破坏的主要因素。蛋白酶增多或抗蛋白酶不足均可导致肺组织结构破坏而发生肺气肿。

（三）氧化应激

有许多研究表明，慢性阻塞性肺疾病患者的氧化应激增加。氧化物主要有超氧阴离子、羟自由基、次氯酸和一氧化氮等。氧化物可直接作用并破坏许多生物大分子（如蛋白质、脂质和核酸等），导致细胞功能障碍或细胞死亡，可以破坏细胞外基质，引起蛋白酶 - 抗蛋白酶失衡，促进炎症反应，参与多种炎症因子的转录。

（四）其他机制

如自主神经功能失调、营养不良、气温骤变等都有可能参与慢性阻塞性肺疾病的发生、发展。

【病理改变】

慢性阻塞性肺疾病的病理改变主要表现为慢性支气管炎及阻塞性肺气肿的病理变化。支气管的慢性炎症过程中，支气管黏膜上皮细胞变性、坏死和形成溃疡；纤毛倒伏、粘连和部分脱落；黏膜上皮修复、增生、鳞状上皮化生和肉芽肿形成；腺体增生、肥大、杯状细胞数目增多和分泌亢进；基底部肉芽组织和纤维组织增生导致管腔狭窄。支气管炎症的反复发生，导致气道壁损伤和修复交替进行。修复过程可导致气道壁结构重塑、胶原含量增加及瘢痕形成，造成气道不完全性阻塞，导致肺泡中残存气体过多和肺泡过度充气，从而发生阻塞性肺气肿。按累及肺小叶的部位，可将阻塞性肺气肿分为小叶中央型、全小叶型和混合型。肺气肿的发生使肺泡体积增大，导致肺泡壁毛细血管受压，肺组织血液供应减少和营养障碍，致使肺泡壁的弹性进一步减退。镜检可见肺泡壁变薄，肺泡腔扩大、破裂或形成肺大疱。肺组织外观呈灰白色，表面可见多个大小不一的肺大疱。

【病理生理】

早期病变局限于小气道（直径＜ 2 mm 的气道），仅闭合容积增大，反映肺组织弹性阻力及小气道阻力的动态肺顺应性降低。当病变累及大气道时，肺通气功能明显障碍，最大通气量降低。随着病情的发展，肺组织弹性日益降低，则残气量占肺总量的百分比增加。肺气肿加重，致使肺毛细血管大量减少，肺泡间的血流量减少，此时肺泡虽有通气，但肺泡壁无血液灌流，导致生理无效腔气量增大；也有部分肺区虽有血液灌流，但肺泡通气不良，不能参与气体交换。肺泡及毛细血管的大量丧失，弥散面积减小，发生通气血流比例失调，使换气功能发生障碍。通气和换气功能障碍可引起缺氧和二氧化碳潴留，导致不同程度的低氧血症和高碳酸血症，最终造成呼吸衰竭。

【临床表现】

（一）起病方式及病程

本病起病缓慢，病情反复发作，病程较长。

（二）症状

1．呼吸困难　逐渐加重的呼吸困难是慢性阻塞性肺疾病的标志性症状。呼吸困难常被描述为气短或气促。早期在上楼梯、爬坡和从事重体力劳动时出现气短，休息后缓解。随着病情进展，在平地活动、穿衣、洗漱，甚至休息时也感觉气短。

2．慢性咳嗽　咳嗽常年反复发作，晨间咳嗽明显，夜间有阵咳。

3．咳痰　一般为白色黏液痰，清晨排痰较多。急性发作期痰量明显增多，可有脓性痰。

4．其他　重度慢性阻塞性肺疾病或急性加重时可出现喘息、胸闷、发热、头痛、发绀、嗜睡和神志恍惚。

➢ 考点提示：慢性阻塞性肺疾病的主要症状。

（三）体征

早期可无明显异常体征。随病情进展，出现阻塞性肺气肿的体征。

1．视诊　桶状胸，部分患者呼吸浅快。

2．触诊　胸廓扩张度减弱，语音震颤减弱。

3．叩诊　两肺叩诊呈过清音，心浊音界缩小，肺下界和肝浊音界下降，肺下界移动度减少。

4．听诊　两肺呼吸音减弱，呼气延长，部分患者可闻及干啰音和 / 或湿啰音。

➢ 考点提示：阻塞性肺气肿的体征。

【辅助检查】

（一）肺功能检查

肺功能检查是判断气流受限的主要客观指标，对评价慢性阻塞性肺疾病严重程度、病情进展、预后及治疗效果有重要价值，应强调早测定，长期动态观察。

➢ 考点提示：慢性阻塞性肺疾病患者肺功能检查的临床意义。

1．一秒率　一秒率是第 1 秒用力呼气容积与用力肺活量的比值，是一项评价气流受限的敏感指标，一般用 FEV_1/FVC 表示。吸入支气管舒张药后，FEV_1/FVC ＜ 70% 可确定为持续的气流受限。

2．第1秒用力呼气容积占预计值百分比（FEV_1% 预计值） FEV_1% 预计值是评估慢性阻塞性肺疾病严重程度的良好指标，其变异性小，易于操作，正常 FEV_1% 预计值> 80%。

3．其他 肺总量（TLC）和残气量（RV）增高，肺活量（VC）减低，表明肺过度充气，对慢性阻塞性肺疾病的诊断有参考价值。RV/TLC > 40% 可诊断肺气肿。

知识链接

肺功能常用指标

1. 肺活量（VC）是最大吸气后所能呼出的最大气量。

2. 用力肺活量（FVC）是指深吸气至肺总量后以最大用力、最快速度所能呼出的全部气量。正常人3 s内可将肺活量全部呼出，第1、2、3秒所呼出的气量各占FVC的百分率为83%、96%、99%，第1秒用力呼气容积（FEV_1）既是第1秒用力呼气容积测定，也是1 s内的流量测定，临床应用广泛，FEV_1/FVC简称一秒率。

3. 肺总量（TLC）是深吸气后肺内所含全部气量，是肺活量与残气量之和。

4. 残气量（RV）是指最大呼气末残留于肺内的气量。

（二）胸部X线检查

早期胸部X线检查可无变化。以后可出现肺纹理增粗、紊乱及肺气肿改变。胸部X线改变对慢性阻塞性肺疾病诊断特异性不高，主要用于确定肺部并发症及与其他肺疾病鉴别。

（三）胸部CT检查

CT检查可见慢性阻塞性肺疾病小气道病变及并发症表现，主要用于与其他疾病相鉴别。高分辨率CT可确定肺大疱的大小和数量，对手术的预估有一定价值。

（四）血气分析

血气分析对确定是否发生低氧血症、高碳酸血症、酸碱平衡失调以及判断呼吸衰竭的类型有重要价值。

（五）其他

慢性阻塞性肺疾病急性发作合并细菌感染时，患者血白细胞计数增多，核左移。痰培养可检出病原菌。常见病原菌为肺炎链球菌、流感嗜血杆菌、卡他莫拉菌、肺炎克雷伯菌等。

【并发症】

（一）肺部急性感染

慢性阻塞性肺疾病急性加重常易并发支气管肺炎，此时患者出现全身感染中毒症状（畏寒、发热、头痛及全身肌肉酸痛、白细胞计数增多及中性粒细胞比例升高），呼吸困难、咳嗽、咳痰症状加重。肺部急性感染常易引起慢性阻塞性肺疾病患者并发呼吸衰竭和心力衰竭。

（二）自发性气胸

如有突发一侧胸痛，突然加重的呼吸困难，并伴有明显发绀，患侧肺部叩诊为鼓音，听诊呼吸音减弱或消失，应考虑并发自发性气胸，X线检查可以确诊。

（三）慢性呼吸衰竭

慢性呼吸衰竭常在慢性阻塞性肺疾病急性加重时发生，患者症状明显加重，发生低氧血症和/或高碳酸血症时，可有缺氧和二氧化碳潴留的临床表现。

（四）慢性肺源性心脏病

慢性肺源性心脏病是慢性阻塞性肺疾病最主要的并发症。由于肺部病变引起肺血管床减少及缺氧，致肺动脉痉挛、血管重构，导致肺动脉高压、右心室肥大，最终发生右心功能不全。

> ➢ 考点提示：慢性阻塞性肺疾病最主要的并发症。

【诊断】

（一）诊断要点

1．高危因素　吸烟、感染等。

2．症状　慢性咳嗽、咳痰、喘息和逐渐加重的呼吸困难。

3．体征　主要是肺气肿体征。

4．肺功能检查　吸入支气管舒张药后，$FEV_1/FVC < 70\%$，$FEV_1\%$ 预计值 $< 80\%$。

> ➢ 考点提示：慢性阻塞性肺疾病的诊断依据。

（二）病程分期

1．急性加重期　短期内咳嗽、咳痰、气促和 / 或喘息加重，痰量增多，痰呈脓性或黏液脓性，可伴发热、发绀、嗜睡和头痛。急性加重的诱因多为呼吸道感染。

2．稳定期　咳嗽、咳痰和气短等症状稳定或症状轻微。

（三）肺功能评估

使用慢性阻塞性肺疾病全球创议（global initiative for chronic obstructive lung disease，GOLD）分级：患者吸入支气管舒张药后，$FEV_1/FVC < 70\%$，再依据 $FEV_1\%$ 预计值下降程度进行肺功能分级（表 2-5-1）。

表 2-5-1　慢性阻塞性肺疾病患者气流受限严重程度的肺功能分级

肺功能分级	气流受限程度	$FEV_1\%$ 预计值
GOLD 1 级	轻度	$\geq 80\%$
GOLD 2 级	中度	50% ～ 79%
GOLD 3 级	重度	30% ～ 49%
GOLD 4 级	极重度	$< 30\%$

【鉴别诊断】

（一）支气管扩张症

支气管扩张症患者有慢性咳嗽、大量咳痰和反复咯血表现。肺部听诊常有固定性湿啰音。部分患者胸部 X 线检查显示肺纹理粗乱或呈卷发状，高分辨率 CT 可见支气管扩张改变。

（二）肺结核

肺结核可有午后低热、乏力、盗汗等结核中毒症状，痰液检查可发现结核分枝杆菌、胸部 X 线检查 /CT 可发现病灶。

（三）支气管哮喘

支气管哮喘多在儿童或青少年期起病，以发作性喘息为特征，发作时两肺布满哮鸣音，缓解后症状消失，常有家庭或个人过敏史。哮喘的气流受限多为可逆性，其支气管舒张试验阳性。

（四）肺癌

肺癌患者咳嗽、痰中带血丝或咯血，胸部 X 线检查及 CT 可发现占位病变、阻塞性肺不张或肺炎，痰细胞学、纤维支气管镜检查和活组织检查有助于明确诊断。

（五）矽肺及其他尘肺

有粉尘和职业接触史，X 线检查可见矽结节，肺门阴影扩大及网状纹理增多等特点有助于诊断。

【治疗】

（一）稳定期治疗

1．教育与管理　最重要的是教育和劝导患者戒烟，这是降低肺功能损害的最有效措施。因职业或环境粉尘、刺激性气体所致者，应脱离污染环境。

2．支气管舒张药　短期按需应用以暂时缓解症状；长期规律应用以预防和减轻症状。此类药物可明显提高患者生活质量，是稳定期最主要的治疗药物。

（1）β_2 肾上腺素受体激动药：①短效的有沙丁胺醇气雾剂，每次 100 ～ 200 μg（1 ～ 2 喷），疗效持续 4 ～ 5 h，24 h 不超过 8 ～ 12 喷。特布他林每次 250 ～ 500 μg；②长效的有福莫特罗 4.5 ～ 9 μg，每日仅需吸入 1 ～ 2 次。沙美特罗亦有同样作用。

（2）抗胆碱药：①短效的有异丙托溴铵气雾剂，每次吸入 40 ～ 80 μg（每喷 20 μg），疗效持续 6 ～ 8 h，每日吸入 3 ～ 4 次；②长效的有噻托溴铵吸入剂，每次吸入 18 μg，每日吸入 1 次。

（3）茶碱类：①茶碱缓释片 0.2 g，早、晚各 1 次，口服；②氨茶碱 0.1 g，每日 3 次，口服。

3．糖皮质激素　研究表明，长期使用糖皮质激素与长效 β_2 肾上腺素受体激动药的联合制剂对于重度和极重度患者可减少急性加重发作频率、增加运动耐量、提高生活质量。目前常用的有沙美特罗 / 氟替卡松和福莫特罗 / 布地奈德。

4．祛痰药　盐酸氨溴索 30 mg，每日 3 次；或羧甲司坦 0.5 g，每日 3 次。

5．长期家庭氧疗　一般用鼻导管吸氧，氧流量为 1.0 ～ 2.0 L/min，每日吸氧 10 ～ 15 h。目的是使患者在海平面、静息状态下，达到 $PaO_2 \geq 60$ mmHg 和 / 或使 SaO_2 升至 90%。长期家庭氧疗对慢性阻塞性肺疾病并发慢性呼吸衰竭者可提高生活质量和生存率。对血流动力学、运动耐力和精神状态均会产生有益的影响。使用指征为：

（1）$PaO_2 \leq 55$ mmHg 或 $SaO_2 \leq 88\%$，有或没有高碳酸血症。

（2）PaO_2 55 ～ 70 mmHg，或 $SaO_2 < 89\%$，并有肺动脉高压、心力衰竭或红细胞增多症（血细胞比容＞ 0.55）。

6．康复治疗　康复治疗是稳定期重要的治疗手段。具体包括呼吸生理治疗、肌肉训练、营养支持和精神治疗等，以提高活动耐力，增强肺功能。

（二）急性加重期治疗

1．一般治疗　卧床休息，注意补充营养，纠正水、电解质代谢紊乱和酸碱平衡失调。

2．氧疗　氧疗是慢性阻塞性肺疾病急性加重期患者的基础治疗。采用鼻导管或可调式通气面罩［文丘里面罩（Venturi mask）］吸氧。为避免吸入氧浓度过高而加重二氧化碳潴留，应估算吸入氧的浓度［估算公式：氧浓度（%）= 21 + 4 × 氧流量（L/min）］。一般吸入氧浓度控制在 25% ～ 30%。在氧疗 30 min 后，应再次行动脉血气分析，以确认氧合水平（$PaO_2 >$ 60 mmHg 或 $SaO_2 > 90\%$）是否达满意程度，而又不加重二氧化碳潴留或酸中毒。

3．抗生素　当患者有发热、呼吸困难加重、痰量增加和脓痰时，应积极选用抗生素治疗。可根据痰培养和抗生素敏感试验选用 β- 内酰胺类 /β- 内酰胺酶抑制药，第二、三代头孢菌素，大环内酯类抗生素，喹诺酮类。

4．支气管舒张药　当患者出现严重喘息症状时，可给予沙丁胺醇 1000 μg 加异丙托溴铵 250 ～ 500 μg，通过小型雾化吸入器吸入治疗，以缓解症状。喘息症状较轻时，治疗方法及所用药物与稳定期相同。

5．祛痰药　常用药物有盐酸氨溴索、羧甲司坦。

6．糖皮质激素　对慢性阻塞性肺疾病急性加重期住院患者，在有效抗生素治疗和使用支气管舒张药的基础上可考虑口服泼尼松龙 30 ~ 40 mg/d，或静脉给予甲泼尼龙 40 mg，每日 1 次，静脉连续使用 3 ~ 5 d，改为口服并逐渐减量。

7．机械通气　治疗目的是减轻呼吸肌的负荷，充分氧疗，减少肺的过度充气以及因此导致的后果。

8．治疗并发症　如患者并发呼吸衰竭、心力衰竭、自发性气胸，其治疗可参阅本篇相关章节内容。

➢ 考点提示：慢性阻塞性肺疾病的药物治疗及药物不良反应。

【健康教育】

慢性阻塞性肺疾病的预防主要是避免发病的高危因素、急性加重的诱发因素，增强机体免疫力，重视加强健康教育。内容包括：①积极劝导患者戒烟；②控制环境污染，减少有害气体或有害颗粒的吸入；③积极防治婴幼儿和儿童期的呼吸系统感染可能有助于减少以后慢性阻塞性肺疾病的发生；④对有慢性支气管炎且反复感染的患者，注射流感疫苗、肺炎链球菌疫苗等；⑤加强体育锻炼，增强体质，提高机体免疫力；⑥对有慢性阻塞性肺疾病高危因素的人群，应定期进行肺功能监测，以尽可能早期发现慢性阻塞性肺疾病并及时给予干预；⑦教会患者正确使用吸入装置。

思考题

1．慢性阻塞性肺疾病患者肺功能检查的意义是什么？肺功能如何分级？

2．慢性阻塞性肺疾病急性发作期氧疗方法是什么？

（艾　娟）

第六章

慢性肺源性心脏病

第六章数字资源

学习目标

通过本章内容的学习，学生应能：

识记：

1. 说出慢性肺源性心脏病的概念和病因。
2. 陈述慢性肺源性心脏病的诊断依据和治疗原则。
3. 列举慢性肺源性心脏病需要与哪些疾病鉴别诊断。

理解：

1. 解释慢性肺源性心脏病的发病机制。
2. 分析慢性肺源性心脏病辅助检查的临床意义。

应用：

1. 运用病史、临床表现及辅助检查结果初步诊断慢性肺源性心脏病。
2. 根据病情拟定治疗方案，正确评估预后。
3. 对患者进行健康教育。

案例导入

某患者，男性，68 岁，农民。19 年前患者感冒后开始咳嗽、咳白色黏液痰，持续近 2 个多月痊愈。以后每遇冬季受凉后咳嗽、咳痰发作，每年持续 3 个月以上，迁延不愈。6 年前患者开始出现活动后心悸、气短，间断有双下肢水肿。半个月前患者受凉后出现发热，咳嗽，咳黄色黏液痰，双下肢水肿加重，气短，不能平卧，遂入院。吸烟 40 年，每日 20 支左右。体格检查：体温 37.5 ℃，脉搏 96 次 / 分，呼吸 24 次 / 分，血压 110/70 mmHg。意识清楚，球结膜水肿，口唇轻度发绀。颈静脉怒张，桶状胸，双肺叩诊呈过清音，呼吸音减弱，肺底部可闻及干、湿啰音。心率 96 次 / 分，肺动脉瓣第二音（P2）亢进、分裂，各瓣膜听诊区未闻及杂音。肝右肋下 4 cm 处可触及，有压痛，肝颈静脉反流征阳性。双下肢凹陷性水肿。血常规：RBC 6.0×10^{12}/L，Hb 170 g/L，WBC 11.5×10^{9}/L，N 0.70，L 0.25。胸部 X 线检查：双肺透亮度增加，双肺纹理粗乱。血气分析：pH 7.35，PaO_2 70 mmHg，$PaCO_2$ 58 mmHg。

问题与思考：

1. 初步诊断和诊断依据是什么？应与哪些疾病相鉴别？
2. 为明确诊断，需要进一步做哪些检查？
3. 治疗原则是什么？

慢性肺源性心脏病（chronic pulmonary heart disease）简称慢性肺心病，是由慢性支气管及肺疾病、肺血管疾病或胸廓疾病导致肺循环阻力增高、肺动脉高压，进一步引起右心室肥大，甚至右侧心力衰竭的疾病。

慢性肺源性心脏病是常见病、多发病。在我国东北、西北、华北地区以及农村患病率比较高，而在南方地区以及城市患病率比较低。高原地区患病率高于平原地区。吸烟者患病率明显高于不吸烟者。患病率随年龄增长而增高，男性与女性无明显差异。本病在冬、春季节和气候骤变时，常因上呼吸道感染而诱发急性加重。

【病因】

（一）支气管、肺疾病

以慢性阻塞性肺疾病最常见，我国 80% ～ 90% 的慢性肺源性心脏病继发于慢性阻塞性肺疾病。其次为支气管哮喘、支气管扩张症、肺结核、肺间质纤维化等。

（二）胸部运动障碍性疾病

脊柱侧凸与后凸、脊柱结核、胸膜广泛粘连及胸廓成形术后造成的严重胸廓或脊柱畸形等，均可致胸廓运动障碍、肺组织受压、支气管扭曲或变形，反复肺部感染，并发肺气肿或肺纤维化，最后发展至慢性肺源性心脏病。

（三）肺血管疾病

较少见。慢性血栓栓塞性肺动脉高压、肺小动脉炎以及特发性肺动脉高压，均可使肺动脉狭窄、阻塞，肺血管阻力增加，形成肺动脉高压，加重右心室后负荷，逐渐发展成慢性肺源性心脏病。

（四）其他

睡眠呼吸暂停低通气综合征、先天性口咽畸形等均可导致低氧血症，引起肺血管收缩，造成肺动脉高压，并逐渐发展为慢性肺源性心脏病。

➢ 考点提示：我国慢性肺源性心脏病最常见的原因。

【发病机制和病理生理】

肺动脉高压是慢性肺源性心脏病发生的先决条件，持续和日益加重的肺动脉高压使右心负荷过重，右心室肥大，甚至发生右侧心力衰竭。

（一）肺动脉高压的形成

1．肺血管阻力增加

（1）肺血管阻力增加的功能因素：慢性阻塞性肺疾病患者常存在不同程度的低氧血症和高碳酸血症，这是导致肺血管收缩，形成肺动脉高压的最主要原因。缺氧导致血管收缩的机制：①缺氧时收缩血管的活性物质（血管紧张素Ⅱ、组胺、5- 羟色胺、白三烯等）增多；②缺氧时肺血管平滑肌细胞膜对 Ca^{2+} 通透性增加，细胞内 Ca^{2+} 含量增多，兴奋收缩耦联效应增强，直接导致肺血管收缩；③高碳酸血症时，H^+ 增多，使血管对缺氧的收缩敏感性增强，肺血管收缩增强，导致肺动脉高压。

（2）肺血管阻力增加的解剖因素：长期反复发作的慢性支气管炎可累及邻近细小动脉，引起动脉管壁炎症，管壁增厚、管腔狭窄甚至完全闭塞。且随着肺气肿的日益加重，肺泡内压力增高使肺泡壁毛细血管受压；肺泡压力过大使肺泡壁破裂造成毛细血管床毁损，当血管床减少超过 70% 时，肺循环阻力增大，促使肺动脉高压发生。

2．血液黏稠度增加　慢性缺氧引起继发性红细胞增多，血液黏稠度增加，血流阻力加大。

3．血容量增多　缺氧和肾血流量减少使醛固酮分泌增加，引起水、钠潴留，而导致血容量增多。

（二）心脏病变

肺动脉高压的早期，右心室为克服肺动脉阻力而代偿性肥厚，尚能维持心排血量。随着病情进展，肺动脉压持续升高，超过了右心室的代偿能力，右心室排血量减少，舒张期末压增高，促使右心室进一步扩大，甚至发生右侧心力衰竭。

（三）其他重要器官的损害

缺氧和高碳酸血症除影响心脏外，还导致其他重要器官（如脑、肝、肾、胃、肠）、内分泌系统及血液系统发生病理改变，引起多器官功能损害。

➢ 考点提示：肺动脉高压形成最主要的因素。

【临床表现】

（一）肺、心功能代偿期

1．症状　以肺部原发基础疾病的临床表现为主，如咳嗽、咳痰、活动后心悸、乏力、劳动耐力下降以及逐渐加重的呼吸困难。

2．体征　除了有肺部原发疾病的体征外，主要是肺动脉高压和右心室肥大的体征，如剑突下心脏搏动，P2（肺动脉瓣第二音）亢进、分裂，心音遥远，三尖瓣区可闻及收缩期吹风样杂音。

（二）肺、心功能失代偿期

失代偿的最常见诱因是急性上呼吸道感染，主要表现为呼吸衰竭和心力衰竭。

1．呼吸衰竭　主要以高碳酸血症型呼吸衰竭为主。

（1）症状：早期主要表现为发绀、喘息和胸闷等。病变进一步发展，可出现神经、精神症状。

（2）体征：皮肤潮红、大量出汗、球结膜充血和水肿，早期血压升高，晚期血压下降甚至出现休克。

2．心力衰竭　主要以右侧心力衰竭为主，也可出现全心衰竭的表现。

（1）症状：明显气促、心悸、腹胀、右上腹痛、恶心。

（2）体征：明显发绀，颈静脉怒张，肝颈静脉反流征阳性，双下肢凹陷性水肿，双肺可闻及干、湿啰音，心率增快，节律可不整齐，三尖瓣听诊区可闻及舒张早期奔马律。严重者可有胸腔积液的体征。

➢ 考点提示：慢性肺源性心脏病的临床表现。

【并发症】

（一）肺性脑病

肺性脑病是指由于呼吸衰竭所致严重的缺氧和二氧化碳潴留而引起精神障碍、神经系统症状的综合征。早期表现为失眠、昼夜颠倒、烦躁不安、谵妄等兴奋症状，严重时神志淡漠、肌阵挛或扑翼样震颤、间歇抽搐、昏睡、昏迷、腱反射减弱或消失、锥体束征阳性等。肺性脑病是慢性肺源性心脏病死亡的首要原因。

（二）水、电解质代谢紊乱和酸碱平衡失调

缺氧和二氧化碳潴留常引起不同类型的酸碱失衡。早期最常见的是呼吸性酸中毒，治疗过程中常因利尿药及激素等使用不当而造成低钾、低氯性代谢性碱中毒。长期低钠饮食、大量出汗、使用大量利尿药可导致低血钠和低血钾。

（三）心律失常

心律失常多表现为房性期前收缩及阵发性室上性心动过速，也可有心房扑动及心房颤动。少数患者由于急性心肌缺氧，可出现心室颤动，以至心脏骤停。

（四）上消化道出血

严重的缺氧和二氧化碳潴留可造成胃肠道黏膜充血、水肿、糜烂以及应激性溃疡，引起上消化道出血。

（五）休克、弥散性血管内凝血

可有感染中毒性休克，也可因严重心力衰竭或心律失常发生心源性休克。一旦发生弥散性血管内凝血（DIC），预后不良。

【辅助检查】

（一）X 线检查

除有肺透亮度增强，肺纹理增粗、紊乱以及膈肌下移等基础疾病及急性肺部感染的特征外，尚有肺动脉高压和右心室肥大的征象（图 2-6-1）。诊断依据：①右下肺动脉干扩张，横径≥ 15 mm，或其横径与气管横径比值≥ 1.07；②肺动脉段凸出，其高度≥ 3 mm；③心尖上凸。

（二）心电图检查

主要为右心房肥大和右心室肥大的表现，诊断依据：①肺型 P 波；②额面平均电轴≥ + 90°；③ $V_1R/S \geq 1$；④重度顺时针转位（$V_5R/S \leq 1$）；⑤ $RV_1+SV_5 \geq 1.05$ mV；⑥ aVR R/S 或 R/Q ≥ 1；⑦ $V_1 \sim V_3$ 呈 QS 型或 Qr 型（酷似心肌梗死，应注意鉴别）。以上具有一条即可诊断为慢性肺源性心脏病。肺源性心脏病的心电图表现见图 2-6-2。

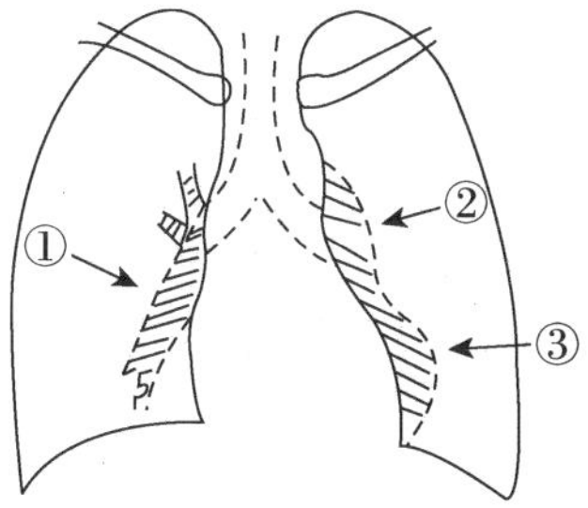

图 2-6-1　肺动脉高压和右心室肥大的 X 线征象
①正位右下肺动脉干增宽；②肺动脉段凸出；
③心尖上凸

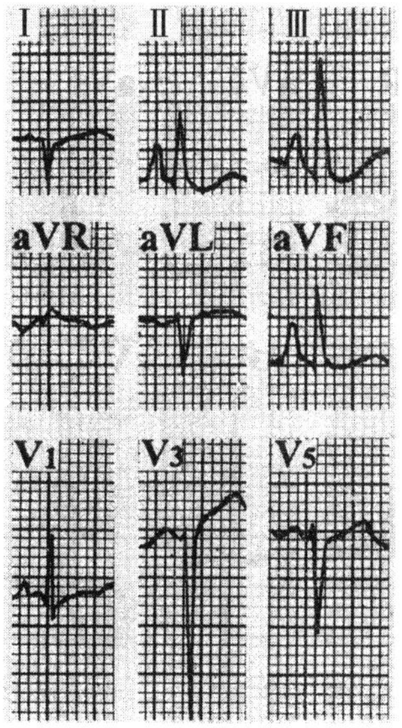

图 2-6-2　肺源性心脏病的心电图表现

（三）超声心动图检查

超声心动图检查较心电图和胸部 X 线检查敏感性高。诊断依据：①右室流出道内径≥ 30 mm；②右心室内径≥ 20 mm；③右心室前壁厚度≥ 5 mm；④左 / 右心室内径比值＜ 2；⑤右肺动脉内径≥ 18 mm。

（四）血气分析

慢性肺源性心脏病肺功能失代偿期可出现低氧血症或合并高碳酸血症。当 $PaO_2 < 60$ mmHg、$PaCO_2 > 50$ mmHg 时，表示有高碳酸血症型呼吸衰竭。

（五）血液检查

患者红细胞计数和血红蛋白可升高。若合并感染，可有白细胞计数和中性粒细胞比例升高，部分患者可能出现肝、肾功能异常及电解质代谢紊乱。

➢ 考点提示：慢性肺源性心脏病的心电图、超声心动图、X线表现。

【诊断与鉴别诊断】

（一）慢性肺源性心脏病诊断依据

患者有慢性阻塞性肺疾病及其他胸部疾病史或肺血管病变，有肺动脉高压、右心室肥大或右心功能不全的临床表现，并有前述的超声心动图、心电图和X线检查诊断依据，可以做出诊断。

（二）鉴别诊断

1．冠状动脉粥样硬化性心脏病（冠心病）　慢性肺源性心脏病与冠心病均多见于老年人，临床表现有许多相似之处，而且常有两病共存。冠心病常有心绞痛或心肌梗死病史，多为左心室肥大和左心功能不全，有室性心律失常，X线检查呈左心室肥大为主的征象，心电图有典型的ST-T改变，可资鉴别。

2．风湿性心脏病（风心病）　风湿性心脏病的二尖瓣狭窄也有肺动脉高压和右心室肥大，也常伴有呼吸道感染，故易与慢性肺源性心脏病相混淆。根据患者的风湿热病史，典型的心脏杂音，超声心动图的特殊表现、X线及心电图有左心房和右心室肥大等，有助于鉴别。

【治疗】

（一）肺、心功能失代偿期

治疗原则是积极控制感染，保持呼吸道通畅，改善呼吸功能，控制心力衰竭，营养支持，处理并发症。

1．控制感染　在未能明确致病菌时，针对院外感染多以革兰氏阳性菌为主，可选用青霉素，第一、二代头孢菌素，大环内酯类抗生素等；针对院内感染以革兰氏阴性菌为主，应选用第三代头孢菌素、氨基糖苷类抗生素、氟喹诺酮类等。最好参考痰菌培养及药物敏感试验选择抗生素。

2．保持呼吸道通畅　清理呼吸道分泌物，使用溴己新、盐酸氨溴索、α-糜蛋白酶等药物减少痰液。对神志清楚者以超声雾化湿化气道，鼓励用力咳嗽排痰，使用β_2受体激动药、茶碱类药物、吸入糖皮质激素舒张支气管平滑肌。对病情严重者建立人工气道和机械通气。

3．改善呼吸功能　合理氧疗，低浓度（25% ~ 30%）、低流量（1 ~ 2 L/min）持续（每日不少于15 h）给氧，可采用鼻塞、鼻导管和可调式通气面罩调节给氧。

4．控制心力衰竭　经过积极控制感染、改善通气、纠正呼吸衰竭后，常能使心力衰竭得以纠正，但心力衰竭严重者或经上述治疗无效时，可适当选用利尿药、强心药或血管扩张药。

（1）利尿药：能够减少血容量，减轻右心负荷，消除水肿，在使用上要注意小剂量、间歇、联合用药。大剂量、长期、快速利尿易导致脱水而使痰液黏稠不易咳出，并出现低钾、低氯性碱中毒，使呼吸衰竭加重。临床常用的药物如氢氯噻嗪25 mg，每日1 ~ 3次，或联合应用螺内酯20 ~ 40 mg，每日1 ~ 2次。对严重水肿患者，可用呋塞米20 mg，静脉注射。

（2）强心药：慢性肺源性心脏病患者由于缺氧及感染，对洋地黄的耐受性差，易引起中毒，应用时应慎重，使用指征：①感染已被控制，呼吸功能已改善，经用利尿药治疗右心功能仍未改善者；②以右侧心力衰竭为主要表现而无明显急性感染者；③合并室上性快速心律失常，如室上性心动过速、心房颤动者；④合并急性左侧心力衰竭的患者。原则上尽量选择作用快、排泄快的洋地黄类药物，小剂量（常规剂量的 1/2 或 1/3）给药。如毒毛花苷 K 0.125 ~ 0.25 mg，或毛花苷 C 0.2 ~ 0.4 mg 加入 10% 葡萄糖溶液内缓慢静脉注射。

（3）血管扩张药：可减轻心脏前、后负荷，降低心肌耗氧量。临床常用的有酚妥拉明、硝酸甘油、依那普利等。血管扩张药在扩张肺动脉的同时也扩张体循环动脉，造成体循环血压下降，反射性使心率增快，动脉血氧分压下降，动脉血二氧化碳分压上升，所以疗效不肯定。

5．防治并发症　积极纠正水、电解质代谢紊乱和酸碱平衡失调，有心律失常者给予抗心律失常药，防治休克、弥散性血管内凝血、消化道出血。并发症的治疗详见有关章节。

6．一般治疗　卧床休息，给予富含各种维生素、必需氨基酸、易消化的饮食，少量多餐，对心力衰竭严重者给予控制性低盐饮食，对食欲减退者可静脉输注复方氨基酸、白蛋白、乳化脂肪注射液等。密切观察呼吸、脉搏、神志、瞳孔、皮肤和粪便颜色的变化，严格记录 24 h 液体出入量。注意心理调节，减轻患者的心理压力，使其配合治疗。

（二）肺、心功能代偿期

肺、心功能代偿期可采用中西医结合的综合措施，加强呼吸锻炼，长期家庭氧疗，增强患者的免疫功能，消除诱发因素，减少或避免急性加重期的发生，使心脏、肺功能得到部分或全部恢复。

【预后】

本病由于反复呼吸道感染，患者心脏、肺功能损害逐渐加重，多数预后不良，病死率在 10% ~ 15%。主要死亡原因是肺性脑病，心脏、肺功能衰竭，水、电解质代谢紊乱及酸碱平衡失调，上消化道大出血，严重肺部感染等。但在疾病的发展过程中，有许多的环节是可逆转的，如能防止诱因和积极治疗，可使患者获得一定程度的恢复，延长患者的寿命，提高患者生活质量。

【健康教育】

积极开展多种形式的群众性体育活动和宣传教育，提高人群的卫生知识，增强抗病能力。积极预防支气管、肺、胸和肺血管等基础疾病的诱发因素，如呼吸道感染，各种变应原、有害气体吸入，粉尘作业等。

思考题

1．慢性肺源性心脏病的病因有哪些？

2．肺动脉高压是如何形成的？

3．慢性肺源性心脏病发生心力衰竭时应如何治疗？

（艾　娟）

第七章

支气管扩张症

第七章数字资源

学习目标

通过本章内容的学习，学生应能：

识记：

1. 说出支气管扩张症的临床表现。
2. 陈述支气管扩张症的诊断要点及鉴别诊断。

理解：

1. 解释支气管扩张症的发病机制和病理生理变化。
2. 概述支气管扩张症胸部 CT 的影像学表现。

应用：

1. 运用患者病史、临床表现及辅助检查资料初步诊断支气管扩张症。
2. 根据病情拟定治疗方案。

案例导入

某患者，男性，54 岁。反复咳嗽、咳痰 10 年，气短 2 年，再发伴发热 6 d。患者 10 年前开始出现阵发性咳嗽、咳黄白色黏液痰，痰中偶带血丝。经减少吸烟量及对症治疗后症状减轻。此后上述症状于受凉、劳累后反复发作，体位变换时咳嗽、咳痰加重。曾于当地医院行胸部 X 线检查示“肺纹理增粗、紊乱”。2 年前逐渐出现活动后气短。6 d 前患者受凉后再发咳嗽、咳黄色脓痰，痰液量 100 ~ 150 ml/d，伴明显气短，发热，体温 38.6 ℃，无咯血、胸痛，自服“阿莫西林”无明显效果。发病以来精神、食欲、睡眠欠佳，排便正常，近 2 个月体重下降约 2 kg。吸烟史 26 年，每日 30 支。体格检查：体温 38.5 ℃，脉搏 80 次 / 分，呼吸 22 次 / 分，血压 128/86 mmHg。体形消瘦，浅表淋巴结未触及肿大。胸廓略呈桶状，双侧触觉语颤稍弱，呼吸音减弱，双下肺可闻及中、细湿啰音，心率 80 次 / 分，心律齐，各瓣膜听诊区未闻及杂音。腹平软，肝、脾肋下未触及。可见杵状指，下肢无水肿。血常规：Hb 138 g/L，RBC 4.5×10^{12}/L，WBC 11.9×10^{9}/L，N 0.88，PLT 249×10^{9}/L。血糖、电解质、肝功能、肾功能正常。胸部 CT：双下肺多发大小不等薄壁囊腔，周围可见斑片状渗出性病变，边缘不清，肺门及纵隔未见异常。

问题与思考：

1. 初步诊断和诊断依据是什么？应与哪些疾病相鉴别？
2. 为明确诊断，需要进一步做哪些检查？
3. 治疗原则是什么？

支气管扩张症（bronchiectasis）是指急、慢性呼吸道感染和支气管阻塞后，反复发生支气管化脓性炎症，致使支气管壁组织结构破坏，管壁增厚，引起支气管异常和持久性扩张的一类异质性疾病的总称，可以是原发或继发。儿童及青少年多见，常继发于麻疹、百日咳后的支气管炎，迁延不愈的支气管肺炎等。主要症状为慢性咳嗽、大量脓痰和/或反复咯血。

【病因及发病机制】

（一）病因

本病可以分为先天性和继发性。先天性支气管扩张症少见，有些病例无明显病因，但弥漫性支气管扩张症常发生于有遗传、免疫或解剖缺陷的患者。支气管扩张症的病因见表2-7-1。

表 2-7-1　支气管扩张症的病因

种类	病因及特征
感染	
细菌	铜绿假单胞菌，流感嗜血杆菌，卡他莫拉菌，肺炎克雷伯菌，金黄色葡萄球菌，百日咳杆菌
真菌	曲霉菌
分枝杆菌	结核分枝杆菌，非结核分枝杆菌
病毒	腺病毒，流感病毒，单纯疱疹病毒，麻疹病毒
免疫缺陷或异常	
原发性	低免疫球蛋白血症，包括IgG亚群的缺陷（IgG2，IgG4），慢性肉芽肿性疾病
继发性	长期服用免疫抑制药物，人类免疫缺陷病毒（HIV）感染，慢性淋巴细胞白血病，肺移植后
免疫异常	干燥综合征，变应性支气管肺曲霉病（ABPA），类风湿关节炎
先天性遗传疾病	
α1胰蛋白酶抑制剂缺乏	仅见于严重缺乏的患者
纤毛缺陷	原发性纤毛运动不良症和卡塔格内综合征
囊性纤维化	白种人常见
先天性结构缺损	
淋巴管/淋巴结	淋巴结病
黄甲综合征	指（趾）甲黄色、肥厚，淋巴水肿，慢性胸腔积液三联征
气管支气管性	巨气管支气管症，支气管软骨发育缺陷，先天性支气管发育不良，马方综合征
血管性	肺隔离症
其他	
气道阻塞	外源性压迫，异物，恶性肿瘤，黏液阻塞，肺叶切除后其余肺叶纠集、弯曲
毒性物质吸入	氨气、氯气和二氧化氮使气道直接受损，改变结构和功能
炎性肠病	慢性溃疡性结肠炎，肠道的切除加重肺部疾病

（二）发病机制

上述疾病损伤了气道清除和防御功能，易发生感染。反复感染可使充满炎症介质和病原菌的黏稠脓性液体的气道逐渐扩大，形成瘢痕和扭曲。支气管壁由于水肿、炎症和新血管形成而变厚。周围间质组织和肺泡的破坏导致纤维化、肺气肿，或二者兼有。

【病理】

支气管扩张的形状可为柱状或囊状，亦常混合存在呈囊柱状。典型的病理改变为支气管壁全层均有破坏，黏膜表面常有溃疡及急、慢性炎症，纤毛柱状上皮细胞鳞状化生、萎缩，杯状细胞和黏液腺增生，管腔变形、扭曲、扩张，腔内含有多量脓性分泌物。支气管反复感染，逐渐影响肺通气功能及肺弥散功能，导致肺动脉高压，引起肺源性心脏病、右侧心力衰竭。左下叶支气管细长且位置低，感染后引流不畅，故发病率高。右肺中叶支气管细长，周围有三组淋巴结围绕，常因淋巴结炎症肿大压迫支气管，也是好发部位。

【临床表现】

本病多见于小儿或青年，呈慢性经过，多数患者在童年期有麻疹、百日咳或支气管肺炎迁延不愈的病史。早期常无症状，随病情发展可出现典型临床症状。

（一）症状

1．慢性咳嗽、咳大量脓痰　每日痰量可达 100 ～ 400 ml。常于体位变动时分泌物刺激支气管黏膜，引起咳嗽和排痰。痰液静置后分 3 层：上层为泡沫，中层为黏液，下层为坏死组织沉淀物。合并厌氧菌感染时，痰可有臭味，常见病原体为铜绿假单胞菌、金黄色葡萄球菌、流感嗜血杆菌、肺炎链球菌和卡他莫拉菌。

> 考点提示：支气管扩张症的痰液表现。

2．反复咯血　50% ～ 70% 的患者有不同程度的咯血史，从痰中带血至大量咯血，咯血量与病情严重程度、病变范围不一定成比例。部分患者以反复咯血为唯一症状，称为“干性支气管扩张症”。

3．反复肺部感染　特点为同一肺段反复发生肺炎并迁延不愈，这是由于扩张的支气管内分泌物滞留，易于反复发生感染。

4．慢性感染中毒症状　反复感染可引起发热、乏力、头痛、食欲减退等，病程较长者可有消瘦、贫血，可影响儿童生长发育。

（二）体征

早期或“干性支气管扩张症”可无异常肺部体征。典型者在下胸部和背部可闻及固定、持久的局限性粗湿啰音，有时可闻及哮鸣音。部分慢性患者伴有杵状指（趾）、贫血和营养不良，出现肺炎、肺脓肿、肺气肿、肺源性心脏病等并发症时可有相应体征。

> 考点提示：“干性支气管扩张症”。

【辅助检查】

（一）实验室检查

急性感染时白细胞计数及中性粒细胞比例升高，红细胞沉降率（ESR，简称血沉）可增快。病程长的患者红细胞计数及血红蛋白降低。

（二）影像学检查

早期轻症患者胸部 X 线检查可无特殊发现。典型 X 线表现为一侧或双侧下肺纹理增粗、紊乱，其中有多个不规则的透亮阴影，或沿支气管分布的蜂窝状、卷发状阴影，急性感染时阴影内可出现小液平面。柱状支气管扩张的 X 线表现是“轨道征”，系增厚的支气管壁。胸部 CT 显示支气管壁增厚的柱状扩张，并延伸至肺周边，或成串、成簇的囊状改变，可含气液平面（图 2-7-1）。

➢ 考点提示：支气管扩张症的影像学表现。

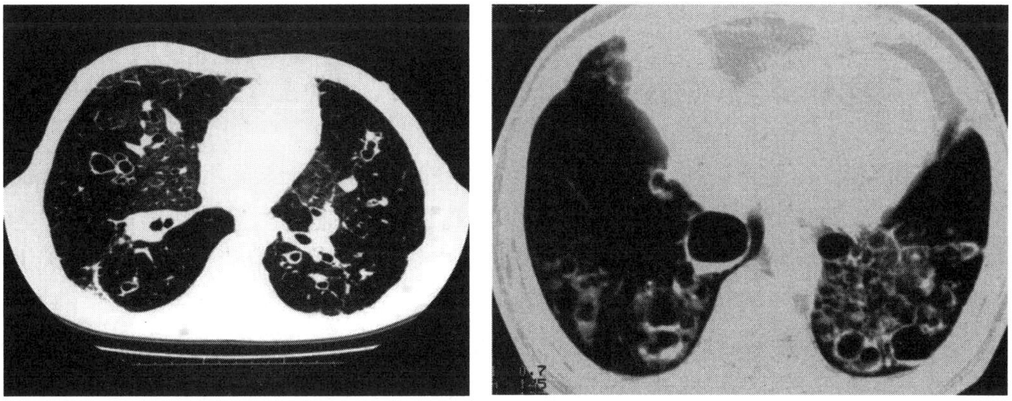

图 2-7-1 支气管扩张症的胸部 CT

（三）支气管镜检查

支气管镜检查可发现出血、扩张或阻塞部位及原因，可进行局部灌洗，清除阻塞，局部止血，取灌洗液行细菌学、细胞学检查，有助于诊断、鉴别诊断与治疗。

【诊断】

根据慢性咳嗽、咳大量脓痰、咯血病史和既往有诱发支气管扩张症的呼吸道感染病史，以及下胸部及背部固定而持久的粗湿啰音，结合童年期呼吸道感染病史，X 线检查显示局部肺纹理增粗、紊乱，或呈蜂窝状、卷发状阴影，可做出初步临床诊断，高分辨率胸部 CT 可明确诊断。

➢ 考点提示：支气管扩张症的诊断。

【鉴别诊断】

（一）慢性支气管炎

慢性支气管炎多见于中、老年吸烟者，于冬、春季节咳嗽和咳痰明显，反复咯血症状不多见，两肺底散在干、湿啰音，咳嗽后可消失。胸部 X 线检查示肺纹理紊乱，或有肺气肿改变。

（二）肺脓肿

肺脓肿起病急，全身中毒症状重，有高热、咳嗽、咳大量脓臭痰，X 线检查可见局部高密度的炎症阴影，其中有空洞伴气液平面，抗菌药物治疗有效。支气管扩张症和肺脓肿可以并存。

（三）肺结核

肺结核常有低热、盗汗、乏力等结核中毒症状。干、湿啰音多位于上肺部。胸部 X 线检查和痰结核菌检查可明确诊断。肺结核可合并支气管扩张症，多见于双肺上叶及下叶背段支气管等部位。

（四）先天性肺囊肿

先天性肺囊肿是一种先天性疾病，无感染时可无症状。X 线检查可见多个薄壁的圆形或椭圆形阴影，周围无炎症浸润，胸部 CT 检查和支气管造影有助于诊断。

（五）弥漫性泛细支气管炎

弥漫性泛细支气管炎有慢性咳嗽、咳痰，活动时呼吸困难及慢性鼻窦炎，胸部 X 线检查与胸部 CT 示弥漫分布的边界不清楚的小结节影。大环内酯类抗生素治疗有效。

【治疗】

（一）治疗基础疾病

对活动性肺结核伴支气管扩张症，应积极抗结核治疗，低免疫球蛋白血症可用免疫球蛋白替代治疗。

（二）控制感染

支气管扩张症患者出现痰量增多及其脓性成分增加等急性感染征象时，需应用抗生素。急性加重期开始抗生素治疗前应常规送痰培养，根据痰培养和药敏试验结果指导抗生素应用，但在等待培养结果时即应开始经验性抗生素治疗。

1．无铜绿假单胞菌感染高危因素　应立即经验性使用对流感嗜血杆菌有活性的抗生素，如氨苄西林 / 舒巴坦，阿莫西林 / 克拉维酸，第二代头孢菌素，第三代头孢菌素（头孢曲松钠、头孢噻肟），莫西沙星，左氧氟沙星。

2．存在铜绿假单胞菌感染高危因素　可选择具有抗假单胞菌活性的 β- 内酰胺类抗生素（如头孢他啶、头孢吡肟、哌拉西林 / 他唑巴坦、头孢哌酮 / 舒巴坦），碳青霉烯类（如亚胺培南、美罗培南），氨基糖苷类，喹诺酮类（环丙沙星或左氧氟沙星），可单独应用或联合应用。铜绿假单胞菌感染高危因素是指以下 4 条中的 2 条：①近期住院；②每年 4 次以上或近 3 个月以内应用抗生素；③重度气流阻塞（$FEV_1 < 30\%$ 预计值）；④最近 2 周每日口服泼尼松 < 10 mg。

（三）清除痰液

清除痰液是控制感染和减轻全身中毒症状的关键。

1．祛痰药　口服氯化铵 0.3 ～ 0.6 g，或溴己新 8 ～ 16 mg，每日 3 次。气道内雾化吸入生理盐水，短时间内吸入高渗生理盐水，或吸入黏液松解剂如乙酰半胱氨酸等，可有助于痰液的稀释和排出。其他如胸壁震荡、正压通气、主动呼吸训练等合理使用也可以起到排痰的作用。

2．支气管扩张药　由于支气管痉挛，部分患者痰液排出困难，在无咯血的情况下，可口服氨茶碱 0.1 ～ 0.2 g，每日 3 ～ 4 次或其他缓解气管痉挛的药物，也可加用 $β_2$ 受体激动药或异丙托溴铵吸入。

3．体位引流　根据病变部位采取不同的引流体位。原则上使病变处于高位，引流支气管的开口朝下，以利于痰液排入大气道而易咳出。每日 2 ～ 4 次，每次 15 ～ 30 min。引流前可行雾化吸入，体位引流时轻拍病变部位以提高引流效果。体位引流对于痰量多、不易咳出的患者更重要。

4．纤维支气管镜吸痰　若体位引流痰液难以排出，可行纤维支气管镜吸痰，清除阻塞。可用生理盐水冲洗稀释痰液，并局部应用抗生素治疗，效果更为明显。

（四）咯血的处理

小量咯血可口服止血药［肾上腺色腙（安络血）、云南白药］。中等量咯血可静脉给予垂体后叶素或酚妥拉明。大量咯血经内科治疗未能控制，可行支气管动脉造影，对出血的小动脉定位后注入吸收性明胶海绵或聚乙烯醇栓，或导入钢圈进行栓塞。对大量咯血者，需防止窒息。

（五）手术治疗

手术治疗适用于心脏及肺功能良好、反复呼吸道感染或大量咯血内科治疗无效、病变范围局限于一叶或一侧肺组织者。危及生命的大量咯血需急诊手术抢救。

【预防及预后】

积极防治婴幼儿麻疹、百日咳、支气管肺炎及肺结核等疾病，增强机体免疫及抗病能力，防止异物及尘埃误吸，预防呼吸道感染。

病变较轻者及病灶局限而内科治疗无效者手术切除预后好；病灶广泛，后期并发肺源性心脏病者预后差。

思考题

1．支气管扩张症的临床表现有哪些？

2．试述支气管扩张症的诊断与治疗原则？

（刘莲凤）

第八章

肺部感染性疾病

第八章数字资源

学习目标

通过本章内容的学习，学生应能：

识记：

1. 说出肺炎、肺脓肿的定义。
2. 列举肺炎的分类。

理解：

1. 解释实验室检查和影像学检查对肺炎、肺脓肿诊断与鉴别诊断的意义。
2. 区分各种病原体所致的肺炎。

应用：

1. 运用病史、临床表现及辅助检查诊断肺炎或肺脓肿。
2. 根据病情拟定治疗方案。

第一节 肺炎概述

肺炎（pneumonia）是由病原微生物、理化因素、免疫损伤、过敏及药物所引起的终末气道及肺泡和肺间质的炎症。细菌性肺炎最常见。抗生素的出现及发展曾一度使肺炎病死率明显下降，但近年来，肺炎发病率有增高的趋势。肺炎发病率增高与社会人口老龄化、吸烟、伴有基础疾病（如慢性阻塞性肺疾病、糖尿病、心力衰竭等）和免疫功能低下（如获得性免疫缺陷综合征、肿瘤、器官移植和应用免疫抑制药等）有关。此外，肺炎与病原体变异、医院肺炎发病率增高、病原学诊断困难、不合理使用抗生素导致细菌耐药性增加和部分人群缺乏有效的医疗保障等有关。

【病因、发病机制和病理】

正常的呼吸道防御机制（支气管内黏液 - 纤毛运载系统、肺泡巨噬细胞等细胞防御的完整性等）使气管隆嵴以下的呼吸道保持无菌状态。当进入呼吸系统的病原体数量多、毒力强、宿主呼吸道局部和 / 或全身免疫防御系统损害时，可发生肺炎。社区获得性肺炎的感染途径有：①空气吸入；②血行播散；③邻近部位感染蔓延；④上呼吸道定植菌吸入。医院肺炎可通过误吸胃肠道的定植菌（胃食管反流）和通过人工气道吸入环境中的致病菌引起。当病原体直接抵达下呼吸道滋生、繁殖时，可引起肺泡毛细血管充血、水肿，肺泡内纤维蛋白渗出及细胞浸润。金黄色葡萄球菌、铜绿假单胞菌和肺炎克雷伯菌等可引起肺组织的坏死性病变而易形成空洞。肺炎球菌性肺炎治愈后大多不遗留瘢痕，肺结构与功能均可恢复。

➢ 考点提示：社区获得性肺炎病原菌入侵途径。

【分类】

（一）按病因分类

1．细菌性肺炎　如肺炎链球菌、金黄色葡萄球菌、甲型溶血性链球菌、肺炎克雷伯菌、流感嗜血杆菌等引起的肺炎。

2．非典型病原体所致肺炎　如军团菌、支原体和衣原体等引起的肺炎。

3．病毒性肺炎　如冠状病毒、腺病毒、呼吸道合胞病毒、流感病毒、巨细胞病毒等引起的肺炎。

4．真菌性肺炎　如白念珠菌、曲霉菌、放线菌等引起的肺炎。

5．其他病原体所致肺炎　如立克次体、弓形虫、寄生虫等引起的肺炎。

6．理化因素所致肺炎　如放射性损伤引起的放射性肺炎、胃酸吸入引起的化学性肺炎，对吸入或内源性脂质物质产生炎症反应的类脂性肺炎等。

（二）按解剖分类

1．大叶性肺炎　大叶性肺炎大多数由肺炎链球菌感染而引起。病原体先在肺泡引起炎症，经肺泡孔［科恩孔（Kohn pore）］向其他肺泡扩散，致使部分或整个肺段、肺叶发生炎症性改变。典型者表现为肺实质性炎症，很少累及支气管。胸部X线检查显示肺叶或肺段实变阴影。

2．支气管肺炎（小叶性肺炎）　支气管肺炎可由流感嗜血杆菌、大肠埃希菌、病毒、肺炎支原体以及军团菌等感染引起。当患有支气管炎、支气管扩张症、上呼吸道病毒感染，以及长期卧床的危重患者全身或局部抵抗力下降时，病原体经支气管入侵，可引起细支气管、终末细支气管及肺泡的炎症。临床上由于支气管腔内有稀薄的分泌物，故常可闻及湿啰音，而无肺实变的体征。X线检查显示沿肺纹理分布的不规则斑片状阴影，边缘密度低而模糊，无实变征象。肺下叶常受累。

3．间质性肺炎　间质性肺炎是由细菌、支原体、衣原体、病毒或肺孢子菌等引起，以肺间质病变为主的炎症。炎症主要累及支气管壁及其周围组织，有肺泡壁增生及间质水肿的病理改变。临床上由于病变仅在肺间质，故呼吸道症状较轻，异常体征较少。病变广泛时患者呼吸困难明显。X线表现为一侧或双侧肺下部不规则的条索状阴影，从肺门向外伸展，可呈网状，其间可有小片肺不张阴影。

（三）按患病环境分类

1．社区获得性肺炎　社区获得性肺炎（community acquired pneumonia，CAP）是指在医院外罹患的感染性肺实质炎症，包括具有明确潜伏期的病原体感染而在入院后平均潜伏期内发病的肺炎。社区获得性肺炎常见病原体为肺炎链球菌、支原体、衣原体、流感嗜血杆菌和呼吸道病毒（流感病毒、副流感病毒、呼吸道合胞病毒、腺病毒和冠状病毒）等。社区获得性肺炎临床诊断依据：①新近出现的咳嗽、咳痰，或原有呼吸道疾病加重，并出现脓性痰，伴或不伴胸痛；②发热；③肺实变体征和/或闻及湿啰音；④白细胞（WBC）$> 10 \times 10^9$或$< 4 \times 10^9$/L，伴或不伴核左移；⑤胸部X线检查显示片状、斑片状浸润阴影或间质性改变，伴或不伴胸腔积液。以上1～4项中任何1项加第5项，并除外肺结核、肺部肿瘤、肺水肿、肺不张等。

➢ 考点提示：社区获得性肺炎最常见的致病菌。

2．医院肺炎　医院肺炎（nosocomial pneumonia，NP）是指患者入院时不存在，也不处于潜伏期，而于入院 48 h 后在医院（包括老年护理院、康复院）内发生的肺炎。医院肺炎还包括呼吸机相关肺炎（ventilator associated pneumonia，VAP）和卫生保健相关性肺炎（healthcare associated pneumonia，HCAP）。常见病原体为鲍曼不动杆菌、铜绿假单胞菌、大肠埃希菌、金黄色葡萄球菌、肺炎克雷伯菌等。目前多重耐药（multidrug resistant，MDR）菌所致医院肺炎发病率有升高的趋势，如耐甲氧西林金黄色葡萄球菌（methicillin-resistant Staphylococcus aureus，MRSA）的感染有明显增加的趋势。医院肺炎临床诊断依据：胸部 X 线检查提示新的或进展的肺部浸润影加下列 3 项临床表现中的 2 项：①发热，体温＞ 38℃；②白细胞计数增多或减少；③有脓性分泌物。

【临床表现】

细菌性肺炎的症状可轻可重，取决于宿主和病原体的状态。常见症状有咳嗽、咳痰和 / 或原有呼吸道症状加重，并出现脓性痰或血痰，伴或不伴胸痛。病变范围大者可有呼吸困难、呼吸窘迫。大多数患者有发热。早期患者肺部无特殊体征，病情重者可有发绀、呼吸频率增快、鼻翼扇动。肺实变时有相应体征，如语音震颤增强，叩诊呈浊音，听诊有支气管呼吸音，也可闻及湿啰音。并发胸腔积液者，胸部叩诊呈浊音，语音震颤减弱，呼吸音减弱。

【诊断与鉴别诊断】

肺炎的诊断程序如下。

（一）确诊肺炎

第一，必须把肺炎与呼吸道感染区别开来。呼吸道感染患者虽有咳嗽、咳痰、发热等症状，但上、下呼吸道感染患者均无肺实质浸润，胸部 X 线检查可资鉴别。第二，必须将肺炎与类似肺炎的疾病（肺结核、肺癌、肺血栓栓塞症）加以鉴别。

（二）评价严重程度

肺炎诊断成立后，评价病情严重程度对于患者至关重要。肺炎病情严重程度取决于 3 个主要因素：肺部局部炎症程度、肺部炎症的播散和全身炎症反应程度。目前对重症肺炎没有公认的诊断标准，如果肺炎患者需要通气支持（急性呼吸衰竭、气体交换严重障碍伴高碳酸血症或持续低氧血症）、循环支持（血流动力学障碍、外周灌注不足）和加强监护与治疗，即可认为是重症肺炎。

2016 年中华医学会呼吸病学分会颁布的成人社区获得性肺炎（CAP）诊断和治疗指南中提出重症肺炎的诊断标准如下。

（1）主要标准：①需要气管插管行机械通气治疗；②脓毒症休克经积极液体复苏后仍需要血管活性药物治疗。

（2）次要标准：①呼吸频率≥ 30 次 / 分；②氧合指数（PaO_2/FiO_2）≤ 250 mmHg；③多肺叶浸润；④意识障碍和 / 或定向障碍；⑤血尿素氮（BUN）≥ 7.14 mmol/L；⑥收缩压＜ 90 mmHg，需要积极的液体复苏。

符合 1 项主要标准或≥ 3 项次要标准可诊断为重症肺炎，应考虑收入 ICU 治疗。

（三）确定病原体

由于人类上呼吸道黏膜表面及其分泌物含有许多微生物，即所谓的正常菌群，所以在采集呼吸道标本时应尽可能在使用抗生素前采样，并注意及时送检、避免污染，其结果才更加准确及有指导治疗的作用。目前常用的方法包括以下几种。

1. 痰涂片与培养　痰液采集极为方便，痰液是最常用的下呼吸道病原学标本，采集后在室温下 2 h 内送检，先直接涂片，光镜下观察细胞数量，如低倍镜视野鳞状上皮细胞＜ 10 个，白细胞＞ 25 个，或鳞状上皮细胞：白细胞＜ 1 : 2.5，可作为污染较少的“合格”标本接种培养。痰定量培养分离的致病菌或条件致病菌≥ 10^7 CFU/ml，可认为是肺部感染的致病菌；痰定量培养分离的致病菌或条件致病菌≤ 10^4 CFU/ml 则视为污染菌；介于两者之间建议重复培养。若连续分离相同细菌，10^5 ～ 10^6 CFU/ml 连续 2 次以上，则可视为致病菌。

2．经纤维支气管镜或人工气道吸引　该方法受口咽部细菌污染机会较咳痰明显减少，若吸引物细菌培养浓度≥ 10^5 CFU/ml，则可认为是肺部感染的致病菌；反之，多认为是污染菌。

3．防污染标本毛刷　如细菌≥ 10^3 CFU/ml，则可认为是肺部感染的致病菌。

4．支气管肺泡灌洗　如细菌≥ 10^4 CFU/ml，防污染支气管肺泡灌洗（bronchoalveolar lavage，BAL）标本细胞≥ 10^3 CFU/ml，则可认为是肺部感染的致病菌。

5．经皮针刺肺活检和开胸肺活检　经皮针刺肺活检和开胸肺活检特异性及敏感性均很好，但为有创检查，易造成出血、气胸等并发症，通常用于抗生素经验性治疗无效或其他检查不能确定者。

6．血培养和胸腔积液培养　肺炎患者血培养和痰培养分离到相同细菌，可确定为肺炎的病原菌。若血培养阳性，但不能用其他原因（如静脉导管相关感染）解释菌血症、腹腔感染的原因，则可认为血培养的细菌是肺炎的病原菌。胸腔积液培养到的细菌基本可认为是肺炎的致病菌。但须注意排除操作过程中的污染。

7．血清学检测　检测特异性 IgM 抗体滴度。若急性期和恢复期直接抗体滴度增高 4 倍，则可诊断。如衣原体、支原体、病毒及嗜肺军团菌感染等，多为回顾性诊断。

尽管临床上有许多病原学诊断方法，但实际工作中仍有高达 40% ～ 50% 的肺炎不能确定其病原体。加之病原学和血清学诊断有一定的滞后性，因此在临床工作中大部分肺部感染的初始抗感染治疗都是经验性的，而且部分患者的抗感染治疗始终在没有病原学诊断的情况下进行。但对于医院肺炎、抗感染治疗无反应的重症肺炎和免疫抑制宿主的肺炎等，应积极采取手段明确病原体，指导临床用药。临床工作中通常根据各种肺炎的临床表现和影像学特征估计可能的病原体（表 2-8-1）。

表 2-8-1　常见肺炎的病史、症状、体征和 X 线征象

病原体	病史、症状、体征	X 线征象
肺炎链球菌	起病急，寒战、高热、咳铁锈色痰、胸痛，肺实变体征	肺叶或肺段实变，无空洞，可伴胸腔积液
金黄色葡萄球菌	起病急，寒战、高热、咳脓血痰、气短、毒血症症状、休克	肺叶和小叶浸润，早期空洞，脓胸，可见液气囊腔
肺炎克雷伯菌	起病急，寒战、高热、全身衰竭、咳砖红色胶冻状痰	肺叶或肺段实变，蜂窝状脓肿，叶间隙下坠
铜绿假单胞菌	毒血症症状明显，咳脓痰，痰可呈蓝绿色	弥漫性支气管炎，早期肺脓肿
大肠埃希菌	原有慢性病，发热、咳脓痰、呼吸困难	支气管肺炎、脓胸
流感嗜血杆菌	高热、呼吸困难、呼吸衰竭	支气管肺炎，肺叶实变，无空洞
厌氧菌	吸入病史，高热、咳腥臭痰、毒血症症状明显	支气管肺炎、脓胸、脓气胸、多发性肺脓肿
军团菌	高热、肌痛、相对缓脉	下叶斑片状浸润影，进展迅速，无空洞
支原体	起病缓，可小范围流行，出现乏力、肌痛、头痛	下叶间质性支气管炎，3 ～ 4 周可自行消散
念珠菌	慢性病史，畏寒、高热、咳黏液痰	双下肺纹理增粗，支气管肺炎或有大片浸润，可有空洞
曲霉菌	免疫抑制宿主，发热、干咳或咳棕黄色痰、胸痛、咯血、喘息	以胸膜为基底的楔形影、结节或团块状，内有空洞，有“晕轮征”和“新月征”

➢ 考点提示：各类病原菌肺炎 X 线表现。

【治疗】

抗感染治疗是肺炎治疗的关键环节，包括经验性治疗和抗病原体治疗。前者是根据本地区、本单位的肺炎病原体流行病学资料，选择可能覆盖病原体的抗生素；后者是根据病原学的培养结果或肺组织标本的培养或病理检查结果及药物敏感试验结果，选择体外试验敏感的抗生素。此外，还应根据患者的年龄、基础疾病状况、主要症状出现时间长短、肺炎严重程度等选择抗生素及给药途径。

对青壮年和无基础疾病的社区获得性肺炎患者，多选用青霉素类、第一代头孢菌素等。因我国肺炎链球菌对大环内酯类抗生素耐药率较高，因此不能单独使用大环内酯类抗生素治疗肺炎球菌性肺炎。对于耐药肺炎球菌性肺炎患者，可使用喹诺酮类（吉米沙星、左氧氟沙星和莫西沙星）。对老年人和有基础疾病的社区获得性肺炎患者，多选用第二、三代头孢菌素，喹诺酮类，β- 内酰胺类 /β- 内酰胺酶抑制药、氟喹诺酮类或碳青霉烯类。

重症肺炎首先应选择广谱及强效的抗生素足量、联合使用。开始采用经验性治疗后效果不理想，可根据病原学结果调整抗生素使用。对重症社区获得性肺炎患者，常用 β- 内酰胺类联合氟喹诺酮类或大环内酯类抗生素。对青霉素过敏者，可用喹诺酮类或氨曲南。对医院肺炎患者，可选用抗铜绿假单胞菌的 β- 内酰胺类、广谱青霉素 /β- 内酰胺酶抑制药、碳青霉烯类的任何一种联合喹诺酮类或氨基糖苷类抗生素。若怀疑有多药耐药性球菌感染，可选择联合万古霉素、利奈唑胺或替考拉宁。

一旦怀疑肺炎，应尽早采用抗生素治疗。越早治疗，预后越好。待病情稳定后，可从静脉给药改为口服给药。抗生素疗程为 7 ～ 10 d 或更长，若患者体温正常并维持 48 ～ 72 h，肺炎临床稳定，则可停用抗生素。停用抗生素标准：①体温≤ 37.8 ℃；②心率≤ 100 次 / 分；③呼吸频率≤ 24 次 / 分；④收缩压≥ 90 mmHg；⑤呼吸室内空气条件下 SaO_2 ≥ 90% 或 PaO_2 ≥ 60 mmHg。如任何一项未达标，都应继续使用抗生素。抗生素使用 48 ～ 72 h 后，应对患者病情进行评估，患者体温下降，症状改善，白细胞计数、C 反应蛋白和降钙素原逐渐降低或恢复正常，X 线检查示病灶吸收较迟。若 72 h 后症状改善不明显，则需注意可能存在的原因：①药物未能覆盖致病菌，或细菌耐药；②特殊病原体感染，如病毒、真菌、结核分枝杆菌感染；③出现并发症或存在影响疗效的宿主因素（如免疫缺陷或抑制）；④非感染性疾病被误诊为肺炎；⑤药物热。

知识链接

常用抗生素及分类

抗生素类型			代表药物
β- 内酰胺类	青霉素类		青霉素 G、阿莫西林、氨苄西林等
	头孢菌素类	第一代头孢	头孢唑林（先锋霉素Ⅴ）等
		第二代头孢	头孢呋辛、头孢替安等
		第三代头孢	头孢噻肟、头孢曲松、头孢哌酮等
		第四代头孢	头孢吡肟等
	碳青霉烯类		注射用亚胺培南西司他丁钠（泰能）等
	β- 内酰胺酶抑制药		克拉维酸、舒巴坦、他唑巴坦等
大环内酯类			克拉霉素、阿奇霉素、红霉素等
林可霉素类			林可霉素
多肽类			万古霉素、多黏菌素等
氨基糖苷类			链霉素、安布霉素、阿米卡星等
四环素类			四环素、多西环素、米诺环素等
氯霉素类			氯霉素等
喹诺酮类			环丙沙星、氧氟沙星、莫西沙星等
磺胺类药			磺胺嘧啶、磺胺甲噁唑（SMZ）等

【预防】

加强锻炼，增强体质，减少危险因素，如酗酒，吸烟等。年龄＞65 岁者可接种流感疫苗；年龄＞65 岁或不足 65 岁，但有心血管疾病、肺疾病，肝硬化、糖尿病、酗酒和免疫抑制者，可注射肺炎疫苗。

思考题

1．如何评估肺炎的病情严重程度？
2．各类病原体所致肺炎的影像学表现是什么？

第二节 肺炎球菌性肺炎

案例导入

某患者，男性，46 岁。发热、咳嗽、咳痰 4 d。患者 4 d 前劳累后出现发热、咳嗽，咳少量黄色脓痰，体温最高 38.5 ℃，并间断出现痰中带血，伴右胸钝痛，咳嗽时明显。自服“阿莫西林、复方甘草合剂”，病情无明显缓解。上小学时患“肺结核”，已治愈。吸烟 30 年，每日 10 ~ 20 支。体格检查：体温 38.9 ℃，脉搏 88 次 / 分，呼吸 20 次 / 分，血压 130/82 mmHg，浅表淋巴结未触及肿大，口唇无发绀。双肺叩诊呈清音，呼吸音稍粗，右上肺可闻及细湿啰音，未闻及哮鸣音和胸膜摩擦音。心界不大，心率 88 次 / 分，心律齐，各瓣膜听诊区未闻及杂音。腹平软，无压痛，肝、脾肋下未触及。血常规：Hb 138 g/L，WBC 13.2×10^9/L，N 0.86，PLT 248×10^9/L。胸部 X 线检查示右肺上叶斑片状影，其内见支气管充气征，余肺及纵隔未见异常。

问题与思考：

1. 初步诊断和诊断依据是什么？应与哪些疾病相鉴别？
2. 为明确诊断，需要进一步做哪些检查？
3. 治疗原则是什么？

肺炎球菌性肺炎（pneumococcal pneumonia）是由肺炎链球菌（Streptococcus pneumoniae，SP）或称肺炎球菌（pneumococcal pneumoniae）所引起的肺炎，约占社区获得性肺炎的 50%。临床上以急骤起病、高热、寒战、咳嗽、咳铁锈色痰及胸痛为特征。胸部 X 线检查示肺段或肺叶急性炎性实变。近年来，因抗生素的广泛使用，导致其起病方式、临床症状及 X 线改变均不典型。

【病因与发病机制】

肺炎链球菌为革兰氏染色阳性球菌，多呈双排列或短链排列，有荚膜，其毒力大小与荚膜中的多糖结构及含量有关。根据荚膜多糖的抗原特性，肺炎链球菌可分为 86 个血清型。成人致病菌多属 1 ~ 9 型及 12 型，以第 3 型毒力最强，儿童则多为 6、14、19 及 23 型。肺炎链球菌在干燥痰中能存活数个月，但阳光直射 1 h 或加热至 52 ℃ 10 min 即可被杀灭，对苯酚等消毒剂亦甚敏感。机体免疫功能正常时，肺炎链球菌是寄居在口腔及鼻咽部的一种正常菌群，带菌率随年龄、季节及免疫状态的变化而有所不同。机体免疫功能受损时，有毒力的肺炎链球菌入侵人体而致病。肺炎链球菌除引起肺炎外，少数可发生脓毒血症或脓毒性休克，老年人及婴幼儿的病情尤为严重。

肺炎链球菌不产生毒素，不引起组织坏死或形成空洞。其致病力是因高分子多糖体的荚膜对组织的侵袭作用，引起肺泡壁水肿，出现白细胞与红细胞渗出，之后含菌的渗出液经科恩孔向肺的中央部分扩展，甚至累及几个肺段或整个肺叶。因病变开始于肺的外周，故肺叶间分界清楚，易累及胸膜，引起渗出性胸膜炎。

【病理】

病理改变分为充血期、红色肝变期、灰色肝变期及消散期。感染后肺组织充血、水肿，肺泡内浆液渗出及红细胞、白细胞渗出，白细胞吞噬细菌，继而纤维蛋白渗出溶解、吸收，肺泡重新充气。病变消散后肺组织结构多无损坏，不留纤维瘢痕。本病的自然病程为 1 ～ 2 周。

【临床表现】

（一）症状

患者发病前常有受凉、淋雨、疲劳、醉酒、病毒感染等诱因。大多数患者起病急，突起寒战、高热（可呈稽留热）、头痛、头晕、全身肌肉酸痛。在发病 5 ～ 10 d 后，体温可自行骤降或逐渐恢复正常。使用有效抗生素治疗的患者，体温可在 1 ～ 3 d 恢复正常。呼吸系统症状主要是咳嗽、咳痰、胸痛、呼吸困难。初期咳出少量黏液性或带血丝痰，24 ～ 48 h 后咳出黏稠铁锈色痰。75% 患者有明显的患侧胸痛，咳嗽或深呼吸时胸痛加剧。部分患者恶心、呕吐、腹痛，易误诊为急腹症。

➢ 考点提示：肺炎球菌性肺炎痰液特征。

（二）体征

1．一般状态检查　患者呈急性病容，面颊绯红，鼻翼扇动，呼吸急速，脉搏增快，皮肤灼热、干燥，口角及鼻周有单纯疱疹。严重感染者可出现皮肤、黏膜出血点，巩膜黄染。严重感染时可并发休克、急性呼吸窘迫综合征，表现为神志模糊、烦躁、混合性呼吸困难、发绀、嗜睡、谵妄、昏迷等。

2．肺部检查

（1）视诊：患侧呼吸运动减弱。

（2）触诊：患侧胸廓扩张度减弱，肺实变部位语音震颤增强，累及胸膜时有胸膜摩擦感。

（3）叩诊：肺实变部位呈浊音或实音。

（4）听诊：在肺实变部位，早期呼吸音减低，可闻及支气管呼吸音，消散期可闻及湿啰音，累及胸膜时有胸膜摩擦音。

3．其他　严重感染者可并发心律失常、肠胀气、上腹部压痛（由于炎症累及膈胸膜），累及脑膜时有颈强直及出现病理反射。

【并发症】

肺炎球菌性肺炎的并发症近年来已很少见。老年人当严重感染中毒时，易发生感染性休克，表现为血压降低、四肢厥冷、发绀、多汗、心动过速、心律失常等，而高热、胸痛、咳嗽等症状并不突出。其他并发症有胸膜炎、脓胸、心包炎、脑膜炎和关节炎等。

【辅助检查】

（一）血液检查

白细胞计数（10 ～ 20）$\times 10^9$/L，中性粒细胞多在 80% 以上，并有核左移，细胞内可见中毒颗粒。年老体弱、酗酒、免疫功能低下者白细胞计数可不增多，但中性粒细胞的百分比仍增高。

（二）痰液检查

痰直接涂片做革兰氏染色及荚膜染色镜检，可发现典型的、带荚膜的、革兰氏染色阳性的双球菌或链球菌，即可初步做出病原学诊断。痰培养 24 ～ 48 h 可以确定病原体。聚合酶链反应（PCR）及荧光抗体技术可提高病原学诊断率。

（三）X 线检查

1．早期　肺纹理增粗或受累的肺段、肺叶模糊。

2．进展期　肺泡内充满炎性渗出物，X 线检查显示大片炎症浸润阴影或实变影，在实变阴影中可见支气管充气征，肋膈角可见少量胸腔积液（图 2-8-1）。

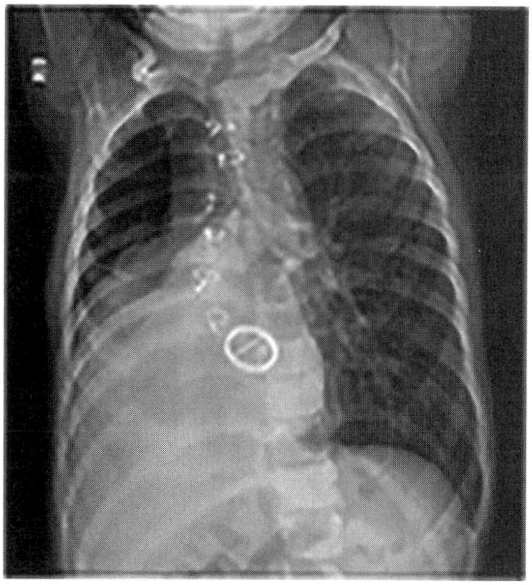

图 2-8-1　肺炎球菌性肺炎 X 线表现

3．消散期　X 线显示炎性浸润逐渐吸收，可有片状区域吸收较快，呈现“假空洞”征，多数病例在起病 3 ～ 4 周后才完全消散。老年患者病灶消散较慢，容易出现吸收不完全而成为机化性肺炎。

【诊断与鉴别诊断】

（一）诊断依据

1．病史　有引起肺炎球菌性肺炎的常见诱因和已出现上呼吸道感染的前驱症状。

2．症状　有寒战、高热等全身感染中毒症状，有咳嗽、咳铁锈色痰、胸痛、呼吸困难等呼吸系统症状。

3．体征　有急性高热病容和肺实变体征。

4．实验室与 X 线检查　有白细胞计数增多、中性粒细胞比例升高、核左移；典型的肺实变 X 线改变。痰中病原菌检测是确诊本病的主要依据。

（二）鉴别诊断

本病需与肺结核、急性肺脓肿、肺癌、肺血栓栓塞症等疾病鉴别（表 2-8-2）。

表 2-8-2　肺炎球菌性肺炎的鉴别诊断

疾病名称	病史及全身症状	呼吸系统症状	实验室检查及治疗	X 线检查
肺结核	结核中毒症状	咳嗽、咳白色黏液痰	痰中找到结核分枝杆菌，一般抗菌药物治疗无效	病变多在肺尖或锁骨上下，密度不均匀，消散慢，可形成空洞或肺内播散
急性肺脓肿	急性感染中毒症状	咳大量脓臭痰	白细胞计数明显升高，核左移。痰培养和血培养可确定病原体	脓腔及气液平面
肺癌	有长期吸烟病史，无急性感染中毒症状	刺激性阵发性咳嗽，痰中带血丝	痰中找到癌细胞	肿块阴影，肺门淋巴结肿大，局限性肺不张或反复出现同一部位的肺炎
肺血栓栓塞症	有引起静脉血栓的危险因素（静脉炎、创伤、心脏及肺疾病等）	咯血、晕厥、呼吸困难明显、颈静脉充盈	血气分析有低氧血症和低碳酸血症	区域性肺纹理减少，有尖端指向肺门的楔形阴影

【治疗】

（一）抗生素

首选青霉素 G。①轻者：青霉素 G 每日 240 万 U，分 3 次肌内注射，或用普鲁卡因青霉素每日 60 万 U，每 12 h 肌内注射 1 次；②稍重者：青霉素 G 每日 240 万～ 480 万 U，分次静脉滴注，每 6 ～ 8 h 1 次；③重症及并发脑膜炎者：青霉素 G 每日 1000 万～ 3000 万 U，分 4 次静脉滴注。对青霉素过敏、耐青霉素或多重耐药菌株感染者，可用喹诺酮类（左氧氟沙星、莫西沙星）、头孢噻肟或头孢曲松等药物治疗，对多重耐药菌株，还可选用万古霉素、利奈唑胺或替考拉宁。

经抗生素治疗后，患者体温常在 24 h 或数日内逐渐下降，对于体温降而复升或 3 d 后体温仍不降者，应考虑：①肺炎链球菌的肺外感染（如脓胸、心包炎）；②耐青霉素的肺炎链球菌感染；③混合细菌感染；④药物热或并存其他疾病（如肺癌等）。应针对这些原因，重新制订有效的治疗原则和措施。

（二）支持疗法

卧床休息。注意补充足够蛋白质、热量及维生素，每日饮水量最好在 1 ～ 2 L，对不愿大量饮水和有失水者，可静脉输液。密切监测生命体征，对危重者，还应密切观察神志变化，记录 24 h 液体出入量。

（三）对症治疗

1．高热　以采取物理降温的方法为主，尽量避免使用解热药。

2．呼吸困难　氧疗。

3．剧烈胸痛　可待因 15 mg 口服。

4．烦躁不安、谵妄、失眠　地西泮 5 mg 或水合氯醛 1 ～ 1.5 g 口服。

5．麻痹性肠梗阻或胃扩张　应暂时禁食、禁饮和胃肠减压，直至肠蠕动恢复。

➤ 考点提示：肺炎链球菌抗感染治疗。

【健康教育】

加强体育锻炼，增强体质。减少吸烟、酗酒等危险因素。对年老体弱者，可注射流感疫苗或肺炎疫苗。

第三节　肺 脓 肿

案例导入

某患者，男性，35 岁，因“发热、咳嗽、咳痰 10 d”入院。患者于 10 d 前无明显诱因出现发热，体温由 37.8 ℃逐渐上升至 38.5 ℃，无寒战，同时有咳嗽、咳黄白色黏液痰，每日咳痰 30 余次，痰无臭味，偶有血丝混入其中，自服“先锋Ⅵ号”治疗，病情无好转前来就诊。患者 21 岁时曾患“肺结核”，当时住院 1 个月，具体用药情况不详。体格检查：体温 38 ℃，脉搏 108 次 / 分，呼吸 24 次 / 分，血压 125/80 mmHg。患者一般状态尚可，急性病容，多汗，呼吸平稳，口唇无发绀，双肺未闻及干、湿啰音。心率 108 次 / 分，心律齐，未闻及杂音。血常规：WBC 16.5×10^9/L，N 0.88，L 0.12。胸部 X 线检查可见右肺下叶背段片状密度增高阴影，浓淡不均，界限清晰，其中可见透光区，并有液平面。

问题与思考：

1. 初步诊断和诊断依据是什么？应与哪些疾病相鉴别？
2. 为明确诊断，需要进一步做哪些检查？

3. 治疗原则是什么?

肺脓肿（lung abscess）是由多种病原体引起的肺组织化脓性病变。临床上以高热、咳嗽、咳大量脓臭痰为特征。本病男性多于女性。自抗生素广泛使用以来，发病率已明显降低。

【病因及发病机制】

肺脓肿的发生是由于机体防御功能降低和病原体侵入。根据感染途径，将肺脓肿分为以下3种类型。

（一）吸入性肺脓肿

正常情况下，吸入物经黏液纤毛装置、咳嗽反射和肺巨噬细胞可被迅速清除。但当有意识障碍（如在麻醉、醉酒、药物使用过量、癫痫、脑血管意外）时，或由于受寒、极度疲劳等诱因，全身免疫力与气道防御清除功能降低，经口、鼻、咽吸入的病原菌可致病。此外，还可由于鼻窦炎、牙槽脓肿等脓性分泌物被吸入致病。脓肿常为单发，其部位与支气管解剖和体位有关。由于右主支气管较陡直，且管径较粗大，吸入物易进入右肺。仰卧位时，好发于上叶后段或下叶背段；坐位时好发于下叶后基底段；右侧卧位时，则好发于右上叶前段或后段。90%的肺脓肿为厌氧菌感染。最常分离到的厌氧菌有消化链球菌（peptostreptococcus）、普雷沃菌（Prevotella）、拟杆菌（bacteroides）、梭形杆菌（fusobacterium）等，常为混合感染。除上述厌氧菌外，还有需氧或兼性厌氧菌存在，其中最常见的需氧和兼性厌氧菌为肺炎球菌、金黄色葡萄球菌、溶血性链球菌、草绿色链球菌、肺炎克雷伯菌、大肠埃希菌、铜绿假单胞菌、军团菌等。

（二）继发性肺脓肿

某些细菌性肺炎，如金黄色葡萄球菌、铜绿假单胞菌和肺炎克雷伯菌肺炎等可以继发肺脓肿。支气管扩张症、支气管囊肿、支气管肺癌、肺结核空洞等继发感染也可导致继发性肺脓肿。支气管异物阻塞是导致肺脓肿（特别是小儿肺脓肿）的重要因素。肺部邻近器官化脓性病变，如膈下脓肿、肾周围脓肿、脊柱脓肿或食管穿孔等波及肺也可引起肺脓肿。阿米巴肝脓肿好发于右肝顶部，易穿破膈肌至右肺下叶，形成阿米巴肺脓肿。

（三）血源性肺脓肿

因皮肤外伤感染、疖、痈、中耳炎或骨髓炎等所致的脓毒症，菌栓经血行播散到肺，引起小血管栓塞、炎症和坏死而形成肺脓肿。静脉吸毒者如有右心细菌性心内膜炎，三尖瓣赘生物脱落阻塞肺小血管形成肺脓肿。血源性肺脓肿常为两肺外野的多发性脓肿，致病菌以金黄色葡萄球菌、表皮葡萄球菌及链球菌为常见。

➢ 考点提示：各类肺脓肿常见病原菌。

【病理】

吸入物阻塞细支气管，致病菌繁殖引起小血管炎性栓塞，肺组织化脓性炎症、坏死，形成肺脓肿，继而坏死组织液化破溃到支气管，脓液部分排出，形成有气液平的脓腔，空洞壁表面常见残留坏死组织。病变有向周围扩展的倾向，甚至超越叶间裂波及邻接的肺段。若脓肿靠近胸膜，可发生局限性纤维蛋白性胸膜炎，发生胸膜粘连；如为张力性脓肿，破溃到胸膜腔，则可形成脓胸、脓气胸或支气管胸膜瘘。肺脓肿可完全吸收或仅剩少量纤维瘢痕。

如急性肺脓肿治疗不彻底，或支气管引流不畅，导致大量坏死组织残留脓腔，炎症迁延3个月以上，称为慢性肺脓肿。脓腔壁成纤维细胞增生，肉芽组织使脓腔壁增厚，并可累及周围细支气管，致其变形或扩张。

【临床表现】

吸入性肺脓肿发病前常有扁桃体炎、鼻窦炎、牙槽脓肿的慢性感染灶，或手术、醉酒、劳累、受凉、药物使用过量和脑血管意外等病史。血源性肺脓肿发病前有皮肤外伤感染，或疖、痈等化脓性病灶的存在。

（一）症状

1．急性肺脓肿

(1) 全身感染中毒症状：患者突起寒战、高热（体温在 39 ~ 40 ℃，呈弛张热），心悸、气促、疲乏无力、头痛、头晕、全身肌肉酸痛。

(2) 呼吸系统症状：患者早期咳嗽、咳黏液痰或黏液脓性痰，10 ~ 14 d 后，咳嗽加剧，咳出大量腥臭味的脓臭痰（因肺脓肿破溃于支气管所致），每日可达 300 ~ 500 ml。由于大量痰液的排出，患者全身感染中毒症状减轻，体温立即下降。有时可有痰中带血或中等量咯血。炎症波及局部胸膜时可引起胸痛。

2．慢性肺脓肿

(1) 全身状态：不规则发热、贫血、消瘦。

(2) 呼吸系统症状：长期咳脓痰，反复咯血，继发感染。

（二）体征

1．一般检查　急性肺脓肿常呈急性高热病容，呼吸急速，脉搏增快，鼻翼扇动，皮肤灼热、干燥，严重感染者可出现皮肤、黏膜出血点，巩膜黄染。并发休克、急性呼吸窘迫综合征时表现为神志模糊、烦躁、混合性呼吸困难、发绀、嗜睡、谵妄、昏迷等。慢性肺脓肿还常有杵状指（趾）。

2．肺部检查　肺部体征与肺脓肿的大小和部位有关。早期及血源性肺脓肿患者肺部可无异常体征。病变继续发展时，可出现以下表现。

(1) 视诊：患侧呼吸运动减弱。

(2) 触诊：患侧胸廓扩张度减弱，肺实变或空洞部位语音震颤增强，累及胸膜时有胸膜摩擦感。

(3) 叩诊：肺实变部位浊音或实音。

(4) 听诊：病变部位可闻及支气管呼吸音及湿啰音，累及胸膜时有胸膜摩擦音。

【辅助检查】

（一）血液检查

白细胞计数（20 ~ 30）× 10^9/L，中性粒细胞在 90% 以上，并有核左移，常见中毒颗粒。慢性肺脓肿患者血白细胞计数可升高或稍正常，红细胞计数和血红蛋白降低。

（二）细菌学检查

细菌学检查对肺脓肿的诊断、鉴别诊断以及指导治疗均十分重要，包括痰涂片染色，痰、胸腔积液和血培养，以及药物敏感试验。

（三）X 线检查

1．吸入性肺脓肿

(1) 早期：典型的 X 线征象与细菌性肺炎相似，为大片状浓密模糊炎性浸润阴影，边缘不清，分布在一个或数个肺段。

(2) 脓肿形成期：脓肿常为单发，大片浓密炎性阴影中出现圆形或不规则透亮区及液平面。

(3) 消散期：脓腔周围炎症逐渐吸收，脓腔缩小甚至消失，最后残留少许纤维条索状阴影。

2．慢性肺脓肿　脓腔壁增厚，内壁不规则，伴有纤维组织显著增生、肺叶不同程度的收缩、胸膜增厚。纵隔向患侧移位，其余健康肺发生代偿性肺气肿的征象。

3．血源性肺脓肿　在一侧或两侧肺边缘部，有多发的、散在的小片状炎症阴影，或边缘较整齐的球形病灶，其中可见脓腔、液平面或液化灶。炎症吸收后可能遗留局灶性纤维化或小气囊阴影。

（四）CT 检查

胸部 CT 扫描脓肿多为类圆形厚壁脓腔，腔内可有液平面，脓腔内壁为不规则形状，周围有模糊炎性阴影（图 2-8-2）。

（五）纤维支气管镜检查

纤维支气管镜检查有助于发现病因、明确病原体，并进行药物敏感试验。若为支气管肿瘤，可取组织做活检。见到异物时可取出，使引流恢复通畅。借助纤维支气管镜亦可进行防污染毛刷采样、防污染灌洗细菌培养以及吸引脓液和向病变部注入抗生素，以提高疗效和缩短疗程。

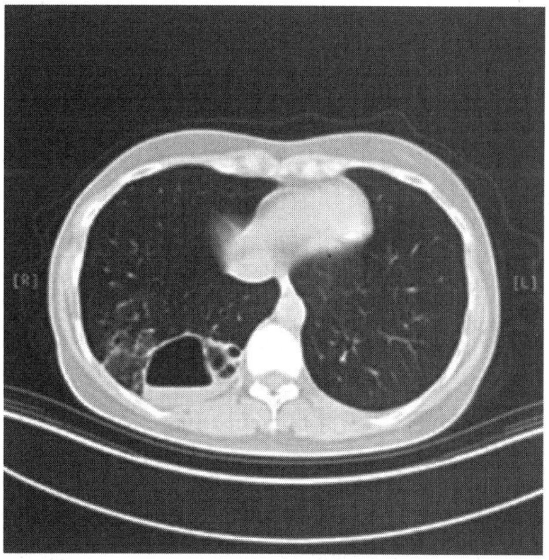

图 2-8-2　肺脓肿 CT 表现

【诊断与鉴别诊断】

（一）诊断依据

询问病史，有昏迷、呕吐、异物吸入或皮肤外伤等感染灶存在等引发急性肺脓肿的常见诱因。有寒战、高热等全身感染中毒症状和咳嗽、咳大量脓臭痰、胸痛、呼吸困难的呼吸系统症状。体格检查有急性高热病容、肺实变或肺空洞的体征。实验室与其他辅助检查有白细胞计数增多、中性粒细胞比例升高、核左移等急性细菌性感染中毒的周围血象变化和典型的各类肺脓肿的 X 线表现。痰、血培养找到病原菌是确诊本病的主要依据。

➢ 考点提示：肺脓肿诊断要点。

（二）鉴别诊断

1．细菌性肺炎　早期肺脓肿与细菌性肺炎在症状及 X 线表现上很相似。细菌性肺炎中肺炎球菌性肺炎最常见，常有口唇疱疹、咳铁锈色痰而无大量黄色脓痰。胸部 X 线片示肺叶或段实变或呈片状淡薄炎性病变，边缘模糊不清，但无脓腔形成。其他有化脓性倾向的葡萄球菌肺炎、肺炎克雷伯菌肺炎等，细菌学检查可进行鉴别。

2．空洞性肺结核　发病缓慢，病程长，常伴有结核毒性症状，如午后低热、乏力、盗汗、长期咳嗽、咯血等。胸部 X 线片示空洞周围可见结核浸润病灶，或伴有斑点、结节状病变，空洞内一般无液平面，有时伴有同侧或对侧的结核播散病灶。痰中可找到结核分枝杆菌。肺结核继发感染时，亦可有多量黄色脓痰，应结合既往病史，在治疗继发感染的同时，反复查痰可确诊。

3．支气管肺癌　肿瘤阻塞支气管引起远端肺部阻塞性炎症，呈肺叶、段分布。癌灶坏死液化形成癌性空洞。发病较慢，常无或仅有低度毒性症状。胸部 X 线片示空洞常呈偏心、壁较厚、内壁凹凸不平，一般无液平面，空洞周围无炎症反应。由于癌肿经常发生转移，故常见到肺门淋巴结大。通过 X 射线计算机断层成像、胸部 CT 扫描、痰脱落细胞学检查和纤维支气管镜检查可确诊。

4．肺大疱或肺囊肿继发感染　肺大疱或肺囊肿呈圆形，腔壁薄而光滑，常伴有液平面，周围无炎症反应。患者常无明显的毒性症状或咳嗽。若有感染前的 X 线片相比较，则更易鉴别。肺脓肿为含脓液的局限性空洞，由肺组织坏死引起，伴周围肺组织炎症。

【治疗】

（一）一般治疗

急性期应卧床休息，戒烟，避免受凉。进食易消化且富含蛋白质、维生素的普通饮食。对高热者，以采取物理降温的方法为主，尽量避免使用退热药。密切监测生命体征。注意补充水分，维持电解质和酸碱平衡。必要时吸氧。

（二）抗生素治疗

抗生素疗程为 6 ～ 8 周。不仅要求临床症状和体征消失，而且要求胸部空洞和炎症的影像学表现也消失，或仅有少量的纤维化影像表现存在。

1．吸入性肺脓肿　多为厌氧菌感染，首选青霉素 G。根据病情严重程度选择剂量及给药方法。①轻者：青霉素 G 每日 240 万 U，分次肌内注射；②病情严重者：青霉素 G 每日 1000 U，分次静脉滴注，治疗 3 ～ 10 d 后患者体温逐渐降至正常，可改为肌内注射。也可用克林霉素每日 0.6 ～ 1.8 g，或甲硝唑 0.4 g，每日 3 次，口服或静脉注射。

2．血源性肺脓肿　多为金黄色葡萄球菌感染，首选耐 β- 内酰胺酶的青霉素。抗甲氧西林金黄色葡萄球菌（MRSA）感染者可用万古霉素 5 ～ 10 g 静脉滴注，每日 3 ～ 4 次，或替考拉宁或利奈唑胺。

（三）脓液引流

1．祛痰药　溴己新 8 ～ 16 mg 或盐酸氨溴索 30 mg，每日 3 次，口服，或雾化吸入生理盐水。

2．支气管扩张药　氨茶碱 0.1 g，口服，每日 3 ～ 4 次。

3．体位引流　根据身体情况、病变部位采取不同引流方法和体位。对脓液较多且身体虚弱者，体位引流应慎重，大量脓痰涌出时若来不及咳出则易造成窒息。

4．纤维支气管镜　对有明显痰液阻塞征象者，可经纤维支气管镜冲洗并吸引。而对于有异物者，需行纤维支气管镜摘除异物，使气道通畅，以便引流。

（四）手术治疗

手术适应证：①肺脓肿病程超过 3 个月，经内科治疗脓腔不缩小或脓腔大于 5 cm，估计不易闭合者；②大量咯血经内科治疗无效或危及生命时；③伴有支气管胸膜瘘或脓胸经抽吸及冲洗疗效不佳时；④支气管阻塞（如肺癌时）限制了气道引流者。

➤ 考点提示：肺脓肿抗感染治疗。

【预防】

要高度重视龋齿、化脓性扁桃体炎、鼻窦炎、上呼吸道感染的治疗。在给患者进行腹部手术前，应注意保持口腔清洁。手术中，术者应注意清除口腔和上呼吸道内血块，鼓励患者咳嗽，或及时取出呼吸道异物，保持呼吸道引流通畅。对昏迷患者更要注意。当合并肺炎时，应及时选用有效、足量的抗菌药物治疗。

思考题

1．肺炎球菌性肺炎的临床表现是什么？

2．治疗肺炎球菌性肺炎应如何选择抗生素？

3．肺脓肿应与哪些疾病相鉴别？

4．肺脓肿的临床表现及治疗原则是什么？

（刘莲凤）

第九章

肺 结 核

第九章数字资源

学习目标

通过本章内容的学习，学生应能：

识记：

1. 说出肺结核的临床表现、传播途径。
2. 列举肺结核的分型，抗结核药的种类和不良反应。

理解：

1. 分析辅助检查对肺结核诊断与鉴别诊断的意义。
2. 解释肺结核的发病机制。

应用：

1. 运用病史、临床表现及辅助检查结果初步诊断肺结核。
2. 根据病情拟定治疗方案。

案例导入

某患者，男性，31 岁，农民。因低热、乏力、食欲减退、消瘦 3 个月入院。患者于 3 个月前因受凉后出现发热、咳嗽，即到当地卫生院就诊，被诊断为“感冒”。经治疗后，仍有低热，尤以午后明显，同时全身乏力，食欲减退，体重逐渐减轻，间歇性咳嗽，咳少量黄色黏液痰，无咯血，无明显盗汗。继而在当地又按“肺炎”治疗，无明显好转，遂来就诊。体格检查：体温 38.4 ℃，脉搏 93 次 / 分，呼吸 21 次 / 分，血压 121/74 mmHg。消瘦，神志清楚，皮肤无黄染，浅表淋巴结不肿大。左上肺可闻及少许湿啰音，未发现其他肺部阳性体征。心脏检查正常。腹平软，肝、脾未触及，下肢无水肿。神经系统检查无异常。血常规：WBC 11.5×10^9/L，N 0.77，L 0.23。尿常规：无异常。胸部 X 线检查：双肺纹理稍增粗，结构正常，左侧第二肋间可见斑片状阴影，密度不均，边缘模糊。痰涂片：阴性。

问题与思考：

1. 初步诊断和诊断依据是什么？应与哪些疾病相鉴别？
2. 为明确诊断，需要进一步做哪些检查？
3. 治疗原则是什么？

肺结核（pulmonary tuberculosis）是结核分枝杆菌感染引起肺实质病变的慢性传染病。感染后导致肺组织出现炎性渗出、增生和干酪样坏死空洞，临床上以结核中毒症状、咳嗽、咳痰、咯血等为主要症状。

肺结核在21世纪仍然是严重危害人类健康的主要传染病，是全球关注的公共卫生问题，也是我国重点控制的主要疾病之一。从20世纪60年代起，结核病化学治疗（简称化疗）已取代过去消极的“卫生营养疗法”，成为公认的控制结核病的主要武器，使新发现的结核病治愈率达到95%以上，但自20世纪80年代中期以来，在许多国家和地区，由于获得性免疫缺陷综合征的流行、多重耐药菌的增多、贫困人口的增多以及发达的交通网络导致人口大量流动等原因，结核病疫情大幅度回升，近期消灭结核病的希望陷于破灭。WHO于1993年宣布结核病处于“全球紧急状态”，同时要求各国政府大力加强结核病的控制工作，遏制这次结核病危机。因此，WHO制订和启动了特别项目，以积极推行全程督导短程化学疗法（directly observed short-course chemotherapy），作为每一个国家结核病规划的核心内容。当前结核病疫情虽出现缓慢下降趋势，但由于耐多药结核病（multidrug-resistant tuberculosis，MDR-TB）的增多，人类免疫缺陷病毒和结核分枝杆菌的双重感染，以及移民和流动人口中结核病难以控制，因此结核病仍然是危害人类健康的公共卫生问题。

【结核分枝杆菌】

结核分枝杆菌是细长、稍弯曲、两端圆形、兼性需氧的短小杆菌，呈抗酸染色阳性。结核分枝杆菌生长缓慢，增代时间为14～20 h，培养时间一般为2～8周。结核分枝杆菌分人型、牛型、非洲型和鼠型4类，对人类致病的主要是人型结核分枝杆菌（90%以上），少数为牛型和非洲型。结核分枝杆菌对干燥、冷、酸、碱等抵抗力强，在干燥的环境中可存活数月或数年，在阴暗处也能生存5个月以上，在–40 ℃环境中仍能存活数年，但煮沸100 ℃ 5 min就可杀灭结核分枝杆菌。70%乙醇浸泡2 min内可杀灭结核分枝杆菌。阳光直射下，痰中结核分枝杆菌经2～7 h可被杀灭。实验室或病房常用紫外线灯消毒，10 W紫外线灯距照射物0.5～1 m，照射30 min具有明显杀菌作用。

结核分枝杆菌成分复杂，主要是类脂质、蛋白质和多糖类。类脂质能引起单核细胞、上皮样细胞及淋巴细胞浸润而形成结核结节，与结核病的组织坏死、干酪液化、空洞形成及结核变态反应有关，同时增强菌体蛋白质的致敏作用；菌体蛋白质以结合形式存在，是结核菌素的主要成分，可诱发皮肤变态反应；多糖类与血清反应等免疫应答有关。

【结核病的传播】

（一）传染源

痰直接涂片阳性的肺结核患者是最主要的传染源。传染性的强弱取决于痰内含菌量的多少。

（二）传播途径

飞沫传播是肺结核最重要的传播途径，结核分枝杆菌主要通过患者以咳嗽、喷嚏、大笑、大声谈话等方式把含有结核分枝杆菌的微滴（飞沫）排到空气中，少数也可经消化道和皮肤等其他途径传播。

（三）易感人群

影响人群对结核病易感性的因素可分为机体自然免疫力和获得性特异性免疫力两大类。主要与遗传因素、生活条件、居住环境、营养状况等社会因素相关，如婴幼儿细胞免疫系统功能不完善，长期使用免疫抑制药者、老年人、人类免疫缺陷病毒感染者、慢性疾病患者都是自然免疫力低下者，是肺结核的易感人群。获得性特异性免疫力来自于自然或人工感染结核分枝杆菌。山区及农村居民自然感染率低，移居到城市后，也成为肺结核的易感人群。

（四）影响传染性的因素

传染性的大小取决于患者排出结核分枝杆菌数量的多少，还与空间含结核分枝杆菌微滴的密度、通风情况、接触的密切程度和时间长短以及个体免疫力的状况相关。由于通风换气可降低空气中飘浮的含有结核分枝杆菌的微滴密度，从而减少肺结核的传播。因此，在医疗机构和肺结核患者的家中采取勤通风换气的措施就显得尤为重要。当然，减少空气中飘浮的含有结核分枝杆菌的微滴数量最根本的方法是早期隔离和有效治愈有传染性的肺结核患者。吸入含有结核分枝杆菌的飞沫即可引起肺结核感染，只有 5% 左右的人会患病。其严重程度及发病时期常取决于被感染者的免疫状态。

【结核病的发生与发展】

（一）原发感染

首次吸入含结核分枝杆菌的气溶胶后，结核分枝杆菌的毒力和肺泡巨噬细胞固有的吞噬杀菌能力决定是否感染。结核分枝杆菌的类脂质等成分能抵抗溶酶体酶类的破坏作用，如果结核分枝杆菌能存活下来，并在肺泡巨噬细胞内外生长繁殖后出现炎性改变的肺组织，称为原发病灶。原发病灶的结核分枝杆菌沿着肺内淋巴管到达肺门淋巴结，可引起淋巴结炎。原发病灶、引流的淋巴管炎和和肺门淋巴结炎称为原发综合征。原发病灶继续扩大，可直接或经血液播散到邻近组织和器官，引发结核病。

当结核分枝杆菌首次侵入人体开始繁殖时，人体通过细胞介导的免疫系统对结核分枝杆菌产生特异性免疫，使原发病灶、肺门淋巴结和播散到全身各器官的结核分枝杆菌停止繁殖，出现原发病灶炎症迅速吸收或留下少量钙化灶，肿大的肺门淋巴结逐渐缩小、纤维化或钙化，播散到全身各器官的结核分枝杆菌大部分被消灭，这是最常见的良性过程。但仍有少量结核分枝杆菌没有被消灭，长期处于休眠状态，成为继发性肺结核的来源之一。

➢ 考点提示：原发综合征的定义。

（二）结核病的免疫和迟发型变态反应

1．结核病的免疫　机体对结核菌有先天的自然免疫力和后天获得的特异性免疫力两大类。结核病的特异性免疫以细胞免疫为主，体液免疫对控制结核分枝杆菌感染的作用不大。细胞免疫主要表现为 T 淋巴细胞致敏、巨噬细胞吞噬功能增强。结核菌入侵后使 T 淋巴细胞致敏，当致敏的 T 淋巴细胞再次接触结核菌时，释放出多种淋巴因子，将入侵的结核菌杀死或包围，制止其扩散。接种卡介苗可使机体获得免疫力。

2．迟发型变态反应　机体可对结核菌及其代谢产物产生变态反应。此反应往往发生在结核菌入侵 4 ~ 8 周后，由 T 淋巴细胞介导，以巨噬细胞为效应细胞，释放出多种炎症因子、皮肤反应因子和淋巴细胞毒素等，可出现局部的炎症渗出，干酪样坏死和发热、乏力及食欲减退的全身症状。皮肤结节红斑、多发性关节炎或疱疹性结膜炎等均为结核病变态反应表现。此种变态反应属于Ⅳ型（迟发型）变态反应。当机体初次感染结核分枝杆菌 4 ~ 8 周后，渐渐形成对结核分枝杆菌的敏感性，此时如进行结核菌素皮肤试验，可于 48 ~ 72 h 出现注射部位的充血和水肿，称为结核菌素试验阳性。反之，未受过感染者，则注射部位无反应，称为结核菌素试验阴性。

1890 年，Koch 观察到将结核分枝杆菌皮下注射到未被感染的豚鼠，豚鼠当时局部或全身均无表现，而 10 ~ 14 d 后出现注射局部红肿、溃烂，局部淋巴结肿大，病灶内有大量结核分枝杆菌，病变部位坏死形成很深的、不愈合的溃疡，最终因结核分枝杆菌全身播散而导致死亡。但 3 ~ 6 周前受低剂量结核分枝杆菌感染、结核菌素皮肤试验阳性的动物，对其皮下注射与上述实验等量的结核分枝杆菌后，则于注射后数小时发生寒战、发热，2 ~ 3 d 后，局部呈现迅速、剧烈的反应，红肿和形成的浅表溃疡较快愈合，无局部淋巴结肿大，病灶内无结核分枝杆菌，无全身播散和死亡。这种机体对结核分枝杆菌初次感染和再次感染所表现出不同反应的现象称为科赫（Koch）现象。

（三）继发性结核病

继发性结核病与原发性结核病有明显不同。继发性结核病有明显的临床症状，容易出现空洞和排菌，有传染性，因此，继发性结核病是防治工作的重点。继发性肺结核的发病有两种形式，一种类型缓慢发病，临床症状少而轻，多发生在左肺尖或锁骨下，痰涂片检查阴性，预后多良好；另一种类型发病较快，几周前肺部检查正常，发现时却已经出现广泛的病变、空洞和播散，痰涂片检查阳性，这种类型多发生在青春期女性、营养不良和抵抗力弱的群体及免疫功能受损的患者。

继发性结核病的发病目前有两种：一种是原发性结核感染时遗留下来的潜在病灶中的结核分枝杆菌重新活动而引发的结核病，称为内源性复发。据统计，约 10% 的结核分枝杆菌感染者在一生的某个时期发生继发性结核病。而另一种方式是由于被结核分枝杆菌再感染而发病的，称为外源性感染。

【病理】

（一）基本病理变化

结核病的基本病理变化是炎性渗出、增生和干酪样坏死。病理过程特点是破坏与修复常同时进行，故三种病理变化多同时存在，也可以某一种变化为主，且可相互转化。

1．渗出　以渗出为主的病变主要出现在结核性炎症初期阶段或病变恶化复发时，可表现为局部中性粒细胞浸润，继之由巨噬细胞及淋巴细胞取代。

2．增生　以增生为主的病变表现为典型的结核结节，由淋巴细胞、上皮样细胞、朗格汉斯细胞以及成纤维细胞组成。大量上皮样细胞聚集融合后的多核巨细胞称为朗汉斯巨细胞，以增生为主的病变发生在病变恢复、机体抵抗力较强的阶段。

3．干酪样坏死　以干酪样坏死为主的病变多发生在抵抗力低下、感染菌量多、结核分枝杆菌毒力强、机体变态反应增强的情况。干酪坏死病变镜检为红染、无结构的颗粒状物，含脂质多，肉眼观察呈淡黄色，状似奶酪，故称干酪样坏死。结核结节的中间可出现干酪样坏死。

（二）病理变化与转归

当机体免疫力强或使用抗结核化疗后，早期渗出性病变可完全吸收消失或仅留下少许纤维条索。一些增生病变或较小的干酪样病变在化疗下也可吸收缩小逐渐纤维化，或纤维组织增生将病变包围，形成散在的小硬结灶。干酪样病变中的大量结核分枝杆菌被杀死，病变逐渐吸收缩小形成钙化灶。而未经化疗的干酪样坏死病变常发生液化或形成空洞，含有大量结核分枝杆菌的液化物可经支气管播散到对侧肺或同侧肺其他部位引起新病灶。

【临床表现】

（一）全身症状

全身症状最常见的是发热，多为长期午后潮热，即下午或傍晚体温开始升高，第二天早晨体温降至正常。部分患者有倦怠、乏力、夜间盗汗、食欲缺乏和体重下降等。

（二）呼吸系统症状

1．咳嗽及咳痰　咳嗽、咳痰是肺结核患者最常见的症状。一般较轻微，为干咳或咳少量黏液痰。有空洞形成时，痰量增多。合并支气管结核时，可表现为刺激性咳嗽。合并细菌感染时，痰可呈脓性。

2．咯血　1/3 左右的患者有咯血。多为小量咯血，少数可出现大量咯血。

3．胸痛　当肺结核病变累及胸膜时，患者可表现出胸痛，并随呼吸运动和咳嗽加重。

4．呼吸困难　呼吸困难主要见于有干酪样肺炎和大量胸腔积液的患者。

（三）体征

如病变范围较小，可以没有任何体征。继发性肺结核好发于上叶尖后段，叩诊肺尖清音界缩小，听诊在肩胛间区和锁骨上、下区可闻及细湿啰音。干酪样肺炎或以渗出性病变为主的肺实变，触诊病变部位语音震颤增强，叩诊呈浊音，听诊闻及支气管呼吸音和细湿啰音等肺实变体征。空洞性病变位置浅表而又引流通畅时，可闻及支气管呼吸音。慢性纤维空洞型肺结核患侧胸廓塌陷，呼吸运动减弱。当并发肺气肿时，会出现肺气肿的相应体征。结核性胸膜炎可有胸腔积液体征。

【辅助检查】

（一）影像学检查

1．胸部 X 线检查　胸部 X 线检查是诊断肺结核的常规首选方法，可以发现早期轻微的结核病变，确定病变范围、部位、形态、密度、与周围组织的关系，以判断病变性质、有无活动性、有无空洞，以及空洞大小和空洞壁特点等。肺结核病影像学特点是病变多发生在上叶尖后段、下叶背段和后基底段，呈多态性。诊断最常用胸部 X 线正侧位片，常能清晰地显示心影、肺门、血管、纵隔等掩盖的病灶和肺中叶及舌叶的病变。常有多种性质不同的病灶混合存在，包括浸润、增殖、干酪样坏死、空洞形成和肺内播散表现（图 2-9-1）。

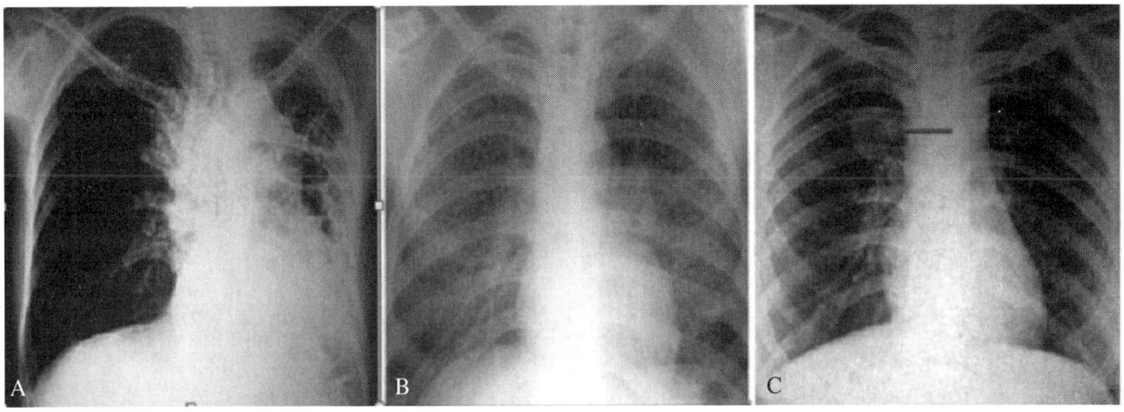

图 2-9-1　肺结核 X 线表现

A. 干酪性肺结核；B. 血行播散型肺结核；C. 结核球

2．CT 检查　CT 检查易发现隐匿的胸部、气管、支气管内病变，对早期出现的肺内粟粒阴影和微小病变的漏诊率减少；能清晰显示各型肺结核与支气管的关系，有无空洞，有无进展与恶化、吸收与好转情况；准确显示纵隔淋巴结有无肿大。因此，CT 检查对于肺结核的诊断及鉴别诊断意义重大，也可用于穿刺、引流和介入性治疗等。

（二）痰结核分枝杆菌检查

痰结核分枝杆菌检查是确诊肺结核的主要方法，也是制订化疗方案和评价疗效的主要依据。

1．痰标本的收集　肺结核患者的排菌具有间断性和不均匀性的特点，因此要多次查痰。对初诊患者，要送 3 份痰标本，包括清晨痰、夜间痰和即时痰，如无夜间痰，宜在留清晨痰后 2 ～ 3 h 再留一份痰标本。对复诊患者，每次送 2 份痰标本。

2．痰涂片检查　痰涂片检查是简单、快速、易行和可靠的方法，因敏感性欠佳，应多次送检。1 ml 痰中至少含 5000 ～ 10 000 个细菌时可呈阳性结果。WHO 推荐的 LED 荧光显微镜检测抗酸杆菌具有省时、方便的优点。痰涂片检查阳性只能说明痰中含有抗酸杆菌，不能区分是结核分枝杆菌还是非结核分枝杆菌。但由于非结核分枝杆菌少，故痰中检出抗酸杆菌有极重要的意义。

3．痰培养检查　痰培养发现结核分枝杆菌是肺结核诊断的“金标准”，同时也为药物敏感试验和菌种鉴定提供菌株。结核分枝杆菌培养耗时较长，一般为 2 ～ 8 周。

（三）结核菌素试验

结核菌素试验主要用于了解人体是否感染过结核菌，而非检出结核病。结核菌素试验对婴幼儿和青少年的结核病诊断有参考价值。目前，WHO 和国际防痨与肺病联合会推荐使用的结核菌素为纯蛋白衍生物（purified protein derivative，PPD）和 PPD-RT23，便于比较国际间结核感染率。

试验方法：选择左侧前臂屈侧中上 1/3 处，皮内注射 PPD 0.1 ml（5 IU），形成凸起的皮丘，边界清楚，表面可见明显的小凹。48 ~ 72 h 后观察和记录结果，手指轻摸硬结边缘，测量硬结的横径和纵径，得出平均直径 =（横径 + 纵径）/2，而不是测量红晕直径。硬结为特异性变态反应，而红晕为非特异性反应。硬结直径 ≤ 4 mm 为阴性，5 ~ 9 mm 为弱阳性，10 ~ 19 mm 为阳性，≥ 20 mm 或虽 < 20 mm 但局部出现水疱和淋巴管炎时为强阳性。结核菌素试验反应越强，对结核病的诊断，特别是对婴幼儿的结核病诊断就越重要。结核菌素试验结果可受多种因素影响，被结核分枝杆菌感染后，需 4 ~ 8 周才能建立起充分的变态反应。在此之前，结核菌素试验可呈阴性。营养不良、人类免疫缺陷病毒感染、麻疹、水痘、恶性肿瘤、严重细菌感染、重症结核病，结核菌素试验则多表现为阴性或弱阳性。

（四）纤维支气管镜检查

纤维支气管镜检查常应用于支气管结核和淋巴结支气管瘘的诊断。在支气管镜下获取活体组织、分泌物、冲洗标本进行病理学检查和结核分枝杆菌培养。

（五）其他

如聚合酶链反应（PCR）、核酸探针检测特异性脱氧核糖核酸（DNA）片段、色谱技术检测结核硬脂酸和分枝菌酸等菌体特异成分，以及采用免疫学方法检测特异性抗原和抗体、基因芯片技术等，使结核病快速诊断取得了一定进展。

知识链接

γ 干扰素释放试验

γ 干扰素释放试验（IGRA）是基于检测以结核分枝杆菌（MTB）特异性抗原在体外刺激 T 细胞产生 γ 干扰素的原理为基础的体外免疫诊断技术。其检测结果判断的是受检宿主的 T 细胞是否对结核分枝杆菌特异性抗原有记忆。该试验大幅提高了结核感染的检出能力，特别是对于痰涂片阴性肺结核的诊断。试验使用高特异性抗原，可用于非结核分枝杆菌肺部感染与肺结核的鉴别诊断。使用全血进行测试，克服了痰涂片、痰培养和分子检测肺外结核取样难的问题，可有效检出肺外结核。γ 干扰素释放试验可用于免疫抑制药治疗、生物制品治疗、血液透析患者等临床治疗前后，以及 2 周以上不明原因发热患者的结核感染排查。

【诊断】

（一）肺结核的诊断程序

1．可疑症状患者的筛选　对于咳嗽持续 2 周以上、咯血、午后低热、乏力、盗汗、月经不调或闭经，有肺结核患者接触史或肺外结核者，均应考虑肺结核的可能性，要进行痰培养和胸部 X 线检查，必要时行 CT 检查。

2．是否为肺结核　凡经 X 线检查发现肺部有异常阴影者，需接受系统检查，进行必要的 CT 检查以进一步明确病变是否为结核性质。如一时难以确定，可经 2 周短期观察后复查，大部分炎症病变会有所变化，肺结核则变化不大。

3．有无活动性　一旦诊断为肺结核，需明确有无活动性，因为活动性肺结核患者必须给予治疗。

4．痰中是否排菌　确诊活动性肺结核后，还要明确痰中是否排菌，这是确定传染源的唯一方法。

5．是否耐药　通过药物敏感试验检测是否耐药。

6．明确初治与复治　病史询问是初治还是复治患者，两者治疗方案截然不同。

（二）结核病分类标准

我国实施新的《结核病分类》标准（WS196—2017），突出了对痰结核分枝杆菌的检查和化疗史的描述，实用性强，体现了现代肺结核控制的新理念。

1．结核病分类及诊断要点

（1）原发型肺结核：由于人体未曾感染过结核菌，又未接种过卡介苗，对结核分枝杆菌无免疫力和变态反应。首次感染结核分枝杆菌后，临床上可无症状或有轻微咳嗽、盗汗、倦怠、低热等症状，胸部X线检查表现为由原发病灶、引流淋巴管炎和肿大的肺门淋巴结共同形成的哑铃状阴影，这就是典型的原发综合征表现。

（2）血行播散型肺结核

1）急性血行播散型（粟粒型）肺结核：多见于婴幼儿和青少年，尤其是营养不良、患有其他传染病和长期应用免疫抑制药导致抵抗力明显下降的幼儿。患者多同时伴有原发型肺结核。成人也可发生急性血行播散型肺结核，主要由结核分枝杆菌一次或极短时间内多次进入血流所致。临床上起病急，可有持续高热、谵妄、意识模糊等严重的全身中毒症状。患者全身浅表淋巴结肿大、肝大、脾大，有时可发现皮肤淡红色粟粒疹、脑膜刺激征阳性。在症状出现2周左右时，胸部X线检查显示由肺尖至肺底的整个肺野呈现出直径为2 mm，大小、密度和分布均匀的粟粒状结节阴影。血行播散型肺结核的CT表现见图2-9-2。

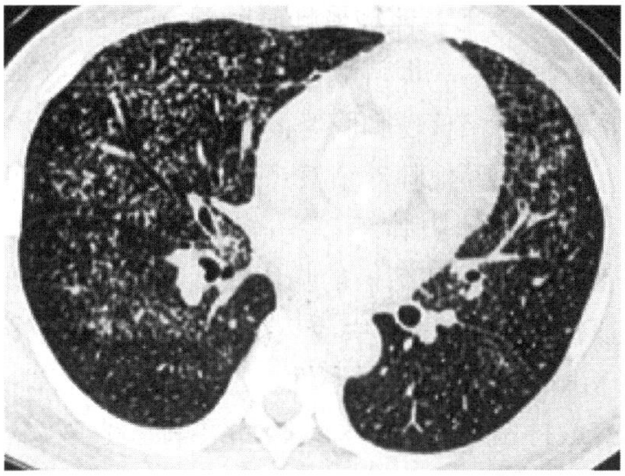

图 2-9-2　血行播散型肺结核 CT 表现

2）亚急性、慢性血行播散型肺结核：由病变中和淋巴结内的结核分枝杆菌分批侵入血管所致，因此临床症状较轻。胸部X线检查显示分布在以双上、中肺野为主的大小不等，密度不同，分布不均的粟粒状或结节状阴影，胸部X线检查可同时见到新鲜渗出、陈旧硬结和钙化病灶共存。

（3）继发型肺结核：是成人最常见的类型，也是临床最常见的类型，病程长，易反复。胸部X线检查可以活动性渗出性病变、干酪样病变、增殖性病变、空洞、愈合等不同影像共存，新旧不一。以上叶尖后段和下叶背段好发。

1）浸润性肺结核：多发生在肺尖和锁骨下，胸部X线检查表现为肺尖和锁骨下有小片状或斑点状阴影，可融合形成空洞。病灶易被吸收，也可长期无改变。

2）空洞性肺结核：由干酪样渗出病变溶解形成洞壁不明显的、多个空腔的虫蚀样空洞和/或伴有周围浸润病变存在的、新鲜的薄壁空洞，因此，影像学上显示空洞形态不一。临床表现有发热、咳嗽、咳痰、咯血和消瘦等症状。大多空洞性肺结核由支气管播散所致，所以胸部X线检查还可显示出活动性渗出性病变的征象。患者痰中易带菌，涂片阳性多见，是主要的传染源。在有效的抗结核化疗后，常出现空洞不闭合，但受长期多次查痰影响，空洞壁由纤维组织或上皮细胞覆盖，诊断为“净化空洞”。也有些患者空洞还残留一些干酪样组织，多次查痰阴性，临床诊断为“开放性结核菌素试验阴性综合征”，仍须对患者进行随访。空洞性肺结核见图2-9-3。

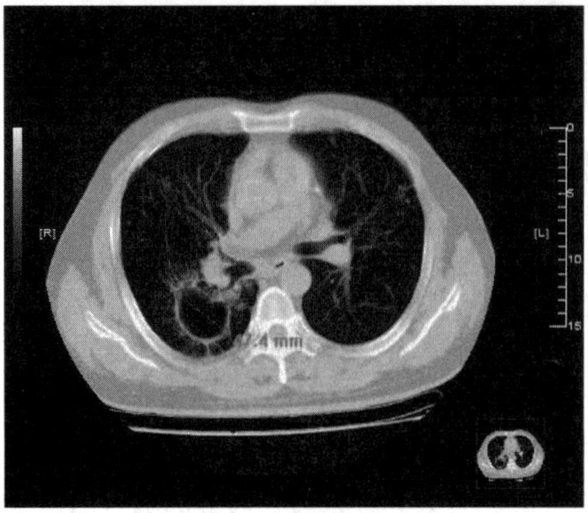

图 2-9-3 空洞性肺结核

3）结核球：由干酪样病变吸收和周边纤维膜包裹或干酪空洞阻塞性愈合而形成阴影。常有钙化灶或液化坏死形成的空洞，80% 以上的结核球有卫星灶存在。

4）干酪样肺炎：多发生于有淋巴结支气管瘘存在的患者，或有大量结核分枝杆菌感染的免疫力低下和体质虚弱的患者。此时因淋巴结中的大量干酪样物质经支气管进入肺内而导致干酪样肺炎。影像学上显示肺大叶性密度均匀的磨玻璃状阴影，随着疾病的发展，逐渐出现虫蚀样空洞。

5）慢性纤维空洞性肺结核：影像学上显示双侧或单侧纤维厚壁空洞和广泛的纤维增生，造成肺门向上牵拉，肺纹理呈垂柳状阴影，纵隔向患侧移位，常见胸膜粘连和代偿性肺气肿。该类患者病程长，病情反复发作，逐渐恶化，造成肺组织被破坏且功能严重受损。

无论哪一种继发性肺结核病患者，都可痰中带菌。如痰中含菌量大（每毫升痰含 10^6 ~ 10^7 个细菌），即可成为传染源。所以，痰涂片阳性的肺结核患者是临床化疗的重点对象。

（4）结核性胸膜炎：分为纤维蛋白性胸膜炎、渗出性胸膜炎，脓胸等，见本篇第十章。

（5）其他肺外结核：按部位和器官命名，如肠结核、肾结核、骨关节结核等。

（6）菌阴肺结核：菌阴肺结核为 3 次痰涂片及 1 次痰培养阴性的肺结核。诊断标准：①具有典型肺结核的临床症状和胸部 X 线表现；②抗结核治疗有效；③临床可排除其他非结核性肺部疾患；④结核菌素试验（5 IU）强阳性，血清抗结核抗体阳性；⑤痰结核分枝杆菌 PCR 和探针检测呈阳性；⑥肺外组织病理检查证实为结核病变；⑦支气管肺泡灌洗液中检出抗酸杆菌；⑧支气管或肺部组织病理学检查证实为结核病变。具备①～⑥中的 3 项或⑦～⑧中任何 1 项即可确诊。

2．痰菌检查记录　痰菌检查记录格式以涂（+）、涂（-）、培（+）、培（-）表示。当患者无痰或未查痰时，则注明（无痰）或（未查）。

3．治疗状况的判断标准

（1）初治：指有下列情况之一者。①尚未开始抗结核治疗的患者；②正执行标准化疗方案而未满疗程的患者；③不规则化疗未满 1 个月的患者。

（2）复治：指有下列情况之一者。①初治失败的患者；②规则用药满疗程后痰菌又恢复阳性的患者；③不规则化疗超过 1 个月的患者；④慢性排菌患者。

4．肺结核的记录方式　按结核病分类、病变部位、范围、痰菌情况、化疗状况程序书写。例如，继发性肺结核病，两次涂片（+），复治。血行播散型肺结核可注明（急性）或（慢性）；继发性肺结核可注明（浸润型）、（纤维空洞）等。并发症（如自发性气胸等）、并存病（如糖尿病等）、手术（如肺叶切除术等），可在化疗史后按并发症、并存病、手术顺序书写。

➢ 考点提示：肺结核的分类和诊断要点。

【鉴别诊断】

（一）肺炎

肺炎主要与继发型肺结核鉴别。尤其是干酪性肺炎胸部 X 线检查与细菌性肺炎相似，但各种肺炎因病原体不同而临床特点各异，大都起病急，伴有发热，咳嗽、咳痰明显，血白细胞计数增多和中性粒细胞比例升高。胸部 X 线检查表现为密度较淡且较均匀的片状或斑片状阴影，抗菌治疗后体温迅速下降，1 ～ 2 周阴影有明显吸收。

（二）慢性阻塞性肺疾病

慢性阻塞性肺疾病多表现为慢性咳嗽、咳痰，少有咯血，好发于冬季。肺功能检查示阻塞性通气功能障碍。胸部影像学检查有助于鉴别诊断。

（三）支气管扩张症

支气管扩张症有慢性反复咳嗽，咳大量脓痰，反复咯血病史。典型者胸部 X 线检查可见卷发样改变，高分辨率 CT 能发现支气管腔扩大，可确诊。

（四）肺癌

肺癌多有长期吸烟史，表现为刺激性咳嗽、痰中带血、胸痛等症状。胸部 X 线或 CT 表现为呈分叶状、带毛刺、有切迹的肿块。癌组织坏死液化后可以形成偏心厚壁空洞，空洞内壁凹凸不平。多次痰脱落细胞和活体组织检查有助于鉴别。

（五）肺脓肿

肺脓肿患者多有高热，咳大量脓臭痰。急性面容，有肺实变征和 / 或听到空瓮音，影像学表现为有液平面的空洞伴周围浓密的炎性阴影。血白细胞计数增多和中性粒细胞比例升高。

【治疗】

（一）化疗原则

化疗的原则是：早期、规律、全程、适量、联合。

1．早期　有利于迅速发挥药物的早期杀菌作用，促进病变吸收和减少传染。

2．规律　按医嘱服药，不漏服，不停药，以避免产生耐药性。

3．全程　按医嘱要求完成治疗的全过程，提高治愈率，降低复发率。

4．适量　严格按治疗剂量服药，防止由于剂量过低而影响疗效和产生耐药性，或剂量过大而导致药物的毒性反应。

5．联合　通过多种药物联合、交叉杀菌来提高疗效，减少和防止耐药性的产生。

（二）常用抗结核病药物

1．异烟肼　异烟肼（isoniazid，INH，H）对巨噬细胞内、外快速繁殖期的结核分枝杆菌均具有杀菌作用，是单一抗结核药中早期杀菌力最强的药物。该药口服后被迅速吸收，脑脊液中药物浓度也很高，药物经乙酰化而灭活。成人每日 300 mg，顿服；儿童每日 5 ～ 10 mg/kg，但最大剂量每日不超过 300 mg。在治疗结核性脑膜炎和血行播散型肺结核时，儿童每日剂量为 20 ～ 30 mg/kg，成人每日剂量为 10 ～ 20 mg/kg。副作用少，偶可发生周围神经炎、中枢神经系统中毒、肝损害，需注意观察。如果发生周围神经炎，可服用维生素 B_6（吡哆醇）。

2．利福平　利福平（rifampicin，RFP，R）对巨噬细胞内、外快速繁殖期和半静止状态期的结核分枝杆菌均有快速杀灭作用，特别是对半静止状态期又突然间歇性短暂生长繁殖的结核分枝杆菌（C 菌群）有独特的杀灭作用，且 INH 与 RFP 联合用药可显著缩短疗程。该药口服后有效血浓度维持时间长，故可在早晨空腹和早餐前半小时服用。成人每日剂量为 8 ～ 10 mg/kg。体重≤ 50 kg 者，每日剂量为 450 mg；体重≥ 50 kg 者，每日剂量为 600 mg。儿童每日剂量为 10 ～ 20 mg/kg，间歇用药剂量为 600 ～ 900 mg，每周 2 次或每周 3 次。用药后需定期监测肝功能，根据肝功能调整用药，如出现一过性转氨酶上升可继续用药，但应加服保肝药物治疗并密切观察，如出现黄疸应立即停药。使用间歇化疗者可出现流感样症状、皮肤综合征、血小板减少。妊娠 3 个月内忌用，超过 3 个月者慎用。利福平及其代谢物为橘红色，服后粪便、尿液、泪液等可为橘红色。

3．吡嗪酰胺　吡嗪酰胺（pyrazinamide，PZA，Z）对位于巨噬细胞内、酸性环境中和空洞壁坏死组织中的半静止状态期的结核分枝杆菌（B 菌群）具有杀灭作用。在 6 个月标准短程化疗的 PZA、INH 和 RFP 联合用药中，PZA 是不可缺少的重要药物。成人每日剂量为 1.5 ～ 2.0 g；儿童每日剂量为 30 ～ 40 mg/kg。对于新发现初治痰涂片阳性患者，PZA 仅在治疗的前 2 个月（强化阶段）使用，因为使用 2 个月的效果与使用 4 个月或更长时间的效果相似。常见不良反应有高尿酸血症、肝功能损害、胃肠道反应和关节痛。

4．乙胺丁醇　乙胺丁醇（ethambutol，EMB，E）是抑菌剂，通过抑制结核分枝杆菌核糖核酸（RNA）的合成而防止耐药菌的产生。成人每日剂量为 0.75 ～ 1.0 g，如每周用药 3 次，则剂量为每日 1.0 ～ 1.25 g。主要不良反应为视神经炎，由于儿童特殊不能鉴别，故 EMB 不能用于儿童患者的抗肺结核治疗。

5．链霉素　链霉素（streptomycin，SM，S）对巨噬细胞外、碱性环境中快速繁殖期的结核分枝杆菌有杀菌作用。肌内注射，每日 0.75 g，每周 5 次；间歇用药者，每次剂量为 0.75 ～ 1.0 g，每周 2 ～ 3 次。不良反应主要为第Ⅷ对脑神经损害和肾毒性等。对儿童一定要慎用。

常用抗结核药成人剂量和主要不良反应见表 2-9-1。

表 2-9-1　常用抗结核药成人剂量和主要不良反应

药名	每日剂量（g）	间歇疗法 1 日剂量（g）	主要不良反应
异烟肼（INH，H）	0.3	0.3 ～ 0.6	周围神经炎
链霉素（SM，S）	0.75 ～ 1.0[△]	0.75 ～ 1.0	听力障碍、眩晕、肾功能障碍
利福平（RFP，R）	0.45 ～ 0.6[*]	0.6 ～ 0.9	肝毒性、胃肠反应、过敏反应
利福喷汀（RFT）		0.45 ～ 0.6	肝毒性、胃肠反应、过敏反应
吡嗪酰胺（PZA，Z）	1.5 ～ 2.0	2.0 ～ 3.0	肝毒性、胃肠反应、关节痛、高尿酸
乙胺丁醇（EMB，E）	0.75 ～ 1.0[**]	1.5 ～ 2.0	视神经炎
对氨基水杨酸钠（PAS，P）	8.0 ～ 12.0[***]	8.0 ～ 12.0	肝毒性、胃肠反应、过敏反应
丙硫异烟胺（Pr）	0.5 ～ 1.0	0.5 ～ 1.0	肝毒性、胃肠反应
乙硫异烟胺（Eto）	0.5 ～ 1.0		肝毒性、胃肠反应、光敏反应
阿米卡星（Am）	0.75 ～ 1.0		听力障碍、眩晕、肾功能障碍
卷曲霉素（CPM，C）	0.75 ～ 1.0	0.75 ～ 1.0	听力障碍、眩晕、肾功能障碍
卡那霉素（Km，K）	0.75 ～ 1.0	0.75 ～ 1.0	听力障碍、眩晕、肾功能障碍
氧氟沙星（Ofx）	0.6 ～ 0.8		肝毒性、胃肠反应、光敏反应
左氧氟沙星（Lfx）	0.6 ～ 0.75		肝毒性、胃肠反应、光敏反应
莫西沙星（Mfx）	0.4		肝毒性、胃肠反应、光敏反应
环丝氨酸（Cs）	0.75 ～ 1.0		惊厥、焦虑

注：△. 老年人每次用 0.75 g；*. 体重＜ 50 kg 剂量为 0.45 g，＞ 50 kg 剂量为 0.6 g；**. 前 2 个月剂量为 25 mg/kg；***. 每日分 2 次服用（其他药物为每日 1 次）

（三）标准化疗方案

整个标准化疗方案分为强化期和巩固期两个阶段。

1．初治痰涂片阳性肺结核治疗方案　强化期 2 个月，巩固期 4 个月。

1）每日用药方案：2HRZE（S）/4HR。

2）间歇用药方案：$2H_3R_3Z_3E_3$（S_3）/$4H_3R_3$，每周 3 次。

2．初治痰涂片阴性肺结核治疗方案　强化期 2 个月，巩固期 4 个月。

1）每日用药方案：2HRZ/4HR。

2）间歇用药方案：$2H_3R_3Z_3/4H_3R_3$，每周 3 次。

3．复治痰涂片阳性肺结核治疗方案　强化期 2 个月，巩固期 6 ～ 10 个月。

1）每日用药方案：2HRZSE/6 ～ 10HRE。

2）间歇用药方案：$2H_3R_3Z_3S_3E_3/6$ ～ $10H_3R_3E_3$，每周 3 次。

（四）耐多药结核病

耐多药结核病（multidrug resistant tuberculosis，MDR-TB）（至少耐异烟肼和利福平）和当今出现的广泛耐药结核病（extensively drug resistant tuberculosis，XDRTB）（除了耐异烟肼和利福平外，还耐二线抗结核药）对全球结核病控制构成严峻威胁。制订 MDR-TB 治疗方案的原则是：详细询问患者既往用药史，该地区常用抗结核药和耐药流行情况；尽量做药物敏感试验，严格避免只选用一种新药加入原失败方案；WHO 推荐尽可能采用新一代的氟喹诺酮类，不适用交叉耐药的患者；治疗方案至少含 4 种二线敏感药物；至少包括吡嗪酰胺、氟喹诺酮类、注射用卡那霉素或阿米卡星、乙硫或丙硫异烟肼和对氨基水杨酸或环丝氨酸；药物剂量根据体重决定；加强期应为 9 ～ 12 个月，总治疗期为 20 个月或更长，以治疗效果决定。监测治疗效果最好以痰培养为准。

MDR-TB 治疗药物的选择见表 2-9-2，第 1 组为一线抗结核药，根据药物敏感试验和患者用药史选择使用。第 2 组为注射用抗结核药，首先选用卡那霉素和阿米卡星，两者效果相似且存在百分之百交叉耐药；若对链霉素和卡那霉素耐药，应选择卷曲霉素。链霉素毒性大，尽量不用。第 3 组为氟喹诺酮类，菌株敏感效果从高到低依次是莫西沙星、左氧氟沙星、氧氟沙星。第 4 组为口服抑菌二线抗结核药，首先选用乙硫异烟胺、丙硫异烟胺，药物疗效确切，价格低廉，应注意从小剂量开始，3 ～ 5 d 后加大至足量。PAS 也应作为首先考虑用药，但价格稍高。环丝氨酸国内少用。第 5 组药物疗效不确切，当第 1 ～ 4 组药物无法制订合理方案时方可选用。

表 2-9-2　治疗 MDR-TB 结核药物分组

分组	抗结核药
第 1 组：一线口服抗结核药	异烟肼、利福平、乙胺丁醇、吡嗪酰胺、利福布汀
第 2 组：注射用抗结核药	卡那霉素、阿米卡星、卷曲霉素、链霉素
第 3 组：氟喹诺酮类	莫西沙星、左氧氟沙星、氧氟沙星
第 4 组：口服抑菌二线抗结核药	乙硫异烟胺、丙硫异烟胺、环丝氨酸、特立齐酮、对氨基水杨酸钠
第 5 组：疗效不确切的抗结核药（未被 WHO 推荐为 MDR-TB 治疗常规药物）	氯法齐明、利奈唑胺、阿莫西林 / 克拉维酸、氨硫脲、克拉霉素、高剂量异烟肼

（五）其他治疗

1．对症治疗

1）肺结核的全身症状：在合理化疗下 1 ～ 2 周内可消退，无须特殊处理。

2）咯血的治疗：有以下几项治疗措施。①小量咯血：以安慰患者、消除紧张、患侧卧床休息为主，可用氨基已酸、氨甲苯酸（止血芳酸）、酚磺乙胺（止血敏）、卡巴克洛等药物止血。②大量咯血：先用垂体后叶素 5 ～ 10 U 加入 25% 葡萄糖溶液 40 ml 中缓慢静脉注射，一般为 15 ～ 20 min，然后将垂体后叶素加入 5% 葡萄糖溶液，按 0.1 U/（kg · h）的速度静脉滴注。高血压、冠心病、心力衰竭患者和孕妇禁用。对支气管动脉破裂造成的大量咯血，可采用支气管动脉栓塞法。③咯血窒息：在大量咯血时，患者突然停止咯血，并出现呼吸急促、面色苍白、口唇发绀、烦躁不安等症状时，常考虑发生了窒息，应立即抢救。抢救原则及方法：立即解除呼吸道阻塞，让患者取头低足高俯卧位，轻拍背部，以便血块排出，并尽快挖出或吸出口、咽、喉、鼻部血块。必要时行气管插管或气管切开。

2．糖皮质激素 糖皮质激素仅用于有严重结核中毒症状者，必须确保在有效抗肺结核药物治疗的情况下使用。使用剂量依病情而定，一般用泼尼松口服，每日 20 mg，顿服，服用 1 ~ 2 周，以后每周递减 5 mg，用药时间为 4 ~ 8 周。

3．手术治疗 适应证：①经合理化疗后无效者；②有多重耐药的厚壁空洞者；③有大块干酪灶者；④结核性脓胸患者；⑤支气管胸膜瘘患者；⑥大量咯血保守治疗无效者。

【结核病控制策略与措施】

（一）全程督导化疗

全程督导化疗是指在肺结核治疗过程中，患者每次用药都必须在医务人员的直接监督下进行，因故未用药时必须采取补救措施，以保证按医嘱规律、全程用药，即在全程督导化疗中消除传染源。

（二）病例报告和转诊

《中华人民共和国传染病防治法》规定，肺结核属于乙类传染病。各级医疗预防机构要专人负责，做到及时、准确、完整地报告肺结核疫情。同时要做好转诊工作，转诊对象为肺结核、疑似肺结核患者。

（三）病例登记和管理

由于肺结核病程长、易复发和具有传染性等特点，需要长期随诊和采取多种宣传方式，让患者、家属及邻居都了解肺结核从发病、治疗到治愈的全过程。通过对确诊肺结核病例的登记，达到掌握疫情和便于管理的目的。

（四）卡介苗接种

卡介苗预防接种在减少儿童肺结核（如原发型肺结核）、血行播散型肺结核、结核性脑膜炎和死亡等方面有肯定效果。所以，WHO 强调继续对新生儿进行卡介苗接种，采用冻干卡介苗行皮内法接种，保证接种质量。

（五）预防性化疗

预防性化疗主要应用于被结核分枝杆菌感染、易发病的高危人群，包括人类免疫缺陷病毒感染者、痰涂片阳性肺结核患者的密切接触者、糖尿病患者、长期使用糖皮质激素或免疫抑制药者、吸毒者、营养不良者等。常用异烟肼每日 300 mg，顿服 6 ~ 9 个月，儿童用量为 4 ~ 8 mg/kg，或利福平和异烟肼 3 个月，每日顿服或每周 3 次。

思考题

1．肺结核的分型有哪些？

2．肺结核的化疗方案是什么？

（刘莲凤）

第十章

胸膜疾病

第十章数字资源

学习目标

通过本章内容的学习，学生应能：

识记：

1. 说出自发性气胸和结核性胸膜炎的临床表现。
2. 陈述自发性气胸和结核性胸膜炎的诊断、鉴别诊断及治疗原则。

理解：

1. 解释胸腔积液的常见病因和发生机制。
3. 比较结核性与肿瘤性胸腔积液的特点。
3. 区分渗出液和漏出液。

应用：

1. 根据病情制订正确的治疗方案。
2. 执行胸膜腔穿刺排气或抽液治疗时正规操作流程及对患者的人文关怀。

案例导入

某患者，男性，28 岁，咳嗽伴右侧胸痛 10 d，加重伴活动后气促 5 d。患者 10 d 前无明显诱因出现干咳，伴右侧胸部疼痛，多于深吸气时明显，伴盗汗，无咳痰、咯血、发热，经“头孢呋辛”抗感染治疗无效。5 d 前患者开始出现活动后气促，休息后可缓解，不伴喘息。否认传染病接触史，无外伤及手术史。体格检查：体温 37.5 ℃，脉搏 90 次 / 分，呼吸 24 次 / 分，血压 118/71 mmHg。全身浅表淋巴结未触及肿大，胸廓基本对称，右侧呼吸动度减小，语音震颤减弱，右侧肩胛线第八肋间以下叩诊呈浊音，右下肺呼吸音消失，未闻及干、湿啰音和胸膜摩擦音。心率 90 次 / 分，心律齐，心脏各瓣膜听诊区未闻及杂音。腹平软，肝、脾肋下未触及。血常规：WBC 7.0×10^9/L，N 68%，L 28%，RBC 4.68×10^{12}/L，Hb 128g/L，PLT 348×10^9/L，ESR 70 mm/h；肝、肾功能未见异常；胸部 X 线检查示右侧中等量胸腔积液；胸腔积液常规示外观黄色微混，Rivalta 试验（+），细胞总数 9.1×10^9/L，有核细胞数 1200×10^6/L，单核细胞 0.86，胸腔积液腺苷脱氨酶（ADA）57 U/L。

问题与思考：

1. 初步诊断和诊断依据是什么？应与哪些疾病相鉴别？
2. 为明确诊断，需要进一步做哪些检查？
3. 治疗原则是什么？

胸膜（pleura）是衬覆于胸壁内面、膈肌上面、纵隔侧面和肺表面的浆膜，可分为脏、壁两层。脏胸膜紧贴于肺的表面，并深入肺裂，主要由肺循环供血，不含感觉神经。壁胸膜衬于胸壁内面、膈肌上面及纵隔侧面，血供来自体循环，含有感觉神经和淋巴管。脏胸膜和壁胸膜在肺根处相互移行，形成左、右两个潜在性的密闭间隙，称胸膜腔（pleural cavity），胸膜腔内为负压，有助于在吸气动作时使肺扩张，以吸入空气。胸膜腔中含有少量浆液，可减少呼吸时胸膜的摩擦。

第一节 自发性气胸

当气体进入胸膜腔造成积气状态时，称为气胸（pneumothorax）。气胸可分为自发性、外伤性和医源性三类。自发性气胸又可分为原发性（发生在无基础疾病的健康人）和继发性（发生在有基础肺疾病的患者）。外伤性气胸是由胸壁的直接或间接损伤所致。医源性气胸由诊断和治疗操作所致。临床上，自发性气胸发病男性多于女性，是常见的内科急症。当发生气胸后，胸膜腔内负压可变成正压，致使静脉回心血流受阻，引起不同程度的心脏、肺功能障碍。

【病因与发病机制】

（一）常见病因

1．原发性自发性气胸　病因不明，常见于瘦高体型的青壮年男性，可能与吸烟、小气道炎症和肺弹性纤维先天发育不良有关。原发性自发性气胸多发生于肺尖的胸膜下肺大疱破裂。

2．继发性自发性气胸　①基础肺部病变：慢性阻塞性肺疾病、肺结核、肺癌、肺脓肿、肺纤维化等，由于病变引起细支气管不完全阻塞，造成肺大疱破裂；②月经性气胸：在月经来潮前后 24 ~ 72 h 内发生，可能由于胸膜和膈肌上有异位子宫内膜破裂所致；③妊娠期气胸：可能与妊娠期激素变化和胸廓的顺应性改变有关。

3．其他　航空、潜水作业而无适当防护措施时，从高压环境突然进入低压环境，以及机械通气压力过高时，均可致气胸发生。

（二）诱因

有基础肺部病变、先天性胸膜下肺大疱等患者，在抬举重物用力过猛、剧烈咳嗽、剧烈运动、屏气甚至大笑时，都有可能促使气胸发生。

> 考点提示：引起气胸的病因和诱因。

（三）发病机制

正常情况下，胸膜腔内没有气体，呼吸周期过程中胸膜腔内压均为负压。胸膜腔内出现气体主要见于：①肺泡与胸膜腔之间产生破口；②胸壁创伤产生与胸膜腔的交通；③胸膜腔内有产气的微生物。

> 考点提示：气胸的发病机制。

【病理生理】

气胸发生后，胸膜腔内压发生变化，失去了胸膜腔负压对肺的牵引作用，甚至正压对肺产生压迫，使肺失去膨胀能力，表现为肺容积缩小、肺活量减低、最大通气量降低的限制性通气功能障碍。由于肺容积缩小，初期血流量并不减少，产生通气血流比例（正常为 0.8）减少，导致动静脉分流，出现低氧血症。大量气胸时，由于失去负压吸引静脉血回心，同时胸膜腔内正压对心脏、血管产生压迫，使心脏充盈减少，心排血量降低，引起心率加快、血压降低，甚至休克。当发生张力性气胸时，还可引起纵隔移位、循环障碍或窒息死亡。

【临床分类】

根据脏胸膜破裂的情况及气胸发生后对胸膜腔内压力的影响，通常将自发性气胸分为 3 类。

（一）闭合性（单纯性）气胸

闭合性气胸时胸膜破裂口较小，随肺萎缩而闭合，空气不再进入胸膜腔。胸膜腔内压测压时可为正压或负压，抽气后压力下降而不再复升，表明其破裂口已不再漏气。

（二）交通性（开放性）气胸

交通性气胸时胸膜破裂口较大或因两层胸膜间有粘连或牵拉，使破裂口持续开放，呼吸时空气自由出入胸膜腔。胸膜腔内压接近大气压（0 cmH_2O），抽气后可呈负压，但观察数分钟后，压力又复升至抽气前水平。

（三）张力性（高压性）气胸

张力性气胸时胸膜破裂口处形成单向活瓣，吸气时胸廓扩大，胸膜腔内压力降低，活瓣开放，空气进入胸膜腔；呼气时胸膜腔内压力升高，压迫活瓣使之关闭，致使胸膜腔内空气越积越多，内压持续升高，使肺组织受压，纵隔向健侧移位，影响心脏血液回流。胸膜腔内压测定常超过 10 cmH_2O，甚至高达 20 cmH_2O，抽气后胸膜腔内压可下降，但又迅速复升，对机体呼吸及循环功能的影响最大，必须紧急抢救及处理。

➢ 考点提示：气胸的分类。

【临床表现】

气胸多为单侧，双侧气胸者仅占 10%。

（一）症状

1．胸痛　起病急，为突然发生的、短暂的、尖锐的一侧或双侧胸部针刺样或刀割样疼痛。

2．呼吸困难　呼吸困难的轻重程度与原有肺基础疾病及肺功能状态，气胸发生的速度、类型及肺萎陷程度有密切关系。年轻人发生单侧、肺功能正常的闭合性气胸时，即使肺被压缩了 80% ～ 90%，也可无明显的呼吸困难，或仅在活动时稍感呼吸费力。而原有肺基础疾病，同时伴有肺功能严重减退的老年人，即使积气量很少，也可有明显的呼吸困难。尤其当张力性气胸时，即使肺压缩仅 20% ～ 30%，呼吸困难症状亦很明显。

3．刺激性干咳　因气体刺激胸膜而产生，无痰或偶有少量血丝痰，血可能来自肺破裂处。

4．张力性气胸　患者可出现表情紧张、胸闷、挣扎坐起、烦躁不安、发绀、出冷汗、脉搏细速、虚脱、心律失常、意识障碍及呼吸衰竭。

➢ 考点提示：气胸的主要症状。

（二）体征

1．少量气胸时无体征。

2．一般状态检查　张力性气胸患者呼吸频率增快、脉搏细速、皮肤湿冷、发绀。当合并血气胸时，患者四肢厥冷、血压下降，呈贫血貌，并伴有胸腔积液体征。

3．胸部检查

(1) 视诊：患侧呼吸运动减弱，胸廓饱满（张力性气胸者明显）。

(2) 触诊：双侧肺扩张度不对称，患侧语音震颤减弱，气管向健侧移位；合并皮下气肿时，可在颈、胸壁等皮下气肿部位触及握雪感，并闻及捻发音。

(3) 叩诊：患侧胸部叩诊呈鼓音，当发生张力性气胸时，叩诊呈空瓮音；气胸发生在左侧时，心脏浊音界消失，发生在右侧时，肝上界下移或消失。

(4) 听诊：患侧呼吸音明显减弱或消失。左侧少量气胸或纵隔气肿时，在左心缘处可听到与心脏搏动一致的气泡破裂音，称 Hamman 征，左侧卧位和呼气时明显。液气胸时，胸内有振水音。

➢ 考点提示：大量气胸的典型体征。

【辅助检查】

（一）胸部 X 线检查

胸部 X 线检查是诊断气胸的重要方法，不仅可用来明确诊断，还可以了解肺受压程度、肺内病变情况、气胸容量的大小（侧胸壁与压缩肺边缘的距离 $\geqslant 2$ cm 为大量气胸，< 2 cm 为小量气胸；肺尖气胸线至胸膜腔顶部的距离 $\geqslant 3$ cm 为大量气胸，< 3 cm 为小量气胸），以及有无胸膜粘连、胸腔积液及纵隔移位等病情及其严重程度和有无并发症。

气胸的典型胸部 X 线表现：被压缩的肺边缘呈外凸弧形的细线条形阴影，称为气胸线，线外透亮度增高，无肺纹理，线内为压缩的肺组织。大量气胸时，肺向肺门回缩，呈圆球形阴影，纵隔及心脏移向健侧。合并纵隔气肿时，在纵隔旁可见透光带。

（二）胸部 CT 检查

对小量气胸、局限性气胸及肺大疱与气胸的鉴别，CT 检查比胸部 X 线检查准确。表现为胸膜腔内出现极低密度的气体影，伴有肺组织不同程度的萎缩改变。

【诊断与鉴别诊断】

（一）诊断要点

1．病史　老年人有原发肺基础疾病的临床表现，有因剧烈咳嗽、用力举重物和排便等引发气胸的诱因。年轻人可无疾病史而突发气胸。

2．临床表现　有突然急起的短暂、剧烈的胸痛和随之而来的呼吸困难等典型临床表现。根据临床表现，将自发性气胸分为稳定型和不稳定型，符合下列所有表现者为稳定型，否则为不稳定型：呼吸频率 < 24 次 / 分；心率 60 ～ 120 次 / 分；血压正常；呼吸室内空气时，$SaO_2 > 90\%$；两次呼吸间隔说话成句。

3．影像学检查　有气胸的典型胸部 X 线表现。小量气胸时可借助于 CT 检查确诊。

➢ 考点提示：气胸的诊断要点。

（二）鉴别诊断

自发性气胸应与急性心肌梗死、肺血栓栓塞症、肺大疱相鉴别（表 2-10-1）。

【治疗】

（一）治疗原则

1．采取有效措施，尽早促进被压缩肺组织的复张。

2．密切观察病情变化，发现张力性气胸时，立即组织抢救。

3．积极寻找病因，通过有效的治疗方法消除病因，减少复发。

表 2-10-1　自发性气胸的鉴别诊断

疾病	症状	体征	辅助检查
自发性气胸	突发一侧撕裂样胸痛、呼吸困难、干咳	患侧呼吸运动减弱、语音震颤减弱、叩诊呈鼓音	CT 检查显示胸膜腔内出现极低密度的气体影，伴有肺组织不同程度的萎缩改变
急性心肌梗死	压榨性胸痛、胸闷、恶心、上腹部不适、脸色苍白、出汗	血压下降、心律失常、心尖区第一心音减弱、奔马律	ECG 显示 ST 段弓背向上抬高、病理性 Q 波、T 波倒置。实验室检查可有心肌酶增高、肌钙蛋白增高
肺血栓栓塞症	咯血、胸痛、呼吸困难、惊恐、烦躁、晕厥	呼吸频率快、发绀、心动过速，P2 亢进及分裂、颈静脉怒张	CT 肺动脉造影可显示肺动脉阻塞征
肺大疱	起病缓慢，呼吸困难不严重		胸部 X 线检查示肺大疱气腔呈圆形或卵圆形，疱内有细小的条纹理，为肺小叶或血管的残遗物

（二）治疗措施

1．一般治疗

（1）休息：大量张力性气胸时，应卧床休息；对烦躁不安者，可给予口服不抑制呼吸中枢的镇静药。

（2）饮食：进食易消化、富含纤维素的普通饮食。

（3）密切观察病情：定时测量呼吸、脉搏；注意神志变化；对于进行胸腔闭式引流的患者，密切观察引流管的通畅情况。

2．保守治疗

（1）适应证：首发的、症状较轻的、稳定型闭合性小量气胸（气胸＜ 20%）患者。

（2）治疗措施：严格卧床休息，可给予镇咳、镇痛等对症治疗。

（3）高浓度吸氧。

（4）在气胸发生后的 24 ～ 48 h 应密切监测病情改变，患者一旦出现呼吸困难加重、烦躁不安，应立即采取排气措施。

（5）注重肺基础疾病的治疗。

3．排气疗法

（1）胸腔穿刺抽气

1）适应证：呼吸困难不重，心脏、肺功能尚好，闭合性小量气胸患者。

2）目的：抽气可加速肺复张，迅速缓解症状。

3）方法：①穿刺部位为患侧胸部锁骨中线第二肋间。对局限性气胸患者，则要在积气的病变部位穿刺。②穿刺步骤：皮肤消毒后，用气胸针或细导管直接穿刺入胸膜腔，随后连接于 50 ml 或 100 ml 注射器抽气，直到患者呼吸困难缓解为止。

4）注意事项：一次抽气量＜ 1000 ml，每日或隔日抽气 1 次。

5）张力性气胸：对病情危急者，应迅速解除胸膜腔内正压，以避免发生严重并发症。为抢救患者生命，应进行紧急排气处理：无抽气设备时，可直接用粗针头在患侧胸部锁骨中线第二肋间迅速刺入胸膜腔内，以达到暂时减压的目的。也可用粗注射针头，在其尾部扎上橡皮指套，指套末端剪一小裂缝（使高压气体从小裂缝排出，当胸膜腔内压减至负压时套囊即塌陷，小裂缝关闭，外界空气不能进入胸膜腔），插入胸膜腔做临时排气用。

（2）胸腔闭式引流

1）适应证：呼吸困难明显，肺压缩较重的交通性或张力性气胸以及反复发生气胸的患者。

2）目的：持续排气或负压吸引排气可加速肺复张，迅速缓解症状。

3）方法：①插管穿刺部位为锁骨中线外侧第二肋间或腋前线第四至第五肋间，如为局限性气胸，则应根据胸部X线检查或在X线透视下选择有积气的病变部位进行插管排气引流。②穿刺步骤：在选定部位局部麻醉下沿肋骨上缘平行做1.5 ~ 2 cm皮肤切口，用套管针穿刺进入胸膜腔，拔去针芯，通过套管将灭菌胶管（16 ~ 22F）插入胸膜腔。亦可在切开皮肤后，经钝性分离肋间组织达胸膜，再穿破胸膜，将导管（16 ~ 22F）直接送入胸膜腔。导管固定后，另一端置于水封瓶的水面下1 ~ 2 cm（图2-10-1），使胸膜腔内压力保持在 –1 ~ –2 cmH_2O 或以下。

4）判断插管成功的检测方法：置于水封瓶水平面下的导管持续逸出气泡，患者呼吸困难迅速缓解，压缩的肺可在几小时至数日内复张。

5）注意事项：①对肺压缩严重、时间较长的患者，插管后应夹住引流管分次引流，避免胸膜腔内压骤降产生肺复张后肺水肿。②拔除导管时间：未见导管口气泡溢出1 ~ 2 d，患者呼吸困难消失，夹管24 ~ 48 h，再次行胸部X线检查，肺全部复张后可以拔除导管。③若经水封瓶引流后未能使胸膜破口愈合，肺仍不能复张，则可在引流管加用负压吸引装置（图2-10-2）。④闭式负压吸引宜连续开动吸引机，如经12 h后肺仍未复张，应查找原因。如无气泡冒出，表示肺已复张，停止负压吸引，观察2 ~ 3 d，经胸部X线检查证实气胸未再复发后，即可拔除引流管，用凡士林纱布覆盖手术切口。⑤水封瓶应放在低于患者胸部的地方（如患者床下），以免瓶内的水反流进入胸膜腔。⑥应用各式插管引流排气过程中，注意严格消毒，防止发生感染。

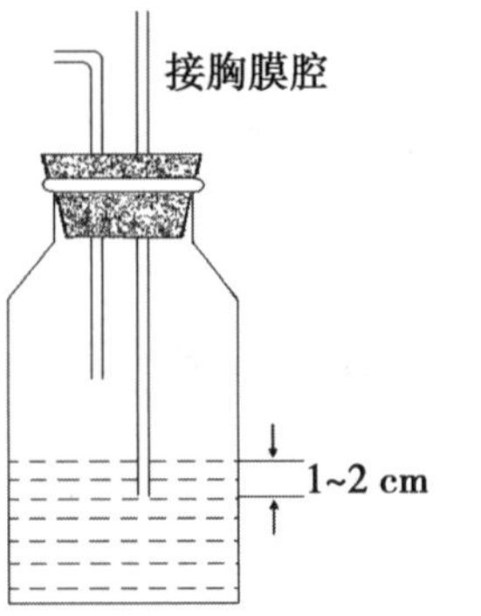

图2-10-1 水封瓶闭式引流装置

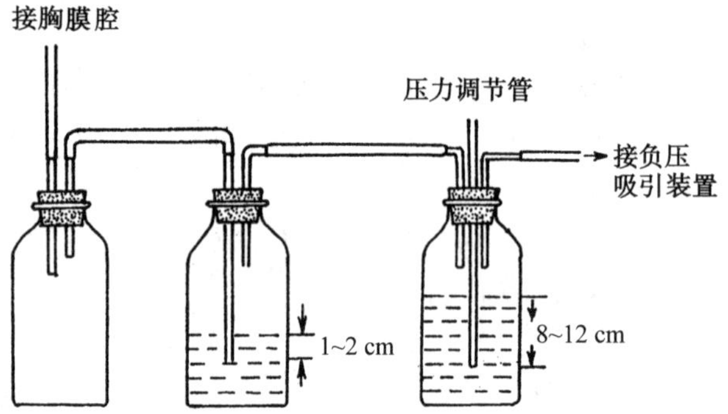

图2-10-2 负压吸引水瓶装置

4．化学性胸膜固定术

（1）原理：由于气胸复发率高，为了预防复发，可向胸膜腔内注入硬化剂，产生无菌性胸膜炎症，使脏胸膜和壁胸膜粘连，从而消灭胸膜腔间隙。

（2）适应证：化学性胸膜固定术适用于不宜手术或拒绝手术的下列患者：①持续性或复发性气胸；②双侧气胸；③合并肺大疱；④肺功能不全，不能耐受手术者。

（3）常用的硬化剂：多西环素、滑石粉等。

（4）操作步骤：在注入硬化剂前，尽可能使肺完全复张。①常规消毒后，在局部麻醉下沿肋骨上缘平行做1.5 ~ 2 cm皮肤切口，用套管针穿刺进入胸膜腔，拔去针芯，通过套管将灭菌胶管（16 ~ 22F）插入胸膜腔。②经胶管注入适量利多卡因（标准剂量200 mg），让患者转动体位，充分麻醉胸膜，15 ~ 20 min后，用生理盐水60 ~ 100 ml稀释多西环素或滑石粉后经胸膜腔导管注入，夹管1 ~ 2 h后引流；或在胸腔镜直视下喷洒粉剂。若一次无效，可重复注药。③观察1 ~ 3 d，经胸部X线检查证实气胸已吸收后，可拔除引流管。④主要不良反应：胸痛、发热，滑石粉可引起急性呼吸窘迫综合征，应用时须予以注意。

5．手术治疗　经内科治疗无效的气胸为手术适应证，主要适用于长期气胸、血气胸、双侧气胸、复发性气胸、张力性气胸引流失败者，胸膜增厚致肺膨胀不全或有多发性肺大疱者，可根据患者病情选择胸腔镜或开胸手术。

6．并发症及治疗

（1）纵隔气肿、皮下气肿：气胸经有效治疗后破口愈合，纵隔及皮下气肿可在数日内吸收。气肿严重引起压迫症状时，可在胸骨上窝用针头抽气或切开排气。

（2）血气胸：肺复张多可使出血停止。反复或大量出血时，除抽气排液及适当输血外，应考虑开胸结扎出血的血管。

（3）复张性肺水肿：由于长期萎陷的肺快速复张、表面活性物质丢失、肺动脉压升高、毛细血管通透性增加而引发复张性肺水肿，病死率大于20%。有效的预防措施是：对慢性大量气胸者，在引流排气时应注意使肺缓慢复张，避免强负压吸引而引发复张性肺水肿，导致患者死亡。

（4）脓气胸：常见的病原菌有结核分枝杆菌、金黄色葡萄球菌、铜绿假单胞菌、肺炎克雷伯菌及多种厌氧菌。脓液中可查见病原菌。除积极使用抗生素外，还应进行引流，胸膜腔内生理盐水冲洗，必要时考虑手术治疗。

➢ 考点提示：气胸的治疗措施。

第二节　胸腔积液

正常情况下胸膜腔内有一层很薄（厚 2 ～ 10 μm）的液体，起润滑作用。胸膜腔内的液体并非处于静止状态，据测算，健康人每 24 h 可有 0.5 ～ 1 L 的液体形成与吸收，通过呼吸周期中胸膜腔的形状和压力的变化维持动态平衡。任何因素使胸膜腔内液体形成过快或吸收过缓，则导致胸腔积液（pleural effusion）。常见引起胸腔积液的病因和发生机制有以下几种。

（一）胸膜毛细血管内静水压增高

如充血性心力衰竭、缩窄性心包炎、血容量增加、上腔静脉或奇静脉受阻，产生漏出液。

（二）胸膜毛细血管通透性增加

如胸膜炎症（结核病、肺炎）、风湿性疾病（系统性红斑狼疮、类风湿关节炎）、胸膜肿瘤（恶性肿瘤转移、间皮瘤）、肺梗死、膈下炎症（膈下脓肿、肝脓肿、急性胰腺炎）等，产生渗出液。

（三）胸膜毛细血管内胶体渗透压降低

如低蛋白血症、肝硬化、肾病综合征、急性肾小球肾炎、黏液性水肿等，产生漏出液。

（四）壁胸膜淋巴引流障碍

癌症淋巴管阻塞、发育性淋巴管引流异常等，产生渗出液。

（五）损伤

主动脉瘤破裂、食管破裂、胸导管破裂等，产生血胸、脓胸、乳糜胸。

➢ 考点提示：引起胸腔积液的病因和发生机制。

临床上由于病因的不同，将胸腔积液分为渗出性和漏出性，其中以渗出性胸腔积液最常见，病因多见于结核和肿瘤。本节将重点介绍结核性胸膜炎。

结核性胸膜炎（tuberculous pleuritis）是机体处于高度过敏状态，对结核分枝杆菌的成分出现高度反应的胸膜炎症，是原发感染或继发感染肺结核而累及胸膜的结果。本病多见于青壮年，临床上以胸痛、发热、呼吸困难和胸腔积液为特征。胸部X线检查多无肺结核灶。化疗有特效，少数患者可自愈。但未经化疗的患者，5年内约有2/3可出现结核病。结核性胸膜炎可分为纤维蛋白性胸膜炎和渗出性胸膜炎。若治疗不当，可形成脓胸。

【病因及发病机制】

致病菌为结核分枝杆菌。本病多见于青壮年，常为单侧。引起结核性胸膜炎的途径：①肺门淋巴结结核的细菌经淋巴管逆流至胸膜；②邻近胸膜的肺结核病灶破溃，使结核分枝杆菌或其产物进入胸膜腔内；③急性或亚急性血行播散型肺结核引起的胸膜炎；④当人体处于高敏感状态时，胸膜对结核毒素的高度反应所致的渗出。

【病理】

早期：胸膜充血、水肿，白细胞浸润并有内皮细胞脱落。胸膜表面失去原来的光泽，并有少量纤维蛋白渗出，可导致胸膜增厚、粗糙，称为纤维蛋白性胸膜炎。愈合后可形成胸膜粘连，也可不留瘢痕。

渗出期：炎症刺激胸膜，使胸膜通透性增加，此时，除有纤维蛋白渗出外，尚有从毛细血管渗出的血浆积聚于胸膜腔中，从而发生胸腔积液，称为渗出性胸膜炎。常为单侧，若因血行播散型肺结核引起者，则可为双侧。经适当治疗吸收较快者，可不引起胸膜增厚。而当胸腔积液量多且吸收缓慢者，大量纤维蛋白沉着于胸膜腔，可引起包裹性或广泛胸膜增厚。

【临床表现】

（一）症状

本病大多急性起病，症状主要为结核病的全身中毒症状和胸腔积液的局部症状。

1．结核中毒症状　主要表现为发热、乏力、盗汗及食欲缺乏等。

2．胸痛　胸痛是纤维蛋白性胸膜炎的主要临床表现。①部位：患侧腋前线或腋后线下方；②性质：剧烈而尖锐的针刺样疼痛；③加重和缓解的原因：深呼吸或咳嗽时加重，浅呼吸和患侧卧位疼痛减轻；④伴随症状：呼吸急促、表浅。

3．呼吸困难　随着渗出液逐渐增多，患者胸痛症状消失，而出现胸闷和逐渐加重的呼吸困难。当有急性大量渗出液时，患者除有严重的呼吸困难外，还可伴有端坐呼吸、发绀。胸腔积液刺激胸膜时还可引起反射性干咳。

（二）体征

1．纤维蛋白性胸膜炎　①视诊：患侧呼吸运动减弱；②触诊：患侧胸廓扩张度受限，可触及胸膜摩擦感；③听诊：患侧呼吸音减低，有胸膜摩擦音（吸气末和听诊器紧压胸壁时更清楚）。

2．渗出性胸膜炎　①视诊：患侧胸廓饱满，呼吸运动减弱；②触诊：患侧胸廓扩张度受限，语音震颤减弱或消失，气管移向健侧；③叩诊：呈浊音或实音；④听诊：呼吸音减低或消失。

➢ 考点提示：结核性胸腔积液的临床表现。

【辅助检查】

（一）血液检查

结核性胸膜炎早期，患者血中白细胞总数可轻度增多，分类计数以中性粒细胞为主。约在病程第4周后，白细胞总数多为正常，分类计数以淋巴细胞占优势。

（二）结核菌素试验

70% 患者出现阳性或强阳性反应。6 ～ 8 周后复查，先前阴性者也可转为阳性。

（三）胸腔积液检查

胸腔积液为渗出液，一般呈草黄色、透明或混浊，少数也可是淡红色或深褐色的血性液体，含大量纤维蛋白，放置后形成胶冻样凝块。大多为淋巴细胞，胸腔积液涂片结核分枝杆菌阳性率低。胸腔积液腺苷脱氨酶（ADA）＞ 45 U/L，明显高于肿瘤性（除淋巴瘤外）胸腔积液。

➢ 考点提示：结核性胸腔积液的特点。

（四）胸部 X 线检查

胸部 X 线检查是发现胸腔积液的首要影像学方法。纤维蛋白性胸膜炎时，胸部 X 线检查可无变化，或仅在胸部透视时见患侧胸廓呼吸运动减弱。当渗液量达 300 ml 以上时，可见肋膈隐窝变钝。中等量积液时，在下胸部可见外高内低、上缘呈下凹的均匀致密阴影（图 2-10-3），平卧位时积液散开，使整个肺野透亮度降低。大量积液时，患侧胸部有致密阴影，气管和纵隔移向健侧。肺底与膈肌间的积液有时被误诊为膈肌升高，而当患侧卧位时，可见胸腔积液流向侧壁。包裹性积液的液体不随体位改变而变动，边缘光滑、饱满。

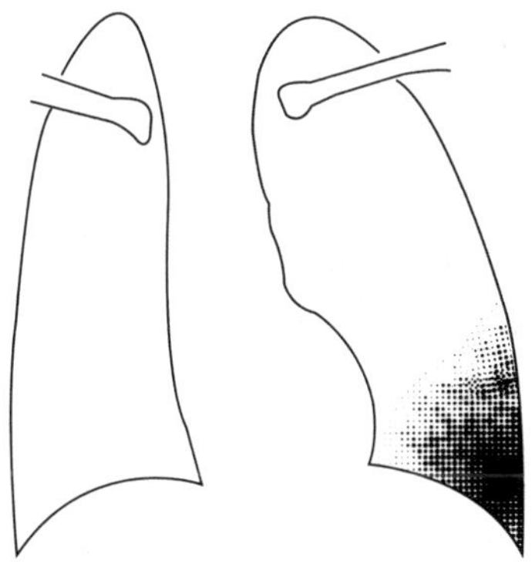

图 2-10-3　渗出性胸膜炎

➢ 考点提示：胸腔积液胸部 X 线检查特点。

（五）超声检查

超声检查探测胸腔积液的灵敏度高，定位准。能够估计积液的量和深度，特别是对少量积液或包裹性积液，可提供较准确的穿刺部位。

（六）胸膜针刺活检

经皮闭式针刺胸膜活检可用于胸腔积液的检查，特别是有胸膜增厚的患者，阳性率更高。胸膜针刺活检损伤小、操作简单，阳性诊断率为 40% ～ 75%。拟诊结核病时，活检标本可做结核分枝杆菌培养和病理学检查。

（七）胸腔镜或开胸活检

在以上无创或微创检查不能明确的情况下，可行胸腔镜或开胸活检。胸腔镜检查对恶性胸腔积液的病因诊断率最高，可达 70% ～ 90%。临床上仍有少数胸腔积液难以确定病因，排除手术禁忌证后可考虑剖胸探查。

【诊断与鉴别诊断】

（一）诊断

根据发病年龄、病史、临床表现、实验室检查，一般不难做出诊断。经正规抗结核治疗后，临床症状好转，胸腔积液消失时则可确诊。

（二）鉴别诊断

1．恶性胸腔积液　恶性肿瘤并发胸腔积液很常见，如支气管肺癌、乳腺癌、其他部位的肿瘤（消化道、泌尿生殖道）转移至胸膜，以支气管肺癌最多见，约占 42%，其次是乳腺癌、恶性胸膜间皮瘤。结核性胸腔积液与肿瘤性胸腔积液的鉴别见表 2-10-2。

2．非结核性炎性积液　继发于细菌性肺炎、肺脓肿和支气管扩张症者，患者多有肺部病变的病史，积液量不多，见于病变的同侧。胸腔积液化验白细胞计数增多，分类中性粒细胞达90% 以上，胸腔积液涂片或培养有致病菌生长。

3．其他　心力衰竭、肝硬化、肾病综合征、缩窄性心包炎等引起的胸腔积液均有各自原发病的特征。更为重要的是，胸腔积液常为漏出液，此点在鉴别诊断中非常重要。

表 2-10-2　结核性胸腔积液与肿瘤性胸腔积液的鉴别

内容	结核性胸腔积液	肿瘤性胸腔积液
年龄	青少年多见	中、老年
结核中毒症状	有	无
胸腔积液量	多为少、中量	多为大量，生长快
胸腔积液外观	草绿色	多为血性
胸腔积液细胞类型	淋巴细胞为主，间皮细胞＜ 5%	大量间皮细胞
胸腔积液的 pH	常＜ 7.3	＞ 7.4
胸腔积液乳酸脱氢酶	＞ 200 U/L	＞ 500 U/L
胸腔积液腺苷脱氨酶	＞ 50 U/L	＜ 50 U/L
胸腔积液癌胚抗原	＜ 20 μg/L	＞ 20 μg/L
γ 干扰素	显著升高	低
染色体	整倍体	非整倍体
脱落细胞学检查	阴性	可找到肿瘤细胞
胸膜活检	结核性肉芽肿	肿瘤组织
PPD	可阳性	阴性

➤ 考点提示：结核性胸腔积液与肿瘤性胸腔积液的鉴别要点。

【治疗】

（一）治疗原则

1．早期、适量、联合、规律、全程进行抗结核化疗。

2．解除压迫，缓解症状和防止胸膜粘连。

（二）治疗措施

1．一般治疗　①休息：呼吸困难严重者可卧床休息；②饮食：给予高营养、高热量、富含维生素的普通饮食；③对症治疗。

2．胸膜腔穿刺抽液　①目的：协助诊断，减轻结核中毒症状，解除对肺、心脏、血管的压迫，改善呼吸，防止纤维蛋白沉着和胸膜增厚；②穿刺方法：见《诊断学》诊疗技术章节；③注意事项：对大量积液者抽液，每周 2 ～ 3 次，首次抽液量＜ 700 ml，以后每次抽液量＜ 1000 ml。抽液不宜过多、过快，以避免胸膜腔压力骤降而引发复张后肺水肿或循环障碍。抽液时，应观察或询问患者有无“胸膜反应”（头晕、出冷汗、心悸、面色苍白、脉搏细速等），一旦出现，应立即停止抽液，嘱患者平卧，必要时用 0.1% 肾上腺素 0.5 ml 皮下注射，注意血压变化，防止休克。一般情况下，抽液后不必于胸膜腔内注射抗结核药，但可注射链激酶 10 ～ 20 IU，防止胸膜粘连。

3．常规抗结核治疗　以 2HRZ/4HR 或 $2H_3R_3Z_3/4H_3R_3$ 方案治疗。

4．糖皮质激素治疗　①目的：减轻炎症反应，减轻结核中毒症状，使胸腔积液迅速吸收，减少胸膜粘连、增厚的后遗症。②适应证：进行常规、有效的抗结核治疗的同时，对结核中毒症状严重、呼吸困难明显、胸腔积液量较多者，早期加用糖皮质激素。③常用药物及给药方法：泼尼松每日 15 ～ 30 mg，分 3 次口服。体温正常、结核中毒症状消除、胸腔积液吸收或明显减少时，即应逐渐减量至停用，首次减 10 mg，以后每周减 5 mg，直至减完，一般疗程 4 ～ 6 周。停药速度不宜过快，避免“反跳”现象发生。

结核性胸膜炎在经合理抗结核药治疗后，应每年经 X 线检查一次，随访 4 ～ 5 年。

➢ 考点提示：结核性胸腔积液的治疗措施。

【预后】

合理应用抗结核药及糖皮质激素、及时穿刺抽液可使胸腔积液很快消失，预后良好。

如治疗不当，则可发生胸膜增厚、粘连，造成胸廓塌陷，严重者影响肺功能。

思考题

1．气胸的典型临床表现是什么？

2．气胸的诊断方法有哪些？

3．临床常见的胸腔积液病因是什么？

4．如何诊断及治疗结核性胸腔积液？

（王潇君）

第十一章

肺血栓栓塞症

第十一章数字资源

学习目标

通过本章内容的学习，学生应能：

识记：

1. 说出肺血栓栓塞症的临床表现、诊断流程和治疗原则。
2. 列举肺血栓栓塞症需要与哪些疾病鉴别诊断。

理解：

1. 解释肺血栓栓塞症的发病机制和病理生理变化。
2. 分析肺血栓栓塞症辅助检查方法的临床意义。

应用：

1. 根据患者症状、体征、辅助检查能初步诊断肺血栓栓塞症。
2. 根据患者病情拟定治疗计划，正确评估预后。

案例导入

某患者，男性，58 岁。突发右侧胸痛伴咳嗽、憋气 4 h。患者 4 h 前突发右侧胸痛伴咳嗽、憋气，为持续性胸痛，于吸气时稍加重。咳嗽，无痰，呼吸困难。含化硝酸甘油胸痛无缓解。患者无畏寒、发热。结肠癌术后化疗中。否认传染病接触史。吸烟 20 余年，每日 15 支，饮酒 20 年，每日饮白酒约 100 g。患者的父亲 5 年前因“肺源性心脏病”去世，母亲健在。体格检查：体温 37.5 ℃，脉搏 98 次 / 分，呼吸 26 次 / 分，血压 136/84 mmHg。推送入病房，神志清楚，皮肤及黏膜无黄染，口唇稍发绀。浅表淋巴结未触及，胸廓外形正常，右下肺可闻及少许细湿啰音，未闻及胸膜摩擦音。心界不大，心率 98 次 / 分，心律齐，肺动脉瓣区第二心音亢进。腹平软，肝、脾肋下未触及。血常规：Hb 120 g/L，RBC 4.5×10^{12}/L，WBC 8.5×10^{9}/L，N 76%，PLT 280×10^{9}/L。动脉血气分析：pH 7.45，PaO_2 45 mmHg，$PaCO_2$ 30 mmHg。CT 肺动脉造影（CTPA）：右下肺动脉低密度充盈缺损。

问题与思考：

1. 初步诊断和诊断依据是什么？应与哪些疾病相鉴别？
2. 为明确诊断，需要进一步做哪些检查？
3. 治疗原则是什么？

肺血栓栓塞症（pulmonary thromboembolism，PTE）为来自静脉系统或右心的血栓阻塞肺动脉或其分支所致的疾病，以肺循环和呼吸功能障碍为其主要临床和病理生理特征，是肺栓塞最常见的类型。

肺栓塞（pulmonary embolism，PE）是以各种栓子阻塞肺动脉或其分支为其发病原因的一组疾病或临床综合征的总称，包括肺血栓栓塞症、脂肪栓塞综合征、羊水栓塞、空气栓塞等。

肺动脉发生栓塞后，若其支配区的肺组织因血流受阻或中断而发生坏死，称为肺梗死（pulmonary infarction，PI）。由于肺组织的多重供血与供氧机制，肺血栓栓塞症中仅约不足15% 发生 PI。

引起肺血栓栓塞症的血栓主要来源于深静脉血栓形成（deep venous thrombosis，DVT）。深静脉血栓形成与肺血栓栓塞症实质上为一种疾病过程在不同部位、不同阶段的表现，两者合称为静脉血栓栓塞症（venous thromboembolism，VTE）。

➢ 考点提示：肺血栓栓塞症的概念。

【流行病学】

肺血栓栓塞症和深静脉血栓形成发病率较高，病死率亦高，已经构成了世界性的重要医疗保健问题。新近资料显示，美国静脉血栓栓塞症的发病率约为 1.17/1000 人年。欧盟国家静脉血栓栓塞症的年新发病例数超过 100 万，34% 患者表现为突发性致死性肺血栓栓塞症。未经治疗的肺血栓栓塞症的病死率为 25% ～ 30%。

过去，我国医学界曾将肺血栓栓塞症视为“少见病”，但这种观念近年已发生彻底改变。随着诊断意识和检查技术的提高，诊断例数已有显著增加。住院患者中肺血栓栓塞症的比例从 1997 年的 0.26‰到 2008 年已上升至 1.45‰。尽管如此，由于肺血栓栓塞症发病和临床表现的隐匿性和复杂性，对肺血栓栓塞症的漏诊率和误诊率普遍较高，对此应当给予充分关注。

【病因】

肺血栓栓塞症栓子的来源 70% ～ 95% 是深静脉血栓脱落后随血液循环进入肺动脉及其分支。深静脉血栓以下肢深部静脉、盆腔静脉血栓形成和血栓性静脉炎的血栓脱落为常见，其他如盆腔炎、腹部手术与分娩等，为促进局部静脉血栓形成与血栓性静脉炎的重要原因。极少数血栓来自右心房或右心室，如长期心房颤动右心房的附壁血栓、心内膜炎时肺动脉瓣的赘生物等均可脱落引起肺动脉栓塞。

肺血栓栓塞症的危险因素包括任何可以导致静脉血液淤滞、静脉系统内皮损伤和血液高凝状态的因素。危险因素包括原发性和继发性两类：原发性危险因素由遗传变异引起，包括 V 因子突变、蛋白 C 缺乏、蛋白 S 缺乏和抗凝血酶缺乏等，常以反复静脉血栓形成和栓塞为主要临床表现。继发性危险因素包括骨折、创伤、手术、恶性肿瘤、口服避孕药、充血性心力衰竭、心房颤动、因各种原因的制动 / 长期卧床、长途航空或乘车旅行和高龄等。上述危险因素既可以单独存在，也可以同时存在、协同作用。年龄是独立的危险因素，随着年龄的增长，肺血栓栓塞症的发病率逐渐增高。

➢ 考点提示：肺血栓栓塞症的病因。

【病理和病理生理】

引起肺血栓栓塞症的血栓可以来源于下腔静脉径路、上腔静脉径路或右心腔，其中大部分来源于下肢深静脉，特别是从腘静脉上端到髂静脉段的下肢近端深静脉（占 50% ～ 90%）。盆腔静脉丛亦是血栓的重要来源。颈内和锁骨下静脉内插入、留置导管和静脉内化疗，使来源于上腔静脉径路的血栓较以前增多。

肺栓塞栓子的大小有很大的差异，可单发或多发，一般多部位或双侧性的血栓栓塞更为常见。一般认为栓塞更易发生于右侧和下肺叶。栓子阻塞肺动脉及其分支达一定程度后，通过机械阻塞作用，加之神经及体液因素和低氧所引起的肺动脉收缩，使肺循环阻力增加、肺动脉高压，导致右心室后负荷增高，右心室壁张力增高，继而引起右心室扩大，可出现右心功能不全，回心血量减少，静脉系统淤血；右心扩大致室间隔左移，使左心室功能受损，导致心排血量下降，可引起体循环低血压或休克；主动脉内低血压和右心房压力升高，使冠状动脉灌注压下降，心肌血流减少，特别是心室内膜下心肌处于低灌注状态，加之肺血栓栓塞症时心肌耗氧量增加，可致心肌缺血，诱发心绞痛。

肺动脉栓塞后，不仅引起血流动力学的改变，同时还可因栓塞部位的肺血流量减少，肺泡无效腔量增大；肺内血流重新分布，通气血流比例失调；右心房压升高可引起功能性闭合的卵圆孔开放，产生心内右向左分流；神经及体液因素可引起支气管痉挛；毛细血管通透性增高，间质和肺泡内液体增多或出血；栓塞部位肺泡表面活性物质分泌减少，肺泡萎陷，呼吸面积减小；肺顺应性下降，肺体积缩小并可出现肺不张；如累及胸膜，则可出现胸腔积液。以上因素导致呼吸功能不全，出现低氧血症、代偿性过度通气（低碳酸血症）或相对性低肺泡通气。

由于肺组织接受肺动脉、支气管动脉和肺泡内气体弥散等多重氧供，故肺血栓栓塞症时很少出现肺梗死。如存在基础心脏及肺疾病或病情严重，影响到肺组织的多重氧供，才有可能导致肺梗死。

【临床表现】

肺血栓栓塞症临床表现的严重程度取决于栓子的大小、数量、所致的肺栓塞范围、发作的急缓程度以及栓塞前的心脏和肺状况。

（一）症状

肺血栓栓塞症的症状多种多样，但均缺乏特异性。症状的严重程度亦有很大差别，可以从无症状、隐匿，到血流动力学不稳定，甚至发生猝死。

1．呼吸困难　呼吸困难是肺栓塞后最常见的症状，可伴有发绀。呼吸困难的程度和持续时间的长短与栓子的大小有关。栓塞较大时，呼吸困难严重且持续时间长。反复发生的小栓塞可导致多次发生突发的呼吸困难，呼吸困难的特征是呼吸浅而快速。

2．胸痛　胸痛多为钝痛，较大的栓塞可有胸部夹板感。若表现为胸骨后压迫性痛，可能为肺动脉高压或右心室缺血所致；有时胸痛可类似心绞痛，可能因冠状动脉痉挛引起供血不足所致；也可出现与呼吸有关的胸膜性疼痛。

3．晕厥　晕厥可为肺血栓栓塞症的唯一或首发症状，多由于巨大栓塞所致。晕厥与脑供血不足有关。

4．咯血　常为小量咯血，大量咯血少见。

5．休克　休克多由巨大栓塞引起，患者常烦躁不安、焦虑、出冷汗等，严重者可猝死。

6．咳嗽、心悸　患者可出现咳嗽及心悸。

各病例可出现以上症状的不同组合。临床上有时出现所谓“三联征”，即同时出现呼吸困难、胸痛及咯血，但仅见于约 20% 的患者。

（二）体征

1．呼吸系统体征　呼吸急促最常见，发绀，肺部有时可闻及哮鸣音和 / 或细湿啰音，合并肺不张和胸腔积液时出现相应的体征。

2．循环系统体征　心动过速、血压变化，严重时可出现血压下降甚至休克，颈静脉充盈或搏动，肺动脉瓣第二音亢进或分裂，三尖瓣区收缩期杂音。

3．其他　可伴发热，多为低热，少数患者有 38 ℃以上的发热。

➢ 考点提示：肺血栓栓塞症的临床表现。

【临床分型】

（一）急性肺血栓栓塞症

1．高危肺血栓栓塞症 临床上以休克和低血压为主要表现，即体循环动脉收缩压＜ 90 mmHg，或较基础值下降幅度≥ 40 mmHg，持续 15 min 以上。需除外新发生的心律失常、低血容量或其他原因所致的血压下降。

2．中危肺血栓栓塞症 血流动力学稳定，但存在右心功能不全和 / 或心肌损伤。

3．低危肺血栓栓塞症 血流动力学稳定，无右心功能不全和心肌损伤。

（二）慢性血栓栓塞性肺动脉高压

慢性血栓栓塞性肺动脉高压常表现为呼吸困难、乏力、运动耐量下降。多可追溯到呈慢性、进行性发展的肺动脉高压的相关临床表现，后期出现右侧心力衰竭。

➢ 考点提示：肺血栓栓塞症的临床分型。

【辅助检查】

肺血栓栓塞症的临床表现多样，有时隐匿，缺乏特异性，确诊需特殊检查。

（一）动脉血气分析

动脉血气分析常表现为低氧血症、低碳酸血症，肺泡 - 动脉血氧分压差（$P_{A-a}O_2$）增大，部分患者的血气结果可以正常。

（二）心电图检查

大多数病例表现有非特异性的心电图异常。最常见的改变为窦性心动过速。当有肺动脉及右心压力升高时，可出现 V_1 ～ V_4 的 T 波倒置和 ST 段异常、$S_{Ⅰ}Q_{Ⅲ}T_{Ⅲ}$征（即Ⅰ导联 S 波加深，Ⅲ导联出现 Q 波及 T 波倒置）、完全或不完全性右束支传导阻滞、肺型 P 波、电轴右偏及顺钟向转位等。对心电图改变，需进行动态观察，注意与急性冠脉综合征相鉴别。

（三）胸部 X 线检查

①肺动脉阻塞征：区域性肺纹理变细、稀疏或消失，肺野透亮度增加；②肺动脉高压征及右心扩大征：右下肺动脉干增宽或伴截断征，肺动脉段膨隆以及右心室扩大；③肺组织继发改变：肺野局部片状阴影，尖端指向肺门的楔形阴影，肺不张或膨胀不全，肺不张侧可见横膈抬高，有时合并少至中等量胸腔积液。胸部 X 线检查对鉴别其他胸部疾病有重要帮助。

（四）CT 肺动脉造影检查

CT 肺动脉造影（computed tomographic pulmonary angiography，CTPA）是目前最常用的肺血栓栓塞症确诊手段，能够准确发现段以上肺动脉内的血栓。①直接征象：肺动脉内的低密度充盈缺损，部分或完全包围在不透光的血流之间（轨道征），或者呈完全充盈缺损，远端血管不显影；②间接征象：肺野楔形密度增高影，条带状高密度区或盘状肺不张，中心肺动脉扩张及远端血管分支减少或消失。

（五）超声心动图检查

超声心动图检查在提示诊断和除外其他心血管疾患方面有重要价值。对于严重的肺血栓栓塞症病例，可以发现右心室功能障碍（右心室扩张、右心室壁局部运动幅度降低、三尖瓣反流速度增快、吸气时下腔静脉不萎陷）。若在右心房或右心室发现血栓，同时患者的临床表现符合肺血栓栓塞症，可做出诊断。超声检查偶可因发现肺动脉近端的血栓而直接确诊。

（六）血浆 D- 二聚体检测

D- 二聚体（D-dimer）是交联纤维蛋白在纤溶系统作用下产生的可溶性降解产物，为一个特异性的纤溶过程标志物，敏感性高而特异性差。急性肺血栓栓塞症时血浆 D- 二聚体升高。若其含量低于 500 μg/L，有重要的排除诊断价值。酶联免疫吸附测定（ELISA）是较为可靠的检测方法。

（七）放射性核素肺通气 / 血流灌注（V/Q）显像

放射性核素肺通气 / 血流灌注（V/Q）显像是肺血栓栓塞症的重要诊断方法。典型征象是呈肺段分布的肺血流灌注缺损，并与通气显像不匹配。一般可将显像结果分为 3 类。①高度可能：其征象为至少 2 个或更多肺段的局部灌注缺损，而该部位通气良好或胸部 X 线检查无异常；②正常或接近正常；③非诊断性异常：其征象介于高度可能与正常之间。若结果呈高度可能，具有诊断意义。

（八）磁共振成像和磁共振肺动脉造影检查

磁共振成像（magnetic resonance imaging，MRI）和磁共振肺动脉造影（magnetic resonance pulmonary angiography，MRPA）检查对段以上肺动脉内血栓的诊断敏感性和特异性均较高，可用于对碘造影剂过敏的患者。

（九）肺动脉造影检查

肺动脉造影（pulmonary angiography）检查为诊断肺血栓栓塞症的“金标准”。直接征象有肺动脉内造影剂充盈缺损，伴或不伴轨道征的血流阻断；间接征象有肺动脉造影剂流动缓慢，局部低灌注，静脉回流延迟或消失等。肺动脉造影属有创性检查技术，有发生致命性或严重并发症的可能性，故应严格掌握其适应证。

（十）下肢深静脉检查

下肢为深静脉血栓形成最多发的部位，超声检查为诊断深静脉血栓形成最简便的方法。若阳性，可以诊断深静脉血栓形成，同时对肺血栓栓塞症有重要提示意义。

➢ 考点提示：肺血栓栓塞症的常用辅助检查。

【诊断】

检出肺血栓栓塞症的关键是提高诊断意识，对有疑似表现，特别是高危人群中出现疑似表现者，应及时安排做相应检查。诊断程序一般包括疑诊、确诊、求因 3 个步骤。

（一）根据临床情况疑诊肺血栓栓塞症（疑诊）

存在危险因素，特别是多个危险因素，临床上出现不明原因的呼吸困难、胸痛、晕厥、休克，伴有单侧或双侧不对称性下肢肿胀、疼痛等，结合 X 线检查、心电图、动脉血气可疑诊。宜尽快进行 D- 二聚体检查以除外诊断，利用超声检查（包括下肢超声）协助肺血栓栓塞症诊断和排除其他疾病。

（二）对疑诊病例进一步明确诊断（确诊）

在临床表现和初步检查提示肺血栓栓塞症的情况下，应安排肺血栓栓塞症的确诊检查：CTPA、V/Q 显像、MRI 和 MRPA、肺动脉造影，其中一项阳性即可明确诊断。

（三）寻找肺血栓栓塞症的成因和危险因素（求因）

1．明确有无深静脉血栓形成　对某一病例，只要疑诊肺血栓栓塞症，无论其是否有深静脉血栓形成症状，均应进行下肢深静脉超声、放射性核素或 X 线静脉造影、CT 静脉造影（CTV）、MRI 静脉造影（MRV）、肢体阻抗容积图等检查，以帮助明确是否存在深静脉血栓形成及栓子的来源。

2．寻找发生深静脉血栓形成和肺血栓栓塞症的诱发因素　如制动、创伤、肿瘤、长期口服避孕药等。同时要注意患者有无易栓倾向，尤其是对于40岁以下的患者，复发性肺血栓栓塞症或有静脉血栓栓塞症家族史的患者，应考虑易栓症的可能性。对不明原因的肺血栓栓塞症患者，应对隐源性肿瘤进行筛查。

➢ 考点提示：肺血栓栓塞症的诊断流程。

【鉴别诊断】

（一）冠状动脉粥样硬化性心脏病（冠心病）

一部分肺血栓栓塞症患者因血流动力学变化，可出现冠状动脉供血不足，心肌缺氧，表现为胸闷、心绞痛样胸痛，心电图有心肌缺血样改变，易误诊为冠心病所致心绞痛或心肌梗死。冠心病有其自身发病特点，冠状动脉造影可见冠状动脉粥样硬化、管腔阻塞证据，心肌梗死时心电图和心肌酶水平有相应的特征性动态变化。需注意，肺血栓栓塞症与冠心病有时可合并存在。

（二）肺炎

当肺血栓栓塞症有咳嗽、咯血、呼吸困难、胸膜炎样胸痛，出现肺不张、肺部阴影，尤其同时合并发热时，易被误诊为肺炎。肺炎有相应肺部和全身感染的表现，如咳脓性痰、寒战、高热、外周血白细胞计数显著增多、中性粒细胞比例增加等，抗菌治疗疗效佳。

（三）主动脉夹层

肺血栓栓塞症可表现为胸痛，部分患者可出现休克，需与主动脉夹层相鉴别。主动脉夹层多有高血压，胸痛较剧烈，胸部X线检查常显示纵隔增宽，心血管超声和胸部CT造影检查可见主动脉夹层征象。

（四）其他原因所致的胸腔积液

肺血栓栓塞症患者可出现胸膜炎样胸痛，合并胸腔积液，需与结核、肺炎、肿瘤、心功能衰竭等其他原因所致的胸腔积液相鉴别。其他疾病有其各自临床特点，胸腔积液检查常有助于鉴别。

（五）其他原因所致的晕厥

肺血栓栓塞症有晕厥时，需与迷走反射性晕厥、脑血管性晕厥及心律失常等其他原因所致的晕厥相鉴别。

（六）其他原因所致的休克

肺血栓栓塞症所致的休克属心外梗阻性休克，表现为动脉血压低而静脉压升高，需与心源性休克、低血容量性休克、血容量重新分布性休克等相鉴别。

（七）特发性肺动脉高压等非血栓栓塞性肺动脉高压

慢性血栓栓塞性肺动脉高压（CTEPH）通常肺动脉压力高，出现右心肥厚和右侧心力衰竭，需与特发性肺动脉高压相鉴别。

➢ 考点提示：肺血栓栓塞症的鉴别诊断。

【治疗】

（一）一般治疗

对高度疑诊或确诊肺血栓栓塞症的患者，应进行严密监护，监测呼吸、心率、血压、静脉压、心电图及动脉血气的变化；卧床休息，保持排便通畅，避免用力排便，以免深静脉血栓脱落；可适当采用镇静、止痛、镇咳等相应的对症治疗。

采用经鼻导管或面罩吸氧，以纠正低氧血症。严重呼吸衰竭时，用无创面罩机械通气或气管插管通气，避免气管切开，以免影响溶栓抗凝治疗。对于出现右心功能不全但血压正常者，可使用多巴酚丁胺和多巴胺；若出现血压下降，可增大剂量或使用其他血管加压药物，如去甲肾上腺素等。

（二）溶栓治疗

溶栓治疗可迅速溶解血栓，恢复肺组织再灌注，改善右心功能，降低病死率。溶栓主要适用于 2 周内的新鲜血栓栓塞，用于高危肺血栓栓塞症患者（有明显呼吸困难、胸痛、低氧血症等），中危肺血栓栓塞症患者无禁忌证可考虑溶栓治疗，但适应证仍待确定。对于血压和右心室运动功能均正常的病例，不宜溶栓。

溶栓的时间窗一般定为 14 d 以内，但若近期有新发肺血栓栓塞症征象可适当延长。溶栓应尽可能在肺血栓栓塞症确诊的前提下慎重进行。对有明确溶栓指征的病例，宜尽早开始溶栓。

溶栓治疗的主要并发症为出血。最严重的是颅内出血，发生率 1% ～ 2%，发生者近半数死亡。用药前应充分评估出血的危险性，必要时应配血，做好输血准备。溶栓前宜留置外周静脉套管针，以方便溶栓中取血监测，避免反复穿刺血管。

溶栓治疗的绝对禁忌证：活动性内出血和近期自发性颅内出血。

相对禁忌证：2 周内大手术、分娩、器官活检或不能压迫止血部位的血管穿刺；10 d 内的胃肠道出血；15 d 内的严重创伤；1 个月内的神经外科或眼科手术；难于控制的重度高血压（收缩压＞ 180 mmHg，舒张压＞ 110 mmHg）；3 个月内的缺血性卒中；近期曾行心肺复苏；血小板计数＜ 100×10^9/L；妊娠；细菌性心内膜炎；严重肝、肾功能不全；糖尿病出血性视网膜病变；高龄（年龄＞ 75 岁）等。对于致命性大面积肺血栓栓塞症，上述绝对禁忌证亦应被视为相对禁忌证。

常用的溶栓药物：尿激酶（UK）、链激酶（SK）和阿替普酶（rt-PA）。

溶栓方案与剂量：①尿激酶负荷量 4400 U/kg，静脉注射 10 min，随后以 2200 U/（kg · h）持续静脉滴注 12 h；另可考虑 2 h 溶栓方案：20 000 U/kg，持续静脉滴注 2 h。②链激酶负荷量 250 000 U，静脉注射 30 min，随后以 100 000 U/h 持续静脉滴注 12 ～ 24 h。链激酶具有抗原性，故用药前需肌注苯海拉明或地塞米松，以防止过敏反应。链激酶 6 个月内不宜再次使用。③ rt-PA 50 mg，持续静脉滴注 2 h。

溶栓治疗后，应每 2 ～ 4 h 测定一次凝血酶原时间（PT）或活化部分凝血活酶时间（APTT），当其水平降至正常值的 1/2 时，即应启动规范的肝素治疗。

（三）抗凝治疗

抗凝治疗为肺血栓栓塞症和深静脉血栓形成的基本治疗方法，可以有效地防止血栓再形成和复发，为机体发挥自身的纤溶机制溶解血栓创造条件。常用的抗凝血药为肝素、低分子量肝素（low molecular weight heparin，LMWH）和华法林（warfarin）。

临床疑诊肺血栓栓塞症时，如无禁忌证，即应开始抗凝治疗。

抗凝治疗前，应测定 APTT、PT 及血常规（含血小板计数、血红蛋白）；应注意是否存在抗凝的禁忌证，如活动性出血、凝血功能障碍、未予控制的严重高血压等。对于确诊的肺血栓栓塞症病例，大部分禁忌证属相对禁忌证。

1．肝素　给予 2000 ～ 5000 U 或按 80 U/kg 静脉注射，继之以 18 U/（kg · h）持续静脉滴注。在开始治疗后的最初 24 h 内，每 4 ～ 6 h 测定 APTT，根据 APTT 调整剂量，尽快使 APTT 达到并维持于正常值的 1.5 ～ 2.5 倍。肝素亦可用皮下注射方式给药，一般先予静脉注射负荷量 2000 ～ 5000 U，然后按 250 U/kg 剂量，每 12 h 皮下注射一次。调节注射剂量，使注射后 6 ～ 8 h 的 APTT 达到治疗水平。

肝素应用期间，应注意监测血小板，以防出现肝素诱导的血小板减少症。若出现血小板迅速或持续降低达 30% 以上，或血小板计数＜ 100 × 10^9/L，应停用肝素。

2．低分子量肝素　根据体重给药，不同低分子量肝素的剂量不同（那屈肝素钙 86 U/kg，依诺肝素钠 1 mg/kg，达肝素钠 100 U/kg），每日 1 ～ 2 次，皮下注射，不需监测 APTT 和调整剂量。

3．华法林　在肝素开始应用后的第 1 日可加用口服抗凝血药华法林，初始剂量为 3.0 ～ 5.0 mg。由于华法林需要数日才能发挥全部作用，因此与肝素需至少重叠应用 5 d，当连续 2 d 测定的国际标准化比值（INR）达到 2.5（2.0 ～ 3.0）时，方可停用肝素，单独口服华法林治疗，应根据 INR 调节华法林的剂量。

（四）肺动脉血栓摘除术

肺动脉血栓摘除术风险大，病死率高，需要较高的技术条件，仅适用于经积极的内科治疗无效的紧急情况，如致命性肺动脉主干或主要分支堵塞的高危肺血栓栓塞症，或有溶栓禁忌证者。

（五）肺动脉导管碎解和抽吸血栓

用导管碎解和抽吸肺动脉内巨大血栓，同时还可进行局部小剂量溶栓。适应证为肺动脉主干或主要分支的高危肺血栓栓塞症并存在以下情况者：有溶栓和抗凝治疗禁忌；经溶栓或积极的内科治疗无效。

（六）放置腔静脉滤器

为防止下肢深静脉大块血栓再次脱落阻塞肺动脉，可考虑放置下腔静脉滤器。对于上肢深静脉血栓形成病例，还可应用上腔静脉滤器。置入滤器后如无禁忌证，宜长期口服华法林抗凝，定期复查有无滤器上血栓形成。

（七）慢性血栓栓塞性肺动脉高压的治疗

若阻塞部位处于手术可及的肺动脉近端，可考虑行肺动脉血栓内膜剥脱术；口服华法林 3.0 ～ 5.0 mg/d，根据 INR 调整剂量，保持 INR 为 2.0 ～ 3.0；反复下肢深静脉血栓脱落者，可放置下腔静脉滤器。

➢ 考点提示：肺血栓栓塞症的主要治疗方法及注意事项。

【预防】

对存在发生深静脉血栓形成、肺血栓栓塞症危险因素的病例，宜根据临床情况采用相应的预防措施。主要方法：①机械预防措施，包括加压弹力袜、下肢间歇序贯加压充气泵和腔静脉滤器；②药物预防措施，包括皮下注射小剂量肝素、低分子量肝素和口服华法林。对重点高危人群，应根据病情轻重、年龄、是否合并其他危险因素等来评估发生深静脉血栓形成和肺血栓栓塞症的危险性，并给予相应的预防措施。

思考题

1．医院内哪些科室的患者需警惕肺血栓栓塞症的发生？

2．目前最常用的确诊肺血栓栓塞症的辅助检查是什么？

3．大多数肺血栓栓塞症患者的治疗方法是什么？可使用哪些药物？

4．针对肺血栓栓塞症的预防，我们可以做哪些工作？

（王潇君）

第十二章

呼吸衰竭

第十二章数字资源

学习目标

通过本章内容的学习，学生应能：

识记：

1. 说出呼吸衰竭、急性呼吸窘迫综合征的定义和病因。
2. 陈述呼吸衰竭的临床表现、诊断和治疗原则。
3. 列举呼吸衰竭的分类。

理解：

1. 解释呼吸衰竭对机体的影响。
2. 分析慢性呼吸衰竭合理氧疗的临床意义。

应用：

1. 根据患者症状、体征、辅助检查结果，能初步诊断呼吸衰竭、急性呼吸窘迫综合征。
2. 根据患者病情拟定治疗计划，正确评估预后。

案例导入

某患者，男性，72 岁。反复咳嗽、咳痰、喘息 16 年，再发伴发热 1 周。患者 16 年前无明显诱因出现咳嗽、咳痰，痰为白色泡沫样痰，伴喘息，无发热、心悸。此后上述症状反复发作，多以受凉、季节变化为诱因，每年累计发病时间约 3 个月，经抗感染、止咳、平喘等治疗，病情可逐渐好转。1 周前患者因受凉再发咳嗽，咳少量黄色脓痰，轻微活动后即感喘息，伴发热，自测体温最高 39.2 ℃。外院血常规示：WBC 9.4×10^9/L，N 0.92。经抗感染治疗体温降至 37.0 ~ 38.0 ℃，但其他症状缓解不明显。本次发病以来，精神、食欲、睡眠差，需高枕卧位。吸烟 50 余年，每日 20 支，饮白酒约 40 年，每日 100 g。体格检查：体温 37.5 ℃，脉搏 99 次 / 分，呼吸 24 次 / 分，血压 135/80 mmHg。急性病容，呼吸急促，精神差，口唇轻度发绀。桶状胸，叩诊呈过清音，呼吸音稍低，双下肺可闻及散在细湿啰音，偶闻及哮鸣音。心界无扩大，心率 99 次 / 分，心律齐，各瓣膜听诊区未闻及杂音。腹部平软，肝、脾肋下未触及。双下肢无水肿。血常规：Hb 163 g/L，RBC 5.32×10^{12}/L，WBC 7.7×10^9/L，N 0.82，PLT 291×10^9/L。肝、肾功能及电解质未见异常。动脉血气分析（未吸氧）：pH 7.35，PaO_2 40 mmHg，$PaCO_2$ 51 mmHg，HCO_3^- 27.4 mmol/L，SaO_2 84%。

问题与思考：

1. 初步诊断和诊断依据是什么？应与哪些疾病相鉴别？
2. 为明确诊断，需要进一步做哪些检查？

3. 治疗原则是什么？

呼吸衰竭（respiratory failure）简称呼衰，指各种原因引起的肺通气和/或换气功能严重障碍，使静息状态下也不能维持足够的气体交换，导致低氧血症伴（或不伴）高碳酸血症，进而引起一系列病理生理改变和相应临床表现的综合征。明确诊断依靠动脉血气分析：在海平面、静息状态、呼吸空气的条件下，动脉血氧分压（PaO_2）< 60 mmHg，伴或不伴二氧化碳分压（$PaCO_2$）> 50 mmHg，可诊断为呼吸衰竭。

➢ 考点提示：呼吸衰竭的定义。

【病因】

（一）气道阻塞性病变

气管与支气管炎症、水肿、痉挛、肿瘤、异物、纤维性瘢痕等均可引起气道阻塞，导致通气血流比例失调，引发缺氧和/或二氧化碳潴留。

（二）肺组织病变

肺炎、肺气肿、大面积肺不张、重症肺结核、弥漫性肺间质纤维化、肺水肿、尘肺等均可导致有效弥散面积减小、肺顺应性减低、通气血流比例失调、引发缺氧和/或二氧化碳潴留。

（三）肺血管病变

肺血栓栓塞症、脂肪栓塞、肺血管炎、多发性微血栓形成等可引起通气血流比例失调，或部分静脉血未经肺氧合而直接进入肺静脉，导致呼吸衰竭。

（四）心脏疾病

各种严重心脏瓣膜疾病、缺血性心脏病、心包疾病、心肌病等均可导致通气和换气功能障碍，引发缺氧和/或二氧化碳潴留。

（五）胸廓与胸膜病变

胸廓外伤、畸形、手术创伤、大量气胸或胸腔积液等影响胸廓活动和肺扩张，造成通气减少、吸入气体分布不匀，导致肺通气与换气功能障碍，引起急、慢性呼吸衰竭。

（六）神经及肌肉疾病

急性脑血管疾病、脑炎、脑外伤、脊髓灰质炎以及多发性神经炎等中枢或周围神经系统疾病，化学药物及毒物中毒，重症肌无力，电击，严重低钾血症等均可直接或间接地抑制呼吸中枢或造成呼吸肌无力、疲劳、麻痹而导致呼吸动力下降，进而引起肺通气不足。

➢ 考点提示：导致呼吸衰竭的常见病因。

【分类】

呼吸衰竭通常可按发病急缓、动脉血气分析和发病机制进行分类。

（一）按发病急缓分类

1. 急性呼吸衰竭　患者既往无呼吸道疾病，由于突发因素（如电击、溺水等），呼吸功能突然衰竭，在短时间内出现危及生命的进行性加重的动脉血气分析指标及酸碱平衡的严重紊乱，需紧急救治。

2. 慢性呼吸衰竭　慢性呼吸衰竭多见于各种慢性呼吸系统疾病，如慢性阻塞性肺疾病、重度肺结核等，患者呼吸功能损害逐渐加重，临床上表现为慢性缺氧、红细胞代偿性增多、

pH 轻微下降等症状。当慢性呼吸衰竭急性加重时，也可在短时间内出现严重的缺氧和 / 或二氧化碳潴留，导致患者死亡。

（二）按动脉血气分析分类

1．低氧血症型呼吸衰竭 $PaO_2 < 60$ mmHg，$PaCO_2$ 正常或略低，主要见于肺换气功能障碍。

2．高碳酸血症型呼吸衰竭 $PaO_2 < 60$ mmHg，同时 $PaCO_2 > 50$ mmHg，主要因肺泡有效通气量不足导致。

（三）按发病机制分类

按发病机制分类，呼吸衰竭可分为通气性呼吸衰竭和换气性呼吸衰竭，也可分为泵衰竭（pump failure）和肺衰竭（lung failure）。当驱动或制约呼吸运动的中枢神经系统、外周神经系统、神经及肌肉组织（包括神经肌肉接头和呼吸肌）以及胸廓等功能出现障碍时所引起的呼吸衰竭，称为泵衰竭。泵衰竭主要引起通气功能障碍，表现为高碳酸血症型呼吸衰竭。气道阻塞、肺组织和肺血管病变所造成的呼吸衰竭称为肺衰竭。肺组织和肺血管病变常引起换气功能障碍，表现为低氧血症型呼吸衰竭。但严重的气道阻塞性疾病（如慢性阻塞性肺疾病）可引起通气功能障碍，造成高碳酸血症型呼吸衰竭。

➢ 考点提示：呼吸衰竭的分类。

【发病机制和病理生理】

（一）缺氧和二氧化碳潴留的发生机制

1．肺通气不足 正常成人在静息状态下有效肺泡通气量约为 4 L/min 才能维持正常的肺泡氧分压（PaO_2）和二氧化碳分压（$PaCO_2$）。肺泡通气量减少会引起 PaO_2 下降和 $PaCO_2$ 上升，从而引起缺氧和二氧化碳潴留。

2．弥散障碍 由于氧和二氧化碳通过肺泡膜的能力相差很大，氧的弥散力仅为二氧化碳的 1/20。病理状态下，弥散障碍主要影响氧交换，产生以缺氧为主的呼吸衰竭。

3．通气血流比例失调 肺泡通气与周围毛细血管血流的比例必须协调，才能保证有效的气体交换。正常情况下，肺泡通气量（V）是 4 L/min，肺血流量（Q）约为 5 L/min，故 V/Q 比值约为 0.8。当通气量大于肺血流量，通气血流比例增大，肺泡通气没有足够的血流交换，造成无效腔通气，如肺栓塞、肺气肿等。当血流量较通气量增加时，通气血流比例减小，部分未经氧合的静脉血（肺动脉血）流入动脉血（肺静脉血）中形成肺动静脉样分流，如肺炎、肺不张、肺水肿等。通气血流比例失调主要引起低氧血症，严重的通气血流比例失调也可导致二氧化碳潴留。

4．肺动静脉解剖分流增加 未经氧合的静脉血与含氧的动脉血混合（正常情况下只占分流比例的 2% ～ 3%），可导致 PaO_2 降低，引起顽固的低氧血症，由分流引起的低氧血症很难通过吸氧得到纠正。

5．耗氧量增加 发热、寒战、抽搐和呼吸困难时耗氧量增加，加重缺氧。若耗氧量增加的同时，患者出现通气功能障碍，则会导致严重的低氧血症。

（二）缺氧和二氧化碳潴留对机体的影响

缺氧和二氧化碳潴留能够影响全身各系统和器官的代谢、功能甚至使组织结构发生变化。通常先引起各系统和器官的功能和代谢发生一系列代偿性反应，以改善组织的供氧，调节酸碱平衡和适应内环境的改变。当呼吸衰竭进入严重阶段时，则出现代偿不全，表现为各系统和器官严重的功能和代谢紊乱，直至衰竭。

1．对中枢神经系统的影响　脑组织耗氧量大，占全身耗氧量的 1/5 ~ 1/4。大脑皮质神经元细胞对缺氧最为敏感，通常完全停止供氧 4 ~ 5 min 即可引起不可逆的脑损害。轻度缺氧可引起注意力不集中、智力减退；中度和重度缺氧可引起头痛、定向力和记忆力障碍、精神错乱、嗜睡甚至意识丧失和昏迷。

二氧化碳潴留使脑脊液 H^+ 浓度增加，影响脑细胞代谢，降低脑细胞兴奋性，抑制皮质活动；但轻度的 CO_2 增加能够兴奋皮质，引起精神兴奋、烦躁不安等症状。随着潴留的加重，中枢神经处于麻醉状态，表现为嗜睡、昏迷、抽搐和呼吸抑制等。缺氧和二氧化碳潴留均可加重脑水肿、颅内压增高和神经细胞的损伤。

2．对循环系统的影响　轻度缺氧和二氧化碳潴留可使心率增快、心肌收缩力增强、心排血量增加。严重缺氧和二氧化碳潴留可引起心率变慢、心肌收缩力下降、心排血量减少、心律失常，甚至心脏停搏。缺氧可引起肺小动脉收缩、肺动脉高压，长期肺动脉高压引起右心负荷加重，导致肺源性心脏病。

3．对呼吸系统的影响　缺氧时，位于颈动脉体和主动脉弓的外周化学感受器可产生兴奋，刺激呼吸中枢，加强呼吸运动。此反应在 $PaO_2 < 60$ mmHg 时明显，表现为呼吸频率和肺通气量增加。当 $PaO_2 < 30$ mmHg 时，抑制作用大于兴奋作用，表现为呼吸抑制。

CO_2 是呼吸中枢兴奋剂，当 $PaCO_2$ 增高时，呼吸加深、加快，增加通气量。但长时间严重的二氧化碳潴留会造成中枢化学感受器对 CO_2 的刺激作用发生适应和耐受；当 $PaCO_2 > 80$ mmHg 时，会对呼吸中枢产生抑制和麻醉效应，此时呼吸运动主要依靠低氧血症对外周化学感受器的刺激来维持。因此对这种患者进行氧疗时，氧浓度应小于 35%，如吸入高浓度氧会解除低氧血症对呼吸的刺激，造成呼吸抑制。

4．对肾功能的影响　缺氧可引起肾血管收缩、肾血流量减少，导致肾功能不全，多为功能性。只要纠正缺氧，肾功能可较快恢复正常。

5．对消化系统的影响　缺氧可使胃壁血管收缩，二氧化碳潴留可使胃酸分泌过多，出现胃肠黏膜糜烂、溃疡甚至出血。缺氧还可引起肝血管收缩、肝细胞变性，导致肝功能损害。随着缺氧的改善，多可恢复正常。

6．对酸碱平衡和电解质代谢的影响　肺通气、弥散和肺循环功能障碍引起肺泡换气减少，血 $PaCO_2$ 增高（> 45 mmHg）、pH 下降（< 7.35）、H^+ 浓度升高（> 45 mmol/L），导致呼吸性酸中毒。早期可出现血压升高，中枢神经系统受累，如躁动、嗜睡、精神错乱、扑翼样震颤等。血 pH 取决于 HCO_3^- 和 H_2CO_3 的比值，前者靠肾调节（需 1 ~ 3 d），后者靠呼吸调节（仅需数小时），因此急性呼吸衰竭时二氧化碳潴留使血 pH 迅速下降。在持续、严重的缺氧患者体内，组织和细胞能量代谢受到抑制，乳酸和无机磷产生增多，导致代谢性酸中毒。此时患者表现为呼吸性酸中毒合并代谢性酸中毒，可引起意识障碍，血压下降，心律失常，乃至心脏停搏。由于能量不足，钠泵功能障碍，K^+ 由细胞内转移至细胞外，Na^+ 和 H^+ 进入细胞内，造成细胞内酸中毒和高钾血症。

慢性呼吸衰竭时，二氧化碳潴留发展较慢，肾通过减少 HCO_3^- 的排出维持 pH 正常。但体内 CO_2 长期增高，HCO_3^- 也持续维持在较高水平，导致呼吸性酸中毒合并代谢性碱中毒，当 HCO_3^- 持续增加时，血中 Cl^- 相应降低，产生低氯血症。此外，在呼吸性酸中毒的基础上大量使用利尿药，而 K^+ 补充不足，也会合并代谢性碱中毒的发生。

➢ 考点提示：呼吸衰竭的发病机制及对机体的影响。.

第一节 慢性呼吸衰竭

慢性呼吸衰竭是由慢性呼吸系统疾病（如慢性阻塞性肺疾病等）所引起的呼吸功能障碍逐渐加重而发生的摄取氧和/或清除二氧化碳功能异常的综合征。由于机体的代偿适应，尚能从事轻度工作和日常活动时称代偿性慢性呼吸衰竭。当并发呼吸道感染等导致呼吸功能急剧恶化，代偿功能丧失，出现严重缺氧和二氧化碳潴留及代谢紊乱时称失代偿性慢性呼吸衰竭，以高碳酸血症型呼吸衰竭最常见。

【病因】

慢性呼吸衰竭多由支气管和肺疾病引起，如慢性阻塞性肺疾病、严重肺结核、肺间质纤维化、尘肺等。胸廓和神经肌肉病变（如胸部手术、外伤、广泛胸膜增厚、胸廓畸形等）也可导致慢性呼吸衰竭。

【临床表现】

除引起慢性呼吸衰竭原发病的症状和体征外，主要表现为缺氧和二氧化碳潴留所引起的呼吸困难和多器官功能紊乱。

（一）呼吸困难

慢性阻塞性肺疾病所致的呼吸困难开始只表现为呼吸费力伴呼气延长，严重时则为浅快呼吸，随着 $PaCO_2$ 的不断升高导致 CO_2 麻醉时，呼吸模式可转变为浅慢呼吸或潮式呼吸。

（二）发绀

发绀是缺氧的典型表现。当动脉血氧饱和度（SaO_2）低于90%时，可在血流丰富、色素沉着少、皮肤较薄的口唇和指甲部位出现发绀。另外，因发绀主要取决于血液中还原血红蛋白的浓度，故红细胞增多者发绀更明显，而严重贫血者则不明显或不出现发绀。此外，发绀还受皮肤色素及心功能的影响。

（三）精神及神经症状

慢性缺氧者多有智力或定向功能障碍。伴二氧化碳潴留时，则出现中枢抑制之前的失眠、昼夜颠倒、烦躁不安、谵妄等兴奋症状，此时忌用镇静药或催眠药，应迅速改善患者的通气状态，以免加重二氧化碳潴留，诱发肺性脑病，表现为神志淡漠、肌阵挛或扑翼样震颤、间歇抽搐、昏睡、昏迷、腱反射减轻或消失、锥体束征阳性等。

（四）循环系统症状

因长期缺氧引起肺小动脉增生、肥厚、收缩，肺动脉阻力增加；同时缺氧又使红细胞体积和数量增加，血液黏稠度增高，最终导致肺动脉高压，使右心室后负荷加重；缺氧还使心肌纤维化或硬化，最后发展成右侧心力衰竭。二氧化碳潴留使外周浅表静脉充盈、皮肤红润、温暖多汗、血压升高，心率加快，因脑血管扩张可出现搏动性头痛。

（五）消化道和泌尿系统症状

由于缺氧使胃肠道黏膜充血、水肿、糜烂、渗血，严重者可发生应激性溃疡引起上消化道出血。严重呼吸衰竭可引起肝、肾功能异常，出现谷丙转氨酶（ALT）、血尿素氮升高。

➢ 考点提示：慢性呼吸衰竭的临床表现。

【诊断】

（一）病史

1．有引起慢性呼吸衰竭的原发病，尤以慢性阻塞性肺疾病最多见，且常合并慢性肺源性心脏病。

2．呼吸道感染是导致失代偿性慢性呼吸衰竭最重要的直接诱因。

（二）临床特点

缺氧和二氧化碳潴留所引起的呼吸困难和多器官功能紊乱。

（三）动脉血气分析

动脉血气分析是确诊慢性呼吸衰竭及判断病情严重程度最重要的依据。

知识链接

动脉血气分析常用指标

1. pH：正常值 7.35 ~ 7.45。pH 低于 7.35 为失代偿性酸中毒，pH 大于 7.45 为失代偿性碱中毒。但 pH 的异常并不能说明酸碱失衡是代谢性还是呼吸性；pH 在正常范围也不能说明没有酸碱失衡。

2. 动脉血氧分压（PaO_2）：是血液中物理溶解的氧分子所产生的压力，是决定血氧饱和度的重要因素，是反映机体氧合状态的重要指标。动脉血氧分压正常值 95 ~ 100 mmHg。PaO_2 < 60 mmHg 可诊断为呼吸衰竭。

3. 动脉血氧饱和度（SaO_2）：是动脉血氧与血红蛋白结合的程度，正常值为 95% ~ 98%。SaO_2 作为缺氧指标不如 PaO_2 灵敏。

4. 动脉血二氧化碳分压（$PaCO_2$）：是物理溶解在动脉血中的 CO_2 分子产生的压力。它是判断呼吸性酸碱失衡的重要指标，亦是衡量肺泡通气的可靠指标。正常值为 35 ~ 45 mmHg，$PaCO_2$ > 45 mmHg 提示通气不足。通气不足可以是原发性呼吸性酸中毒，也可以是由于代谢性碱中毒代偿而引起的继发性改变。如 $PaCO_2$ < 35 mmHg，提示通气过度，可以是原发性呼吸性碱中毒，也可以是代谢性酸中毒代偿而引起的继发性改变。当 $PaCO_2$ > 50 mmHg 时，可结合 PaO_2 < 60 mmHg 诊断为高碳酸血症型呼吸衰竭。

5. 标准碳酸氢盐（SB）：正常值 22 ~ 27 mmol/L，为判断代谢性酸碱中毒的指标。代谢性酸中毒患者 SB 降低，代谢性碱中毒时则 SB 升高。

6. 实际碳酸氢盐（AB）：受代谢和呼吸两个方面因素的影响。它和二氧化碳结合力的差别主要是 AB 反映动脉血浆的值，二氧化碳结合力是用静脉血浆测定的。AB 的正常值同 SB，但 AB 与 SB 的差值能反映呼吸因素对酸碱平衡的影响。正常人 AB=SB。患者有 CO_2 贮积时，AB > SB，指示呼吸性酸中毒；患者有 CO_2 呼出过多即通气过度时，AB < SB，指示呼吸性碱中毒。AB=SB < 正常值，代谢性酸中毒。AB=SB > 正常值，代谢性碱中毒。

7. 缓冲碱（BB）：正常值 45 ~ 55 mmol/L。代谢性碱中毒时增高，代谢性酸中毒时减低。

8. 剩余碱（BE）：正常值 –3 ~ +3 mmol/L。代谢性酸中毒，BE 负值增大。代谢性碱中毒，BE 正值增大。

➤ 考点提示：慢性呼吸衰竭的诊断及动脉血气分析常用指标的应用。

【治疗】

应根据患者是否有缺氧和二氧化碳潴留，酸中毒的程度，以及与病死率密切相关的心血管疾病、肾功能不全等多种因素，决定采取何种治疗措施。

（一）治疗原则

①保持呼吸道通畅；②合理氧疗，纠正缺氧；③积极治疗原发病及去除诱因；④纠正电解质代谢紊乱及酸碱失衡；⑤密切观察病情变化，检查机械通气设备的使用情况。

（二）治疗措施

1．一般治疗　①休息：严重者应卧床休息。但长期右侧心力衰竭卧床休息者，应注意经常主动或被动活动下肢，以防止静脉血栓形成；②饮食：给予富含蛋白质和维生素的易消化饮食，并注意少食多餐、避免过饱，伴有心力衰竭者应还应注意低盐饮食；③密切观察病情变化：注意体温、呼吸（频率、节律、胸腹矛盾呼吸的出现）、脉搏、血压、皮肤颜色、神志及尿量的变化，定期进行血气分析和监测潮气量变化；④积极、有效地进行对症处理。

2．保持呼吸道通畅　在氧疗和改善通气之前，必须保持呼吸道通畅，常用的方法有：①若患者昏迷，应使其处于仰卧位，头后仰，托起下颌并将口打开；②清除气道内分泌物及异物；③若以上方法不能奏效，必要时应建立人工气道；④若患者有支气管痉挛，则需积极使用支气管扩张药，可选用 β_2 肾上腺素受体激动药、抗胆碱药、糖皮质激素或茶碱类药物等。

3．合理氧疗　当患者气道通畅后，必须尽快纠正缺氧，使 PaO_2 迅速提高到 60 mmHg 以上或动脉血氧饱和度（SaO_2）大于 90%。氧疗时应注意吸氧浓度：①低氧血症型呼吸衰竭时主要是氧合功能障碍而通气功能基本正常，可给予较高浓度（> 35%）的吸氧，以迅速缓解低氧血症；②高碳酸血症型呼吸衰竭患者，为维持呼吸运动，只能采用持续低浓度吸氧（< 35%）。

4．正压机械通气　慢性阻塞性肺疾病急性加重应用无创机械通气能维持必要的肺泡通气量，降低 $PaCO_2$，改善肺的气体交换功能，使呼吸肌得以休息，有利于恢复呼吸肌的功能。

5．抗感染　慢性呼吸衰竭急性加重的常见诱因是呼吸道感染，故病因治疗首先是根据敏感致病菌选用有效抗生素，积极控制感染。

6．呼吸兴奋药　在保持呼吸道全面通畅的前提下，对以呼吸中枢抑制为主、通气量不足所引起的呼吸衰竭患者可使用呼吸兴奋药。常用阿米三嗪 50 ～ 100 mg，每日 2 次。

7．纠正电解质代谢紊乱及酸碱平衡失调　慢性呼吸衰竭时患者常有二氧化碳潴留，易导致呼吸性酸中毒，呼吸性酸中毒的发生多为慢性过程，机体常以增加碱储备来代偿，以使 pH 维持在相对正常水平。当以机械通气等方法较为迅速地纠正呼吸性酸中毒时，原已增加的碱储备会使 pH 升高，造成对机体的严重危害，故在纠正呼吸性酸中毒的同时，还应同时注意纠正潜在的代谢性碱中毒，通常给予患者盐酸精氨酸以补充 Cl^- 和 K^+。

➢ 考点提示：慢性呼吸衰竭的治疗原则，氧疗时的注意事项。

【预防】

应加强慢性肺疾病的防治，防止肺功能逐渐恶化和呼吸衰竭的发生。对已有慢性呼吸衰竭的患者，应注意预防呼吸道感染。

第二节　急性呼吸衰竭

【病因】

呼吸系统疾病如严重呼吸系统感染、急性呼吸道阻塞性病变、重度或危重哮喘、各种原因引起的急性肺水肿、肺血管疾病、胸廓外伤或手术损伤、自发性气胸和急剧增加的胸腔积液，导致肺通气和 / 或换气障碍；急性颅内感染、颅脑外伤、脑血管疾病（脑出血、脑梗死）等直接或间接抑制呼吸中枢；脊髓灰质炎、重症肌无力、有机磷中毒及颈椎外伤等可损伤神经肌肉传导系统，引起通气不足，上述各种原因均可造成急性呼吸衰竭。

> 考点提示：急性呼吸衰竭的病因。

【临床表现】

急性呼吸衰竭的临床表现与慢性呼吸衰竭大致相似。

（一）呼吸困难

呼吸困难是呼吸衰竭最早出现的症状。多数患者有明显的呼吸困难，可表现为呼吸频率、节律和幅度的改变。较早表现为呼吸频率增快，病情加重时出现呼吸困难，辅助呼吸肌活动加强，如三凹征。中枢性疾病或中枢神经抑制性药物所致的呼吸衰竭，表现为呼吸节律改变，如潮式呼吸、比奥呼吸等。

（二）发绀

发绀是缺氧的典型表现。

（三）神经精神症状

急性缺氧可出现精神错乱、躁狂、昏迷、抽搐等症状。如合并急性二氧化碳潴留，可出现嗜睡、淡漠、扑翼样震颤，以至呼吸骤停。

（四）循环系统表现

多数患者有心动过速；严重低氧血症、酸中毒可引起心肌损害，亦可引起周围循环衰竭、血压下降、心律失常、心搏停止。

（五）消化和泌尿系统表现

严重呼吸衰竭对肝、肾功能都有影响，部分病例可出现谷丙转氨酶与血浆尿素氮升高；个别病例可出现蛋白尿、血尿和管型尿。因胃肠道黏膜屏障功能损伤，导致胃肠道黏膜充血、水肿、糜烂、渗血或应激性溃疡，引起上消化道出血。

> 考点提示：急性呼吸衰竭的临床表现。

【诊断】

除原发疾病、缺氧及二氧化碳潴留导致的临床表现外，呼吸衰竭的诊断主要依靠血气分析。而结合肺功能、胸部影像学和纤维支气管镜等检查对于明确呼吸衰竭的原因至关重要。

【治疗】

急性呼吸衰竭时，机体往往来不及代偿，所以需要及时救治。①保持呼吸道通畅：出现呼吸停止时，立即进行现场抢救，通畅呼吸道是救治急性呼吸衰竭的必要条件。②氧疗：呼吸道通畅后，应立即给予高浓度吸氧，以迅速改善组织缺氧，这是抢救成功的关键，但要避免长时间吸入高浓度氧造成氧中毒而发生肺损伤。③病因治疗：在急性呼吸衰竭抢救的同时，针对不同病因采取相应措施，此是治疗的根本。④其他脏器支持治疗：加强对重要脏器功能的监测，及时处理消化道出血、肾衰竭等。

第三节　急性呼吸窘迫综合征

急性呼吸窘迫综合征（acute respiratory distress syndrome，ARDS）是指由各种肺内和肺外致病因素导致的急性弥漫性肺损伤和进行性缺氧性呼吸衰竭。急性呼吸窘迫综合征不是一个独立的疾病，作为连续的病理过程，其早期阶段为急性肺损伤（acute lung injury，ALI），重度的 ALI 即急性呼吸窘迫综合征（急性呼吸窘迫综合征是急性肺损伤病情较严重的后期阶段）。2012 年，急性呼吸窘迫综合征柏林定义取消了急性肺损伤命名，将本病统一称为急性呼吸窘迫综合征，急性肺损伤相当于轻症的急性呼吸窘迫综合征。其临床表现为呼吸窘迫、顽固性低氧血症，后期常并发多脏器功能衰竭。急性呼吸窘迫综合征病死率很高，是临床常见的急、重症之一。

➤ 考点提示：急性呼吸窘迫综合征的定义。

【病因与发病机制】

（一）病因

根据在肺损伤中的作用，导致急性呼吸窘迫综合征的原发病或高危因素可分为两类。

1．直接肺损伤因素　严重肺感染（包括细菌、病毒和囊虫感染），胃内容物吸入，肺挫伤，吸入有毒气体，溺水，氧中毒等。

2．间接肺损伤因素　脓毒症，严重的非胸部创伤，急诊大量输血，重症胰腺炎，体外循环，弥散性血管内凝血（disseminated intravascular coagulation，DIC）等。

➤ 考点提示：急性呼吸窘迫综合征的病因。

（二）发病机制

急性呼吸窘迫综合征发病机制目前尚未明确。除有些致病因素对肺泡膜的直接损伤外，急性呼吸窘迫综合征的本质是多种炎症细胞（巨噬细胞、中性粒细胞、血小板）及其释放的炎性介质和细胞因子间接介导的肺炎症反应。急性呼吸窘迫综合征是全身炎症反应综合征（systemic inflammatory response syndrome，SIRS）的肺部表现。

【病理和病理生理】

（一）病理

急性呼吸窘迫综合征的主要病理改变是肺广泛性充血、水肿和肺泡内透明膜形成。病理过程可分为 3 个阶段：渗出期、增生期和纤维化期，三个阶段常重叠存在。急性呼吸窘迫综合征肺组织的大体表现为肺呈暗红或暗紫红的肝样变，可见水肿、出血，重量明显增加，切面有液体渗出，故有“湿肺”之称。显微镜下可见肺微血管充血、出血、微血栓形成，肺间质和肺泡内有富含蛋白质的水肿液及炎症细胞浸润。约经 72 h 后，由凝结的血浆蛋白、细胞碎片、纤维素及残余的肺泡表面活性物质混合形成透明膜，伴灶性或大片肺泡萎陷。可见 I 型肺泡细胞受损、坏死。经 1 ～ 3 周以后，逐渐过渡到增生期和纤维化期。可见 Ⅱ 型肺泡细胞、成纤维细胞增生和胶原沉积。部分肺泡的透明膜经吸收消散而修复，亦可有部分形成纤维化。急性呼吸窘迫综合征患者容易合并肺部继发感染，可形成肺小脓肿等炎症改变。

（二）病理生理

由于肺毛细血管内皮细胞和肺泡细胞损伤，肺泡膜通透性增加，引起肺间质和肺泡水肿；肺泡表面活性物质减少，导致小气道陷闭和肺泡萎陷不张。肺水肿和肺不张在肺内呈“不均一”分布，由于肺水肿和肺泡萎陷，使功能残气量和有效参与气体交换的肺泡数量减少，从而引起严重通气血流比例失调、肺内分流和弥散障碍，造成顽固性低氧血症和呼吸窘迫。

【临床表现】

急性呼吸窘迫综合征多于原发病起病后 72 h 内发生，几乎不超过 7 d。除原发病的相应症状和体征外，典型的症状为突发的呼吸频率加快、极度呼吸困难（特点是呼吸深快、费力，患者常感到胸廓紧束、严重憋气，即呼吸窘迫）；不同程度的咳嗽、少痰，晚期可咳出典型的血水样痰；极度烦躁不安，出汗，有顽固性低氧血症（即不断提高吸氧浓度，甚至吸入纯氧或间歇正压给氧亦难以纠正的缺氧），可表现为神志恍惚或淡漠。体征：早期呼吸频率加快，随病情进展，出现"三凹征"，口唇、甲床发绀；晚期肺部闻及支气管呼吸音、细小水泡音。

➢ 考点提示：急性呼吸窘迫综合征的临床表现。

【辅助检查】

（一）X线检查

早期胸部X线检查可无异常或仅见边缘模糊的肺纹理增多。继之出现斑片状以至融合成大片状的浸润阴影，大片阴影中可见支气管充气征。其演变过程符合肺水肿的特点，快速多变；后期可出现肺间质纤维化的改变。

（二）动脉血气分析

典型的改变为 PaO_2 降低，$PaCO_2$ 降低，pH 升高。氧合指数是动脉血氧分压和吸入气氧浓度的比值，通常以 PaO_2/FiO_2 表示。氧合指数降低是诊断急性呼吸窘迫综合征的必要条件，正常值为 400 ～ 500 mmHg，急性呼吸窘迫综合征时≤ 300 mmHg。

➢ 考点提示：急性呼吸窘迫综合征的辅助检查结果分析。

【诊断与鉴别诊断】

（一）诊断标准

根据急性呼吸窘迫综合征柏林定义，满足以下 4 项条件才可诊断为急性呼吸窘迫综合征。

1．明确诱因下，1 周内出现的急性或进展性呼吸困难。

2．胸部 X 线检查 / 胸部 CT 显示双肺浸润影，不能完全用胸腔积液、肺叶 / 全肺不张和结节影解释。

3．呼吸衰竭不能完全用心力衰竭和液体负荷过重解释。如果临床没有危险因素，需要用客观检查（如超声心动图）来评价心源性肺水肿。

4．低氧血症，根据氧合指数确立急性呼吸窘迫综合征诊断，按严重程度分为轻度、中度和重度 3 种。

1）轻度：200 mmHg ＜ PaO_2/FiO_2 ≤ 300 mmHg。

2）中度：100 mmHg ＜ PaO_2/FiO_2 ≤ 200 mmHg。

3）重度：PaO_2/FiO_2 ≤ 100 mmHg。

➢ 考点提示：急性呼吸窘迫综合征的诊断标准。

（二）鉴别诊断

急性呼吸窘迫综合征的突出临床征象为肺水肿和呼吸困难，因此临床必须与相关疾病进行鉴别诊断。如心源性肺水肿，根据其基础心脏病的病史、体征，咳大量粉红色泡沫样痰，卧位时呼吸困难加重，两肺湿啰音多在肺底部，对强心、利尿等治疗效果较好等不难鉴别。此外，急性呼吸窘迫综合征还须与大面积肺不张、大量胸腔积液、弥漫性肺泡出血等鉴别。

【治疗】

急性呼吸窘迫综合征是一种危重症疾病，需积极处理。目前治疗急性呼吸窘迫综合征的主要方法有以下几种。

（一）积极治疗原发病

针对原发病采取有效的措施，如纠正休克，应用有效抗菌药物积极控制感染等。在治疗过程中，应动态监测呼吸、循环、水、电解质、酸碱平衡及基础疾病。

（二）氧疗

在保证 PaO_2 迅速提高到 60 mmHg 或血氧饱和度达 90% 以上的前提下，尽量降低吸氧浓度。低氧血症型呼吸衰竭的主要问题为氧合功能障碍而通气功能正常，所以高浓度给氧不会引起二氧化碳潴留。对于高碳酸血症型呼吸衰竭，需要将给氧浓度调到达到上述氧合目标的最低值。

（三）机械通气治疗

机械通气治疗是纠正缺氧的主要措施。鼻塞（导管）和面罩吸氧大多无效，当 $FiO_2 > 0.50$，$PaO_2 < 60$ mmHg，动脉血氧饱和度 $< 90\%$ 时，应给予机械通气。目前，治疗急性呼吸窘迫综合征的机械通气推荐采用肺保护性通气策略，主要措施包括合适水平的呼气末正压通气（PEEP）和小潮气量。

（四）加强液体管理

液体管理是急性呼吸窘迫综合征治疗的重要环节。对于急性期患者，应保持较低的血管内容量，予以液体负平衡，一般在血压稳定的基础上，出入液量宜保持负平衡（–500 ml/d）。此期不宜应用胶体液，以免其通过渗透性增加的肺泡毛细血管膜，在肺泡和间质聚积，加重肺水肿。可酌情用利尿药以减轻肺水肿。

（五）营养支持

患者机体处于高代谢状态，应补充足够的营养。提倡全胃肠外营养，能保护胃肠黏膜，防止肠道菌群移位，还能减少静脉营养引起感染和血栓形成等并发症的发生。

（六）其他治疗

糖皮质激素、肺泡表面活性物质替代治疗、吸入一氧化氮等疗效尚不明确。

➢ 考点提示：急性呼吸窘迫综合征的治疗措施。

【预后】

急性呼吸窘迫综合征的病死率为 26% ～ 44%。预后与原发病和疾病的严重程度相关。老年患者、继发于感染中毒症者、免疫力低下合并感染的患者预后差。有效的治疗策略和措施是降低病死率、改善预后的关键因素。急性呼吸窘迫综合征存活者大部分肺能完全恢复，部分遗留肺纤维化。

思考题

1．低氧血症型呼吸衰竭、高碳酸血症型呼吸衰竭分别常见于哪些疾病？

2．慢性呼吸衰竭的治疗原则是什么？

3．如何对急性呼吸窘迫综合征进行诊断？

（王潇君）

第三篇

循环系统疾病

第十三章

循环系统疾病概论

第十三章数字资源

思政之光

学习目标

通过本章内容的学习，学生应能：

识记：

1. 说出循环系统的解剖结构以及生理特点。
2. 列举循环系统疾病的诊断方法和步骤。

理解：

1. 概括循环系统疾病的常见症状和体征。
2. 分析循环系统疾病常用的辅助检查项目以及临床意义。

应用：

1. 根据患者的病史、临床表现和各项辅助检查做出初步诊断。
2. 能根据病情拟定治疗计划，正确评估预后。会对患者进行健康教育。
3. 传承祖国医学“上医治未病”的精神，积极预防高血压、冠心病等慢性疾病。

循环系统由心脏、血管以及调节血液循环的神经及体液装置等组成，对维持机体正常新陈代谢起着重要的作用。其功能是为全身组织、器官输送血液，并通过血液将氧、营养物质和激素等供给组织，并将组织代谢废物运走。心肌细胞和血管内皮细胞具有分泌心房钠尿肽、内皮素、内皮源性舒张因子等活性物质的功能，对血管舒缩、高血压发生及血管增殖具有重要意义。

循环系统疾病（circulatory disease）也称心血管疾病。根据发病部位，可分为心脏疾病和血管系统疾病。根据发病原因，可分为先天性心血管病（简称先心病）和后天性心血管疾病。后者更常见，主要有：①冠状动脉粥样硬化性心脏病（简称冠心病）；②风湿性全心炎和风湿性心脏病；③肺源性心脏病（简称肺心病）；④高血压心脏病（简称高心病）；⑤心肌病与心肌炎、心包炎等。其他还有内分泌紊乱、营养代谢障碍、贫血、自主神经功能失调等累及心脏所引起的心血管疾病。

在我国，心血管疾病为常见病，病死率居临床首位，同时还有较高的致残率，严重危害着人民的身体健康。因此，积极研究并掌握循环系统疾病的防治知识具有重要意义。

【解剖及生理要点】

（一）心脏

心脏是循环系统的中心，它是一个中空的肌性器官，位于胸膜腔中纵隔内偏左侧，外面裹以心包。心脏外形呈一倒置的前后略扁的圆锥形结构，有心底、心尖、胸肋面、膈面，左、右、下三个缘，前面大部分被胸膜及肺遮盖；后面与气管、食管、迷走神经及胸主动脉相邻；两侧为肺；下面为横膈。其所在的位置相当于第二至第六肋软骨或第五至第八胸椎之间的范围。整个心脏 2/3 偏于身体正中线的左侧。

心脏是循环系统的动力器官，由于其有节奏地收缩与舒张，才能使血液循环维持正常。成人心脏有4个腔：左、右心房与左、右心室。左、右心房之间为房间隔，左、右心室之间为室间隔，房、室之间有房室瓣，左心为二尖瓣，右心为三尖瓣，均通过腱索与乳头肌相连。心室射血主要靠心室肌的收缩来完成，心脏的收缩功能已较早地为人们所熟知。而心室舒张功能近年来才引起重视，决定心室舒张功能有3个因素：①心室主动松弛，此与肌浆网摄取Ca^{2+}的能力、游离Ca^{2+}水平降低速度有关；②室壁的顺应性；③心肌的僵硬度。若心室松弛缓慢，室壁顺应性差，心肌僵硬，就导致舒张功能障碍。

心脏有特殊的传导系统，包括窦房结、结间束、房室结、房室束（希氏束）及浦肯野纤维。窦房结是心脏的正常起搏点，能规律地发放冲动并通过传导系统下传，从而引起心肌收缩。了解心脏传导系统对于理解心电图和心律失常的诊治有重要意义。

（二）血管

血管包括动脉、毛细血管和静脉，与心脏共同构成循环的管道系统。血管壁具有丰富的弹性纤维和平滑肌，这使血管能被动扩展和主动收缩。动脉壁含有肌纤维和弹性纤维，有弹性和张力，称为阻力血管。大动脉的中膜富含弹性纤维，当心脏收缩射血时，大动脉管壁扩张，当心室舒张时，管壁弹性回缩，继续推动血液；中、小动脉，特别是小动脉的中膜，平滑肌较发达，在神经支配下收缩和舒张，以维持和调节血压及调节其分布区域的血流量。毛细血管是血液和组织间液之间进行营养物质和代谢产物交换的场所，又称为功能血管。静脉主要汇集毛细血管的血液，将其回流至心脏，静脉管壁薄，容量大，又称为容量血管。

（三）神经及体液调节

心脏虽有自律性，但仍受神经及体液的调节。①交感神经：通过兴奋心脏的肾上腺素β受体，使心率增快和心肌收缩力增强，通过兴奋肾上腺素α受体，使周围血管收缩，主要与机体的应激性功能活动有关。②副交感神经：通过兴奋乙酰胆碱受体，使心率减慢，抑制传导，使心肌收缩力减弱和周围血管扩张，主要与机体的能量储备有关。交感神经与副交感神经的功能达到动态平衡，在内分泌和肽能神经等其他因素配合下，使心脏随时适应机体内、外环境的变化，处于良好的功能状态。③体液因素：激素、电解质和一些代谢产物是调节循环系统的体液因素，包括儿茶酚胺、钠、钙等起正性肌力的作用，而乙酰胆碱、钾、镁等起负性肌力作用。儿茶酚胺、肾素、血管紧张素、加压素、血栓烷A使血管收缩，而激肽、环磷腺苷、腺苷三磷酸、前列环素、组胺及酸性代谢产物使血管扩张。同时心脏本身分泌心房钠尿肽，具有利钠排尿、扩张血管、增加心肌收缩力、抑制肾素及醛固酮等作用。在安静状态下，成人每分钟心排血量约5 L，运动时，心排血量可增加4～6倍，可见心脏有很大的储备能力。

【常见症状及体征】

（一）常见症状

1．呼吸困难　呼吸困难是指患者主观感到空气不足、呼吸费力，客观上表现为呼吸运动用力，严重时可出现张口呼吸、鼻翼扇动、端坐呼吸，甚至发绀，辅助呼吸肌参与呼吸运动，并可有呼吸频率、深度和节律的异常。左心功能不全以出现肺淤血为主要表现，其特点为进行性加重的呼吸困难，开始为缓进性劳力性呼吸困难，随病情发展，患者可出现端坐呼吸与夜间阵发性呼吸困难，也称心源性哮喘。临床上心源性哮喘需与支气管哮喘相鉴别。

2．心悸　在安静状态下，患者自觉心脏搏动或心悸，可伴有心前区不适感，常见于心动过缓、心脏搏动增强、心律失常和神经官能症。神经官能症时，心悸及不适的主诉与患者的注意力有关。

3．胸痛　胸痛常见的原因有心源性与非心源性两类。心源性胸痛多见于以下几种。①心绞痛：由冠状动脉供血不足或痉挛引起，发作常以劳累或情绪激动为诱因，为胸骨后紧缩感或压迫感，并可向左肩、左前臂、颈部及下颌等处放射，每次发作持续数分钟，含服硝酸甘油胸痛可在 5 min 内缓解。②急性心肌梗死：疼痛持续时间长，程度重，可达半小时以上或更长的时间，发作多无诱因，但有先兆。心肌梗死多是在冠状动脉病变的基础上发生冠状动脉血供急剧减少或中断，使相应的心肌严重而持久地缺血、损伤和坏死所致。③心包疾病：胸痛多位于左胸，常为锐痛，与呼吸及体位有关。④主动脉夹层：多发生在长期高血压、有明显动脉粥样硬化的患者，发病时突感刀割样或撕裂样胸部剧痛。需与其他非心脏性胸痛（如肺栓塞、呼吸系统疾病、颈椎病、肋间神经痛等）相鉴别。

4．晕厥　晕厥是一种突然发生的、短暂的意识丧失状态，由大脑一时广泛性供血不足所致。发作时患者因肌张力消失，不能保持正常姿势而倒地。一般为突然发作，迅速恢复，很少有后遗症。除脑血管疾病外，心血管疾病所致的晕厥常见于以下两种情况：①心源性晕厥是由于心排血量急剧减少或心脏停搏导致急性脑缺血而发生，最严重的为阿 - 斯综合征（Adams-Stokes syndrome），主要表现为在心搏停止 5 ~ 10 s 出现晕厥，心脏停搏 15 s 以上可出现抽搐，偶有排便失禁及尿失禁；②血管舒缩功能障碍所致的晕厥包括血管抑制性晕厥、颈动脉窦性晕厥、直立性低血压晕厥、排尿晕厥等。

5．咯血　心血管疾病引起的咯血因肺淤血所致，主要见于风湿性心脏病二尖瓣狭窄。患者咯血量不定，一般较少，多表现为痰中带血。急性肺水肿时可出现小量咯血、大量咯血或咳粉红色泡沫样痰，由肺泡壁或支气管内膜毛细血管破裂所致。肺梗死也是常见的咯血原因之一。

6．发绀　发绀是指血液中还原血红蛋白增多，使皮肤和黏膜呈青紫色改变的表现。当毛细血管血液中还原血红蛋白超过 50 g/L 时，皮肤和黏膜可出现发绀，为缺氧表现。发绀分为 3 类。①中心性发绀：由肺淤血、右向左分流的先天性心脏病引起肺换气障碍所致，其特点是发绀部位的心力衰竭皮肤与黏膜温暖。②周围性发绀：由血液通过毛细血管时血流速度缓慢，组织从血液中摄取氧过多所引起，分为淤血性发绀（常见于右侧心力衰竭）和缺血性发绀（常见于严重休克），其特点为肢体末梢与下垂部位的皮肤温度低，甚至冰冷，经按摩使局部温度增高后发绀可消失。③混合性发绀：指既有中心性发绀，又有周围性发绀，如二尖瓣狭窄患者平时因肺淤血表现为中心性发绀，一旦发生右侧心力衰竭即出现周围性发绀。

7．水肿　水肿是指人体组织间隙有过多的液体积聚而使组织肿胀。心源性水肿是右侧心力衰竭导致体循环淤血的表现。其特点是：①水肿首先出现于身体下垂部位，早期以足背、踝部、小腿为显著；长期卧床者以腰骶部、大腿后侧为重；②严重者可发生全身性水肿合并胸腔积液、腹水及心包积液；③心力衰竭患者出现面部水肿，常为营养不良或肝受损所引起的低蛋白血症。慢性缩窄性心包炎引起的水肿常伴有淤血性肝大、腹水、静脉压升高等表现，易被误诊为肝硬化，应注意鉴别。

（二）常见体征

1．颈静脉充盈和搏动　正常卧位时可见颈静脉充盈与搏动，在 45° 半坐卧位时则消失。如在 45° 半坐卧位时见到颈静脉搏动与充盈超过锁骨上 1 ~ 2 cm，则表示有右侧心力衰竭。心脏收缩时，颈静脉仅与右心房相通，舒张时三尖瓣开放，颈静脉与右心房、右心室相通。当有右心室流出道受阻、缩窄性心包炎和三尖瓣关闭不全时，可见到颈静脉充盈与搏动。

2．颈动脉搏动　正常人转动头颈时，在甲状软骨与胸锁乳突肌中点之间可见到颈动脉轻微的搏动。双侧颈动脉搏动强而有力，同时伴有点头运动，多见于主动脉瓣关闭不全、高血压、甲状腺功能亢进症、严重贫血、动脉导管未闭、动静脉瘘等患者。颈动脉搏动减弱见于主动脉瓣狭窄、心包积液、缩窄性心包炎，主要由脉压减小引起。

3．心尖冲动　心尖冲动主要由于心室收缩时心脏摆动，心尖向前冲击前胸壁相应部位而形成。正常人心尖冲动位于左锁骨中线第五肋间内侧 0.5 ~ 1.0 cm 处，范围直径为 2.0 ~ 2.5 cm。左心室增大时，心尖冲动向左下移位，可触及抬举性冲动。右心室增大时，心尖冲动向左移位。先天性右位心者心尖冲动位于胸部右侧相应位置。凡能使气管及纵隔移位的胸部疾病均可致心脏及心尖冲动移位。

4．心音改变

（1）第一心音改变：与心肌收缩力、心室充盈度、心室收缩时房室瓣的位置以及瓣膜的弹性有关。第一心音增强在生理情况下多见于剧烈运动、情绪激动。病理情况下（如高热、严重贫血、甲状腺功能亢进症、左心室肥大等），心肌收缩力增强时均可导致第一心音增强。反之，扩张型心肌病、急性心肌梗死、心肌炎等由于患者心肌收缩力减退致使第一心音减弱。此外，心包积液、缩窄性心包炎、肺气肿、左侧大量胸腔积液或气胸时，由于心脏与前胸壁距离增加，导致第一心音减弱。

（2）第二心音改变：取决于主、肺动脉压力与半月瓣情况。主动脉瓣第二音增强由主动脉压增高所致，见于高血压、主动脉硬化等。主动脉瓣第二音减弱由主动脉压力减低所致，见于低血压、主动脉瓣狭窄或关闭不全。肺动脉瓣第二音增强由肺动脉高压、肺动脉瓣关闭有力所致，见于二尖瓣狭窄、肺气肿等所致肺动脉高压。肺动脉瓣第二音减弱由肺动脉压降低所致，见于肺动脉瓣狭窄或关闭不全。

（3）心音分裂：当左、右心室收缩明显不同步时，可出现第一心音分裂，常见于心室电或机械活动延迟，使三尖瓣关闭明显迟于二尖瓣。电活动延迟见于完全性右束支传导阻滞，机械活动延迟见于二尖瓣狭窄、右侧心力衰竭、心房黏液瘤等。第二心音分裂临床较常见，见于以下情况。①生理分裂：多数正常人，尤其是青少年，由于深吸气末胸膜腔内负压增加，右心回心血量增加，右心室排血时间延长，左、右心室舒张不同步，肺动脉瓣关闭明显落后于主动脉瓣关闭时所致。②持续分裂：由某些疾病引起，使右心室排血时间延长，肺动脉瓣关闭明显延迟，或左心室射血时间缩短，主动脉瓣关闭时间提前；前者常见于完全性右束支传导阻滞，肺动脉瓣狭窄、二尖瓣狭窄引起的肺动脉高压等，后者常见于二尖瓣关闭不全、室间隔缺损等。③逆分裂：也称反常分裂，是指主动脉瓣关闭迟于肺动脉瓣，吸气时分裂变窄，呼气时变宽。第二心音逆分裂是病理性体征，常见于完全性左束支传导阻滞、主动脉瓣狭窄等。

5．额外心音

（1）收缩期三音心律：①收缩早期喷射音，也称喀喇音，由主动脉、肺动脉扩张或肺动脉高压引起，出现在第一心音之后，高调、短促而清脆，在心底部听诊最清楚，见于动脉导管未闭、房间隔缺损等。②收缩中、晚期喀喇音，在心尖部或胸骨左下缘可听到一高调、清脆、尖锐的音响，见于二尖瓣脱垂综合征、乳头肌功能失调、心肌病，也可见于胸外因素，如胸膜心包粘连等。

（2）舒张期三音心律：①舒张早期奔马律是病理性第三心音，又称室性奔马律或第三心音奔马律，是因舒张早期心房血液快速流入处于衰竭状态的心室，引起心室壁振动而产生的，左心室奔马律在心尖部听到，呼气末最响；右心室奔马律在胸骨左缘第三至第四肋间听到，吸气末最清楚，奔马律的出现提示心力衰竭以及其他引起血流量增加或心室充盈增快情况的出现。②舒张晚期奔马律是病理性第四心音，也称房性奔马律或收缩期前奔马律，发生在第一心音之前，常在心尖部或胸骨左缘第三～四肋间听到，深吸气时明显，呼吸末最响，由于心室壁顺应性降低、心室舒张期末压增高所致，常见于高血压心脏病、冠心病、主动脉瓣狭窄、心肌病等。

（3）开瓣音：又称二尖瓣开放拍击音，是在二尖瓣狭窄时，紧随第二心音之后出现的音调高、历时短而清脆的附加音。它的出现表示瓣膜虽有狭窄，但尚具有一定弹性，可作为二尖瓣分离术适应证的参考条件。

（4）心包叩击音：见于缩窄性心包炎，出现在第二心音后约 0.1 s，为舒张早期心室急速充盈时，由于心包增厚，阻碍心室舒张以至心室在舒张过程中被迫骤然停止导致室壁振动而产生的声音。心包叩击音在心尖部和胸骨下段左缘处最清楚。

6．心脏杂音　心脏杂音是指除心音和额外心音之外出现的具有不同频率、不同强度、持续时间较长的夹杂声音。杂音有多种分类法，如根据杂音来源于正常人或器质性心脏病患者而分为功能性和病理性杂音；根据杂音的性质分为吹风样、隆隆样、喷射样、叹气样、机器样、乐音样等杂音；根据杂音产生机制分为喷射性、反流性及充盈性杂音；根据杂音出现于心动周期的时间分为收缩期、舒张期及连续性杂音。

（1）收缩期杂音：①心尖部（二尖瓣听诊区）收缩期杂音常见于二尖瓣关闭不全、二尖瓣脱垂、感染性心内膜炎、乳头肌功能失调、心肌病等；②主动脉瓣听诊区收缩期杂音常见于主动脉瓣狭窄、主动脉粥样硬化、升主动脉瘤、梗阻性心肌病、主动脉夹层分离等；③肺动脉瓣听诊区收缩期杂音见于肺动脉瓣狭窄、肺动脉扩张等；④三尖瓣听诊区收缩期杂音见于三尖瓣关闭不全等。

（2）舒张期杂音：①心尖部（二尖瓣听诊区）舒张期杂音见于二尖瓣狭窄、主动脉瓣关闭不全的奥斯汀・弗林特（Austin-Flint）杂音；②主动脉瓣听诊区舒张期杂音见于主动脉瓣关闭不全、先天性二叶主动脉瓣、马方综合征等；③肺动脉瓣听诊区舒张期杂音见于肺动脉瓣关闭不全等；④三尖瓣听诊区舒张期杂音见于三尖瓣狭窄。

（3）连续性杂音：此杂音在收缩期及舒张期均可听到，有时将第二心音掩盖，如动脉导管未闭。

7．心包摩擦音　心包摩擦音是由于心包炎时，心包壁层与脏层因生物性或理化因素致纤维蛋白沉积而粗糙，在心脏搏动时发生摩擦而出现的声音。音质粗糙，历时短暂，与心脏搏动一致，与呼吸无关，屏气时摩擦音仍存在，以此与胸膜摩擦音鉴别。当心包腔有积液时，心包摩擦音可消失。

8．周围血管征　严重主动脉瓣关闭不全时，由于脉压增大，可出现点头运动、毛细血管搏动、水冲脉、枪击音。

9．脉搏　脉搏的强弱取决于心排血量及动脉的充盈度和周围血管的阻力。心排血量较多、周围血管阻力较小时，脉搏强而有力，称洪脉，见于高热、主动脉瓣关闭不全、甲状腺功能亢进症等。反之，脉搏细而弱，见于低血压、心力衰竭、主动脉瓣狭窄等。以下几种病理性脉搏具有诊断价值。①水冲脉：脉搏骤起骤降，急促有力，见于主动脉瓣关闭不全、甲状腺功能亢进症、动脉导管未闭等；②双峰脉：脉搏两起一落，即收缩期可触及两次搏动，见于中度主动脉瓣狭窄伴重度主动脉瓣反流；③交替脉：脉搏强弱呈交替性有规律搏动，为左侧心力衰竭的重要体征之一；④奇脉：吸气时脉搏变弱甚至消失，呼气时脉搏出现或增强，除可见于心包积液、缩窄性心包炎、心脏压塞以外，还可见于支气管痉挛、过度肥胖、妊娠等。

【辅助检查及诊断】

（一）辅助检查

1．心电图检查　心电图是利用心电图机从体表记录心脏每一心动周期所产生电活动的曲线图形。心电图可用于对心律失常进行诊断与鉴别诊断，也是诊断心肌梗死的可靠、实用方法，还有助于心房、心室肥大及冠状动脉供血不足的诊断，另外，心电图还可反映某些内分泌、电解质代谢紊乱及药物对心肌的影响。

2．运动负荷试验　运动负荷试验是通过运动增加心脏负荷诱发心肌缺血，导致出现缺血性心电图改变的试验方法，有助于提高冠心病的诊断率及对心血管患者劳动能力及预后进行判断。

3．动态心电图检查　动态心电图（holter）可连续记录 24 ～ 72 h 连续心电图以供分析。它可以显示监测期内心脏搏动总数、心率高限与低限、平均心率、每小时心率，并能记录到每小时室上性期前收缩和室性期前收缩及其他心动过速的次数、程度和形态，一度、二度及三度房室传导阻滞，心脏停搏，P-P 间期、QRS 波群及 ST-T 改变。动态心电图检查可检出有猝死的高危病例，与运动及药物负荷试验相结合可提高冠心病诊断的准确性，可鉴别胸痛的原因，并有利于检出无痛性或隐匿性缺血性 ST 段改变。此外，通过动态心电图检查还可监测心律失常，尤其是对非持续性心律失常的诊断和抗心律失常药物及其他药物的临床疗效判断具有很大价值。动态心电图现已广泛应用于临床，是协助心血管疾病诊断及指导治疗的重要手段。

4．超声心动图检查　超声心动图已由单维超声心动图发展到二维、三维、四维系统。目前常用的有 M 型超声心动图、切面超声心动图、对比超声心动图、多普勒超声心动图。超声心动图对诊断心瓣膜病、先天性心脏病、心脏肿瘤及赘生物、二尖瓣脱垂、冠心病患者心室壁运动、心肌病、心肌炎、血栓形成、心包积液等提供重要依据，是协助诊断心脏、大血管的形态和功能改变的重要手段。

5．X 线检查　X 线检查可了解心脏和大血管的大小、形态、位置和轮廓以及肺淤血和胸腔积液的情况。

6．心脏 CT 检查　心脏 CT 以往主要用于观察心脏结构、心肌、心包和大血管改变。近年来，冠状动脉 CT 造影（CTA）检查广泛开展，是评估冠状动脉粥样硬化的有效且无创的方法，成为筛查和诊断冠心病的重要手段。

7．心脏 MRI 检查　心脏 MRI 除了观察心脏结构以外，采用延迟增强技术可识别存活心肌，用于各种心肌疾病的诊断。

8．放射性核素检查　放射性核素检查主要包括心肌灌注显像和放射性核素心血管造影（心脏血池显像）。心肌的灌注显像有阴性显像和阳性显像。阴性显像使正常心肌显像，而缺血心肌不显像；阳性显像使新鲜坏死的心肌显像，而正常心肌不显像。此检查对诊断心肌缺血和心肌梗死有意义。放射性核素心血管造影可测定左心室功能，对冠心病心肌缺血或心肌梗死后的心室节段性异常活动及心室壁瘤形成有较大的检出价值。

9．实验室检查　实验室检查主要包括血常规、尿常规、各种心肌损伤标志物（肌红蛋白、肌钙蛋白以及肌酸激酶同工酶）测定，心力衰竭标志物（脑钠肽）等测定。此外，还有微生物免疫学检查（如链球菌抗体、C 反应蛋白）等。

10．介入性检查　介入性检查主要有心导管和与介入性检查相结合的选择性心血管造影，包括冠状动脉造影、通过选择性指示剂稀释曲线测定等。心腔内心电图检查，房室束电图，心内膜、心外膜心电标测与心脏程序起搏刺激结合进行的检查，称为心腔内电生理检查。此外，介入性检查还有心内膜心肌活检及新近发展的心脏和血管腔内超声、心血管内镜检查等。

11. 心内膜和心肌活检　利用活检钳取心脏组织，了解心脏组织结构和病理改变，对各种心肌疾病具有确诊意义。

12. 心包穿刺　借助穿刺针直接刺入心包，目的：①抽取心包积液送检，以明确心包疾病的诊断；②引流心包积液，作为急性心脏压塞的急救措施；③通过心包穿刺，注射药物进行治疗。

（二）诊断

循环系统疾病的诊断，依靠病史、体格检查及相关辅助检查结果综合分析而得出结论。

循环系统疾病的诊断要求包括病因诊断、病理解剖诊断、病理生理诊断、心功能诊断及并发症诊断。

1．病因诊断　说明引起心脏病的基本原因，例如风湿热引起风湿性心脏病，高血压引起高血压心脏病、冠状动脉粥样硬化引起冠心病等。

2．病理解剖诊断　即病理解剖改变，如风湿性心脏病引起二尖瓣狭窄，导致左心房增大，后期又引起右心室增大至全心增大。

3．病理生理诊断　如有无心力衰竭、心绞痛、高血压、休克、心律失常、神经官能症等。

4．心功能诊断　心功能诊断指各种心血管疾病引起的病理生理变化导致心功能的改变。

心功能分级可反映病情严重程度，对治疗措施的选择、患者劳动能力的评定及预后的判断等均有实用价值。

5．并发症诊断 如心力衰竭时并发肺部感染、脑动脉栓塞、感染性心内膜炎等疾病。

例如：

冠状动脉粥样硬化性心脏病（病因诊断）

心室壁瘤（病理解剖诊断）

左心室肥大（病理解剖诊断）

室性期前收缩二联律（病理生理诊断）

慢性左侧心力衰竭（病理生理诊断）

心功能Ⅲ级（心功能诊断）

右上肺肺炎球菌性肺炎（并发症诊断）

【疾病防治和进展】

（一）循环系统疾病的预防

1．去除病因 去除病因对预防心血管病的发生十分重要。如积极控制血压、调节血脂、禁烟、保持血糖正常等措施，可降低冠心病的发病率。积极治疗高血压，可预防高血压心脏病的发生，防止心肌初始损伤（心肌梗死、心肌炎症），能阻断心室重构，预防心力衰竭发生。

2．预防病情进展 对于已患心血管疾病的患者，应采取措施防止病情进展和预防并发症。如已患冠心病的患者，应长期服用抗血小板聚集药（如阿司匹林肠溶片）、调血脂药（他汀类），预防急性冠脉综合征的发生，也称之为二级预防。

（二）循环系统疾病的治疗原则

1．病因治疗 对于贫血性心脏病、甲状腺功能亢进性心脏病、高血压心脏病等病因已明确者，应进行病因治疗，可收到良好效果。近年来，采用电能、冷冻或激光消融心肌内折返或异位兴奋灶的方法治疗异位快速心律失常，可起到根治作用。

2．药物治疗 现今，虽对于内科疾病的治疗手段越来越多，但药物治疗仍是心血管病最重要和首选的方法。如β受体阻断药、血管紧张素转换酶抑制药、血管紧张素受体阻断药、钙通道阻滞药、利尿药、抗凝血药、降血脂药、强心药、血管扩张药等。需要注重规范化、个体化治疗，注意药物的副作用，才能使疗效最大化。

3．介入治疗 介入治疗现已成为心脏疾病非常重要的治疗措施，对挽救患者生命、提高患者生活质量起到了重要作用。①经皮冠脉介入术（percutaneous coronary intervention，PCI）：对狭窄或阻塞的冠状动脉进行血运重建；②射频导管消融术（radiofrequency catheter ablation）：是治疗各种快速型心律失常的重要策略；③埋藏式心脏起搏器（buried pacemaker）植入术：适应证不断扩大，不仅用于缓慢型心律失常的起搏，近年来心脏再同步化治疗（cardiac resynchronization therapy，CRT）对改善患者心功能的应用也越来越广泛；④植入型心律转复除颤器（implantable cardioverter defibrillator，ICD）：是目前防治心脏性猝死最有效的措施。植入型心律转复除颤器可以和心脏再同步化治疗联合植入；⑤先心病的经皮封堵术：可用于室间隔缺损、房间隔缺损和动脉导管未闭的治疗，创伤小、康复快；⑥心脏瓣膜的介入治疗：从瓣膜病球囊扩张术到经皮主动脉瓣置入术和经皮二尖瓣修补术，瓣膜疾病的介入治疗技术进展迅速。

4．康复治疗 在恢复期，应根据心脏病变程度、症状、年龄、体力等情况，在医师指导下，采用动、静结合的办法，尽早进行适当的体力活动，可改善心功能，促进身体康复。同时，应解除患者的思想顾虑，消除紧张，保持乐观，树立信心，合理安排工作、学习和生活，促进患者身心健康的恢复。

5．外科治疗 外科治疗包括冠状动脉旁路移植术、心脏各瓣膜修补术或置换术、先心病矫治术、心包剥离术、心脏移植等。

（三）循环系统疾病的主要进展

1．基础研究　近年来，在心血管疾病的基础研究方面取得了很大进展，如阐明了器官和组织中肾素-血管紧张素-醛固酮系统的作用；内皮功能损伤、低度炎症反应、氧化应激及基因突变等均被证实参与高血压的发生；研究了生化标志物（如基质金属蛋白酶-9、基质金属蛋白酶-1等）在预测高血压发病中的临床应用价值，内皮微颗粒与心血管疾病发生、发展的关系；提出了肌质网钙转运异常是心力衰竭时心肌舒缩功能障碍重要的细胞和分子机制；认为缝隙连接重塑与心律失常有密切关系；认识了神经激素系统的激活、β受体密度对心肌梗死和心力衰竭的利弊；揭示了氧自由基和脂质过氧化反应对心肌的损害；提出了心肌重构和血管重构的理论等。目前已经明确，心力衰竭发生、发展的基本机制是心室重构；原发性高血压是一种全身性多基因、多因素疾病；心肌肥厚是心肌及其间质细胞对生长因子的一种应答反应，是体内一系列基因异常表达的结果等。

2．临床诊断技术的进展　如血管内超声诊断技术、核素断层显像、磁共振成像、血管镜检查以及聚合酶链反应检测手段的广泛应用，细胞和血中病毒及细菌DNA、RNA和微RNA（miRNA）的测定等新的诊断方法的临床应用，提高了诊断水平。

3．临床治疗的进展　①冷冻消融治疗：为心律失常治疗的新技术，目前主要用于阵发性房颤的治疗；②药物球囊、生物可吸收支架等新技术：进一步改善了冠心病患者的预后和生活质量；③经皮导管消融肾动脉去交感神经术：目前主要用于治疗难治性高血压，但有效性和安全性有待进一步研究；④药物治疗：近年来，心血管病药物治疗虽进展缓慢，但如抗血小板聚集药吲哚布芬、治疗顽固性心力衰竭的沙库巴曲缬沙坦等药上市，临床效果显著；⑤筛选遗传基因：对遗传性或有家族倾向的心血管病的防治有重要意义；⑥基因治疗：是应用基因工程和转基因的细胞生物技术治疗疾病的一种方法，干细胞移植是当前的研究热点，已取得了可喜的成果。

思考题

1．心源性胸痛的临床特点是什么？

2．循环系统疾病诊断的步骤有哪些？

（熊　刚）

第十四章

心力衰竭

第十四章数字资源

学习目标

通过本章内容的学习，学生应能：

识记：

1. 说出心力衰竭的定义。
2. 陈述心力衰竭的分级与分期，急性与慢性心力衰竭的临床表现。

理解：

1. 分析心力衰竭的病因与诱因。
2. 解释心力衰竭的病理生理变化，辅助检查结果的临床意义。

应用：

拟定心力衰竭治疗方案及预防措施。

心力衰竭（heart failure，HF）简称心衰，是各种心脏结构或功能性疾病导致心室充盈和/或射血能力受损的临床综合征。由于心室收缩功能下降和射血功能受损，在有适量静脉回流的情况下，心脏不能泵出适量的血液以满足机体代谢的需要，同时出现肺循环和/或体循环淤血，临床表现主要是呼吸困难、体力活动受限和水肿。如果心力衰竭发生在长期代偿失调以后，称慢性心力衰竭；如果心功能减退发生急骤，心脏不能充分代偿，致心排血量急剧下降，称急性心力衰竭，常表现为急性肺水肿；如伴有急性心肌梗死或严重心肌病变，则出现急性泵衰竭和心源性休克。临床根据心力衰竭发生的部位，分为左侧心力衰竭、右侧心力衰竭和全心衰竭；根据心力衰竭发生的时期，分为收缩性心力衰竭和舒张性心力衰竭。

➢ 考点提示：心力衰竭的分型。

【病因与诱因】

几乎所有类型的心脏、大血管疾病均可引起心力衰竭。心力衰竭反映心脏的泵血功能障碍，也就是心肌的舒缩功能不全。从病理生理的角度来看，心肌舒缩功能障碍大致上可分为由原发性心肌损害及由于心脏长期容量及（或）压力负荷过重，导致心肌功能由代偿最终发展为失代偿两大类。

（一）基本病因

1．原发性心肌损害

（1）缺血性心肌损害：冠心病、心肌缺血和心肌梗死是引起心力衰竭最常见的原因。

（2）心肌炎和心肌病：各种类型的心肌炎和心肌病均可引起心力衰竭，以病毒性心肌炎及原发性扩张型心肌病最为常见。

(3) 心肌代谢障碍性疾病：以糖尿病心肌病最常见，其他如继发于甲状腺功能亢进或减低的心肌病，心肌淀粉样变性等。

2．心脏负荷过重

(1) 压力负荷（后负荷）过重：即收缩期负荷过重。①左心室后负荷过重见于高血压、主动脉瓣狭窄；②右心室后负荷过重见于二尖瓣狭窄和慢性阻塞性肺疾病导致的肺动脉高压、肺动脉狭窄等。心脏为克服增高的阻力，心室肌代偿性肥厚以保证射血量。持续负荷过重，心肌必然发生结构及功能的改变，由代偿终致失代偿，导致心排血量下降。

➢ 考点提示：引起后负荷过重的原因。

(2) 容量负荷（前负荷）过重：即舒张期负荷过重。①心脏瓣膜关闭不全造成血液反流，如主动脉瓣关闭不全、二尖瓣关闭不全；②左、右心及动静脉分流性疾病，如房间隔缺损、室间隔缺损、动脉导管未闭等。此外，伴有全身血容量增多或循环血容量增多的疾病（如慢性贫血、甲状腺功能亢进症等）也可导致容量负荷增加。容量负荷增加的早期表现是心室腔代偿性扩大，以维持正常心排血量，长期心排血量增加则可引起失代偿改变。

➢ 考点提示：引起前负荷过重的原因。

(3) 心肌舒张受限（心室前负荷不足）：二尖瓣狭窄、心包缩窄或心脏压塞、限制型心肌病等，使心室充盈受限，前负荷不足，致体循环与肺循环淤血而出现心力衰竭。

（二）诱因

有基础心脏病的患者，其心力衰竭症状往往由一些增加心脏负荷的因素所诱发。常见的诱发心力衰竭的原因有以下几个。

1．感染　呼吸道感染是最常见、最重要的诱因。另外，风湿活动、感染性心内膜炎等都可以直接或间接使心肌收缩力减退而诱发心力衰竭，患者因发病隐匿而易被漏诊。

2．心律失常　心房颤动是器质性心脏病最常见的心律失常之一，也是诱发心力衰竭最重要的因素。其他各种类型的快速型心律失常以及严重的缓慢型心律失常均可诱发心力衰竭。

3．血容量增加　如摄入钠盐过多，静脉输入液体过多、过快等。

4．过度体力活动或情绪激动　如妊娠后期及分娩过程，暴怒等。

5．治疗不当　如不恰当停用利尿药或抗高血压药等。

6．原有心脏病变加重或并发其他疾病　如冠心病发生心肌梗死，风湿性心脏病出现风湿活动，合并甲状腺功能亢进症或贫血等。

➢ 考点提示：心力衰竭最主要的诱因，诱发心力衰竭最常见的心律失常。

【病理生理】

目前已经认识到心力衰竭是一种不断发展的疾病，一旦发生心力衰竭，即使心脏没有新的损害，在各种病理生理变化的影响下，心功能不全将不断恶化、进展。当基础心脏病损及心功能时，机体首先发生多种代偿机制。这些机制可使心功能在一定的时间内维持在相对正常的水平，但这些代偿机制也均有其负性的效应。当代偿失效而出现心力衰竭时病理生理变化则更为复杂。其中最重要的可归纳为以下 3 个方面。

（一）代偿机制

当心肌收缩力减弱时，为了保证正常的心排血量，机体通过以下的机制进行代偿。

1．Frank-Starling 机制　即增加心脏的前负荷，使回心血量增多，心室舒张期末容积增加，从而增加心排血量及提高心脏作功量。心室舒张期末容积增加，意味着心室扩张，舒张期末压也增高，相应的心房压、静脉压也随之升高。待后者达到一定高度时，即出现肺的阻性充血或腔静脉系统充血。

2．心肌肥厚　当心脏后负荷增高时，常以心肌肥厚作为主要的代偿机制。心肌肥厚时，心肌细胞数量并不增多，以心肌纤维增多为主。细胞核及作为供给能源的物质线粒体也增大和增多，但程度和速度均落后于心肌纤维的增多。心肌从整体上显得能源不足，继续发展至心肌细胞死亡。心肌肥厚时，心肌收缩力增强，克服后负荷阻力，使心排血量在相当长的时间内维持正常，患者可无心力衰竭症状，但这并不意味着心功能正常。心肌肥厚者，心肌顺应性差，舒张功能降低，心室舒张期末压升高，客观上已存在心功能障碍。

3．神经及体液的代偿机制　当心排血量不足，心腔压力升高时，机体全面启动神经及体液机制进行代偿。

（1）交感神经兴奋性增强：心力衰竭患者血中去甲肾上腺素（NE）水平升高，作用于心肌 β_1 肾上腺素受体，增强心肌收缩力并提高心率，以提高心排血量。但与此同时，周围血管收缩，增加心脏后负荷，心率加快，均使心肌耗氧量增加。除了上述血流动力学效应外，去甲肾上腺素对心肌细胞有直接的毒性作用，可促使心肌细胞凋亡，参与心脏重塑（remodeling）的病理过程。此外，交感神经兴奋还可使心肌应激性增强而有促心律失常作用。

（2）肾素 - 血管紧张素 - 醛固酮系统（renin angiotensin aldosterone system，RAAS）激活：由于心排血量降低，肾血流量随之减低，肾素 - 血管紧张素 - 醛固酮系统被激活。其有利的一面是心肌收缩力增强，周围血管收缩维持血压，调节血液的再分配，保证心脏、脑等重要脏器的血液供应。同时促进醛固酮分泌，使水、钠潴留，增加总体液量及心脏前负荷，对心力衰竭起代偿作用。

（二）心力衰竭时各种体液因子的改变

近年来不断发现一些新的肽类细胞因子参与心力衰竭的发生和发展。

1．心房钠尿肽和脑钠肽　正常情况下，心房钠尿肽（atrial natriuretic peptide，ANP）主要储存于心房，心室肌内也有少量表达。当心房压力增高，心房壁受牵引时，心房钠尿肽分泌增加，其生理作用为扩张血管，增加排钠，对抗肾上腺素、肾素 - 血管紧张素等的水、钠潴留效应。脑钠肽（brain natriuretic peptide，BNP）主要储存于心室肌内，其分泌量亦随心室充盈压的高低变化，脑钠肽的生理作用与心房钠尿肽相似。

心力衰竭时，心室壁张力增加，心室肌内不仅脑钠肽分泌增加，心房钠尿肽的分泌也明显增加，使血浆中心房钠尿肽及脑钠肽水平升高，其增高的程度与心力衰竭的严重程度呈正相关。为此，血浆心房钠尿肽及脑钠肽水平可作为评定心力衰竭的进程和判断预后的指标。

2．精氨酸升压素　精氨酸升压素（arginine vasopressin，AVP）由垂体分泌，具有抗利尿和使周围血管收缩的生理作用，对维持血浆渗透压起关键作用。精氨酸升压素的释放受心房牵张受体（atrial stretch receptor）的调控。心力衰竭时，心房牵张受体的敏感性下降，使精氨酸升压素的释放不能受到相应的抑制，而使血浆精氨酸升压素水平升高，继而水的潴留增加；同时其周围血管的收缩作用又使心脏后负荷增加；心力衰竭早期，精氨酸升压素的效应有一定的代偿作用，而长期的精氨酸升压素增加，其负面效应将使心力衰竭进一步恶化。

3．内皮素　内皮素（endothelin）是由血管内皮释放的肽类物质，具有很强的收缩血管的作用。心力衰竭时，受血管活性物质（如去甲肾上腺素、血管紧张素、血栓素等）的影响，血浆内皮素水平升高，且直接与肺动脉压力（特别是肺血管阻力）升高相关。除血流动力学效应外，内皮素还可导致细胞肥大、增生，参与心脏重塑过程。目前，实验研究已证实内皮素受体阻断药可以对抗内皮素的血流动力学效应并减轻心肌肥厚，明显改善慢性心力衰竭动物的近期及远期预后。临床应用内皮素受体阻断药初步显示可改善心力衰竭患者的血流动力学效应。

（三）心肌损害和心室重塑

原发性心肌损害和心脏负荷过重使心脏功能受损，导致上述的心室扩大或心室肥厚等各种代偿性变化。在心腔扩大、心室肥厚的过程中，心肌细胞、细胞外基质、胶原纤维网等均有相应变化，也就是心室重塑过程。目前大量的研究表明，心力衰竭发生、发展的基本机制是心室重塑。由于基础心脏病的性质不同、进展速度不同以及各种代偿机制的复杂作用，心室扩大及肥厚的程度与心功能的状况并不平行，有些患者心脏扩大或肥厚已十分明显，但临床上尚可无心力衰竭的表现。但如基础心脏疾病病因不能解除，或即使没有新的心肌损害，随着时间的推移，心室重塑的病理变化仍可自身不断发展，心力衰竭必然会出现。从代偿到失代偿，除了因为代偿能力有一定的限度、各种代偿机制的负面影响之外，心肌细胞的能量供应相对及绝对的不足及能量的利用障碍导致心肌细胞坏死、纤维化也是一个重要的因素。心肌细胞减少使心肌整体收缩力下降；纤维化的增加又使心室的顺应性下降，重塑更趋明显，心肌收缩力不能发挥其应有的射血效应，如此形成恶性循环，终至不可逆转的终末阶段。

【心力衰竭的分期与分级】

1．心力衰竭的分期　心力衰竭是各种心脏结构性和功能性疾病所导致病理生理过程不断进展的临床综合征。为了从整体上减少因心力衰竭而死亡的患者，仅仅针对已发生心力衰竭临床表现的患者是不够的，必须从预防着手，从源头上减少和延缓心力衰竭的发生。为此，2001年美国心脏病学会（ACC）和美国心脏协会（AHA）的成人慢性心力衰竭指南上提出了心力衰竭分期的概念，在2005年更新版中仍然强调了这一概念。具体分期如下。

A期：心力衰竭高危期，尚无器质性心脏（心肌）病或心力衰竭症状，但患者有高血压、心绞痛、代谢综合征、使用心肌毒性药物等可发展为心脏病的高危因素。

B期：已有器质性心脏病变，如左心室肥厚，左室射血分数（LVEF）降低，但无心力衰竭症状。

C期：器质性心脏病，既往或目前有心力衰竭症状。

D期：需要特殊干预治疗的难治性心力衰竭。

心力衰竭的分期对每一个患者而言只能是停留在某一期或向前进展而不可能逆转。如B期患者，心肌已有结构性异常，其进展可导致3种后果：患者在发生心力衰竭症状前死亡；进入C期，治疗可控制症状；进入D期，死于心力衰竭，而在整个过程中猝死可在任何时间发生。为此，只有在A期对各种高危因素进行有效的治疗，在B期进行有效干预，才能有效减少或延缓进入有症状的临床心力衰竭。

2．心力衰竭的分级　按诱发心力衰竭症状的活动程度将心功能的受损状况分为四级。这一分级方案于1928年由美国纽约心脏病协会（NYHA）提出，临床上沿用至今。上述的心力衰竭分期不能取代这一分级而只是对它的补充。实际上，NYHA分级是对C期和D期患者症状严重程度的分级。

Ⅰ级：患者患有心脏病，但日常活动量不受限制，一般活动不引起疲乏、心悸、呼吸困难或心绞痛。

Ⅱ级：心脏病患者的体力活动受到轻度的限制，休息时无自觉症状，但平时一般活动可出现疲乏、心悸、呼吸困难或心绞痛。

Ⅲ级：心脏病患者体力活动明显受限，小于平时一般活动即引起上述症状。

Ⅳ级：心脏病患者不能从事任何体力活动。休息状态下也出现心力衰竭的症状，体力活动后加重。

➢ 考点提示：NYHA 心功能分级。

这种分级方案的优点是简便易行，几十年以来仍为临床医师所习用。但其缺点是仅凭患者的主观陈述，有时症状与客观检查有很大差距，同时患者个体之间的差异也较大。

3．6 分钟步行试验 6 分钟步行试验是一项简单易行、安全、方便的试验，用以评定慢性心力衰竭患者的运动耐力。要求患者在平直走廊里尽可能快地行走，测定 6 min 的步行距离，若 6 min 步行距离＜ 150 m，为重度心功能不全；150 ～ 450 m 为中度心功能不全；＞ 450 m 为轻度心功能不全。本试验除用以评价心脏的储备功能外，常用以评价心力衰竭治疗的疗效。

第一节 慢性心力衰竭

案例导入

某患者，男性，58 岁，因反复呼吸困难 2 年，加重 3 个月入院。2 年前，患者上一层楼后出现呼吸困难，有端坐呼吸，踝部水肿，此后症状逐渐加重，间断服用氢氯噻嗪治疗效果不佳。近 3 个月来，患者呼吸困难加重，夜间只能端坐入睡。夜尿 2 ～ 3 次 / 晚，有重度水肿，体重增加 5 kg。既往史：高血压史、糖尿病史。体格检查：血压 160/110 mmHg，颈静脉怒张，双肺可闻及干、湿啰音。心尖部可闻及舒张早期奔马律，最强搏动点位于第六肋间，距胸骨中线 12 cm，肝大，可触及，肝颈静脉反流征阳性，下肢凹陷性水肿。实验室检查：胸部 X 线检查提示少量胸腔积液，心脏扩大。心电图：左室高电压，未见 ST-T 缺血样改变。超声心动图：测量左心室舒张期末内径 60 mm，射血分数 35%。

问题与思考：

1. 初步诊断和诊断依据是什么？需与哪些疾病鉴别诊断？
2. 为明确诊断，需进一步做哪些检查？
3. 治疗原则是什么？

【流行病学】

慢性心力衰竭（chronic heart failure，CHF）过去又称为慢性充血性心力衰竭，但部分心力衰竭患者可以不表现出任何容量负荷的征象，因此最新指南更趋向于采用慢性心力衰竭。慢性心力衰竭是大多数心血管疾病的最终归宿，也是患者最主要的死亡原因。我国 2003 年的抽样调查显示，成人心力衰竭患病率为 0.9%。随着人口老龄化的加速，心力衰竭患病率迅速增高，70 岁以上人群患病率达到 10% 以上。目前，住院心力衰竭患者的病死率为 8.9%，4 年病死率达 50%。我国与西方国家相比，引起心力衰竭的基础心脏病的构成比有所不同，西方国家以高血压、冠心病为主，我国过去以心脏瓣膜疾病为主，目前的病因依次为冠心病、高血压、风湿性心脏病，但心脏瓣膜疾病仍然不可忽视。

【临床表现】

临床上左侧心力衰竭比较常见，单纯右侧心力衰竭较少见。一般左侧心力衰竭后继发右侧心力衰竭，称为全心衰竭，临床更为多见。

（一）左侧心力衰竭

左侧心力衰竭以肺淤血及心排血量降低为主要表现。

1．症状

（1）呼吸困难：是肺淤血，肺泡顺应性降低而致肺活量减少的结果。肺淤血的程度不同，呼吸困难的表现也不同。

1）劳力性呼吸困难：是左侧心力衰竭患者最早出现的症状，开始仅发生在较重的体力活动时，休息后可缓解，以后呈进行性加重，系因运动使回心血量增加，左心房压力增高是肺淤血加重的原因。

2）夜间阵发性呼吸困难：多在夜间熟睡后突然憋醒，被迫采取坐位，轻者坐位后可缓解，重者反复发作甚至不能平卧，呼吸深快，可有哮鸣音、咳嗽、咳泡沫样痰，称为心源性哮喘。其机制为：①平卧时静脉回心血量增多，加重了肺淤血，同时平卧后体静脉压降低，周围皮下水肿液减少，体循环容量增多，心脏负担加重；②睡眠时迷走神经兴奋性增高，冠状动脉收缩，心肌供血相对减少，同时小支气管平滑肌收缩，肺通气减少，加重了心肌缺氧；③平卧时膈肌处于高位，肺活量减少。

3）端坐呼吸：肺淤血达到一定程度时，患者因呼吸困难不能平卧而被迫采用高枕、半卧或坐位以缓解呼吸困难。更严重的患者坐于床边或椅子上，两足下垂，上身前倾，双手紧握床或椅子边缘，以辅助呼吸，减轻症状。其发生机制为端坐位上半身的血液由于重力作用部分（可达 15%）转移至腹腔及下肢，使回心血量减少，减轻肺淤血。同时，端坐位横膈下降，肺活量较平卧位增加。

（2）咳嗽、咳痰、咯血：咳嗽、咳痰系因肺泡和支气管黏膜淤血所致。开始多于体力活动或夜间平卧时出现或加重，咳白色浆液性泡沫样痰，有时可见痰中带血丝，如长期慢性肺淤血、静脉压力升高，导致肺循环和支气管血液循环之间形成侧支，在支气管黏膜下形成扩张的血管，此血管一旦破裂可引起大量咯血。

（3）疲乏、无力、头晕、心悸：因心排血量减少，组织及器官灌注不足以及反射性交感神经兴奋、心率代偿性增快所致。

（4）少尿及肾功能损害：严重的左侧心力衰竭血液进行再分配时，首先是肾的血流量明显减少，患者出现少尿。长期慢性肾血流量减少则出现血尿素氮（BUN）、血肌酐（Scr）升高，同时伴有肾功能不全的相应症状。

2．体征

（1）肺部湿啰音：因肺毛细血管静水压升高，液体可渗出到肺泡而出现湿啰音。随着病情由轻到重，肺部啰音可从局限于肺底部直至全肺。患者如取侧卧位，则下垂的一侧啰音较多，可伴有哮鸣音，这是左侧心力衰竭的重要体征之一。

（2）心脏体征：除基础心脏病的原有体征外，慢性左侧心力衰竭患者一般均有左心室扩大，心尖冲动向左下移位，心率加快，肺动脉瓣第二音亢进及心尖区舒张早期奔马律。交替脉也是左侧心力衰竭的有力证据。

➢ 考点提示：左侧心力衰竭的临床表现。

（二）右侧心力衰竭

右侧心力衰竭以体循环静脉淤血为主要表现。

1．症状

（1）消化道症状：长期消化道淤血引起恶心、呕吐、食欲缺乏，是右侧心力衰竭最常见的症状。肝淤血早期引起上腹部饱胀不适，以后随着肝进行性增大，症状更加明显。持续慢性右侧心力衰竭可致黄疸及心源性肝硬化。

（2）泌尿系统症状：肾淤血引起少尿，夜尿增多，蛋白尿和不同程度的肾功能减退。

（3）呼吸困难：继发于左侧心力衰竭的右侧心力衰竭患者，呼吸困难已经存在。单纯性右侧心力衰竭为分流性先天性心脏病或肺部疾患所致，也均有明显的呼吸困难。

2．体征

（1）原有心脏病体征。

（2）颈静脉充盈或怒张：颈静脉充盈出现较早，为右侧心力衰竭的早期表现，是右侧心力衰竭时的主要体征，肝颈静脉反流征阳性则更具特征性。

（3）肝大和压痛：是右侧心力衰竭较早出现的体征之一。肝在剑突下、肋缘下均可触及，早期质地较软，压痛明显。持续慢性右侧心力衰竭可致心源性肝硬化，此时肝质地变硬，压痛和肝颈静脉反流征反而不明显。晚期患者可出现黄疸、大量腹水及慢性肝损害。

（4）心脏增大：单纯的右侧心力衰竭较少见，多因左侧心力衰竭引起，表现为全心增大。患者右心室显著增大时，可引起三尖瓣相对关闭不全，在三尖瓣听诊区可闻及收缩期杂音。部分患者在胸骨右缘第五肋间或剑突下可闻及舒张早期奔马律。

（5）水肿：体静脉压力升高使皮肤等处组织出现水肿，其特征为水肿首先出现于身体最低垂的部位，非卧床患者以足、踝内侧和胫前部位较明显，仰卧位时腰、骶部水肿，常为对称性、压陷性。病情严重者可发展为全身性水肿。

（6）胸腔积液、腹水和心包积液：右侧心力衰竭时，静脉压增高，可出现双侧或单侧胸腔积液，单侧以右侧多见，这是由于右肺的平均静脉压较左侧高，右肺的容量较左侧大，右肺的表面渗出面积也较左肺大。胸腔积液含蛋白量较高，细胞数目正常。腹水晚期出现，常顽固并显著，腹水多为漏出液。在右侧心力衰竭和全心衰竭者，少量的心包积液也较常见，超声心动图能明确诊断。

（7）发绀：长期右侧心力衰竭者大多有发绀，多属于周围型发绀。

（8）晚期可出现营养不良、消瘦，甚至恶病质。

➢ 考点提示：右侧心力衰竭的临床表现。

（三）全心衰竭

右侧心力衰竭继发于左侧心力衰竭而形成全心衰竭。当右侧心力衰竭出现后，左侧心力衰竭的肺淤血症状因右心排血量减少而有所减轻。常见的全心衰竭疾病有原发性扩张型心肌病、急性弥散性心肌炎、各种心脏病的晚期。

【辅助检查】

（一）实验室检查

1．脑钠肽　脑钠肽（BNP）主要来源于心室，可敏感反映左心室功能改变。心室体积增大和压力增高时，可导致血浆 BNP 升高，是诊断心力衰竭、判断病情严重程度和估计预后的重要指标。BNP 多以 N- 末端脑钠肽前体（NT-proBNP）的形式存在，正常 NT-proBNP < 125 ng/ml。若 NT-pro BNP 明显升高，可诊断为心力衰竭。心力衰竭治疗有效时 NT-proBNP 明显下降。

知识链接

脑钠肽（BNP）

BNP < 100 ng/L、NT-proBNP < 300 ng/L 时通常可排除急性心力衰竭。BNP < 35 ng/L、NT-proBNP < 125 ng/L 时通常可排除慢性心力衰竭，但其敏感度和特异度较急性心力衰竭低。

诊断急性心力衰竭时，NT-proBNP 水平应根据年龄和肾功能进行分层：50 岁以下 > 450 ng/L，50 岁以上 > 900 ng/L，75 岁以上 > 1800 ng/L，肾功能不全（肾小球滤过率 < 60 ml/min）时应 > 1200 ng/L。

2．常规检查　包括血常规、尿常规、肝功能、肾功能、血糖、血脂和电解质。同时，对部分患者的甲状腺功能检测也不容忽视。

（二）心电图检查

心力衰竭本身并无特异性心电图表现，但心电图能帮助判断基础心脏病的电生理改变。

（三）X 线检查

1．心影大小及外形为心脏病的病因诊断提供参考，可根据心脏扩大程度和动态改变观察心功能状态。

2．肺淤血的出现及程度直接反映心功能状态，早期肺静脉压增高时，主要表现为肺门血管影增强，上肺血管影增多，与下肺纹理密度相仿，甚至多于下肺。

3．由于肺动脉压力增高，可见右下肺动脉增宽，进一步出现间质性肺水肿，可使肺野模糊，克利 B 线（Kerley B-line）是在肺野外侧清晰可见的水平线状影，是肺小叶间隔内积液的表现，也是慢性肺淤血的特征性表现。

（四）超声心动图检查

1．超声心动图检查可准确提供各心腔大小变化、心脏瓣膜结构及室壁运动情况。

2．超声心动图检查是临床上判断心脏舒张功能最实用而简便的方法。以收缩期末及舒张期末的容积差计算射血分数（ejection fraction，EF），可反映心脏收缩功能。正常情况下 EF > 50%，左侧心力衰竭 EF < 40%。舒张功能降低可表现为二尖瓣血流图 E 峰下降、A 峰增高及 E/A 比值降低，正常≥ 1.2。

知识链接

心功能指标

（1）容量指标：心排血量、心脏指数、每搏输出量、心搏指数、心室舒张期末容积、心室收缩期末容积和心室射血分数等。

（2）压力指标：心脏各房、室压力，主动脉、肺动脉压力，毛细血管压力。

（3）心肌机械力指标：一般以左心室瞬间压力变化（d/dt）表示。

（4）血管阻力：SVR（体循环阻力）=80×［平均动脉压 – 中心静脉压］/ 心排血量；PVR（肺小动脉阻力）=80×［平均动脉压 – 肺动脉楔压］/ 心排血量。

（5）心肌耗氧指标：心肌耗氧量、动静脉氧分压差等。

（五）放射性核素检查

放射性核素心血池显影除有助于判断心室腔大小外，还可通过收缩期末和舒张期末的心室影像的差别计算射血分数，同时还可通过记录放射活性时间曲线计算左心室最大充盈速率，以反映心脏舒张功能。

（六）有创血流动力学检查

对心功能不全患者，可采用漂浮导管在床边进行检查，经静脉插管至肺小动脉，测定各部位的压力及血液含氧量，计算心排血指数（cardiac index，CI）及肺动脉楔压（pulmonary capillary wedge pressure，PCWP），直接反映左心功能，正常时心排血指数＞ 2.5 L/（min · m²），肺动脉楔压＜ 12 mmHg。

【诊断与鉴别诊断】

（一）诊断

典型的心力衰竭诊断并不困难，主要依据原有基础心脏病的证据和循环淤血的表现而诊断，完整的病史采集及详细的体格检查非常重要。左侧心力衰竭患者必有肺淤血的临床表现，右侧心力衰竭也不可缺少体循环淤血的临床体征，但症状的严重程度与心功能不全的程度无明确相关性，应客观检查及评定心功能。脑钠肽测定也可作为诊断依据，并可帮助鉴别呼吸困难的病因。血流动力学改变是诊断早期心力衰竭或潜在性心力衰竭最可靠的方法，当左心室舒张期末压＞ 18 mmHg，右心室舒张期末压＞ 10 mmHg 时，要考虑心力衰竭。临床上出现以下相关表现时亦应考虑早期心力衰竭。

1．症状　早期症状多不明显或未引起重视：①活动后疲乏无力加重多由心排血量减少、动脉系统供血不足引起；②窦性心动过速、面色苍白、出汗是交感神经兴奋性增高和心功能代偿的结果；③劳力性气促和夜间阵发性呼吸困难是左侧心力衰竭的早期症状。

2．体征　肺底部呼吸音减弱和 / 或细小湿啰音为肺淤血的早期征象，如能排除老年肺或其他原因引起的小气道阻塞，则有利于心力衰竭的早期诊断。舒张早期奔马律为早期心力衰竭的征象，尤其是新近出现的奔马律。交替脉是左侧心力衰竭的早期体征。颈静脉充盈及肝颈静脉反流征阳性比肝大及下肢水肿出现早，为早期右侧心力衰竭的体征。

3．辅助检查　胸部 X 线检查显示两肺中、上野肺静脉纹理增粗或看到克利 B 线，对早期心力衰竭的诊断有意义。

➢ 考点提示：慢性心力衰竭的诊断。

预后评估：生存率是针对人群的描述，对患者而言，个体的预后更值得关注。准确的预后评估可为患者对未来生活的规划提供必要的信息，也能判断机械辅助治疗和心脏移植的可行性。左室射血分数下降、NYHA 分级恶化、持续的低血压及心动过速、顽固的高容量负荷、脑钠肽持续高水平等均为心力衰竭高风险的预测因子。

知识链接

心力衰竭（HF）分类

根据 2012 年欧洲心力衰竭指南、2013 年美国心力衰竭指南及中国心力衰竭诊断和治疗指南 2018，目前将心力衰竭分为射血分数保留的心力衰竭（HFpEF）、射血分数降低的心力衰竭（HFrEF）和射血分数中间值的心力衰竭（HFmrEF）。

HFpEF 的诊断要点：①存在心力衰竭的典型症状和体征；②左室射血分数正常或轻

度下降；③脑钠肽升高，经彩色超声或心脏导管证实相关结构性心脏病存在和/或左心舒张功能异常。

HFrEF 的诊断要点：①存在心力衰竭的典型症状和体征；②左室射血分数下降。

HFmrEF 的诊断要点：①存在心力衰竭的典型症状和体征；②左室射血分数 40% ~ 49%；③脑钠肽升高，经彩色超声或心脏导管证实相关结构性心脏病存在和/或左心舒张功能异常。

（二）鉴别诊断

1．支气管哮喘　左侧心力衰竭引起夜间阵发性呼吸困难应与支气管哮喘相鉴别。前者多见于老年人，有高血压或慢性心脏瓣膜疾病病史；后者多见于青少年，有过敏史。前者发作时必须坐起，重症者肺部有湿啰音，哮鸣音，咳粉红色泡沫样痰；后者发作时双肺可闻及典型哮鸣音，咳出白色黏液痰后呼吸困难常可缓解。测定血浆脑钠肽水平对鉴别左侧心力衰竭引起的呼吸困难和支气管哮喘有较重要的参考价值。

2．心包积液、缩窄性心包炎　由于心包积液、缩窄性心包炎导致腔静脉回流受阻同样可以引起颈静脉怒张、肝大、下肢水肿等表现，应根据病史、心脏及周围血管体征进行鉴别，超声心动图检查可以确诊。

3．肝硬化　肝硬化腹水伴下肢水肿应与慢性右侧心力衰竭鉴别，除基础心脏病体征有助于鉴别外，非心源性肝硬化不会出现颈静脉怒张等上腔静脉回流受阻的体征。

➢ 考点提示：慢性心力衰竭的鉴别诊断。

【治疗】

治疗原则：①改善症状，提高运动耐量和生活质量；②防止及缓解心力衰竭的发生与发展；③降低病死率及住院率，改善患者长期预后。

➢ 考点提示：慢性心力衰竭的治疗。

（一）病因治疗

对每一例心力衰竭患者，都应认真寻找病因，治疗基本疾病，如采用药物、介入或手术治疗改善冠心病心肌缺血，对高血压心脏病患者的降压治疗，对慢性心脏瓣膜疾病患者的手术治疗，对甲状腺功能亢进性心脏病患者的抗甲状腺亢进治疗，对先天性心脏病患者的手术矫治等。对于少数病因未明的疾病，如原发性扩张型心肌病等亦应早期干预，从病理生理层面延缓心室重塑过程。病因治疗的最大障碍是发现和治疗过晚，很多患者常满足于短期治疗缓解症状，拖延时日，终至发展为严重的心力衰竭不能耐受手术，而失去了治疗的时机。

（二）消除诱因

消除诱因是预防心力衰竭的关键。常见的诱因为感染，特别是呼吸道感染，应积极选用适当的抗生素治疗。心律失常（特别是心房颤动）也是诱发心力衰竭的常见原因，对心室率很快的心房颤动，应尽快控制心室率，避免过度劳累及情绪激动等。

（三）一般治疗

1．休息　减少体力活动，避免精神刺激，降低心脏负荷，有利于心功能恢复。但长期卧床易发生静脉血栓形成甚至肺栓塞，同时也使消化功能减低，肌肉萎缩，所以应鼓励心力衰竭患者做适当运动，对重症需静卧的心力衰竭患者，应帮助其四肢进行被动运动，可在床边稍坐。其他不同程度的心力衰竭患者，可每日多次散步，每次 3 ～ 5 min。心力衰竭稳定、心功能较好者，可在专业人员监护下进行症状限制性有氧运动，如步行每周 3 ～ 5 次，每次 20 ～ 30 min。

2．改善生活方式 降低心脏损害的危险性：①戒烟、控酒、减重；②低脂、低钠饮食，但应注意在应用强效排钠利尿药时，过分严格限盐可导致低钠血症；③控制高血压、高血脂、糖尿病。

3．健康教育 心力衰竭患者及家属应当得到准确的有关疾病知识及管理的指导，内容包括健康的生活方式、情绪控制、适当的诱因防控、服用药物指导及合理的随访计划等。

（四）药物治疗

1．利尿药 利尿药是心力衰竭治疗中改善症状的“基石”，是唯一可以控制心力衰竭液体潴留并治疗心力衰竭的药物，但不能作为单一治疗，恰当使用利尿药是其他治疗心力衰竭药物取得成功的关键因素之一。利尿药的作用机制是通过抑制肾小管特定部位的钠、氯重吸收，遏制水、钠潴留，减少静脉回流，减轻肺淤血，降低前负荷而改善心功能，适用于所有心力衰竭患者，是治疗心力衰竭的一线药物。但利尿药不能增强心肌收缩力，不能增加心排血量，在左心室充盈压不太高的情况下，大量利尿可使心排血量下降。常用制剂有 3 种。

（1）噻嗪类利尿药：以氢氯噻嗪（双氢克尿塞）为代表，作用于肾远曲小管近端，抑制钠的再吸收，因钠、钾交换也使钾的吸收减少，从而起到利尿作用。用法：噻嗪类利尿药为中效利尿药，轻度心力衰竭可将其作为首选，25 mg 口服，每日 1 次或隔日 1 次，此法不必补充钾盐。较重患者可增量至每日 75 ～ 100 mg，分 2 次口服，此时需补钾盐。噻嗪类利尿药除可引起低钾血症外，还可引起尿酸及血糖升高，应注意监测。

（2）袢利尿药：以呋塞米（速尿）为代表，作用于髓袢升支及近曲小管，抑制钠、钾、氯的重吸收。在排钠的同时也排钾，为强效利尿药。用法：20 ～ 40 mg 口服，2 ～ 4 h 作用达高峰。重症者可增至 100 mg 口服，每日 2 次，或 20 ～ 100 mg 稀释后静脉注射。主要不良反应是低钾血症，应注意监测血钾。袢利尿药与血管紧张素转换酶抑制药（ACEI）或保钾药物（如螺内酯）合用治疗心力衰竭，可防止低钾血症的发生，不需长期口服补钾。

（3）留钾利尿药：作用于肾远曲小管远端，排钠留钾，利尿作用不强，多与噻嗪类或袢利尿药合用，起到留钾作用。常用制剂：①螺内酯（安体舒通）20 mg 口服，每日 3 次；②氨苯蝶啶 50 ～ 100 mg 口服，每日 2 次，常与排钾利尿药合用，起到留钾作用；③阿米洛利作用机制与氨苯蝶啶相似，利尿作用较强而留钾作用较弱，可单独用于轻型心力衰竭患者，5 ～ 10 mg 口服，每日 2 次。

（4）利尿药的合理应用：利尿药可改善体循环与肺循环淤血，从而加强心功能，因此临床多用，是治疗心力衰竭的主要方法之一。但长期大量使用利尿药可导致水、电解质代谢紊乱，引起低钾血症及低氯性碱中毒、低钠血症、血容量不足、循环衰竭和氮质血症。合理应用应注意：①利尿药应从最低剂量开始，最好间断用药，排钾利尿药与留钾利尿药合用；②排钾利尿药宜间歇用，留钾利尿药宜持续用；③排钾利尿药与留钾利尿药合用时，为避免发生高钾血症，一般不同时服用钾盐；④轻度患者选噻嗪类利尿药常可获得满意疗效，中度患者选留钾利尿药持续应用或联合噻嗪类或袢利尿药间歇应用，重度患者选留钾利尿药与一种排钾利尿药合并持续应用，或加用氨茶碱加强利尿；⑤肾功能不全时选择袢利尿药，禁用留钾利尿药；⑥急性心肌梗死伴低血压或心源性休克者，不用快速利尿药；⑦血管紧张素转换酶抑制药（如卡托普利）具有较强的留钾作用，与不同类型利尿药合用时应特别注意。

➢ 考点提示：利尿药适应证及禁忌证。

2．肾素 - 血管紧张素 - 醛固酮系统抑制药

（1）血管紧张素转换酶抑制药（angiotensin converting enzyme inhibitors，ACEI）：临床证明，血管紧张素转换酶抑制药是治疗心力衰竭的“基石”药物，可改善远期预后，降低病死率。主要机制是：①抑制肾素 - 血管紧张素 - 醛固酮系统；②提高缓激肽水平，引起有扩血管作用的前列腺素生成增多，并具有抗组织增生作用；③抑制心室及血管的重构，维护心肌功能。血管紧张素转换酶抑制药适用于各种轻、中、重度心力衰竭患者；对双侧肾动脉狭窄、低血压（收缩压＜ 90 mmHg）、血肌酐水平显著升高（＞ 225 μmol/L）、高钾血症（＞ 5.5 mmol/L）及肾病伴肾衰竭者禁用。

常用制剂：根据其半衰期的长短确定血管紧张素转换酶抑制药剂量及用药次数。首次应从半剂量开始，如患者能耐受，则每隔 3 ～ 7 d 剂量加倍，直至目标剂量。长效制剂每日 1 次可提高患者的依从性。血管紧张素转换酶抑制药种类繁多，常用制剂有卡托普利（captopril）12.5 ～ 25 mg，每日 2 次；依那普利（enalapril）5 ～ 10 mg，每日 2 次；贝那普利（benazepril）2.5 ～ 10 mg，每日 1 次；其他还有赖诺普利等长效制剂。

不良反应：①低血压为主要的不良反应，特点是首次剂量产生低血压反应，故首次剂量应减半；②刺激性干咳较常见，是部分患者不能耐受治疗的一个原因，停药后咳嗽消失，再服药后咳嗽又出现，与本药抑制缓激肽降解，使其蓄积并激惹支气管黏膜有关；③肾功能恶化；④高钾血症；⑤血管神经性水肿（最严重的并发症）。因此用药期间应注意测量血压，定期复查血钾和肾功能。

（2）血管紧张素受体阻断药（angiotensin receptor blockers，ARB）：其阻断肾素 - 血管紧张素 - 醛固酮系统的效应与血管紧张素转换酶抑制药相同甚至更完全，但缺少抑制缓激肽降解作用，其治疗心力衰竭的临床对照研究的经验尚不及血管紧张素转换酶抑制药。血管紧张素受体阻断药无抑制缓激肽降解作用，因此引起干咳及血管性水肿少见，多用于不能耐受血管紧张素转换酶抑制药引起的干咳与血管性水肿患者。常用制剂如缬沙坦胶囊（代文）80 mg 口服，每日 1 次，可逐渐增量至 160 mg 口服，每日 1 次。本药能引起低血压、高钾血症及肾功能恶化等，不主张与血管紧张素转换酶抑制药联合使用。

（3）醛固酮受体阻断药：螺内酯等醛固酮受体阻断药能阻断醛固酮效应，抑制心血管重塑，改善心力衰竭患者的远期预后，但需注意血钾的监测。对近期有肾功能不全，血肌酐升高或高钾血症以及正在使用胰岛素治疗的糖尿病患者不宜使用。

依普利酮（eplerenone）是一种新型的选择性醛固酮受体阻断药，只作用于盐皮质激素受体，可显著降低轻度心力衰竭患者心血管事件发生风险及心血管疾病病死率，特别适用于高龄、糖尿病及肾功能不全患者。

（4）血管紧张素受体脑啡肽酶抑制药（ARNI）：沙库巴曲缬沙坦通过沙库巴曲代谢产物 LBQ657 抑制脑啡肽酶，同时通过缬沙坦阻断 AT1 受体，抑制血管收缩，改善心肌重构，显著降低心力衰竭住院和心血管死亡风险，改善心力衰竭症状和生活质量，推荐用于 HFrEF 患者。

➢ 考点提示：血管紧张素转换酶抑制药的适应证及禁忌证。

3．β 受体阻断药　从传统的观念来看，β 受体阻断药以其负性肌力作用而禁用于心力衰

竭。但现代的研究表明，心力衰竭时机体的代偿机制虽然在早期能维持心脏排血功能，但在长期的发展过程中将对心肌产生有害的影响，加速患者死亡。代偿机制中交感神经激活是一个重要的组成部分，β 受体阻断药可抑制交感神经激活对心力衰竭代偿的不利作用。

（1）作用机制：①能够阻断交感神经儿茶酚胺对心肌的毒性作用；②减慢心率，降低心肌耗氧量；③减少心律失常；④对抗 β 受体下调。临床试验说明，长期服用 β 受体阻断药可改善症状、运动能力、血流动力学和神经与体液等指标，使心力衰竭的猝死率下降 47%，适用于所有慢性收缩性心力衰竭患者、NYHA 心功能Ⅱ级及Ⅲ级病情稳定的患者、左室射血分数＞ 40% 者。但对支气管哮喘患者、慢性阻塞性肺疾病患者、心动过缓患者、二度及以上房室传导阻滞患者（除非已安装心脏起搏器）、有明显液体潴留需大量利尿者，以及急性心力衰竭和难治性心力衰竭需静脉给药者应禁用。

（2）常用制剂：目前有证据显示，用于心力衰竭治疗的 β 受体阻断药有选择性 β_1 受体阻断药（如美托洛尔、比索洛尔）和兼有 β_1、β_2 和 α_1 受体阻断作用的制剂（如卡维地洛）。因 β 受体阻断药具有负性肌力作用，故应待心力衰竭症状稳定后，在使用利尿药、血管紧张素转换酶抑制药的基础上应用，要十分慎重。大规模临床试验结果证实，卡维地洛用于心力衰竭的治疗，其疗效明显优于美托洛尔，可明显降低患者病死率、住院率以及提高患者的运动耐量。用法：需从极低剂量（常用剂量的 1/4）开始，如美托洛尔 12.5 mg 口服，每日 2 次；比索洛尔 1.25 mg 口服，每日 1 次；卡维地洛 3.125 mg 口服，每日 2 次。如患者能耐受上述剂量，则每隔 2 ～ 4 周将剂量加倍。用药时，以患者清醒时静息心率不低于 55 次 / 分为宜，一旦达到目标心率或最大耐受量，即可长期维持。突然停药可导致心力衰竭显著恶化，应注意监测。

➢ 考点提示：β 受体阻断药的适应证及禁忌证。

4．正性肌力药

（1）洋地黄类药物：作为正性肌力药物的代表用于治疗心力衰竭已有 200 余年的历史，但直到近 20 年才有较大系列前瞻性的、有对照的临床研究报告。1997 年结束的包括 7788 例大样本，以死亡为观察终点的 DIG 研究证实，在其他药物没有差别的情况下，与对照组相比，加用地高辛（digoxin）可明显改善症状，减少住院率，提高运动耐量，增加心排血量，但观察终期的生存率地高辛组与对照组之间没有差别。

1）药理作用：①正性肌力作用：洋地黄主要是通过抑制心肌细胞膜上的钠钾 ATP 酶，使细胞内 Ca^{2+} 浓度升高而使心肌收缩力增强。而细胞内 K^+ 浓度降低，成为洋地黄中毒的重要原因；②电生理作用：一般治疗剂量下，洋地黄可抑制心脏传导系统，对房室交界区的抑制最为明显，大剂量时可提高心房、交界区及心室的自律性，当血钾过低时，更易发生各种快速型心律失常；③迷走神经兴奋作用：对迷走神经系统的兴奋作用是洋地黄的一个独特的优点。可以对抗心力衰竭时交感神经兴奋的不利影响，但尚不足以取代 β 受体阻断药的作用。

2）洋地黄制剂的选择：常用的洋地黄制剂为地高辛（digoxin）、毛花苷 C（lanatoside C）、毒毛花苷 K（strophanthin K）等。

地高辛：口服后经小肠吸收，2 ～ 3 h 血浆浓度达高峰，4 ～ 8 h 获最大效应。地高辛 85% 由肾排出，10% ～ 15% 由肝、胆系统排至肠道。本药的半衰期为 1.6 d，连续口服相同剂量 7 d 后血浆浓度可达有效稳态，纠正了过去洋地黄制剂必须应用负荷剂量才能达到有效药浓度的错误观点。目前所采用的自开始即使用维持量的给药方法称之为维持量法。免除负荷量用药能大大减少洋地黄中毒的发生率。本制剂适用于中度心力衰竭维持治疗，每日 1 片

(0.25 mg)。70 岁以上或肾功能不良的患者宜减量。

毛花苷 C：为静脉注射用制剂，注射后 10 min 起效，1 ～ 2 h 达高峰，每次 0.2 ～ 0.4 mg 稀释后静脉注射，24 h 总量 0.8 ～ 1.2 mg，适用于急性心力衰竭或慢性心力衰竭加重时，特别适用于心力衰竭伴快速心房颤动者。

毒毛花苷 K：亦为快速作用类，静脉注射后 5 min 起作用，0.5 ～ 1 h 达高峰，每次静脉用量为 0.25 mg，24 h 总量 0.5 ～ 0.75 mg，用于急性心力衰竭。

3）应用洋地黄的适应证：心力衰竭无疑是应用洋地黄的主要适应证，在利尿药、血管紧张素转换酶抑制药（或血管紧张素受体阻断药）和 β 受体阻断药治疗过程中持续有心力衰竭症状的患者，可考虑加用地高辛。但不同病因所致的心力衰竭对洋地黄的治疗反应不尽相同。

洋地黄对于心腔扩大、舒张期容积明显增加的慢性心力衰竭效果较好。这类患者如同时伴有心房颤动则更是应用洋地黄的最好指征。对于代谢异常而发生的高心排血量心力衰竭，如贫血性心脏病、甲状腺功能亢进症以及心肌炎、心肌病等所致心力衰竭，洋地黄治疗效果欠佳。

肺源性心脏病导致的右侧心力衰竭常伴低氧血症，洋地黄效果不好且易于中毒，应慎用。肥厚型心肌病主要是舒张不良，增加心肌收缩性可能使原有的血流动力学障碍更为加重，洋地黄属于禁用。

4）洋地黄中毒及其处理：①影响洋地黄中毒的因素：洋地黄用药安全窗很小，轻度中毒剂量约为有效治疗量的 2 倍。心肌在缺血、缺氧情况下则中毒剂量更小。低血钾是常见的引起洋地黄中毒的原因；肾功能不全以及与其他药物的相互作用也是引起中毒的因素；心血管病常用药物如胺碘酮、维拉帕米（异搏定）及奎尼丁等均可降低地高辛的经肾排泄率而增加中毒的可能性。②洋地黄中毒表现：洋地黄中毒最重要的表现是各类心律失常，最常见者为室性期前收缩，多表现为二联律，非阵发性交界区心动过速，房性期前收缩，心房颤动及房室传导阻滞。快速房性心律失常又伴有传导阻滞是洋地黄中毒的特征性表现。洋地黄可引起心电图 ST-T 改变，但不能据此诊断洋地黄中毒，洋地黄类药物的胃肠道反应（如恶心、呕吐）以及中枢神经的症状（如视物模糊、黄视症、倦怠等）在应用地高辛时十分少见，特别是普及维持量给药法（不给负荷量）以来更为少见，测定血药浓度有助于洋地黄中毒的诊断，在治疗剂量下，地高辛血浓度为 1.0 ～ 2.0 ng/ml，但这种测定需结合临床表现来确定其意义。③洋地黄中毒的处理：发生洋地黄中毒后应立即停药。单发性室性期前收缩、一度房室传导阻滞等停药后常自行消失；对快速型心律失常者，如血钾浓度低，则可用静脉补钾，如血钾不低，可用利多卡因或苯妥英钠。电复律一般禁用，因易致心室颤动。有传导阻滞及缓慢型心律失常者，可用阿托品 0.5 ～ 1.0 mg 皮下或静脉注射，一般不需安置临时心脏起搏器。

➢ 考点提示：洋地黄制剂的适应证、禁忌证、中毒表现及处理。

（2）非洋地黄类正性肌力药

1）多巴胺与多巴酚丁胺：多巴胺是去甲肾上腺素的前体，其作用随应用剂量的大小而表现不同，较小剂量［2 ～ 5 μg/（kg・min)］表现为心肌收缩力增强，血管扩张，特别是肾小动脉扩张，心率加快不明显。这些都是治疗心力衰竭所需的作用。如果用大剂量［5 ～ 10 μg/（kg・min)］，则可出现不利于心力衰竭治疗的负性作用。

多巴酚丁胺是多胺的衍生物，可通过兴奋 β 受体增强心肌收缩力，扩血管作用不如多巴胺明显，对加快心率的反应也比多巴胺小。起始用药剂量与多巴胺相同。

以上两种制剂均只能短期静脉应用，在慢性心力衰竭加重时，起到帮助患者渡过难关的作用。

2）磷酸二酯酶抑制药：其作用机制是抑制磷酸二酯酶活性，促进钙通道膜蛋白磷酸化，钙通道激活使 Ca^{2+} 内流增加，心肌收缩力增强。目前临床应用的制剂为米力农，用量为 50 μg/kg，稀释后静脉注射，继以 0.375 ～ 0.75 μg/（kg · min）静脉滴注维持。磷酸二酯酶抑制药短期应用对改善心力衰竭症状的效果是肯定的，但已有大系列前瞻性研究证明长期应用米力农治疗重症慢性心力衰竭患者，其病死率较不用者更高，其他的相关研究也得出同样的结论。因此，此类药物仅限于重症心力衰竭完善心力衰竭的各项治疗措施后症状仍不能控制时短期应用。

心力衰竭患者的心肌处于血液或能量供应不足的状态，过度或长期应用正性肌力药物将扩大能量的供需矛盾，使心肌损害更为加重，导致病死率反而增高。这在理论上也是可以理解的，即使是已有 200 余年应用历史的洋地黄，可以改善心力衰竭症状的事实也是公认的，但大样本研究证明它的远期结果并不能降低总病死率。为此，在心力衰竭治疗中不应以正性肌力药取代其他治疗用药。

5．血管扩张药　慢性心力衰竭的治疗不推荐使用血管扩张药，目前仅对伴有心绞痛或高血压的患者可考虑联合使用。对存在流出道梗阻或瓣膜狭窄的患者禁止使用。

6．抗心力衰竭药物治疗进展

（1）精氨酸升压素受体阻断药：如托伐普坦，通过结合 V2 受体减少水的重吸收，不增加排钠，特别适用于伴有低钠血症的心力衰竭患者。

（2）人重组脑钠肽：如奈西立肽，具有扩张血管、抑制交感神经系统及排钠、利尿等作用，适用于急性失代偿性心力衰竭。

（3）伊伐雷定：是首个选择性特异性窦房结 I_f 电流抑制药，对心肌收缩、心脏内传导系统及心室复极化无影响，无 β 受体阻断药的不良反应。

（4）左西孟旦：能够与心肌细胞的肌钙蛋白 C 结合，增强肌丝对钙的敏感性而使心肌收缩力增强，同时具有扩张冠状动脉和外周血管以及改善顿抑心肌功能的作用，适用于无明显低血压或有低血压趋势的急性左侧心力衰竭患者。

（5）肼屈嗪与硝酸异山梨酯：可用于已接受优化血管紧张素转换酶抑制药和 β 受体阻断药治疗的 NYHA 心功能Ⅲ～Ⅳ级的 HFrEF 患者，可以降低患病率和病死率。若 HFrEF 患者因低血压、肾功能不全或不能耐受药物而不能服用血管紧张素转换酶抑制药或血管紧张素受体阻断药，可以给予肼屈嗪与硝酸异山梨酯治疗。

（五）非药物治疗

1．心脏再同步化治疗　心力衰竭的患者往往合并传导异常，导致房室、室间和 / 或室内运动不同步，而心脏再同步化治疗（cadiac resynchronization therapy）通过在传统右心房、右心室双心腔起搏的基础上加上左心室起搏，遵照一定的房室间期和室间间期顺序发放刺激，能够实现正常的心房、心室电激动传导，以改善心脏不协调运动，恢复房室、左右室间和左心室室内运动的同步性，从而改善心力衰竭。目前应用指征为左室射血分数≤ 35%；窦性节律；尽管使用了充分的药物治疗，NYHA 心功能Ⅲ级或不必卧床的Ⅳ级；心脏运动不同步，即 QRS 波时限大于 120 ms。作为心力衰竭的治疗手段之一，心脏再同步化治疗的疗效已得到证实和认可，但心脏再同步化治疗不能完全取代抗心力衰竭药物治疗，完善的药物治疗是心脏再同步化治疗发挥疗效的先决条件之一。

2．左心室辅助装置　左心室辅助装置（left ventricular assist device，LVAD）适用于准备行心脏移植或发生严重心脏事件后的患者，作为短期过渡治疗或急性心力衰竭的辅助性治疗。

3．心脏移植　心脏移植是治疗终末期心力衰竭的最后治疗手段。但因其供体来源及排斥反应而难以广泛开展。

（六）HFpEF 的治疗

HFpEF 由于心室舒张不良使左室舒张期末压（LVEDP）升高，而致肺淤血，多见于高血压和冠心病，治疗的原则与收缩功能不全有所差别，主要措施如下：

1．寻找和治疗基本病因　如治疗冠心病或主动脉瓣狭窄、有效控制降血压等。

2．纠正心律失常　尽量维持窦性心律，保持房室顺序收缩及传导，保证心室舒张期充盈的容量。

3．β 受体阻断药　改善心肌顺应性，使压力 - 容积曲线下移，适用于冠心病伴活动心肌缺血患者，可改善舒张功能，减慢心率，增加舒张期充盈。

4．钙通道阻滞药　降低心肌细胞内钙浓度，改善心肌主动舒张功能，主要用于肥厚型心肌病。

5．血管紧张素转换酶抑制药　有效控制高血压，改善心肌及小血管重构，有利于改善舒缩功能，尤其适用于高血压心脏病及冠心病。

6．降低肺静脉压　如限制钠盐摄入，使用利尿药、硝酸酯类药物，降低前负荷，缓解肺淤血，但不宜过度，以免引起心排血量下降。

7．注意事项　在无收缩功能障碍的情况下禁用正性肌力药。

（七）难治性心力衰竭（顽固性心力衰竭）的治疗

难治性心力衰竭是指经过以上正规的内科治疗后，症状仍不见好转，甚至还有加重者，但并不是指心脏情况已至终末期不可逆转。对这类患者，应努力寻找潜在的病因，除外由于治疗不当使心力衰竭不能纠正的原因。治疗应从下面几点着手：

1．找出加重心力衰竭的潜在因素，如①患者是否按医嘱认真用药；②洋地黄药物剂量是否合适，有无不足或过量；③诱发心力衰竭的病因是否去除或加重，如呼吸道 / 肺感染、甲状腺功能亢进、糖尿病、风湿活动、贫血、泌尿系统感染、肝或肾等器官的疾病；④药物作用：如皮质激素或某些血管扩张药可加重水肿，或应用具有负性肌力作用的抗心律失常药，如 β 受体阻断药、钙通道阻滞药等；⑤过度利尿，导致电解质代谢紊乱，如低钠、低钾、低氯等。

2．进行全面、系统的检查，对不能改善症状的心力衰竭患者的病因进行重新评价，找出确切病因，采取相应的治疗措施。

3．对过去的治疗措施进行细致分析，总结经验及教训。注意鉴别是以收缩功能障碍还是舒张功能障碍为主的心力衰竭。对以收缩功能障碍为主的心力衰竭，用洋地黄类药物可收到满意效果。但对以舒张功能障碍为主的心力衰竭，洋地黄类药物应用无益，此类患者心脏增大不明显，心力衰竭的主要原因是心室僵硬，顺应性减低，血液进入心室受阻，回心血量减少，心排血量下降，不能维持机体代谢所需。

4．对高度顽固水肿，也可试用血液超滤。适应证掌握恰当、超滤速度及相关参数调节适当时，常可明显改善症状。

5．主动脉球囊反搏（IABP）是通过股动脉在左锁骨下动脉开口远端及肾动脉开口上方的降主动脉内置入一个约 40 ml 的长球囊，主动脉瓣关闭后，球囊被触发膨胀，使主动脉舒张压升高，心排血量和舒张期冠状动脉的灌注增加。在收缩期前球囊被抽瘪，使左心室后负荷降低，心脏作功降低，心肌耗氧量下降。目前主动脉球囊反搏主要用于伴有心源性休克患者，可以帮助患者渡过危险。

6．对不可逆性心力衰竭，药物治疗无效者，其大多数病因无法纠正，如扩张型心肌病、晚期缺血性心肌病等，可进行心脏移植。心脏移植在我国成功率已较高，5 年生存率已达 60% 以上，但条件有限，目前在我国尚不能普遍开展。

【预防】

1．对心力衰竭危险因素的干预　主要是健康饮食，积极控制血压、血糖，进行调脂治疗，戒烟、限酒等。

2．对无症状性左心室收缩功能障碍的干预

（1）防止心肌进一步损伤：①急性心肌梗死期间，成功的溶栓治疗或冠状动脉血管成形术可有效地防止心肌损伤，降低心力衰竭的发生率和病死率；②心肌梗死恢复。

（2）防止心肌损伤后的恶化：凡已有左心室功能不全者，不论是否出现症状，均应给予拮抗神经内分泌药物治疗，以降低发展成严重心力衰竭的危险性。

第二节 急性心力衰竭

案例导入

某患者，男性，69岁。间断头晕15年，心悸、气短4 d，加重1 h。患者15年来间断头晕、血压升高，血压最高达192/114 mmHg。间断服用“氢氯噻嗪、硝苯地平”治疗。4 d前劳累后患者出现心悸、气短，1 h前突感呼吸困难，不能平卧，咳白色泡沫样痰，来院急诊。既往有高血压史。体格检查：血压189/110 mmHg。神志清楚，端坐位，大汗淋漓，口唇发绀，颈静脉无怒张，双肺满布湿啰音。心界向左扩大，心率135次/分，心律失常，心音强弱不等，心尖部可闻及舒张早期奔马律。腹部平软，肝、脾不大。双下肢不肿。心电图：左心室高电压，未见ST-T缺血样改变。超声心动图：左心室射血分数40%，E/A值0.7。

问题与思考：

1. 初步诊断和诊断依据是什么？需与哪些疾病进行鉴别诊断？
2. 为明确诊断，需进一步做哪些检查？
3. 治疗原则是什么？

急性心力衰竭（acute heart failure，AHF）是指由于心力衰竭急性发作引起心排血量显著、急骤降低而导致的组织和器官灌注不足和急性淤血综合征。临床上以急性左侧心力衰竭最为常见，表现为急性肺水肿，甚至可发生心源性休克或心搏骤停，是内科危重急症。

急性右侧心力衰竭少见，多由大块肺梗死引起。本节主要讨论急性左侧心力衰竭。

【病因与发病机制】

（一）病因

心脏解剖或功能的突发异常，使心排血量急剧降低和肺静脉压突然升高，可发生急性左侧心力衰竭。常见的原因有以下几个。

1．急性弥散性心肌损害　常见与冠心病有关的急性广泛性心肌梗死等导致的急性心肌收缩无力。

2．急性机械性阻塞　如严重的二尖瓣或主动脉瓣狭窄、左心室流出道梗阻等使心脏压力负荷过重，心脏排血严重受阻。

3．急性容量负荷过重　如由于外伤、急性心肌梗死所致乳头肌或腱索断裂，输血或输液过多、过快，使心脏容量负荷突然、显著增加。

4．急性心室舒张受限　如急性大量心包积液或积血所致的急性心脏压塞。

5．严重的心律失常　包括快速的室上性和室性心律失常以及严重的心动过缓，使心脏排血量显著减少。

➢ 考点提示：急性心力衰竭的病因。

（二）发病机制

左心室收缩力突然严重减弱，心排血量急剧减少，左心室舒张期末压迅速升高，引起肺静脉压及肺毛细血管静水压急剧升高，使肺毛细血管内液体渗入肺间质和肺泡内而形成急性肺水肿。肺水肿早期因交感神经激活，患者血压可升高，但随着病情持续进展，血压将逐步下降。

【临床表现】

患者突然出现严重呼吸困难，呈端坐位，烦躁不安，大汗淋漓，伴恐惧、窒息感。面色苍白、口唇发绀，咳泡沫样痰，严重时咳粉红色泡沫样痰，痰多时可从口腔、鼻腔涌出。呼吸频率可达 30 ～ 40 次 / 分，脉搏、心率增快。早期可有血压轻度升高。随病情发展，血压下降，直至出现心源性休克。两肺满布中、小水泡音和哮鸣音，心尖部第一心音减弱，心率快，可闻及舒张早期奔马律及肺动脉瓣第二音亢进。

心源性休克主要表现为持续性低血压，收缩压降至 90 mmHg 以下，持续 30 min 以上，肺动脉楔压≥ 18 mmHg，心排血指数≤ 2.2 L/（min · m²），伴组织低灌注状态，如皮肤湿冷、苍白和发绀，尿量显著下降，意识障碍，代谢性酸中毒。

胸部 X 线检查：早期肺间质水肿时表现为上肺静脉充盈、肺门血管模糊、小叶间隔增厚。肺水肿时表现为蝶形肺门影。严重肺水肿时表现为弥漫满肺的大片阴影。

➢ 考点提示：急性心力衰竭的临床表现。

【分类与分级】

（一）临床分类

1．急性左侧心力衰竭　急性左侧心力衰竭是急性发作或加重的心肌收缩力明显降低、心脏负荷加重，造成急性心排血量骤降、肺循环压力突然升高、周围循环阻力增加，出现急性肺淤血、肺水肿并可伴组织和器官灌注不足和心源性休克的临床综合征。急性左侧心力衰竭包括慢性心力衰竭急性失代偿、急性冠脉综合征、高血压急症、急性心瓣膜功能障碍、急性重症心肌炎、围生期心肌病和严重心律失常。

2．急性右侧心力衰竭　急性右侧心力衰竭是右心室心肌收缩力急剧下降或右心室前、后负荷突然加重，引起右心排血量急剧减低的临床综合征，常由右心室梗死、急性大面积肺栓塞、右心脏瓣膜疾病所致。

（二）分级

由急性心肌梗死导致的急性心力衰竭，临床严重程度常用 Killip 分级。

Ⅰ级：无心力衰竭的症状和体征。

Ⅱ级：有心力衰竭的症状和体征。可闻及奔马律，中、下肺野湿啰音（湿啰音占肺野 50%），X 线示肺淤血。

Ⅲ级：严重心力衰竭的症状和体征。严重肺水肿，两肺满布湿啰音（湿啰音占肺野 50% 以上）。

Ⅳ级：心源性休克。

【诊断与鉴别诊断】

依据典型症状和体征，结合急性心脏病史、咳粉红色泡沫样痰及心尖部舒张早期奔马律、

X 线典型表现，一般即可做出诊断。急性呼吸困难需与支气管哮喘、心外原因引起的肺水肿相鉴别。对可疑患者行脑钠肽 /N - 末端脑钠肽前体检测鉴别，阴性者几乎可排除急性心力衰竭的诊断。

【治疗】

急性左侧心力衰竭时缺氧和高度呼吸困难是致命威胁，属于内科危重急症，必须尽快缓解。治疗目标：改善症状，稳定血流动力学状态，维护重要脏器功能，避免复发，改善预后。

（一）体位

患者取坐位，双下肢下垂，以减少静脉回流，并使横膈下降，有利于呼吸。

（二）吸氧

立即鼻导管高流量给氧，对严重者采用持续气道正压通气（CPAP）或双相气道正压（BiPAP）给氧，使肺泡内压力增加，加强气体交换，阻止组织液向肺泡内渗透。开始氧流量为 2 ～ 3 L/min，以后可逐渐增至 6 L/min 以上。将 50% 乙醇置于氧气的滤瓶内，随氧气吸入，使肺泡内泡沫消失，增加气体交换面积。

（三）镇静

对烦躁不安者，用吗啡 3 ～ 5 mg 稀释后缓慢静脉注射或肌内注射，必要时每隔 15 min 重复 1 次，共 2 ～ 3 次，静脉缓慢注射不仅可以使患者镇静，减少躁动所带来的额外的心脏负担，同时也具有舒张小血管的功能而减轻心脏负荷。

（四）快速利尿

呋塞米 20 ～ 40 mg 稀释后静脉注射，于 2 min 内注射完，10 min 内起效，可持续 3 ～ 4 h，必要时 4 h 后重复 1 次。可起到快速大量利尿、降低心脏前负荷和扩张静脉的作用，有利于水肿的缓解。对血压偏低者慎用。大量利尿应注意低血容量和低钾血症的发生。

（五）血管扩张药

1．硝普钠　硝普钠可扩张小动脉和静脉，有效降低心室前、后负荷，作用快速、短暂。静脉用药后 2 ～ 5 min 起效，开始以 0.3 μg/（kg · min）的速度静脉滴注，根据血压调整剂量，最大剂量可用至 5 μg/（kg · min），维持在 50 ～ 100 μg/min，保持收缩压不低于 100 mmHg，静脉滴注时需避光，4 ～ 8 h 滴完。硝普钠主要用于高血压心脏病引起的左侧心力衰竭患者。硝普钠含有氰化物，用药时间不宜连续超过 24 h。

2．硝酸甘油　硝酸甘油扩张小静脉，减少回心血量，使左室舒张期末压及肺血管压降低，较大剂量时引起冠状动脉扩张，特别适用于急性冠脉综合征的患者。患者对本药的耐受量个体差异很大，可先从 10 μg/min 开始静脉滴注，然后每 10 min 调整 1 次，每次增加 5 ～ 10 μg/min，直至状态缓解或收缩压达到 90 ～ 100 mmHg。低血压时应与多巴胺合用。

3．重组人脑钠肽（rhBNP）　为重组的人脑钠肽，具有扩张血管、利尿、抑制肾素 - 血管紧张素 - 醛固酮系统和交感活性的作用，适用于急性失代偿心力衰竭。

（六）正性肌力药

1．多巴胺　小剂量多巴胺［< 2 μg/（kg · min），静脉滴注］可降低外周阻力，扩张肾动脉、冠状动脉和脑血管；较大剂量多巴胺［> 2 μg/（kg · min），静脉滴注］可增加心肌收缩力和心排血量，有利于改善急性心力衰竭的病情。但> 5 μg/（kg · min）的大剂量多巴胺静脉滴注时，因可兴奋 α 受体而增加左心室后负荷和肺动脉压而对患者有害。

2．多巴酚丁胺　除作用于 β_1 受体外，多巴酚丁胺也作用于 α、β_2 受体，使心肌收缩力增强。起始量为 2 ～ 3 μg/（kg · min），可根据尿量和血流动力学监测结果调整剂量。最高可用至 20 μg/（kg · min）。多巴酚丁胺可使心律失常发生率增加，用时应特别注意。

3．磷酸二酯酶抑制药　磷酸二酯酶抑制药具有正性肌力及血管扩张作用，能明显改善心力衰竭患者的血流动力学，不影响心率。米力农为Ⅲ型磷酸二酯酶抑制药，兼有正性肌力及降低外周血管阻力的作用。有口服和静脉两种给药途径，但均宜短期使用。静脉首次剂量 25 μg/kg，于 10 ～ 20 min 静脉注射，10 min 以后 0.375 ～ 0.75 μg/（kg・min）静脉滴注，维持 24 ～ 48 h，或停药 16 h 后改为口服。

4．洋地黄　对发病 2 周内未用过洋地黄者，可给予毛花苷 C（西地兰）静脉给药。首次剂量可给 0.4 ～ 0.8 mg，加入 5% 葡萄糖溶液 20 ml 内缓慢静脉注射（5 min），对室上性快速型心律失常引起肺水肿者疗效显著。若无效，2 h 后可酌情再用 0.2 ～ 0.4 mg。洋地黄适用于心房颤动伴快速心室率 / 原有心脏增大伴左心室收缩功能不全者。对急性心肌梗死患者，在急性期 24 h 内不宜用洋地黄类药物。重度二尖瓣狭窄伴窦性心律者禁用。

（七）氨茶碱

氨茶碱可解除支气管痉挛，并有一定的正性肌力和扩血管及利尿作用。氨茶碱 0.25 g 加入 25% 葡萄糖溶液 20 ml 中缓慢静脉注射。

（八）减少静脉回流

应用橡胶止血带或血压计袖带，四肢轮流三肢结扎法以减少静脉回心血量（结扎于四肢近躯干部），每 15 ～ 20 min 按顺时针或逆时针方向将一个肢体止血带放松，即每个肢体加压 45 min、放松 15 min。

（九）机械辅助治疗

机械辅助治疗有主动脉内球囊反搏（IABP）和临时心肺辅助系统。对极危重患者，有条件的医院可采用。待急性症状缓解后，应着手对诱因及基本病因进行治疗。

➢ 考点提示：急性心力衰竭的治疗。

【健康教育】

健康教育有助于医患双方相互理解、和谐相处。心力衰竭属于慢性疾病，需要一个有效的健康教育，促进患者配合治疗。医师应当从什么是心力衰竭、诊断心力衰竭需要做的检查、心力衰竭的治疗、心力衰竭的转归（预后）、心力衰竭的预防及防止病情的反复发作等方面为患者做一个综合而全面的讲解。促使患者对心力衰竭进一步了解，并建立治疗的计划，树立战胜疾病的信心。

1．避免心力衰竭的诱发因素，如呼吸道感染、过度劳累等。

2．体重监测。

3．低热量、易消化饮食。

4．控制食盐量：心功能Ⅱ级，食盐量＜ 5 g/d；心功能Ⅲ级，食盐量＜ 2.5 g/d；心功能Ⅳ级，食盐量＜ 1 g/d 或忌盐，注意避免隐性高盐食品。

5．严格按医嘱服药，不能擅自增加或减少药量。服洋地黄者，当出现恶心、呕吐、黄视症等现象时，应会识别其中毒反应并及时就诊等。

6．戒烟、戒酒。

7．及时发现病情变化，当出现疲倦、乏力、水肿等情况时，应及时与医师联系。

思考题

1．慢性心力衰竭的分期及临床意义是什么？

2．慢性心力衰竭药物治疗的种类及机制有哪些？

3．急性心力衰竭的治疗原则是什么？

（熊　刚）

第十五章

心律失常

第十五章数字资源

学习目标

通过本章内容的学习，学生应能：

识记：

1. 说出心律失常的定义及各种心律失常的常见病因。
2. 列举心律失常的种类及常用的辅助检查。

理解：

1. 概括心律失常的基本治疗原则。
2. 分析各种心律失常的心电图特点。
3. 解释心律失常的发生机制。

应用：

1. 对常见心律失常做出诊断。
2. 根据病情制订各种心律失常的治疗方案。
3. 对患者进行健康教育。

案例导入

某患者，男性，23岁，学生。因“阵发性心悸3年，再次发作2 h”入院。患者既往体健，3年前开始常无明显诱因出现心悸，自觉心率增快，突发突止，伴胸闷、头晕、乏力，每次持续20 min至1 h，有时能自行缓解，有时可通过做瓦尔萨尔瓦（Valsalva）动作终止。2 h前患者无诱因再次发作心悸，持续不缓解，伴胸闷、胸痛，为进一步治疗入院。体格检查：血压100/60 mmHg，神志清楚，心界无扩大，心率160次/分，心律齐，第一心音（S_1）强度不变，各瓣膜听诊区未闻及杂音。肺部检查无异常。双下肢无水肿。心电图示心室率160次/分，心律绝对规整，QRS波形态与时限正常，逆行P′波埋于QRS波群之后，继发性ST-T改变。

问题与思考：

1. 初步诊断和诊断依据是什么？应与哪些疾病相鉴别？
2. 为明确诊断，还需要做哪些检查？
3. 该患者的治疗策略是什么？

第一节 概述

正常心电活动起源于窦房结，成人以 60 ～ 100 次 / 分的频率规律地发出电冲动，沿正常传导系统在一定时间内顺序激动心房和心室，以正常心排血量向全身供血，维持机体生命活动。

心律失常（arrhythmia）是指心脏冲动的频率、节律、起源部位、传导速度或激动次序的异常。按发生原理，分为冲动形成异常和冲动传导异常两大类。

【病因】

（一）生理性

生理性心律失常见于运动、精神紧张、疲劳、失眠、吸烟、饮酒、饮浓茶和咖啡等。

（二）病理性

病理性心律失常多见于各种器质性心血管疾病（如心脏瓣膜疾病、冠心病、心肌疾病、心肌炎和高血压心脏病等）、缺氧、感染、电解质代谢紊乱、药物及心脏手术等。

【发病机制】

（一）自律性改变

具有自律性的心肌细胞因功能和器质性病变使自律性异常增高或不规则；原来无自律性的心房肌、心室肌细胞在病理状态下产生异常自律性。

（二）触发激动

触发激动（triggered activity）由正常的动作电位后产生的除极活动（后除极）达到阈值而触发一次新的动作电位，即引起一次触发激动。单次触发激动产生期前收缩，持续的反复激动则产生快速型心律失常。

（三）折返

折返（reentry）是快速型心律失常最常见的发生机制，指冲动从某一条径路传出后，又从另一条径路返回原处，使该处心肌再次发生激动。如此反复，形成快速型心律失常。

（四）传导功能障碍

由于心脏的传导系统发生生理和病理改变，使冲动传导速度减慢或传导中断，导致传导功能障碍。

（五）房室间传导途经异常

少数人除正常传导系统外，在心房和心室间尚存在先天异常的传导径路（如房室旁道），形成预激和冲动的折返。

【分类】

（一）按发生机制分类

1．冲动形成异常

(1) 窦性心律失常：①窦性心动过速；②窦性心动过缓；③窦性心律不齐；④窦性停搏；⑤窦房结内游走性心律；⑥病态窦房结综合征。

(2) 异位心律

被动性异位心律可分为：①逸搏（房性、房室交界性、室性）；②逸搏心律（房性、房室交界性、室性）。

主动性异位心律可分为：①期前收缩（房性、房室交界性、室性）；②阵发性心动过速（房性、房室交界性、室性）；③心房扑动与颤动；④心室扑动与颤动。

2．冲动传导异常

(1) 生理性传导阻滞：干扰及房室分离（连续干扰），差异性传导。

(2) 病理性传导阻滞：①窦房传导阻滞；②房内传导阻滞；③房室传导阻滞（一度、二度、三度房室传导阻滞）；④束支及分支传导阻滞（左、右束支及左束支分支传导阻滞）或室内传导阻滞。

(3) 传导途径异常：预激综合征。

（二）按发作时心率的快慢分类

1．快速型心律失常　包括期前收缩（房性、房室交界性、室性）、心动过速（窦性、室上性、室性）、扑动和颤动（房性、室性）和可引起快速型心律失常的预激综合征。

2．缓慢型心律失常　包括窦性缓慢型心律失常（窦性心动过缓、窦性停搏、窦房传导阻滞、病态窦房结综合征）、房室交界性心律、心室自主心律和可引起缓慢型心律失常的传导阻滞（房室传导阻滞、室内传导阻滞）。

（三）按循环障碍严重程度和预后分类

按循环障碍严重程度和预后，心律失常可分为良性心律失常、潜在致命性心律失常和致命性心律失常。

在以上分类中，后两种方法简单易行，结合临床实际，对心律失常的诊断和防治有一定的帮助。

【诊断】

大部分心律失常可根据病史和体征做出初步判断，但确诊主要依靠心电图。心脏电生理检查有助于心律失常的诊断。

（一）病史询问

病史对诊断和评价心律失常有很大帮助。通过仔细询问发作时心悸等症状，可为初步判断心律失常及其类型提供重要线索。重点了解心律失常发作的诱因、发作方式、症状、持续时间、加重因素、终止方式、发作频率、治疗经过及疗效；心律失常对药物和非药物方法、体位、呼吸、活动等的反应；心律失常对患者的影响，发作时有无低血压、晕厥、抽搐、心绞痛或心力衰竭等。

（二）体格检查

除系统检查外，应重点检查心脏，注意心率、心律的变化，心音强度，有无杂音及附加音，心率与脉搏的关系，血压状况等，有助于做出心律失常的诊断。例如，心率缓慢（<60 次/分）并且心律规则多见于窦性心动过缓、房室传导阻滞等；心室率快速（>100 次/分）而规则常为窦性心动过速、室上性心动过速、心房扑动、室性心动过速等；心律绝对不齐、第一心音强弱不等、脉搏短绌多见于心房颤动；第一心音减弱见于一度房室传导阻滞；第四心音与第一心音的关系不固定，且闻及房室同步收缩产生的特别响亮的第一心音（大炮音）为三度房室传导阻滞的特点；第二心音逆分裂见于左束支传导阻滞。

（三）心电图检查

心电图检查为诊断心律失常最简便、最重要的一项无创检查项目。发作时描记 12 或 18 导联心电图，根据 P 波和 QRS 波形态特征、P-QRS 关系、PP 间期、PR 间期与 RR 间期可确定心律失常的存在，并可明确其类型。通常选择 P 波清晰的导联（Ⅱ导联或 V_1 导联），记录足够长的心电图进行分析。经食管心电图能清楚显示 P 波，有助于心律失常的分析。

（四）长时间心电图记录

动态心电图（Holter monitoring electrocardiogram）是诊断心律失常的重要手段。该检查使用一种小型便携式记录器，连续记录 24 ～ 72 h 的心电图，可发现短暂的和常规手段不易发现的心律失常，能够评价抗心律失常药物疗效、起搏器或植入型心律转复除颤器的疗效以及是否出现功能障碍。

事件记录器（event recorder）记录心电事件发生前、后的心电图，适用于心律失常发作不频繁、难以用动态心电图发现的患者。

植入式循环心电记录仪（implantable loop records，ILRs）植入患者皮下，可自动启动、检测及记录心律失常，适用于发作不频繁、原因不明但可能是由心律失常所致的晕厥患者。

（五）运动试验

患者在运动时出现心悸症状，可做运动试验以协助诊断。但有1/3的正常人在正常运动试验中可发生室性期前收缩，应注意区别。诊断心律失常时，动态心电图的敏感性优于运动试验。

（六）食管心电图

解剖上，左心房后壁毗邻食管，将食管电极导管置于食管的心房水平，能清晰地记录心房电位，而且能进行心房快速起搏和程序电刺激。食管心电图结合电刺激能判断室上性心动过速的发生机制，识别心房和心室的电活动，确定不典型预激综合征。运用电刺激技术可以评价窦房结功能，诱发和终止心动过速。

（七）心腔内电生理检查

心腔内电生理检查通过记录心腔内不同部位的电活动以确定心律失常的类型，定性诊断复杂心律失常，指导临床治疗。主要适应证：①窦房结功能测定；②房室与室内传导阻滞；③心动过速；④不明原因的晕厥。

知识链接

三维心脏电生理标测及导航系统

三维心脏电生理标测及导航系统简称三维标测系统，是近几年来出现的新的标测技术，适用于心腔内电生理难以进行准确空间定位的复杂心律失常。三维标测系统包括心脏电解剖标测系统（Carto^{TM}）、接触标测系统（EnSite NavX）和非接触标测系统（EnSite Array）。主要功能有激动顺序标测、三维解剖定位、破碎电位标测及电压标测等。临床中，三维标测系统广泛应用于室上性心动过速、预激综合征、特发性室性心动过速、局灶性或折返性房性心动过速、心房扑动、心房颤动等快速型心律失常的射频导管消融治疗。

【治疗】

（一）病因治疗

病因治疗是治疗心律失常的根本措施。病因治疗后，大部分心律失常可消失。

（二）心理治疗

功能性心律失常经心理疏导治疗后可好转或消失。

（三）药物治疗

药物治疗是最常用的治疗方法。

1．快速型心律失常的药物治疗　治疗目的：①消除快速型心律失常的诱因和预防发作；②终止持续性快速型心律失常；③控制心室率在适当范围，改善血流动力学。

目前临床应用改良的Vaughan Williams分类法，将常用的抗快速型心律失常药物分为4大类。

Ⅰ类（钠通道阻滞药）：通过抑制细胞膜快钠通道，影响除极（0期）速率和复极（1、2、3期）时程，达到抗心律失常的目的，包括ⅠA、ⅠB、ⅠC 3个亚类。①ⅠA：减慢动作电位0期除极速率（Vmax），延长复极时程，故延长PR间期、QRS波群和QT间期，对室性和室上性心律失常均有一定的治疗作用，长期应用易出现致心律失常作用，不降低病死率。主要代表药物为奎尼丁、丙吡胺和普鲁卡因胺。②ⅠB：不影响动作电位0期除极速率，缩短复极时程，故可缩短QT间期，对室性心律失常有较好的治疗作用，尤其对急性心肌缺血相关的室性心律失常疗效显著，主要代表药物为美西律、利多卡因和苯妥英钠。③ⅠC：减慢动作电位0期除极速率，轻度延长复极时程，故可减慢传导。对室性和室上性心律失常均有良好的治疗效果，但长期应用可出现致心律失常作用，不增加生存率。主要代表药物为普罗帕酮和氟卡尼。

Ⅱ类（β受体阻断药）：抑制自律性和传导性。阻断β肾上腺素受体，抑制4期自动除极，减慢动作电位0期除极速率，可有效治疗室上性和室性心律失常，长期应用降低心脏性猝死的发生率。主要代表药物为普萘洛尔、美托洛尔、比索洛尔和阿替洛尔。

Ⅲ类（钾通道阻滞药）：主要阻断钾通道，并延长动作电位时程，延长有效不应期。主要代表药物为胺碘酮、索他洛尔、多非利特和依布利特。胺碘酮属于以Ⅲ类作用为主的多通道阻滞药，为广谱抗心律失常药物，适用于各种室性和室上性心律失常，目前广泛应用于临床。

Ⅳ类（钙通道阻滞药）：主要通过抑制4期自动除极而抑制自律性，明显抑制窦房结功能和房室传导功能，主要适用于室上性心律失常，治疗左室特发性室性心动过速亦能获得良好的效果。主要代表药物为维拉帕米与地尔硫䓬。

> 考点提示：常用抗快速型心律失常药物的分类及代表药物。

2．缓慢型心律失常的药物治疗　选用增强自律性和/或加速传导的药物：①拟交感神经药（异丙肾上腺素、沙丁胺醇等）；②迷走神经抑制药（阿托品、山莨菪碱等）；③非特异性兴奋窦房结、促进房室传导的药物（氨茶碱、甲状腺素等）。

3．其他有抗心律失常作用的药物　腺苷、洋地黄制剂、窦房结内向电流I_f抑制药（伊伐雷定）和中药制剂（稳心颗粒）等。

（四）机械刺激

常采用做瓦尔萨尔瓦动作（深吸气后屏气，用力进行呼气运动）、咽喉刺激、颈动脉窦按摩及眼球压迫等刺激迷走神经的方法治疗室上性快速型心律失常。

（五）电复律

电复律是指利用一定强度直流电短暂电击心脏，使大部分或全部心肌在瞬间同时除极，窦房结重新主导心脏节律。根据电复律是否识别R波分为两种。①非同步电复律（非同步电除颤）：可在任何时间放电，用于心室扑动与心室颤动的转复；②同步电复律：使电刺激落入QRS波群R波起始后30 ms左、右心室绝对不应期内，以免诱发心室颤动。电复律主要用于室性和室上性心动过速、心房扑动与颤动的转复。洋地黄中毒和低钾血症者不能使用。

（六）介入治疗

1．人工心脏起搏　通过人工心脏起搏器发放一定形式的脉冲电流刺激心脏，即模拟正常心脏的冲动形成和传导，维持心脏激动和收缩，治疗某些心律失常引起的心脏功能障碍。①治疗三度房室传导阻滞、病态窦房结综合征等缓慢型心律失常；②治疗同时需要抗心动过缓的快速型心律失常；③植入型心律转复除颤器（ICD）：同时具备起搏（抗心动过缓起搏、抗心动过速起搏）和电复律（低能电转复、高能电除颤）功能，能有效预防心脏性猝死。

2．射频导管消融术　射频导管消融术是应用经皮血管穿刺技术送入电极导管和消融电极导管，通过心内电生理检查准确定位异常传导途径或异位起搏点的病灶部位，射频消融仪经消融电极导管头端的电极释放电能，达到一定温度后，使局部心肌细胞脱水、变性、坏死，发生自律性和传导性能改变，从而根治心律失常的方法。目前，射频导管消融术已成为房室结内折返性心动过速、房室折返性心动过速、阵发性心房颤动、典型心房扑动、特发性室性心动过速等快速型心律失常的一线治疗方法。

（七）手术治疗

手术治疗，如外科迷宫手术治疗心房颤动；切除心室壁瘤治疗室性快速型心律失常；左颈胸交感神经切断术治疗药物无效或禁忌植入型心律转复除颤器植入的先天性长 Q-T 间期综合征；冠状动脉旁路移植术防治因心肌缺血引起的心律失常等。但是，随着射频导管消融术治疗快速型心律失常的广泛应用，目前已较少采用外科手术治疗心律失常。

第二节 窦性心律失常

正常窦性心律的冲动起源于窦房结，其频率为 60 ～ 100 次 / 分。心电图显示窦性心律的 P 波在 Ⅰ、Ⅱ、aVF 导联直立圆滑，aVR 导联倒置，PR 间期 0.12 ～ 0.20 s。当窦性冲动形成异常和 / 或传导异常时，窦性心律的频率、节律发生改变，形成窦性心律失常（sinus arrhythmia）。窦性心律失常主要分为快速型心律失常（窦性心动过速）和缓慢型心律失常（窦性心动过缓、窦性停搏、窦房传导阻滞和病态窦房结综合征）。

一、窦性心动过速

窦性心律的频率超过 100 次 / 分，称为窦性心动过速（sinus tachycardia）。

【病因】

窦性心动过速常见于生理情况，如健康人吸烟、饮茶或咖啡、饮酒、体力活动及情绪激动时；也见于发热、贫血、休克、甲状腺功能亢进、缺氧、心力衰竭、心肌炎、心包炎等病理状态；亦可由肾上腺素、阿托品等药物引起。

【临床表现】

（一）症状

可无症状或仅感心悸、乏力、不适、忧虑等。可有原发病的症状，如休克、心力衰竭的症状等。

（二）体征

心尖冲动和颈部血管搏动增强，心率增快，常在 101 ～ 150 次 / 分，心律规整，心音响亮，少数心尖部可出现功能性收缩期杂音。可有原发病的体征，如甲状腺功能亢进症、贫血的体征等。

（三）临床特点

窦性心动过速通常逐渐开始和终止。频率易受自主神经活动的影响，如运动可使之增快，休息使之减慢。心率一般不超过 150 次 / 分，偶有高达 200 次 / 分。刺激迷走神经可使心率逐渐减缓，停止刺激后心率又逐渐加速至原先水平。

【心电图表现】

心电图特征：①窦性心律的 P 波在 Ⅰ、Ⅱ、aVF 导联直立圆滑，aVR 导联倒置。PR 间期 0.12 ～ 0.20 s；② PP 间期＜ 0.60 s，即 P 波频率＞ 100 次 / 分（图 3-15-1）。

【诊断】

诊断依据：①常可找到引起窦性心动过速的病因；②可有心悸、不适、乏力等症状，体格检查心率大于 100 次 / 分，心律规整；③心电图 P 波呈窦性，P 波频率＞ 100 次 / 分。

【鉴别诊断】

当窦性心动过速的心率超过 140 次 / 分时，应与阵发性室上性心动过速及 2 : 1 传导的心

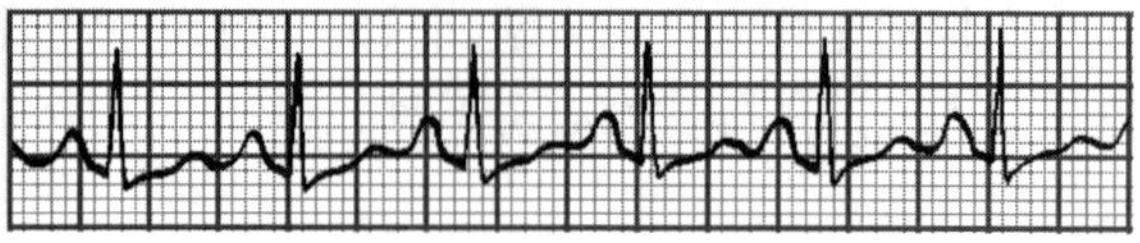

图 3-15-1 窦性心动过速

房扑动相鉴别。与阵发性室上性心动过速的鉴别见本章第四节。与 2∶1 传导的心房扑动的鉴别要点是：①窦性心动过速者心率有时可改变，而心房扑动者心率多较恒定；②颈动脉窦按摩时，窦性心动过速者心率逐渐减慢，停止按摩后心率逐渐恢复至原来水平；而心房扑动者按摩颈动脉窦可暂时增加房室传导阻滞，显示为扑动波。

【治疗】

窦性心动过速往往是某种病理状况的代偿，关键在于寻找并处理引起窦性心动过速的病因及诱因。若病因未明而着重减慢心率，不但无效，还很可能有害。必要时，可选用 β 受体阻断药或非二氢吡啶类钙通道阻滞药。若不能耐受或治疗无效，尚可使用伊伐雷定。

二、窦性心动过缓

成人窦性心律的频率＜ 60 次 / 分时，称为窦性心动过缓（sinus bradycardia）。

【病因】

窦性心动过缓可见于生理情况，如健康年轻人、运动员及睡眠状态等。病理状态见于颅内疾病、甲状腺功能减退症、窦房结病变、急性下壁心肌梗死、阻塞性黄疸或高钾血症等，亦可见于应用对心肌有负性频率作用的药物。

【临床表现】

心率＞ 50 次 / 分时，一般很少产生症状；心率持续、显著减慢（＜ 40 次 / 分）时，因心排血量减低而出现乏力、头晕、胸闷等症状，严重者出现心绞痛、低血压、晕厥等。心脏听诊心率＜ 60 次 / 分，伴窦性心律不齐时出现心律不规整。

【心电图表现】

符合窦性心律心电图的特征（图 3-15-2）：① P 波呈窦性，PP 间期＞ 1.0 s，即 P 波频率＜ 60 次 / 分；②常伴窦性心律不齐，即最长的 PP 间期与最短 PP 间期相差＞ 0.12 s。

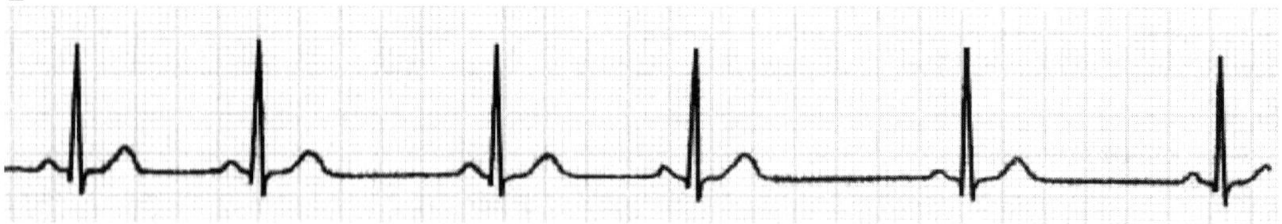

图 3-15-2 窦性心动过缓伴心律不齐

【诊断】

根据心率＜ 60 次 / 分，有乏力、头晕、胸闷症状，多数即可诊断。心电图可确定诊断。

【治疗】

主要是处理病因及诱因，无症状则无须治疗。心率过慢，出现心排血量不足的症状时，可选用阿托品或异丙肾上腺素提高心率，但长期应用效果不确定，应考虑植入人工心脏起搏器。

➢ 考点提示：窦性心动过缓的治疗。

三、病态窦房结综合征

病态窦房结综合征（sick sinus syndrome，SSS）是由窦房结病变导致窦房结功能减退，引发多种心律失常的综合表现。患者可以在不同时间出现一种以上的心律失常。

【病因】

病态窦房结综合征见于急性心肌炎、心肌病、高血压心脏病、结缔组织病、代谢病、浸润性疾病、某些感染（布鲁氏菌病、伤寒）、急性心肌梗死等。这些疾病可导致窦房结及其邻近组织发生炎症、缺血、纤维化和退行性病变。迷走神经张力过高，某些抗心律失常药物抑制窦房结功能，亦可导致窦房结功能障碍，应注意鉴别。

【临床表现】

病态窦房结综合征主要表现为心动过缓及心排血量过少所致的脑、心脏、肾供血不足的症状。脑供血不足的症状最为突出，轻者出现乏力、头晕、视物模糊、失眠等，重者出现黑矇、晕厥，呈急性发作。部分患者在心动过缓的基础上合并短阵室上性心动过速、心房颤动或心房扑动等，称为慢快综合征（心动过缓 - 心动过速综合征），严重者可使原有心脏病加重，引起心绞痛或心力衰竭，甚至猝死。

【辅助检查】

（一）心电图特征

病态窦房结综合征的心电图表现为：①持续而显著的心动过缓（< 50 次 / 分），且并非由于药物引起；②窦性停搏或（和）窦房传导阻滞；③窦房传导阻滞与房室传导阻滞并存；④心动过缓与房性快速型心律失常（心房扑动、心房颤动或房性心动过速）交替发生，即慢快综合征；⑤交界区性逸搏（图 3-15-3）。

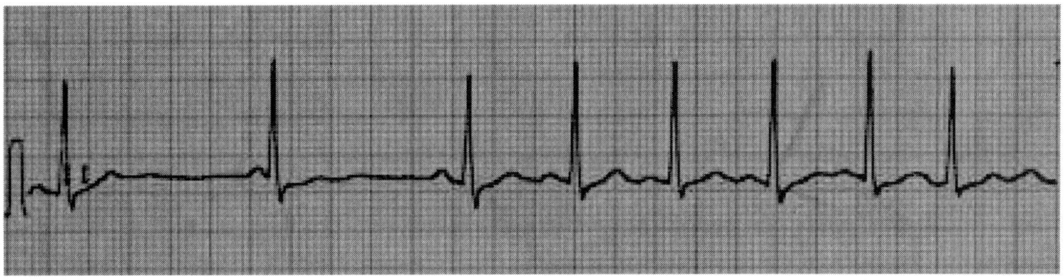

图 3-15-3　病态窦房结综合征

除上述常规心电图的异常表现外，动态心电图尚可出现：① 24 h 总窦性心率< 5 万～ 8 万次；②反复出现> 2.0 s 长间歇；③终止快速型房性心律失常时，出现严重的窦性心动过缓或长时间的窦性停搏。

➤ 考点提示：病态窦房结综合征的心电图特征。

（二）运动试验

半分钟内做下蹲动作 15 次，心率< 90 次 / 分为阳性。奔走或在双倍二阶梯运动时心率< 90 次 / 分，或出现频繁窦房结阻滞、逸搏心律为阳性。

（三）固有心率测定

固有心率（inherent heart rate，IHR）是指用药物去除自主神经系统的影响后窦房结的自身频率。检测方法：普萘洛尔 5 mg 及阿托品 2 mg 用生理盐水或 5% 的葡萄糖溶液稀释至 10 ml，以 2 ml/min 的速度静脉注射，分别记录注射前及注射后 1 min、3 min、5 min、7 min、10 min 的心率，注射后 5 ~ 10 min 的最高且稳定的心率为固有心率。据报道，正常人固有心率平均为 101±11 次 / 分，单纯窦性心动过缓者固有心率平均为 94±8 次 / 分，而病态窦房结综合征者固有心率平均为 71±9 次 / 分。阳性标准：固有心率＜ 80 次 / 分。如采用 Lose 公式计算年龄校正值，固有心率 =118.1 –（0.57× 年龄），然后以实测固有心率＜校正值为阳性则更准确。

（四）窦房结功能检查

经食管心电生理检查能较好地了解窦房结功能。其中窦房结恢复时间（sinus node recovery time，SNRT）、校正的窦房结恢复时间（corrected SNRT，CSNRT）对诊断病态窦房结综合征具有较高的敏感性和特异性。SNRT ≥ 2000 ms、CSNRT ≥ 550 ms，提示窦房结功能不良。正常窦房传导时间（sinoatrial conduction time，SACT）易受多种因素影响，不是诊断病态窦房结综合征的敏感指标。

【治疗】

应积极治疗原发病。若患者未出现由心动过缓引起的头晕、晕厥或心力衰竭等症状，则不必治疗，仅需治疗原发病，定期随诊观察。对于有症状的病态窦房结综合征患者，应安装永久性心脏起搏器。慢快综合征患者出现心动过速，单用抗心律失常药物可能加重心动过缓，对应用起搏器治疗后仍有心动过速者，可同时应用抗心律失常药物。

第三节 房性心律失常

一、房性期前收缩

房性期前收缩（premature atrial beat）是指激动起源于窦房结以外心房任何部位的提前搏动，亦称房性早搏（简称房早）。房性期前收缩可见于正常人（占 60%）和各种器质性心脏病患者。

【临床表现】

心悸是常见的症状，部分患者有乏力、胸闷、头晕等不适，自觉有心搏停顿感。患者适应时可无症状。心脏听诊可发现：①心律不规则，提前出现心脏搏动，其后出现较长间歇；②房性期前收缩时第一心音增强。

> 考点提示：房性期前收缩的临床表现。

【心电图表现】

心电图特征（图 3-15-4）：①提前出现房性异位 P′ 波，其形态与窦性 P 波不同；② P′ -R 间期≥ 0.12 s；③ P′ 波后的 QRS 波群多数和正常窦性 QRS 波群形态完全相同，少数 P′ 波后无 QRS 波（房性期前收缩未下传）或者 QRS 增宽畸形（室内差异性传导）；④不完全代偿间歇。

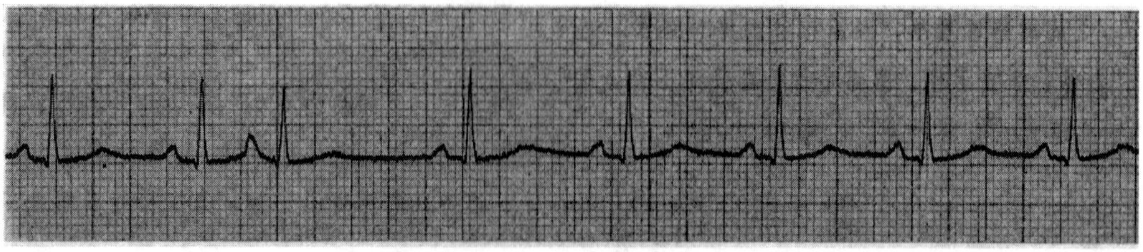

图 3-15-4 房性期前收缩

➤ 考点提示：房性期前收缩的心电图特征。

【治疗】

房性期前收缩通常无须治疗，去除吸烟、饮酒、饮咖啡及浓茶等诱因后房性期前收缩可消失。当频发房性期前收缩（≥ 5 次 / 分）、症状明显、合并器质性心脏病或可触发室上性心动过速时，应考虑药物治疗，可选用 β 受体阻断药、普罗帕酮、维拉帕米、莫雷西嗪及胺碘酮等。

二、房性心动过速

房性心动过速（atrial tachycardia）简称房速，指起源于心房，能主动控制心脏且不需要窦房结参与的心动过速。其发生机制包括折返、自律性增强及触发活动。

【病因】

心肌梗死、慢性肺部疾病、大量饮酒以及各种代谢障碍均可为致病原因。洋地黄中毒，特别是并发低钾血症时易发生这种心律失常。

【临床表现】

房性心动过速可无任何症状，也可表现为心悸、胸闷、头晕、乏力等，合并有器质性心脏病者可出现晕厥等明显血流动力学障碍的症状。症状发作呈短暂、间歇或持续。当房室传导比例发生变动时，听诊心律不恒定，第一心音强度变化。颈静脉见到 α 波数目超过听诊心搏次数。

【心电图表现】

心电图特征（图 3-15-5）：①心房率通常为 150 ～ 200 次 / 分；② P 波形态与窦性者不同，在Ⅱ、Ⅲ、aVF 导联通常直立；③常见文氏型或莫氏Ⅱ型房室传导阻滞，呈现 2 ∶ 1 房室传导者亦属常见，但心动过速不受影响；④ P 波之间的等电位线仍存在（与心房扑动时等电位线消失不同）；⑤刺激迷走神经不能终止心动过速，仅加重房室传导阻滞；⑥发作开始时心率逐渐加快。

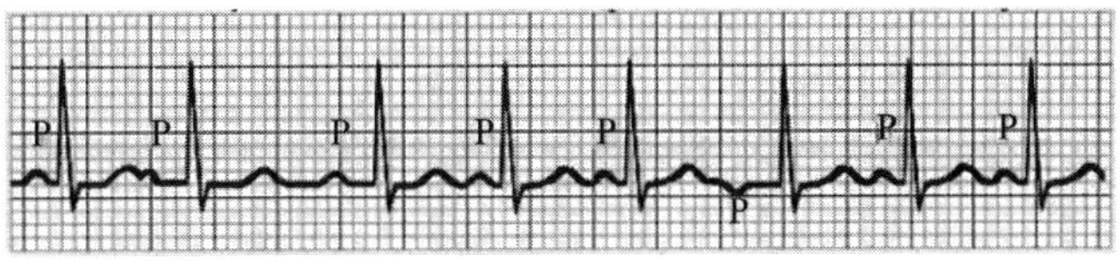

图 3-15-5　自律性房性心动过速

多源性房性心动过速（multifocal atrial tachycardia）亦称紊乱性房性心动过速，常发生于患慢性阻塞性肺疾病或心力衰竭的老年人，亦见于洋地黄中毒与低钾血症患者。心电图表现为：①通常有 3 种或 3 种以上形态各异的 P 波，PR 间期各不相同；②心房率 100 ～ 130 次 / 分；③大多数 P 波能下传心室，但部分 P 波因过早发生而受阻，心室律不规则。本型心律失常最终可能发展为心房颤动。

【治疗】

（一）短阵房性心动过速

若无明显血流动力学障碍，无须紧急处理。积极寻找病因，及时纠正引起房性心动过速的病因及诱因。

（二）持续性房性心动过速

持续性房性心动过速可选用药物治疗。终止房性心动过速的药物可选用普罗帕酮、胺碘酮，但效果不肯定。当出现①无法终止或有药物禁忌证；②心室率达 140 次 / 分以上；③由洋地黄中毒所致；④临床上有严重充血性心力衰竭或休克征象时，应进行紧急治疗。

1．由洋地黄引起者 ①立即停用洋地黄；②若血清钾不升高，首选氯化钾口服（半小时内服用完 5 g，如仍未恢复窦性心律，2 h 后再口服 2 ～ 5 g）或静脉滴注氯化钾（每小时 10 ～ 20 mmol/L，总量不超过 40 mmol/L），同时进行心电图监测，避免出现高钾血症（T 波高尖）；③已有高钾血症或不能应用氯化钾者，可选用利多卡因或 β 受体阻断药。

2．非洋地黄引起者 ①积极寻找病因，针对病因治疗；②洋地黄制剂、β 受体阻断药、非二氢吡啶类钙通道阻滞药可用于减慢心室率；③可静脉注射普罗帕酮或胺碘酮转复窦性心律；血流动力学不稳定时，宜尽早行同步直流电复律；④少数持续快速自律性房性心动过速药物治疗无效时，可行电复律，亦可考虑行射频导管消融术治疗。

（三）慢性持续性房性心动过速

慢性持续性房性心动过速是造成心动过速性心肌病的主要原因。临床拟诊为扩张型心肌病且伴慢性持续性房性心动过速的患者，应考虑心动过速性心肌病。急诊处理以治疗心力衰竭和维持血流动力学稳定为主。由于存在心力衰竭，可使用洋地黄或胺碘酮控制心室率，慎用 β 受体阻断药，禁用 I 类抗心律失常药、索他洛尔或非二氢吡啶类钙通道阻滞药。心力衰竭控制后，可使用 β 受体阻断药。建议行射频导管消融术根治房性心动过速。

三、心房扑动

心房扑动（atrial flutter）简称房扑，是指心房发生频率为 250 ～ 350 次 / 分规则的冲动，引起心房肌扑动。心房扑动是介于心房颤动和房性心动过速之间的快速型心律失常，心房扑动与心房颤动交替出现，则称为不纯房扑。

【病因】

心房扑动常见于冠心病、风湿性心脏病、高血压心脏病、先天性心脏病、心肌疾病等器质性心脏病，亦可见于肺栓塞、甲状腺功能亢进症、酒精中毒等非心源性疾病。部分患者无明确病因，称为特发性心房扑动。

【临床表现】

（一）症状

心房扑动的症状受心室率快慢的影响。心房率通常为 300 次 / 分，如果 2∶1 或 4∶1 下传，心室率则为 150 次 / 分或 75 次 / 分，心律规整。若房室传导比例不恒定，则心律不规整。心室率不快时（如 4∶1 或 3∶1 房室传导），患者可无症状；房室传导比例为 2∶1 甚至 1∶1 时，心室率显著增快，可诱发心力衰竭和心绞痛。按压颈动脉窦能突然成比例地减慢心室率，停止按压，心室率又恢复至原来水平。心房扑动有不稳定的倾向，可进展为心房颤动或恢复窦性心律，但也可以持续数月，甚至数年。心房扑动可产生心房血栓，引起体循环栓塞。

（二）体征

心房扑动主要有以下体征：①可见快速的颈静脉搏动；②心室律整齐（下传比例恒定）或不整齐（下传比例不恒定）；③当房室传导比例发生改变时，第一心音强度随之变化。

【心电图表现】

心电图特征（图 3-15-6）：① P 波消失，代之以形态、振幅、间距完全规则呈锯齿状的扑动波（F 波），扑动波之间的等电位线消失，在Ⅱ、Ⅲ、aVF 或 V_1 导联最明显（典型的心房率为 250 ～ 350 次 / 分）；②心室律规则或不规则，取决于房室传导比例是否恒定；③ QRS 波群形态多正常，当发生室内差异性传导时，QRS 波群增宽，形态异常。

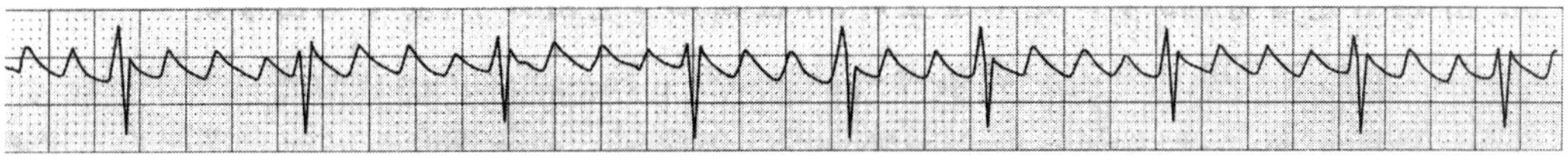

图 3-15-6　心房扑动

➢ 考点提示：心房扑动的心电图特征。

【治疗】

（一）病因治疗

应积极治疗原发病，消除诱因。

（二）转复窦性心律

1．同步直流电复律　同步直流电复律是最有效的终止心房扑动的方法。

2．射频导管消融术　射频导管消融术可以根治心房扑动。对症状明显、药物治疗无效或不能耐受药物毒性作用及副反应、血流动力学不稳定的心房扑动，应考虑行射频导管消融术治疗。

3．超速心房起搏　将电极导管插入食管的心房水平，或穿刺静脉（一般选用右侧颈内静脉、左侧锁骨下静脉或股静脉）送入电极导管至右心房，以超过心房扑动的频率起搏，能有效终止心房扑动。

4．药物复律　可选择Ⅰ A、Ⅰ C 和Ⅲ类抗心律失常药物复律，首选胺碘酮。复律成功后需继续口服药物维持窦性心律。

（三）控制心室率

应用延缓房室传导的药物减慢心室率，缓解症状，可选用 β 受体阻断药、非二氢吡啶类钙通道阻滞药、洋地黄制剂及胺碘酮。伴心力衰竭者首选洋地黄制剂，预激综合征合并心房扑动者禁用洋地黄、β 受体阻断药与维拉帕米。

（四）预防血栓栓塞

可选择华法林或阿司匹林预防。具体抗凝策略同心房颤动。

四、心房颤动

心房颤动（atrial fibrillation）简称房颤，是指心房发生 350 ～ 600 次 / 分不规则的冲动，引起不协调的心房肌颤动，是最常见的心律失常之一，与心房扑动、房性心动过速构成快速型房性心律失常。心房颤动发生在无器质性心脏病的患者称为孤立性心房颤动，首次发作称为初发性心房颤动。

快速性心房颤动的心室率为 100 ～ 160 次 / 分；缓慢性心房颤动心室率低于 100 次 / 分。根据发作时间及对治疗的反应，心房颤动可分为以下几种。①阵发性心房颤动：即在 7 d 内（常在 48 h 内）能自行终止的复发性心房颤动；②持续性心房颤动：持续时间超过 7 d，经药物或电复律转为窦性心律者；③长期持续性心房颤动：持续时间超过 1 年，但采取措施尚能恢复窦性心律者；④持久性心房颤动：持续时间超过 1 年，不适合或不愿意接受任何转复措施，或经药物、电复律也无法维持窦性心律者。上述任何一种出现症状急性加重，称为急性心房颤动或心房颤动急性加重期。

【病因】

阵发性心房颤动可见于健康者情绪激动、运动、手术后、酒精中毒时。持续性或持久性心房颤动多见于各种器质性心血管疾病，最常见于风湿性心脏病、冠心病、高血压心脏病及心肌疾病等，也可见于甲状腺功能亢进症、缩窄性心包炎、感染性心内膜炎、肺源性心脏病等。

➢ 考点提示：心房颤动的病因。

【临床表现】

（一）症状

心房颤动症状的轻重受心室率快慢的影响。心室率正常或慢时患者可无症状；心室率过快时患者可有心悸、胸闷、头晕或心前区不适，可引起心力衰竭、心绞痛。心房颤动时心排血量减少 25% 或 25% 以上，故心房颤动患者对体力活动的耐受性下降。心房颤动时心房有效收缩丧失，血液淤滞，容易形成附壁血栓，栓子脱落可出现体循环栓塞，以脑栓塞最常见且危害最大。

（二）体征

常见体征有：①心律绝对不齐；②第一心音强弱不等；③脉搏短绌（心率快于脉率）。

【心电图表现】

心电图特征（图 3-15-7）：① P 波消失，代之以大小不等、形态不一、间距不均的 f 波（350 ～ 600 次 / 分）；② RR 间期极不规则，心室率在 100 ～ 160 次 / 分；③ QRS 波群形态通常正常，当心室率过快，发生差异性传导时，QRS 波群增宽、变形。

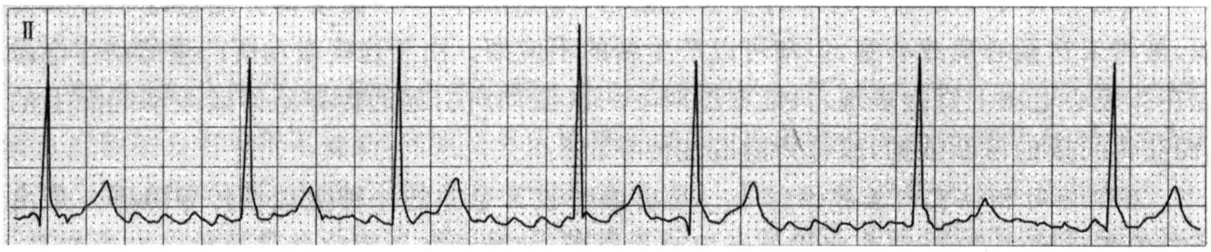

图 3-15-7 心房颤动

➢ 考点提示：心房颤动的心电图特征。

【诊断与鉴别诊断】

（一）诊断

听诊心律绝对不齐，第一心音强弱不等，伴脉搏短绌，可初步诊断为心房颤动。心电图检查可确诊。

（二）鉴别诊断

1．心房扑动 ①P 波消失，代之以 F 波（Ⅱ、Ⅲ、aVF 或 V_1 导联最明显），频率为 250 ～ 350 次 / 分；②心室律规则（下传比例恒定）或不规则（下传比例不恒定）；③按压颈动脉窦能突然成比例减慢心室率，停止按压心室率又恢复至原来水平。心电图检查能确诊。

2．心房颤动伴室内差异性传导与室性期前收缩的鉴别 心房颤动伴室内差异性传导的特征是：①在一个较长的 RR 间期后有提早的 QRS 波，其后无长间歇；②在心室率增快时易形成畸形的 QRS 波，与前一次心搏联律间期不等；③畸形的 QRS 波在 V_1 导联呈三相波，即呈 rsR´形。室性期前收缩的特征见本章第六节。

【治疗】

应积极治疗原发病及诱因。治疗目的：①评价血栓栓塞的风险并确定是否予以抗凝治疗；

②维持血流动力学稳定；③减轻心房颤动所致的症状。

（一）抗凝治疗

抗凝治疗是预防心房颤动患者卒中和体循环栓塞的重要治疗策略。华法林是心房颤动抗凝治疗的有效药物。口服华法林需监测凝血酶原时间国际化标准比值（INR）。INR 维持在 2.0 ～ 3.0 能有效、安全地预防心源性卒中事件。

1．适应证　①准备进行复律者；②可能自行复律者；③瓣膜病伴心房颤动者；④具有血栓栓塞风险的非瓣膜病性心房颤动者；⑤有其他抗凝适应证的心房颤动患者。

2．评估　对心房颤动合并瓣膜病患者，需使用华法林抗凝（维持 INR 在 2.0 ～ 3.0）。对非瓣膜病性心房颤动患者，应根据 $CHADS_2$ 评分或 CHA_2DS_2-VASc 评分法评估血栓栓塞危险。危险分层不同，制订的抗凝策略不同。CHA_2DS_2-VASc 评分≥ 2 分者均需抗凝治疗；评分 =1 分者，依据抗凝获益与出血危险权衡，优选抗凝治疗；评分 =0 分者不需抗凝。

知识链接

CHA_2DS_2-VASc 评分

目前临床常用 CHA_2DS_2-VASc 评分系统对非瓣膜病性心房颤动患者进行血栓栓塞的危险分层。非瓣膜病性心房颤动患者发生血栓栓塞的危险因素包括：心力衰竭（heart failure，1 分）、高血压（hypertension，1 分）、年龄≥ 75 岁［age（doubled），2 分］、糖尿病（diabetes，1 分）、卒中史［stroke（doubled），2 分］、血管疾病（vascular disease，1 分）、年龄 65 ～ 74 岁（age，1 分）和性别（女性）［sex（female），1 分］。其中血管疾病包括：既往心肌梗死、外周动脉疾病、主动脉斑块。CHA_2DS_2-VASc 评分≥ 2 分者提示具有高危的血栓栓塞风险。

3．抗凝血药及应用持续时间　①心房颤动持续时间＜ 48 h，若需紧急复律治疗：复律前应静脉注射肝素或皮下注射低分子量肝素，复律后根据 CHA_2DS_2-VASc 评分决定是否长期抗凝。②心房颤动持续时间不明或持续时间＞ 48 h，若需紧急复律治疗：复律前应静脉注射肝素或皮下注射低分子量肝素，然后衔接华法林治疗（INR 维持在 2.0 ～ 3.0）至少 4 周，以后根据 CHA_2DS_2-VASc 评分决定是否长期抗凝。③心房颤动持续时间不明或持续时间＞ 48 h，若不需紧急复律治疗：应在抗凝治疗 3 周后择期复律治疗；或行食管超声检查明确除外心房血栓后，在使用肝素或低分子量肝素抗凝的前提下复律。复律后抗凝治疗 4 周，以后根据 CHA_2DS_2-VASc 评分决定是否长期抗凝。④不拟复律的高危心房颤动：可根据病情使用肝素或低分子量肝素抗凝后加用华法林，也可直接口服华法林。新型口服抗凝血药（NOACs）可特异性阻断凝血链中某一关键环节，在保证抗凝疗效的同时显著降低出血风险，其代表药物为：达比加群酯（口服直接凝血酶抑制药）、利伐沙班及阿哌沙班（口服 X 因子抑制药）。NOACs 不需常规监测凝血指标，安全性较好，目前临床上主要应用于非瓣膜病性心房颤动的抗凝治疗。预防血栓栓塞的有效策略还包括经皮左心耳封堵术和外科手术切除左心耳等。

（二）控制心室率

控制心室率是心房颤动的一项基本治疗措施。控制心室率的药物包括洋地黄、β 受体阻断药、非二氢吡啶类钙通道阻滞药及胺碘酮等。

1．无症状且无器质性心脏病患者，静息心室率的控制目标是＜ 110 次 / 分。症状明显或出现心动过速心肌病，静息心室率的控制目标是＜ 80 次 / 分，中等强度运动时心室率的控制目标是＜ 110 次 / 分。心房颤动急性发作期心室率的控制目标是 80 ～ 100 次 / 分。

2．心房颤动不伴心力衰竭、低血压或预激综合征，控制心室率可选用β受体阻断药或非二氢吡啶类钙通道阻滞药；伴心力衰竭或低血压可选用洋地黄或胺碘酮；合并急性冠脉综合征首选胺碘酮或β受体阻断药，若不伴心力衰竭也可考虑非二氢吡啶类钙通道阻滞药，伴心力衰竭时可使用洋地黄制剂。

3．在静脉使用药物控制心室率的同时，应根据病情开始口服控制心室率的药物。当确定口服药物起效时，可停用静脉用药。

4．心房颤动伴快速心室率者，药物治疗无效时可实施房室结阻断消融术，并同时安装双心腔起搏器或心室按需起搏器。心房颤动伴缓慢心室率者，最长 RR 间期＞ 5 s 或临床症状明显，可考虑植入人工心脏起搏器。

（三）转复并维持窦性心律

将心房颤动转复为窦性心律的方法包括药物复律、电复律和射频导管消融术治疗。紧急复律宜选择电复律，血流动力学稳定则可选择药物复律。推荐使用的复律药物为普罗帕酮、胺碘酮及伊布利特，不推荐使用洋地黄类、维拉帕米、索他洛尔、美托洛尔用于复律。药物治疗无效或症状明显的阵发性心房颤动，射频导管消融术可作为一线治疗。

1．急性复律的适应证 ①心房颤动伴血流动力学障碍；②血流动力学稳定的初发心房颤动或阵发性心房颤动且没有复律的禁忌证。

2．药物复律 药物复律前需评估有无器质性心脏病，据此确定复律的药物，选择药物应首先考虑药物的安全性。①无器质性心脏病的新发心房颤动，推荐静脉注射普罗帕酮；也可单次口服普罗帕酮 450 ~ 600 mg，但必须在严密监护下应用；②无器质性心脏病的新发心房颤动，若不伴有低血压或明显左心室肥厚，且血电解质及 QT 间期正常，尚可使用伊布利特；③伴器质性心脏病的新发心房颤动，推荐静脉应用胺碘酮；若短期未转复，在择期转复时，可加用口服胺碘酮（200 mg，每日 3 次），直至累计剂量达到 10 g。

3．电复律 预激综合征合并心房颤动建议首选电复律。药物复律可选用普罗帕酮或伊布利特，禁用洋地黄、β受体阻断药及非二氢吡啶类钙通道阻滞药。若效果不佳，宜尽早电复律。复律后建议患者接受射频导管消融术治疗。

➢ 考点提示：心房颤动的治疗策略。

第四节 房室交界性心律失常

一、房室交界性期前收缩

房室交界性期前收缩（junctional premature contraction）简称交界性期前收缩，是指激动起源于房室交界区的提前搏动，亦称交界性早搏。

【病因】

房室交界性期前收缩较少见，可见于器质性心脏病，如冠心病、心力衰竭患者发生洋地黄中毒、风湿性心脏病等。偶发生于非器质性心脏病。

【临床表现】

一般无症状或仅感心悸。心脏听诊可发现：①心律失常，在基本心律之间出现提早搏动，其后出现较长间歇；②交界性期前收缩的第一心音增强。

【心电图表现】

心电图特征（图 3-15-8）：

1．提前出现的逆行 P′ 波（Ⅱ、Ⅲ、aVF 导联倒置，aVR 导联直立）和 / 或 QRS 波群，QRS 波群多数和正常窦性 QRS 波群形态完全一样；少数因室内差异性传导而变形。

2．逆行 P′ 波和 QRS 波群的关系有 3 种可能：①逆行 P′ 波位于 QRS 波群之前，则 P′R 间期＜ 0.12 s；②逆行 P′ 波位于 QRS 波群之后，则 RP′ 间期＜ 0.20 s；③逆行 P′ 波埋于 QRS 波群之中。

3．代偿间歇以完全性多见。完全性代偿间歇指期前收缩前后两个周期之和等于两个窦性心动周期之和，其发生是由于房室交界性期前收缩未侵入窦房结，其节律未被打乱之故。

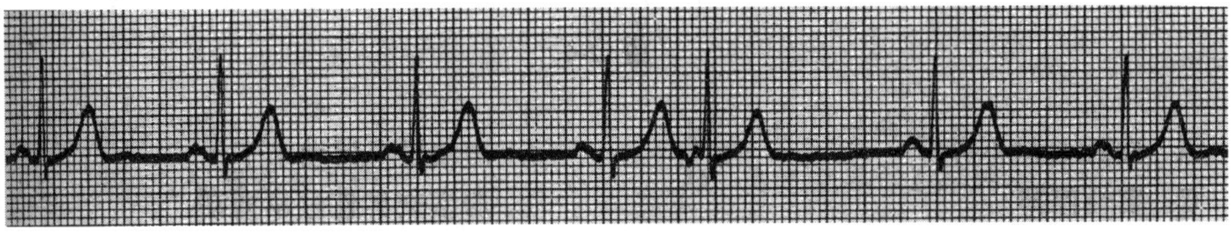

图 3-15-8　房室交界性期前收缩

【治疗】

房室交界性期前收缩通常无须治疗，去除病因或诱因后交界性期前收缩可消失。当期前收缩频发（≥ 5 次 / 分）且症状明显时，可口服 β 受体阻断药或非二氢吡啶类钙通道阻滞药。

二、非阵发性房室交界性心动过速

非阵发性房室交界性心动过速（non paroxysmal atrioventricular junctional tachycardia）是由于房室交界区组织的自律性增加或形成触发活动而引起的一种心动过速，呈持续或短阵发作。

【病因】

洋地黄中毒是最常见的病因。其次见于器质性心脏病，如下壁心肌梗死、心肌炎、急性风湿热或心脏瓣膜手术后。偶见于正常人。

【临床表现】

患者多无症状或偶感心悸。心动过速发作开始时心率逐渐加快，终止时心率逐渐减慢，非突发突止。心率 70 ～ 150 次 / 分，节律相对规整，心率快慢易受自主神经变化的影响。心动过速一般不引起血流动力学障碍。

【心电图表现】

心电图特征（图 3-15-9）：①逆行 P′ 波，频率 70 ～ 150 次 / 分，节律相对规整；② P′ 波与 QRS 波群的关系符合房室交界性特点；③ QRS 波群时限与形态一般正常。

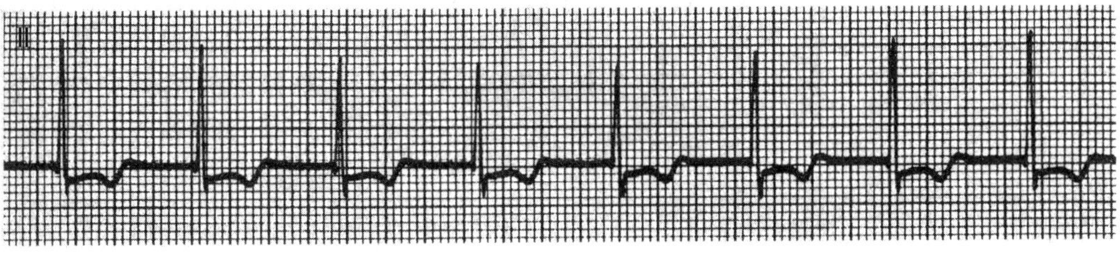

图 3-15-9　非阵发性房室交界性心动过速

【治疗】

非阵发性房室交界性心动过速常能自行终止，很少引起明显的血流动力学改变，本身通常不需要治疗，去除病因治疗原发病即可。洋地黄中毒引起者应立即停用洋地黄药物，同时给予氯化钾，可应用洋地黄抗体，禁忌电复律。

三、阵发性室上性心动过速

室上性心动过速（supraventricular tachycardia，SVT）是指发生在窦房结、心房及房室交界区的触发激动、自律性增强、房室结折返或房室折返引起的心动过速的总称，简称室上速。多数室上性心动过速呈阵发性发作，持续数分钟、数小时或数日可自行转复为窦性心律，故称阵发性室上性心动过速（paroxysmal supraventricular tachycardia，PSVT）。90% 以上由房室结折返和房室折返引起，最明显的特点是突发突止，心律规则。房室结内折返性心动过速是最常见的阵发性室上性心动过速。本节重点介绍房室结内折返性心动过速（A-V nodal reentry tachycardia，AVNRT）。房室折返性心动过速见本章第五节预激综合征。

【病因与发病机制】

患者多无器质性心脏病。房室结内有两条传导通路（双径路），即快（β）径路和慢（α）径路，两端相互连接形成闭合环路，这是房室结内折返性心动过速的结构基础。快径路传导速度快，不应期长；慢径路传导速度慢，不应期短，分别构成折返环路的前向支和逆向支。

【临床表现】

折返引起的室上性心动过速最典型的特征是突然发生与突然停止，持续时间长短不一。症状包括乏力、胸闷、焦虑不安、头晕，重者发生心源性晕厥。原有冠心病者可诱发心绞痛发作，甚至发生低血压或休克。体格检查心率和脉搏增快，为 150 ~ 250 次 / 分，心律绝对规整；心尖区第一心音强度恒定。

> 考点提示：阵发性室上性心动过速的临床特征。

【特殊检查】

（一）心电图特征

具体表现：①心率 150 ~ 250 次 / 分，心律规则；② QRS 波群时限与形态一般正常，但发生室内差异性传导或原有束支传导阻滞时，QRS 波群可宽大畸形；③逆行 P′ 波常埋于 QRS 波群内或位于其终末部分，P′ 波与 QRS 波群保持固定关系；④起始突然，通常由一个房性期前收缩触发，下传的 PR 间期显著延长，随之引起心动过速发作（图 3-15-10）。

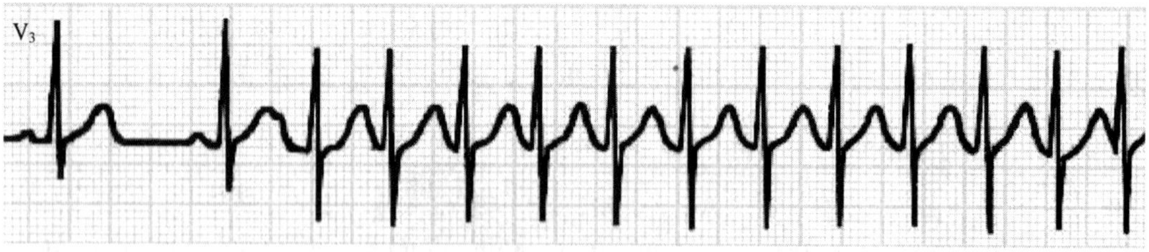

图 3-15-10 阵发性室上性心动过速

> 考点提示：阵发性室上性心动过速的心电图特征。

（二）心电生理检查

主要特点：①房室交界区存在双径路或多径路；②心房期前刺激能诱发与终止发作；③折返环路位于房室结；④心动过速开始伴随房室结传导延缓；⑤逆行激动顺序正常，即房室束邻近部位的电极能最早记录到快径路逆传的心房电活动。

【治疗】

（一）急性发作期治疗

1．发作期的一般处理

(1) 机械刺激迷走神经的方法：通过机械刺激迷走神经终止发作，但仅在发作早期使用效果较好。①瓦尔萨尔瓦动作：深吸气后屏气，再用力做呼气动作。②刺激咽部诱发恶心、呕吐。③颈动脉窦按摩：患者取仰卧位，先按摩右侧 5 ~ 10 s，无效时再尝试按摩左侧，不可两侧同时按摩，以免引起脑缺血。有脑血管疾病患者禁用。按摩颈动脉窦时，必须听诊或进行心电监护，一旦心动过速停止，立即停止按摩。④将面部浸入冰水内。压迫眼球目前已少用。

(2) 药物治疗：若刺激迷走神经不能终止心动过速发作，则可选用：①维拉帕米疗效很好，推荐首选，应在心电监护下使用，以防引起窦性心动过缓或心脏停搏。②腺苷通过结合房室交界区细胞膜上的腺苷受体发挥作用，起效快，作用消除迅速。对窦房结及房室结抑制作用强，心动过速终止后可出现窦性停搏、房室传导阻滞等缓慢型心律失常，但通常只持续 10 s 左右，一般不需特殊处理。本药为生物制剂，需在心电监护下使用。病态窦房结综合征、冠心病、支气管哮喘、预激综合征患者或有过敏史者禁用。国内也有应用三磷腺苷，不良反应及注意事项同腺苷。③普罗帕酮、地尔硫䓬及 β 受体阻断药也有效。④伴心功能不全者，可选用洋地黄类药物。

(3) 食管心房调搏术：常能有效终止发作，可用于所有类型室上性心动过速患者。

2．特殊情况下室上性心动过速的治疗　①伴严重心绞痛、低血压、严重心力衰竭的患者，应立即电复律，药物不能控制的室上性心动过速也应选择电复律，但应注意，使用洋地黄治疗的患者不能采用电复律，不接受电复律者可试用食管心房调搏术，也可选用洋地黄制剂治疗。②伴窦房结功能障碍者，首选食管心房调搏术。③伴慢性阻塞性肺疾病者，首选非二氢吡啶类钙通道阻滞药。④妊娠合并室上性心动过速，首选刺激迷走神经或食管心房调搏术。血流动力学不稳定时可选择电复律。上述措施无效或不能使用时，可选腺苷、美托洛尔、维拉帕米等药物。

（二）预防发作

患者应掌握几种刺激迷走神经终止心动过速的方法，如咽部刺激诱发恶心、瓦尔萨尔瓦动作及冰水浸面等。

患者是否需长期口服药物预防，取决于室上性心动过速发作频率及发作的严重程度。预防性用药可选用：①地高辛 0.25 mg 口服，每日 1 次；②长效钙通道阻滞药：缓释维拉帕米 120 mg 或长效地尔硫䓬 90 mg 口服，每日 2 次；③长效 β 受体阻断药，例如缓释美托洛尔等。

（三）根治治疗

射频导管消融术能安全、有效阻断折返环，根治房室结内折返性心动过速。对药物治疗无效的阵发性室上性心动过速，推荐将射频导管消融术作为一线治疗。

➤ 考点提示：阵发性室上性心动过速的治疗、预防或根治策略。

第五节　预激综合征

预激综合征（preexcitation syndrome）又称 Wolff-Parkinson-White 综合征（WPW 综合征），是指心房冲动经正常房室传导系统以外先天异常的传导径路（旁道）下传，提前激动部分（或全部）心室肌，或心室的冲动逆传，提前激动心房的一部分或全部，引起异常心电生理和/或伴发快速型心律失常的一种临床综合征。房室折返性心动过速是预激综合征最常伴发的快速型心律失常。

【病因与发病机制】

（一）病因

预激综合征患者大多无器质性心脏病，可发生于任何年龄，男性多见。某些先天性或获得性心脏病（如三尖瓣下移畸形、二尖瓣脱垂）及心肌病患者等可并发预激综合征。

（二）发病机制

心脏先天发育过程中形成异常传导束，称之为旁道，是发生预激的解剖学基础。其中最常见的是房室旁道（肯特束，即连接心房与心室之间由普通心肌组成的肌束），冲动传导途径异常发生预激。房室旁道无递减传导性能，且传导速度快。正常房室传导束与房室旁道之间构成折返可发生房室折返性心动过速。按其发生折返的方向不同，分为两类。①顺向型房室折返性心动过速（OAVRT）：此型占房室折返性心动过速的90%，是指冲动经正常房室传导束前向传导激动心室，经房室旁道逆向传导激动心房；②逆向型房室折返性心动过速（AAVRT）：冲动经房室旁道前向传导激动心室，经正常房室传导束逆向传导激动心房。当发生心房扑动、心房颤动等房性快速型心律失常时，心房激动可经房室旁道下传心室，引起极快的心室率。

【临床表现】

预激综合征患者本身无症状。具有预激心电图表现者，心动过速的发生率为1.8%，最常见的心动过速是顺向型房室折返性心动过速。心室率150～250次/分，心律规整，以突发和突止为特征。当出现室上性心动过速、心房扑动或心房颤动时，患者可出现相应症状。频率过快的心动过速（特别是持续发作心房颤动）可引起低血压、充血性心力衰竭或恶化为心室颤动。

【心电图表现】

房室旁道典型预激心电图特征（图3-15-11）：① PR间期缩短＜0.12 s；② QRS波群起始部粗钝，即所谓预激波或δ波，终末部分正常；③某些导联QRS波群超过＞0.12 s，继发性ST-T改变，T波方向与QRS波群主波方向相反。根据胸导联QRS波群主波的方向，常分为A、B两型。A型QRS波群主波均向上，预激发生于左心室或右心室后底部；B型V_1导联QRS波群主波向下，V_5、V_6导联QRS波群主波向上，预激发生在右心室前侧壁。

预激综合征并发顺向型房室折返性心动过速时，心室率150～250次/分，心律规整，QRS波群形态及时限正常；并发逆向型房室折返性心动过速时，QRS波群宽大畸形，注意与室性心动过速鉴别。

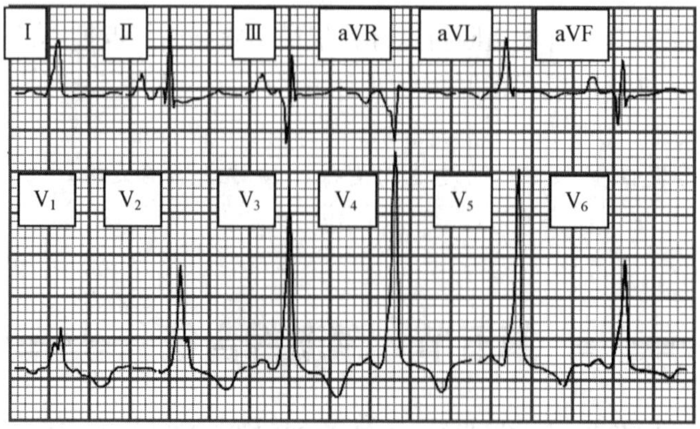

图3-15-11 预激综合征（A型）

【治疗】

预激综合征患者无心动过速发作，或偶有发作且症状轻微者不需治疗。如发生室上性心动过速、心房扑动或心房颤动，可采用下列方法治疗。

（一）预激综合征伴房室折返性心动过速

1．顺向型房室折返性心动过速　对迷走神经刺激无效者，首选腺苷或维拉帕米静脉注射，也可选普罗帕酮。若效果不佳，可选择β受体阻断药（参见阵发性室上性心动过速）。

2．逆向型房室折返性心动过速　药物治疗可选用普罗帕酮、伊布利特或胺碘酮静脉注射。无效时宜尽早行同步直流电复律。

（二）预激综合征伴心房扑动与心房颤动

可使用普罗帕酮、伊布利特或胺碘酮等，可延长旁道不应期，减慢旁道传导，使心室率减慢或使心房扑动或心房颤动转为窦性心律。禁用洋地黄制剂、β受体阻断药及非二氢吡啶类钙通道阻滞药，因其能缩短旁道不应期，使大量心房冲动经旁道下传心室加快心室率，引起心室颤动。

（三）电复律

预激综合征伴心房扑动与颤动，如发作时心室率快且伴血流动力学障碍（如晕厥或低血压），首选电复律。

（四）射频导管消融术

射频导管消融术能安全、有效地消融旁道，切断折返环，达到根治目的，目前已成为预激综合征的一线治疗方案。预激综合征反复发作室上性心动过速或伴发心房扑动、心房颤动者，推荐尽早行射频导管消融术治疗。

➢ 考点提示：预激综合征的治疗策略。

第六节　室性心律失常

一、室性期前收缩

室性期前收缩（premature ventricular beat）是指激动起源于房室束分叉以下部位的提前搏动，亦称室性早搏（简称室早），是临床最常见的一种心律失常。单源性室性期前收缩起源于单个异位起搏点；多源性室性期前收缩起源于多个异位起搏点，可偶尔出现，亦可频繁出现。每隔1个、2个或3个正常窦性搏动出现一个期前收缩，且连续出现3次或3次以上时，分别称为二联律、三联律、四联律。

【病因】

室性期前收缩常见于冠心病、心肌病、风湿性心脏病与二尖瓣脱垂等各种心脏病患者，亦可见于心肌炎、缺血、缺氧、麻醉、手术时。奎尼丁、洋地黄、三环类抗抑郁药、肾上腺素及低钾血症、低血钙均可引起。情绪激动、疲劳、饮酒、吸烟、饮茶或咖啡亦可导致发生。

【临床表现】

（一）症状

偶发（<5次/分）或频发（≥ 5次/分）室性期前收缩，患者适应时可无症状。发病初期患者可有心悸、心前区不适感、心搏脱漏感、悬空感或咽喉部堵塞感。老年人或原有心脏病者可致心排血量减低，出现乏力、头晕，诱发或加重心绞痛、心力衰竭。

（二）体征

1．脉律不整，桡动脉搏动减弱或消失，形成脉搏短绌。

2．听诊可发现：①心律不规则，提前出现心脏搏动，其后出现较长间歇；②室性期前收缩时第一心音增强，第二心音减弱或消失；③功能性者活动后上述体征减少或消失，器质性心脏病引起者则活动后上述体征增多。

3．原发病的表现。

➢ 考点提示：室性期前收缩的体征。

【心电图表现】

心电图特征（图 3-15-12）：①提前出现的 QRS 波群宽大畸形，时限≥ 0.12 s，继发 ST-T 改变；② QRS 波群前无相关 P 波，T 波方向与 QRS 波群主波方向相反；③室性期前收缩后有完全代偿间歇，室性期前收缩与其前窦性搏动的间期（配对间期）恒定。

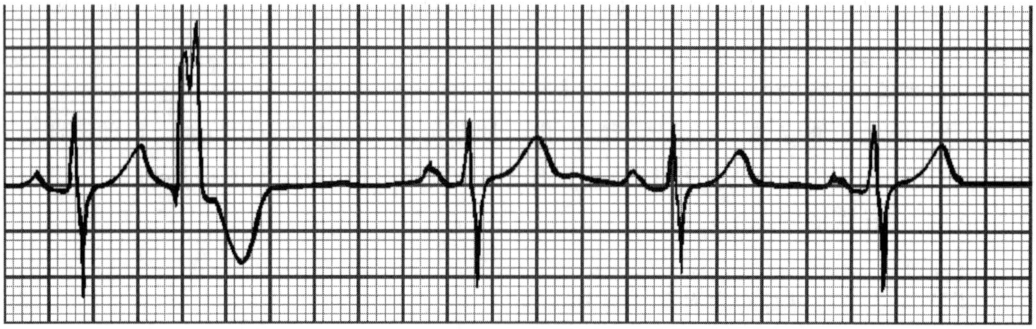

图 3-15-12 室性期前收缩

➢ 考点提示：室性期前收缩的心电图特征。

【治疗】

应首先明确室性期前收缩是功能性还是器质性，根据不同的临床状况决定治疗方案。强调治疗基础疾病，纠正内环境紊乱（特别是低钾血症）等诱因。

（一）无器质性心脏病

一般无须特殊治疗，不建议常规抗心律失常药物治疗。对心悸等症状明显者，治疗以消除症状为目的。特别要做好解释工作，说明这种情况的良性预后，减轻患者的心理负担。注意避免诱发因素（如饮用咖啡、饮酒、吸烟及应激等）。对精神紧张及焦虑者，给予小剂量 β 受体阻断药口服；对症状明显者，可给予美西律、普罗帕酮或莫雷西嗪口服，使用胺碘酮时应注意不良反应。

知识链接

胺碘酮的不良反应

胺碘酮是呋喃类结构含碘化合物，药理学特征复杂，作用多样，故可引起多种不良反应。①肺：肺纤维化（为心脏外最严重毒性，＜ 300 mg/d 很少发生）；②胃肠道：恶心、食欲下降、便秘；③肝：转氨酶升高，偶致肝纤维化；④甲状腺：甲状腺功能亢进或甲状腺功能减退；⑤皮肤：光过敏、呈蓝色改变；⑥神经：共济失调、末梢多发神经炎、睡眠障碍、记忆力下降、震颤；⑦眼睛：角膜色素沉着、视神经炎；⑧心脏：心动过缓，房室传导阻滞，致心律失常很少发生，偶尔发生尖端扭转型室性心动过速。由于半衰期长，胺碘酮潜在的器官毒性比半衰期短的药物更严重，也更难处理。大多数不良反应经过减量或停药可以逆转。许多不良反应只要予以解释，解除患者的顾虑，严密随访观察即可。而重要脏器毒性可能是严重的，需要更积极进行处理。

（二）有器质性心脏病

应加强病因治疗，如改善冠状动脉供血、心脏功能和控制高血压等，不建议常规应用抗心律失常药物。症状明显者，可使用β受体阻断药或非二氢吡啶类钙通道阻滞药等。急性心肌缺血或心肌梗死合并室性期前收缩，目前不主张预防性应用抗心律失常药物，首选再灌注治疗。若再灌注治疗实施前已出现频发、多源性室性期前收缩，在处理基础疾病与诱因的前提下，可口服β受体阻断药。应避免使用Ⅰ类抗心律失常药。心肌梗死后室性期前收缩首选β受体阻断药，能降低心肌梗死后的猝死发生率。

➢ 考点提示：室性期前收缩的治疗策略。

二、室性心动过速

室性心动过速（ventricular tachycardia）简称室速，是发生于房室束分叉以下的异位性心动过速。一般认为连续发生3个或3个以上室性期前收缩，频率≥100次/分，称为室性心动过速。

【病因与发病机制】

（一）病因

室性心动过速绝大多数发生于各种器质性心脏病患者，尤其是冠心病、心肌病、重症心肌炎、心力衰竭、心脏瓣膜疾病、二尖瓣脱垂等患者。其他如洋地黄中毒、长Q-T间期综合征、低温麻醉、心脏及肺手术等。偶可发生于心脏结构和功能均正常者，称为特发性室性心动过速。

➢ 考点提示：室性心动过速的病因。

（二）发病机制

室性心动过速的冲动起源点位于心室，与心室自律性升高、某些病理或生理状态有助于折返形成及触发激动有关。

【临床表现】

（一）症状

症状轻重取决于心室率、持续时间和有无器质性心脏病及心功能障碍。①非持续性室性心动过速：通常无症状，发作时间＜30 s，能自行终止；②持续性室性心动过速：发作时间＞30 s，需药物或电复律终止，常伴心肌缺血和血流动力学不稳定。心室率过快或原有严重心脏病者，常引起明显血流动力学障碍与心肌缺血，出现乏力、眩晕、心悸、心绞痛，严重者出现低血压、晕厥、休克、急性肺水肿，甚至发展为心室扑动、心室颤动而猝死。

（二）体征

常见体征：①颈静脉搏动强弱不等，可见较强的颈静脉搏动（大炮波）；②听诊心尖部第一心音分裂，轻度心律失常，第一心音强度经常变化。

【心电图表现】

心电图特征（图 3-15-13）：①连续出现 3 个或 3 个以上室性期前收缩，频率为 100 ~ 250 次 / 分，心律规则，亦可略不规则，RR 间期可相差 0.02 ~ 0.04 s；② QRS 波群宽大畸形，时限＞ 0.12 s，T 波方向与 QRS 波群主波方向相反；③ QRS 波群与 P 波无固定关系，即形成房室分离；④个别心室激动逆传入心房，出现逆行性 P′ 波；⑤心室夺获：室性心动过速发作时少数窦性冲动下传心室，表现为 P 波之后顺序发生一次正常 QRS 波；⑥室性融合波：室性心动过速发作时少数窦性冲动下传心室时恰遇室性异位冲动发生，两者共同形成 QRS 波群。

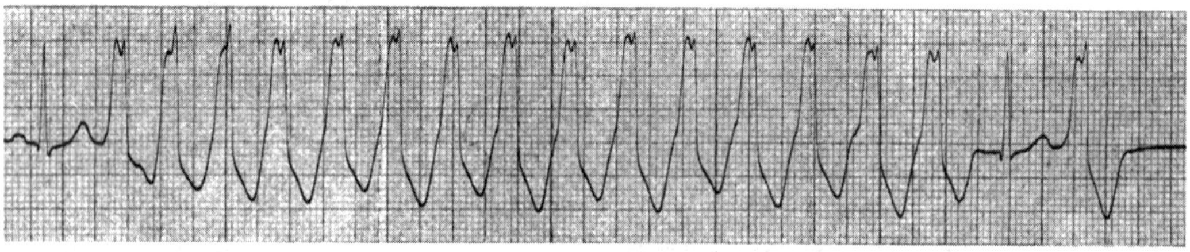

图 3-15-13　室性心动过速

➢ 考点提示：室性心动过速的心电图特征。

【治疗】

（一）急性发作时的治疗

应根据室性心动过速的类型及基础疾病情况等决定应对哪些患者给予治疗。目前证实能降低心脏性猝死发生率的药物有 β 受体阻断药和胺碘酮。室性心动过速的一般处理原则是：如存在明确诱因或器质性心脏病，应首先针对原发病及诱因处理；无器质性心脏病发生短暂非持续性室性心动过速，无症状或血流动力学稳定，处理原则同室性期前收缩；持续性室性心动过速无论有无基础疾病，都应给予治疗。

1．非持续性室性心动过速

（1）不伴器质性心脏病者，一般不需特殊处理。症状明显者可口服 β 受体阻断药。

（2）伴器质性心脏病者，应积极纠正诱因，并应用 β 受体阻断药。若无效或发作频繁，患者症状明显，则按持续性室性心动过速处理。

2．持续性单形性室性心动过速

（1）有器质性心脏病的持续性单形性室性心动过速：①治疗基础病及诱因；②血流动力学不稳定时，立即电复律；③血流动力学稳定时，可首先使用抗心律失常药物，也可电复律；④药物推荐使用胺碘酮，若无效或不能使用胺碘酮，或合并心肌缺血，可选用利多卡因。

（2）不间断室性心动过速：较难终止，一般药物治疗无效。若血流动力学稳定，胺碘酮和 β 受体阻断药联合使用较安全，在胺碘酮负荷过程中可试用电复律。亦可进行射频导管消融术治疗。

（3）无器质性心脏病的持续性单形性室性心动过速：患者大多血流动力学稳定，但持续时间过长或血流动力学不稳定时，宜行电复律。起源于右心室流出道者可选用维拉帕米、普罗帕酮、β受体阻断药或利多卡因。左心室特发性室性心动过速首选维拉帕米，也可用普罗帕酮。心动过速终止后建议行射频导管消融术根治。

3．多形性室性心动过速

（1）QT间期正常者，纠正病因及诱因，根据情况选用胺碘酮、利多卡因或β受体阻断药。

（2）先天性QT间期延长尖端扭转型室性心动过速不能自行终止者予以电复律，药物首选β受体阻断药，第3型可选用利多卡因或美西律，有适应证者应用植入型心律转复除颤器。

（3）获得性QT间期延长尖端扭转型室性心动过速，应积极纠正危险因素，药物治疗首先给予硫酸镁静脉注射，注意补钾。心动过缓或有长间歇者，应考虑植入临时心脏起搏器。

4．特殊类型的多形性室性心动过速

（1）伴短联律间期的多形性室性心动过速：血流动力学稳定者首选维拉帕米，无效则应用胺碘酮；血流动力学不稳定者应立即电复律。口服维拉帕米或普罗帕酮、β受体阻断药可预防复发。建议应用植入型心律转复除颤器。

（2）Brugada综合征发生多形性室性心动过速伴血流动力学障碍：首选电复律，可选用异丙肾上腺素，建议应用植入型心律转复除颤器预防猝死。抗心律失常药物治疗效果差。

（3）儿茶酚胺敏感性多形性室性心动过速发作时：血流动力学障碍者首选电复律，血流动力学稳定者首选β受体阻断药。建议应用植入型心律转复除颤器预防猝死。

（二）预防复发

预防室性心动过速的关键是积极防治原发病和去除引起室性心动过速的诱因。β受体阻断药可以降低心肌梗死后的猝死发生率；胺碘酮能有效预防室性心动过速发作和减少心脏性猝死的发生率。植入型心律转复除颤器能迅速、高效终止室性心动过速，适用于各种原因导致室性心动过速反复发作的患者，预防心脏性猝死的发生。射频导管消融术治疗特发性室性心动过速和单源性室性心动过速有非常好的效果。

➢ 考点提示：室性心动过速的治疗和预防策略。

三、心室扑动和心室颤动

心室扑动（ventricular flutter）和心室颤动（ventricular fibrillation）是最严重的致命性室性心律失常。前者为心室快而微弱的无效收缩，后者为心室肌不协调颤动，心脏完全失去泵血功能。心室扑动多为心室颤动的前奏，常为器质性心脏病（如冠心病）以及其他疾病患者临终前的表现。

【临床表现】

心室颤动可导致严重血流动力学障碍。一旦发生，患者迅速出现阿-斯综合征，表现为晕厥、意识丧失、抽搐、呼吸停止、无心音、无脉搏、血压测不到。如不及时抢救，患者在3～5 min内死亡。

【心电图表现】

（一）心室颤动的心电图表现

P波、QRS波群、T波消失，代之以波形、振幅与频率均不规则的颤动波（心室颤动波），频率为250～500次/分。可出现粗颤波和细颤波，前者颤动波粗大，后者颤动波纤细（图3-15-14）。

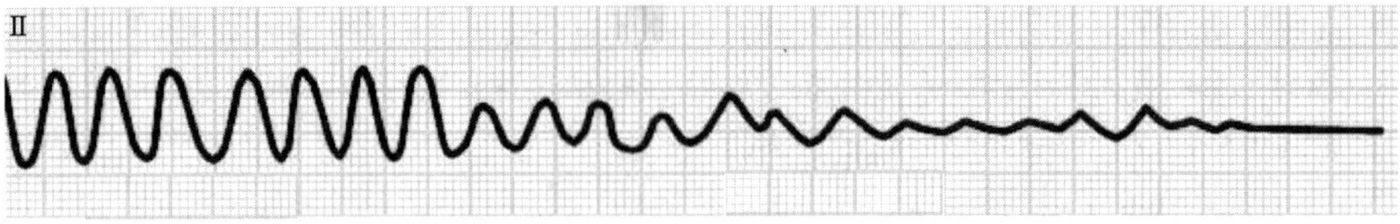

图 3-15-14 心室扑动与心室颤动

（二）心室扑动的心电图表现

P 波、QRS 波群、T 波消失，代之以频率为 150 ~ 300 次 / 分，振幅大而规则、向上与向下的波幅几乎相等（正弦波）的图形（心室扑动波），相邻两波之间等电位线消失（图 3-15-14）。

【治疗】

心室扑动和心室颤动对血流动力学的影响均等于心室停搏，必须及时识别，尽快处理。

（一）急救措施

1．院外患者 目击者应立即实施心肺复苏，同时设法呼救，有条件时寻找并使用自动体外除颤器（automated external defibrillator，AED）。

2．住院患者 应立即采用非同步电除颤和心肺复苏治疗。

（二）后续处理

进一步高级生命支持和复苏后处理。对于复苏成功的患者，应积极治疗原发病和改善心功能，并考虑应用植入型心律转复除颤器预防心脏性猝死。

➢ 考点提示：心室颤动正确的急救处理。

第七节 心脏传导阻滞

一、房室传导阻滞

房室传导阻滞（atrioventricular block，AVB）是指冲动从心房传到心室的过程中，冲动传导的延迟或中断。房室传导阻滞可发生在房室结、希氏束或束支等部位。按阻滞程度分为三度，一度、二度统称为不完全性房室传导阻滞，三度称为完全性房室传导阻滞。

【病因】

正常人或运动员可发生一度或文氏型房室传导阻滞，与迷走神经兴奋性增高有关。心肌炎、心肌病、心肌缺血、急性下壁或前壁心肌梗死等心脏器质性病变是引起房室传导阻滞的主要原因。退行性病变、传导系统损伤、先天性心脏病（如室间隔缺损）、电解质代谢紊乱（如高钾血症）、洋地黄中毒等也是常见病因。

【临床表现】

一度房室传导阻滞患者常无任何症状，听诊第一心音可略减弱。二度房室传导阻滞因心搏脱漏，患者可能有心脏停顿或心悸感；心搏脱漏频繁、心室率缓慢者可有乏力、头晕或晕厥，听诊心律失常。三度房室传导阻滞因心室率过慢，每分钟心排血量减少，可引起脑、心脏供血不足，患者表现为头晕、智力减退、心力衰竭等。心室停搏 5 ~ 10 s 常引起晕厥伴面色苍白、双眼凝视。若心室停顿超过 15 s，可引起晕厥、抽搐，即阿 - 斯综合征，应及时采取可恢复有效心搏的措施，否则可导致死亡。听诊心率慢而规则，多为 35 ~ 50 次 / 分，第一心音强弱不等，有时可听到响亮的第一心音（大炮音），是由于心室紧接心房之后收缩，房室瓣由较低位置突然关闭所致，可有颈静脉搏动与心音不一致，收缩压偏高、脉压增大等。

➢ 考点提示：三度房室传导阻滞的临床特征。

【心电图表现】

（一）一度房室传导阻滞

心电图特征（图 3-15-15）：① PR 间期＞ 0.20 s；②每个 P 波后均有 QRS 波群。

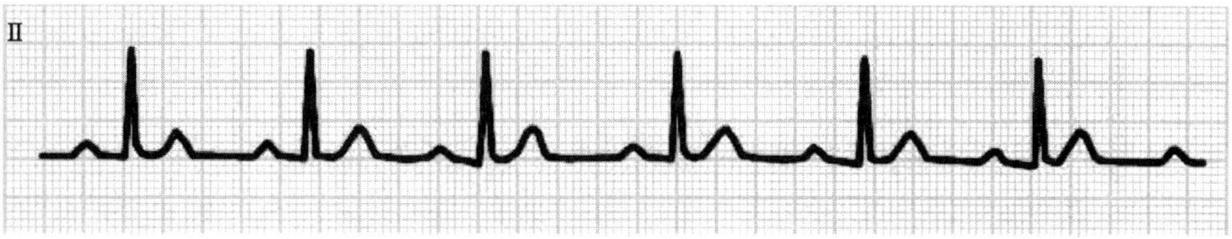

图 3-15-15 一度房室传导阻滞

➢ 考点提示：一度房室传导阻滞的心电图特征。

（二）二度房室传导阻滞

二度房室传导阻滞包括文氏型房室传导阻滞和莫氏Ⅱ型房室传导阻滞。

1．文氏型（莫氏Ⅰ型）房室传导阻滞 心电图特征（图 3-15-16）：① PR 间期逐渐延长，RR 间期逐渐缩短，直至 QRS 波群脱漏，周而复始；②脱漏后的第一个 PR 间期最短；③心室脱漏造成的长 RR 间距小于两个 PP 间距之和；④ QRS 波群时限多正常。

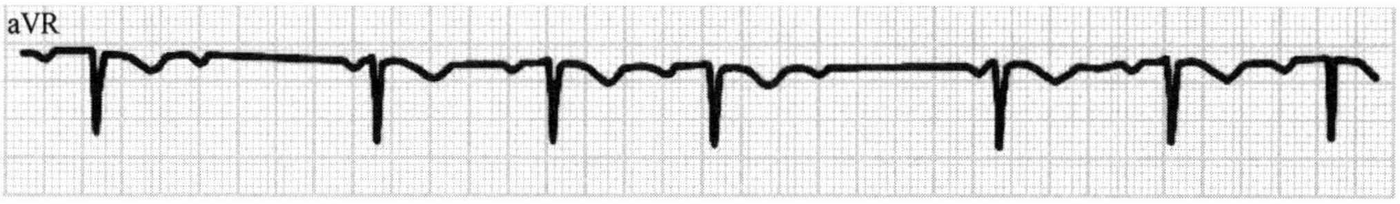

图 3-15-16 文氏型房室传导阻滞

➢ 考点提示：文氏型房室传导阻滞的心电图特征。

2．莫氏Ⅱ型房室传导阻滞 心电图特征（图 3-15-17）：① PR 间期恒定；②数个 P 波之后有一个 QRS 波群脱漏，形成 2∶1、3∶1 等不同比例的房室传导阻滞；③当发生 2 个或 2 个以上 QRS 波群脱漏时，称为高度房室传导阻滞。

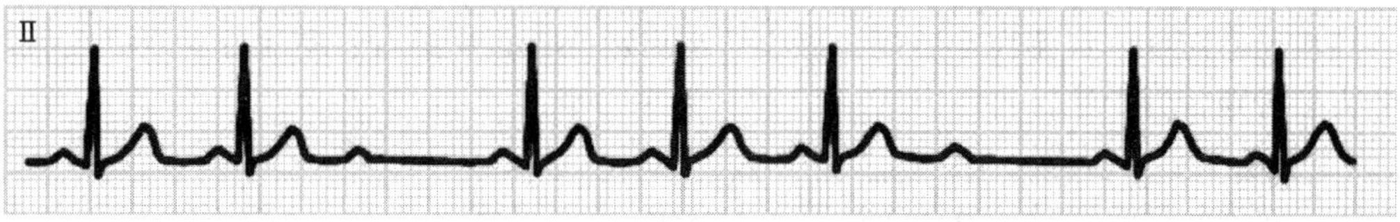

图 3-15-17 莫氏Ⅱ型房室传导阻滞

➢ 考点提示：莫氏Ⅱ型房室传导阻滞的心电图特征。

（三）三度房室传导阻滞

心电图特征（图 3-15-18）：① P 波与 QRS 波群互不相关，心房（P 波）率＞心室（QRS 波群）率；② QRS 波群的形态和时限取决于阻滞的部位，若阻滞发生在房室结，心室起搏点来自房室束分叉以上，则 QRS 波群正常，频率为 40 ～ 60 次 / 分；若阻滞发生在房室束分叉以下，心室起搏点来自心室内，则 QRS 波群宽大畸形，频率为 20 ～ 40 次 / 分。

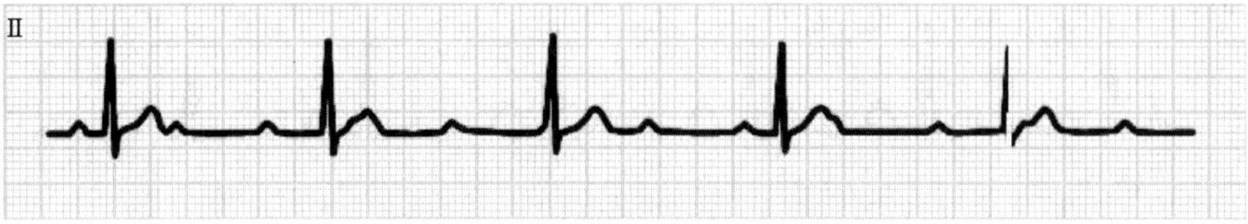

图 3-15-18 三度房室传导阻滞

【治疗】

首先应针对病因治疗。一度和文氏型房室传导阻滞心室率＞ 50 次 / 分，无症状则无须治疗。莫氏Ⅱ型及三度房室传导阻滞，若患者症状明显或有血流动力学障碍等严重表现，应给予起搏治疗。异丙肾上腺素可应用于任何部位的房室传导阻滞，该药可引起室性心律失常，急性冠脉综合征者要谨慎使用。阿托品适用于窦性心动过缓、窦性停搏及文氏型房室传导阻滞患者，可提高心室率；不适用于莫氏Ⅱ型及三度房室传导阻滞伴室性逸搏的患者。对于症状明显、心室率过缓，尤其 QRS 波群宽大畸形（房室束分叉以下阻滞）且发生过心源性晕厥者，应尽早安装临时性或永久性心脏起搏器。

➢ 考点提示：三度房室传导阻滞的治疗策略。

二、室内传导阻滞

室内传导阻滞（intraventricular block）又称室内阻滞，是指房室束分叉以下部位的传导阻滞。其共同特征是 QRS 波群时限延长。室内传导系统由 3 个部分组成：右束支、左前分支和左后分支，室内传导系统的病变可波及单支、双支或三支。

【病因】

右束支细而长，易受损，因此右束支传导阻滞较为常见。右束支传导阻滞常发生于风湿性心脏病、高血压心脏病、冠心病、心肌病与先天性心血管病患者，亦可见于大面积肺梗死、急性心肌梗死后。此外，正常人亦可发生右束支传导阻滞。

左束支较粗，不易受损。左束支传导阻滞常发生于充血性心力衰竭、急性心肌梗死、急性感染、高血压心脏病、风湿性心脏病、冠心病与梅毒性心脏病患者。左前分支阻滞较为常见，左后分支阻滞则较为少见。

【临床表现】

单支、双支传导阻滞时，患者通常无临床症状，可听到第一、第二心音分裂。完全性三分支传导阻滞的临床表现与完全性房室传导阻滞相同。由于替代起搏点在分支以下，起搏频率更慢且不稳定，故预后较差。

【心电图表现】

（一）右束支传导阻滞（right bundle-branch block，RBBB）

完全性右束支传导阻滞：① QRS 波群时限≥ 0.12 s；② V_1 ～ V_2 导联 QRS 波群呈 rsR′ 波，R′ 波粗钝；V_5、V_6 导联呈 qRS 波或 RS 波形，S 波宽阔；③ T 波方向与 QRS 波群主波方向相反（图 3-15-19）。不完全性右束支传导阻滞的图形与上述相似，但 QRS 波群时限＜ 0.12 s。

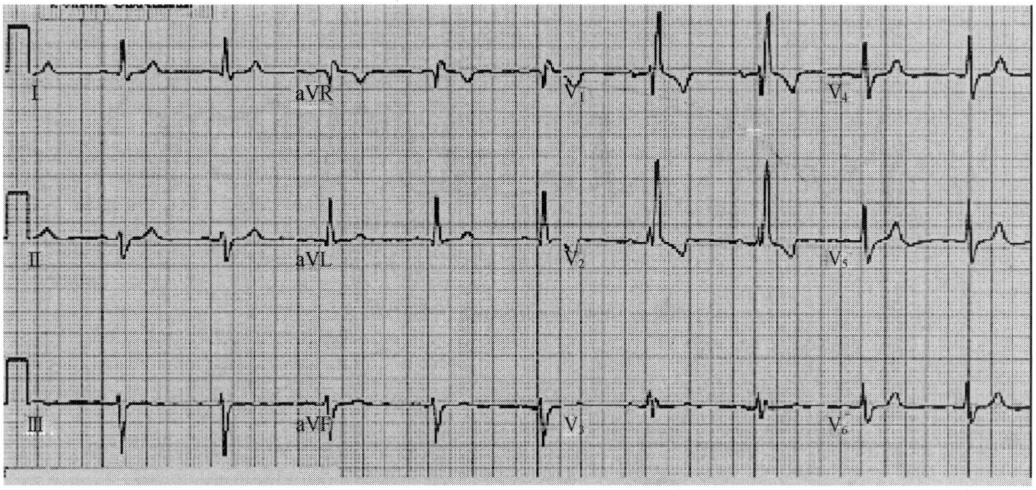

图 3-15-19　完全性右束支传导阻滞

（二）左束支传导阻滞（left bundle-branch block，LBBB）

完全性左束支传导阻滞：① QRS 波群时限≥ 0.12 s；② V_5、V_6 导联 R 波宽大，顶部有切迹或粗钝，其前方无 q 波；③ V_1 ～ V_2 导联呈宽阔的 QS 波或 rS 波形；V_5、V_6 导联 T 波方向与 QRS 波群主波方向相反（图 3-15-20）。不完全性左束支传导阻滞图形与上述相似，但 QRS 波群时限＜ 0.12 s。

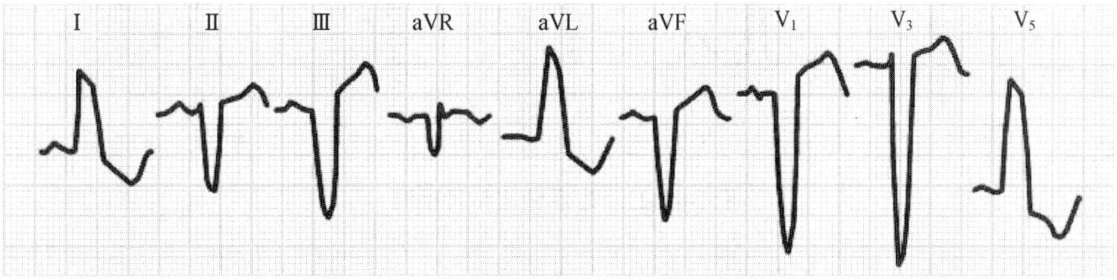

图 3-15-20　完全性左束支传导阻滞

（三）左前分支传导阻滞（left anterior fascicular block）

心电图表现：① QRS 波群在Ⅰ、aVL 导联呈 qR 波，Ⅱ、Ⅲ、aVF 导联呈 rS 波；② QRS 波群时限＜ 0.12 s；③额面平均 QRS 电轴左偏达 – 45° ～ – 90°（图 3-15-21）。

（四）左后分支传导阻滞（left posterior fascicular block）

心电图表现为：① QRS 波群在Ⅰ导联呈 rS 波，Ⅱ、Ⅲ、aVF 导联呈 qR 波，且 RⅢ＞ RⅡ；② QRS 波群时限＜ 0.12 s；③额面平均 QRS 波群电轴右偏达 +90° ～ +120°（图 3-15-22）。

确定诊断前应首先排除引起电轴右偏的其他常见病变，如右心室肥厚、肺气肿、侧壁心肌梗死与正常变异等。

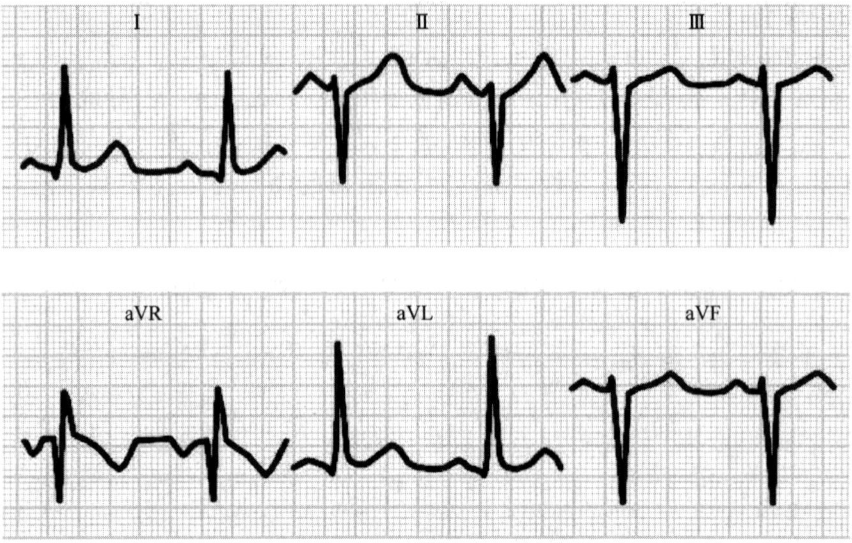

图 3-15-21　左前分支传导阻滞

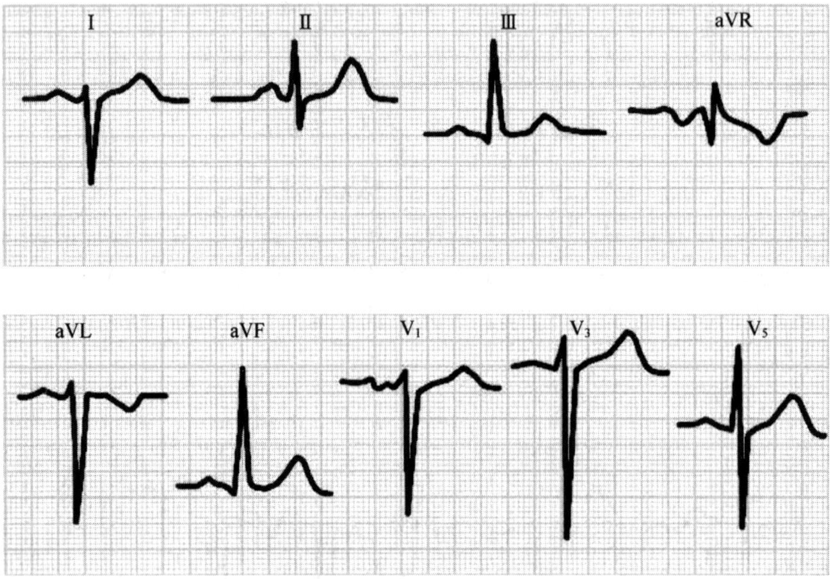

图 3-15-22　左后分支传导阻滞

（五）双分支传导阻滞与三分支传导阻滞

双分支传导阻滞是指室内传导系统三分支中的任何两分支同时发生阻滞。三分支传导阻滞是指三分支同时发生阻滞。如三分支均发生传导阻滞，则表现为完全性房室传导阻滞。由于阻滞分支的数量、程度、是否间歇发生等不同情况组合，可出现不同的心电图表现。最常见为右束支合并左前分支传导阻滞。右束支合并左后分支传导阻滞较罕见。当右束支传导阻滞与左束支传导阻滞两者交替出现时，双分支传导阻滞的诊断便可成立。

【治疗】

慢性单侧束支传导阻滞的患者如无症状，无须接受治疗。双分支与不完全性三分支传导阻滞可能进展为完全性房室传导阻滞，但是否一定发生以及何时发生均难以预料，不必常规进行预防性心脏起搏治疗。急性前壁心肌梗死患者发生双分支、三分支传导阻滞，伴有晕厥或阿-斯综合征发作时，应及早考虑心脏起搏治疗。

思考题

1．常用抗心律失常药物分哪几类？

2．如何治疗阵发性心房颤动？

3．三度房室传导阻滞的心电图特点有哪些？如何治疗？

（黄　琼）

第十六章

原发性高血压

第十六章数字资源

学习目标

通过本章内容的学习，学生应能：

识记：

1. 说出原发性高血压的定义、诊断标准及分级。
2. 描述原发性高血压的心血管危险分层及血压控制目标。
3. 列举各类抗高血压药作用特点。

理解：

1. 解释原发性高血压的发病机制及靶器官的病理表现。
2. 概括原发性高血压的并发症。

应用：

1. 根据患者的临床表现拟定治疗计划及降压目标。
2. 执行家庭血压监测及动态血压监测。

案例导入

某患者，男性，50岁，反复头晕、头痛6年。患者于6年前间断出现头晕、头痛，劳累时加重，未治疗。3年前头晕、头痛加重，在当地医院就诊，测血压180/120 mmHg。经降压治疗后症状减轻。此后，间断服用抗高血压药控制血压在140 ~ 160/95 ~ 100 mmHg。患者吸烟30年，每日20支，父亲患高血压。体格检查：血压162/108 mmHg，营养状况良好。颈部血管无杂音，双肺检查正常。心界不大，心率78次/分，主动脉瓣第二音（A_2）亢进，心律齐，无杂音。腹平软，未闻及血管杂音。辅助检查：尿蛋白（+），血尿素氮（BUN）7.6 mmol/L，肌酐（Scr）124 μmol/L。眼底检查示动脉变细，反光增强，左侧眼底可见出血。心电图示窦性心律，心电轴轻度左偏，$RV_5 + SV_1 = 5.0$ mV，$RV_5 = 3.5$ mV。

问题与思考：

1. 本病的初步诊断及诊断依据是什么？应与哪些疾病相鉴别？
2. 为明确诊断，需要进一步做哪些检查？
3. 治疗原则是什么？

高血压（hypertension）是以体循环动脉收缩压和/或舒张压升高为主要临床表现的心血管综合征，可分为原发性高血压（essential hypertension）和继发性高血压（secondary hypertension）。原发性高血压是多因素、多环节、多阶段和个体差异性较大的疾病，又称高血压病。临床上绝大多数的高血压属于原发性高血压，这是心脏及脑血管疾病最重要的危险因素，常与其他心血管危险因素共存，可损伤心脏、脑、肾等重要脏器的结构和功能，最终导致这些器官的功能衰竭。继发性高血压是指由某些确定的疾病或病因引起的血压升高，约占高血压的 5%。本章主要讨论原发性高血压。

【高血压的标准和分级】

高血压的标准是根据流行病学及临床资料界定的。我国现采用统一的标准见表 3-16-1。此标准适用于任何年龄的成年男性和女性。在非药物状态下 3 次非同日诊室测量血压，收缩压 ≥ 140 mmHg 和 / 或舒张压 ≥ 90 mmHg，即诊断为高血压。偶然测得一次血压升高不能诊断为高血压，必须重复和进一步观察。根据血压升高的水平，进一步将高血压分为 1 ～ 3 级。

表 3-16-1　血压水平的定义和分类

分类	收缩压（mmHg）		舒张压（mmHg）
正常血压	＜ 120	和	＜ 80
正常高值血压	120 ～ 139	和 / 或	80 ～ 89
高血压	≥ 140	和 / 或	≥ 90
1 级高血压（轻度）	140 ～ 159	和 / 或	90 ～ 99
2 级高血压（中度）	160 ～ 179	和 / 或	100 ～ 109
3 级高血压（重度）	≥ 180	和 / 或	≥ 110
单纯收缩期高血压	≥ 140	和	＜ 90

注：若患者的收缩压与舒张压分属不同的级别，则以较高的分级为准

➤ 考点提示：高血压诊断标准及分级。

【病因】

原发性高血压的病因有多种因素，主要是遗传和环境因素。但是遗传和环境因素具体通过何种途径升高血压目前仍不明确。

（一）遗传因素

原发性高血压具有明显的家族聚集性。如父母均有高血压，子女发病概率可高达 46%；约 60% 高血压患者有家族史。高血压的发生率、血压升高程度、并发症的发生都与遗传因素相关。

（二）环境因素

1．饮食

（1）钠盐摄入量与血压水平、高血压患病率呈显著正相关。

（2）钾摄入量与血压呈负相关。

（3）高蛋白质摄入会升高血压。

（4）饱和脂肪酸高，或饱和脂肪酸 / 不饱和脂肪酸比值较高均会升高血压。

（5）饮酒量与血压水平呈线性相关，每日饮酒量超过 50 g 者，高血压发病率明显升高。

2．吸烟　吸烟可使交感神经末梢释放去甲肾上腺素增加，同时可以通过氧化应激损害一氧化氮介导的血管舒张，引起血压升高。

3．精神应激　从事脑力劳动者高血压患病率高于体力劳动者；从事精神紧张度高的职业者发生高血压的可能性较大；长期生活在噪声环境中听力敏感性减退者发生高血压也较多。

（三）其他因素

1．体重　体重增加是血压升高的重要危险因素，腹型肥胖者更易发生高血压。

2．药物 如服避孕药，一般为轻度高血压并可逆转，血压升高的发生率和程度与服药时间长短有关，在终止服药后 3 ~ 6 个月血压可恢复正常。其他如麻黄碱、肾上腺皮质激素、非甾体抗炎药、甘草等也可使血压升高。

3．睡眠呼吸暂停低通气综合征 约 50% 睡眠呼吸暂停低通气综合征（sleep apnea hypopnea syndrome，SAHS）患者有高血压，血压升高的程度与睡眠呼吸暂停低通气综合征病程和严重程度有关。

➢ 考点提示：原发性高血压的发病因素。

【发病机制】

（一）神经机制

各种原因使大脑皮质下神经中枢功能发生变化，各种神经递质浓度与活性异常，包括去甲肾上腺素、肾上腺素、多巴胺、神经肽 Y、5- 羟色胺、血管升压素、脑啡肽、脑钠肽和中枢肾素 - 血管紧张素系统，最终使交感神经系统活性亢进，血浆儿茶酚胺浓度升高，小动脉收缩增强而导致血压升高。

（二）激素机制

肾素 - 血管紧张素 - 醛固酮系统（RAAS）激活。肾小球入球动脉的球旁细胞分泌肾素，激活从肝产生的血管紧张素原（AGT）生成血管紧张素Ⅰ，然后经肺循环的转换酶（ACE）生成血管紧张素Ⅱ（ATⅡ）。ATⅡ是肾素 - 血管紧张素 - 醛固酮系统的主要效应物质，作用于血管紧张素Ⅱ受体 1（AT_1），使小动脉平滑肌收缩，刺激肾上腺皮质球状带分泌醛固酮，通过交感神经末梢突触前膜的正反馈作用使去甲肾上腺素分泌增加，这些作用均可使血压升高。

（三）肾机制

各种原因引起肾性水、钠潴留，心排血量增加，通过全身血流自身调节使外周血管阻力和血压升高，触发压力 - 利尿钠机制，再将潴留的水、钠排泄出去。同时排钠激素（如内源性类洋地黄物质）分泌释放增加，在排泄水、钠同时使外周血管阻力增高而使血压升高。高盐饮食的生活方式加上遗传性或获得性肾排钠能力的下降导致了许多高血压患者的病理生理异常。可引起肾性水、钠潴留的因素有：亢进的交感活性使肾血管阻力增加；肾小球有微小结构病变；肾排钠激素（前列腺素、激肽酶、肾髓质素）分泌减少，肾外排钠激素（内源性类洋地黄物质、心房钠尿肽）分泌异常，或潴钠激素释放增多等。

（四）血管机制

血管重构致使大动脉和小动脉结构与功能发生变化。血管壁内表面的内皮细胞能生成、激活和释放各种血管活性物质，调节心血管功能。年龄增长以及各种心血管危险因素（如血脂异常、血糖升高、吸烟、高同型半胱氨酸血症等）导致血管内皮细胞功能异常，从而影响动脉的弹性功能和结构。由于大动脉弹性减弱，脉搏波传导速度增快，可以导致收缩压升高，舒张压降低，脉压增大。阻力小动脉结构（血管数目稀少或壁 / 腔比值增加）和功能（弹性减弱和阻力增大）改变，也对脉压增大起重要作用。

（五）胰岛素抵抗

胰岛素抵抗是指必须以高于正常的血胰岛素释放水平来维持正常的糖耐量。约 50% 原发性高血压患者存在不同程度的胰岛素抵抗，在肥胖、血三酰甘油水平升高、高血压及糖耐量减低同时并存的患者中最为明显。近年来认为胰岛素抵抗是 2 型糖尿病和高血压发生的共同病理生理基础，多数认为是胰岛素抵抗造成继发性高胰岛素血症引起的，继发性高胰岛素血症使肾水、钠重吸收增强，交感神经系统活性亢进，动脉弹性减弱，从而使血压升高。

【病理】

血管内皮功能障碍是高血压最早期和最重要的血管损伤。早期高血压仅表现为心排血量和全身小动脉张力增加，并无明显病理学改变。随着高血压持续及病程进展，可引起全身小动脉平滑肌细胞增殖和纤维化、管壁增厚、管腔狭窄，从而导致心脏、脑、肾、视网膜等重要靶器官缺血损伤。同时，长期高血压及伴随的危险因素可促使动脉粥样硬化的形成及发展。

（一）心脏

长期压力负荷增高、儿茶酚胺与血管紧张素Ⅱ等均可刺激心肌细胞肥大和间质纤维化，从而引起左心室肥厚和扩张，称为高血压心脏病。左心室肥厚可以使冠状动脉血流储备下降，特别是在耗氧量增加时，可致心内膜下心肌缺血。高血压心脏病常合并冠状动脉粥样硬化和微血管病变。

（二）脑

长期高血压使脑血管发生缺血与变性，形成微动脉瘤，一旦破裂，可发生脑出血。高血压促使脑动脉粥样硬化，粥样斑块破裂可发生脑血栓形成。脑小动脉闭塞性病变引起针尖样小范围梗死病灶，称为腔隙性脑梗死。高血压的脑血管疾病容易发生在大脑中动脉的豆纹动脉、基底动脉的旁正中动脉和小脑齿状核动脉。这些血管直接来自压力较高的大动脉，容易形成微动脉瘤或闭塞性病变。

（三）肾

长期持续高血压使肾小囊内压升高，肾小球纤维化、萎缩，肾动脉硬化，导致肾实质缺血和肾单位不断减少。慢性肾衰竭是长期高血压的严重后果之一，尤其在合并糖尿病时。

（四）视网膜

视网膜小动脉早期发生痉挛，随着病程进展出现硬化。血压急骤升高可引起视网膜渗血和出血。眼底检查有助于对高血压严重程度的了解，目前采用 Keith-Wagener 眼底分级法。Ⅰ级：视网膜动脉变细、反光增强；Ⅱ级：视网膜动脉狭窄、动静脉交叉压迫；Ⅲ级：在上述病变基础上有眼底出血及棉絮状渗出；Ⅳ级：在上述基础上又出现视盘水肿。

【临床表现和并发症】

（一）症状

本病大多数起病缓慢，无特殊临床表现。常见症状有头晕、头痛、疲劳、心悸等，也可出现视物模糊、鼻出血等较重症状，典型的高血压头痛在血压下降后头痛即可消失。高血压患者可以同时合并其他原因头痛，往往与血压无关。如果突然发生严重头晕与眩晕，要注意可能是脑血管疾病或者降压过度、直立性低血压。高血压患者还可以出现受累器官的症状，如胸闷、气短、心绞痛、多尿等。

（二）体征

高血压体征一般较少。心脏听诊可有主动脉瓣第二音亢进。部分在主动脉瓣听诊区闻及收缩早期喷射性杂音和收缩期杂音，长期高血压患者可有左心室肥厚并听到第四心音。晚期可触及心尖抬举样搏动，心界向左下扩大。

（三）并发症

长期高血压可引起心脏、脑、肾、主动脉等靶器官损害。

1．心力衰竭和冠心病　长期高血压使左心室后负荷加重，心室肌肥厚、心脏扩大，形成高血压心脏病，最终因失代偿而发生心力衰竭。高血压可促使冠状动脉粥样硬化形成和发展，出现心绞痛、心肌梗死。

2．脑血管疾病　包括脑出血、脑血栓形成、腔隙性脑梗死、短暂性脑缺血发作。长期高血压可形成小动脉的微动脉瘤，血压骤然升高可引起动脉瘤破裂而导致脑出血；高血压也促进脑动脉硬化的发生、发展及脑小动脉闭塞，可引起短暂性脑缺血发作、脑血栓形成及腔隙性脑梗死。

3．慢性肾衰竭 长期持久的血压升高可导致进行性肾硬化，并加速肾动脉粥样硬化的发生，可出现蛋白尿、肾功能损害，最终发展为肾衰竭。

4．主动脉夹层 在动脉粥样硬化的基础上，过高的血压使主动脉内膜撕裂，主动脉腔内的血液通过内膜破口进入动脉壁中层形成夹层血肿。患者起病急，突发剧烈疼痛、高血压、心脏表现以及其他脏器或肢体缺血症状，如不及时诊治，48 h 内病死率可高达 50%。

➢ 考点提示：原发性高血压的并发症。

【辅助检查】

（一）基本项目

血常规、血液生化、尿常规和心电图检查。

（二）推荐项目

24 h 动态血压监测、超声心动图、颈动脉超声、餐后 2 h 血糖、血同型半胱氨酸、尿蛋白定量、眼底检查、胸部 X 线检查、脉搏波传导速度以及踝臂血压指数等。

动态血压监测（ambulatory blood pressure monitoring，ABPM）是由仪器自动定时测量血压，每隔 15 ～ 30 min 自动测压，连续监测 24 h 或更长时间。正常人血压呈明显的昼夜节律，表现为“双峰一谷”，在 6 时至 10 时及 16 时至 20 时各有一高峰，而夜间血压明显降低。动态血压的正常参考范围：24 h 血压均值＜ 130/80 mmHg，白天血压均值＜ 135/85 mmHg，夜间血压均值＜ 120/70 mmHg。动态血压监测可发现隐蔽性高血压、难治性高血压及白大衣高血压，评估血压升高程度、短时变异和昼夜节律以及治疗效果等。

（三）选择项目

有并发症的高血压患者，应进行心脏、脑和肾等检查。对怀疑继发性高血压患者，可以选择以下检查项目：血和尿醛固酮，血和尿皮质醇，血和尿儿茶酚胺，动脉造影，血浆肾素活性，肾及肾上腺超声、CT 或 MRI，睡眠呼吸监测等。

【诊断与鉴别诊断】

（一）诊断

主要根据诊室血压值，采用水银或臂式电子血压计，安静休息，取坐位，测量上臂肱动脉血压。根据 WHO 减少汞污染的倡议，减少及废除水银血压计的使用，电子血压计将是主要的血压测量工具。诊断标准：非药物状态下，非同日测量 3 次，收缩压≥ 140 mmHg 和 / 或舒张压≥ 90 mmHg，排除继发性高血压可诊断为原发性高血压。也可参考家庭自测血压收缩压≥ 135 mmHg 和 / 或舒张压≥ 85 mmHg 和 24 h 动态血压收缩压均值≥ 130 mmHg 和 / 或舒张压≥ 80 mmHg，白天收缩压均值≥ 135 mmHg 和 / 或舒张压≥ 85 mmHg，夜间收缩压均值≥ 120 mmHg 和 / 或舒张压≥ 70 mmHg 进一步评估血压。患者既往有高血压史，正在使用抗高血压药，血压虽正常，也诊断为高血压。一般来说，左、右上臂的血压相差＜ 10 ～ 20 mmHg。

知识链接

电子血压计

电子血压计利用袖带内高灵敏度的传感器，采用示波法自动记录动脉中的血液流动状态，并转化为数字形式，非常方便。测量血压之前患者应休息 15 min，臂袖置于与心脏同一水平线，袖带下缘在肘窝上方 2 ～ 3 cm，袖带捆绑松紧度以能够放入 1 ～ 2 个手指为宜。电子血压计不适合下列人群：过度肥胖者；心律失常者；脉搏极弱，严重呼吸困难和低体温的患者；心率低于 40 次 / 分和高于 240 次 / 分的患者；帕金森病患者。

（二）鉴别诊断

原发性高血压需要与以下继发性高血压鉴别。

1．肾实质性高血压　急、慢性肾小球肾炎，糖尿病肾病，慢性肾盂肾炎，多囊肾和肾移植后等多种肾病引起的高血压，是最常见的继发性高血压。往往在发现血压升高时已有蛋白尿、血尿、贫血、肾小球滤过功能减退、肌酐清除率下降。

2．肾血管性高血压　肾血管性高血压是单侧或双侧肾动脉主干或分支狭窄引起的高血压。常见病因有多发性大动脉炎、肾动脉纤维肌性发育不良和动脉粥样硬化。前两者主要见于青少年，后者主要见于老年人。

3．原发性醛固酮增多症　原发性醛固酮增多症因肾上腺皮质增生或肿瘤分泌过多醛固酮所致，临床上以长期高血压伴低血钾为特征，少数患者血钾正常。实验室检查有低血钾、高血钠、代谢性碱中毒、血浆肾素活性降低、血浆及尿醛固酮增多。血浆醛固酮 / 血浆肾素活性比值增大有较高诊断敏感性和特异性。超声、放射性核素、CT、MRI 可确定病变性质和部位。

4．嗜铬细胞瘤　嗜铬细胞瘤起源于肾上腺髓质、交感神经节和体内其他部位嗜铬组织，肿瘤间歇或持续释放过多肾上腺素、去甲肾上腺素与多巴胺。典型的发作表现为阵发性血压升高伴心动过速、头痛、出汗、面色苍白。在发作期间可测定血或尿儿茶酚胺或其代谢产物香草扁桃酸，如有显著增高，提示嗜铬细胞瘤。超声、放射性核素、CT 或 MRI 等可定位诊断。

5．皮质醇增多症　皮质醇增多症主要是由于促肾上腺皮质激素分泌过多导致肾上腺皮质增生或者肾上腺皮质腺瘤，引起糖皮质激素分泌过多所致。80% 患者有高血压，同时有向心性肥胖、满月脸、水牛背、皮肤紫纹、毛发增多、血糖增高。24 h 尿中 17- 羟类固醇和 17- 酮类固醇增多，地塞米松抑制试验和肾上腺皮质激素兴奋试验有助于诊断。颅内蝶鞍 X 线检查、肾上腺 CT、放射性核素肾上腺扫描可确定病变部位。

6．主动脉缩窄　主动脉缩窄多数为先天性，少数是多发性大动脉炎所致。临床表现为上臂血压增高，而下肢血压不高或降低。在肩胛间区、胸骨旁、腋部有侧支循环的动脉搏动和杂音，胸部听诊有血管杂音。主动脉造影可确定诊断。

➢ 考点提示：原发性高血压的诊断与鉴别诊断。

【危险评估和预后】

患者的预后与血压水平、是否合并其他心血管危险因素以及靶器官损害程度有关。因此应对高血压患者进行心血管危险分层，根据血压升高水平（1，2，3 级）、其他心血管危险因素、糖尿病、靶器官损害以及并发症情况，将高血压患者分为低危、中危、高危及很高危组（表 3-16-2）。用于分层的其他心血管危险因素、靶器官损害和并发症见表 3-16-3。

表 3-16-2　高血压患者心血管危险分层标准

其他危险因素	1 级高血压	2 级高血压	3 级高血压
无其他危险因素	低危	中危	高危
1 ～ 2 个其他危险因素	中危	中危	很高危
≥ 3 个其他危险因素或靶器官损害	高危	高危	很高危
临床合并症或合并糖尿病	很高危	很高危	很高危

表 3-16-3 影响高血压患者心血管预后的重要因素

心血管危险因素	靶器官损害	并发症
• 高血压（1 ~ 3 级） • 男性 > 55 岁；女性 > 65 岁 • 吸烟 • 糖耐量受损和 / 或空腹血糖受损 • 血脂异常 TC ≥ 5.7 mmol/L 或 LDL-C > 3.3 mmol/L 或 HDL-C < 1.0 mmol/L • 早发心血管病家族史（一级亲属发病年龄男性 < 55 岁，女性 < 65 岁） • 腹型肥胖（腰围男性 ≥ 90 cm，女性 ≥ 85 cm 或肥胖（BMI ≥ 28 kg/m^2） • 血同型半胱氨酸升高（≥ 10 μmol/L）	• 左心室肥厚 心电图：Sokolow（SV_1+RV_5）> 38 mm 或 Cornell（$RaVL+SV_3$）> 2440 mm · ms；超声心动 LVMI 男性 ≥ 125 g/m^2，女性 ≥ 120 g/m^2 • 颈动脉超声 IMT ≥ 0.9 mm 或动脉粥样硬化斑块 • 颈股动脉 PWV ≥ 12 m/s • ABI < 0.9 • eGFR < 60 ml/（min · 1.73 m^2）或血肌酐轻度升高 115 ~ 133 μmol/L（男性），107 ~ 124 μmol/L（女性） • 尿微量白蛋白 30 ~ 300 mg/24 h 或白蛋白 / 肌酐 ≥ 30 mg/g	• 脑血管疾病 脑出血，缺血性卒中，短暂性脑缺血发作 • 心脏疾病 心肌梗死，心绞痛，冠状动脉血运重建，慢性心力衰竭 • 肾病 糖尿病肾病，肾功能受损血肌酐 ≥ 133 μmol/L（男性），≥ 124 μmol/L（女性），尿蛋白 ≥ 300 mg/24 h • 周围血管病 • 视网膜病变 • 出血或渗出，视盘水肿 • 糖尿病

注：TC. 总胆固醇；LDL-C. 低密度脂蛋白胆固醇；HDL-C. 高密度脂蛋白胆固醇；BMI. 体重指数；LVMI. 左心室质量指数；IMT. 内膜中层厚度；ABI. 踝臂指数；PWV. 脉搏波传导速度；eGFR. 估测的肾小球滤过率

➢ 考点提示：高血压患者的心血管危险分层。

【治疗】

（一）治疗目的

目前尚无根治方法。降压治疗的最终目的是减少高血压患者心脏、脑血管疾病的发生率和病死率。临床证据表明：收缩压下降 10 ~ 20 mmHg 或舒张压下降 5 ~ 6 mmHg，3 ~ 5 年内卒中、冠心病和心脏及脑血管疾病病死率分别下降 38%、16% 和 20%，心力衰竭减少 50% 以上。

（二）治疗原则

1．生活方式干预　适用于所有高血压患者。①减轻体重：将 BMI 尽可能控制在 < 24 kg/m^2；②减少钠盐摄入：每人每日食盐量以不超过 6 g 为宜；③补充钾盐：每日吃新鲜蔬菜和水果；④减少脂肪摄入：减少食用油摄入，少吃或不吃肥肉和动物内脏；⑤戒烟、戒酒；⑥适度运动：运动有利于减轻体重和改善胰岛素抵抗，提高心血管调节能力，稳定血压水平；⑦减轻精神压力，保持心态平衡；⑧必要时补充叶酸制剂。

2．药物治疗对象

（1）高血压 2 级或以上患者。

（2）高血压合并糖尿病，或者已经有心脏、脑、肾靶器官损害或并发症患者。

（3）血压持续升高，经生活方式干预后血压仍未有效控制者。高危和很高危患者必须强化抗高血压药治疗。

（三）血压控制目标

1．一般血压控制目标值应 < 140/90 mmHg。

2．老年收缩期高血压患者，收缩压控制于 150 mmHg 以下，能耐受者可降至 140 mmHg 以下。

3．糖尿病、慢性肾脏病、心力衰竭或病情稳定的冠心病合并高血压患者，血压控制目标值 < 130/80 mmHg。应尽早将血压降低到上述目标血压水平，但并非越快越好。尽可能在数周至数月内将血压逐渐降至目标水平。

➤ 考点提示：血压控制目标值。

（四）抗高血压药治疗

1．基本原则　使用抗高血压药应遵循以下 4 个原则：小剂量开始、优选长效制剂、联合用药及个体化治疗。

（1）小剂量开始：采用较小的有效治疗剂量，可视情况逐渐增加剂量。

（2）优选长效制剂：尽可能使用每日一次的长效制剂，从而有效控制夜间血压与晨峰血压，更有效预防心脏及脑血管并发症。

（3）联合用药：可增加降压效果又不增加不良反应，在低剂量单药疗效不佳时，可以采用两种或两种以上抗高血压药联合治疗；对血压＞ 160/100 mmHg 或高于目标血压 20/10 mmHg 或高危及以上患者，起始即可采用小剂量两种药物联合治疗。

（4）个体化治疗：根据患者的具体情况、药物有效性和耐受性，兼顾经济条件及个人意愿，选择合适的抗高血压药。

➤ 考点提示：抗高血压药应用基本原则。

2．种类　目前常用抗高血压药可归纳为 5 大类：利尿药、β 受体阻断药、钙通道阻滞药（CCB）、血管紧张素转换酶抑制药（ACEI）和血管紧张素受体阻断药（ARB），详见表 3-16-4。

表 3-16-4　常用抗高血压药名称、剂量及用法

药物分类	药物名称	单次剂量（mg）	用法（次 / 日）
利尿药	氢氯噻嗪	12.5	1 ～ 2
	氨苯蝶啶	50	1 ～ 2
	呋塞米	20 ～ 40	1 ～ 2
β 受体阻断药	普萘洛尔	10 ～ 20	2 ～ 3
	美托洛尔	25 ～ 50	2
	比索洛尔	5 ～ 10	1
	卡维地洛	12.5 ～ 25	1 ～ 2
钙通道阻滞药	硝苯地平控释剂	30 ～ 60	1
	非洛地平缓释剂	5 ～ 10	1
	氨氯地平	5 ～ 10	1
	拉西地平	4 ～ 6	1
	地尔硫䓬缓释剂	90 ～ 180	1
血管紧张素转换酶抑制药	卡托普利	12.5 ～ 50	2 ～ 3
	依那普利	10 ～ 20	2
	贝那普利	10 ～ 20	1
	培哚普利	4 ～ 8	1
血管紧张素受体阻断药	氯沙坦	50 ～ 100	1
	缬沙坦	80 ～ 160	1
	厄贝沙坦	150 ～ 300	1
	坎地沙坦	8 ～ 16	1

注：具体使用剂量及注意事项请参照药物使用说明书

3．各类抗高血压药作用特点

（1）利尿药：有噻嗪类利尿药、袢利尿药和留钾利尿药 3 类。噻嗪类利尿药使用最多，常用氢氯噻嗪。主要通过排钠，减少细胞外容量，降低外周血管阻力降压。降压起效较平稳、缓慢，持续时间相对较长，作用持久。适用于轻、中度高血压，对单纯收缩期高血压、盐敏感性高血压、合并肥胖或糖尿病、更年期女性、合并心力衰竭和老年高血压有较强降压效应。主要不良反应是低钾血症和影响血脂、血糖、血中尿酸代谢，往往发生在大剂量时，因此推荐小剂量使用。痛风患者禁用。袢利尿药主要用于合并肾功能不全的高血压患者。留钾利尿药可引起高血钾，不宜与血管紧张素转换酶抑制药、血管紧张素受体阻断药合用，肾功能不全者慎用。

（2）β 受体阻断药：有选择性（β_1）、非选择性（β_1 与 β_2）和兼有 α 受体阻断 3 类。该类药物通过抑制中枢和周围肾素 - 血管紧张素 - 醛固酮系统，抑制心肌收缩力和减慢心率而发挥降压作用。降压起效较强且迅速，不同 β 受体阻断药降压作用持续时间不同。该类药物尤其适用于心率较快的中、青年患者或合并心绞痛和慢性心力衰竭者。临床上治疗高血压宜使用选择性 β_1 受体阻断药或兼有 α 受体阻断作用的 β 受体阻断药。不良反应主要有心动过缓、乏力、四肢发冷。较高剂量治疗时突然停药会导致撤药综合征。β 受体阻断药对心肌收缩力、窦房结及房室结功能均有抑制作用，并可增加气道阻力。急性心力衰竭、病态窦房结综合征、房室传导阻滞患者禁用。

（3）钙通道阻滞药（CCB）：分为二氢吡啶类和非二氢吡啶类，前者以硝苯地平为代表，后者有维拉帕米和地尔硫䓬。根据药物作用持续时间，钙通道阻滞药又可分为短效和长效。长效包括长半衰期药物（如氨氯地平）、脂溶性膜控型药物（如拉西地平）、缓释或控释制剂（如硝苯地平控释剂）。主要通过细胞外钙离子进入血管平滑肌细胞内，减弱兴奋收缩耦联，降低阻力血管的收缩反应发挥降压作用。钙通道阻滞药降压起效快，降压疗效和幅度相对较强，疗效个体差异性较小，与其他类型抗高血压药联合治疗能明显增强降压作用。不良反应是开始治疗时反射性交感活性增强，引起心率增快、面部潮红、头痛、下肢水肿等。非二氢吡啶类抑制心肌收缩和传导功能，不宜在心力衰竭、窦房结功能低下或心脏传导阻滞患者中应用。

（4）血管紧张素转换酶抑制药（ACEI）：降压作用主要通过抑制循环和组织 ACE，使血管紧张素Ⅱ生成减少，同时抑制激肽酶使缓激肽降解减少。降压起效缓慢，3 ~ 4 周时达最大作用。血管紧张素转换酶抑制药具有改善胰岛素抵抗和减少尿蛋白作用，对肥胖、糖尿病和心脏、肾靶器官受损的高血压患者具有较好的疗效，特别适用于伴有心力衰竭、心肌梗死、心房颤动、蛋白尿、糖耐量减低或糖尿病肾病的高血压患者。不良反应是刺激性干咳和血管性水肿。高钾血症、妊娠妇女和双侧肾动脉狭窄患者禁用。血肌酐超过 225 μmol/L 的患者使用时需谨慎，应定期监测血肌酐及血钾水平。

（5）血管紧张素受体阻断药（ARB）：降压作用主要通过阻滞血管紧张素Ⅱ受体亚型（AT_1），更充分而有效地阻断血管紧张素Ⅱ的血管收缩，水、钠潴留与重构作用。降压作用起效缓慢，但持久、平稳。低盐饮食或与利尿药联合使用能明显增强疗效。多数血管紧张素受体阻断药随剂量增大降压作用增强，最大的特点是不良反应较少，一般不引起刺激性干咳。治疗对象和禁忌证与血管紧张素转换酶抑制药相同。

4．降压治疗方案　可单独或联合使用噻嗪类利尿药、β 受体阻断药、钙通道阻滞药（CCB）、血管紧张素转换酶抑制药（ACEI）和血管紧张素受体阻断药（ARB），治疗应从小剂量开始。2 级高血压患者在开始时就可以采用两种抗高血压药联合治疗。我国临床主要推荐优化联合方案是 ACEI/ARB+ 二氢吡啶类 CCB；ARB/ACEI+ 噻嗪类利尿药；二氢吡啶类 CCB+ 噻嗪类利尿药；二氢吡啶类 CCB+β 受体阻断药。三种抗高血压药联合治疗一般必须含利尿药。采用合理的治疗方案和良好的治疗依从性，一般可使患者在治疗 3 ~ 6 个月内达到血压控制目标值。对于有并发症的患者，抗高血压药和治疗方案选择应个体化。

对高血压患者进行生活方式干预和药物治疗是根本手段。近年来，经皮肾动脉交感神经消融治疗显示出初步疗效和前景。

> 考点提示：主要抗高血压药的作用特点及副作用。

【特殊类型高血压的处理】

（一）高血压急症及亚急症

高血压急症是指在某种诱因作用下，原发性或继发性高血压患者血压突然明显升高（一般超过 180/120 mmHg），伴有进行性心脏、脑、肾等重要靶器官功能不全的表现。高血压急症包括高血压脑病、颅内出血（脑出血和蛛网膜下腔出血）、脑梗死、急性心力衰竭、急性冠脉综合征、主动脉夹层、急性肾小球肾炎、嗜铬细胞瘤危象及围术期严重高血压等。少数患者急骤进展，舒张压持续≥ 130 mmHg，并有头痛、视物模糊、眼底出血及渗出和视盘水肿，持续性蛋白尿、血尿、管型尿等肾损害，称为恶性高血压。通常需要使用静脉抗高血压药。

高血压亚急症是指血压明显升高但不伴有严重临床症状及进行性靶器官损害。患者可以有血压明显升高造成的症状，如头痛、胸闷、鼻出血和烦躁不安等。

血压升高的程度不是区别高血压急症与亚急症的标准，区别两者的唯一标准是有无新近发生的急性进行性靶器官损害。高血压急症和亚急症降压治疗的紧迫程度不同，前者需要迅速降低血压，采用静脉途径给药；后者需要在 24 ～ 48 h 内降低血压，可使用快速起效的口服抗高血压药。

1．治疗原则

（1）及时降血压：对于高血压急症，选择适宜、有效的抗高血压药，静脉给药，同时监测血压，如情况允许，及早开始口服抗高血压药治疗。

（2）控制性降血压：高血压急症时如短时间内血压急骤下降，有可能使重要器官的血流灌注明显减少。一般情况下，初始阶段（数分钟到 1 h 内）血压控制的目标为平均动脉压降低幅度不超过治疗前水平的 25%；在随后的 2 ～ 6 h 降至较安全水平，一般在 160/100 mmHg 左右；若可耐受，在随后的 24 ～ 48 h 将血压降至正常范围。若降压后发现有重要脏器缺血，血压降低幅度应更小。在随后 1 ～ 2 周内降至正常水平。

（3）合理选择抗高血压药：要求药物起效快，短时间内达到最大作用；作用时间短，停药后作用消失快；不良反应小；最好在降压过程中不影响心率、心排血量和脑血流量。

2．抗高血压药选择和应用

（1）硝普钠：通过直接扩张静脉和动脉，降低前、后负荷。使用时须密切监测血压，根据血压水平仔细调节滴速。停止静脉滴注后作用仅维持 3 ～ 5 min。该药可用于各种高血压急症。在通常剂量下不良反应轻微，有恶心、呕吐、肌肉颤动。硝普钠在体内红细胞中代谢产生氰化物，长期或大剂量使用可发生硫氰酸中毒，尤其在肾功能损害者更容易发生。

（2）硝酸甘油：以扩张静脉和选择性扩张冠状动脉和大动脉，降低动脉压作用不及硝普钠。硝酸甘油主要用于高血压急症伴急性心力衰竭或急性冠脉综合征。不良反应有心动过速、面部潮红、头痛和呕吐等。

（3）拉贝洛尔：为兼有 α 受体阻断作用的 β 受体阻断药，起效迅速（5 ～ 10 min），持续时间较长（3 ～ 6 h）。主要用于高血压急症合并妊娠或肾功能不全患者。不良反应有头晕、直立性低血压、心脏传导阻滞等。

（4）尼卡地平：为二氢吡啶类钙通道阻滞药，作用迅速，持续时间较短，降压同时改善脑血流量，主要用于高血压急症合并急性脑血管疾病或其他高血压急症。不良反应有心动过速、面部潮红等。

➤ 考点提示：高血压急症及亚急症的诊断及处理。

（二）难治性高血压

难治性高血压是指使用了包含利尿药在内的3种以上合适剂量抗高血压药联合治疗，血压仍未能达到目标水平。

1．假性难治性高血压　由于测量错误、白大衣高血压或治疗依从性差导致。血压测量错误包括袖带大小不合适，袖带置于有弹性阻力的衣服（毛线衣）外面、听诊器置于袖带内、在听诊器上向下压力较大、放气速度过快等。以下情况应怀疑假性难治性高血压：血压明显升高而无靶器官损害；经降压治疗后在无血压过度下降时产生明显的头晕、乏力等低血压症状；肱动脉处有钙化证据；肱动脉血压高于下肢动脉血压；重度单纯收缩期高血压。假性高血压常发生于广泛动脉粥样硬化和钙化的老年人。

2．生活方式未获得有效改善　比如体重、食盐摄入未得到有效控制，过量饮酒、未戒烟等导致血压难以控制。

3．降压方案不合理　采用不合理的联合治疗方案；采用了对某些患者有明显不良反应的抗高血压药，从而无法增加剂量以提高疗效和依从性；在多种抗高血压药的联合治疗方案中无利尿药。

4．容量超负荷　钠盐摄入过多，抵消抗高血压药作用。肥胖、糖尿病、肾损害和慢性肾功能不全时常伴有容量超负荷。

5．胰岛素抵抗　胰岛素抵抗是肥胖和糖尿病患者发生难治性高血压的主要原因。在抗高血压药治疗基础上联合使用胰岛素增敏剂，血压可以得到明显控制。

6．使用干扰降压作用的药物　如甘草、拟交感神经药物、免疫抑制药、促红细胞生成素等。

7．继发性高血压　其中睡眠呼吸暂停低通气综合征、肾动脉狭窄和原发性醛固酮增多症是最常见的。

难治性高血压的处理应针对上述原因进行评估，给予有效的生活方式干预，合理制订降压方案，除外继发性高血压，增加患者依从性，大多数患者血压是可以控制的。

（三）老年高血压

老年人常患有多种临床疾病，且并发症较多。其高血压的特点：①收缩压升高、舒张压下降，脉压增大；②血压波动大，容易出现直立性低血压和餐后低血压；③血压昼夜节律异常，白大衣高血压和假性高血压常见。老年高血压患者血压控制目标为＜ 150/90 mmHg，能耐受者血压控制在140/90 mmHg以下。对于80岁以上老年人，血压控制目标为＜ 150/90 mmHg。对老年高血压，强调收缩压达标，降压不宜过快，宜缓慢达标。钙通道阻滞药、血管紧张素转换酶抑制药、血管紧张素受体阻断药、利尿药及β受体阻断药均可选用。

（四）有并发症的降压治疗

1．脑血管疾病患者　急性卒中时，尤其是发病1周内，选用利尿药、血管紧张素转换酶抑制药、血管紧张素受体阻断药和长效钙通道阻滞药。应注意不要减少脑血流量。

2．冠心病患者　原发性高血压伴劳力性心绞痛患者选用β受体阻断药和钙通道阻滞药；急性心肌梗死时血压仍高者选用利尿药、血管紧张素转换酶抑制药、血管紧张素受体阻断药和β受体阻断药。降压目标值为＜ 130/80 mmHg。

3．心力衰竭者　应选用利尿药、血管紧张素转换酶抑制药，降压目标值为＜ 130/80 mmHg。

4．肾功能不全者　轻度肾功能不全者选用血管紧张素转换酶抑制药或血管紧张素受体阻断药；重度肾功能不全者选用利尿药、氨氯地平和β受体阻断药。应注意在低血容量时有可能使病情进一步恶化。

5．糖尿病患者　选用血管紧张素转换酶抑制药或血管紧张素受体阻断药，降压目标值为＜130/80 mmHg。

【预防】

一级预防的基本措施是改善生活方式；二级预防为高血压患者预防并发症和靶器官损害。通过宣传高血压的危害，提高患者的知晓率、治疗率和控制率。

思考题

1．原发性高血压怎样与继发性高血压鉴别？

2．老年高血压的特点及降压治疗的原则是什么？

（阮凤华）

第十七章

冠状动脉粥样硬化性心脏病

第十七章数字资源

学习目标

通过本章内容的学习，学生应能：

识记：

1. 说出稳定型心绞痛的临床表现、诊断依据及治疗。
2. 陈述不稳定型心绞痛和非 ST 段抬高心肌梗死的诊断及治疗。
3. 描述急性 ST 段抬高心肌梗死的诊断、鉴别诊断和再灌注治疗。

理解：

1. 分析冠心病的发病机制及急性 ST 段抬高心肌梗死的病因、发病机制。
2. 区分心绞痛的分级及急性心肌梗死患者心功能 Killip 分级。
3. 比较不稳定型心绞痛的 3 种临床表现。
4. 概括冠心病的介入治疗。

应用：

1. 根据患者临床表现、心电图及血清心肌损伤标志物等做出初步诊断。
2. 根据不同类型的急性冠脉综合征拟定治疗方案。
3. 评估预后，进行康复指导。

案例导入

某患者，男性，47 岁，司机。突发胸部压榨样剧痛 2 h。患者于今日晨起后买菜途中突然出现胸骨后压榨样剧痛，难以忍受，持续不缓解，伴大汗、面色苍白。家属先后给予含服“硝酸异山梨酯（消心痛）1 片、速效救心丸 10 丸”无效。患者既往身体健康，有吸烟史 10 余年，每日 20 ~ 30 支。否认高血压、糖尿病史。体格检查：体温 36.6 ℃，呼吸 24 次 / 分，脉搏 58 次 / 分，血压 100/80 mmHg。患者神志清楚，呈急性痛苦病容，全身大汗，高枕位，颈静脉不充盈。双肺（–），心率 58 次 / 分，心律齐，无杂音。心电图示Ⅱ、Ⅲ、aVF 导联 ST 段抬高 0.1 ~ 0.2 mV，Ⅰ、aVL 导联 ST 段下移 0.1 mV，V_3 ~ V_6 导联 T 波倒置。

问题与思考：

1. 初步诊断和诊断依据是什么？应与哪些疾病相鉴别？
2. 为明确诊断，还需要进一步做哪些检查？
3. 治疗原则是什么？

第一节　概　述

冠状动脉粥样硬化性心脏病（coronary atherosclerotic heart disease，CHD）是指冠状动脉粥样硬化使管腔狭窄或闭塞，导致心肌缺血、缺氧或坏死而引起的心脏病，简称冠心病，亦称缺血性心脏病。冠状动脉粥样硬化性心脏病是动脉粥样硬化导致器官病变的最常见类型。本病多发生在 40 岁以上成人，男性发病早于女性，经济发达国家发病率较高，近年来发病呈年轻化趋势，已成为威胁人类健康的主要疾病之一。

【发病机制】

当冠状动脉血流量不能满足心肌代谢的需要时，就会引起心肌缺血、缺氧。暂时的缺血、缺氧引起心绞痛，而持续、严重的心肌缺血会引起心肌坏死，即心肌梗死。

心肌能量的产生需要大量的氧供，心肌细胞摄取血液氧含量达到 65% ～ 75%，心肌平时对血液中氧的摄取已接近于最大量，需氧量再增加时只能依靠增加冠状动脉的血流量来提供。正常情况下，冠状动脉循环有很大的储备，通过神经和体液的调节，其血流量可随身体的生理情况而有显著的变化，使冠状动脉的供血和心肌的需血两者保持动态平衡。

由于冠状动脉血流灌注主要发生在舒张期，各种原因导致舒张期缩短及舒张压降低会显著影响冠状动脉灌注。冠状动脉固定狭窄或微血管阻力增加也可导致冠状动脉血流量减少。当冠状动脉管腔存在显著的固定狭窄（50% ～ 75%），安静时尚可代偿，而运动、心动过速、情绪激动造成心肌需氧量增加时，即可引起短暂的心肌供氧和需氧的不平衡，这是大多数稳定型心绞痛发作的机制。由于不稳定型粥样硬化斑块发生破裂、糜烂或出血，继发血小板聚集或血栓形成，导致管腔狭窄程度急剧加重，均可使心肌氧供减少，这是急性冠脉综合征的主要原因。实际上，心肌缺血甚至坏死大部分是需氧量增加和供氧量减少共同作用的结果。

心肌缺血后，生物氧化代谢受抑，致使高能磷酸化合物储备降低。在缺血、缺氧的情况下，心肌内积聚过多的酸性物质（如乳酸、丙酮酸、磷酸等）或类似激肽的多肽类物质，刺激心脏自主神经的传入纤维末梢，经 1 ～ 5 胸交感神经节和相应的脊髓段，传至大脑产生疼痛感觉。这种痛觉反映在与自主神经进入水平相同脊髓段的脊神经所分布的区域，即胸骨后及两臂的前内侧与小指，尤其是在左侧。

知识链接

动脉粥样硬化的危险因素

主要危险因素：①40 岁以上的中、老年人，女性发病率低；②脂代谢异常是最重要的危险因素，LDL-C 是临床治疗的靶目标；③高血压；④吸烟；⑤糖尿病或糖耐量异常；⑥肥胖；⑦家族史。

次要危险因素：①A 型人格者；②口服避孕药者；③有高热量、高动物脂肪、高胆固醇、高糖饮食习惯者。

【分型】

根据发病特点和治疗原则，CHD 分为两大类。①慢性心肌缺血综合征（chronic ischemic syndrome，CIS）：包括稳定型心绞痛、缺血性心肌病和隐匿型冠心病等；②急性冠脉综合征（acute coronary syndrome，ACS）：包括不稳定型心绞痛（unstable angina pectoris，UAP）、非 ST 段抬高心肌梗死（non-ST-segment elevation myocardial infarction，NSTEMI）和

ST 段抬高心肌梗死（ST-segment elevation myocardial infarction，STEMI）。本章重点讨论心绞痛和心肌梗死。

➤ 考点提示：冠心病的分型。

第二节 慢性心肌缺血综合征

一、稳定型心绞痛

稳定型心绞痛亦称劳力性心绞痛。临床特点为阵发性前胸压榨性疼痛或憋闷感，主要位于胸骨后部，可放射至心前区和左上肢尺侧，常发生于劳力负荷增加时，持续数分钟，休息或用硝酸酯制剂后缓解。疼痛发作的程度、频度、持续时间、性质及诱因等在数月内无明显变化。

【发病机制】

当冠状动脉狭窄或部分闭塞时，血流量减少，心肌的供血量相对比较固定。休息时尚可维持供需平衡，此时无症状。在劳力、情绪激动、饱食、受寒等情况下，心脏负荷突然增加，心率增快、心肌张力和心肌收缩力增加等均可引起心肌氧耗增加，而存在狭窄的冠状动脉供血却不能相应地增加以满足心肌对血液的需求时，即可引起心绞痛。

【病理解剖】

稳定型心绞痛患者的冠状动脉造影显示：有 1、2 或 3 支冠状动脉管腔直径减少＞70% 的病变者分别各占 25% 左右，5% ~ 10% 有左冠状动脉主干狭窄，其余约 15% 患者无显著狭窄。后者提示患者的心肌血供和氧供不足，可能是冠状动脉痉挛、冠脉循环的小动脉病变、血红蛋白和氧的离解异常、交感神经过度活动、儿茶酚胺分泌过多或心肌代谢异常等所致。

【临床表现】

（一）症状

心绞痛以发作性胸痛为主要临床表现。

1. 诱因　发作常由体力劳动或情绪激动（如愤怒、焦急、过度兴奋等）所诱发，饱食、寒冷、吸烟、心动过速、休克等亦可诱发。疼痛多发生于劳力或激动的当时，而不是在劳累之后。典型的稳定型心绞痛常在相似的条件下重复发生。

2. 部位　主要在胸骨体之后，可波及心前区，范围为手掌大小，也可横贯前胸，界限不清。常放射至左肩、左臂内侧达环指和小指，或至颈、咽或下颌部。

3. 性质　胸痛常为压迫、发闷或紧缩性，也可有烧灼感，偶伴濒死感，但不像针刺或刀扎样锐性痛。有些患者仅觉胸闷不适而非胸痛。发作时患者往往被迫停止正在进行的活动，直至症状缓解。

4. 持续时间　心绞痛一般持续数分钟至 10 余分钟，大多为 3 ~ 5 min，一般不超过半小时。

5. 缓解方式　一般在停止原来诱发症状的活动后疼痛即可缓解；舌下含服硝酸甘油等硝酸酯类药物也能在几分钟内缓解疼痛。

（二）体征

一般无异常体征。心绞痛发作时常见心率增快、血压升高、表情焦虑、皮肤冷或出汗，有时可出现第四或第三心音奔马律，心尖部暂时性收缩期杂音，是乳头肌缺血以至功能失调引起二尖瓣关闭不全所致。

➤ 考点提示：劳力性心绞痛的疼痛特点。

【辅助检查】

（一）实验室检查

血糖、血脂检查可了解冠心病危险因素；胸痛明显者需查血清心肌损伤标志物，包括心肌肌钙蛋白 I 或 T、肌酸激酶（CK）及其同工酶（CK-MB）；查血常规注意有无贫血；必要时需检查甲状腺功能。

（二）心电图检查

1．静息时心电图　约半数患者心电图检查在正常范围，也可能有陈旧性心肌梗死的改变或非特异性 ST 段和 T 波异常。

2．发作时心电图　大多数患者可出现暂时性心肌缺血引起的 ST 段移位。有时也可以出现 T 波倒置。在平时有 T 波持续倒置的患者，发作时可变为直立（“假性正常化”）。

3．心电图连续动态监测　连续记录并自动分析 24 h（或更长时间）心电图，可发现心电图 ST-T 改变和各种心律失常。胸痛发作时有相应的缺血性 ST-T 改变有助于确定心绞痛的诊断，也可检出无痛性心肌缺血。

4．心电图负荷试验　最常用的是运动负荷试验。运动方式主要有分级活动平板和踏车。以达到按年龄预计可达到的最大心率或亚极量心率（85% ～ 90% 的最大心率）为负荷目标，前者称为极量运动试验，后者称为亚极量运动试验。运动前、运动中运动负荷量每增加一次，均应记录心电图，运动终止后即刻及此后 2 min 均应记录心电图，直至心率恢复至运动前水平。运动试验阳性标准：运动中出现典型心绞痛、心电图改变（主要以 ST 段水平型或下斜型压低≥ 0.1 mV 持续 2 min）。运动中出现心绞痛、步态不稳、室性心动过速（接连 3 个以上室性期前收缩）或血压下降时，应立即停止运动。运动试验禁忌证：心肌梗死急性期、不稳定型心绞痛、明显心力衰竭和严重心律失常。

（三）CT 冠脉造影（CTA）检查

冠状动脉二维或三维重建用于判断冠状动脉管腔狭窄程度和管壁钙化情况，对判断管壁内斑块分布范围和性质也有一定意义。

（四）超声心动图检查

超声心动图检查可无异常。有陈旧性心肌梗死者或严重心肌缺血者，超声心动图可探测到坏死区或缺血区心室壁的运动异常。

（五）放射性核素检查

1．放射性核素心腔造影　应用 ^{99m}Tc（锝）进行体内红细胞标记，可得到心腔内血池显影。通过对心动周期中不同时相的显影图像分析，可测定左心室射血分数及显示心肌缺血区室壁局部运动障碍。

2．核素心肌显像及负荷试验　^{201}Tl（铊）随冠状动脉血流很快被正常心肌细胞所摄取。静息时铊显像所示灌注缺损主要见于心肌梗死后瘢痕部位。运动后冠状动脉供血不足时，可见明显的灌注缺损心肌缺血区。

3．正电子发射体层成像（PET）　除可判断心肌的血流灌注情况外，还可了解心肌的代谢情况。通过对心肌血流灌注和代谢显像匹配分析，可准确评估心肌的活力。

（六）有创性检查

1．冠状动脉造影（CAG）为有创性检查手段，可发现狭窄性病变的部位并估计其程度，是诊断冠心病的“金标准”。一般认为管腔直径减少 70% ～ 75% 或以上会严重影响血供。选择性冠状动脉造影是用特殊形状的心导管经桡动脉、股动脉或肱动脉送到主动脉根部，分别插入左、右冠状动脉口，注入少量含碘对比剂，在不同的投射方位下摄影，可使左、右冠状动脉及其主要分支得到清楚的显影。

2．冠状动脉内超声显像（IVUS）、冠状动脉内光学相干断层成像（OCT）、冠状动脉血流储备分数测定（FFR）以及最新的定量冠状动脉血流分数（QFR）等也可用于冠心病的诊断，并有助于指导介入治疗。

【诊断】

根据典型心绞痛的发作特点，结合年龄和存在冠心病危险因素，除外其他原因所致的心绞痛，一般即可诊断。心绞痛发作时心电图可见ST-T改变，症状消失后心电图ST-T改变亦逐渐恢复，支持心绞痛诊断。未捕捉到发作时心电图者可行心电图负荷试验。冠状动脉CT造影（CTA）检查有助于无创性评价冠状动脉管腔狭窄程度及管壁病变性质和分布。冠状动脉造影可以明确冠状动脉病变的严重程度，有助于明确诊断和决定进一步治疗。

心绞痛严重度分级：根据加拿大心血管学会（Canadian Cardiovascular Society，CCS）分级，心绞痛分为4级。

Ⅰ级：一般体力活动（如步行和登楼）不受限，仅在强、快或持续用力时发生心绞痛。

Ⅱ级：一般体力活动轻度受限。快速步行、餐后、寒冷、精神应激或醒后数小时内发作心绞痛。一般情况下平地步行200 m以上，或登楼一层以上可引起心绞痛。

Ⅲ级：一般体力活动明显受限，一般情况下平地步行200 m内或登楼一层即引起心绞痛。

Ⅳ级：轻微活动或休息时即发生心绞痛。

➢ 考点提示：心绞痛的诊断及分级。

【鉴别诊断】

注意需与以下疾病进行鉴别：

1．其他疾病引起的心绞痛　包括严重的主动脉瓣狭窄或关闭不全、风湿性冠状动脉炎、梗阻性肥厚型心肌病等，要根据其他临床表现来进行鉴别。

2．急性冠脉综合征　不稳定型心绞痛的疼痛部位、性质、发作时心电图改变等与稳定型心绞痛相似，但发作的劳力性诱因不同。心肌梗死的疼痛程度更剧烈，持续时间更长，可长达数小时，含服硝酸甘油不能缓解，心电图常有典型的动态演变过程；心肌损伤标志物（肌红蛋白、肌钙蛋白I或T、CK-MB等）明显升高。

3．心脏神经症　患者常诉胸痛，表现为短暂（几秒钟）的刺痛或持久（几小时）的隐痛。患者常喜欢吸一大口气或做叹息性呼吸。胸痛部位多在左胸乳房下心尖部附近或经常变动。症状多于疲劳之后出现，而非疲劳当时。轻度体力活动反觉舒适，有时可耐受较重的体力活动而不发生胸痛或胸闷。含服硝酸甘油无效或在超过10 min后才“见效”。常伴有心悸、疲乏、头晕、失眠及其他神经症的症状。

4．肋间神经痛和肋软骨炎　前者为刺痛或灼痛，多为持续性而非发作性，咳嗽、用力呼吸和身体转动可使疼痛加剧，沿神经走行处有压痛，手臂上举活动时局部有牵拉疼痛；后者则在肋软骨处有压痛。

5．不典型疼痛　本病还需与反流性食管炎等食管疾病、膈疝、消化性溃疡、肠道疾病、颈椎病等相鉴别。

【治疗】

治疗原则：①改善冠状动脉供血；②减少心肌耗氧量；③治疗并预防动脉粥样硬化。

（一）发作时的治疗

目的是尽快缓解并终止疼痛发作。

1．休息　发作时立刻休息，一般患者在停止活动后症状可逐渐消失。

2．药物治疗　可使用作用较快的硝酸酯制剂。舌下含服起效最快，反复发作者也可静脉使用。硝酸酯类药物除扩张冠状动脉、降低阻力、增加冠脉循环的血流量外，还可扩张周围血管，减少静脉回心血量，减低心脏前、后负荷和心肌的需氧，从而缓解心绞痛。

（1）硝酸甘油：可用 0.5 mg 舌下含服，1 ～ 2 min 即开始起效，约半小时后作用消失。副作用有头痛、面色潮红、心率反射性加快和低血压等。

（2）硝酸异山梨酯：可用 5 ～ 10 mg 舌下含服，2 ～ 5 min 起效，作用维持 2 ～ 3 h。副作用同硝酸甘油。

（二）缓解期的治疗

主要是预防心绞痛复发。

1．调整生活方式　尽量避免各种诱发因素。清淡饮食，不过饱进食；戒烟、限酒；调整日常生活与工作量；减轻精神负担；适当从事体力活动。

2．药物治疗

（1）改善缺血、减轻症状的药物

1）硝酸酯类：能减少心肌需氧和改善心肌灌注，从而减低心绞痛发作的频率和程度。常用的硝酸酯类药物包括硝酸异山梨酯和单硝酸异山梨酯等。硝酸酯类药物的不良反应有头痛、面色潮红、心率反射性加快和低血压等。

2）β 受体阻断药：能减慢心率、减弱心肌收缩力、降低血压，从而降低心肌耗氧量，以减少心绞痛发作。用药后静息心率降至 55 ～ 60 次 / 分，严重心绞痛患者可降至 50 次 / 分。β 受体阻断药的使用剂量应个体化，从较小剂量开始，逐级增加剂量，以心率不低于 50 次 / 分为宜。临床常用的 β 受体阻断药包括美托洛尔片、美托洛尔缓释片和比索洛尔片等。

有严重心动过缓和高度房室传导阻滞、窦房结功能紊乱、明显的支气管痉挛或支气管哮喘的患者禁用 β 受体阻断药。慢性肺源性心脏病患者可小心使用高度选择性的 β_1 受体阻断药。外周血管疾病及严重抑郁是应用 β 受体阻断药的相对禁忌证。

3）钙通道阻滞药：本类药物抑制心肌细胞兴奋收缩耦联中钙离子的作用，从而抑制心肌收缩，减少心肌氧耗；扩张冠状动脉，解除冠状动脉痉挛，改善心内膜下心肌的供血；扩张周围血管，降低动脉压，减轻心脏负荷；改善心肌的微循环。非二氢吡啶类钙通道阻滞药有维拉帕米、地尔硫䓬；二氢吡啶类钙通道阻滞药包括硝苯地平、氨氯地平等。

常见的副作用有外周水肿、便秘、心悸、面部潮红。地尔硫䓬和维拉帕米能减慢窦房结心率和房室传导，不能应用于严重心动过缓、高度房室传导阻滞和病态窦房结综合征的患者。

4）其他药物：主要用于 β 受体阻断药或者钙通道阻滞药有禁忌、不耐受，或者不能控制症状的情况下。常用药有曲美他嗪、尼可地尔、伊伐雷定、中药。

（2）预防心肌梗死，改善预后的药物

1）抗血小板药物

环加氧酶（COX）抑制药：包括不可逆环加氧酶抑制药（阿司匹林）和可逆环加氧酶抑制药（吲哚布芬）。阿司匹林是抗血小板治疗的基石，只要无禁忌都应该使用，最佳剂量范围为 75 ～ 150 mg/d，其主要不良反应为胃肠道出血或对阿司匹林过敏。

血小板 P_2Y_{12} 受体阻断药：我国临床上常用的有氯吡格雷和替格瑞洛。氯吡格雷常用维持剂量为 75 mg/d，替格瑞洛常用维持剂量为 90 mg，每日 2 次。

2）β 受体阻断药：对于心肌梗死后的稳定型心绞痛患者，β 受体阻断药可以减少心血管事件的发生。

3）降低低密度脂蛋白（LDL）的药物：他汀类药物为首选降血脂药。他汀类药物能有效降低 TC 和 LDL-C，延缓斑块进展和稳定斑块。所有诊断明确的冠心病患者，均应给予他汀类药物，并将 LDL-C 降至 1.8 mmol/L 以下。临床常用的他汀类药物包括辛伐他汀、阿托伐他汀、普伐他汀、瑞舒伐他汀等。

4）ACEI：包括血管紧张素转换酶抑制药和血管紧张素受体阻断药。稳定型心绞痛患者合并高血压、糖尿病、心力衰竭或左心室收缩功能不全的高危患者建议使用血管紧张素转换酶抑制药。可以使冠心病患者的心血管死亡、非致死性心肌梗死等主要终点事件的相对危险性显著降低。临床常用的血管紧张素转换酶抑制药包括卡托普利、依那普利、培哚普利、贝那普利、赖诺普利等。不能耐受血管紧张素转换酶抑制药者可使用血管紧张素受体阻断药。

3．血管重建治疗

（1）经皮冠脉介入术（percutaneous coronary intervention，PCI）：是指一组经皮介入技术，包括经皮球囊冠状动脉成形术、冠状动脉支架植入术和斑块旋磨术等。PCI 是冠心病治疗的重要手段，能使患者的生活质量提高，但是心肌梗死的发病率和病死率与内科保守治疗无显著差异。支架内再狭窄和支架内血栓是影响其疗效的主要因素。随着新技术的出现，尤其是新型药物洗脱支架及新型抗血小板药物的应用，冠状动脉介入治疗的效果也不断提高。

（2）冠状动脉旁路移植术（coronary artery bypass graft，CABG）：通过取患者自身的大隐静脉作为旁路移植材料，一端吻合在主动脉，另一端吻合在病变冠状动脉段的远端；或游离内乳动脉与病变冠状动脉远端吻合，通过主动脉的血流改善病变冠状动脉血流供应。这种手术创伤较大，术后移植的血管还可能闭塞，因此应权衡利弊，慎重考虑手术适应证。

PCI 或 CABG 的选择需要根据冠状动脉病变的情况和患者对开胸手术的耐受程度及患者的意愿等综合考虑。对全身情况能耐受开胸手术者，左主干合并 2 支以上冠状动脉病变，或多支血管病变合并糖尿病者，CABG 应为首选。

➢ 考点提示：心绞痛的治疗原则及常用药。

【预防】

对稳定型心绞痛，除用药物防止心绞痛再次发作外，应从阻止或逆转粥样硬化进展、预防心肌梗死等方面综合考虑改善预后。

【预后】

稳定型心绞痛患者大多数预后较好，但有发生急性心肌梗死或猝死的危险。有室性心律失常或传导阻滞者预后较差。决定预后的主要因素为冠状动脉病变累及心肌供血的范围和心功能。左冠状动脉主干病变最为严重。

二、隐匿型冠心病

【诊断】

（一）发病特点

隐匿型冠心病（latent coronary heart disease）是指没有心绞痛的临床症状，但有心肌缺血的客观证据的冠心病，也称无症状型冠心病。无创性检查是诊断心肌缺血的重要客观证据。其心肌缺血的心电图表现可见于静息时，或在负荷状态下才出现，常在动态心电图检查时发现，也可被各种影像学检查所证实。

（二）临床表现

隐匿型冠心病可分为 3 种：①有心肌缺血发作，症状时有时无，此类患者居多；②既往有过心肌梗死史，现有心肌缺血客观证据，但无症状；③有心肌缺血的客观证据，但无心绞痛症状。

【防治】

对明确诊断的隐匿型冠心病患者，应使用药物治疗和预防心肌梗死或死亡，并治疗相关危险因素。治疗基本同慢性稳定型心绞痛。

三、缺血性心肌病

缺血性心肌病（ischemic cardiomyopathy，ICM）属于冠心病的一种特殊类型或晚期阶段，是指由冠状动脉粥样硬化引起长期心肌缺血，导致心肌弥漫性纤维化，产生与原发性扩张型心肌病类似的临床表现。其病理生理基础是冠状动脉粥样硬化病变使心肌缺血、缺氧，以至心肌细胞减少、坏死、心肌纤维化、心肌瘢痕形成的疾病。

【诊断】

需满足以下几点：

1．有明确的心肌坏死或心肌缺血证据，包括：①既往有血管重建病史（PCI或CABG）；②既往曾发生过心脏事件（心肌梗死或急性冠脉综合征）；③虽然没有已知心肌梗死或急性冠脉综合征病史，但存在心肌缺血的客观证据。

2．心脏明显扩大。

3．心功能不全（临床表现和/或实验室检查依据）。

同时需排除冠心病的某些并发症，如室间隔穿孔、心室壁瘤和乳头肌功能不全所致二尖瓣关闭不全等。除外其他心脏病或其他原因引起的心脏扩大和心力衰竭。

【防治】

积极控制危险因素；改善心肌缺血，预防心肌梗死和死亡；纠正心律失常；积极治疗心功能不全。对缺血区域有存活心肌者，血运重建术可显著改善心肌功能。另外，近年来新的治疗技术，如自体骨髓干细胞移植、血管内皮生长因子基因治疗等已试用于临床，为缺血性心肌病的治疗带来了新的希望。

第三节　急性冠脉综合征

急性冠脉综合征（acute coronary syndrome，ACS）是一组由急性心肌缺血引起的临床综合征，主要包括不稳定型心绞痛（UAP）、非ST段抬高心肌梗死（NSTEMI）和ST段抬高心肌梗死（STEMI）。

一、不稳定型心绞痛和非ST段抬高心肌梗死

不稳定型心绞痛和非ST段抬高心肌梗死是由于动脉粥样硬化斑块破裂或糜烂，伴有不同程度的血栓形成、血管痉挛及远端血管栓塞所导致的一组临床症状。不稳定型心绞痛和非ST段抬高心肌梗死的病因和临床表现相似但程度不同，主要不同表现在缺血严重程度以及是否导致心肌损害。

根据临床表现，不稳定型心绞痛可分为以下3种（表3-17-1）。

表3-17-1　不稳定型心绞痛的临床表现

分类	临床表现
静息型心绞痛	休息时发作，持续时间一般＞20 min
初发型心绞痛	首发症状一般在近1～2个月内，轻微体力活动即可诱发，严重程度至少达CCS Ⅲ级
恶化型心绞痛	在稳定的劳力性心绞痛基础上心绞痛发作更频繁，疼痛程度加重，按CCS分级至少增加Ⅰ级水平，严重度至少达CCS Ⅲ级

【发病机制】

不稳定型心绞痛和非 ST 段抬高心肌梗死的病理机制为不稳定粥样硬化斑块破裂或糜烂基础上血小板聚集、血栓形成、冠状动脉痉挛、微血管血栓导致急性或亚急性心肌供氧减少和缺血加重。虽然可因劳力负荷诱发，但劳力负荷终止后胸痛并不能缓解。其中，非 ST 段抬高心肌梗死因严重的持续性缺血导致心肌坏死，病理表现为灶性或心内膜下心肌坏死。

【临床表现】

胸痛的部位、性质与稳定型心绞痛相似，但具有以下特点：①心绞痛发生频率、严重程度和持续时间增加；②诱发心绞痛的体力活动阈值突然或持久降低；③胸痛放射至新的部位；④出现静息或夜间心绞痛；⑤发作时伴有新的症状，如出汗、恶心、呕吐、心悸或呼吸困难；⑥休息或舌下含服硝酸甘油只能暂时甚至不能完全缓解症状。但也有症状不典型者，尤其是老年女性和糖尿病患者。

【辅助检查】

（一）心电图检查

大多数患者胸痛发作时有一过性 ST 段（抬高或压低）和 T 波（低平或倒置）改变，其中 ST 段的动态改变（≥ 0.1 mV 的抬高或压低）是严重冠状动脉疾病的表现，可能会发生急性心肌梗死或猝死。若心电图改变持续 12 h 以上，则提示非 ST 段抬高心肌梗死的可能。

（二）连续心电监测

连续心电监测可发现无症状或心绞痛发作时的 ST 段改变。

（三）心肌损伤标志物检测

心肌肌钙蛋白（cTn）T/I 较 CK 和 CK-MB 更敏感、可靠，在症状发生后 24 h 内，cTn 的峰值超过正常对照值的第 99 百分位数需考虑非 ST 段抬高心肌梗死的诊断。临床上不稳定型心绞痛的诊断主要依靠临床表现以及发作时心电图 ST-T 的动态改变，如 cTn 阳性意味该患者已发生少量心肌损伤，相比 cTn 阴性的患者其预后较差。

（四）冠状动脉造影和其他侵入性检查

冠状动脉造影可明确诊断、指导治疗并评价预后。冠状动脉内超声显像和光学相干断层成像可以准确提供斑块分布、性质、大小和有无斑块破溃及血栓形成等更准确的腔内影像信息。

【诊断与鉴别诊断】

根据典型的心绞痛症状、典型的缺血性心电图改变（新发或一过性 ST 段压低≥ 0.1 mV，或 T 波倒置≥ 0.2 mV）以及心肌损伤标志物（cTnT、cTnI 或 CK-MB）测定，可以做出不稳定型心绞痛 / 非 ST 段抬高心肌梗死诊断。诊断未明确的不典型患者而病情稳定者，可以在出院前做负荷心电图、核素心肌灌注显像、冠状动脉造影等检查。冠状动脉造影仍是诊断冠心病的重要方法。

尽管不稳定型心绞痛 / 非 ST 段抬高心肌梗死的发病机制类似急性 ST 段抬高心肌梗死，但两者的治疗原则有所不同，因此需要鉴别诊断；与其他疾病的鉴别诊断参见“稳定型心绞痛”部分。

➢ 考点提示：不稳定型心绞痛 / 非 ST 段抬高心肌梗死的诊断依据。

【治疗】

（一）一般治疗

卧床休息，消除紧张和顾虑，保持环境安静，可以应用小剂量的镇静药和抗焦虑药物。对有发绀、呼吸困难或其他高危表现的患者，给予吸氧、连续监测心电图。多次测定血清心肌损伤标志物。同时积极处理可能引起心肌耗氧量增加的疾病。

（二）药物治疗

1．抗心肌缺血药物

（1）硝酸酯制剂：通过扩张静脉，减轻心脏的前负荷；同时扩张冠状动脉，缓解心绞痛。在心绞痛发作时，可含服硝酸甘油，如无效，可静脉使用硝酸甘油或硝酸异山梨酯。

（2）β受体阻断药：主要通过减慢心率、抑制心肌收缩力及降低血压而减少心肌耗氧量，对改善近期及远期预后均有好处。应当尽早用于无禁忌证的不稳定型心绞痛 / 非 ST 段抬高心肌梗死患者。

（3）钙通道阻滞药：可以有效减轻心绞痛症状，足量β受体阻断药与硝酸酯治疗后仍不能控制缺血症状的患者可口服长效钙通道阻滞药，作为治疗持续性心肌缺血的次选药品。

2．抗血小板治疗

（1）环加氧酶抑制药：阿司匹林是抗血小板治疗的"基石"。除非有禁忌证，否则所有不稳定型心绞痛 / 非 ST 段抬高心肌梗死患者均应常规使用并长期维持。负荷量为 150 ~ 300 mg 嚼服或口服；维持量 75 ~ 150 mg，每日 1 次，口服。

（2）血小板 P_2Y_{12} 受体阻断药：包括氯吡格雷和替格瑞洛。除非有极高出血风险等禁忌证，不稳定型心绞痛 / 非 ST 段抬高心肌梗死患者均建议在阿司匹林基础上，联合应用一种 P_2Y_{12} 受体阻断药，并维持至少 12 个月。氯吡格雷负荷量为 300 ~ 600 mg，维持剂量每日 75 mg。替格瑞洛可逆性抑制 P_2Y_{12} 受体，起效更快，作用更强，可用于所有不稳定型心绞痛 / 非 ST 段抬高心肌梗死的治疗，首次 180 mg 负荷量，维持剂量 90 mg，每日 2 次。

（3）血小板膜糖蛋白Ⅱ b/ Ⅲ a 受体阻断药（GPI）：指南推荐 GPI 可应用于接受 PCI 的不稳定型心绞痛 / 非 ST 段抬高心肌梗死患者和选用保守治疗策略的中、高危不稳定型心绞痛 / 非 ST 段抬高心肌梗死患者。替罗非班为目前国内 GPI 的唯一选择。

3．抗凝治疗　除非有禁忌，所有患者均应在抗血小板治疗基础上常规接受抗凝治疗。常用的抗凝血药包括肝素、低分子量肝素、磺达肝癸钠和比伐卢定。

（1）肝素：推荐用量是静脉注射 80 ~ 85 U/kg 后，以 15 ~ 18 U/（kg・h）的速度静脉滴注维持，一般使 APTT 控制在 50 ~ 70 s。静脉应用肝素 2 ~ 5 d 为宜，然后可改为皮下注射肝素，再治疗 1 ~ 2 d。

（2）低分子量肝素：具有强烈的抗Ⅹ a 因子及Ⅱ a 因子活性的作用，具有疗效更肯定、使用更方便的优点。常用药物包括依诺肝素、达肝素和那曲肝素等。

（3）磺达肝癸钠：是选择性Ⅹ a 因子间接抑制药。皮下注射 2.5 mg，每日 1 次，采用保守策略的患者尤其在出血风险增加时将磺达肝癸钠作为抗凝血药的首选。

（4）比伐卢定：是直接抗凝血酶制剂，通过直接并特异性抑制Ⅱa 因子活性，作用可逆而短暂，出血事件的发生率降低。主要用于不稳定型心绞痛 / 非 ST 段抬高心肌梗死患者 PCI 的抗凝。

4．调脂治疗　他汀类药物有类硝酸酯作用，远期有抗炎症和稳定斑块作用，从而减少冠状动脉事件。无论基线血脂水平如何，不稳定型心绞痛 / 非 ST 段抬高心肌梗死患者均应尽早使用他汀类药物。LDL-C 的目标值为＜ 1.77 mol/L。

5．ACEI（血管紧张素转换酶抑制药或血管紧张素受体阻断药）　长期应用血管紧张素转换酶抑制药能降低心血管事件发生率，如果不存在禁忌证，应该在 24 h 内给予口服血管紧张素转换酶抑制药，不能耐受血管紧张素转换酶抑制药者可用血管紧张素受体阻断药替代。

➢ 考点提示：不稳定型心绞痛 / 非 ST 段抬高心肌梗死的药物治疗。

（三）冠状动脉血运重建术

冠状动脉血运重建术包括经皮冠脉介入术（PCI）和冠状动脉旁路移植术（CABG）。

1．经皮冠脉介入术 PCI 为不稳定型心绞痛 / 非 ST 段抬高心肌梗死患者血运重建的主要方式。药物洗脱支架的应用可进一步改善 PCI 的远期疗效，拓宽了 PCI 的应用范围。根据 NSTE-ACS 心血管事件危险的紧迫程度及并发症的严重程度，选择不同的侵入策略，包括紧急侵入治疗（< 2 h）、早期侵入治疗（< 24 h）和侵入治疗（< 72 h）。

2．冠状动脉旁路移植术 冠状动脉旁路移植术适用于病变严重、有多支血管病变的症状严重和左心室功能不全的患者。

（四）出院和出院后管理

不稳定型心绞痛和非 ST 段抬高心肌梗死的急性期通常持续 2 个月左右，在此期间易发生心肌梗死或死亡。出院后尽可能恢复正常活动，继续口服药物治疗。二级预防根据 ABCDE 方案。A：阿司匹林、抗心绞痛及血管紧张素转换酶抑制药治疗；B：β 受体阻断药和控制血压；C：控制血脂和吸烟；D：控制饮食和糖尿病；E：健康教育和运动指导。

二、急性 ST 段抬高心肌梗死

ST 段抬高心肌梗死（STEMI）是指急性心肌缺血性坏死，大多是在冠状动脉病变的基础上发生冠状动脉血供急剧减少或中断，使相应的心肌严重而持久地急性缺血。常见原因为在冠状动脉不稳定斑块破裂、糜烂基础上继发血栓形成，导致冠状动脉持续、完全闭塞。

【病因与发病机制】

ST 段抬高心肌梗死的基本病因是在冠状动脉粥样硬化基础上，一支或多支血管急性闭塞，若持续时间达到 20 ~ 30 min 或以上，即可发生急性心肌梗死。绝大多数 ST 段抬高心肌梗死是由于不稳定的粥样硬化斑块溃破，继而出血和管腔内血栓形成，从而使管腔闭塞。ST 段抬高心肌梗死可发生在频发心绞痛的患者，也可发生在原来无症状者。ST 段抬高心肌梗死后发生的严重心律失常、休克或心力衰竭，均可使冠状动脉灌流量进一步降低，心肌坏死范围扩大。

促使斑块破裂出血及血栓形成的诱因有：

1．左心室负荷加重 重体力活动、情绪激动、血压急剧上升或用力排便时。

2．血黏稠度增高 进食高脂肪、高蛋白饮食后，血脂增高。

3．交感神经活动增加 晨起 6 时至 12 时交感神经活动增加，机体应激反应性增强，心肌收缩力、心率、血压增高，冠状动脉张力增高。

4．冠状动脉灌流量锐减 休克、脱水、出血、外科手术或严重心律失常导致心排血量骤降，冠状动脉灌流量锐减。

【病理】

（一）冠状动脉病变

大多数 ST 段抬高心肌梗死患者冠状动脉内可见在粥样斑块的基础上有血栓形成，使管腔闭塞，但是由冠状动脉痉挛引起管腔闭塞者中，个别可无严重粥样硬化病变。此外，梗死的发生与原来冠状动脉受粥样硬化病变累及的血管数及其所造成管腔狭窄程度之间未必呈平行关系。

1．左主干闭塞 左心室广泛梗死。

2．左前降支闭塞 左心室前壁、心尖部、下侧壁、前间隔和二尖瓣前乳头肌梗死。

3．左回旋支闭塞 左心室高侧壁、膈面（左冠状动脉占优势时）和左心房梗死，可能累及房室结。

4．右冠状动脉闭塞 引起左心室膈面（右冠状动脉占优势时）、后间隔和右心室梗死，并可累及窦房结和房室结。

右心室和左、右心房梗死较少见。

（二）心肌病变

冠状动脉闭塞后 20 ～ 30 min，受其供血的心肌即有少数坏死。1 ～ 2 h 绝大部分心肌呈凝固性坏死，心肌间质充血、水肿，伴多量炎症细胞浸润。此后，坏死的心肌纤维逐渐溶解，形成肌溶灶，随后渐有肉芽组织形成。坏死组织 1 ～ 2 周后开始吸收，并逐渐纤维化，在 6 ～ 8 周形成瘢痕愈合，称为陈旧性心肌梗死。

继发性病理变化为在心腔内压力的作用下，坏死心壁向外膨出，可产生心脏破裂或形成心室壁瘤。

【病理生理】

心脏收缩力减弱、顺应性减低、心肌收缩不协调，左心室压力曲线最大上升速度减低，左心室舒张期末压增高、舒张和收缩期末容积增多。射血分数减低，每搏输出量和心排血量下降，心率增快或有心律失常，血压下降。病情严重者，动脉血氧含量降低。主要出现左心室舒张和收缩功能障碍的一些血流动力学变化，其严重度和持续时间取决于梗死的部位、程度和范围。急性大面积心肌梗死者可发生泵衰竭。右心室梗死少见，其主要病理生理改变是急性右侧心力衰竭的血流动力学变化，右心房压力增高，高于左心室舒张期末压，心排血量减低，血压下降。

心室重塑为后续改变，包括左心室体积增大、形状改变、梗死节段心肌变薄和非梗死节段心肌增厚，对心室的收缩效应及电活动均有持续不断的影响，故急性期后的治疗中要注意对心室重塑的干预。

【临床表现】

临床表现与梗死范围的部位、大小、侧支循环密切相关。

（一）先兆

50% ～ 81.2% 的患者在发病前数日有乏力、胸部不适、活动时心悸、气短、烦躁、心绞痛等前驱症状，其中以新发心绞痛或原有心绞痛加重为最突出。心绞痛发作较以往频繁、程度较剧、持续较久、硝酸甘油疗效差、诱发因素不明显。同时心电图示 ST 段一过性明显抬高或压低，T 波倒置或增高（“假性正常化”），即前述不稳定型心绞痛情况。

（二）症状

1．疼痛　疼痛是最先出现的症状。特点：①发生于清晨或安静时，常无明显诱因；②疼痛剧烈，常伴大汗，休息和含服硝酸甘油多不能缓解；③持续时间较长，可达数小时或更长；④患者常有胸闷或濒死感、恐惧、烦躁不安；⑤疼痛范围广，部分患者疼痛位于上腹部；部分患者疼痛放射至下颌、颈部、背部上方；⑥少数患者无疼痛，一开始即表现为休克或急性心力衰竭。

2．全身症状　全身症状有发热、心动过速、白细胞计数增多和红细胞沉降率增快等，由坏死物质被吸收所引起。一般在疼痛发生后 24 ～ 48 h 出现，程度与梗死范围常呈正相关，体温一般在 38 ℃左右，很少达到 39 ℃，持续约 1 周。

3．胃肠道症状　疼痛剧烈时常伴有恶心、呕吐、上腹胀痛和肠胀气，重症者可发生呃逆。

4．心律失常　心律失常见于 75% ～ 95% 的患者，多发生在起病 1 ～ 2 d，而以 24 h 内最多见。各种心律失常中以室性心律失常最多见，尤其是室性期前收缩；心室颤动是 ST 段抬高心肌梗死入院前主要的死因。房室传导阻滞和束支传导阻滞也较多见，室上性心律失常较少见。

5．低血压和休克　疼痛中血压下降常见，未必是休克。如疼痛缓解而收缩压仍低于 80 mmHg，有烦躁不安、面色苍白、大汗淋漓、皮肤湿冷、脉搏细而快、尿量减少、神志淡漠，甚至晕厥者，则为休克表现。

6．心力衰竭　主要是急性左侧心力衰竭，可在起病最初几日内发生，或在疼痛、休克好转阶段出现，为梗死后心脏收缩力显著减弱或不协调所致，发生率为 32% ~ 48%。出现呼吸困难、咳嗽、发绀、烦躁等症状，严重者可发生肺水肿；颈静脉怒张、肝大、水肿等右侧心力衰竭表现。右心室心肌梗死者可一开始即出现右侧心力衰竭表现，伴血压下降。

（三）体征

1．心脏体征　心脏可正常也可轻至中度增大。心率快，也可减慢。心尖区第一心音减弱，可出现房性奔马律或第三心音奔马律（室性奔马律），有些患者在起病第 2 ~ 3 日出现心包摩擦音。心尖区可出现粗糙的收缩期杂音或伴收缩中、晚期喀喇音，为二尖瓣乳头肌功能失调或断裂所致。可有各种心律失常。

2．血压　除极早期血压可暂时增高外，几乎所有患者都有血压降低。

3．其他　可有与心律失常、休克或心力衰竭相关的其他体征。

> 考点提示：急性心肌梗死的临床表现。

【辅助检查】

（一）心电图检查

心电图常有进行性的改变。

1．特征性改变

（1）ST 段呈弓背向上型抬高：在面向坏死区周围心肌损伤区的导联上出现。

（2）宽而深的 Q 波（病理性 Q 波）：在面向透壁心肌坏死区的导联上出现。

（3）T 波倒置：在面向坏死区周围心肌缺血区的导联上出现。

2．动态性改变

（1）超急性期：发病数小时内，可无异常或出现异常高大两肢不对称的 T 波。

（2）急性期：数小时后，ST 段明显抬高，弓背向上，与直立的 T 波连接，形成单相曲线。数小时至 2 d 内出现病理性 Q 波，同时 R 波减低（图 3-17-1、图 3-17-2）。Q 波在 3 ~ 4 d 内稳定不变，以后 70% ~ 80% 永久存在。

（3）亚急性期：在早期如不进行治疗干预，ST 段抬高持续数日至 2 周左右，逐渐回到基线水平，T 波则变为平坦或倒置。

（4）慢性期：数周至数个月后，T 波呈 V 形倒置，两肢对称，波谷尖锐。T 波倒置可永久存在，也可在数月至数年内逐渐恢复。

3．心电图定位诊断　通常根据病理性 Q 波出现的导联而定。①前间壁心肌梗死：$V_1 \sim V_3$；②前壁心肌梗死：$V_3 \sim V_5$；③前侧壁心肌梗死：$V_5 \sim V_7$；④广泛前壁心肌梗死：$V_1 \sim V_5$；⑤后壁心肌梗死：$V_7 \sim V_8$；⑥高侧壁心肌梗死：Ⅰ、aVL；⑦下壁心肌梗死：Ⅱ、Ⅲ、aVF。

> 考点提示：ST 段抬高心肌梗死心电图特征性表现及动态改变。

（二）放射性核素检查

正电子发射体层成像（PET）可观察心肌的代谢变化，是目前唯一能直接评价心肌存活性的影像技术。单光子发射计算机断层成像（SPECT）可用于评估室壁运动、室壁厚度和整体功能。

（三）超声心动图检查

超声心动图可了解心室壁的运动和左心室功能，诊断心室壁瘤和乳头肌功能失调，检测心

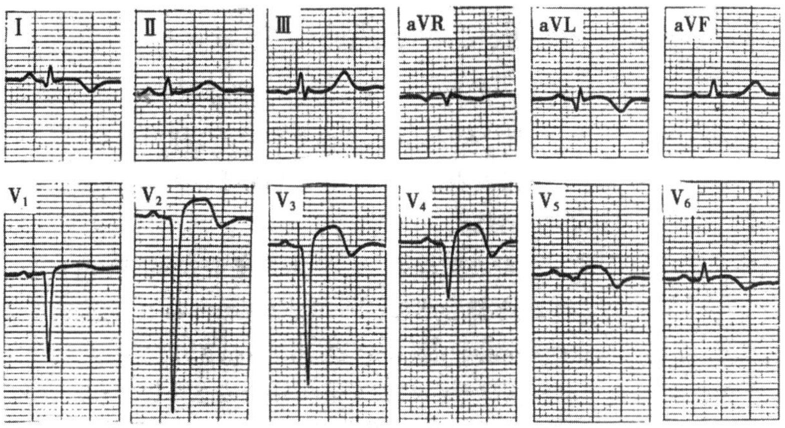

图 3-17-1　急性广泛前壁心肌梗死心电图

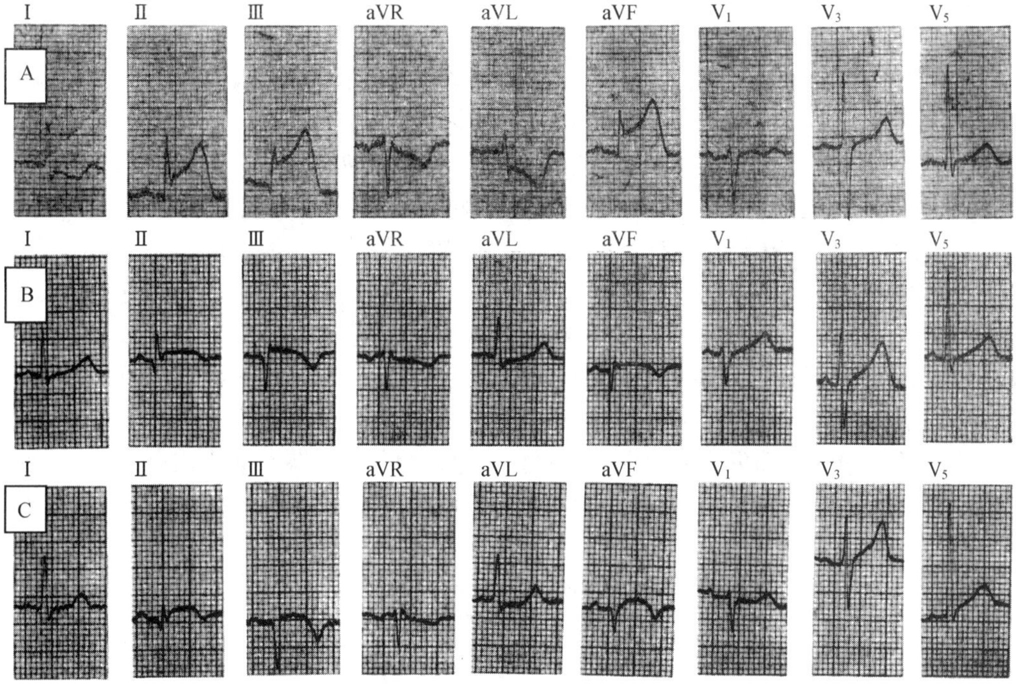

图 3-17-2　急性下壁心肌梗死心电图

A. 发病后 1 h；B. 发病后第 2 天；C. 发病后第 4 天

包积液及室间隔穿孔等并发症。

（四）实验室检查

1．血液检查　起病 24 ～ 48 h 后白细胞计数可增至（10 ～ 20）$\times 10^9$/L，中性粒细胞比例升高，嗜酸性粒细胞比例减少或消失；红细胞沉降率增快；C 反应蛋白增高，均可持续 1 ～ 3 周。

2．心肌损伤标志物　心肌损伤标志物增高水平与心肌坏死范围及预后明显相关。①肌红蛋白起病后 2 h 内升高，12 h 内达高峰；24 ～ 48 h 内恢复正常；②肌钙蛋白 I（cTnI）或 T（cTnT）起病 3 ～ 4 h 后升高，cTnI 于 11 ～ 24 h 达高峰，7 ～ 10 d 降至正常，cTnT 于 24 ～ 48 h 达高峰，10 ～ 14 d 降至正常；③肌酸激酶及其同工酶 CK-MB 升高，在起病后 4 h 内增高，16 ～ 24 h 达高峰，3 ～ 4 d 恢复正常，其增高的程度能较准确地反映梗死的范围，其高峰出现时间是否提前有助于判断溶栓治疗是否成功。

➢ 考点提示：ST 段抬高心肌梗死的心肌损伤标志物动态改变。

【诊断与鉴别诊断】

（一）诊断依据

根据典型的临床表现、特征性的心电图改变以及实验室检查发现，诊断本病并不困难。对于老年患者，突然发生严重心律失常、休克、心力衰竭而原因未明，或突然发生较重而持久的胸闷或胸痛者，都应考虑本病的可能。宜先按急性心肌梗死来处理，并短期内进行心电图、血清心肌损伤标志物测定等，进行动态观察，以确定诊断。

（二）鉴别诊断

1．心绞痛 胸痛性质及部位与急性心肌梗死相似。根据疼痛的诱因、部位、程度、发作频率、时限、性质、含服硝酸甘油的效果和有无发热、呼吸困难、严重心律失常、低血压或休克、心力衰竭等表现，结合心电图、血清心肌损伤标志物改变进行鉴别诊断。

2．主动脉夹层 胸痛一开始即达高峰，常放射到背、肋、腹、腰和下肢，两上肢的血压和脉搏可有明显差别，偶有意识模糊和偏瘫等神经系统受损症状，但无血清心肌损伤标志物升高。胸主动脉 CTA 或磁共振血管成像有助于诊断。

3．急性心包炎 急性心包炎（尤其是急性非特异性心包炎）可有较剧烈而持久的心前区疼痛。但心包炎的疼痛与发热同时出现，呼吸和咳嗽时加重；全身症状一般不严重；心电图除 aVR 外，其余导联均有 ST 段弓背向下抬高，T 波倒置，无异常 Q 波出现。

4．急性肺动脉栓塞 急性肺动脉栓塞可发生胸痛、咯血、呼吸困难和休克。同时有右心负荷急剧增加的表现，如发绀、肺动脉瓣第二音亢进、颈静脉充盈、肝大、下肢水肿等。心电图示：Ⅰ导联 S 波加深，Ⅲ导联 Q 波显著，T 波倒置，胸导联 R 波过渡区左移，右胸导联 T 波倒置等改变。常有低氧血症，肺动脉 CTA 可检出肺动脉大分支血管的栓塞。

5．急腹症 急性胰腺炎、消化性溃疡穿孔、急性胆囊炎、胆石症等均有上腹部疼痛，可能伴休克。仔细询问病史、体格检查、心电图检查、血清心肌损伤标志物检测可协助鉴别。

➢ 考点提示：ST 段抬高心肌梗死的诊断与鉴别诊断。

【并发症】

（一）乳头肌功能失调或断裂

二尖瓣乳头肌因缺血、坏死等使收缩功能发生障碍，造成不同程度的二尖瓣脱垂并关闭不全；乳头肌整体断裂极少见，见于下壁心肌梗死。

（二）心室壁瘤

心室壁瘤或称室壁瘤，主要见于左心室，发生率 5% ～ 20%。心电图 ST 段持续抬高。超声心动图及左心室造影可见局部心缘突出，搏动减弱或有反常搏动。

（三）心脏破裂

心脏破裂少见，常在起病 1 周内出现，多为心室游离壁破裂，造成心包积血，引起急性心脏压塞而猝死。

（四）栓塞

栓塞见于起病后 1 ～ 2 周，发生率 1% ～ 6%，因左心室附壁血栓脱落所致，引起脑、肾、脾或四肢等动脉栓塞。

（五）心肌梗死后综合征

心肌梗死后综合征于心肌梗死后数周至数月内出现，发生率 1% ～ 5%，可反复发生。发病机制可能为自身免疫反应，表现为心包炎、胸膜炎或肺炎，有发热、胸痛等症状。

【治疗】

治疗原则是尽快恢复心肌的血液灌注，以挽救濒死的心肌、防止梗死扩大或缩小心肌缺血范围，保护和维持心脏功能，及时处理严重心律失常、泵衰竭和各种并发症，防止猝死。

（一）一般治疗

1．休息　急性期卧床休息，保持环境安静。减少探视，防止不良刺激，解除焦虑。

2．监测　进行心电图、血压和呼吸的监测，除颤仪应随时处于备用状态。

3．吸氧　对有呼吸困难和血氧饱和度降低者，最初几日间断或持续通过鼻导管及面罩吸氧。

4．建立静脉通道　保持给药途径通畅。

5．护理　急性期 12 h 卧床休息；若无并发症，24 h 内应鼓励患者在床上行肢体活动；若无低血压，第 3 日就可在病房内走动；梗死后第 4 ～ 5 日，逐步增加活动，直至每日 3 次步行 100 ～ 150 m。

（二）解除疼痛

1．吗啡或哌替啶　吗啡 2 ～ 5 mg 静脉注射或哌替啶 50 ～ 100 mg 肌内注射，必要时 5 ～ 10 min 后重复。注意低血压和呼吸功能抑制的副作用。

2．硝酸酯类药物　大多数急性心肌梗死患者有应用硝酸酯类药物指征，而在下壁心肌梗死、可疑右心室心肌梗死或明显低血压的患者，不适合使用。

3．β 受体阻断药　β 受体阻断药对降低急性期病死率有明确疗效。如无禁忌证，应在发病 24 h 内尽早常规口服应用，如美托洛尔和比索洛尔。从小剂量开始，逐渐递增，使静息心率降至 55 ～ 60 次 / 分。患者有剧烈的缺血性胸痛或伴血压显著升高时，也可静脉使用美托洛尔，静脉注射，每次 5 mg；每次注射后观察 2 ～ 5 min，如果心率＜ 60 次 / 分或收缩压＜ 100 mmHg，则停止给药；末次静脉注射后 15 min，继续口服剂量维持。禁忌证：心力衰竭、低血压、心动过缓或房室传导阻滞者。

（三）抗血小板治疗

各种类型的急性冠脉综合征均需要联合应用阿司匹林和 P_2Y_{12} 受体阻断药的口服抗血小板药物，负荷剂量后给予维持剂量。静脉应用 GP Ⅱ b/ Ⅲ a 受体阻断药主要用于接受直接 PCI 的患者，术中使用。ST 段抬高心肌梗死患者抗血小板药物选择和用法与 NSTE-ACS 相同，见本节的不稳定型心绞痛 / 非 ST 段抬高心肌梗死部分。

（四）抗凝治疗

除非有禁忌，所有 ST 段抬高心肌梗死患者无论是否采用溶栓治疗，均应在抗血小板治疗基础上常规联合抗凝治疗。对于接受溶栓或不计划行再灌注治疗的患者，磺达肝癸钠有利于降低病死率和再梗死率，且不增加出血并发症。ST 段抬高心肌梗死直接 PCI 时，需联合肝素治疗。直接 PCI（尤其出血风险高时）推荐应用比伐卢定。对于 ST 段抬高心肌梗死合并心室内血栓或合并心房颤动时，需在抗血小板治疗基础上联合华法林治疗，需注意出血风险，严密监测 INR。

（五）再灌注心肌治疗

起病 3 ～ 6 h，最多在 12 h 内，开通闭塞的冠状动脉，挽救濒临坏死的心肌或缩小心肌梗死的范围，减轻梗死后心肌重塑，是 ST 段抬高心肌梗死最重要的治疗措施之一。再灌注方法包括经皮冠脉介入术、药物溶栓治疗及冠状动脉旁路移植术。

1．经皮冠脉介入术（PCI）　预计 120 min 内可转运至有 PCI 条件的医院并完成 PCI，则首选直接 PCI，力争在 90 min 内完成再灌注；或患者在可行 PCI 的医院，应尽力在 60 min 内完成再灌注。

（1）直接 PCI 适应证：①症状发作 12 h 以内并且有持续新发的 ST 段抬高或新发左束支传导阻滞的患者；② 12 ～ 48 h 内仍有心肌缺血证据（仍然有胸痛和心电图变化）者。

（2）补救性 PCI 适应证：溶栓治疗后仍有明显胸痛，抬高的 ST 段无明显降低者。

（3）溶栓治疗再通者的 PCI：溶栓成功后有指征实施急诊血管造影，必要时进行梗死相关动脉血运重建治疗，实施血管造影的最佳时机是 2 ～ 24 h。

➢ 考点提示：直接 PCI 的适应证。

2．溶栓疗法　如果预计直接 PCI 时间大于 120 min，则首选溶栓，力争在 10 min 给予患者溶栓药物。

（1）适应证：①两个或两个以上相邻导联 ST 段抬高（胸导联≥ 0.2 mV，肢体导联≥ 0.1 mV），或病史提示急性心肌梗死伴左束支传导阻滞；②起病时间< 12 h，患者年龄< 75 岁（年龄≥ 75 岁，权衡利弊后仍可考虑）；③发病时间已达 12 ～ 24 h，但如仍有进行性缺血性胸痛、广泛 ST 段抬高者也可考虑。

（2）禁忌证：①既往发生过出血性卒中，6 个月内发生过缺血性卒中或脑血管事件；②中枢神经系统受损、颅内肿瘤或畸形；③严重且未控制的高血压（> 180/110 mmHg）或慢性严重高血压史；④未排除主动脉夹层；⑤近期（2 ～ 4 周）有活动性内脏出血；⑥目前正在使用治疗剂量的抗凝血药或已知有出血倾向；⑦近期（< 2 周）曾有在不能压迫部位的大血管行穿刺术；⑧近期（< 3 周）外科大手术；⑨近期（2 ～ 4 周）创伤史，包括头部外伤、创伤性心肺复苏或较长时间（> 10 min）的心肺复苏。

（3）溶栓药物的应用：国内常用以下几种。①尿激酶（UK）：30 min 内静脉滴注 150 万～ 200 万 U；②链激酶（SK）或重组链激酶（rSK）：以 150 万 U 静脉滴注，在 60 min 内滴完；③阿替普酶（rt-PA）：选择性激活血栓部位的纤溶酶原，100 mg 在 90 min 内静脉给予，先静脉注入 15 mg，继而在 30 min 内静脉滴注 50 mg，其后 60 min 内再滴注 35 mg（国内有报道用上述剂量的一半也能奏效）。用 rt-PA 前先用肝素 5000 U 静脉注射，用药后继续以肝素 700 ～ 100 U/h 持续静脉滴注，共 48 h，以后改为皮下注射 7500 U 每 12 h 一次，连用 3 ～ 5 d（也可用低分子量肝素）。

（4）溶栓再通的判断标准：①心电图抬高的 ST 段于 2 h 内回降> 50%；②胸痛 2 h 内基本消失；③ 2 h 内出现再灌注性心律失常；④血清 CK-MB 峰值提前出现（14 h 内）等间接判断血栓是否溶解。冠状动脉造影 TIMI 分级达到 2、3 级者表明血管再通。

➢ 考点提示：溶栓治疗的适应证、溶栓药物及再通标准。

3．紧急冠状动脉旁路移植术（CABG）　介入治疗失败或溶栓治疗无效有手术指征者，宜争取 6 ～ 8 h 内施行紧急 CABG，但病死率明显高于择期 CABG。

（六）调脂治疗

他汀类调血脂药的使用同不稳定型心绞痛 / 非 ST 段抬高心肌梗死患者。

（七）血管紧张素转换酶抑制药或血管紧张素受体阻断药治疗

血管紧张素转换酶抑制药有助于改善恢复期心肌的重构，减少急性心肌梗死的病死率和心力衰竭的发生。除非有禁忌证，应全部选用。从小剂量口服开始，在 24 ～ 48 h 逐渐增加，直到目标剂量。如患者不能耐受血管紧张素转换酶抑制药，可考虑给予血管紧张素受体阻断药，对能耐受血管紧张素转换酶抑制药的患者，不推荐常规用血管紧张素受体阻断药替代血管紧张素转换酶抑制药。

（八）抗心律失常治疗

心律失常必须及时消除，以免演变为严重心律失常，甚至猝死。

1. 发生心室颤动或持续多形性室性心动过速时，尽快采用非同步直流电除颤或同步直流电复律。单形性室性心动过速药物疗效不满意时也应及早用同步直流电复律。

2. 发生室性期前收缩或室性心动过速，立即用利多卡因 50 ～ 100 mg 静脉注射，每 5 ～ 10 min 重复 1 次，至期前收缩消失或总量已达 300 mg，继以 1 ～ 3 mg/min 的速度静脉滴注维持。如室性心律失常反复，可用胺碘酮治疗。

3. 室上性快速心律失常选用美托洛尔、胺碘酮、维拉帕米等药物治疗，如药物不能控制，可考虑用同步直流电复律治疗。

4. 缓慢型心律失常可用阿托品 0.5 ～ 1 mg 肌内注射或静脉注射。

5. 二度或三度房室传导阻滞且伴有血流动力学障碍者，宜用人工心脏起搏器行临时起搏治疗，待传导阻滞消失后撤除。

（九）抗心力衰竭治疗

主要是治疗急性左侧心力衰竭，应用吗啡（或哌替啶）和利尿药为主，亦可用血管扩张药减轻心室的负荷，或用多巴酚丁胺静脉滴注，或用短效血管紧张素转换酶抑制药从小剂量开始等治疗。洋地黄制剂可能引起室性心律失常，在梗死后 24 h 内宜尽量避免使用洋地黄制剂。右心室梗死的患者应慎用利尿药。

（十）抗休克治疗

根据休克是否有周围血管舒缩障碍或血容量不足等因素存在，分别进行处理。

1. 补充血容量　估计有血容量不足，用右旋糖酐 40 或 5% ～ 10% 葡萄糖溶液静脉滴注，输液后如中心静脉压上升＞ 18 cmH_2O，肺动脉楔压＞ 15 ～ 18 mmHg，则应停止。右心室梗死时，中心静脉压的升高则未必是补充血容量的禁忌。

2. 应用升压药　补充血容量后血压仍不升，可用多巴胺或去甲肾上腺素，亦可选用多巴酚丁胺静脉滴注。

3. 应用血管扩张药　经上述处理血压仍不升，周围血管显著收缩，以至四肢厥冷并有发绀时，使用硝普钠或硝酸甘油静脉滴注，直至左心室充盈压下降。

4. 其他　纠正酸中毒避免脑缺血、保护肾功能，必要时应用洋地黄制剂等。有条件的医院，考虑用主动脉内球囊反搏或左心室辅助装置，然后施行介入治疗或主动脉冠状动脉旁路移植术。

（十一）其他治疗

下列疗法可能有助于挽救濒死心肌，有防止梗死扩大、缩小缺血范围、加快愈合的作用。

1. 极化液疗法　可促使心肌摄取和代谢葡萄糖，使 K^+ 进入细胞内，恢复细胞膜的极化状态，以利心脏的正常收缩，减少心律失常。氯化钾 1.5 g、胰岛素 10 U 加入 10% 葡萄糖溶液 500 ml 中，静脉滴注，每日 1 ～ 2 次，7 ～ 14 d 为一个疗程。

2. 钙通道阻滞药　在起病的早期，尽早使用 β 受体阻断药，如有 β 受体阻断药禁忌者，可考虑应用钙通道阻滞药。不推荐急性心肌梗死患者常规使用钙通道阻滞药。

（十二）康复和出院后管理

提倡急性心肌梗死患者行康复治疗，逐步进行适当的体育锻炼，有利于体力恢复。经 2 ～ 4 个月的锻炼后，酌情恢复部分或轻体力工作，以后部分患者可恢复全日工作，但应避免过重体力劳动或精神过度紧张。

【预后】

预后与梗死部位、大小、侧支循环的情况以及治疗是否及时有关。急性期住院病死率约

15%，采用溶栓疗法后降至 8% 左右，住院 90 min 内施行介入治疗后进一步降至 4% 左右。死亡多发生在第 1 周内，尤其在数小时内。

【预防】

在正常人群中预防动脉粥样硬化和冠心病属一级预防。已有冠心病和心肌梗死者还应预防再次梗死和其他心血管事件，称为二级预防，二级预防可参考不稳定型心绞痛 / 非 ST 段抬高心肌梗死的 ABCDE 方案。

思考题

1．急性非 ST 段抬高心肌梗死与 ST 段抬高心肌梗死临床表现及治疗有何不同？

2．急性右心室梗死的治疗与左心室梗死的治疗有哪些区别？

（阮凤华）

第十八章

感染性心内膜炎

第十八章数字资源

学习目标

通过本章内容的学习，学生应能：

识记：

1. 说出感染性心内膜炎的概念和病因。
2. 陈述感染性心内膜炎的临床表现、诊断及治疗原则。

理解：

1. 概括感染性心内膜炎的发病机制。
2. 解释感染性心内膜炎辅助检查的临床意义。

应用：

1. 根据病史、临床表现做出初步诊断。
2. 根据病情制订治疗计划。

案例导入

某患者，男性，32 岁。心悸、气促半年，发热 1 个月。患者于半年前出现劳累后心悸、气促；1 个月前出现畏寒、发热，伴多汗、乏力、全身肌肉酸痛，心悸、气促加重。经治疗后好转，但停药后又发热，体温最高达 39 ℃。患者既往有“风湿性心脏病”。体格检查：体温 38.5 ℃，呼吸 22 次 / 分，脉搏 104 次 / 分，血压 120/75 mmHg。患者呈二尖瓣面容，皮肤湿润，左下睑结膜有 2 个直径约 1.0 mm 的出血点。两肺底可闻及湿啰音，心界向左侧扩大，心率 104 次 / 分，心律齐，心尖区可闻及粗糙的 3 级收缩期吹风样杂音及舒张期隆隆样杂音，P2 亢进。肝未触及，脾肋下 2 cm，有触痛。右手大鱼际肌处见一奥斯勒（Osler）结节，有压痛，轻度杵状指，指甲稍苍白。实验室检查：①血常规示 Hb 95 g/L，RBC 2.9 × 10^{12}/L，WBC 15.0 × 10^{9}/L，N 0.75，L 0.25；②尿常规：蛋白（++），红细胞（+），透明管型 2 ~ 3/HP；③ ESR 55 mm/h；④抗链球菌溶血素 O（ASO）400 U；⑤总蛋白 70 g/L，白蛋白 30 g/L，球蛋白 40 g/L；⑥ BUN 6.7 mmol/L，肌酐（Cr）110 μmol/L。X 线检查：左心房、双心室增大，两侧肺门影增大，肺纹理增粗。超声心动图：左心房、双心室内径增大，二尖瓣前叶游离缘上见直径约 5 mm 的赘生物，二尖瓣中度反流，肺动脉压中度升高。

问题与思考：

1. 初步诊断和诊断依据是什么？
2. 为明确诊断，需要进一步做什么检查？
3. 治疗原则是什么？

感染性心内膜炎（infective endocarditis，IE）是指心脏内膜表面的微生物感染，一般因细菌、真菌或其他微生物（如病毒、立克次体）循血行途径直接感染心脏瓣膜、心室壁内膜或邻近大动脉内膜，伴赘生物形成。赘生物为大小不等、形状不一的血小板和纤维素团块，内含大量微生物和少量炎症细胞。瓣膜为最常受累部位。本病按病程分急性和亚急性心内膜炎；按累及心瓣膜的情况分为自体瓣膜、人工瓣膜心内膜炎，以自体瓣膜心内膜炎为多见。本章重点介绍自体瓣膜心内膜炎。

【病因】

自体瓣膜心内膜炎病原体主要为链球菌和葡萄球菌。急性者主要由金黄色葡萄球菌引起，少数由肺炎链球菌、淋球菌、A族链球菌和流感嗜血杆菌等所致。亚急性者以草绿色链球菌感染最常见，其次为D族链球菌（牛链球菌和肠球菌）、表皮葡萄球菌，其他细菌较少见。真菌、立克次体和衣原体为自体瓣膜心内膜炎的少见致病微生物。

➢ 考点提示：感染性心内膜炎的常见致病微生物。

【发病机制】

（一）急性

发病机制尚不明确，主要累及正常心瓣膜，主动脉瓣常受累。病原菌来自皮肤、肌肉、骨骼或肺等，循环中细菌量大，细菌毒力强，具有高度侵袭性和黏附于内膜的能力。

（二）亚急性

1．非细菌性血栓性心内膜炎　当内皮受损时，血小板聚集形成血小板微血栓和纤维蛋白沉着，形成结节样无菌性赘生物，成为细菌定居瓣膜表面的重要因素。

2．短暂性菌血症　各种感染或皮肤及黏膜的创伤常会导致暂时性菌血症。循环中的细菌如定居在无菌性赘生物上，感染性心内膜炎即可发生。

3．细菌感染无菌性赘生物　取决于菌血症的频度、细菌的数量和细菌黏附的能力。细菌定居后迅速繁殖，促使血小板进一步聚集和纤维蛋白沉积，感染性赘生物增大。厚的纤维蛋白层覆盖在赘生物外，阻止吞噬细胞进入，为其内细菌生存繁殖提供良好的条件。

4．血流动力学因素　多见于器质性心脏病，尤其是心脏瓣膜疾病，主要是二尖瓣和主动脉瓣；其次是先天性心血管病，如动脉导管未闭、室间隔缺损、主动脉畸形等。赘生物常位于血流从高压腔至低压腔产生高速射流和湍流的下游。另外，高速射流冲击心脏或大血管内膜处也可致局部损伤，易感染。

【病理】

（一）赘生物碎片脱落致栓塞

1．动脉栓塞导致组织及器官梗死，偶可形成脓肿。

2．脓毒性栓子栓塞动脉管腔，细菌直接破坏动脉壁，或栓塞血管壁的滋养血管引起动脉管壁坏死。

（二）血源性播散

菌血症持续存在，在心外的其他脏器播种化脓性病灶，形成迁移性脓肿。

（三）心内感染及局部扩散

1．感染局部扩散可致瓣环或心肌脓肿、传导组织破坏、乳头肌断裂、室间隔穿孔和化脓性心包炎。

2．赘生物阻塞瓣口，且导致瓣叶破损、穿孔或腱索断裂，引起瓣膜关闭不全。

（四）免疫系统激活

持续性菌血症激活免疫系统，引起①关节炎、心包炎和微血管炎（可引起皮肤、黏膜体征和心肌炎）；②肾小球肾炎（循环中免疫复合物沉积于肾小球基膜）；③脾大。

【临床表现】

（一）发热

发热是感染性心内膜炎患者最常见的症状，除有些老年或心脏、肾衰竭重症患者外，几乎均有发热。可为弛张热，体温一般＜ 39 ℃，部分患者热型不典型。急性者呈暴发性败血症过程，有高热、寒战。亚急性者起病隐匿，可有食欲减退、乏力、全身不适和体重减轻等症状。常见头痛、肌肉及关节疼痛、背痛。

（二）心脏杂音

85% 的患者可闻及心脏杂音，急性者比亚急性者更易出现杂音强度和性质的变化，或出现新的杂音。

（三）周围体征

周围体征主要是微血管炎、微血栓及出血。①瘀点：任何部位都可发生，以锁骨以上皮肤、口腔黏膜和睑结膜常见；②指和趾甲下线状出血；③詹韦（Janeway）损害：手掌和足底处见直径 1 ～ 4 mm 的无痛性出血红斑，急性者多见；④奥斯勒（Osler）结节：为指（趾）垫出现的豌豆大的红色或紫色痛性结节，较常见于亚急性者；⑤罗特（Roth）斑：为视网膜的卵圆形出血斑，其中心呈白色，多见于亚急性者。

（四）动脉栓塞

动脉栓塞可发生在身体的任何部位，心脏、脑、肾、脾、肠系膜和四肢为临床常见动脉栓塞部位。

（五）感染的非特异性症状

1．脾大　病程＞ 6 周者多见脾大，急性者少见。

2．贫血　贫血较为常见，多见于亚急性者，伴乏力和多汗。多为轻、中度贫血，晚期也可出现重度贫血。

➢ 考点提示：感染性心内膜炎的临床表现。

【并发症】

1．心脏　①心力衰竭：最常见，主要由瓣膜关闭不全所致，主动脉瓣受损最常发生，其次为二尖瓣和三尖瓣；瓣膜穿孔、腱索断裂导致急性瓣膜关闭不全可诱发急性心力衰竭；②急性心肌梗死：大多由冠状动脉细菌栓塞引起，以主动脉瓣感染者多见；③心肌炎；④心肌脓肿：见于急性患者，以瓣周组织，特别是主动脉瓣环多见，心肌脓肿偶可穿破，导致化脓性心包炎；⑤化脓性心包炎：不多见，主要见于急性患者。

2．神经系统　无症状的神经系统事件更常见。神经系统受累的表现有：①脑栓塞；②脑出血，细菌性脑动脉瘤破裂出血；③脑脓肿；④化脓性脑膜炎；⑤中毒性脑病。后三者多见于急性感染性心内膜炎患者。

3．肾　大多数患者有肾损害，包括①肾动脉栓塞和肾梗死，多见于急性患者；②局灶性和弥漫性肾小球肾炎，常见于亚急性患者；③肾脓肿，不多见。

4．迁移性脓肿　迁移性脓肿多发生于肝、脾、骨髓和神经系统，多见于急性患者。

5．细菌性动脉瘤　发生部位依次为近端主动脉（包括主动脉窦）、脑动脉、内脏动脉和四肢动脉，多见于晚期患者，多无症状，仅可扪及搏动性肿块，多见于亚急性者。

【辅助检查】

（一）常规检查

1．尿液　血尿和蛋白尿。肾梗死时有肉眼血尿，弥漫性肾小球肾炎时有红细胞管型和大量蛋白尿。

2．血液　急性者白细胞计数增多及明显核左移；亚急性者白细胞计数正常或轻微增多，轻度核左移，多见正常细胞正常色素性贫血。红细胞沉降率均加快。

（二）血培养

血培养是诊断感染性心内膜炎最重要的方法。采血时应注意以下几点：①急性患者入院后 3 h 内每隔 1 h 采血 1 次，共取 3 份血标本；②对未经治疗的亚急性患者，第 1 日间隔 1 h 采血 1 次，共 3 次；如次日未见细菌生长，重复采血 3 次；③已用过抗生素的患者，停药 2 ～ 7 d 后采血。每次取静脉血 10 ～ 20 ml 做需氧菌及厌氧菌培养，至少培养 3 周，做药物敏感试验。近期未接受过抗生素治疗的患者血培养阳性率可高达 95% 以上，其中 90% 以上患者的阳性结果获自入院后第 1 日采取的标本。

➢ 考点提示：血培养合格标本的采集。

（三）免疫学检查

25% 的患者有高丙种球蛋白血症，80% 的患者出现免疫复合物。病程 6 周以上的亚急性患者中 50% 类风湿因子阳性。血清补体降低见于弥漫性肾小球肾炎。感染治愈后，上述异常消失。

（四）超声心动图

超声心动图发现赘生物、瓣周并发症等支持心内膜炎的证据，可协助诊断。经胸超声心动图可检出 50% ～ 70% 的赘生物；经食管超声心动图可检出＜ 5 mm 的赘生物，敏感性高达 95% 以上。超声心动图未发现赘生物时不能排除心内膜炎。超声心动图和多普勒超声还可明确基础心脏病和感染性心内膜炎的心脏并发症。

（五）心电图

心电图偶见急性心肌梗死，主动脉瓣环或室间隔脓肿可有房室、室内传导阻滞。

（六）X 线检查及其他

肺部多处小片状浸润阴影提示脓毒性肺栓塞所致肺炎。左侧心力衰竭时见肺淤血和肺水肿征。头颅 CT 扫描有助于诊断脑出血、脑梗死和脑脓肿。磁共振成像、^{18}F- 脱氧葡萄糖、正电子发射计算机断层成像也可用于感染性心内膜炎患者的评估。

【诊断与鉴别诊断】

（一）诊断依据

感染性心内膜炎的临床表现缺乏特异性，超声心动图和血培养是诊断此疾病的两大“基石”。凡有发热伴心脏杂音（尤其是主动脉瓣关闭不全杂音）、贫血、脾大、血尿、白细胞计数增多伴或不伴栓塞症状，血培养阳性时可诊断本病，超声心动图发现赘生物可确诊。原有心脏病史、发热 1 周以上、发现全身周围体征（瘀点、线状出血、奥斯勒结节、罗特斑和杵状指）者多考虑为亚急性感染性心内膜炎。

➢ 考点提示：感染性心内膜炎的诊断依据。

（二）鉴别诊断

急性者应与金黄色葡萄球菌、肺炎球菌、淋球菌和革兰氏阴性杆菌所致的败血症鉴别。亚急性者应与急性风湿热、淋巴瘤、系统性红斑狼疮、左心房黏液瘤和结核病鉴别。

【治疗】

（一）抗微生物药物治疗

抗微生物药物治疗是最重要的治疗措施。抗微生物药物治疗原则：①早期应用，在连续送 3 ~ 5 次血培养后即开始治疗；②足量用药，选用大剂量、长疗程杀菌药，抗生素的联合应用能起到快速的杀菌作用；③以静脉用药为主，保持高而稳定的血药浓度；④病原微生物已知时，根据药物敏感程度选择药物；⑤病原微生物未知时，急性者选用对金黄色葡萄球菌、链球菌和革兰氏阴性杆菌均有效的广谱抗生素，亚急性者选用对大多数链球菌有效的抗生素。

1．已知致病微生物时的治疗

（1）葡萄球菌心内膜炎：根据是否耐甲氧西林而确定治疗方案。药敏试验显示对甲氧西林敏感葡萄球菌者，首选苯唑西林；对青霉素过敏者可使用头孢唑啉；对 β- 内酰胺类过敏者可选万古霉素 + 利福平；耐甲氧西林葡萄球菌者选用万古霉素 + 利福平；万古霉素无效或不耐受者选用达托霉素；耐甲氧西林金黄色葡萄球菌者抗菌治疗方案为万古霉素静脉滴注。

（2）链球菌心内膜炎：敏感株首选青霉素每日 1200 万 ~ 1600 万 U；相对耐药菌株须增加青霉素剂量至每日 2400 万 U，或头孢曲松 + 庆大霉素。耐药株按肠球菌心内膜炎方案，给予万古霉素或替考拉宁 + 庆大霉素。

（3）肠球菌心内膜炎：青霉素（或氨苄西林、阿莫西林）+ 氨基糖苷类抗生素。对青霉素过敏或高度耐药者，可选用万古霉素或替考拉宁 + 氨基糖苷类。耐青霉素和万古霉素的肠球菌可选用利奈唑胺。

（4）需氧革兰氏阴性杆菌心内膜炎：选用哌拉西林 + 庆大霉素或妥布霉素，或头孢他啶 + 氨基糖苷类抗生素。

2．经验性治疗　抗生素选用的基本原则是联合、大剂量、杀菌药、长疗程（一般 4 ~ 6 周或更长）、静脉给药。未培养出病原菌时，可选用青霉素、阿莫西林或氨苄西林联合庆大霉素。对青霉素过敏者，可使用头孢曲松。如可能为葡萄球菌属者，宜选用万古霉素 + 庆大霉素 + 利福平；对万古霉素无效或不耐受者，可用达托霉素替代。

➢ *考点提示：抗生素的治疗原则。*

（二）手术治疗

对存在心力衰竭并发症、感染难以控制及预防栓塞事件的患者，应及时考虑手术治疗。

【预后】

院内死亡率为 15% ~ 30%。影响预后的主要因素：是否存在心源性 / 非心源性并发症、感染的病原体以及患者本身特征。死亡原因：心力衰竭、肾衰竭、严重感染、栓塞、细菌性动脉瘤破裂。2% ~ 6% 的患者会复发。

【预防】

预防感染性心内膜炎最有效的措施是良好的口腔卫生习惯和定期的口腔科检查，任何静脉导管插入或有创性操作过程中都必须严格无菌操作；对已存在心脏疾病的高危感染性心内膜炎患者，在操作时可预防性给予抗生素。

思考题

1．自体瓣膜心内膜炎等待培养病原菌，怎样经验性选择抗生素？

2．感染性心内膜炎主要与哪些疾病进行鉴别诊断？

（阮风华）

第十九章

心脏瓣膜疾病

第十九章数字资源

学习目标

通过本章内容的学习，学生应能：

识记：

1. 说出二尖瓣和主动脉瓣病变的临床表现。
2. 列举二尖瓣和主动脉瓣病变的并发症。

理解：

1. 分析心脏瓣膜疾病的病因和病理生理改变。
2. 解释二尖瓣和主动脉瓣病变超声心动图检查的临床意义。

应用：

1. 根据患者的病史、临床表现和各项辅助检查做出初步诊断。
2. 拟定治疗计划，正确评估预后。
3. 对患者进行健康教育。

案例导入

某患者，男性，45 岁，因“反复心悸 15 年，伴呼吸困难 7 d”入院。患者 15 年前无明显诱因出现心悸，常于活动后出现，休息可缓解，当时未行特殊诊治。入院前 7 d，患者受凉后心悸发作次数增多，伴活动后呼吸困难，咳嗽，咳少量白色黏液痰，无咯血、胸痛等不适。入院体格检查：体温 36.8 ℃，脉搏 88 次 / 分，呼吸 20 次 / 分，血压 110/78 mmHg，二尖瓣面容，颈静脉无充盈、怒张，双肺呼吸音粗，双肺底可闻及少许湿啰音，无哮鸣音，心界向左扩大，心尖冲动位于左侧第五肋间锁骨中线上，未扪及抬举样心尖冲动，二尖瓣区可闻及舒张期隆隆样杂音，全腹无阳性体征，双下肢无明显凹陷性水肿。

问题与思考：

1. 初步诊断和诊断依据是什么？应与哪些疾病相鉴别？
2. 为明确诊断，需要进一步做哪些检查？
3. 治疗原则是什么？

心脏瓣膜疾病（valvular heart diseases）是指心脏单个或多个瓣膜结构和 / 或功能异常，是一组重要的心血管疾病。严重病变常引起心脏血流动力学改变，可导致心房或心室结构改变及功能失常，最终出现心力衰竭、心律失常等一系列临床表现。病变可累及一个瓣膜，也可累及两个以上瓣膜，后者称为多瓣膜病。

风湿性心脏病（rheumatic heart disease）简称风心病，是由风湿性炎症所致的瓣膜损害，主要累及 40 岁以下人群。随着生活及医疗条件的改善，风湿性心脏病的人群患病率正在降低。但风湿性心脏病仍是我国心脏瓣膜疾病中最常见的一种，以二尖瓣最常受累，其次为主动脉瓣。另外，黏液样变性及老年瓣膜钙化所致的心脏瓣膜疾病在我国日益增多。

第一节 二尖瓣狭窄

【病因和病理】

风湿热是二尖瓣狭窄（mitral stenosis，MS）最常见的病因，患者 2/3 为女性，约半数患者无急性风湿热史，但多有反复链球菌感染后扁桃体炎或咽峡炎史。少见病因主要为老年性二尖瓣环或环下钙化，婴儿或儿童的先天畸形。单纯二尖瓣狭窄占风湿性心脏病患者的 25%，合并二尖瓣关闭不全占 40%，主动脉瓣常同时受累。

➢ 考点提示：二尖瓣狭窄最常见的病因。

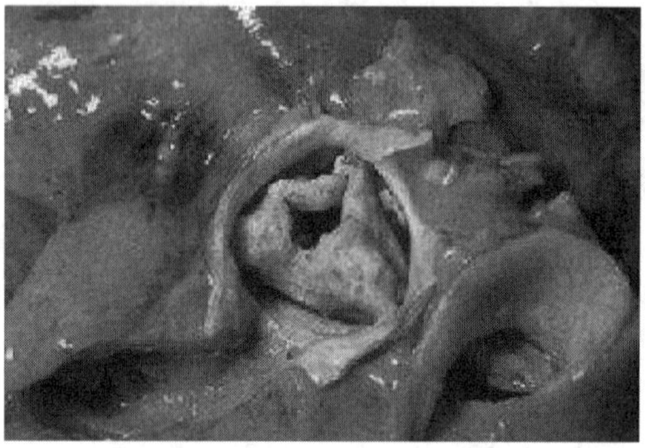

图 3-19-1 二尖瓣口狭窄

急性风湿热后形成二尖瓣狭窄需要 2 ～ 5 年时间。常见病理改变为二尖瓣瓣叶和腱索出现纤维化和挛缩，瓣叶相互粘连、融合，严重时可出现二尖瓣关闭不全。二尖瓣瓣膜位置下移，严重者可出现漏斗状，活动受限，瓣口面积缩小（图 3-19-1），血流受阻，从而出现一系列病理生理改变。

慢性二尖瓣狭窄可导致左心房扩大与左心房壁钙化，合并心房颤动时易形成附壁血栓，可引起血栓形成或栓塞、肺动脉壁增厚、右心室肥厚与扩大等。

【病理生理】

正常成人二尖瓣瓣膜质地柔软，瓣口面积为 4 ～ 6 cm^2。当瓣口面积减少至 2.0 cm^2 时，即对跨瓣血流产生影响而定义为狭窄。瓣口面积减少至 1.5 ～ 2.0 cm^2 为轻度狭窄，1.0 ～ 1.5 cm^2 为中度狭窄，小于 1.0 cm^2 为重度狭窄。根据二尖瓣狭窄程度及血流动力学改变，将二尖瓣狭窄的病理生理过程分为 3 个阶段。

（一）左心房代偿期

瓣膜口轻度狭窄，舒张期血流由左心房流入左心室受限，左心房代偿性肥大和扩张以增强心房收缩力，增加瓣膜口的血流量。此阶段患者可无临床症状。

（二）左心房失代偿期

当瓣膜口的面积小于 1.5 cm^2，左心房压升高，引起肺静脉和肺毛细血管静水压升高、血管扩张，而产生肺淤血，导致肺间质水肿。肺循环阻力增加与后期的肺小动脉硬化，致使肺动脉压升高。此阶段患者休息状态下无明显症状，但在体力活动时心率加快，血流加速。当肺毛细血管静水压进一步升高，超过 30 mmHg 时，容易引起肺泡水肿，出现呼吸困难、咳嗽等临床症状，且逐渐加重。

（三）右心室受累期

长期肺动脉高压引起肺小动脉痉挛，最终导致肺小动脉硬化，进一步加重肺动脉高压，导致右心室肥厚和扩张，终致右侧心力衰竭。此时右心排血量降低，肺循环血量有所减少，肺淤血症状有所减轻。

【临床表现】

（一）症状

二尖瓣中度狭窄即瓣口面积为 1.0 ~ 1.5 cm^2 时，患者才有明显症状。

1．呼吸困难 劳力性呼吸困难为最常见、最早期的症状。诱因多为重体力劳动、精神紧张、情绪激动、妊娠、感染和心房颤动。随病程进展，可出现静息时呼吸困难、夜间阵发性呼吸困难、端坐呼吸，甚至诱发急性肺水肿。

➢ 考点提示：二尖瓣狭窄最常见的症状。

2．咳嗽 咳嗽常见，多在劳累及夜间睡眠后出现，以干咳或泡沫痰常见，并发感染时咳黏液样痰或脓痰，可能与支气管黏膜淤血和肺淤血或扩大的左心房压迫左主支气管有关。

3．咯血 有下列几种情况。①大量咯血：常为严重二尖瓣狭窄的首发症状，是由于左心房压力突然升高，使扩张的支气管静脉破裂所致，长期持续的肺静脉高压可使肺静脉壁和支气管静脉壁增厚，咯血逐渐减少或消失。②痰中带血或血痰：常伴夜间阵发性呼吸困难。③粉红色泡沫样痰：为急性肺水肿的特征，由毛细血管破裂所致。④肺梗死伴咯血：是伴发心力衰竭的晚期并发症。

4．其他症状 ①声音嘶哑：为左心房扩大、左肺动脉扩张压迫左喉返神经所致；②吞咽困难：由左心房显著扩大压迫食管引起；③出现食欲缺乏、腹胀、恶心等症状：由右侧心力衰竭时消化道淤血所致。

（二）体征

1．视诊 重度二尖瓣狭窄患者常有“二尖瓣面容”（图 3-19-2），即双颧紫红、口唇发绀。右侧心力衰竭时可见颈静脉怒张、肝颈静脉反流征阳性、肝大、双下肢水肿。

2．触诊 心尖区触及舒张期震颤，胸骨左下缘可触及右心室收缩期抬举样搏动。

3．叩诊 早期心界向左扩大，后期向右扩大，心腰膨出，呈梨形心。

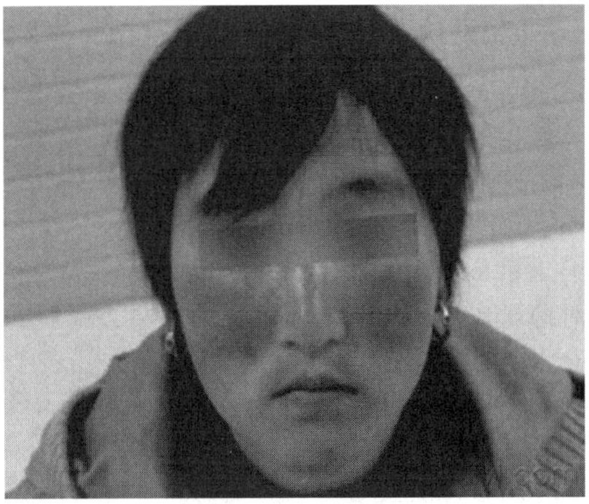

图 3-19-2 二尖瓣面容

4．听诊 ①二尖瓣狭窄时，如瓣叶柔顺、活动度良好，心尖区第一心音亢进，可闻及开瓣音；如瓣叶钙化、僵硬，则第一心音减弱，开瓣音消失。②心尖区舒张中、晚期有低调的隆隆样杂音，局限，呈递增型，左侧卧位明显，运动或用力呼气时可增强，是二尖瓣狭窄最重要的体征。③肺动脉高压时，可闻及 P2 亢进、分裂。④严重肺动脉高压时，肺动脉扩张，肺动脉瓣相对关闭不全，胸骨左缘第二至第四肋间可闻及递减型高调叹气样舒张早期杂音［即格雷厄姆 · 斯蒂尔（Graham-Steell）杂音］。⑤右心室扩大时，因三尖瓣相对关闭不全，可在胸骨左缘第四、五肋间闻及全收缩期吹风样杂音。

➢ 考点提示：二尖瓣狭窄的体征。

【并发症】

（一）心房颤动

50% 的二尖瓣狭窄患者可发生心房颤动，心房颤动是二尖瓣狭窄患者最常见的心律失常，其前兆常为房性期前收缩。心房颤动时，因舒张期变短、舒张晚期心房收缩功能丧失，可使左心室充盈量减少 20% 左右，容易引发急性肺水肿。

（二）急性肺水肿

急性肺水肿为重度二尖瓣狭窄急重的并发症。主要表现为突然出现的重度呼吸困难和发绀，不能平卧，咳粉红色泡沫样痰，双肺满布干、湿啰音，常因剧烈体力活动或情绪激动、感染、心律失常等诱发。若不及时抢救，可能致死。

（三）血栓栓塞

20% 的患者可发生体循环栓塞，其中 80% 的体循环栓塞患者伴有心房颤动。血栓常来源于左心房或左心耳，2/3 的体循环栓塞为脑栓塞，亦可发生四肢、肠、脾和肾等脏器动脉栓塞。1/4 的体循环栓塞为反复发作和多部位的多发栓塞。

（四）右侧心力衰竭

右侧心力衰竭为晚期常见并发症。右侧心力衰竭时，右心排血量减少致肺循环血量减少，左心房压下降，呼吸困难有所减轻，但病情在加重，并以心排血量下降为代价。临床表现为右侧心力衰竭的症状和体征。

（五）肺部感染

因肺静脉压力增高及肺淤血，患者易合并肺部感染，常诱发或加重心力衰竭。

➢ 考点提示：二尖瓣狭窄常见并发症。

【辅助检查】

（一）胸部 X 线检查

左心房扩大是二尖瓣狭窄的典型表现。其次有右心室增大、主动脉结缩小、肺动脉主干凸出、肺淤血、间质肺水肿和含铁血黄素沉着等征象（图 3-19-3）。

（二）心电图检查

重度二尖瓣狭窄可出现“二尖瓣型 P 波”，提示左心房扩大。QRS 波示电轴右偏和右心室肥厚表现（图 3-19-4）。

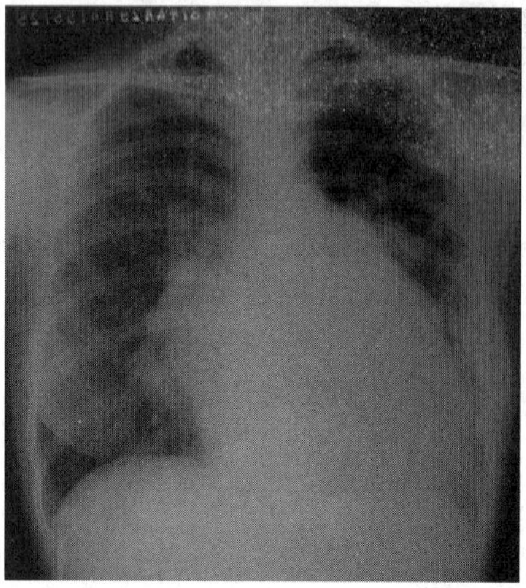

图 3-19-3 二尖瓣狭窄 X 线征象

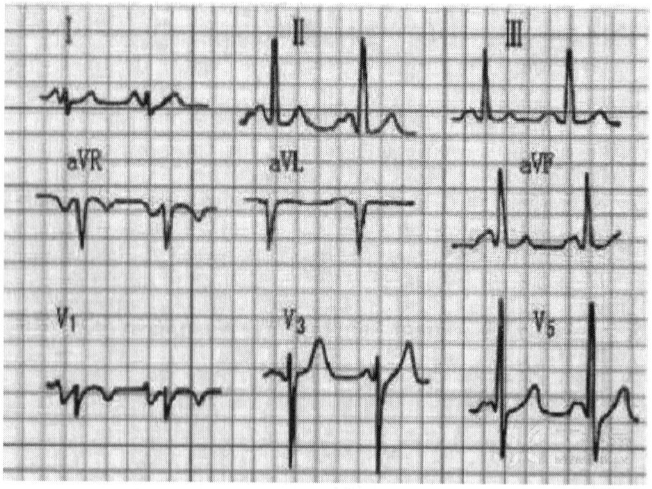

图 3-19-4 二尖瓣狭窄心电图

（三）超声心动图检查

超声心动图是最敏感、可靠的无创性诊断方法。M型超声心动图示二尖瓣前叶呈“城垛样”改变（EF斜率降低，A峰消失），前、后叶同向运动，瓣叶回声增强。二维超声心动图可显示狭窄瓣膜的形态和活动度；连续多普勒测定二尖瓣血流速度可计算跨瓣压差和瓣口面积；彩色多普勒血流显像可实时观察二尖瓣狭窄的射流；经食管超声有助于检出左心耳及左心房的附壁血栓。超声心动图还可观察其他瓣膜有无异常和先天畸形、房室大小、室壁厚度及运动情况、心脏功能、肺动脉压等。

（四）心导管检查

若症状、体征与超声心动图检查结果不符，考虑介入或手术治疗时，可行心导管检查，准确判断狭窄程度。

➤ 考点提示：二尖瓣狭窄的典型心电图表现和超声心动图检查的意义。

【诊断与鉴别诊断】

（一）诊断

中、青年患者，既往有风湿热病史，心尖部舒张期隆隆样杂音伴X线检查或心电图示左心房增大，尤其是超声心动图检查多能明确诊断。超声心动图检查对杂音不明显或不典型者的诊断更为重要。

（二）鉴别诊断

心尖区舒张期隆隆样杂音尚见于如下情况，应注意鉴别：

1．二尖瓣口的血流量增加　心尖区可有短促的舒张中期隆隆样杂音，见于先天性心脏病、室间隔缺损、动脉导管未闭、贫血和甲状腺功能亢进症等。

2．左心房黏液瘤瘤体阻塞二尖瓣口　心尖区闻及舒张期杂音，有肿瘤“扑落”音，无开瓣音，超声心动图可见左心房团块状回声反射。

3．奥斯汀·弗林特（Austin Flint）杂音　奥斯汀·弗林特杂音见于严重主动脉瓣关闭不全。

【治疗】

（一）一般治疗

对有风湿活动的患者，应长期给予抗风湿治疗；预防感染性心内膜炎；避免剧烈运动及过度体力劳动；对心功能不全者，应限制钠盐摄入，应用利尿药和血管扩张药等；合并心房颤动时，应控制心室率、抗凝或抗血小板，以预防血栓形成及栓塞事件发生。

（二）对症治疗及并发症处理

1．心房颤动　心房颤动时，应控制心室率，争取恢复和保持窦性心律，预防血栓栓塞。快速性心房颤动，如血流动力学稳定，可应用洋地黄类药物（毛花苷C 0.4 mg静脉注射），以减慢心室率。若心室率控制不满意，可联合应用地尔硫䓬、维拉帕米或β受体阻断药；如血流动力学不稳定，出现肺水肿、休克、心绞痛或晕厥时，应立即电复律，如复律失败，应尽快用药减慢心室率。心室率控制的目标：静息时70次/分左右，日常活动时90次/分左右。

2．大量咯血　大量咯血时，患者应取坐位，给予镇静药以防治烦躁不安，静脉注射利尿药以降低肺静脉压。

3．急性肺水肿　急性肺水肿的处理原则与急性左侧心力衰竭的肺水肿处理大致相似。但应注意：①应选用扩张静脉系统、减轻心脏前负荷为主的硝酸酯类药物，避免使用以扩张小动脉为主、减轻心脏后负荷的血管扩张药；②正性肌力药对二尖瓣狭窄的肺水肿无益，只用于减慢快速性心房颤动的心室率，可静脉注射毛花苷C。

4．预防栓塞 心房颤动行电复律或药物复律前3周和成功复律后4周，需服抗凝血药（华法林）预防栓塞。持续慢性心房颤动、有栓塞史或左心房血栓形成者，如无禁忌证，应长期给予抗凝血药，以预防或减少血栓栓塞。

5．右侧心力衰竭 对右侧心力衰竭者，应限制钠盐摄入，应用利尿药、硝酸酯制剂等。

（三）介入和手术治疗

对于二尖瓣狭窄患者，目前没有药物可以改善生存率，介入和手术治疗是本病最有效的治疗方法。

1．经皮腔内球囊二尖瓣成形术 经皮腔内球囊二尖瓣成形术为缓解单纯二尖瓣狭窄的首选方法，对瓣叶活动度好、无明显钙化、瓣下结构无明显增厚的患者效果更好。

2．二尖瓣分离术 二尖瓣分离术有闭式和直视式两种。后者适用于瓣叶严重钙化、病变累及腱索和乳头肌、左心房内有血栓者；前者临床已少用。

3．人工心脏瓣膜置换术 人工心脏瓣膜置换术适用于瓣膜严重钙化、畸形、不能行分离修补术、二尖瓣狭窄合并严重二尖瓣关闭不全者。

➢ 考点提示：二尖瓣狭窄对症治疗和并发症治疗时药物的使用和不良反应。

【预后】

未行手术治疗者，无症状患者10年生存率为84%，症状轻者为42%，症状重者为15%。出现严重肺动脉高压的患者平均生存时间为3年，死亡原因为心力衰竭（62%）、血栓栓塞（22%）、感染性心内膜炎（8%）。手术治疗能降低病死率，提高患者的生活质量。抗凝治疗能减少栓塞的发生。

第二节 二尖瓣关闭不全

【病因和病理】

二尖瓣关闭不全（mitral incompetence，MI）患者约有半数合并二尖瓣狭窄。收缩期二尖瓣关闭取决于二尖瓣结构（瓣叶、瓣环、腱索、乳头肌）以及左心室结构和功能的完整性，任何部分发生异常或功能失调均可导致二尖瓣关闭不全。

（一）慢性二尖瓣关闭不全病因

1．风湿性心脏病 在我国，风湿性心脏病为慢性二尖瓣关闭不全最常见的病因，占全部二尖瓣关闭不全患者的1/3，女性多见。风湿性炎症和纤维化使瓣叶变硬、增厚、变形、缩短，如伴有腱索和乳头肌纤维化与粘连，更加重二尖瓣关闭不全，常同时合并二尖瓣狭窄及主动脉瓣病变。

2．二尖瓣脱垂 因瓣环、腱索、瓣叶黏液样变性引起腱索过长，瓣环扩大，瓣叶松弛、冗长和脱垂，心脏收缩时二尖瓣瓣叶脱垂入左心房所致，后叶多见。

3．冠心病 心肌梗死后及慢性心肌缺血引起左心室乳头肌及邻近心肌缺血、坏死或纤维化，导致乳头肌功能失调，收缩无力，造成瓣叶脱垂入左心房而导致关闭不全。

4．二尖瓣环退行性变和钙化 二尖瓣环退行性变和钙化多见于老年女性，为退行性病变。

5．左心室显著扩大 任何病因引起左心室增大造成二尖瓣瓣环扩大和乳头肌侧移而引起继发性二尖瓣相对关闭不全。

6．其他 由先天性二尖瓣前叶裂缺、系统性红斑狼疮、类风湿关节炎、梗阻性肥厚型心肌病等所致。

➢ 考点提示：慢性二尖瓣关闭不全常见病因。

（二）急性二尖瓣关闭不全病因

1．急性心肌梗死致乳头肌急性缺血、坏死或断裂。

2．腱索断裂。

3．感染性心内膜炎损伤瓣叶或致腱索断裂。

4．创伤损害二尖瓣结构。

5．人工瓣膜开裂。

【病理生理】

二尖瓣关闭不全的主要病理生理改变是二尖瓣反流使左心房负荷和左心室舒张期负荷加重引起的一系列血流动力学变化。

（一）急性二尖瓣关闭不全病理生理改变

因收缩期左心室部分血液反流入左心房，与肺静脉流入左心房的血液汇合，在舒张期左心室充盈量骤增，左心室扩张程度有限，来不及代偿，使左心室舒张期末压急剧上升。同时，左心房和肺静脉压力急剧上升，引起肺淤血甚至肺水肿。长期可导致肺动脉高压和右侧心力衰竭。

（二）慢性二尖瓣关闭不全病理生理改变

与急性二尖瓣关闭不全不同的是，慢性二尖瓣关闭不全有较长时期的代偿。慢性者左心室收缩期射出的部分血液经关闭不全的瓣膜口反流入左心房，左心室排血量降低，同时使左心房充盈度和压力均增加，负荷加重，左心房代偿性扩张和增大。舒张期左心室除接受正常由左心房流入的血液外，还接受此前由左心室反流入左心房的血液，左心室容量负荷缓慢增加，因而引起左心室代偿性扩张和肥大。持续、严重的过度负荷终致左心室舒张期末压增高、左心室功能衰竭，左心房压明显上升，出现肺淤血，导致肺动脉高压和右侧心力衰竭，最终引起全心衰竭。

因此，二尖瓣关闭不全首先累及左心房、左心室，继之影响右心，最终导致全心衰竭。

【临床表现】

（一）症状

1．急性二尖瓣关闭不全　轻度二尖瓣反流者仅有轻微劳力性呼吸困难。严重二尖瓣反流者可很快发生急性左侧心力衰竭，甚至出现急性肺水肿或心源性休克。

2．慢性二尖瓣关闭不全　轻度可终身无症状。严重反流且有心排血量下降时，患者早期出现的突出症状是疲乏无力，晚期可出现劳力性呼吸困难、端坐呼吸等，活动耐量显著下降。

（二）体征

1．慢性二尖瓣关闭不全　心尖冲动向左下移位。第一心音减弱，肺动脉瓣第二音亢进及分裂。

2．急性二尖瓣关闭不全　肺动脉瓣第二音亢进，可闻及第四心音，心尖区可闻及非全收缩期杂音，低调，呈递减型，不如慢性者响。

3．心脏杂音　心尖区全收缩期吹风样杂音为二尖瓣关闭不全的主要体征。杂音强度≥ 3/6级，向左腋下或左肩胛下传导或向心底部传导，吸气时减弱；二尖瓣脱垂时收缩期杂音出现在喀喇音之后。累及腱索、乳头肌时可出现海鸥样或乐音性杂音；严重反流时心尖区可闻及短促舒张期隆隆样杂音（由相对二尖瓣狭窄所致）。

4．其他体征 左心室肥厚和扩大，心界向左下扩大，收缩期可触及抬举样心尖冲动。肺动脉高压和右侧心力衰竭时可见颈静脉怒张、肝大、下肢水肿等。

➢ 考点提示：二尖瓣关闭不全的体征。

【并发症】

（一）心房颤动

心房颤动见于75%的慢性重度二尖瓣关闭不全者。

（二）感染性心内膜炎

（三）心力衰竭

急性者二尖瓣关闭不全心力衰竭出现较早，慢性者出现较晚（当发生腱索断裂时，短期内可发生急性左侧心力衰竭，甚至急性肺水肿，预后差）。

（四）体循环动脉栓塞

左心房扩大伴心房颤动者可出现体循环动脉栓塞。

➢ 考点提示：二尖瓣关闭不全常见并发症。

【辅助检查】

（一）胸部X线检查

急性者左心房轻度扩大伴有明显肺淤血，甚至肺水肿征。慢性重度反流者常见左心房、左心室扩大。左侧心力衰竭时可见肺淤血及急性肺水肿征象。二尖瓣环钙化者，在左侧位或右前斜位可见致密而粗的“C”形阴影。

（二）心电图检查

急性者窦性心动过速常见。慢性重度者主要表现为左心房增大，部分有左心室肥厚和非特异性ST-T改变，少数有右心室肥厚征，心房颤动较多见。

（三）超声心动图检查

彩色多普勒血流显像是二尖瓣关闭不全的确诊依据，敏感性可达100%，对确定二尖瓣有无反流有决定性意义。二维超声心动图可显示二尖瓣结构的形态特征，有助于明确病因。M型超声心动图可见左心房扩大、二尖瓣前叶舒张期EF斜率增大、瓣叶活动幅度增大、左心室扩大及室间隔搏动增强。

（四）放射性核素心室造影检查

放射性核素心室造影可判断左心室的收缩功能。通过左心室与右心室每搏量的比值评估反流程度，比值＞2.5提示严重反流。

（五）左心室造影检查

注射造影剂后行左心室造影，可观察收缩期造影剂反流入左心房的量，为半定量反流程度的“金标准”。

➢ 考点提示：二尖瓣关闭不全不同辅助检查的意义。

【诊断与鉴别诊断】

（一）诊断

依据心尖部典型的收缩期杂音伴左心房、左心室增大，并结合起病缓急、发病情况、超声心动图及相关辅助检查可明确诊断。

（二）鉴别诊断

二尖瓣关闭不全的收缩期杂音应注意与下列情况鉴别。

1．三尖瓣关闭不全　三尖瓣关闭不全为全收缩期杂音，在胸骨左缘第四、五肋间最清楚，少有收缩期震颤，右心室显著扩大时可传导至心尖部，但不向左腋下传导。杂音在吸气时增强，常伴有颈静脉收缩期搏动和肝收缩期搏动。心电图示右心室肥厚。

2．室间隔缺损　室间隔缺损时，杂音在胸骨左缘第三至四肋间最清楚，为全收缩期杂音，不向左腋下传导，常伴胸骨左缘收缩期震颤。心电图示双心室肥厚。

3．主、肺动脉瓣狭窄　血流通过左、右心室流出道时，产生胸骨左、右缘收缩期喷射性杂音。超声心动图可确诊。

【治疗】

（一）急性期治疗

急性期治疗目的是降低肺静脉压，增加心排血量和纠正病因。内科治疗常作为术前过渡措施，尽可能在床旁血流导向气囊导管（Swan-Ganz catheter）血流动力学监测指导下进行。

1．减轻心脏前、后负荷　静脉滴注硝普钠、硝酸甘油等，以扩张小动、静脉，减轻心脏前、后负荷与肺淤血，减少反流，增加心排血量。若已发生低血压，则不宜使用，可行主动脉内球囊反搏。

2．手术治疗　药物治疗控制症状后采取紧急或择期行人工心脏瓣膜置换术或修补术。

（二）慢性期治疗

1．内科治疗

（1）无症状、心功能正常者无须治疗，但应定期随访。

（2）应积极预防感染性心内膜炎和风湿活动。

（3）慢性心力衰竭者应限制钠盐摄入，根据病情合理使用血管紧张素转换酶抑制药、利尿药和洋地黄类药物。

（4）合并心房颤动者应控制心室率，预防血栓栓塞，长期应用抗凝血药。

（5）风湿性心脏病需抗风湿治疗，并预防风湿热复发。

2．手术治疗　手术治疗是治疗二尖瓣关闭不全最有效的方法，常用二尖瓣修补术和二尖瓣置换术。

➢ 考点提示：二尖瓣关闭不全的药物治疗。

【预后】

二尖瓣关闭不全的预后取决于基本病因和反流程度。急性严重反流伴血流动力学不稳定者，如不及时手术干预，病死率极高。慢性二尖瓣关闭不全的代偿期较长，无症状期可长达20多年，但失代偿后病情迅速恶化。确诊后内科治疗5年生存率80%，10年生存率60%。

第三节　主动脉瓣狭窄

【病因和病理】

主动脉瓣狭窄（aortic stenosis，AS）的常见病因为先天性病变、退行性病变及炎症性病变。

（一）风湿性心脏病

风湿性炎症导致主动脉瓣叶交界处粘连、融合、纤维化、僵硬、钙化和挛缩，因而瓣口狭窄，常伴主动脉瓣关闭不全和二尖瓣病变。

（二）退行性老年钙化性病变

退行性老年钙化性病变为65岁以上老年患者单纯性主动脉瓣狭窄的常见病因。无交界处融合，主动脉瓣叶钙化、结节、赘生物形成，瓣叶活动受限，引起主动脉口狭窄，常伴二尖瓣环钙化。

（三）先天性畸形

先天性二叶瓣结构畸形为最常见的先天性主动脉瓣狭窄的病因。在幼年即出现瓣口狭窄，血液湍流长期损害瓣叶，引起纤维化、钙化，导致瓣口狭窄。

➢ 考点提示：主动脉瓣狭窄的常见病因。

【病理生理】

正常成人主动脉瓣瓣口面积≥ 3.0 cm^2。当主动脉瓣瓣口面积减小一半时，收缩期仍无明显跨瓣压差。主动脉瓣瓣口面积≤ 1.0 cm^2 时，左心室压力明显升高，跨瓣压差显著。

主动脉瓣狭窄的主要病理生理改变是收缩期左心室压力负荷增加。左心室壁发生代偿性的向心性肥厚，以平衡左心室收缩压的升高，维持正常收缩期室壁应力和左心室心排血量。左心室肥厚致使顺应性下降，引起左心室舒张期末压进行性升高，使左心房后负荷增加，左心房代偿性肥厚。肥厚的左心房在舒张末期收缩，有利于僵硬左心室的充盈，以维持正常的心排血量。长期狭窄引起心室壁张力增高、心肌纤维化和心肌缺血，最终导致左侧心力衰竭。严重瓣口狭窄导致心排血量下降，冠状动脉灌注压下降，引起心肌缺血、缺氧，心绞痛发作。

【临床表现】

（一）症状

主动脉瓣狭窄的症状出现较晚，呼吸困难、心绞痛和晕厥为主动脉瓣狭窄三联征。

1．呼吸困难　劳力性呼吸困难为常见的首发症状，见于90%有症状者。随病情发展，可出现夜间阵发性呼吸困难、端坐呼吸及急性肺水肿。

2．心绞痛　心绞痛常由运动诱发，休息后缓解，由心肌缺血所致，见于60%有症状者。

3．晕厥　晕厥见于1/3有症状患者，轻者出现黑矇，为首发症状。晕厥多发生于直立、体力活动中或运动后立即发作。其机制为各种原因的体循环动脉压下降，脑循环灌注压降低，发生脑缺血：①运动时外周血管扩张而狭窄的主动脉瓣口限制心排血量的相应增加；②运动致心肌耗氧量明显增加，心肌缺血、缺氧加重，致心肌收缩力减弱，心排血量进一步减少；③运动时左心室收缩压急剧上升，过度激活室内压力感受器，通过迷走神经传入纤维兴奋血管减压反应，导致外周血管阻力降低；④运动后即刻发生者，由运动停止后回心血量减少，左心室充盈量及心排血量下降所致；⑤休息时晕厥多因心律失常（如心房颤动、房室传导阻滞或心室颤动等）引起心排血量骤减，造成脑供血不足所致。

➢ 考点提示：主动脉瓣狭窄的症状。

（二）体征

1．心音　第一心音正常。如有主动脉瓣钙化、僵硬，则第二心音可减弱或消失。严重狭窄者由于左心室射血时间延长，可致逆分裂。肥厚的左心房强有力的收缩可产生明显的第四心音。

2．收缩期喷射性杂音　在第一心音稍后或伴随喷射音开始，止于第二心音前，为吹风样、粗糙、递增递减型，在胸骨右缘第二肋间或左缘第三肋间最响，向颈动脉传导，是主动脉瓣狭窄的重要体征之一。胸骨右缘第二肋间及心尖区可触及收缩期抬举样搏动和收缩期震颤。老年性钙化主动脉瓣狭窄者，杂音在心底部，向心尖区传导，呈乐音性，为钙化瓣叶震动所引起。狭窄越重，杂音持续时间越长。合并左侧心力衰竭时，杂音减弱或消失。杂音强度随搏出量不同而改变，搏出量增加，杂音增强。

> 考点提示：主动脉瓣狭窄的杂音特点。

【并发症】

（一）心律失常

10% 的患者可发生心房颤动，致心排血量明显减少和左心房压力升高，导致肺水肿、严重低血压，甚至晕厥。主动脉瓣钙化累及传导系统可致房室传导阻滞，左心室肥厚、心内膜下心肌缺血或冠状动脉栓塞可致室性心律失常，二者均可能导致晕厥，甚至猝死。

（二）心脏性猝死

心脏性猝死主要见于既往有临床症状者，见于 1% ～ 3% 的患者。

（三）心力衰竭

50% ～ 70% 的患者死于心力衰竭，多为左侧心力衰竭。发生左侧心力衰竭后，自然病程明显缩短，因此终末期的右侧心力衰竭少见。

（四）感染性心内膜炎

感染性心内膜炎少见。年轻患者程度较轻的瓣膜畸形较老年患者的钙化性瓣膜狭窄发生感染性心内膜炎的危险性更大。

> 考点提示：主动脉瓣狭窄的并发症。

【辅助检查】

（一）心电图检查

重度主动脉瓣狭窄者有左心室肥厚伴 ST-T 继发性改变及左心房增大。可有房室或室内传导阻滞、心房颤动或室性心律失常。

（二）胸部 X 线检查

胸部 X 线检查示心影正常或左心室、左心房轻度增大。升主动脉根部常见狭窄后扩张。侧位 X 线检查有时可见主动脉钙化。晚期有肺淤血征象。

（三）超声心动图检查

超声心动图检查为明确诊断和判定狭窄程度的重要方法。M 型超声诊断本病不敏感和缺乏特异性，可见主动脉瓣开放幅度小，瓣叶增厚，主动脉根部扩张，左心室后壁和室间隔对称性肥厚。二维超声心动图可见主动脉瓣瓣叶增厚、回声增强，瓣叶收缩期开放受限，左心室肥厚，左心房可增大，主动脉根部狭窄后扩张等，并可鉴别先天性瓣叶畸形。多普勒超声心动图可见流经主动脉瓣的血流缓慢，并可测定最大跨瓣压力阶差及瓣口面积。

（四）左心导管检查

若超声心动图不能很好地确定狭窄程度，并考虑人工心脏瓣膜置换术或分流术，应行心导管检查，测得左心室和主动脉跨瓣压差。

> 考点提示：主动脉瓣狭窄超声心动图的特点。

【诊断与鉴别诊断】

（一）诊断

根据心底部喷射样收缩期杂音、第二心音减弱或消失、脉搏细小而上升缓慢、左心室增大，可初步诊断。超声心动图检查可确诊，并对狭窄程度进行定量分析。

（二）鉴别诊断

临床上主动脉瓣狭窄应与下列情况的主动脉瓣区收缩期杂音相鉴别。

1．梗阻性肥厚型心肌病　梗阻性肥厚型心肌病有中、晚期收缩期喷射性杂音，胸骨左缘第四肋间最响，不向颈部及锁骨下传导，多不伴收缩期震颤。有快速上升的重搏脉。超声心动图显示左心室流出道狭窄，室间隔非对称性肥厚。

2．主动脉扩张　各种原因（如高血压、梅毒）所致的主动脉扩张，可在主动脉瓣区闻及短促的收缩期杂音，主动脉瓣区第二心音正常或亢进，无第二心音分裂。

3．其他　应与先天性主动脉瓣狭窄相鉴别。

【治疗】

（一）内科治疗

内科治疗的主要目的是为有手术适应证的患者选择合理的手术时间。

1．无症状的轻度狭窄者不需特殊处理，每 2 年复查 1 次；中、重度狭窄者应避免剧烈体力活动，每 6 ～ 12 个月复查 1 次。

2．预防感染性心内膜炎和风湿热反复发作。

3．治疗频发房性期前收缩以预防心房颤动；一旦出现心房颤动，应及时转复为窦性心律。

4．对心绞痛者，可试用硝酸酯类药物和钙通道阻滞药。

5．对心力衰竭者，应限制钠盐摄入，慎用洋地黄类药物和利尿药，过度利尿可致直立性低血压；避免使用作用于小动脉的血管扩张药和 β 受体阻断药，以免心排血量降低导致低血压。

➢ 考点提示：主动脉瓣狭窄的药物治疗。

（二）介入和手术治疗

主动脉瓣重度狭窄伴心绞痛、晕厥或心力衰竭症状为主要手术适应证。

1．介入　经皮球囊主动脉瓣成形术主要适用于高龄、有心力衰竭和手术高危、不能接受外科手术或手术前过渡的患者。

2．手术治疗　①直视下主动脉瓣分离术适用于儿童、青少年非钙化性先天性主动脉瓣严重狭窄者和无症状者；②人工心脏瓣膜置换术为治疗成人主动脉瓣狭窄的主要方法。

【预后】

婴幼儿主动脉瓣狭窄预后不良。成人主动脉瓣狭窄可多年无症状，但大部分患者的狭窄进行性加重，出现症状后的平均寿命约 3 年。死亡原因为左侧心力衰竭、猝死和感染性心内膜炎。退行性钙化性狭窄较先天性或风湿性病变发展迅速。未手术治疗的有症状患者预后较二尖瓣疾病或主动脉瓣关闭不全患者差。人工心脏瓣膜置换术可明显改善预后。

第四节　主动脉瓣关闭不全

【病因和病理】

根据发病情况，主动脉瓣关闭不全（aortic incompetence，AI）分为急性和慢性两种。

（一）急性主动脉瓣关闭不全

1．感染性心内膜炎导致主动脉瓣瓣膜穿孔或瓣周脓肿。

2．穿通性或钝挫性胸部创伤致升主动脉根部、瓣叶支持结构破损或瓣叶急性脱垂。

3．主动脉夹层血肿致主动脉瓣环扩大，一个瓣叶被夹层血肿压迫向下，瓣叶或瓣环被夹层血肿撕裂。

4．人工瓣膜破裂。

（二）慢性主动脉瓣关闭不全

1．主动脉瓣疾病

（1）风湿性心脏病：约 65% 以上主动脉瓣关闭不全由风湿性心脏病所致，常伴主动脉瓣狭窄和二尖瓣损害。炎症和纤维化引起瓣叶增厚、变硬、缩短、畸形等病理变化，导致瓣叶舒张期关闭异常。

（2）感染性心内膜炎：感染性赘生物致瓣叶破损或穿孔，瓣膜赘生物介于瓣叶间，妨碍闭合而引起关闭不全。即使感染已被控制，瓣叶纤维化和挛缩也可继续，为单纯主动脉瓣关闭不全的常见病因。

（3）先天性畸形：二叶主动脉瓣占 25%，主动脉瓣穿孔、室间隔缺损伴主动脉瓣脱垂等。

2．主动脉根部扩张　主动脉根部扩张引起瓣环扩大，瓣叶舒张期不能对合。

（1）梅毒性主动脉炎：炎症致主动脉根部扩张，30% 患者可发生主动脉瓣关闭不全。

（2）马方综合征：为遗传性结缔组织病，常引起主动脉中层囊性坏死、中层弹性纤维变性或缺如，导致升主动脉呈梭形瘤样扩张及主动脉瓣关闭不全，常伴二尖瓣脱垂。

（3）其他：如特发性主动脉扩张及强直性脊柱炎致升主动脉弥漫性扩张，严重高血压、升主动脉粥样硬化致升主动脉瘤。

【病理生理】

（一）急性主动脉瓣关闭不全

舒张期血流从主动脉反流入左心室，左心室同时接收左心房充盈血流和从主动脉反流血，左心室容量负荷急剧增加，左心室舒张压急剧上升，导致左心房压力增高，引起肺淤血甚至肺水肿。由于左心室急性代偿性扩张能力有限，舒张期末容积增加有限，左心室舒张期末压升高，引起心肌缺血，导致心肌收缩力减弱，心排血量减少。

（二）慢性主动脉瓣关闭不全

左心室慢性容量负荷增加，早期代偿为左心室舒张期末容积增加，左心室扩张，舒张期末压可正常，总的左心室排血量增加。随着病情发展，反流量增加，左心室进一步扩张、肥厚，左心室舒张期末容积和压力显著增加，收缩压明显升高。当左心室心肌收缩力减弱时，心排血量减少（运动时更明显）。晚期出现左心房压力、肺静脉压及肺毛细血管静水压升高而导致肺淤血、肺水肿。

左心室心肌肥厚使心肌耗氧量增加，主动脉血液反流致舒张压降低而引起冠状动脉灌注压降低，导致心肌缺血，诱发心绞痛。

【临床表现】

（一）症状

1．急性主动脉瓣关闭不全　轻者可无症状，重者可出现急性左侧心力衰竭和低血压。

2．慢性主动脉瓣关闭不全　患者可多年无症状，可耐受一般体力活动。最早出现的症状为心悸、心前区不适、头部强烈搏动感等。晚期患者可出现左侧心力衰竭表现。心绞痛较主动脉瓣狭窄少见，晕厥少见，常出现体位性头晕。

（二）体征

1．急性主动脉瓣关闭不全

（1）主动脉瓣区闻及柔和、短促的舒张期杂音。

（2）心尖区第一心音减弱或消失，可闻及第三心音。

（3）收缩压、舒张压和脉压正常或舒张压稍低，脉压稍增大，无明显周围血管征，心尖冲动正常，心动过速常见。

2．慢性主动脉瓣关闭不全

（1）收缩压升高，舒张压降低，脉压增大；周围血管征阳性（点头运动、水冲脉、枪击音、Duroziez 双重杂音及毛细血管搏动）。

（2）心尖冲动向左下移位，呈抬举性搏动，心界向左下移位。

（3）第一心音减弱，主动脉瓣区第二心音减弱或消失，心尖区常可听到第三心音。

（4）心脏杂音，主动脉瓣区可闻及舒张早期递减型高调叹气样杂音，沿胸骨左缘下传至心尖部，坐位前倾及深呼气末屏住呼吸时更明显，向心尖区传导。轻度反流时，杂音限于舒张早期，音调高；中、重度反流者可听到全舒张期粗糙样杂音；如瓣叶脱垂、撕裂或穿孔，则可为乐音性杂音。重度反流者在心尖区可闻及柔和、低调的舒张期隆隆样杂音（奥斯汀·弗林特杂音）。

➢ 考点提示：主动脉瓣关闭不全的杂音特点。

【并发症】

主动脉瓣关闭不全常见的并发症是心力衰竭。急性主动脉瓣关闭不全者心力衰竭出现较早；慢性主动脉瓣关闭不全者于晚期出现心力衰竭。心力衰竭是慢性主动脉瓣关闭不全患者的主要死因。其他并发症有感染性心内膜炎、心律失常等。

【辅助检查】

（一）心电图检查

急性主动脉瓣关闭不全患者常见窦性心动过速和非特异性 ST-T 改变。慢性者常见左心室肥厚、劳损。

（二）胸部 X 线检查

急性主动脉瓣关闭不全患者胸部 X 线检查心影正常，常有肺淤血和肺水肿征。慢性者左心室增大，可有左心房扩大，升主动脉扩张，主动脉结凸出，心影呈靴形。严重的瘤样扩张提示为马方综合征或中层囊性坏死。左侧心力衰竭时有肺淤血征。

（三）超声心动图检查

M 型超声心动图示舒张期二尖瓣前叶或室间隔纤细震颤，是主动脉瓣关闭不全的可靠诊断征象，但敏感性低。彩色多普勒血流显像在主动脉瓣的心室侧可探及全舒张期反流束，可判断其严重程度，为确定主动脉瓣关闭不全反流最敏感的方法。二维超声心动图可发现瓣膜和主动脉根部有无畸形、赘生物、钙化及扩张等形态改变，有助于确定病因。经食管超声心动图有助于感染性心内膜炎和主动脉夹层的诊断。

（四）其他

可行放射性核素心室造影、磁共振或逆行主动脉造影等检查，进一步判断反流量和程度。

【诊断与鉴别诊断】

（一）诊断

主动脉瓣关闭不全的诊断依据：胸骨左缘第三、四肋间高调递减型舒张期叹息样杂音，向心尖部传导；左心室增大；脉压增大；周围血管征阳性。超声心动图具有确诊及病因诊断价值。

（二）鉴别诊断

主动脉瓣关闭不全舒张期杂音应与格雷厄姆·斯蒂尔杂音相鉴别。后者见于二尖瓣狭窄导致的严重肺动脉高压伴肺动脉扩张引起的相对性肺动脉瓣关闭不全，患者常有肺动脉高压体征，如肺动脉瓣第二音亢进、胸骨左缘抬举样搏动等。

【治疗】

（一）急性期

急性期以外科人工心脏瓣膜置换术或主动脉修复术为根本措施。内科治疗主要目的是降低肺静脉压、增加心排血量、稳定血流动力学，一般为术前准备过渡措施。静脉滴注硝普钠对降低前、后负荷，改善肺淤血，减少反流量和增加心排血量有益，也可酌情使用利尿药和正性肌力药。出现严重肺水肿时需紧急手术。

（二）慢性期

1. 内科治疗　主要是预防并发症和对症治疗。①预防感染性心内膜炎，如有风湿活动，应预防风湿热；②无症状的轻度或中度反流者，应限制体力活动，并定期随访；③心力衰竭时，应用血管紧张素转换酶抑制药、利尿药，必要时应用洋地黄及血管扩张药；④伴心绞痛者，可用硝酸异山梨酯等药物；⑤积极预防和治疗室性心律失常和心房颤动。

2. 手术治疗　人工心脏瓣膜置换术为严重主动脉瓣关闭不全的主要治疗方法，应在不可逆的左心功能不全发生之前进行，而又不过早冒手术风险。对创伤、感染性心内膜炎致瓣叶穿孔者，可行瓣叶修复术，对无症状和心功能正常患者可不行手术，但需密切随访。

➤ 考点提示：主动脉瓣关闭不全的药物治疗。

【预后】

急性重度患者若不及时接受手术治疗，常死于左心室衰竭。慢性患者出现症状后，心绞痛者 5 年内病死率 50%，严重左侧心力衰竭者 2 年内病死率 50%。重度患者经内科治疗后，5 年生存率为 75%，10 年生存率为 50%。

第五节　多瓣膜病

多瓣膜病（multivalvular heart disease）又称联合瓣膜病，是指两个或两个以上瓣膜同时受累的病变。

【病因】

（一）一种疾病同时损害几个瓣膜

最常见的是风湿性心脏病，约 1/2 患者有多瓣膜损害。其次为黏液样变性同时累及二尖瓣和三尖瓣，并发生脱垂。

（二）不同疾病分别损害几个瓣膜

如先天性肺动脉瓣狭窄伴风湿性二尖瓣病变，可导致几个瓣膜损害。

【病理生理】

血流动力学特征和临床表现取决于受损瓣膜的组合形式和各瓣膜受损的严重程度。严重瓣膜损害掩盖轻度瓣膜损害，容易导致轻度损害被漏诊。多瓣膜病的血流动力学明显异常，使患者出现明显的症状。

【临床表现】

（一）二尖瓣狭窄伴主动脉瓣关闭不全

二尖瓣狭窄伴主动脉瓣关闭不全常见于风湿性心脏病。由于二尖瓣狭窄，使左心室血流灌注量减少和充盈不足，导致左心室扩张减轻，周围血管征不明显，易将主动脉瓣关闭不全误诊为单纯二尖瓣狭窄。听诊二尖瓣舒张期杂音减弱或消失。

（二）二尖瓣狭窄伴主动脉瓣狭窄

如二尖瓣狭窄重于主动脉瓣狭窄，左心室充盈压与收缩压降低，延缓左心室肥厚和降低心肌耗氧量，患者心绞痛不明显。

（三）主动脉瓣狭窄伴二尖瓣关闭不全

主动脉瓣狭窄伴二尖瓣关闭不全因左心室充盈量大，二尖瓣反流加重，心排血量明显降低，早期即可诱发肺淤血，患者短期内出现左侧心力衰竭，为危险的多瓣膜病。

（四）二尖瓣关闭不全伴主动脉瓣关闭不全

二尖瓣关闭不全伴主动脉瓣关闭不全时，左心室承受双重容量过度负荷，左心室明显扩大，患者较早出现左侧心力衰竭。

【治疗】

内科治疗主要是纠正心力衰竭，应用洋地黄、利尿药及血管扩张药。手术为主要治疗措施，多瓣膜人工心脏瓣膜置换术死亡危险高，预后不良。术前确诊和明确相对严重程度对治疗决策至关重要。手术方式有瓣膜分离术、瓣膜置换术和瓣环成形术。

思考题

1．心脏瓣膜疾病发病的原因及临床表现是什么？

2．心脏瓣膜疾病的主要治疗措施是什么？

（许碧夏）

第二十章

心肌疾病

第二十章数字资源

学习目标

通过本章内容的学习，学生应能：

识记：

1. 说出心肌疾病的概念、病因和临床表现。
2. 列举扩张型心肌病、肥厚型心肌病、病毒性心肌炎需要与哪些疾病相鉴别。

理解：

1. 解释扩张型心肌病、肥厚型心肌病、病毒性心肌炎的病理生理改变。
2. 概括扩张型心肌病、肥厚型心肌病、病毒性心肌炎的诊断依据。

应用：

1. 根据病情拟订心肌疾病的治疗计划，正确评估预后。
2. 对患者进行健康教育。

案例导入

某患者，男性，32岁，因“咳嗽、咳痰半个月余，胸闷、气短1周”入院。患者半个月前受凉后出现咳嗽、咳痰，咳少量白色痰，有时为黄色痰，曾在外院以“上呼吸道感染”予对症治疗，症状缓解。1周前患者活动后感胸闷、气短，休息后可缓解，夜间尚能平卧，无发热、恶心、呕吐等不适。体格检查：体温36.8 ℃，脉搏88次/分，呼吸20次/分，血压110/78 mmHg，两肺呼吸音粗，可闻及少许湿啰音，心率88次/分，心律齐，心尖部闻及2/6级收缩期杂音，双下肢水肿。辅助检查：血常规示WBC 10.3×10^9/L，肾功能：BUN 7.7 mmol/L，心电图：窦性心动过速，左胸导联高电压，ST-T改变。超声心动图：左心房增大，左心室内径显著扩大，右心房、右心室不大，左心功能测定提示EF值36%，二尖瓣轻度反流，三尖瓣中度反流，肺动脉压力轻至中度增高。

问题与思考：

1. 初步诊断和诊断依据是什么？应与哪些疾病相鉴别？
2. 为明确诊断，需要进一步做哪些检查？
3. 治疗原则是什么？

心肌疾病是指心脏的基本病变发生于心肌的一组疾病。按病因，将心肌疾病分为原发性和继发性两大类。原发性心肌病是指病因未明的伴有心肌功能障碍的心肌疾病。1995年世界卫生组织和国际心脏病学会及联合会工作组将原发性心肌病分为扩张型心肌病、肥厚型心肌病、限制型心肌病、致心律失常型右心室心肌病及不定型心肌病。本章重点介绍扩张型心肌病和肥厚型心肌病。

继发性心肌病是指病因明确或与系统疾病相关的心肌疾病，包括瓣膜性心肌病、炎症性心肌病、高血压性心肌病、内分泌代谢性心肌病、全身疾病（如贫血、风湿性疾病等）引起的心肌病、肌营养不良、神经肌肉病变、过敏和中毒引起的心肌病、围生期心肌病等。本章重点介绍病毒性心肌炎。

第一节 扩张型心肌病

扩张型心肌病（dilated cardiomyopathy，DCM）是指一侧或双侧心腔扩大、心肌收缩功能减退，伴有或不伴有充血性心力衰竭。扩张型心肌病常伴有心律失常，可发生栓塞或猝死等并发症。本病病死率高，中年以上男性多发，男性与女性发病率之比 2.5 : 1。

【病因】

本病病因迄今尚不明确，近年来认为持续病毒性感染是重要病因。此外，遗传、代谢异常、酒精中毒、抗癌药物等多种因素亦可引起本病。

【病理】

以心腔扩张为主，肉眼可见心室扩张，心室壁变薄，纤维瘢痕形成，心肌灰白、松弛，常有附壁血栓。瓣膜及冠状动脉多无改变。组织学可见非特异性心肌细胞肥大、变性，程度不同的心肌纤维化等病变混合存在。

【临床表现】

（一）起病方式及病程

本病起病缓慢，病情反复发作，病程较长。

（二）症状

早期可仅有心脏扩大而无症状，多数患者症状明显时才就诊。主要表现为逐渐加重的呼吸困难、端坐呼吸、水肿、肝大等充血性心力衰竭的症状。部分患者可发生栓塞和猝死。

➢ 考点提示：扩张型心肌病的主要症状。

（三）体征

心脏向两侧扩大。第一心音减弱，常可听到第三或第四心音，心率快时呈奔马律。

➢ 考点提示：扩张型心肌病的主要体征。

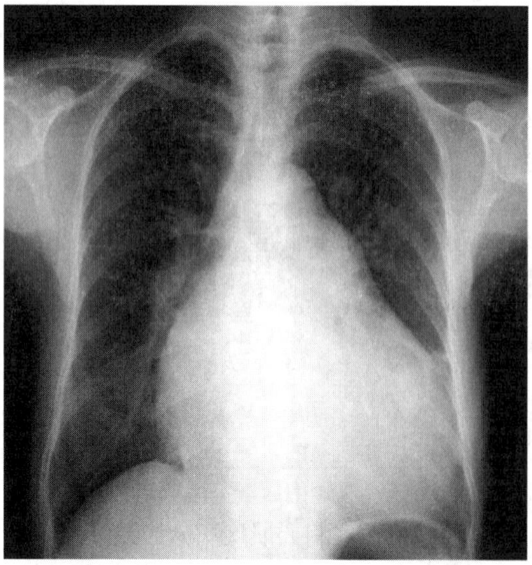

图 3-20-1 扩张型心肌病胸部 X 线正位片

【辅助检查】

（一）胸部 X 线检查

心影明显增大，心胸比＞ 50%，有肺淤血征象（图 3-20-1）。

（二）心电图检查

心电图检查以心室肥大、心肌损伤和心律失常为主。可有各种异常的心电图改变，如各种复杂心律失常、ST-T 改变及病理性 Q 波，但出现 Q 波的导联与冠状动脉解剖分布无相应关系，为心肌广泛纤维化所致。

（三）超声心动图检查

扩张型心肌病超声心动图检查具有一“大”、二“薄”、三“弱”、四“小”的特征。

1.“大”：心腔内径增大，以左心室及其流出道扩大较明显。

2.“薄”：室间隔和左心室后壁多变薄。

3.“弱”：室间隔与左心室后壁运动减弱，提示心肌收缩力下降。

4.“小”：二尖瓣口开放幅度相对变小，左心室射血分数常降至 50% 以下，可有心包积液。

➤ 考点提示：扩张型心肌病的超声心动图特点。

（四）心导管检查及心血管造影检查

心力衰竭时可见左、右心室舒张期末压，左心房压和肺动脉楔压增高，每搏量降低。心室造影可见心腔扩大、室壁运动减弱、射血分数降低。冠状动脉造影有助于本病与冠心病鉴别。

（五）心脏放射性核素检查

核素血池显影可见心腔扩大，显示室壁运动减弱，射血分数明显降低。核素心肌显影表现为散在灶性放射性减低。

（六）心肌活检

心肌活检可见心肌细胞肥大、变性、间质纤维化等，活检标本除发现组织学改变外，尚可进行病毒学检查。

【诊断与鉴别诊断】

（一）诊断

扩张型心肌病的主要特点为心脏扩大、心律失常、心力衰竭及栓塞等。本病缺乏特异性诊断指标。超声心动图证实有心腔扩大与心脏弥散性搏动减弱，即可考虑本病的可能，但应排除各种病因明确的器质性心脏病。

（二）鉴别诊断

扩张型心肌病应与病毒性心肌炎、风湿性心脏病、冠心病、心包炎、大量心包积液、先天性心血管病及各种继发性心肌病相鉴别。

【治疗】

目前的治疗原则主要为治疗充血性心力衰竭及纠正各种心律失常。

（一）一般治疗

限制体力活动，低盐、易消化饮食，在病毒感染时积极治疗并密切注意心脏变化。

（二）心力衰竭的治疗

积极应用利尿药、血管紧张素转换酶抑制药或血管紧张素受体阻断药、β 受体阻断药。

（三）抗凝治疗

有心房颤动或深静脉血栓形成等栓塞性疾病风险且没有禁忌证的患者，宜口服阿司匹林预防附壁血栓形成。已经有附壁血栓形成和发生血栓栓塞的患者，必须长期对其行抗凝治疗，可用华法林、阿司匹林、氯吡格雷、低分子量肝素等。

（四）抗心律失常的治疗

具体内容见相关章节。

（五）防治心室重构

患者无禁忌且能耐受时，联合使用血管紧张素转换酶抑制药、β 受体阻断药、醛固酮拮抗药，如患者使用血管紧张素转换酶抑制药后有干咳，可用血管紧张素受体阻断药代替。

（六）中药治疗

黄芪、生脉散和牛磺酸等有抗病毒，调节免疫，改善心功能等作用，长期使用对改善症状及预后有一定辅助作用。

（七）心脏再同步化治疗

对重症晚期患者，在应用血管紧张素转换酶抑制药、强心药、利尿药的基础上，植入双心腔或三腔起搏器。

（八）心脏移植

心脏移植治疗严重心脏病已得到公认，我国已有成功的病例，且手术病例的存活和预后都在逐年改善。

【预后】

本病的病程长短不一。一旦发生心力衰竭，则提示预后不良。死亡原因多为心力衰竭和严重心律失常，不少患者猝死。以往报道随访 5 年生存率为 40%。近年来，由于采用上述治疗手段，生存率已有明显提高。

第二节　肥厚型心肌病

肥厚型心肌病（hypertrophic cardiomyopathy，HCM）是以心肌的非对称性肥厚、心室腔变小为特征的原因不明的心肌病，表现为左心室血液充盈受阻、舒张期顺应性下降。根据左心室流出道有无梗阻，分为梗阻性与非梗阻性，前者主动脉瓣下部室间隔肥厚明显，称为特发性肥厚性主动脉瓣下狭窄。本病常为青年的猝死原因之一。

【病因与病理】

本病患者常有明显家族史（约占 1/3）。目前本病被认为是常染色体显性遗传性疾病，肌节收缩蛋白基因（如心脏肌球蛋白重链及心脏肌钙蛋白 T 基因）突变是主要致病因素。有人认为儿茶酚胺代谢异常、高血压、高强度运动是本病的促进因素。

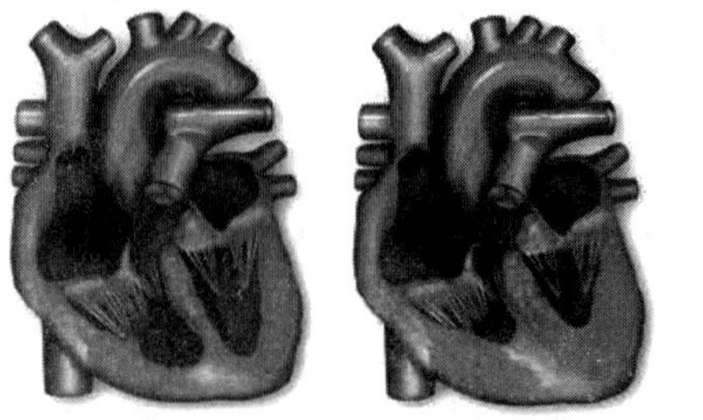

图 3-20-2　肥厚型心肌病

病变以心肌肥厚为主，左心室常见。其特征为不均等的心室间隔增厚。本病组织学特征主要为室间隔心肌肥大、形态特异、排列紊乱（图 3-20-2）。

【临床表现】

（一）症状

本病起病多缓慢，多于 30 岁前发病。部分患者可无症状，可因猝死或在体格检查中才被发现。许多患者有胸痛、心悸、劳力性呼吸困难（由左心室顺应性差，左心室舒张期末压升高及肺淤血所致），头晕、晕厥在起立或运动时出现，严重者意识丧失。

（二）体征

心界正常或轻度增大，常听到第四心音。梗阻性肥厚型心肌病在胸骨左缘第三～四肋间可闻及收缩期喷射性杂音。杂音特点：①杂音向心尖部传导并伴有震颤；②杂音在增加心肌收缩力，减轻心脏前、后负荷的因素下增强，如从事体力活动、站立、吸入硝酸甘油、静脉滴注异丙肾上腺素、应用洋地黄等；③当心肌收缩力减弱、左心室容量负荷增加（如下蹲位、应用 β 受体阻断药）时，杂音减轻。

【辅助检查】

（一）胸部 X 线检查

心影增大不明显，如有心力衰竭时，有心影增大及肺淤血征。

（二）心电图检查

心电图检查最常见的是左心室肥厚和ST-T改变，常在胸导联 V_3 ~ V_5 有倒置T波，类似于冠状T波。在Ⅱ、Ⅲ、aVF、V_1 ~ V_2、V_5 ~ V_6 导联可见深而窄的异常Q波。尚有房室传导阻滞、室内差异性传导阻滞、室性期前收缩及心房颤动等各种心律失常（图3-20-3）。

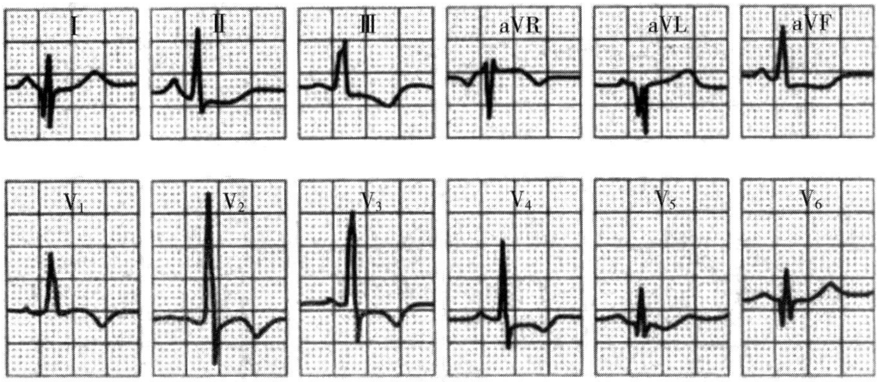

图 3-20-3　肥厚型心肌病心电图

（三）超声心动图检查

超声心动图检查对本病的诊断有确诊意义，可显示室间隔非对称性肥厚，舒张期室间隔厚度与左心室后壁厚度比≥1.3，室间隔运动低下。有梗阻的病例可见室间隔流出道部分向左心室内突出，二尖瓣前叶在收缩期向前方运动，形成流出道狭窄，左心室顺应性降低致舒张功能障碍。

➢ 考点提示：肥厚型心肌病的确诊依据。

（四）心导管检查和造影检查

左心室舒张期末压上升，有梗阻者左心室腔与流出道间有收缩期压力阶差。心室造影检查显示心室腔变形，呈香蕉状、犬舌状、纺锤状。冠状动脉造影多无异常。

【诊断与鉴别诊断】

对临床或心电图表现类似冠心病的患者，若患者年龄较小，诊断冠心病依据不充分，又不能用其他心脏病解释者，应考虑本病。可依据超声心动图的特征、心电图检查、心导管检查做出诊断，有阳性家族史有助于诊断。

本病通过超声心动图、心血管造影检查可与冠心病、高血压心脏病、主动脉瓣狭窄、先天性心脏病等相鉴别。

【治疗】

本病的治疗原则为缓解症状，预防猝死。

（一）一般治疗

避免劳累、激动、突然用力、屏气。避免使用增强心肌收缩力的药物（如洋地黄类、β受体激动药）以及减轻心脏负荷的药物（如硝酸甘油）等。

（二）药物治疗

药物治疗可选用β受体阻断药及钙通道阻滞药。宜从小量开始，逐渐增大剂量，以求改善症状。胺碘酮通常用于控制快速性室性心律失常与心房颤动。

（三）介入或手术治疗

对重症梗阻患者，可植入全自动型起搏器，行室间隔消融术或切除肥厚的室间隔心肌。

> 考点提示：肥厚型心肌病的治疗。

【预后】

本病的预后因人而异，可从无症状到心力衰竭、猝死。一般成年病例10年生存率为80%，小儿病例生存率为50%。成人多死于猝死，有阳性家族史的青少年易发生猝死，死因多为室性心律失常，尤其是心室颤动引起的猝死。小儿多死于心力衰竭，其次为猝死。

第三节 病毒性心肌炎

病毒性心肌炎（viral myocarditis）是指因病毒感染引起心肌局灶性、弥漫性的炎症性病变。

【病因及发病机制】

很多病毒可引起病毒性心肌炎，以肠道病毒和呼吸道病毒为主。前者包括柯萨奇病毒（A组和B组）、埃可病毒和脊髓灰质炎病毒，其中柯萨奇B组病毒最为常见；后者以流感病毒（A型和B型）、腮腺炎病毒最多见。其他如腺病毒、EB病毒、肝炎病毒、疱疹病毒及麻疹病毒等亦可引起心肌炎。

> 考点提示：引起心肌炎的常见病因。

本病的发病机制包括两方面。一方面，病毒直接侵犯心肌，引起心肌细胞溶解、间质水肿、炎症浸润及坏死；另一方面，免疫反应造成心肌损害和微血管损害。此外，贫血、细菌感染、劳累、糖皮质激素的应用、原有心肌损伤及饮酒等均可能增加病毒对心肌损害的易感性。

【临床表现】

本病临床表现因病变范围和严重程度不同，有较大差异。轻者无自觉症状，重者出现严重心律失常、心力衰竭、心源性休克或猝死。

（一）症状

50%患者发病前1～3周有上呼吸道感染或肠道感染史，有发热、乏力、恶心、呕吐等。多数患者以心悸、胸闷为首发症状就诊，继而出现胸痛、气促、呼吸困难、水肿等症状。

（二）体征

心率增快与发热不平行，心尖区第一心音减弱，可听到第三、第四心音，或呈胎心律。合并心力衰竭时，可出现肺部湿啰音、颈静脉怒张、肝大、水肿等。

> 考点提示：病毒性心肌炎的临床表现。

【辅助检查】

（一）心电图检查

心电图表现缺乏特异性。常见ST-T改变和各种心律失常，严重心肌损害时可出现病理性Q波，需与心肌梗死鉴别。

（二）超声心动图检查

超声心动图检查轻者无异常，严重者有心室充盈和心肌收缩功能异常；区域性室壁运动异常；左心室常见轻、中度扩大。

（三）血液检查

肌酸磷酸激酶（CK）及其同工酶（CK-MB）、肌钙蛋白 T（cTnT）及肌钙蛋白 I（cTnI）升高、红细胞沉降率增快、C 反应蛋白增加等有助于诊断。

（四）病原学检查

发病后 3 周内，相隔 2 周的两次血清柯萨奇 B 组病毒中和抗体滴度呈 4 倍或以上增高，或一次高达 1∶640，特异型柯萨奇 B 组病毒 IgM 为 1∶32 以上，外周血中可检出肠道病毒核酸等。

（五）心肌活检

心肌活检是一种有创性检查方法，有助于本病的诊断、对病情及预后的判断，阳性结果为诊断心肌炎的确诊证据。

> 考点提示：病毒性心肌炎的确诊方法和病原学检查。

【诊断与鉴别诊断】

（一）诊断依据

病毒性心肌炎确诊相当困难，原因是其临床表现及多数辅助检查缺乏特异性。一般从以下几个方面考虑：①有呼吸道或肠道病毒感染的病史；②出现心脏损害的临床表现及心电图改变，有明确的心肌损害实验室检查证据；③有心肌损害的病原学证据；④除外其他疾病。

（二）鉴别诊断

本病应与风湿性心肌炎、原发性心肌病、冠心病及克山病相鉴别。

【治疗】

（一）一般治疗

1．卧床休息，直至体温、心率、心律、心脏大小及心功能恢复正常。

2．进食易消化、富含维生素和蛋白质的食物。

（二）药物治疗

1．心力衰竭可使用利尿药、血管扩张药、血管紧张素转换酶抑制药等。

2．心律失常者采用抗心律失常药，重症者可考虑安装临时心脏起搏器。

3．目前不主张早期使用糖皮质激素，但出现严重的心律失常（高度或完全性房室传导阻滞）、难治性心力衰竭、心源性休克时可慎用。

4．近年来，采用黄芪、板蓝根、牛磺酸、辅酶 Q_{10} 等中西医结合治疗病毒性心肌炎，有抗病毒、调节免疫和改善心脏功能等作用，具有一定疗效。

【预后】

急性病毒性心肌炎多数患者症状在数周内可消失，几个月后心电图可恢复正常。超过 3 个月未能完全恢复即为慢性病程。有心脏增大、心电图异常、心功能减低者易发展为扩张型心肌病。极少数患者死于严重心律失常、心力衰竭或心源性休克。

思考题

1．积极防治扩张型心肌病、肥厚型心肌病、病毒性心肌炎有什么临床意义？

2．如何提高心肌疾病患者的生活质量？

（许碧夏）

第二十一章

心包炎

第二十一章数字资源

学习目标

通过本章内容的学习，学生应能：

识记：

1. 列举心包炎的病因。
2. 说出心包炎的临床表现及诊断依据。

理解：

1. 解释心包炎的病理变化。
2. 分析心包炎辅助检查的临床意义。

应用：

1. 根据患者的病史、临床表现和各项辅助检查做出初步诊断。
2. 根据患者的病情拟定治疗计划，正确评估预后。
3. 对患者进行健康教育。

案例导入

某患者，男性，25 岁，因“心前区疼痛 2 h”入院。入院前 2 h 患者无明显诱因出现心前区疼痛，向左肩放射，吸气时疼痛加重，坐位时疼痛减轻，伴有畏寒、发热，既往有血吸虫病病史。体格检查：体温 38.0 ℃，脉搏 110 次 / 分，呼吸 26 次 / 分，血压 105/85 mmHg，双肺呼吸音清，无明显啰音，心率 110 次 / 分，心律齐，各瓣膜听诊区未闻及杂音。辅助检查：心电图提示除 aVR 和 V_1 导联外，各导联 ST 段抬高。

问题与思考：

1. 初步诊断和诊断依据是什么？应与哪些疾病相鉴别？
2. 为明确诊断，需要进一步做哪些检查？
3. 治疗原则是什么？

心包炎（pericarditis）是指发生在心包脏层和壁层的炎症，由多种致病因素引起，常是全身疾病的一部分或由邻近组织病变蔓延而来。按病程，可分为急性和慢性两种，前者常伴有心包积液，后者常引起心包缩窄。临床上以急性心包炎和慢性缩窄性心包炎最常见。

第一节　急性心包炎

急性心包炎（acute pericarditis）为心包脏层和壁层的急性炎症性疾病，可由细菌、病毒、自身免疫、物理、化学等因素引起，可单独存在，也可继发于全身性疾病，常是全身性疾病的一部分。

【病因】

急性心包炎最常见的病因为病毒感染，其他包括细菌感染、自身免疫病、尿毒症、肿瘤、外伤、心脏手术、急性心肌梗死等。有些患者无法确定病因，称特发性急性心包炎或急性非特异性心包炎。

【病理】

急性心包炎病理过程可以分为纤维蛋白性心包炎和渗出性心包炎两个阶段。

（一）纤维蛋白性心包炎

炎症早期，可产生由纤维蛋白、白细胞及少许内皮细胞组成的少量渗出物，此阶段心包腔内无明显液体积聚。

（二）渗出性心包炎

随着病情进展，渗出物中液体增多，则转变为渗出性心包炎。常为浆液纤维蛋白性，量可达数百毫升，甚至达 2 ~ 3 L。依病因不同，渗出液可为脓性或血性。心包渗液一般多在 2 ~ 3 周内被吸收，也可发生壁层与脏层粘连、增厚，甚至造成心包缩窄。

急性纤维蛋白性心包炎和渗液较少时，对血流动力学无明显影响。当渗液迅速积聚或渗液量过多时，易引起心脏压塞，心包内压力急骤上升，妨碍心室舒张和充盈，使心排血量降低，导致动脉收缩压下降、静脉压升高。

【临床表现】

（一）症状

1．胸痛　胸骨后、心前区疼痛是急性纤维蛋白性心包炎的特征。疼痛多为剧烈锐痛，可放射到左肩颈部和腹部，常因深吸气、咳嗽、变换体位和吞咽而加重。

2．呼吸困难　呼吸困难是渗出性心包炎最突出的症状，常伴有干咳、声音嘶哑、吞咽困难，是由于大量心包积液造成心脏压塞，以及肺和支气管受压引起。患者呼吸浅而快，伴发绀，身体被迫前倾。

3．全身症状　畏寒、发热、多汗、食欲缺乏、倦怠及全身不适等。

➤ 考点提示：急性心包炎的典型症状。

（二）体征

1．心包摩擦音　心包摩擦音是急性纤维蛋白性心包炎的典型体征，在胸骨左缘第三至第四肋间，胸骨下部和剑突附近较清楚。大量心包积液使壁层与脏层心包完全分开时，心包摩擦音即消失。

2．心包积液的体征　大量心包积液时，可出现心脏压塞征。①心动过速，心尖冲动减弱或消失；②奇脉；③尤尔特（Ewart）征：大量心包积液使左肺受压，致左肺下叶不张，在左肩胛下角叩诊呈浊音，语音震颤增强，并可闻及支气管呼吸音；④颈静脉怒张，肝颈静脉反流征阳性，血压下降。

➢ 考点提示：急性心包炎的体征。

【辅助检查】

（一）超声心动图检查

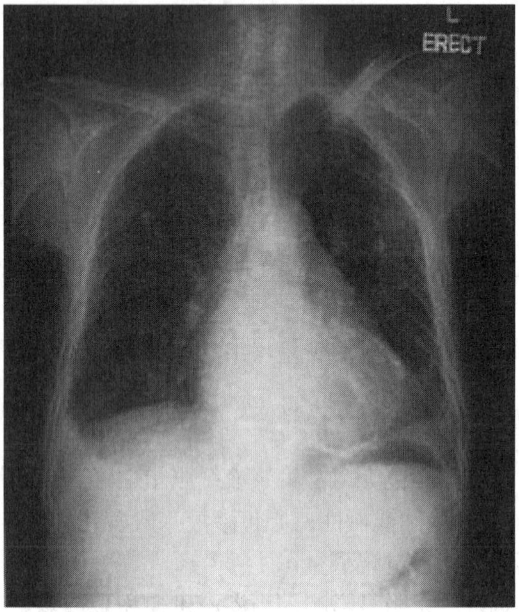

图 3-21-1　渗出性心包炎肺部 X 线正位片

超声心动图检查可观察心包的厚度和发现心包积液，甚至是少量积液，具有无创、简单、可靠等优点，是目前诊断心包炎、心包积液最为敏感和可靠的方法，应列为首选，常用以确定心包穿刺的部位。

（二）胸部 X 线检查

胸部 X 线检查对渗出性心包炎有一定的诊断价值。当心包积液量 > 250 ml 时，可出现心影增大，呈水滴状或烧瓶状，心影随体位改变而移动，心脏搏动减弱或消失，而肺部无明显充血现象（图 3-21-1）。

（三）心电图检查

主要表现为：

1．ST 段抬高，除 aVR、V_1 导联外，所有导联 ST 段呈弓背向下型抬高。

2．T 波低平及倒置，一至数日后，ST 段回到基线，出现 T 波低平及倒置。

3．QRS 波低电压，大量积液时可见电交替。

4．无病理性 Q 波，常有窦性心动过速（图 3-21-2）。

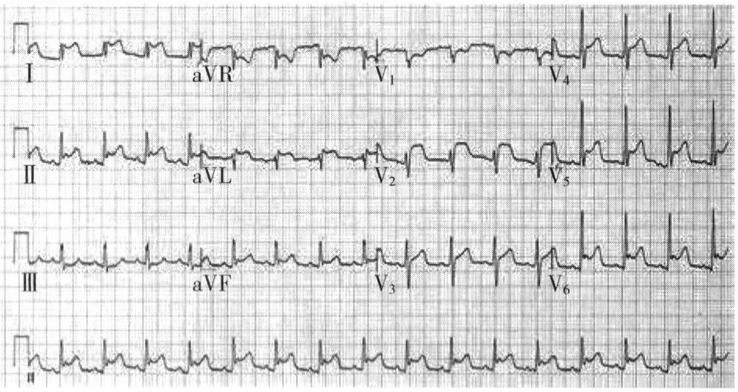

图 3-21-2　急性心包炎心电图

（四）实验室检查

实验室检查常有白细胞计数增多及红细胞沉降率增快等炎性反应的表现，心肌酶检查正常或稍高。

（五）心包穿刺及心包活检

心包穿刺主要用于了解心包积液的性质及进行有关检查，判明病因和解除心脏压塞症状。心包活检主要用于病因不明而持续时间较长的心包积液，是心包积液鉴别诊断的可靠方法。

➢ 考点提示：急性心包炎辅助检查。

【诊断与鉴别诊断】

（一）诊断

根据急性起病，胸痛、呼吸困难、心包摩擦音、心脏压塞征，X 线、心电图、超声心动图检查可做出心包炎的诊断。但确定病因常需进行心包穿刺、心包活检。5 种常见心包炎的特征见表 3-21-1。

表 3-21-1　5 种常见心包炎的特征

	急性非特异性心包炎	结核性心包炎	化脓性心包炎	肿瘤性心包炎	心脏损伤后综合征
病史	上呼吸道感染病史，起病急，常反复发作	伴原发结核表现	伴原发感染病灶或败血症表现	转移性肿瘤多见	有手术、心肌梗死等心脏损伤史，可反复发作
发热	持续发热	低热	高热	常无	常有
胸痛	常剧烈	常无	常有	常无	常有
心包摩擦音	明显，出现早	有	常有	少有	少有
白细胞计数	正常或增高	正常或轻度增高	明显增高	正常或轻度增高	正常或轻度增高
血培养	–	–	+	–	–
心包积液	较少量	常大量	较多量	大量	中等量
性质	草黄色或血性	多为血性	脓性	多为血性	常为浆液性
细胞分类	淋巴细胞较多	淋巴细胞较多	中性粒细胞较多	淋巴细胞较多	淋巴细胞较多
细菌	无	有时找到结核分枝杆菌	化脓性细菌	无	无
治疗	非甾体抗炎药	抗结核药	抗生素及心包切开	原发病治疗，心包穿刺	糖皮质激素

（二）鉴别诊断

急性心包炎需要与急性心肌梗死、主动脉夹层、肺栓塞相鉴别。心电图、超声心动图和 CT 检查有助于鉴别诊断。

【治疗】

本病治疗包括对原发病的病因治疗、解除心脏压塞和对症治疗。

（一）病因治疗

结核性心包炎应尽早开始抗结核治疗，并给予足够的剂量和较长的疗程，直至结核活动停止后 1 年再停药。风湿性心包炎时应加强抗风湿治疗，一般用肾上腺皮质激素较好。化脓性心包炎应选用足量对致病菌有效的抗生素，并反复做心包穿刺抽脓和向心包腔内注入抗生素，必要时行心包切开引流。非特异性心包炎时肾上腺皮质激素可能有效。心包积液引起心脏压塞时应及时行心包穿刺抽液。

（二）解除心脏压塞

可行心包穿刺术。首次心包穿刺放液不超过 100 ~ 150 ml。必要时，穿刺完毕后可向心包腔内注入药物（如抗生素或抗肿瘤药物等）。

（三）对症治疗

患者应卧床休息。对呼吸困难者，可给予吸氧并采取半卧位或端坐位；对水肿者，可给予低盐饮食及利尿药；对胸痛剧烈者，可给予镇静药，必要时可用吗啡类药物。

> ➢ 考点提示：急性心包炎的治疗。

【预后】

本病的预后取决于病因。一般来说，感染性心包炎经及时、有效的治疗可望痊愈，少数可遗留心肌损害、心包缩窄。恶性肿瘤、系统性红斑狼疮所致心包炎预后差。

第二节 缩窄性心包炎

缩窄性心包炎（constrictive pericarditis）是心包因增厚、僵硬、纤维化而限制心脏活动，致使心脏舒张期充盈受限而发生血液循环障碍的一组疾病。

【病因】

最常引起心包缩窄的原因是结核性心包炎，其次为化脓性心包炎，也可由其他急性心包炎演变而来。尚有一些缩窄性心包炎病因不明。

> ➢ 考点提示：缩窄性心包炎最常见的病因。

【病理】

急性心包炎后，随着渗液逐渐被吸收，可有纤维性瘢痕组织形成，心包广泛粘连、增厚。脏层与壁层融合、钙化，使心包增厚、僵硬。心包缩窄时，其顺应性消失，心包的容积功能受损，致使心室舒张功能受限，舒张期末容积减小。长期心脏活动受限，心肌可发生萎缩。除结核性心包炎外，心包组织学改变多无特征性。因整个心脏和大血管的出口处均受到压迫，每搏输出量减少，心率代偿性加快，导致呼吸困难、血压下降。

【临床表现】

（一）症状

缩窄性心包炎起病常隐匿，常于急性心包炎后数月至数年才发生心包缩窄。劳力性呼吸困难是本病较早的表现，呼吸困难逐渐加重，甚至不能平卧而采取端坐体位，之后可出现腹胀、乏力、肝区疼痛、水肿等。此外，还可有头晕、乏力等症状。

（二）体征

可发现颈静脉怒张、心尖冲动减弱或消失，心浊音界正常或稍扩大，心音弱而远，部分患者于胸骨左缘第三至第四肋间可闻及心包叩击音。还可出现肝大、腹水、胸腔积液、下肢水肿、心律失常及脉压变小等。

> ➢ 考点提示：缩窄性心包炎的临床表现。

【辅助检查】

（一）实验室检查

实验室检查多无特异性改变，可有轻度贫血。病程较久者因肝淤血可有肝功能损害、白蛋白减少。肾淤血可出现蛋白尿及一过性尿素氮升高等。胸腔积液、腹水通常为漏出液。

（二）心电图检查

心电图检查常可提示心肌受累的范围和程度，主要表现为 QRS 波低电压、T 波倒置或平坦。T 波倒置越深，说明心肌受损越重。

（三）影像学检查

心包钙化是诊断该病最可靠的 X 线征象，大多数患者可见到。患者心搏减弱，心影可偏小、轻度扩大或正常，左、右心缘变直，上腔静脉扩张。CT 检查及磁共振成像检查对心包增厚诊断有较高价值。

（四）超声心动图检查

超声心动图检查可见心包增厚、钙化，有时可见少量局限性心包积液。右心室前壁和左心室后壁运动幅度变小，心室容量减小，心房扩大。

➢ 考点提示：缩窄性心包炎的确诊方法。

【诊断及鉴别诊断】

根据病史，临床表现，X 线、超声心动图、心电图、CT 磁共振成像等，可诊断缩窄性心包炎。但应与心肌病、肝硬化、结核性腹膜炎等鉴别，尤其是限制型心肌病的临床表现与缩窄性心包炎极为相似，但两病的治疗与预后相差甚远，应仔细鉴别。

【治疗】

及早施行心包剥离术是本病治疗的关键，以避免发展到心肌萎缩、心源性恶病质、严重肝功能受损而失去手术时机。通常在心包感染控制后即应手术。对于结核病患者，应在术后继续抗结核治疗 1 年。

思考题

1. 急性心包炎的临床表现是什么？
2. 心包炎防治方法有哪些？

（许碧夏）

第四篇

消化系统疾病

第二十二章

消化系统疾病概论

第二十二章数字资源

思政之光

学习目标

通过本章内容的学习，学生应能：

识记：

1. 说出消化系统疾病常见的症状、体征。
2. 陈述消化系统疾病的分类。

理解：

分析消化系统疾病辅助检查的临床意义。

应用：

1. 学会消化系统疾病的诊断方法。
2. 助人为乐，积极参与无偿献血，努力挽救消化道及其他大出血患者的生命。

消化系统疾病包括食管、胃、肠、肝、胆、胰、腹膜、肠系膜及网膜等脏器的疾病。消化系统疾病属常见病，在我国，胃癌和肝癌的病死率在恶性肿瘤病死率排名中分别位于第二位和第三位，近年来大肠癌、胰腺癌患病率有明显上升趋势。掌握消化系统的主要结构及功能特点以及与疾病的关系，对于疾病的诊断和防治是十分重要的。

【消化系统疾病的分类】

（一）食管疾病

主要症状为咽下困难、胸骨后疼痛或烧灼感、反酸。常见病有胃食管反流、食管癌及贲门失弛缓症等。

（二）胃、十二指肠疾病

主要症状为上腹部不适、饱胀、疼痛、恶心、呕吐、嗳气、反酸等。常见病有胃炎、消化性溃疡、胃癌及十二指肠炎等。

（三）小肠疾病

主要症状为脐周痛、腹胀和腹泻，粪便呈糊状或水样，也可出现血便、腹部包块或梗阻。常见病有急性肠炎、急性出血坏死性肠炎、克罗恩病（Crohn disease）、小肠肿瘤及吸收不良综合征等。

（四）结肠疾病

主要症状有下腹部一侧或双侧疼痛，腹泻或便秘，黏液脓血便，累及直肠时有里急后重。常见病有肠结核、肠易激综合征、溃疡性结肠炎、结肠癌及直肠癌等。

（五）肝病

主要症状为肝区不适或疼痛、乏力、食欲缺乏，可伴有肝大、肝区压痛、黄疸、腹水、腹壁静脉曲张等。常见病有病毒性肝炎、非酒精性脂肪性肝病、酒精性肝病、自身免疫性肝病、药物性肝病、肝脓肿、各种病因引起的肝硬化及原发性肝癌等。

（六）胆道疾病

主要临床表现有右上腹疼痛和黄疸。常见病有胆石症、胆囊炎、胆管炎、胆道蛔虫症和胆管癌等。

（七）胰腺疾病

主要临床表现有中、上腹部疼痛（可向腰、背部放射）和胰腺分泌障碍所引起的小肠吸收不良和代谢紊乱。常见病有急（慢）性胰腺炎、胰腺癌等。

（八）腹膜、肠系膜疾病

腹膜与消化器官有紧密的关系，脏腹膜形成一些消化器官的浆膜层。腹膜疾病的主要表现为腹痛与压痛、腹部抵抗感和腹水等。常见病有各种急（慢）性腹膜炎、肠系膜淋巴结结核、腹膜转移癌等。

【消化系统疾病的诊断】

在全面分析病史、症状、体征、常规实验室及其他检查资料的基础上，有针对性地选择B超、内镜等特殊检查进行综合判断，尽快做出正确的诊断。

（一）病史与症状

病史采集在消化系统疾病诊断中占有相当重要的地位，不少消化系统疾病典型症状可以为诊断提供重要线索，甚至可以做出临床诊断；也有不少疾病症状和体征不相符。消化系统的症状大多发生在消化系统疾病，但也有其他系统疾病可能，例如腹痛可以是消化系统疾病症状，也可能是心绞痛等发作，甚至是带状疱疹的首发表现。详细了解症状的诱因、发生部位、性质、持续时间、变化规律、治疗用药后反应以及所伴随的其他症状等，对疾病诊断尤为重要。患者的年龄、性别、籍贯、职业、经济状况、精神状态、饮食及生活习惯、烟酒嗜好、特殊物品接触史以及家族史等对诊断亦有相当重要的意义。

消化系统疾病的症状很多，包括吞咽困难、恶心、呕吐、嗳气、反酸、胃灼热感、食欲缺乏、腹胀、腹痛、腹泻、便秘、里急后重、黄疸、呕血、黑粪及便血等。各种症状的临床意义可参阅《诊断学》有关章节。不同消化系统疾病有不同的主要症状及不同的症状组合，个别症状在不同疾病也有其不同的表现特点。

（二）体格检查

消化系统疾病可有消化道以外的表现，而其他系统疾病亦可出现消化系统表现，全面和系统的体格检查对快速、准确地进行临床诊断非常重要。皮肤及黏膜的黄染、蜘蛛痣、肝掌等是诊断肝病的重要线索，左锁骨上淋巴结肿大常见于胃肠道癌转移。体格检查时应重点进行腹部检查：腹部膨隆提示腹水或肠胀气；腹壁静脉曲张常提示有门静脉高压（查血流方向与下腔静脉阻塞鉴别），腹壁紧张度、压痛和反跳痛的检查可以鉴别腹痛；腹部包块时应详细检查其位置、大小、形状、表面情况、硬度、活动情况、触痛及搏动感等；移动性浊音提示中等量腹水；直肠指检能发现大多数的直肠肿瘤及胃肠道恶性肿瘤的盆腔转移。

（三）辅助检查

1．实验室检查　血液常规检查可反映有无脾功能亢进、恶性贫血等。粪便常规检查对肠道感染、某些寄生虫病有确诊价值，隐血试验阳性是消化道出血的重要证据。肝功能试验可反映肝损害的情况。血、尿胆红素检查可初步鉴别黄疸的性质。血、尿淀粉酶测定对急性胰腺炎的诊断有重要价值。各型肝炎病毒标志物检测可确定肝炎类型。甲胎蛋白对于原发性肝细胞癌有较特异的诊断价值，癌胚抗原等肿瘤标志物对结肠癌和胰腺癌具有辅助诊断和估计疗效的价值。某些血清自身抗体测定对恶性贫血、原发性胆汁性肝硬化、自身免疫性肝炎等有重要的辅助诊断价值。胃泌素测定对佐林格 - 埃利森综合征（Zollinger-Ellison syndrome）的诊断与鉴别诊断有一定价值。腹水常规检查可判断出腹水渗出或漏出的性质，结合生物化学、细胞学及细菌培养可鉴别诊断肝硬化是否合并原发性细菌性腹膜炎（SBP）、结核性腹膜炎和腹腔恶性肿瘤等。幽门螺杆菌（Hp）检测对于幽门螺杆菌相关疾病的治疗有重要意义。

2．内镜检查 消化内镜检查已成为消化系统疾病诊断的一项极为重要的检查手段。应用内镜可直接观察消化道腔内的各类病变，并可取活组织做病理学检查。根据检查的需要和功能不同，分为胃镜、十二指肠镜、小肠镜、结肠镜、腹腔镜、胆道镜、胶囊内镜、超声内镜、放大内镜和染色内镜等。

3．影像学检查

（1）超声检查：B 超因为无创性，普遍用于腹腔内实体脏器检查，被作为消化系统疾病首选的初筛检查。B 超可显示肝、脾、胆囊、胰腺等，从而发现这些脏器的肿瘤、囊肿、脓肿、结石等病变，并可了解有无腹水及腹水量，对腹腔内实质性肿块的定位、大小、性质等的判断也有一定价值。B 超还能监视或引导各种经皮穿刺，进行诊断和治疗。彩色多普勒超声可观察肝静脉、门静脉、下腔静脉，有助于门静脉高压的诊断与鉴别诊断。

（2）X 线检查：普通 X 线检查依然是诊断胃肠道疾病的常用手段。腹部平片对于诊断胃肠穿孔、肠梗阻、不透 X 线的胆结石等有帮助。X 线钡餐检查适用于怀疑有食管至回肠的消化道疾病的病例，而可疑的结肠器质性病变则进行钡剂灌肠检查。消化道 X 线双重造影技术能更清楚地显示黏膜表面的细小结构，提高胃、肠溃疡或肿瘤的确诊率。选择性腹腔动脉造影有助于肝和胰腺肿瘤的诊断与鉴别诊断以及判断肿瘤范围，并可同时进行介入治疗，对不明原因消化道出血的诊断也有相当重要的价值。

（3）计算机体层摄影（CT）检查：对腹腔内病变，尤其是肝、胰等实质脏器及胆系的病变，如肿瘤、囊肿、脓肿、结石等有重要诊断价值；CT 图像后处理的仿真内镜可获得类似内镜在管腔脏器观察到的三维和动态图像。

（4）磁共振显像（MRI）检查：对占位性病变的定性诊断尤佳；MRI 图像后处理可进行磁共振胰胆管造影术（MRCP），用于胆、胰管病变的诊断；磁共振血管成像（MRA）可显示门静脉及腹腔内动脉。

（5）放射性核素检查：可协助原发性肝癌以及不明原因消化道出血的诊断，还可用于研究胃肠运动，如胃排空、肠转运时间等。

（6）正电子发射体层成像（PET）检查：对于消化系统肿瘤的诊断、分级和鉴别诊断均有重要价值，可与 CT 和 MRI 互补，提高诊断的准确性。

4．脏器功能试验 如胃液分泌功能检查、小肠吸收功能检查、胰腺外分泌功能检查、肝储备功能检查等分别用于有关疾病的辅助诊断。

5．胃肠动力学检查 胃肠动力学检查对胃肠道动力障碍性疾病的诊断有价值。目前临床上常见的包括有食管、胃、胆道、直肠等处的压力测定、食管 24 h pH 监测、胃排空时间及胃肠经过时间测定等。

【消化系统疾病的防治原则】

消化系统疾病的治疗分为一般治疗、药物治疗、手术或介入治疗。

（一）一般治疗

1．饮食治疗 消化系统是食物摄取、转运、消化、吸收及代谢的重要场所，饮食和营养在治疗中占相当重要的地位。应视疾病部位、性质及严重程度决定限制饮食甚至禁食，有梗阻病变的还要给予胃肠减压。由疾病引起的食欲下降、呕吐、腹泻、消化及吸收不良，注意给予高营养、易消化及吸收的食物，必要时静脉补液。

2．精神及心理治疗 不少器质性消化系统疾病在疾病过程中亦会引起功能性症状，精神紧张、生活规律紊乱会诱发或加重器质性疾病。应向患者耐心解释病情，消除患者紧张心理，给予心理治疗，适当使用镇静药等对功能性胃肠病或器质性疾病的症状缓解有一定效果。

（二）药物治疗

1．针对病因或发病环节的药物治疗　有明确病因的，如细菌引起的胃肠道炎症、胆系炎症、幽门螺杆菌相关性慢性胃炎等予以抗菌药物治疗，多可被彻底治愈。病因未明的，在治疗上主要为针对发病的不同环节，打断病情发展的恶性循环，促进病情缓解、改善症状和预防并发症的发生。

2．对症治疗　镇痛药、止吐药、止泻药及抗胆碱能药物是常用的对症治疗药物。

（三）手术或介入治疗

手术治疗是消化系统疾病治疗的重要手段。对经内科治疗无效、疗效不佳或出现严重并发症的患者，手术切除病变部位常是疾病治疗的根本办法或最终途径。肿瘤应及早切除，合并穿孔、严重大出血、器质性梗阻的消化道疾病常需手术治疗；各种晚期肝病可考虑肝移植等。近年来，在消化内镜下进行的“治疗内镜”技术发展迅速，涉及食管狭窄扩张术及食管支架放置、消化道息肉切除术、食管 - 胃底静脉曲张止血治疗（硬化剂 / 组织胶注射及皮圈套扎术）以及非静脉曲张上消化道出血止血治疗（局部药物喷洒 / 注射、微波、激光、热探头止血、血管夹钳夹等）、早期消化道肿瘤黏膜切除术（ESD）、十二指肠乳头括约肌切开术、胆道碎石和取石术、胆管内（外）引流术、经皮内镜下胃造瘘术等。血管介入技术，如经颈静脉肝内门体静脉分流术（TIPS）治疗门静脉高压及狭窄血管支架植入术治疗巴德 – 基亚里（Budd-Chiari）综合征、肝动脉栓塞化疗（TACE）治疗肝癌等。B 超引导下穿刺进行引流术或注射术治疗囊肿、脓肿及肿瘤亦得到广泛应用。甚至以往需外科手术的许多消化系统疾病可用自然腔道内镜手术（NOTES）等治疗，从而开拓了消化系统疾病治疗的新领域。

思考题

1．消化系统疾病常见症状有哪些？

2．消化系统疾病治疗方法有哪些？

（赵文星）

第二十三章

胃食管反流

第二十三章数字资源

学习目标

通过本章内容的学习，学生应能：

识记：

1. 说出胃食管反流的分型及主要临床表现。
2. 陈述胃食管反流的诊断依据和治疗原则。
3. 列举胃食管反流的并发症。

理解：

1. 解释胃食管反流的发病机制和病理变化。
2. 分析胃食管反流 24 h pH 检测的临床意义。

应用：

1. 根据患者的病史、临床表现和各项辅助检查做出初步诊断。
2. 根据病情拟定治疗计划，正确评估预后。
3. 对患者进行健康教育。

案例导入

某患者，男性，62 岁，体重 72 kg，因“胸前区不适、胃灼热、反酸 2 年，再发 1 周”入院。2 年前患者开始出现胸前区不适、胃灼热、反酸，伴晨起口苦，多次于当地医院治疗后好转出院。1 周前患者再次出现胸前区不适、胃灼热，口腔内有异味，伴恶心，无呕吐，进食后加重。吸烟史 30 余年，每日 20 支。饮酒史 20 余年，每日 100 ml。体格检查：体温 36.7 ℃，脉搏 75 次 / 分，呼吸 16 次 / 分，血压 130/85 mmHg。神志清楚，精神尚可。胸骨无压痛，心脏、肺检查无异常。腹部平软，上腹部压痛，无反跳痛，肝、脾检查无异常。病理反射未引出。食管钡餐检查：食管裂孔疝。

问题与思考：

1. 初步诊断和诊断依据是什么？应与哪些疾病相鉴别？
2. 为明确诊断，需要进一步做哪些检查？
3. 治疗原则是什么？

胃食管反流（gastroesophageal reflux，GER）是指胃及十二指肠内容物反流入食管引起胃灼热、反酸等症状，分为 3 种类型：非糜烂性反流病（nonerosive reflux disease，NERD）、反流性食管炎（reflux esophagitis）和巴雷特食管（Barrett esophagus）。反流性食管炎是指内镜下可见食管远段黏膜破坏；非糜烂性反流病则指存在反流相关的不适症状，但内镜下未见巴雷特食管及食管黏膜破损；巴雷特食管是指食管远端的鳞状上皮被柱状上皮取代。胃食管反流在西方国家十分常见，我国的患病率低于西方国家，病情亦较轻。

【病因及发病机制】

胃食管反流是由多种因素造成的消化道动力障碍性疾病，主要发病机制是抗反流防御机制减弱和反流物对食管黏膜攻击作用。

（一）抗反流屏障功能降低

食管下段括约肌（LES）是指食管末端 3 ~ 4 cm 长的环形肌束，正常人静息状态下食管下段括约肌压为 10 ~ 30 mmHg。食管下段括约肌在抗胃食管反流作用中最为重要，当食管下段括约肌压下降，不能有效关闭以阻止胃内容物反流入食管，即引起本病。一些因素可导致食管下段括约肌压降低，如某些激素（如胆囊收缩素、胰高血糖素、血管活性肠肽等）、食物（如高脂肪食物、巧克力等）、药物（如钙通道阻滞药、地西泮）等。

（二）食管清除能力下降

食管的廓清能力主要依靠食管的推进性蠕动、食团的重力和唾液对反流物中胃酸的清除，三者相互作用以消除反流物，减少其与食管黏膜接触时间。

（三）食管黏膜屏障防御功能破坏

反流物进入食管后，可凭借食管上皮表面黏液、不移动水层和表面 HCO_3^-、复层鳞状上皮等构成的屏障以及黏膜下丰富的血液供应构成的后上皮屏障，发挥其抗反流物对食管黏膜损伤的作用。故导致食管黏膜屏障防御作用下降的因素（例如长期吸烟、饮酒以及抑郁等），使食管不能抵御反流物的损害。

（四）胃排空延迟

胃排空延迟使胃充盈时间延长，易产生更多的餐后反流，胃内压超过食管下段括约肌压而导致反流；胃排空延迟导致胃扩张，使食管下段括约肌变短并诱发短暂性食管下段括约肌松弛而易于反流。

【病理】

在有反流性食管炎的胃食管反流患者，其病理组织学基本改变有：①复层鳞状上皮细胞层增生；②黏膜固有层乳头向上皮腔面延长；③固有层内炎症细胞主要是中性粒细胞；④糜烂及溃疡；⑤食管下段鳞状上皮被化生的柱状上皮所替代，称为巴雷特食管。

知识链接

化生与癌前疾病

1. 化生是指一种已分化成熟组织转变为另一种分化成熟组织的过程。

2. 癌前疾病是指继续发展下去具有癌变可能的某些疾病，如黏膜白斑、交界痣、慢性萎缩性胃炎、子宫颈糜烂、结肠与直肠的多发性腺瘤性息肉及某些良性肿瘤等。

【临床表现】

胃食管反流的临床表现多样，轻重不一。

（一）食管症状

1．典型症状　胃灼热和反流是本病最常见的典型症状。胃灼热是指胸骨后或剑突下烧灼感，常由胸骨下段向上延伸。反流是指胃内容物在无恶心和不用力的情况下涌入咽部或口腔的感觉，含酸味或仅为酸水时称反酸。胃灼热和反流常在餐后 1 h 出现，卧位、弯腰或腹压增高时可加重，部分患者胃灼热和反流症状可在夜间睡眠时发生。

2．非典型症状　非典型症状指除胃灼热和反流之外的食管症状。胸痛可发生在胸骨后，由胃食管反流引起的胸痛是非心源性胸痛的常见病因；食管痉挛或功能紊乱可引起吞咽困难，进食固体或液体食物均可发生；有严重食管炎或并发食管溃疡者可伴吞咽疼痛。

➢ 考点提示：胃食管反流典型症状。

（二）食管外症状

部分胃食管反流患者由于胃食管反流物刺激或损伤食管以外的组织或器官，以咽喉炎、慢性咳嗽或哮喘为首发或主要表现。反流引起的哮喘无季节性，严重者可发生吸入性肺炎，甚至出现肺间质纤维化。

（三）并发症

1．上消化道出血　因食管黏膜糜烂及溃疡可以导致上消化道出血，反流性食管炎患者临床表现可有呕血和/或黑粪以及不同程度的缺铁性贫血。

2．食管狭窄　食管炎反复发作致使纤维组织增生，最终导致瘢痕狭窄。

3．巴雷特食管　食管下段的鳞状上皮被柱状上皮覆盖、取代，原正常食管黏膜出现胃黏膜的橘红色，可为环形、舌形或岛状，因为英国人 Barrett 首先报道，因此称巴雷特食管。巴雷特食管可发生在伴（或不伴）反流性食管炎的基础上，表现为巴雷特食管是食管腺癌的癌前病变，其腺癌的发生率较正常人高 30 ~ 50 倍。

➢ 考点提示：巴雷特食管。

【辅助检查】

（一）内镜检查

内镜检查是诊断反流性食管炎最准确的方法，并能判断反流性食管炎的严重程度和有无并发症，结合活检可与其他原因引起的食管炎和其他食管疾病（如食管癌等）相鉴别。内镜下无反流性食管炎不能排除胃食管反流。根据内镜下所见食管黏膜的损害程度进行反流性食管炎分级，有利于病情判断及指导治疗。胃镜下反流性食管炎分级（洛杉矶分级法）见表 4-23-1。

表 4-23-1　胃镜下反流性食管炎分级（洛杉矶分级法）

分级	食管黏膜内镜下表现
正常	食管黏膜没有破损
A 级	一个或一个以上食管黏膜破损，长径小于 5 mm
B 级	一个或一个以上食管黏膜破损，长径大于 5 mm，但没有融合性病变
C 级	黏膜破损有融合，但小于 75% 食管周径
D 级	黏膜破损融合，至少达到 75% 食管周径

（二）24 h 食管 pH 监测

24 h 食管 pH 监测是诊断胃食管反流的重要检查方法。连续监测患者 24 h 食管 pH，可提供食管是否存在过度酸反流的客观证据，并了解酸反流的程度及其与症状发生的关系。

（三）食管吞钡 X 线检查

该检查对诊断反流性食管炎敏感性不高，适用于不愿接受或不能耐受内镜检查者，其目的主要是排除食管癌等其他食管疾病。严重反流性食管炎可发现阳性 X 线征。

（四）食管滴酸试验

在滴酸过程中，出现胸骨后疼痛或胃灼热的患者为食管滴酸试验阳性，且多在滴酸的最初15 min 内出现。

（五）食管测压

食管测压可测定食管下段括约肌的长度和部位、食管下段括约肌压、食管下段括约肌松弛压、食管体部压及食管上括约肌压等。食管下段括约肌静息压为 10 ～ 30 mmHg，如食管下段括约肌压＜ 6 mmHg 易导致反流。食管测压不直接反映胃食管反流，但有助于评估患者的食管功能。

【诊断与鉴别诊断】

（一）诊断

诊断依据：①有反流症状；②内镜下有反流性食管炎的表现；③有食管过度酸反流的客观证据。如患者有典型的胃灼热和反酸症状，可做出胃食管反流的初步临床诊断。内镜检查如发现有反流性食管炎并能排除其他原因引起的食管病变，本病诊断可成立。对有典型症状而内镜检查阴性者，行 24 h 食管 pH 监测，如证实有食管过度酸反流的存在，诊断成立。

24 h 食管 pH 监测为侵入性检查，难以在临床常规应用。临床上对疑诊为本病而内镜检查阴性患者常用质子泵抑制药（PPI）行试验性治疗（如奥美拉唑每次 20 mg，每日 2 次，连用 7 ～ 14 d），如有明显效果，本病诊断一般可成立。对症状不典型患者，常需结合内镜检查、24 h 食管 pH 监测和试验性治疗进行综合分析，做出诊断。

（二）鉴别诊断

胃食管反流症状虽有其特点，但临床上仍应与其他病因的食管炎、消化性溃疡、胆道疾病以及食管动力性疾病相鉴别。胸痛时应与心源性、非心源性胸痛的各种病因进行鉴别；有吞咽困难者要与食管癌和贲门失弛缓症相鉴别。

【治疗】

胃食管反流的治疗目的是控制症状、治愈食管炎、减少复发和防治并发症。

（一）一般治疗

改变生活方式与饮食习惯。为了减少卧位及夜间反流，可将床头抬高 15 ～ 20 cm。避免睡前 2 h 内进食，白天进餐后亦不宜立即卧床。注意减少一切引起腹压增高的因素，如肥胖、便秘、紧束腰带等。应避免进食使食管下段括约肌压降低的食物，如高脂肪食物、巧克力、咖啡、浓茶等。应戒烟及禁酒。避免应用降低食管下段括约肌压的药物及引起胃排空延迟的药物。如一些老年患者因食管下段括约肌功能减退易出现胃食管反流，如同时合并有心血管疾患而服用硝酸甘油或钙通道阻滞药可加重反流症状，应适当避免。一些支气管哮喘患者如合并胃食管反流，可加重或诱发哮喘症状，尽量避免应用茶碱及多巴胺受体激动药，并增加抗反流治疗。

（二）药物治疗

1．抗酸药

（1）H_2 受体阻断药（H_2 receptor antagonist）：如西咪替丁、雷尼替丁、法莫替丁等。H_2 受体阻断药减少 24 h 胃酸分泌 50% ～ 70%，但不能有效抑制进食刺激引起的胃酸分泌，适用于轻、中症患者。

（2）质子泵抑制药（proton pump inhibitor，PPI）：包括奥美拉唑、兰索拉唑、泮托拉唑、雷贝拉唑和埃索美拉唑等。这类药物抗酸作用强，因此对本病的疗效优于 H_2 受体阻断药，特别适用于症状重、有严重食管炎的患者。

2．促胃肠动力药　如多潘立酮、莫沙必利、依托必利等，这类药物可通过增加食管下段括约肌压、改善食管蠕动功能、促进胃排空，从而减少胃内容物食管反流，减少其在食管的暴露时间。由于这类药物疗效有限且不确定，因此只适用于轻症患者，或作为与抗酸药合用的辅助治疗。

抗酸治疗是目前治疗本病的主要措施。对初次接受治疗的患者或有食管炎的患者，宜使用质子泵抑制药治疗，以求迅速控制症状，治愈食管炎。

（三）维持治疗

胃食管反流具有慢性复发倾向，为减少症状复发，防止食管炎反复复发引起的并发症，需考虑给予维持治疗。H_2受体阻断药和质子泵抑制药均可用于维持治疗，其中以质子泵抑制药效果最好。维持治疗的剂量因患者而异。

（四）内镜治疗

内镜治疗主要包括内镜下局部注射治疗和贲门黏膜缝合皱折成形术，这是近年开创的内镜下治疗胃食管反流的新技术，但其长期疗效尚待进一步考证。巴雷特食管也可行内镜下氩离子凝固术等治疗。

（五）抗反流手术治疗

经严格的内科治疗后，患者仍表现有严重的反流症状和/或并发症，病情重，需要长期大剂量抗酸药维持治疗的年轻患者可以考虑手术治疗。抗反流手术有不同形式的胃底折叠术、食管裂孔疝修补术以及贲门成形术等。

（六）并发症治疗

1．食管狭窄　除极少数严重瘢痕性狭窄需行手术切除外，绝大部分狭窄可行内镜下食管扩张术治疗。

2．巴雷特食管　必须使用质子泵抑制药治疗及长程维持治疗。巴雷特食管发生食管腺癌的危险性大大增高，应重视早期识别异型增生。如发现重度异型增生或早期食管癌，应及时行内镜下黏膜切除或手术切除。

思考题

1．胃食管反流典型症状有哪些？

2．什么是巴雷特食管？有何临床意义？

（赵文星）

第二十四章

胃　炎

第二十四章数字资源

学习目标

通过本章内容的学习，学生应能：

识记：

1. 说出急性胃炎、慢性胃炎的病因。
2. 陈述急性胃炎、慢性胃炎胃镜特点及临床表现。

理解：

1. 解释急性胃炎、慢性胃炎的病因及发病机制。
2. 概括慢性胃炎的分类、特殊类型胃炎的主要分型。

应用：

1. 根据患者的病史、临床表现和各项辅助检查做出初步诊断。
2. 根据病情拟定治疗计划，正确评估预后。
3. 对患者进行健康教育。

案例导入

某患者，男性，36 岁，上腹部隐痛、饱胀不适 2 年余，加重 1 个月。2 年来患者每于受凉、进食不当或进食刺激性食物后出现上腹部隐痛、不适，无放射痛，多于餐后半小时开始，持续 1 ~ 2 h，偶有反酸、嗳气，无空腹痛及夜间痛，于当地医院就诊，服用奥美拉唑及铝碳酸镁片后可缓解。1 个月前患者因进冷食后再次出现上述不适症状，反复发作，迁延不愈。体格检查：体温 36.5 ℃，脉搏 88 次 / 分，呼吸 16 次 / 分，血压 115/78 mmHg。心脏、肺检查无异常。腹平软，上腹部轻度压痛，无反跳痛，未触及包块，肝、脾未触及。实验室及其他检查：碳 -14- 氨基比林呼气试验阳性。内镜检查：胃体及胃窦黏膜充血、水肿，红白相间，以红色为主，皱襞增粗、紊乱，十二指肠球部及降段未见异常。

问题与思考：

1. 初步诊断和诊断依据是什么？
2. 治疗原则是什么？

胃炎（gastritis）是指由各种不同病因引起的胃黏膜炎症。根据发病的情况，一般将胃炎分为急性胃炎、慢性胃炎和少见的特殊类型胃炎。

第一节 急性胃炎

急性胃炎（acute gastritis）是指由多种病因引起的胃黏膜急性炎症。胃黏膜充血、水肿、表面覆盖渗出物称急性单纯性胃炎；胃黏膜病变以糜烂和出血为主，称为急性糜烂出血性胃炎，又称急性胃黏膜病变。一般短期内可治愈，极少数可演变为慢性胃炎。

【病因与发病机制】

（一）理化刺激因素

服用化学药物，饮用浓茶、烈酒，进食过冷、过热及粗糙食物，暴饮暴食等均可损伤胃黏膜，引起炎症病变。化学药物中以非甾体抗炎药（nonsteroidal anti-inflammatory drug，NSAID）最多见，如阿司匹林、对乙酰氨基酚等，属于非特异性环加氧酶（cyclooxygenase，COX）抑制药，可以导致维持黏膜正常再生的前列腺素 E 分泌不足，黏膜修复障碍，出现以胃窦多见的糜烂及出血。其他药物（如乙醇、氨茶碱、氯化钾、铁剂、肾上腺皮质激素、抗肿瘤化疗药物及胆酸等）亦可损伤胃黏膜。

（二）应激

严重创伤、手术、烧伤、颅内病变、败血症、其他严重脏器病变、多器官功能衰竭、精神紧张等，可引起胃黏膜微循环障碍，黏膜缺血、缺氧，碳酸氢盐分泌不足，局部前列腺素合成不足，上皮再生能力减弱等，导致胃黏膜糜烂、出血，甚至溃疡形成。

（三）十二指肠胃反流

上消化道动力异常、幽门括约肌功能不全，十二指肠远端梗阻、胃比尔罗特Ⅱ式吻合术后，均可存在十二指肠内容物、胆汁、肠液和胰液反流入胃，引起胃黏膜糜烂和出血。

（四）感染因素

进食被细菌、病毒等病原体（如大肠埃希菌、葡萄球菌等）污染过的食物，其毒素导致胃黏膜的急性炎症。急性化脓性胃炎是胃壁黏膜下层的蜂窝织炎，本病少见但较严重，由于抗生素的广泛应用，现病死率已明显下降。

（五）胃黏膜血液循环障碍

如门静脉高压导致胃底静脉曲张，胃黏膜常有渗血及糜烂，称为门静脉高压性胃病。

➢ 考点提示：急性胃炎的病因。

【临床表现】

急性胃炎常有上腹不适、腹痛、胀满、恶心、呕吐和食欲缺乏等，重者可有呕血、黑粪、脱水及酸中毒，甚至休克；服用非甾体抗炎药导致者多数无症状，于胃镜检查时发现，或因出现呕血、黑粪就诊；由细菌或病毒污染食物引起者，多在进食后 6 ~ 24 h 发病，表现为上腹不适、阵发性绞痛、恶心、呕吐、食欲差，多伴有腹泻症状。体征不明显，可为上腹部压痛。

➢ 考点提示：急性胃炎的症状。

【诊断】

具有相关病因者并出现上述临床症状应疑诊。确诊则依靠胃镜检查，可见黏膜糜烂及出血病灶，可行病理组织学检查。由于胃黏膜修复很快，应尽早行胃镜检查。

【治疗】

（一）一般治疗

去除病因，积极治疗原发病和创伤因素，注意休息及饮食。对不能停用非甾体抗炎药者，应视情况应用 H_2 受体阻断药、质子泵抑制药或米索前列醇预防。

（二）药物治疗

1．抗酸药　抑制胃酸分泌，促进黏膜愈合，控制出血。常用的抗酸药有 H_2 受体阻断药，如西咪替丁；质子泵抑制药，如奥美拉唑。

2．保护胃黏膜药物　可选用硫糖铝、L- 谷氨酰胺呱仑酸钠颗粒等药物。

3．局部止血治疗　凝血酶、云南白药、去甲肾上腺素等均可口服止血。

第二节　慢性胃炎

慢性胃炎（chronic gastritis）是由各种病因引起的胃黏膜慢性炎症，胃黏膜呈非糜烂的炎性改变。临床常见，发病率随年龄增长而增加。幽门螺杆菌（Helicobacter pylori，Hp）感染是最常见的病因。胃镜及活组织病理学检查是目前诊断与鉴别诊断的主要手段。

根据病因，慢性胃炎可分为幽门螺杆菌感染性胃炎和非幽门螺杆菌感染性胃炎两大类；根据病变在胃的分布，慢性胃炎分为胃窦炎、胃体炎、全胃炎；根据病变的病理学改变，慢性胃炎分为浅表性（非萎缩性）胃炎、萎缩性胃炎。

【病因与发病机制】

（一）幽门螺杆菌感染

幽门螺杆菌感染是慢性胃炎最主要的病因。依据如下：①绝大多数慢性活动性胃炎患者胃黏膜中可检出幽门螺杆菌；②幽门螺杆菌在胃内的分布与胃内炎症分布一致；③根除幽门螺杆菌可使胃黏膜炎症消退；④在志愿者和动物模型中可复制幽门螺杆菌感染引起的慢性胃炎。

经口进入胃内的幽门螺杆菌，部分被胃酸杀灭，部分黏附于胃窦黏膜层，而定居于黏膜层与胃窦黏膜上皮细胞表面的幽门螺杆菌逃避了胃酸的杀菌作用，难以被机体的免疫功能清除。幽门螺杆菌产生的尿素酶分解尿素，产生的氨可中和反渗入黏膜层的胃酸，形成有利于幽门螺杆菌定居和繁殖的局部微环境，使感染慢性发展。另外，幽门螺杆菌产生的氨及空泡毒素等物质可损伤细胞，促进上皮细胞释放炎性介质；菌体细胞壁还可作为抗原诱导免疫反应。多种因素的存在导致胃黏膜的慢性炎症。幽门螺杆菌对胃黏膜炎症发展的转归取决于幽门螺杆菌的毒力、宿主个体差异和胃黏膜生态环境等多种因素。

➤ 考点提示：慢性胃炎的主要病因。

（二）十二指肠液反流

各种原因引起的胃肠道动力异常，幽门括约肌功能受损，导致十二指肠液、胆汁及胰液反流入胃腔，损伤胃黏膜屏障，导致胃黏膜炎症。

（三）药物和酒精

服用非甾体抗炎药、饮酒等可导致胃黏膜损害，与慢性胃炎的发生有一定的关系。

（四）自身免疫

胃体腺壁细胞分泌盐酸和内因子，内因子与食物中的维生素 B_{12}（外因子）结合成复合物，到达回肠后，维生素 B_{12} 被吸收。当体内出现针对壁细胞或内因子的自身抗体时，作为靶细胞的壁细胞总数减少，胃酸分泌减少。内因子减少，引起维生素 B_{12} 吸收不良而导致恶性贫血。

（五）其他因素

其他因素在慢性胃炎的发病中也起一定作用，如人体的遗传易感性，长期进食过冷、过热或粗糙食物，饮浓茶、咖啡，饮食中高盐和缺乏新鲜蔬菜，放疗等。

【病理】

非萎缩性胃炎病变局限在黏膜的上 1/3，黏膜充血、水肿、渗出，皱襞肿胀、增粗，黏膜表层炎症细胞浸润，胃腺体正常。萎缩性胃炎胃黏膜萎缩、变薄，可见黏膜下血管显露，腺体逐渐破坏、萎缩、消失。

慢性胃炎组织学变化主要有炎症、萎缩、上皮化生、异型增生。

（一）炎症

以淋巴细胞、浆细胞为主的慢性炎症细胞浸润，根据浸润深度分为轻、中、重度。炎症活动可见中性粒细胞浸润，重者可形成小凹脓肿。因幽门螺杆菌感染常呈簇状分布，胃窦黏膜炎症也有多灶分布的特点，常有淋巴滤泡出现。

（二）萎缩

病变扩展至腺体深部，腺体破坏、减少，固有层纤维化，分为非化生性萎缩及化生性萎缩。累及胃窦及胃体的多灶萎缩发展为胃癌的风险增加。

（三）上皮化生

胃黏膜表层上皮和腺体被杯状细胞和幽门腺细胞所取代。上皮化生分布范围越广，发生胃癌的风险越高。化生分为肠上皮化生和假幽门腺化生：①肠上皮化生是以杯状细胞为特征的肠腺替代了胃固有腺体；②假幽门腺化生是泌酸腺的颈黏液细胞增生，形成幽门腺样腺体，但组织学上与幽门腺难以区分。肠上皮化生范围及严重程度越大，其危害也越大。

（四）异型增生

异型增生又称不典型增生。若增生的上皮和肠化生上皮发育异常，则形成不典型增生，世界卫生组织国际癌症研究机构推荐使用的术语是上皮内瘤变。低级别上皮内瘤变包括轻度、中度异型增生，高级别上皮内瘤变包括重度异型增生和原位癌。异型增生是胃癌的癌前病变。轻度者可逆转，重度者有时与高分化腺癌不易区别，应密切观察。

慢性胃炎向胃癌发展的进程中，胃癌前情况包括萎缩、肠上皮化生、异型增生等。我国医师通常将其分为胃癌前状态（胃癌前疾病，伴有或不伴有肠上皮化生的慢性萎缩性胃炎、胃息肉、胃溃疡、残胃等）和癌前病变（萎缩、肠上皮化生及异型增生）两部分。

【临床表现】

（一）症状

大多数患者无特异性症状，可有中上腹部不适、饱胀、上腹隐痛、嗳气、反酸、食欲缺乏、胃灼热、恶心、呕吐等，症状轻重与胃镜和病理所见不成比例。胃体萎缩性胃炎患者可有厌食、消瘦伴缺铁性贫血，少数为恶性贫血。

（二）体征

多数患者无明显体征，上腹部可仅有轻压痛。

➢ 考点提示：慢性胃炎的临床表现。

【辅助检查】

（一）胃镜及活组织检查

行胃镜检查，必要时取活组织做病理学检查是最可靠的诊断方法。黏膜组织活检时，为保证诊断的准确性，活组织宜多部位取材，且标本量要足够（达到黏膜肌层）。

（二）幽门螺杆菌检测

幽门螺杆菌检测方法分为侵入性和非侵入性，前者需通过胃镜检查取胃黏膜活组织进行检测，包括快速尿素酶试验、组织学检查和幽门螺杆菌培养。后者主要有 ^{13}C- 或 ^{14}C- 尿素呼气试验、粪便幽门螺杆菌抗原检测及血清学检查（检测血清抗幽门螺杆菌 IgG 抗体）。

（三）自身免疫性胃炎的相关检查

检测血清壁细胞抗体（parietal cell antibody，PCA）和内因子抗体（intrinsic factor antibody，IFA）及维生素 B_{12} 水平，有助于诊断自身免疫性胃炎。

【诊断】

确诊必须依靠胃镜检查及黏膜组织病理学检查。幽门螺杆菌检测有助于病因诊断。怀疑自身免疫性胃炎时，应检测相关自身抗体等。

> 考点提示：慢性胃炎的诊断。

【治疗】

大多数成人胃黏膜均有非活动性、轻度慢性非萎缩性炎症，如幽门螺杆菌检测阴性且无症状，可不予药物治疗。若慢性胃炎波及黏膜全层或呈活动性，有癌前情况，则需治疗。

（一）对因治疗

1．幽门螺杆菌相关胃炎　无论有无症状和并发症，均应进行幽门螺杆菌根除治疗。根除幽门螺杆菌的治疗方案，目前推荐铋剂四联方案，即 1 种质子泵抑制药 +1 种铋剂 +2 种抗生素，疗程为 10 ~ 14 d。由于各地抗生素耐药情况不同，故抗生素及疗程的选择应根据当地耐药情况而定。

（1）抗生素：克拉霉素、阿莫西林、甲硝唑、替硝唑、喹诺酮类、呋喃唑酮及四环素等。

（2）质子泵抑制药：埃索美拉唑、奥美拉唑、兰索拉唑、泮托拉唑、雷贝拉唑及艾普拉唑等。

（3）铋剂：枸橼酸铋钾、果胶铋等。

> 考点提示：根除幽门螺杆菌的方案。

2．十二指肠液反流　可用改善胃肠动力等药物。

（二）对症治疗

1．抗酸药　常用 H_2 受体阻断药，如西咪替丁、雷尼替丁、法莫替丁等；质子泵抑制药，如奥美拉唑、雷贝拉唑、兰索拉唑等。

2．黏膜保护药　如硫糖铝、枸橼酸铋钾等。

3．助消化药　有消化不良症状者可用干酵母、复方消化酶等，也可使用促胃动力药，如多潘立酮或莫沙必利等。

（三）癌前病变的治疗

异型增生是胃癌的癌前病变，应予以高度重视。轻、中度异型增生是可逆的，在根除幽门螺杆菌的前提下，适量补充复合维生素和富硒药物及某些中药等。对于肯定的重度异型增生，则宜行内镜下剥离术，并视病情定期随访。

（四）健康教育

提倡分餐制，有利于减少感染幽门螺杆菌的机会。饮食应多样化，避免偏食，适当补充多种营养物质。避免进食过于粗糙、辛辣及刺激性食物，不吃霉变食物，少吃烟熏、腌制、富含硝酸盐和亚硝酸盐的食物。戒烟、限酒。保持良好心态及充足睡眠。

【预后】

慢性非萎缩性胃炎预后良好。肠上皮化生常难以逆转。部分萎缩可以改善或逆转。轻症异型增生可逆转，而重度者易癌变。对于有胃癌家族史且食物单一、经常进食熏制或腌制食物的患者，需要警惕癌前病变向胃癌进展。

思考题

1．急性胃炎、慢性胃炎的主要病因是什么？
2．急性胃炎、慢性胃炎的临床表现有哪些？
3．幽门螺杆菌感染的根除方案是什么？

（冯　春）

第二十五章

消化性溃疡

第二十五章数字资源

学习目标

通过本章内容的学习，学生应能：

识记：

1. 说出消化性溃疡的概念、临床表现、并发症及诊断要点。
2. 列举消化性溃疡的病因及发病机制。

理解：

解释消化性溃疡的辅助检查和鉴别诊断。

应用：

1. 根据患者的病史、临床表现做出初步诊断。
2. 正确评估消化性溃疡的治疗策略和根除幽门螺杆菌的治疗方案。

案例导入

某患者，男性，45岁，因“反复上腹痛3年，加重1 h”入院。患者近3年来多于不规律饮食后出现上腹疼痛，呈胀痛，间断发作，饥饿时明显，进食后缓解，无放射痛，伴嗳气、反酸、恶心，无呕吐。3年来上述症状反复发作，服用胃药（奥美拉唑）可缓解，未引起重视，患者未进一步检查。1 h前患者饮白酒约150 ml后突然出现上腹痛，呈持续性绞痛，阵发性加剧，伴恶心、呕吐3次，呕吐物为胃内容物，无咖啡色物质，无胸痛、胸闷、心悸，急诊入院。患者自发病以来神志清楚，精神差，排尿及排便正常。体格检查：体温37.8 ℃，呼吸20次/分，脉搏110次/分，血压110/75 mmHg，急性痛苦病容。心脏、肺检查无异常。腹平坦，呈板状腹，全腹压痛、反跳痛，肝、脾肋下未触及，肠鸣音减弱。实验室及其他检查：①血常规WBC15.8×10^9/L，N 0.87，L 0.13；②尿常规未见异常；③血淀粉酶98 U/L；④超声示肝、胆、脾、双肾均未见异常。

问题与思考：

1. 初步诊断是什么？
2. 诊断依据有哪些？
3. 为了明确诊断，需进一步做哪些检查？

消化性溃疡（peptic ulcer，PU）是指胃肠道黏膜被自身消化而形成的溃疡，由于胃酸、胃蛋白酶的消化作用是溃疡形成的基本因素，故称消化性溃疡。消化性溃疡常发生于胃和十二指肠，也可发生于食管、胃空肠吻合口附近以及含有胃黏膜的梅克尔（Meckel）憩室。

【流行病学】

消化性溃疡是全球性常见病，约有 10% 的人在其一生中患过此病，可发生于任何年龄段，男性多于女性。十二指肠溃疡多于胃溃疡，发病率约为 3∶1，十二指肠溃疡多见于青壮年，胃溃疡多见于中、老年。

【病因与发病机制】

消化性溃疡的发生机制是损伤因素与黏膜防御因素之间失去平衡，胃酸对黏膜自我消化。消化性溃疡常见的病因及发生机制如下。

（一）幽门螺杆菌感染

幽门螺杆菌感染是消化性溃疡的重要病因，也是消化性溃疡反复发作、迁延不愈的根本原因。主要基于：①消化性溃疡患者的幽门螺杆菌检出率显著高于对照组人群；②成功根除幽门螺杆菌后有助于溃疡愈合，复发率明显下降（机制详见第四篇第二十四章第二节）。

➢ 考点提示：消化性溃疡的重要发病因素。

（二）胃酸和胃蛋白酶

消化性溃疡的最终形成是由于胃酸/胃蛋白酶对黏膜自身消化所致。“无酸就无溃疡”的说法至今仍然成立，抗酸药能促进溃疡愈合，胃酸在溃疡形成过程中起决定性作用，它是溃疡形成的直接原因。胃蛋白酶是消化性溃疡发病的另一个重要因素，其活性依赖于胃液的 pH，pH 为 2 ~ 3 时，胃蛋白酶原被激活；pH $>$ 4 时，胃蛋白酶失活。因此，抑制胃酸可抑制胃蛋白酶的活性。

➢ 考点提示：溃疡形成过程中的决定性因素。

（三）药物

导致消化性溃疡的药物以非甾体抗炎药最常见，如布洛芬、吲哚美辛、阿司匹林等，有 5% ~ 30% 的患者可发生消化性溃疡。药物作用机制与其抑制体内前列腺素合成，削弱其对胃、十二指肠黏膜的保护作用有关。另外，长期服用糖皮质激素、氯吡格雷、化疗药物、双磷酸盐、西罗莫司等药物易发生消化性溃疡。

（四）其他因素

下列因素可能与消化性溃疡发病有关：①吸烟；②遗传；③急性应激；④胃、十二指肠运动异常。

知识链接

胃

胃上自贲门接连食管，下通过幽门接十二指肠，分贲门、胃底、胃体、胃角、胃窦、幽门。胃壁分 4 层：黏膜层、黏膜下层、肌层、浆膜层。胃肠道接受来自腹主动脉的血液供应，主要经胃动脉和肠系膜上、下动脉输送血液及营养物质，占心排血量的 20%，进食后血液供应增加。来自胃肠道的携带丰富营养物质的静脉血流经门静脉至肝。胃肠道受自主神经系统的交感和副交感神经的双重支配。胃的功能是储存并将食物与之分泌的液体相混合，通过蠕动将食糜推向幽门，幽门括约肌的收缩使部分消化的食糜进入小肠。激素、神经和胃分泌液中的局部调节物控制胃的分泌和运动。

【病理】

十二指肠溃疡（duodenal ulcer，DU）多发生在十二指肠球部，以紧邻幽门的前壁或后壁常见。胃溃疡（gastric ulcer，GU）多发生在胃角和胃窦小弯，靠近幽门腺区（胃窦）与泌酸腺区（胃体）交界处的幽门腺区一侧。幽门腺区黏膜可随年龄增长而扩大，使其与泌酸腺区的交界上移，故老年患者胃溃疡病变部位多较高。活动期消化性溃疡一般为单个，也可为多个，呈圆形或椭圆形。直径多＜ 10 mm，边缘较光整，底部由肉芽组织构成，表面覆以白色或黄色渗出物，溃疡周围黏膜充血、水肿。溃疡深者可达肌层或浆膜层，累及血管时引起出血，穿破浆膜层时引起穿孔。溃疡愈合后产生瘢痕，瘢痕收缩形成狭窄或假性憩室等。

➢ 考点提示：消化性溃疡的病理特点。

【临床表现】

（一）症状

上腹痛是消化性溃疡患者的典型症状。疼痛性质可为钝痛、灼痛、胀痛、剧痛或饥饿样不适感。疼痛多位于中上腹，可偏右或偏左，一般为轻至中度持续性疼痛。症状有以下特点。①慢性病程：可达数年至数十年。②周期性发作：发作期可为数周甚至数月，缓解期亦可长短不一。发作有季节性，多在秋、冬或者冬、春之交发病。③节律性上腹痛：部分患者有与进餐相关的节律性上腹部疼痛。胃溃疡多为餐后痛，十二指肠溃疡多为饥饿痛或夜间痛、进餐缓解。④腹痛多可被抗酸药缓解。

部分患者症状较轻，仅表现为上腹不适、腹胀、厌食、嗳气、反酸等消化不良症状。还有无症状性溃疡，因此不易被患者注意，往往以出血、穿孔等并发症为首发症状。无症状性溃疡以长期服用非甾体抗炎药患者及老年人多见。

➢ 考点提示：消化性溃疡的典型症状及其特点。

（二）体征

溃疡发作时上腹部可有局限性压痛，缓解期无明显体征。

（三）特殊类型溃疡

1．复合性溃疡　复合性溃疡指胃和十二指肠同时发生的活动性溃疡，多见于男性。

2．幽门管溃疡　幽门管溃疡上腹痛的节律性不明显，易发生幽门梗阻、出血和穿孔等并发症。胃镜检查时应注意活检排除癌变。

3．球后溃疡　球后溃疡是发生在十二指肠降段、水平段的溃疡，多发生在十二指肠降段的初始部及乳头附近，溃疡多在后内侧壁。疼痛可向右上腹及背部放射，对药物治疗反应较差，较易并发出血，严重时可出现胆总管引流障碍、梗阻性黄疸或引发急性胰腺炎。

4．巨大溃疡　巨大溃疡指直径＞ 2 cm 的溃疡，常见于服用非甾体抗炎药的老年人。巨大十二指肠球部溃疡常在后壁，易引发慢性穿透性穿孔。疼痛剧烈而顽固、放射至背部，老年人也可无症状。胃巨大溃疡应注意与恶性溃疡鉴别。

5．老年人溃疡　老年人溃疡临床表现多不典型，疼痛无规律，胃溃疡多位于胃体上部，溃疡较大，易误诊为胃癌。

6．无症状性溃疡　约 15% 的消化性溃疡患者可无症状，而以出血、穿孔等并发症为首发症状。本病可见于任何年龄，以老年人及非甾体抗炎药引起的消化性溃疡无症状者多见。

7．难治性溃疡　难治性溃疡指经正规抗溃疡治疗而溃疡仍未愈合者。处理的关键在于找准病因。

➢ 考点提示：特殊类型溃疡的特点。

【并发症】

（一）出血

消化道出血是消化性溃疡最常见的并发症。消化性溃疡也是上消化道大出血最常见的病因，约占所有病因的50%。溃疡侵蚀血管可引起出血，十二指肠溃疡较胃溃疡更易发生出血。临床表现为呕血和/或黑粪，出血量大者可伴失血性休克。

（二）穿孔

病灶向深部发展并穿透浆膜层时则并发穿孔。临床上可分为急性、亚急性和慢性3种类型，以急性穿孔常见。急性穿孔常发生于十二指肠前壁或胃前壁，胃肠内容物漏入腹腔而引起急性弥漫性腹膜炎。邻近后壁的穿孔或游离穿孔较小，只引起局限性腹膜炎时称亚急性穿孔。溃疡深至浆膜层时，与邻近组织或器官发生粘连，称为慢性穿孔，又称为穿透性溃疡。

（三）幽门梗阻

2%～4%的病例由十二指肠球部溃疡或幽门管溃疡引起幽门梗阻。急性发作时，可因炎症水肿和平滑肌痉挛而引起暂时性梗阻，可随炎症的好转而缓解。因瘢痕收缩或与周围组织粘连而阻塞胃流出道，梗阻呈持久性，需要手术治疗。幽门梗阻患者上腹胀满不适，常伴有恶心、呕吐，呕吐物含发酵酸性宿食，体征可有振水音阳性。

（四）癌变

十二指肠溃疡一般不发生癌变；反复发作、病程长的胃溃疡发生癌变的概率增加。

➢ 考点提示：消化性溃疡的常见并发症。

【辅助检查】

（一）胃镜及胃黏膜活检

胃镜是诊断消化性溃疡的首选方法。胃镜检查不仅可对胃、十二指肠黏膜进行直接观察，还可在直视下取活组织做病理学检查及进行幽门螺杆菌检测。胃镜检查的意义：①确定有无消化性溃疡病变、溃疡所在部位及其分期。内镜下溃疡可分为3期：活动期（A）、愈合期（H）和瘢痕期（S），其中每期又分为两个阶段。②活组织病理学检查可鉴别溃疡的良、恶性。③对治疗效果进行评价。④对合并出血者予以镜下治疗。

（二）X线钡餐检查

X线钡餐检查适用于对胃镜检查有禁忌证或不愿意接受胃镜检查者。气钡双重造影可提高诊断率。溃疡的X线征象：龛影为直接征象，有确诊价值；十二指肠激惹和球部畸形、胃大弯侧痉挛性切迹均为间接征象，提示可能为溃疡。

（三）幽门螺杆菌检测

幽门螺杆菌检测应被列为消化性溃疡的常规检查项目，详见本篇第二十四章第二节。

（四）粪便隐血试验

粪便隐血试验可以了解消化性溃疡有无合并出血，也可协助诊断消化道恶性肿瘤。

（五）胃液分析和血清促胃液素测定

胃液分析和血清促胃液素测定主要用于与胃泌素瘤鉴别。

【诊断】

根据慢性病程、周期性发作、节律性上腹痛可做出初步诊断。确诊主要依据胃镜检查，X线钡餐检查见龛影有确诊价值。

➢ 考点提示：消化性溃疡的诊断依据。

【鉴别诊断】

消化性溃疡应与胃癌、慢性胃炎、慢性胆囊炎、神经官能症等引起慢性上腹部疼痛的疾病相鉴别（表 4-25-1）。

表 4-25-1　消化性溃疡鉴别诊断

疾病名称	症状	体征	辅助检查
消化性溃疡	慢性、周期性、节律性上腹痛	上腹部局限轻压痛	胃镜、X 线钡餐可确诊
胃癌	持续性上腹痛，药物难以缓解	早期体征不明显，中、晚期上腹部可扪及包块	胃镜及病理组织学检查可确诊
慢性胃炎	上腹部隐痛、不适，症状较轻	体征不明显，部分患者有剑突下轻压痛	内镜可见黏膜充血、水肿，呈红白相间
慢性胆囊炎	上腹部疼痛，常因进食油腻食物诱发	胆囊区压痛，急性发作时可发现黄疸	超声检查可确诊
神经官能症	腹痛无规律，伴失眠、多梦、焦虑、忧郁	无明显体征	无阳性发现

【治疗】

治疗目的是消除病因、缓解症状、促进溃疡愈合、防止复发和防治并发症。

（一）一般治疗

生活规律，劳逸结合，避免过度劳累和精神紧张。注意饮食规律，戒烟、戒酒。停用不必要的非甾体抗炎药。

（二）药物治疗

自 20 世纪 70 年代以来，消化性溃疡药物治疗经历了 H_2 受体阻断药、质子泵抑制药和根除幽门螺杆菌三次里程碑式的进展，使溃疡愈合率显著提高，并发症发生率显著降低，外科手术率明显减少。

1．根除幽门螺杆菌　对幽门螺杆菌感染引起的消化性溃疡，根除幽门螺杆菌不但可以促进溃疡愈合，而且可以预防溃疡复发。因此，凡有幽门螺杆菌感染的消化性溃疡患者，均应根除幽门螺杆菌。药物选用及疗程详见本篇第二十四章第二节。

2．抑制胃酸药物　溃疡的愈合与抗酸治疗的强度和时间成正比。常用的抑制胃酸分泌的药物包括 H_2 受体阻断药和质子泵抑制药。

（1）H_2 受体阻断药：正常情况下，组胺与壁细胞上的 H_2 受体结合而导致壁细胞分泌胃酸，H_2 受体阻断药可阻断该作用。常用的 H_2 受体阻断药有西咪替丁、雷尼替丁、法莫替丁，临床效果相似。十二指肠溃疡患者需要治疗 4 ～ 6 周；胃溃疡患者需要治疗 8 ～ 12 周。

（2）质子泵抑制药：常用的有奥美拉唑、兰索拉唑、泮托拉唑、雷贝拉唑、埃索美拉唑等。质子泵抑制药作用于壁细胞胃酸分泌终末步骤中的关键酶（H^+-K^+-ATP 酶），使其不可逆失活，因此抗酸作用更强、更持久。与 H_2 受体阻断药相比，质子泵抑制药促进溃疡愈合的速度较快，愈合率较高，因此特别适用于治疗难治性溃疡或非甾体抗炎药所致溃疡且患者不能停用非甾体抗炎药时。质子泵抑制药也是根除幽门螺杆菌治疗方案中的重要药物。

3．保护胃黏膜药物

（1）铋剂：这类药物分子量较大，在酸性溶液中呈胶体状，与溃疡基底面的蛋白形成复合物，覆盖于溃疡表面，阻隔侵袭损害因素。铋剂可通过包裹幽门螺杆菌菌体，干扰其代谢，发挥杀菌作用，是根除幽门螺杆菌的四联药物的主要组成之一。服用后可致患者舌苔发黑，长期服用可因铋在体内过量蓄积而引起神经毒性。因肾为铋的主要排泄器官，故肾功能不全者忌用铋剂。

（2）弱碱性抗酸药：常用铝碳酸镁、磷酸铝、硫糖铝、氢氧化铝凝胶等。这些药物可中和胃酸，起效快，可短暂缓解疼痛，但很难治愈溃疡。这类药物能促进前列腺素合成，增加黏膜血流量，刺激胃黏膜分泌 HCO_3^- 和黏液，目前多被视为黏膜保护药。

（三）消化性溃疡的治疗方案及疗程

为使溃疡愈合，抗酸药的疗程通常为 4 ~ 6 周，一般推荐质子泵抑制药治疗十二指肠溃疡疗程为 4 ~ 6 周，胃溃疡疗程为 6 ~ 8 周。根除幽门螺杆菌所需的 1 ~ 2 周疗程可重叠在 4 ~ 8 周的抗酸药疗程内，也可在抗酸疗程结束后进行。

➤ 考点提示：消化性溃疡应用抗酸药的疗程。

（四）非甾体抗炎药所致溃疡的治疗和预防

如病情允许，服用非甾体抗炎药后出现的溃疡应立即停用非甾体抗炎药。如不能停用，可选择对胃黏膜损伤小的非甾体抗炎药（如特异性环加氧酶 2 抑制药），并同时使用质子泵抑制药治疗。如有幽门螺杆菌感染，应同时进行根除幽门螺杆菌治疗。溃疡愈合后，如不能停用非甾体抗炎药，应予以质子泵抑制药或米索前列醇长疗程维持治疗。

（五）维持治疗

胃溃疡愈合后，大多数患者可停药。但反复发作的溃疡，在去除常见诱因和病因同时，给予维持治疗，即较长时间服用维持剂量的 H_2 受体阻断药或质子泵抑制药。视具体病情延长用药时间。

（六）内镜及外科手术治疗

1．内镜治疗　针对消化性溃疡并发症——上消化道出血的镜下治疗，包括溃疡表面喷洒止血药、出血部位注射 1∶10 000 肾上腺素、出血点钳夹和热凝固术等。结合质子泵抑制药持续静脉滴注对消化性溃疡活动性出血止血成功率达 95% 以上。

2．外科手术　大多数消化性溃疡患者已不需要外科手术。外科手术主要限于少数出现并发症者：①大量出血经药物、内镜、介入治疗无效者；②急性穿孔、慢性穿透性溃疡者；③内镜治疗无效的瘢痕性幽门梗阻者；④胃溃疡疑有癌变者。

【预后】

由于内科治疗的发展，消化性溃疡预后远较过去好，已使消化性溃疡患者病死率明显下降至 1% 以下。死亡主要见于高龄伴严重并发症的患者，尤其是并发大出血和急性穿孔者。

思考题

1．消化性溃疡的典型症状的特点是什么？

2．消化性溃疡的常见并发症有哪些？

3．感染幽门螺杆菌的消化性溃疡患者的治疗策略是什么？

（冯　春）

第二十六章

溃疡性结肠炎

第二十六章数字资源

学习目标

通过本章内容的学习，学生应能：

识记：

1. 说出溃疡性结肠炎的概念、临床表现及诊断。
2. 列举溃疡性结肠炎的常见病因。

理解：

1. 解释溃疡性结肠炎的常见发病机制。
2. 分析溃疡性结肠炎的临床表现、诊断依据及治疗原则。

应用：

1. 根据患者的病史、临床表现和各项辅助检查做出初步诊断。
2. 根据病情拟定治疗计划，正确评估预后。
3. 对患者进行健康教育。

案例导入

某患者，男性，30 岁，因“反复腹痛、腹泻 5 年，加重半年”入院。5 年来，患者每于受凉或进食刺激性食物后出现腹痛，以左下腹为著，便后缓解，伴有腹泻，每日排便 3 ~ 5 次，为黄色黏液便，伴里急后重，曾被诊断为“慢性结肠炎”，服用甲硝唑等多种抗生素治疗，症状时轻时重，疗效不明显。半年前，患者进食不当后再次出现上述不适症状，每日排便 5 ~ 7 次，有时多达 10 余次，为黏液脓血便，伴里急后重。曾查粪便常规：白细胞 5 ~ 10/HP，红细胞满视野；粪便细菌培养：无致病菌生长。体格检查：体温 37.6 ℃，呼吸 18 次 / 分，脉搏 83 次 / 分，血压 110/60 mmHg，轻度贫血貌。心脏、肺检查无异常。腹平软，肝右肋下 2 cm，质地软，无触痛。脾未触及。左下腹压痛，无反跳痛，腹部未触及包块。直肠指检：直肠壁触痛，指套见少许黏液及血液。

问题与思考：

1. 本病例初步诊断和诊断依据是什么？需与哪些疾病鉴别？
2. 为明确诊断，需要进一步做哪些检查？
3. 治疗原则是什么？

溃疡性结肠炎（ulcerative colitis，UC）又称非特异性溃疡性结肠炎，是直肠和结肠的一种原因不明的慢性炎症性疾病，与克罗恩病一起统称为炎性肠病（inflammatory bowel disease，IBD）。临床主要表现为腹痛、腹泻、黏液脓血便，常有里急后重。本病起病缓慢，症状轻重不一，反复发作，可见于任何年龄，多见于 20 ~ 40 岁，男、女发病率无明显差别。近年来，我国溃疡性结肠炎患病率明显增加，患者病情多较欧美国家患者轻，但重症者也较常见。

【病因与发病机制】

病因与发病机制目前尚未明确，可能由环境、遗传、肠道微生态和免疫等多因素相互作用所致。

（一）环境因素

溃疡性结肠炎全球发病率持续增高，这一现象首先出现在经济与社会高度发达的北美及欧洲。以往我国该病少见，近 10 余年明显增多，疾病谱的变化提示环境因素发挥了重要作用。具体哪些环境因素发挥了关键作用，目前尚未明确。

（二）遗传因素

本病患者家庭成员发病率较高，种族间发病率有明显差异，提示遗传因素在发病中有一定作用。

（三）肠道微生态

多种微生物参与了溃疡性结肠炎的发生与发展，但至今仍未找到某一特定微生物病原体与溃疡性结肠炎有恒定关系。因部分患者抗生素治疗有效，认为肠道微生物在疾病发展中起重要作用。细菌感染也可能为继发感染所致。

（四）免疫因素

持续免疫反应及 Th1 细胞异常激活等释放出多种炎症因子（如 IL-1、IL-6、IL-8、TNF-α、IL-2、IL-4、IFN-γ 等）参与了肠黏膜屏障的免疫损伤。

溃疡性结肠炎的发病机制可概括为：环境因素作用于遗传易感者，在肠道微生物的参与下，引起肠道免疫失衡，肠黏膜屏障损害，导致肠黏膜持续炎症损伤。

【病理】

病变主要限于大肠黏膜与黏膜下层，多为连续性、非节段性分布。病变多自直肠开始，逆行向结肠近端发展，可累及全结肠甚至末段回肠。活动期黏膜固有层内弥漫性淋巴细胞、浆细胞、嗜酸性粒细胞及中性粒细胞浸润，可见黏膜糜烂、溃疡以及隐窝脓肿，慢性期腺体萎缩、变形、排列紊乱、数目减少，隐窝结构紊乱，杯状细胞减少，出现帕内特细胞化生及炎性息肉。

结肠病变常局限于黏膜层和黏膜下层，很少深达肌层，并发穿孔、瘘管或周围脓肿少见。少数重症患者病变累及肠壁全层，可并发中毒性巨结肠，累及浆膜层可并发穿孔。在反复发作的慢性炎症过程中，肉芽组织增生导致炎性息肉、肠壁增厚及肠腔狭窄。病程大于 20 年的患者发生结肠癌的风险较正常人增高 10 ~ 15 倍。

➢ 考点提示：溃疡性结肠炎的病理特点。

【临床表现】

反复发作的腹泻、黏液脓血便及腹痛是溃疡性结肠炎的主要症状。起病多为亚急性，少数急性起病。病程呈慢性经过，发作与缓解交替，少数症状持续并逐渐加重。病情轻重与病变范围、临床分型及病期等有关。

（一）消化系统表现

1．腹泻和黏液脓血便　腹泻和黏液脓血便是活动期最重要的临床表现。腹泻主要与炎症导致肠黏膜对水、钠吸收障碍，以及结肠运动功能失常有关。黏液脓血便由黏膜炎性渗出、糜烂及溃疡所致。轻者每日排便 2 ~ 4 次，重者每日排便＞ 10 次，甚至大量便血，因病变累及直肠，可伴有里急后重。

2．腹痛　腹痛多为轻度至中度，为下腹部或左下腹阵痛，少见全腹痛。与炎症刺激所致肠痉挛或张力增加有关，有腹痛—便意—便后缓解的规律。重症（如并发中毒性巨结肠或炎症波及腹膜）可有持续、剧烈腹痛。

3．其他症状　患者常有腹胀、食欲缺乏、恶心、呕吐等。

4．体征　轻型、中型患者左下腹有轻压痛，部分患者可能触及痉挛或肠壁增厚的乙状结肠或降结肠。重型和暴发型患者可有明显腹部压痛。如出现腹肌紧张、反跳痛、肠鸣音减弱等体征，应注意中毒性巨结肠、肠穿孔等并发症。

➢ 考点提示：溃疡性结肠炎的主要临床表现。

（二）全身表现

患者可有低度或中等度发热，高热多提示病情进展、严重感染或出现并发症。可出现心动过速，食欲缺乏，消瘦，贫血，水、电解质代谢紊乱，营养不良等症状。

（三）肠外表现

本病可伴有多种肠外表现，包括外周关节炎、结节性红斑、巩膜外层炎、复发性口腔溃疡、前葡萄膜炎等。骶髂关节炎、强直性脊柱炎、原发性硬化性胆管炎及少见的淀粉样变性等这些肠外表现可与溃疡性结肠炎共存，但与溃疡性结肠炎本身病情变化无关。

（四）临床分型

根据病程、程度、范围及病期进行综合分型。

1．临床类型　①初发型：指溃疡性结肠炎首次发作；②慢性复发型：临床上多见，缓解后再次出现症状，常表现为发作期与缓解期交替；③慢性持续型：症状持续存在，且常急性加重；④急性型：急性起病，病情严重，全身毒血症状明显，可伴中毒性巨结肠、肠穿孔、败血症等并发症。

➢ 考点提示：溃疡性结肠炎的临床分型。

2．疾病分期　溃疡性结肠炎分为活动期及缓解期。活动期按严重程度分轻、中、重度（表 4-26-1）。轻度指每日排便＜ 4 次，症状轻微，无发热、贫血，红细胞沉降率正常，少量或无黏液脓血便。重度指每日腹泻＞ 6 次，有明显血便或黏液脓血便、发热、心率快、贫血等全身症状，红细胞沉降率明显增快。中度介于轻度与重度之间。

3．病变范围　按病变范围，溃疡性结肠炎分为直肠炎、乙状结肠炎、左半结肠炎、广泛结肠炎。

表 4-26-1　溃疡性结肠炎严重程度分型

分型	每日排便（次）	便血	脉搏	体温	血红蛋白	红细胞沉降率（mm/h）
轻度	＜ 4	轻或无	正常	正常	正常	＜ 20
重度	＞ 6	重	＞ 90 次 / 分	＞ 37.8 ℃	＜ 75% 正常值	＞ 30

【并发症】

（一）中毒性巨结肠

约 5% 重症及暴发型患者由于结肠病变广泛且严重，累及肌层与肌间神经丛，肠壁张力减退，肠蠕动消失，肠内容物及气体大量积聚，致急性结肠扩张，称为中毒性巨结肠（toxic megacolon）。此症常因抗胆碱药物使用不当、钡剂灌肠或低钾血症而诱发。临床表现为病情急剧恶化，毒血症明显，患者出现腹胀、腹部压痛及反跳痛，肠鸣音消失。白细胞计数增多。腹部X线检查可见结肠袋消失，结肠扩大。预后差，易引发急性结肠穿孔。

（二）癌变

癌变多见于广泛性结肠炎及病程长者。病程超过20年的患者发生结肠癌风险较正常人增高10～15倍。

（三）其他并发症

肠出血发生率约为3%。此外，还可并发结肠穿孔、肠梗阻、瘘管形成、结肠炎性息肉及肛周脓肿等。

【辅助检查】

（一）血液检查

贫血、白细胞计数增多、C反应蛋白增高及红细胞沉降率增快均提示溃疡性结肠炎处于活动期。

（二）粪便检查

黏液脓血便，显微镜检查可见红、白细胞及脓细胞，急性发作期可见巨噬细胞。本病虽无特异病原学感染，仍需反复检查粪便病原学，除外感染性结肠炎。

（三）结肠镜检查

结肠镜检查是最有价值的诊断方法。本病呈连续性、弥漫性分布。从直肠开始逆行向近端扩展，镜下特点：①黏膜弥漫性充血、水肿，血管纹理模糊不清，黏膜粗糙，呈细颗粒状，触之易出血；②病变处有糜烂和多发性浅溃疡，表面覆盖有黏液或脓性分泌物；③慢性病变见炎性息肉及桥状黏膜，后期可见肠壁僵直、肠腔狭窄、结肠袋变浅或消失。

➢ 考点提示：溃疡性结肠炎的结肠镜下特点。

（四）X线钡剂灌肠检查

X线钡剂灌肠检查可作为结肠镜检查有禁忌证或不能完成结肠镜检查的补充。对重型或暴发型患者勿做此项检查，以免加重病情和诱发中毒性巨结肠。

气钡双重对比造影主要特征：①黏膜粗乱和/或颗粒样改变；②多发性浅溃疡，表现为肠壁边缘呈毛刺状或锯齿状，可见小龛影，有炎性息肉时可见充盈缺损；③后期可见肠管狭窄、缩短，肠壁僵硬，结肠袋消失，呈铅管状。

➢ 考点提示：溃疡性结肠炎气钡双重对比造影的主要特征。

【诊断及鉴别诊断】

（一）诊断依据

在排除细菌性痢疾、阿米巴痢疾、慢性血吸虫病、肠结核等感染性疾病，以及克罗恩病、缺血性肠炎、放射性结肠炎的基础上，可根据下列条件诊断：①反复发作性腹泻、排黏液脓血便、腹痛典型的临床表现，应临床疑诊，需进一步安排相关检查。②同时具备上述结肠镜和/或X线钡剂灌肠检查特征者，可临床拟诊，需进一步寻找病理学诊断依据。如再有溃疡性结肠炎的病理组织学改变，可确诊。③对无典型临床表现，无典型结肠镜检查表现或X线钡剂灌肠检查表现的初发病例，应进行密切随访，暂不确诊溃疡性结肠炎。对于诊断有疑虑者，需在一定时间（一般为 6 个月）后复查内镜及黏膜活组织检查，综合临床表现、内镜和组织病理学表现、实验室及其他检查等多方面资料，动态观察，进行二次诊断。

（二）鉴别诊断

本病应与以下疾病相鉴别。

1．感染性肠炎　各种细菌感染（如志贺菌、沙门菌等）可引起腹泻、黏液脓血便、里急后重等症状，易误诊为溃疡性结肠炎。感染性肠炎粪便可分离出致病菌，抗菌治疗有效。

2．慢性阿米巴肠炎　粪便暗红似果酱，有恶臭。粪便检查可找到阿米巴滋养体或包囊，抗阿米巴治疗有效。

3．直肠癌与结肠癌　直肠癌及结肠癌直肠指检或肠镜检查可发现肿瘤，经活检可确诊。

4．克罗恩病　两者鉴别点见表 4-26-2。

表 4-26-2　溃疡性结肠炎与结肠克罗恩病的鉴别

	溃疡性结肠炎	结肠克罗恩病
症状	脓血便多见	脓血便较少见
病变分布	连续性	节段性
病变范围	逆行向近端结肠扩展，回肠少见	主要在回肠末端，可累及近端结肠
肠腔狭窄	中心性，少见	偏心性，多见
溃疡及黏膜	溃疡浅，黏膜弥漫性充血、水肿，颗粒状，质地脆	纵行沟槽样溃疡，黏膜呈卵石样，病变间黏膜正常
病理	固有膜全层弥漫性炎症、隐窝脓肿、隐窝结构明显异常，杯状细胞减少	裂隙状溃疡、非干酪性肉芽肿，黏膜下层淋巴细胞聚集

5．血吸虫病　血吸虫病患者有疫水接触史，肝、脾大，粪便检查可发现虫卵，结肠镜检查可见肠黏膜有黄褐色颗粒，活检能查到血吸虫卵。

6．肠易激综合征　肠易激综合征患者粪便中可有黏液，但无脓血，显微镜检查正常，隐血试验阴性，肠镜与钡剂灌肠检查无器质性改变。

7．其他　本病还需与其他感染性肠炎、缺血性肠炎、放射性肠炎、过敏性紫癜、结肠息肉病以及人类免疫缺陷病毒感染合并的结肠炎等鉴别。

➢ 考点提示：溃疡性结肠炎的鉴别诊断。

【治疗】

治疗目标是诱导并维持症状缓解、黏膜愈合，防治并发症，改善生活质量。根据发病部位及严重程度选择合适的治疗药物。

（一）控制炎症反应

1．对氨基水杨酸制剂　美沙拉秦和柳氮磺吡啶是治疗本病的主要药物，适用于轻、中度患者或重度经糖皮质激素治疗已缓解者。用药方法：诱导治疗期美沙拉秦 3 ～ 4 g/d 口服，病情缓解后相同剂量或减量维持治疗。美沙拉秦栓剂适用于病变局限在直肠者，灌肠液适用于病变局限于直肠及乙状结肠者。柳氮磺吡啶疗效与美沙拉秦相似，但不良反应较美沙拉秦多见。

2．糖皮质激素　糖皮质激素用于对美沙拉秦疗效不佳的中度及重度患者的首选治疗。口服泼尼松 0.75 ～ 1 mg/（kg · d），重度患者也可根据具体情况先静脉应用，如氢化可的松 200 ～ 300 mg/d 和甲泼尼龙 40 ～ 60 mg/d。症状好转后改为口服泼尼松。糖皮质激素适用于活动期的诱导缓解，症状控制后应予逐渐减量至停药，不宜长期应用。减量期间加用免疫抑制药或美沙拉秦维持治疗。

激素无效：指泼尼松 0.75 ~ 1 mg/（kg·d）治疗超过 4 周，疾病仍处于活动期。

激素依赖：①指虽能维持缓解，但激素治疗 3 个月后，泼尼松仍不能减量至 10 mg/d；②在停用激素 3 个月内复发。

重度溃疡性结肠炎静脉使用糖皮质激素治疗无效时，可应用环孢素 2 ~ 4 mg/（kg·d）静脉滴注，大部分患者可取得暂时缓解而避免急诊手术。近年来，生物制剂如抗肿瘤坏死因子 -α（TNF-α）英夫利昔单抗在重度溃疡性结肠炎的诱导缓解及补救治疗方面取得进展。

3．免疫抑制药　对美沙拉秦维持治疗效果不佳、症状反复及对激素有依赖的慢性持续患者可考虑使用免疫抑制药，如巯嘌呤或硫唑嘌呤。常见胃肠道症状、骨髓抑制等不良反应，治疗期间应定期监测血白细胞计数。维持疗程根据具体病情决定，通常不少于 4 年。

（二）对症治疗

及时纠正水、电解质代谢紊乱；严重贫血者可输血，低蛋白血症者应补充人血白蛋白；活动期患者要充分休息，可给予高糖、高蛋白、高维生素和低脂肪饮食。重型或暴发型患者应禁食并予完全胃肠外营养治疗。

对腹痛、腹泻的对症治疗，慎重使用抗胆碱能药物或止泻药，如地芬诺酯等，重症患者应禁用，因有诱发中毒性巨结肠的危险。

抗生素治疗对一般病例并无指征。对重症有继发感染者，应积极应用抗生素。长期应用激素及免疫抑制药的患者易发生艰难梭状杆菌及巨细胞病毒感染，导致症状复发或加重，应及时予以监测及治疗。

（三）患者教育

活动期应充分休息，调节情绪，避免心理压力过大。急性期进食流质或半流质饮食，病情好转后改为富含营养、易消化的少渣饮食，避免辛辣及刺激性饮食。注意饮食卫生，避免肠道感染。按医嘱服药及定期随诊，不能擅自停药。

（四）手术治疗

急诊手术指征：并发大出血、穿孔、中毒性巨结肠，经积极内科治疗无效者。

择期手术指征：①明确癌变；②内科治疗无效者、药物副作用大不能耐受者、严重影响患者生存质量者。

【预后】

本病为慢性病程，大部分患者病情反复发作，轻度及长期缓解者预后较好。老年患者及有并发症者（如感染、中毒性巨结肠）预后不良。近年来，由于治疗水平提高，本病病死率已明显下降。慢性持续或反复发作频繁者，预后差，但如果能合理选择手术，亦可恢复。病程漫长者癌变危险增加，应定期随访。病程 8 ~ 10 年以上的广泛结肠炎和病程 15 年以上的左半结肠炎患者，应每两年进行一次结肠镜检查。

思考题

1．溃疡性结肠炎的主要临床表现是什么？

2．按照疾病严重程度，溃疡性结肠炎的分型是什么？

3．溃疡性结肠炎结肠镜下表现的特点是什么？

（冯　春）

第二十七章

肝硬化

第二十七章数字资源

学习目标

通过本章内容的学习，学生应能：

识记：

1. 说出肝硬化的概念。
2. 列举肝硬化的临床表现及并发症。

理解：

1. 解释肝硬化的常见病因及临床表现。
2. 分析肝硬化的并发症、诊断依据及治疗原则。

应用：

1. 根据患者的病史、临床表现和各项辅助检查做出初步诊断。
2. 根据病情拟定下一步检查手段、治疗计划。
3. 正确评估预后，对患者进行健康教育。

案例导入

某患者，男性，农民，55 岁，因“反复腹胀、乏力、黄疸半年，躁动不安 4 h”入院。该患者于半年前开始出现腹部胀满、不适，无腹痛，伴乏力、食欲差。曾于当地医院诊断为“肝炎、肝硬化”，疗效不佳。近半年来，患者反复出现腹胀，10 d 前因腹胀加重，于当地医院行利尿对症治疗，每日尿量 3000 ml 左右。4 h 前患者开始出现躁动不安、言语混乱、行为及举止异常等精神症状，急诊入院。既往 6 年前有“乙型肝炎”病史，有饮酒史 20 年，每日饮白酒约 100 g，近半年戒酒，未到过外地，无疫水接触史。体格检查：体温 37.3 ℃，呼吸 22 次 / 分，脉搏 83 次 / 分，血压 110/60 mmHg。患者面色暗，意识错乱，躁动不安，有幻觉。皮肤、巩膜中度黄染，腹软、膨隆，腹壁静脉曲张，肝肋下及剑突下均未触及，脾左肋下 5 cm，质中，腹部移动性浊音阳性。双下肢轻度凹陷性水肿。扑翼样震颤阳性，四肢肌张力增高，膝反射亢进，巴宾斯基征阳性。实验室检查：①血常规 Hb 101 g/L，WBC 6.7×10^9/L，N 0.76，L 0.24，PLT 68×10^9/L；②血钾 3.3 mmol/L，血钠 126 mmol/L；③肝功能：TBIL 64 mol/L，DBIL 20 mol/L，IBIL 44 mol/L，ALT 48 U/L，AST 86 U/L，TP 48.1 g/L，ALB 21 g/L。

问题与思考：

1. 本病最有可能的诊断是什么？
2. 诊断依据是什么？
3. 治疗原则是什么？

肝硬化（cirrhosis of liver）是由多种病因导致的肝组织炎症、坏死，进而以弥漫性肝纤维化、假小叶和残存肝细胞结节性再生为特征的慢性肝病。临床以肝功能减退和门静脉高压为主要表现，晚期常因上消化道出血、肝性脑病、感染、肝肾综合征等严重并发症而死亡。

【病因】

引起肝硬化的原因很多，在我国仍以乙型病毒性肝炎所致的肝硬化最常见；在欧美国家以酒精中毒最多见。

（一）病毒性肝炎

主要是乙型和丙型病毒性肝炎；丁型肝炎病毒可在乙型肝炎病毒感染的基础上重叠致病；甲型病毒性肝炎和戊型病毒性肝炎很少发展为肝硬化。从病毒性肝炎发展至肝硬化的病程，可短至数月，长至 20 年。

（二）酒精中毒

酒精性肝炎（alcoholic hepatitis）是指长期、过量饮酒所致的一种肝病，欧美国家多见（每日饮白酒 80 ～ 150 g，8 ～ 10 年）。乙醇及其中间代谢产物乙醛可直接损伤肝细胞，导致酒精性肝炎，进而发展为肝硬化。

（三）胆汁淤积

由于胆汁淤积，高浓度胆酸和胆红素损伤肝细胞，可发展为肝硬化。根据胆汁淤积的原因，可分为原发性和继发性胆汁性肝硬化。

（四）循环障碍

慢性心力衰竭、缩窄性心包炎、肝静脉和 / 或下腔静脉阻塞可致肝长期淤血，肝细胞变性、坏死、纤维化，形成肝硬化。

（五）化学毒物

长期接触某些工业毒物或药物，如四氯化碳、砷、磷、对乙酰氨基酚等，或服用异烟肼、甲氨蝶呤、四环素、甲基多巴、部分中成药等可引起中毒性肝炎，进而发展为肝硬化。

（六）寄生虫感染

血吸虫卵沉积于汇管区，刺激肝（汇管区）纤维组织增生，形成肝纤维化及门静脉高压。所致肝硬化常以门静脉高压为突出特征。华支睾吸虫寄生于肝内、外胆管，导致胆道梗阻及炎症，可逐渐进展为肝硬化。

（七）遗传和代谢性疾病

由于遗传或先天性酶的缺陷，使某些物质代谢障碍，沉积于肝，引起肝细胞坏死和纤维增生。如肝豆状核变性（铜代谢障碍）、血色病（铁代谢障碍）、半乳糖血症、α_1- 抗胰蛋白酶缺乏症等。

（八）营养障碍

长期营养不良，食物中营养物质比例失调，可引起脂肪肝，肝细胞变性、坏死，发展为营养不良性肝硬化。

（九）自身免疫性肝病

原发性胆汁性肝硬化、自身免疫性肝炎和原发性硬化性胆管炎等可导致肝硬化。

（十）原因不明

部分患者的病情难以用目前认识的疾病来解释其肝硬化的发生，称隐源性肝硬化。

➢ 考点提示：肝硬化常见的病因。

【发病机制】

肝纤维化是指肝内纤维结缔组织的异常增生，是肝硬化形成的必经阶段。演变过程包括：①广泛肝细胞变性、坏死，肝小叶纤维支架塌陷；②残存肝细胞不沿原有纤维支架排列，堆积形成肝细胞团；③自汇管区和肝包膜大量纤维结缔组织增生，形成纤维束，包绕再生结节或将残留肝小叶重新分割，形成假小叶，形成典型的肝硬化组织病理学特点；④假小叶中的肝细胞失去正常的结构和功能，使肝功能进一步受损。由于再生结节的形成，胶原纤维增加，使肝内血管床挤压、狭窄和扭曲，肝内血流受阻，肝细胞缺氧，养料供给障碍；由于肝窦毛细血管化，进一步影响肝细胞与肝窦血液循环的物质交换，加重肝细胞损伤，并使门静脉血流受阻，导致并加重门静脉高压。肝内门静脉、肝静脉和肝动脉三个血管系之间失去正常关系，出现交通吻合支等。肝外血管增殖，门静脉属支血容量增加，加重门静脉高压，导致食管 - 胃底静脉曲张、脾大、门静脉高压性胃肠病等并发症。

【病理】

肉眼观：肝硬化早期，肝体积正常或稍增大；后期肝体积缩小、重量减轻、质地变硬，表面弥散有大小不等的结节和塌陷区，肝边缘变薄。切面可见圆形或类圆形结节弥漫分布，结节周围被灰白色的纤维隔包绕。

镜下观：正常的肝小叶结构被破坏，被假小叶取代。假小叶内肝细胞排列紊乱，可见不同程度的肝细胞变性、坏死、再生现象，小叶中央静脉消失或偏位。

根据结节形态，将肝硬化进行分类。①小结节型肝硬化：最常见，结节大小相近，直径 3 ~ 5 mm，纤维隔细且均匀，假小叶大小较一致。②大结节型肝硬化：结节大小不均，直径 1 ~ 3 cm，最大可达 5 cm。纤维隔宽窄不一，假小叶大小不等。③混合性肝硬化：同时存在大、小结节两种病理形态，此型也很常见。④不完全分隔型肝硬化：纤维隔显著，并向小叶伸入，不完全分隔小叶，再生结节不明显。

【临床表现】

肝硬化通常起病隐匿，病程缓慢。按临床表现，可分为肝功能代偿期和失代偿期，但两期分界并不明显。

（一）代偿期

大部分患者无症状或症状较轻，缺乏特征性，可有乏力、食欲减退、恶心、腹胀、腹泻、腹部不适及消化不良等。疾病多呈间歇性，可因过度劳累或伴发其他疾病而诱发，经休息或治疗后可缓解。部分肝常轻度肿大，脾轻度或中度肿大，肝功能正常或轻度异常。

（二）失代偿期

症状显著，主要有肝功能减退和门静脉高压两大类临床表现。

1．肝功能减退

(1) 全身症状：一般情况和营养状况较差，消瘦、乏力、精神不振、面色晦暗、不规则低热、水肿。各种维生素缺乏症，如夜盲、口角炎、舌炎、多发性神经炎等。半数以上患者有黄疸，皮肤及巩膜黄染，肝细胞进行性或广泛坏死及肝衰竭时，黄疸持续加重，多系肝细胞性黄疸。

(2) 消化道症状：食欲减退，上腹饱胀、不适，可有恶心、呕吐、腹泻等，因肝功能障碍和门静脉高压，胃肠淤血、水肿，消化和吸收功能障碍所致。

(3) 出血和贫血：鼻腔、牙龈出血，皮肤及黏膜瘀点或瘀斑，女性月经过多，消化道出血等，与肝合成的凝血因子减少、脾功能亢进和毛细血管脆性增加有关。常有轻重不等的贫血。

(4) 内分泌失调：肝是多种激素转化及降解的重要器官。肝硬化时，肝对雌激素、醛固酮和血管升压素的灭活作用减弱，导致体内雌激素、醛固酮和血管升压素增多。

雌激素增多通过负反馈机制抑制腺垂体分泌功能，使体内雄激素减少。男性患者出现性欲减退、睾丸萎缩、毛发脱落及乳房发育等；女性患者出现月经失调、闭经、不孕等。蜘蛛痣和肝掌与雌激素增多有关。

醛固酮和血管升压素增多，导致水、钠潴留，尿量减少，下肢水肿和腹水形成。由于肾上腺皮质功能减退，部分患者面部和其他暴露部位皮肤色素沉着，面色晦暗无光，称肝病面容。

2．门静脉高压　门静脉高压（portal hypertension）多为肝内型，常导致食管 - 胃底静脉曲张出血、腹水、脾大、肝肾综合征、肝肺综合征等，是继发推动肝功能减退的重要病理生理环节，是肝硬化的主要死因之一。

（1）侧支循环的形成：是门静脉高压的特征性表现。门静脉压力超过 200 mmH_2O 时，门静脉与腔静脉之间的吻合支代偿性扩张，建立门 - 体侧支循环（图 4-27-1）。肝内分流是纤维隔中的门静脉与肝静脉之间形成交通支。肝外分流形成的侧支循环有以下几个。①食管 - 胃底静脉曲张：由门静脉的胃冠状静脉、胃短静脉和腔静脉系的食管静脉、奇静脉等相吻合，形成食管 - 胃底静脉曲张，因曲张静脉管壁薄弱、缺乏弹性收缩，易并发上消化道出血，出血量大，往往难以止血，病死率高。②腹壁静脉曲张：门静脉高压时，已闭锁的脐静脉重新开放，与附脐静脉、腹壁静脉相连，进入上、下腔静脉，脐周和腹壁出现迂曲的静脉，以脐为中心，向上及向下呈放射状延伸。③痔静脉曲张：由门静脉系的直肠上静脉与腔静脉系的直肠中、下静脉相吻合，形成痔静脉曲张，易发生便血。④腹膜后吻合支曲张：腹膜后门静脉及下腔静脉间有许多小分支，门静脉高压时，这些静脉分支增多和曲张，以缓解门静脉高压。⑤脾肾分流：脾静脉、胃静脉与左肾静脉沟通，形成脾肾分流。

大量异常分流可使肝细胞对各种物质的摄取、代谢及库普弗（Kupffer）细胞的吞噬与降解作用不能得以发挥，从肠道进入门静脉血流的毒素等直接进入体循环，引发一系列病理生理改变，如肝性脑病、肝肾综合征、自发性腹膜炎及药物半衰期延长等。此外，这些异常分流导致的门静脉血流缓慢，是门静脉血栓形成的原因之一。

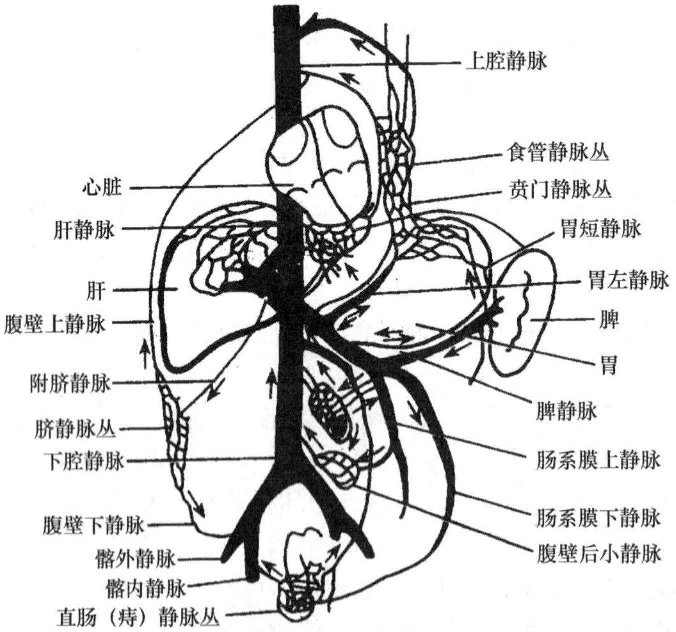

图 4-27-1　门静脉高压时侧支循环建立与开放示意图

（2）脾大及脾功能亢进：是肝硬化门静脉高压较早出现的体征。门静脉高压时，脾静脉回流受阻，脾淤血增大，肝硬化时毒素刺激单核巨噬细胞增生，引起脾功能亢进。一般为轻、中度脾大，部分脾可达脐下。并发上消化道大出血时，脾可暂时缩小。脾功能亢进时，表现为白细胞计数与血小板减少，少数患者有红细胞减少。

（3）腹水：是肝功能减退和门静脉高压的共同结果，是肝硬化失代偿期最突出的表现。患者腹胀、腹部膨隆，蛙腹，重者出现脐疝。腹水形成的机制与下列因素有关。①门静脉高压：门静脉压力超过 300 mmH_2O 时，门静脉系统毛细血管静水压增高，组织液漏入腹腔；②血浆胶体渗透压降低：血浆白蛋白低于 30 g/L 时，血浆胶体渗透压降低，血液成分外渗入腹腔或组织间隙；③肝淋巴液生成过多：肝静脉血流受阻，血浆自肝窦壁渗透至窦旁间隙，淋巴液生成增多，超过胸导管的引流能力，自肝包膜表面和肝门淋巴管壁漏入腹腔；④有效循环血量不足：肾血流量减少，肾小球滤过率下降、肾素 - 血管紧张素 - 醛固酮系统激活，尿量减少；⑤继发性醛固酮和血管升压素增多，前者作用于远端肾小管，钠重吸收增加，后者作用于集合系统，水吸收增加。

➢ 考点提示：肝硬化的并发症，肝硬化腹水的形成机制。

【并发症】

（一）上消化道出血

上消化道出血是肝硬化最常见的并发症，临床表现为呕血和 / 或黑粪，严重者致失血性休克。

1．食管 - 胃底静脉曲张破裂出血　由门静脉高压引起，呕血常见，出血量大，常引起休克或诱发肝性脑病，病死率高。

2．消化性溃疡　门静脉高压使胃黏膜静脉回流缓慢，黏膜屏障受损，易发生消化性溃疡，从而引起上消化道出血。

3．门静脉高压性胃肠病　门静脉属支血管增殖，毛细血管扩张，黏膜广泛渗血。门静脉高压性胃病多有反复少量呕血及黑粪；门静脉高压性肠病常有黑粪或便血。

（二）肝性脑病

肝性脑病（hepatic encephalopathy，HE）是本病晚期严重并发症和主要死亡原因之一，是在肝硬化基础上因肝功能不全和 / 或门 - 体分流引起的，以代谢紊乱为基础、中枢神经系统功能失调的综合征（详见本篇第二十九章）。

（三）感染

肝硬化患者易并发各种感染，如支气管炎、肺炎、胆道感染、革兰氏阴性杆菌败血症、结核性腹膜炎和自发性腹膜炎等。自发性腹膜炎是指肝硬化患者腹腔内无脏器感染的急性细菌性腹膜炎，因肠道内细菌通过肠壁或侧支循环而进入腹腔。表现为发热、腹痛、腹膜刺激征，白细胞计数增多，腹水呈渗出液，腹水培养可有革兰氏阴性杆菌生长。

（四）电解质代谢紊乱和酸碱平衡失调

常见低钠血症、低钾及低氯血症、代谢性碱中毒。与长期钠摄入减少、服用利尿药、放腹水及血管升压素增多等因素有关。

（五）原发性肝癌

在肝硬化患者中，肝癌的发生率为 10% ～ 25% 。因此，如出现进行性肝大、肝区疼痛、血性腹水、不明原因的发热等，应及时做进一步检查。详见本篇第二十八章。

（六）肝肾综合征

大量腹水时，由于有效血容量和肾血流量减少，使肾小球滤过率下降，但肾无实质性病变，发生肝肾综合征（hepatorenal syndrome，HRS），又称功能性肾衰竭。表现为少尿、无尿、氮质血症，预后差。80% 的急进型患者约于 2 周内死亡；缓进型患者临床上多见，表现为难治性腹水，肾衰竭病程缓慢，可数月内保持病情稳定，常在各种诱因作用下转为急进型。

（七）肝肺综合征

肝肺综合征（hepatopulmonary syndrome，HPS）是在肝硬化基础上，排除原发心脏及肺疾病后，出现呼吸困难及缺氧体征，如发绀、杵状指（趾），与肺内血管扩张和动脉血氧合功能障碍有关，预后差。

➢ 考点提示：肝硬化的并发症。

【辅助检查】

（一）血常规

失代偿期可有轻重不等的贫血。脾功能亢进时白细胞计数和血小板减少。

（二）尿常规

失代偿期可有蛋白尿、管型尿和血尿。有黄疸时尿胆红素和尿胆原增加。

（三）肝功能检查

代偿期肝功能大多正常。失代偿期随着病情加重，血清胆红素水平升高。转氨酶常轻、中度增高。酒精中毒引起的肝硬化患者γ-谷氨酰转移酶（GGT）持久增高，血浆白蛋白降低，球蛋白增高，白蛋白和球蛋白比值（A/G）降低或倒置。凝血酶原时间在失代偿期有不同程度延长。

（四）免疫学检查

反映体液免疫功能的指标IgG、IgA均可增高。部分患者可检出自身抗体，如抗平滑肌抗体、抗核抗体及抗线粒体抗体等。病毒性肝炎者，乙型、丙型肝炎病毒标记物阳性。

（五）腹水检查

腹水常为漏出液，并发自发性腹膜炎时其透明度降低，比重增高＞1.018，李凡他试验阳性，白细胞计数增多，常在500×10^6/L以上，分类以中性粒细胞为主。并发结核性腹膜炎时，以淋巴细胞为主。血性腹水时应高度怀疑癌变，应做脱落细胞学检查。

（六）超声检查

超声检查可见肝实质回声增强或呈网状结构，肝内血管走行紊乱，肝包膜不光整，凹凸不平。脾体积增大，腹水时出现液性暗区。门静脉及（或）脾静脉增宽。

（七）X线检查

食管-胃底静脉曲张时吞钡可见钡剂在食管分布不均，呈蛇状或蚯蚓状充盈缺损，胃底见菊花样充盈缺损。

（八）CT、MRI检查

CT及MRI图像肝密度降低，肝叶比例失调，肝左叶、尾叶增大而右叶萎缩，肝裂增宽，脾大，腹水。

（九）内镜检查

内镜检查可直接观察静脉曲张的程度及范围，并发上消化道出血时，可查明出血部位，并进行镜下止血治疗。

（十）肝穿刺检查

肝穿刺检查发现假小叶是确诊肝硬化最准确的依据。

（十一）腹腔镜检查

腹腔镜检查可直接观察肝表面情况，可对病变部位进行活检。

知识链接

漏出液与渗出液的鉴别

类别	漏出液	渗出液
原因	非炎症所致	炎症、肿瘤或理化刺激
外观	淡黄色、透明或微浊	黄色、血性、脓性或乳糜性
比重	< 1.018	> 1.018
蛋白定量	< 25 g/L	> 30 g/L
黏蛋白定性	阴性	阳性
细胞数	$< 100 \times 10^6$	$> 500 \times 10^6$
细胞分类	以淋巴、间皮细胞为主	急性炎症以中性粒细胞为主，慢性炎症以淋巴细胞为主

【诊断及鉴别诊断】

失代偿期肝硬化诊断并不困难，但代偿期肝硬化诊断常较困难。对原因不明肝大、迁延不愈的肝炎病例及长期酗酒者，需定期检查肝功能及超声等影像学改变，有时需行肝穿刺活检或腹腔镜检查才能确定。

（一）肝硬化诊断依据

1．有病毒性肝炎、长期酗酒等相关病史。

2．有肝功能减退及门静脉高压的临床表现。

3．肝质地坚硬，被膜不光整，脾大，移动性浊音阳性。

4．肝功能检查有异常。

5．影像学检查显示肝硬化征象。

6．当肝功能减退和门静脉高压证据不充分、影像学征象不明确时，肝穿刺活检有假小叶形成，可确定诊断。

➢ 考点提示：肝硬化的诊断依据。

（二）鉴别诊断

1．肝大和脾大应与慢性肝炎、原发性肝癌、慢性白血病、血吸虫病等进行鉴别。

2．腹水应与结核性腹膜炎、缩窄性心包炎、肾病综合征、腹腔肿瘤、巨大卵巢囊肿等相鉴别。

3．并发上消化道出血时应与消化性溃疡、急性糜烂出血性胃炎、胃癌等鉴别。

4．肝性脑病应与低血糖、糖尿病酮症酸中毒、尿毒症、脑血管意外、镇静药过量、精神病等鉴别。

5．肝肾综合征应与慢性肾小球肾炎、急性肾小管坏死等鉴别。

6．肝肺综合征应与肺部疾病、哮喘等鉴别。

【治疗】

首先应去除肝硬化病因。对于代偿期患者，治疗的目的是延缓肝功能失代偿，预防肝细胞肝癌；对于失代偿期患者，以改善肝功能、治疗并发症、延缓或减少肝移植为目标。

（一）一般治疗

1．休息　肝功能代偿期患者宜劳逸结合，可参加轻体力活动。失代偿期患者或有并发症者应休息或住院治疗。

2．饮食 以高热量、高蛋白、富含维生素且易消化的食物为宜。有肝性脑病趋向者应限制蛋白质摄入量，有腹水者应限制钠盐摄入，有食管静脉曲张者应避免粗糙及刺激性食物。

3．支持治疗 注意维生素的摄入，且注意水、电解质代谢紊乱及酸碱失衡的处理。避免使用不必要、疗效不明确的药物，减轻肝负担。

（二）药物治疗

抗肝炎病毒治疗和针对其他病因治疗。保护肝细胞的药物如多烯磷脂酰胆碱、水飞蓟宾、还原型谷胱甘肽及甘草酸二铵等，一般同时选用不超过两种。胆汁淤积时，由于胆汁中鹅去氧胆酸的双亲性，与细胞膜接触时可溶解细胞膜，口服熊去氧胆酸可减少其对肝细胞膜的破坏，也可使用腺苷蛋氨酸等。中医药在治疗肝硬化方面显示了良好的前景，一般常用活血化瘀药为主，按病情辨证论治。

（三）腹水的治疗

1．限制钠、水摄入 每日氯化钠摄入量< 2 g 为宜，摄入水量< 1000 ml，低钠血症者摄入水量限制在 500 ml 以内。

2．利尿 不主张用强利尿药，以避免因快速利尿而引起电解质代谢紊乱及诱发肝性脑病。利尿药一般联合使用留钾及排钾利尿药，螺内酯和呋塞米联合使用，剂量比例约为 100 mg : 40 mg。一般起始剂量螺内酯 40 ~ 80 mg/d，3 ~ 5 d 递增 40 mg/d，最大剂量 400 mg/d；呋塞米起始剂量 20 ~ 40 mg/d，3 ~ 5 d 递增 40 mg/d，最大剂量 160 mg/d；利尿药治疗以每日体重减轻不超过 0.5 kg 为宜，以免诱发并发症。

3．放腹水与补充白蛋白 对应用大剂量利尿药仍不能使腹水消退者，可采取大量放腹水的方法，每日 4 ~ 6 L，同时静脉输注白蛋白，每次 20 ~ 40 g，直至腹水消退。经限钠饮食和应用大量利尿药腹水仍不能缓解，治疗性腹膜穿刺术后腹水迅速再发者，称为顽固性腹水。

4．纠正有效循环血量不足 有效循环血量减少和肾灌流不足是难治性腹水的主要原因。定期补充人血白蛋白、血浆可提高胶体渗透压，纠正有效循环血容量不足，增加利尿效果。

5．自身腹水回输 腹水通过浓缩装置后，以一定速度回输给患者，可补充血浆蛋白，增加有效血容量、改善肾循环、恢复对利尿药的利尿效应。但对有严重心脏、肺功能不全，近期有上消化道出血、严重凝血障碍、感染性或癌性腹水者，不宜进行此治疗。

6．腹腔 - 颈内静脉分流术 采用单向阀门硅管，一端固定在腹腔内，另一端固定在颈内静脉，利用呼吸时腹腔 - 胸膜腔压力差促使腹水向颈内静脉引流，可使腹水消退，但可有急性肺水肿、低钾血症、弥散性血管内凝血、全身感染、上腔静脉栓塞、血栓形成和硅管堵塞等风险。

（四）门静脉高压的治疗

可通过降低内脏血流量而降低门静脉压力的药物有血管升压素、硝酸酯类、β 受体阻断药、生长抑素等。其中 β 受体阻断药（如普萘洛尔等）可预防近期上消化道出血。

手术治疗的目的主要是降低门静脉压力和消除脾功能亢进，有各种分流术、断流术和脾切除术等。手术治疗效果与病例选择和手术时机密切相关。一般而言，无黄疸或腹水、肝功能损害较轻或无并发症者，手术效果较好；大出血时急诊手术、机体一般状况差、肝功能损害显著者，手术效果差。经颈静脉肝内门腔分流术（TIPS）是在肝内门静脉属支与肝静脉间植入特殊覆膜的金属支架，建立肝内门体分流，降低门静脉压力，减少或消除门静脉高压。

（五）并发症治疗

1．上消化道出血 禁食、静卧、监护、补充有效血容量、止血等。血容量补充达到基本满足组织灌注和循环稳定即可。

对食管静脉曲张破裂出血者，尽早给予收缩内脏血管的药物，如生长抑素、特利加压素等，减少门静脉血流量，降低门静脉压。除药物治疗外，可在内镜下行食管静脉曲张结扎或硬化治疗。TIPS 对急性大出血的止血率达到 95%。三腔双囊管在药物治疗且不具备内镜和 TIPS 操作的大出血时暂时使用，为后续有效止血措施起“桥梁”作用，止血效果肯定，但患者较痛苦，并发症较多，不宜长期应用，停用后再出血率高。服用普萘洛尔、硝酸酯类药物降低门静脉压的药物，可预防食管 - 胃底曲张静脉再出血。

2．自发性腹膜炎　一经诊断，就应早期应用抗菌药物，选用肝毒性小、主要针对革兰氏阴性杆菌兼顾革兰氏阳性球菌的抗菌药物，如头孢哌酮或喹诺酮类等，疗效不佳时，根据治疗反应和药敏试验进行调整。用药时间不少于 2 周。除此以外，还应保持排便通畅，维护肠道正常菌群。

3．肝性脑病（详见本篇第二十九章）。

4．肝肾综合征　消除各种诱发肝肾综合征的因素，如大量放腹水，使用强利尿药等。控制上消化道大出血、感染，严格控制输液量，纠正水、电解质代谢紊乱和酸碱失衡等。输入白蛋白，提高血容量，然后给予利尿药。应用血管活性药物，改善肾血流量，增加肾小球滤过率。TIPS 有助于减少缓进型转为急进型。

【预后】

肝硬化的预后因病因、肝功能代偿程度及有无并发症而有所不同。血吸虫性肝纤维化、循环障碍引起的肝硬化、胆汁性肝硬化及酒精性肝硬化如处于代偿期，在去除病因、经积极治疗后，可使病变处于静止状态，预后较肝炎后肝硬化好。如患者已处于肝功能失代偿期，并出现各种严重并发症，则预后极差。此外，患者的年龄与预后也有密切关系。

【健康指导】

注意休息，严格禁酒，避免不必要且疗效不确定的药物。合理饮食，注重营养搭配，避免进食辛辣、粗糙食物，食物以易消化及产气少的食物为主，多吃新鲜水果和蔬菜。避免感染。针对病因进行治疗，如口服抗乙型肝炎病毒药物等，并定期到医疗机构随访及进行相关的检查。

思考题

1．肝硬化的临床表现有哪些？
2．肝硬化的并发症有哪些？
3．肝硬化腹水的形成机制是什么？

（冯　春）

第二十八章

原发性肝癌

第二十八章数字资源

学习目标

通过本章内容的学习，学生应能：

识记：

1. 说出引起原发性肝癌的常见病因。
2. 描述中、晚期原发性肝癌的主要临床特征和晚期主要并发症。

理解：

1. 概括原发性肝癌的病理分型和转移途径。
2. 分析原发性肝癌的早期诊断方法和意义。

应用：

1. 根据患者的病史、临床表现和各项辅助检查做出初步诊断。
2. 根据病情制订最佳的治疗方案，正确评估预后。

案例导入

某患者，男性，29 岁，未婚，工人。因“肝区胀痛伴不规则发热 1 周”入院。患者近 1 周来自觉肝区隐痛，并向右肩部放射，伴不规则低热，体温波动于 37.5 ~ 38 ℃，无畏寒、盗汗。患者自发病后感觉乏力、食欲缺乏，体重减轻 2.5 kg，排尿及排便正常。患者 8 年前化验检查发现 HBsAg（+），HBeAg（+），抗 HBcAb（–）。肝功能多次检查正常，未予特殊治疗。否认肺结核史及血吸虫疫水接触史。体格检查：体温 37.8 ℃，脉搏 96 次 / 分，呼吸 23 次 / 分，血压 125/75 mmHg。发育正常，营养中等。皮肤、巩膜未见黄染，左锁骨上未触及肿大淋巴结。颈部、胸部可见数个蜘蛛痣，肺部无异常。心界不大，心率 96 次 / 分，心律齐，无杂音。腹平软，右上腹轻压痛，肝肋下 6 cm，质硬，表面凹凸不平，有触痛，脾肋下 3 cm，腹水征（–）。下肢无水肿，膝反射正常。辅助检查：①血常规 WBC 6×10^9/L，N 0.68，L 0.32，Hb 130g/L，PLT 80×10^9/L；②尿常规及粪便常规（–）。

问题与思考：

1. 初步诊断和诊断依据是什么？应与哪些疾病相鉴别？
2. 为明确诊断，需要进一步做哪些检查？
3. 治疗原则是什么？

原发性肝癌（primary hepatic carcinoma）是指由肝细胞或肝内胆管细胞发生的恶性肿瘤，为我国常见恶性肿瘤之一，其病死率在消化系统恶性肿瘤中仅次于胃癌和食管癌，居第三位。

本病可发生于任何年龄，以中年男性多见，男性与女性发病比例为 5∶1。临床上以肝大、肝区疼痛为主要特征，早期症状不明显，绝大部分患者甲胎蛋白（alpha-fetal protein，AFP）测定呈阳性，后期症状明显，以黄疸、腹水为主。

【病因与发病机制】

原发性肝癌的病因及发病机制尚未明确，可能是多因素协同作用的结果。

（一）病毒性肝炎

在我国，许多研究表明原发性肝癌的发生与乙型病毒性肝炎密切相关：①约 90% 的原发性肝癌患者有乙型肝炎病毒（HBV）感染病史；②原发性肝癌高发区的乙型肝炎表面抗原（HBsAg）阳性率较低发区高；③原发性肝癌患者中 1/3 患者有慢性肝炎病史；④通过免疫组化方法，显示原发性肝癌细胞中存在 HBsAg，也证明乙型肝炎病毒的 DNA 序列可整合到宿主肝细胞，造成肝细胞损伤，原癌基因激活，在化学致癌物的作用下，导致癌变；⑤近年来，丙型肝炎病毒也成为原发性肝癌的重要危险因素，发病率接近乙型肝炎病毒。但乙型肝炎病毒和丙型肝炎病毒是否为原发性肝癌的直接病因，目前为止尚未得到证实，可能是促癌因素之一。

➢ 考点提示：原发性肝癌最主要的发病因素。

（二）肝硬化

手术和病理学检查证实 80% 以上原发性肝癌患者有肝硬化病史，绝大多数为乙型病毒性肝炎后的大结节性肝硬化。肝细胞受损后引起增生或不典型增生，最终出现肝细胞恶变。酒精性肝硬化为国外并发肝癌的主要原因，而血吸虫病性肝纤维化、胆汁性和淤血性肝硬化与原发性肝癌发生无关。

（三）黄曲霉毒素

动物实验证实，黄曲霉毒素 B1（AFB1）可诱发所有动物发生原发性肝癌。流行病学调查表明，长期进食霉变食物（如玉米、花生等粮食作物被黄曲霉毒素污染）与原发性肝癌的发生密切相关。提示黄曲霉毒素可能是某些地区原发性肝癌高发的因素，黄曲霉毒素 B1 与 HBV 感染有协同作用。

（四）其他

对原发性肝癌高发区的调查表明，被疑为引起原发性肝癌的其他因素包括居民饮用沟塘水中蓝绿藻产生的藻类毒素、酒精中毒、亚硝胺、有机氯类农药等。华支睾吸虫感染，刺激胆管上皮增生，可导致胆管细胞癌。

【病理】

（一）大体形态分型

1．块状型　块状型最多见，癌块直径 5 cm 以上，超过 10 cm 者为巨块型，多为单个大肿块，呈膨胀性生长，此型癌组织易发生缺血、坏死，引起肝破裂。

2．结节型　结节型为大小、数目不等的多个癌结节，一般癌结节直径不超过 5 cm，常散在分布于肝右叶，与四周分界不清，此型常伴有肝硬化。

3．弥漫型　弥漫型最少见，癌结节如米粒至黄豆大小，弥漫于整个肝，肉眼观不易与肝硬化区别。

4．小癌型　单个或数个直径小于 3 cm 的癌结节称为小肝癌，无明显临床症状和体征，但血清 AFP 阳性，癌肿切除后 AFP 可恢复正常。

（二）细胞分型

1．肝细胞型　肝细胞型最多见，癌细胞由肝细胞发展而来，占原发性肝癌的 90% 以上。

2．胆管细胞型　胆管细胞型少见，癌细胞由胆管上皮细胞发展而来。

3．混合型　混合型最少见，为上述两型同时存在。

（三）转移途径

1．血行转移　肝内血行转移最早、最常见，侵及到门静脉形成癌栓，脱落后形成肝内多发性转移灶，阻塞门静脉主干最终引起门静脉高压和顽固性腹水。肝外转移部位以肺最多见，其次为骨、肾、肾上腺、脑等器官。

2．淋巴转移　淋巴转移以肝门淋巴结最常见，其次为胰、主动脉旁、脾、锁骨上淋巴结等。

3．种植转移　种植转移少见，从肝表面脱落的癌细胞可种植在腹膜引起血性腹水；种植在胸膜腔引起胸腔积液；如种植在女性患者盆腔，可在卵巢形成较大的肿块。

【临床表现】

本病起病隐匿，早期症状与体征不明显，此期称为亚临床肝癌，多在普查或肝病随访时通过 AFP 测定和 B 超检查偶然被发现。一旦因出现症状而来就诊者，大多已属中、晚期肝癌，常于 4 ～ 6 个月死亡。

（一）肝区疼痛

肝区疼痛为本病最主要的症状，见于 50% 以上患者，多呈持续性钝痛、胀痛，是由于癌肿生长迅速、肝包膜被牵拉所致。癌肿侵犯膈肌时，可出现右肩或右背部放射痛。肝表面癌结节破裂，坏死组织、血液流入到腹腔，可引起急腹症及失血性休克的表现。

（二）肝大

肝呈进行性肿大，质地硬，表面凹凸不平，可触及大小不等的结节，边缘不规则，伴有不同程度的压痛。当癌肿突出于右肋弓下或剑突下时，上腹可呈局限性隆起；如癌肿位于膈面，则主要表现为膈肌抬高，肝下界不下移；肋弓下的癌肿易被触到，有时患者可自行发现而就诊。

（三）黄疸

黄疸是晚期主要体征之一，因癌肿广泛侵犯、肝细胞损害而引起，但也可因癌肿侵犯肝内胆管或肝门淋巴结压迫胆管致梗阻性黄疸所致。

（四）肝硬化征象

原发性肝癌伴有肝硬化者有脾大、腹水等侧支循环建立体征，因肝功能受损，出现蜘蛛痣、出血倾向等表现。腹水呈草黄色或血性，短时间内可迅速增多。

（五）恶性肿瘤的全身表现

恶性肿瘤可出现进行性消瘦、乏力、发热、食欲减退、营养不良和恶病质等全身表现。少数原发性肝癌患者由于癌肿或癌组织对机体产生各种影响，引起机体内分泌及代谢异常，称类癌综合征，以低血糖症、红细胞增多症较为常见。

（六）转移灶体征

原发性肝癌转移至肺部时可有咳嗽、咯血、呼吸困难等表现。胸膜转移多见于右侧，可出现血性胸腔积液。转移至骨骼或脊柱时，可出现局部压痛或神经压迫症状。转移至颅内时可出现神经定位体征。

【并发症】

并发症常见于晚期患者。

（一）肝性脑病

肝性脑病为原发性肝癌终末期并发症，约占原发性肝癌患者死因的 1/3。诱发肝性脑病的原因有高蛋白饮食、上消化道出血、长期便秘、不恰当使用利尿药等。

（二）上消化道出血

上消化道出血约占原发性肝癌死因的 15%，因侧支循环建立导致食管下段、胃底静脉曲张破裂出血而出现呕血或黑粪。后期可因胃肠黏膜糜烂、溃疡、凝血功能障碍而出血。

（三）癌结节破裂出血

约 10% 患者因癌结节破裂出血。随着癌肿增大，坏死或液化时可自发破裂，或因外力作用导致破裂。如破裂局限于肝包膜下，可出现局部疼痛；如包膜下出血量迅速增多，则形成压痛性包块；如破入腹腔，可引起急性腹膜炎。大量出血可导致出血性休克，严重者可出现死亡。

（四）继发感染

因机体长期消耗，放射或化疗后白细胞计数减少，机体抵抗力下降，易并发各种感染，如肺部感染、肠道感染、真菌感染、败血症等。

➢ 考点提示：原发性肝癌最主要的并发症。

【辅助检查】

（一）甲胎蛋白（AFP）测定

甲胎蛋白测定是诊断原发性肝癌最具特异性、最敏感的血清学检查方法，也是目前为止唯一能够诊断亚临床肝癌的检查方法，已广泛用于原发性肝癌的普查、诊断及疗效判断。在肝细胞癌中，AFP 测定阳性率为 70% ～ 90%。除外妊娠、生殖腺胚胎癌后，动态检测 AFP 变化情况对肝细胞癌的早期诊断、早期治疗有重要意义。诊断原发性肝癌的标准为：① AFP ＞ 400 g/L，持续 4 周；② AFP 由低浓度逐渐升高，不降；③ AFP 在 200 g/L 以上的中等水平持续 8 周。

➢ 考点提示：原发性肝癌最具特异性的辅助检查。

（二）α-L- 岩藻糖苷酶（fucosidase，AFU）测定

肝细胞癌时血清 α-L- 岩藻糖苷酶升高，其灵敏度约达 75%，特异性达 90%，与甲胎蛋白联合测定，可提高原发性肝癌的确诊率。

（三）γ- 谷氨酰转肽酶同工酶Ⅱ（GGTⅡ）测定

用电泳法从原发性肝癌患者血清中检出特异性 γ- 谷氨酰转肽酶（GGT）同工酶（GGTⅡ），对原发性肝癌的诊断具有特异性，其阳性率可达 90% 以上。因此 GGT Ⅱ可作为一种原发性肝癌标志物，尤其是对 AFP 测定结果阴性的原发性肝癌患者有较大诊断意义。

（四）其他血清酶及肝癌标志物测定

其他血清酶及肝癌标志物包括 AFP 异质体、异常凝血酶原（abnormal prothrombin，AP）、醛缩酶 A（aldolase-A，ALD-A）等，对原发性肝癌，尤其对 AFP 测定结果为阴性者有辅助诊断意义，但其价值均不如 AFP 测定。临床上一般联合检测 2 ～ 3 种血清标记物，以提高诊断率。

（五）超声检查

超声检查可显示肿瘤所在部位、大小、数量、形状，并与肝囊肿、肝血管瘤相鉴别。超声可显示直径在 2 cm 以上的肿瘤，用于早期诊断，结合 AFP 测定，广泛用于肝癌普查等。

（六）CT 检查

CT 检查可显示低密度区或边缘模糊、大小不等的多发阴影。使用造影剂后，肝实质与病

变部位对比更加明显，可测出直径 2 cm 以下的肿瘤，用于早期诊断。

（七）X 线肝血管造影检查

因癌肿血管较为丰富，选择性腹腔动脉及肝动脉造影能显示直径 1 cm 以上的癌块，用于诊断小肝癌及进行手术指导。但此检查对少血管型及肝左叶病灶显示较差。

（八）磁共振成像检查

磁共振成像检查能清晰显示肝癌内部结构，发现癌肿及癌栓，对直径＜1.5 cm 的小肝癌检出率极高。

（九）放射性核素扫描

放射性核素扫描主要用于亚临床肝癌的诊断，占位性病变可呈现放射性缺损区或稀疏区，边缘较规则，可显示直径 2 cm 以上的结节。采用核素扫描体层显像可显著提高小病灶的检出率。

（十）肝穿刺活组织检查

在超声或 CT 的引导下，采用细针穿刺癌肿，取活组织做病理学检查，阳性者可确诊。

【诊断及鉴别诊断】

早期患者常无明显症状，一旦出现典型临床表现往往已到中、晚期，失去最佳治疗时机。因此，对原发性肝癌早期的诊断意义重大。

（一）诊断依据

1．有肝硬化或病毒性肝炎病史。

2．肝区疼痛或出现肝进行性肿大、乏力、消瘦、黄疸、蜘蛛痣等症状和体征。

3．AFP 测定＞400 g/L 或持续上升。

4．超声、CT 或 MRI 检查阳性，早期原发性肝癌的诊断主要是针对高危人群进行普查（中年男性，有乙型肝炎或丙型肝炎病史 5 年以上或有家族史等），定期进行 AFP 测定及超声检查，对结果为阳性患者，结合其他检测方法，为亚临床肝癌早期诊断、早期治疗提供机会。

➢ 考点提示：原发性肝癌的诊断依据。

（二）鉴别诊断

1．急、慢性肝炎　部分急、慢性肝炎患者活动期血清 AFP 增高，应定期多次复查 AFP 与 ALT，若 AFP 持续升高，ALT 正常或降低，则考虑肝癌可能。

2．肝硬化　有肝硬化病史多年，短期内出现肝进行性肿大，影像学检测发现占位性病变，应结合 AFP，做出正确诊断。

3．继发性肝癌　继发性肝癌有原发癌表现，检测血清 AFP 呈阴性，通过活组织病理学检查可确诊。

4．肝脓肿　肝脓肿以高热、寒战、咳嗽、咳脓臭痰为主要临床表现，实验室检查白细胞计数增多，血清 AFP 呈阴性，影像学检查可发现肝内液性暗区。在超声引导下诊断学穿刺对其诊断及治疗有重要意义。

5．其他　肝良性肿瘤（肝血管瘤）血清 AFP 呈阴性，反复多次影像学检查有助于诊断。

【治疗】

（一）手术治疗

随着诊断技术的不断发展，早期原发性肝癌与小肝癌的确诊率不断上升，使手术切除及患者的生存率明显提高。手术治疗仍然是原发性肝癌的首选治疗和最有效的措施。凡定位诊断明确者，均应争取及早手术切除。手术适应证为：①诊断明确，肿瘤结节少于 3 个，且病变局限于一段或一叶内；②无黄疸、腹水或远处转移；③肝功能正常，凝血酶原时间不低于正常的50%；④患者一般情况良好，无明显心脏、肝、肾等脏器器质性病变，可耐受手术者。对于大肝癌或难以切除者，可先做肝动脉结扎，阻断肿瘤的血供，是目前中、晚期肝癌常用的非手术治疗方法。

（二）化学治疗（化疗）

全身化疗效果不好时，多柔比星、顺铂、氟尿嘧啶等单一用药或联合用药，对原发性肝癌有一定缓解作用。放射介入法肝动脉栓塞化疗可使肿瘤局部药物浓度升高，全身不良反应减少，效果优于全身化疗，是原发性肝癌非手术治疗的首选疗法。

（三）放射治疗（放疗）

对病灶较为局限、肝功能较好的病例，使用直线加速器或导向内放疗，可提高疗效。

（四）免疫治疗

在手术、放疗和化疗之后应用免疫治疗，可起到巩固并加强疗效、杀死残余肿瘤细胞的作用，为原发性肝癌治疗提供新的手段。常用干扰素、肿瘤坏死因子（TNF）、白细胞介素 -2（IL-2）等治疗。

（五）中医治疗

中医治疗与其他治疗配合，对调节机体免疫功能、改善机体状况和延长生命有一定作用。

（六）局部治疗

局部治疗多在超声或 CT 引导下进行。经皮穿刺乙醇注射法是用无水乙醇直接注射到肿瘤组织，使癌细胞脱水和变性，肿瘤血管凝固、栓塞而产生效果。其他治疗方法如射频导管消融术、氩氦刀、微波凝固、激光、电化学疗法等，均是通过物理方法在局部产生高温或低温，使肿瘤组织凝固、坏死，达到杀灭肿瘤细胞的目的。

（七）综合治疗

对原发性肝癌患者采取放疗、化疗、免疫、中医、手术等方法的综合治疗，使某些较大的肿瘤得以切除，提高患者生存率。

（八）并发症治疗

肝癌结节破裂出血时应输血、补液，应用止血药，或进行手术止血。

【健康教育】

积极防治病毒性肝炎，注意饮食安全，防止食物霉变，保护水源，对高危人群定期普查。注射肝炎疫苗对预防原发性肝癌的发生有明显作用。

思考题

1．甲胎蛋白对诊断原发性肝癌有什么价值？

2．原发性肝癌的并发症有哪些？

（郭小海）

第二十九章

肝性脑病

第二十九章数字资源

学习目标

通过本章内容的学习，学生应能：

识记：

1. 说出引起肝性脑病的常见病因。
2. 列举肝性脑病的常见诱因。

理解：

1. 解释肝性脑病的主要临床特征及其分期。
2. 分析肝性脑病实验室检查的意义。

应用：

1. 根据患者的病史、临床表现和各项辅助检查做出初步诊断。
2. 根据患者病情制订最佳治疗方案，正确评估预后。

案例导入

某患者，男性，59岁，有乙型肝炎病史10余年，双下肢水肿、腹水、腹胀，皮肤及黏膜出血1个月余。1周前患者出现夜间失眠，白天昏睡。昨日食鸡蛋后患者出现言语含糊，答非所问。体格检查：体温36.3 ℃，脉搏86次/分，呼吸19次/分，血压115/70 mmHg，嗜睡，对答不切题，注意减退及计算力减退，定向力差。消瘦，慢性肝病面容，巩膜黄染，扑翼样震颤（+），腹壁可见静脉曲张，脾肋下2 cm，腹部移动性浊音（+），双下肢可见淤斑。实验室检查：肝功能AST 79 U/L，ALT 97 U/L，TBil 59.4 μmol/L，DBil 37.3 μmol/L，A/G 29/45 g/L，血氨145 μmol/L。脑电图（EEG）示散在性慢波，偶有三相波。心电图检查无异常。头颅CT检查无异常。B超示肝硬化。

问题与思考：

1. 初步诊断和诊断依据是什么？应与哪些疾病相鉴别？
2. 为明确诊断，需要进一步做哪些检查？
3. 治疗原则是什么？

肝性脑病（hepatic encephalopathy，HE）是指严重肝病引起的以代谢紊乱为基础的中枢神经系统功能失调综合征。其主要临床表现为意识障碍和行为失常。肝性脑病是肝病晚期患者最严重的并发症和主要死亡原因。

【病因】

肝性脑病大部分由各型肝硬化引起，其中以病毒性肝炎后肝硬化最多见，其次为酒精性肝硬化、重症病毒性肝炎等引起的暴发性肝衰竭。少见的病因有原发性肝癌、妊娠期急性脂肪肝，也可在门 - 体分流术后出现。大部分患者表现出明显诱因，如上消化道出血、摄入蛋白质过多、排钾利尿、放腹水、服用镇静催眠药及麻醉药、便秘、感染等。

【发病机制】

肝性脑病的发病机制迄今尚未明确，目前认为是多因素共同作用导致。但肝性脑病的病理生理基础是肝衰竭和门静脉与腔静脉之间形成侧支循环或手术分流，致使各种肠道毒物直接进入体循环，经血脑屏障进入脑部，最终引起中枢神经系统功能紊乱。

（一）氨中毒学说

门 - 体分流性肝性脑病患者多有血氨增高，氨中毒是其最重要的发病机制。正常人肠内产氨量占产氨总量的 90% 左右，大部分由血液循环弥散至肠黏膜的尿素经大肠埃希菌尿素酶分解产生，小部分由食物蛋白质经肠道细菌分解而来。氨在结肠的吸收与肠腔内 pH 有关，当结肠内的 pH $>$ 6 时，氨从肠腔大量弥散至血液，当结肠内 pH $<$ 6 时，氨从血液移至肠腔。氨的消除主要通过肝经鸟氨酸循环合成尿素。当肝衰竭时，肝合成尿素的能力下降，有门静脉 - 腔静脉分流存在时，肠内产生出的氨未经肝解毒直接进入体循环，出现血氨增高。氨具有神经毒性，能通过血脑屏障进入脑组织，最终干扰脑的能量代谢，使大脑细胞能量供应缺乏，并直接影响细胞膜上的 Na^+、K^+ 正常分布，最终干扰神经冲动的传导。

➢ 考点提示：肝性脑病最主要的发病因素。

（二）假性神经递质学说

神经冲动是通过神经递质传导完成的。神经递质分为兴奋性递质（儿茶酚胺中的多巴胺、去甲肾上腺素及乙酰胆碱、谷氨酸、门冬氨酸等）与抑制性递质（5- 羟色胺、γ- 酪氨酸、苯乙醇胺等），正常情况下两者保持生理平衡状态。

食物中的芳香族氨基酸（酪氨酸、苯丙氨酸）经肠菌脱羧酶作用转变为酪胺和苯乙胺，在正常情况下会被肝内单胺氧化酶清除。当肝衰竭时，出现清除障碍，酪胺和苯乙胺经血液循环进入肝组织，在羟化酶作用下形成 β- 羟酪胺和苯乙醇胺，两者的结构与正常神经递质去甲肾上腺素相似，但不能正常传递神经冲动，称假性神经递质。当假性神经递质取代了正常的神经递质，则出现神经传导障碍，兴奋性冲动不能上传至大脑皮质，最终引起意识障碍或昏迷。

（三）氨基酸代谢失衡学说

肝硬化患者血液中的芳香族氨基酸（如色氨酸）增加，而支链氨基酸减少，这两组氨基酸的代谢呈失衡状态。上述两组氨基酸在互相竞争和排斥的状态下通过血脑屏障，随着支链氨基酸的减少，进入脑中的芳香族氨基酸则会增多，脑中增多的色氨酸可衍生出更多的 5- 羟色胺，最终参与肝性脑病的发生。

（四）γ- 氨基丁酸 / 苯二氮䓬（GABA/BZ）复合体学说

γ- 氨基丁酸（GABA）是中枢神经活动的主要抑制性神经介质。肝衰竭时，血浆内 γ- 氨基丁酸增多。经研究表明，肝性脑病时，大脑突触后神经元的 γ- 氨基丁酸受体显著增多，在其表面的不同部位可与 γ- 氨基丁酸、巴比妥类、苯二氮䓬类（benzodiazepine，BZ）药物结合，称为 GABA/BZ 复合体。与上述三者中的任何一种结合，均可引起神经传导抑制，诱发肝性脑病。

（五）硫醇、短链脂肪酸学说

当肝衰竭时，由于正常代谢受到影响，血中甲硫醇、二甲基硫化物及短链脂肪酸显著增多，而这些物质对神经元和突触的膜均有直接毒性作用，并与氨一起对中枢神经系统有协同毒性作用。

【病理】

当急性肝衰竭时，肝性脑病患者的脑部常无特异性病理表现，大多数患者可有脑水肿，是本症的继发性改变。慢性肝性脑病患者则会出现大脑、小脑、灰质和皮质下组织的原浆性星形细胞肥大和增多。病程较长的患者出现大脑皮质变薄，神经元及神经纤维消失，皮质深部有片状坏死，严重者可累及小脑和基底部。

【临床表现】

因原有肝病的类型、病情以及诱因等不同，肝性脑病患者临床表现有较大差异。急性肝性脑病以急性重型肝炎患者最多见，因大量肝细胞坏死及急性肝衰竭，可在起病数日内进展至肝性脑病。慢性肝性脑病常有诱因，多数患者起病缓慢，昏迷逐步加深，直至死亡。为便于早期诊断及治疗，可根据意识障碍的程度、行为失常的表现以及脑电图的改变，将肝性脑病由轻微精神症状到深昏迷进行分期。

0 期（潜伏期）：又称轻微肝性脑病，无行为、性格的异常，无神经系统病理征，脑电图正常，只在心理测试或智力测试时有轻微异常。

1 期（前驱期）：患者表现出性格改变，如激动或淡漠、神志恍惚、注意力不能集中。偶有扑翼样震颤。患者脑电图检查多数正常。此期因症状不明显，易被忽视。

2 期（昏迷前期）：患者表现出行为改变，如回答问题缓慢、吐字不清、衣冠不整、随地便溺，以嗜睡、行为失常及睡眠失常为主要症状。随着患者症状加重，定向力和理解力均受到影响，对时间、地点、人物的概念出现混淆，不能独立完成简单的计算和智力构图，言语不清，举止反常。多数患者出现睡眠倒错，甚至出现幻觉、恐惧、狂躁等症状，一般被误诊为精神病。此期患者出现明显神经症状及体征，如膝反射亢进、肌张力增高、踝阵挛以及巴宾斯基征阳性，出现典型的扑翼样震颤，脑电图出现异常 θ 波。

3 期（昏睡期）：以昏睡、神志不清、精神错乱为主要症状，患者大部分时间处于昏睡状态，轻微刺激可唤醒，醒后能正常应答。患者常有神志不清和幻觉，有扑翼样震颤，肌张力增强，四肢被动运动出现不同程度的抗力，锥体束征阳性，脑电图有异常 θ 波。

4 期（昏迷期）：患者神志完全丧失，不能被唤醒。浅昏迷时，患者对疼痛刺激和不适体位尚有反应，此期患者无扑翼样震颤。深昏迷时，患者各种反射消失，肌张力降低，瞳孔散大，偶有阵发性惊厥。脑电图明显异常，出现 δ 波。

以上各期分界并不明显，各期临床特征可重叠出现。随着病情的变化，症状可加重或缓解。由于中枢神经系统有器质性损伤，少数患者会出现智能减退、共济失调、锥体束征阳性等临床特征，甚至出现截瘫，这些表现可暂时存在，也可永久存在。

➢ 考点提示：肝性脑病的分期。

【辅助检查】

（一）血氨检测

正常人空腹静脉血氨为 40 ～ 70 μg/dl，动脉血氨含量为静脉血氨的 0.5 ～ 2 倍，测定动脉血氨更有意义。慢性肝性脑病患者的血氨多增高，急性肝性脑病患者的血氨多正常。因此，动态观察血氨对诊断与治疗有重要临床意义。

（二）脑电图检查

肝性脑病具有一定的诊断价值。昏迷期和昏睡期可有 4 ～ 7 次 / 秒的 θ 波，昏迷期可出现 1 ～ 3 次 / 秒的 δ 波。

（三）诱发电位

视、听觉以及躯体感觉诱发电位异常，对轻微肝性脑病有一定的诊断价值。

（四）心理智能测验

常规使用的数字连接试验和数字符号试验对诊断早期肝性脑病有一定的诊断价值。

【诊断及鉴别诊断】

（一）诊断依据

1．有严重肝病史。

2．有肝性脑病的诱因。

3．有行为、精神、神经改变，出现扑翼样震颤。

4．肝功能异常、血氨升高、脑电图异常有重要参考价值。

（二）鉴别诊断

肝性脑病患者若以精神症状为主要表现，易被误诊为精神病，可根据精神创伤史、临床特征以及辅助检查进行鉴别。如肝性脑病患者出现昏迷，应与糖尿病昏迷、尿毒症昏迷、低血糖昏迷、脑血管意外等进行鉴别，一般根据病史、体征及相关实验室及其他检查进行鉴别。

【治疗】

（一）一般治疗

给予易消化的软食。食物应有足够热量，以糖类为主，避免粗糙，防止食管 - 胃底静脉曲张破裂出血。给予足量维生素。禁食动物蛋白，以植物蛋白为主，因植物蛋白含支链氨基酸较多，芳香族氨基酸较少，且能增加粪氮排泄。避免便秘。

（二）消除诱因

应尽量消除肝性脑病的诱因。由于肝硬化时药物在体内的半衰期延长，大脑对药物的敏感性随之增加，患者常不能耐受麻醉药、止痛药、镇静催眠药，因此慎用镇静药或麻醉药。当患者躁狂不安或抽搐时，禁用吗啡、哌替啶、水合氯醛及速效巴比妥类药物，可减量使用地西泮（安定）、苯海拉明或异丙嗪等镇静药。积极防治上消化道出血，严控感染，避免服用大量排钾利尿药和放腹水，纠正水、电解质代谢紊乱和酸碱平衡失调，勿用含氮和对肝有损伤的药物。

（三）减少肠内有毒物质的生成和吸收

1．灌肠或导泻时，禁用碱性肥皂水，常用弱酸（如食醋 50 ml 加入生理盐水 200 ml）清洁灌肠，或使用生理盐水灌肠，也可用乳果糖 500 ml 保留灌肠。口服或鼻饲 25% 硫酸镁 30 ～ 60 ml 导泻。

2．抑制肠内细菌生长，减少氨的形成。最常用的药物为新霉素 1 ～ 2 g，每日 2 次，服用时间不超过 1 个月。其他如甲硝唑 200 mg，每日 4 次，与新霉素疗效相似，适用于肾功能不全者，也可选用喹诺酮类。

其他对抗肠内细菌的药物有以下几种。①乳果糖：在结肠内分解为乳酸和醋酸，使肠内呈酸性，能减少肠道毒物的形成和吸收，并有轻度导泻作用，适用于肾功能不全忌用新霉素的患者或需长期治疗者，一般剂量为 45 ～ 60 g/d，分次服用，以每日排 2 次软便为佳；此类药物的缺点是会使肠道内产生气体，患者可出现腹胀、腹痛、恶心、呕吐、电解质代谢紊乱等不良反应。②乳山梨醇：易储存，与乳果糖疗效相似，剂量为 30 g/d，分 3 次口服。③某些双糖、多糖可在结肠中经细菌发酵后促使 pH 降低。

（四）降低血氨

1．谷氨酸钾（每支 6.3 g/20 ml，含钾 34 mmol/L）和谷氨酸钠（每支 5.75 g/20 ml，含钠 34 mmol/L） 每次 40 ～ 80 ml 加入葡萄糖溶液中静脉滴注，可根据血钾和血钠的数值适量调整两种药物的比例；尿少时慎用钾剂。

2．精氨酸　呈酸性，10 ～ 20 g/d 加入到葡萄糖溶液中静脉滴注，可促进氨合成尿素，降低血氨。

3．乌氨酸与门冬氨酸复合制剂 对降血氨有显著效果，有助于肝性脑病的恢复，静脉注射 20 g/d。

（五）纠正氨基酸代谢紊乱

口服或静脉注射以支链氨基酸为主的氨基酸溶液，纠正氨基酸代谢失衡。一般支链氨基酸 500 ～ 1500 ml/d，缓慢静脉滴注。慢性肝性脑病者可试用口服支链氨基酸。

（六）减少假性神经递质

左旋多巴和溴隐亭理论上可减少脑内假性神经递质的形成，实际效果不肯定，可试用。静脉滴注左旋多巴，从 500 mg/d 开始，逐渐加量。

（七）肝移植

有条件的患者可进行肝移植手术，是治疗终末期肝病的有效方法。

（八）其他对症治疗

其他对症治疗包括纠正水、电解质代谢紊乱和酸碱平衡失调，保护呼吸道通畅，保护脑细胞功能，防治脑水肿，控制细菌感染等综合治疗。

➢ 考点提示：肝性脑病的治疗。

【健康指导】

积极防治原发性肝病。避免肝性脑病的各种诱因。密切观察有严重肝功能障碍患者的神经、精神症状，尽可能地及早发现肝性脑病的前驱期和昏迷期表现，及时给予治疗。

思考题

1．肝性脑病如何分期？

2．降低血氨的药物有哪些？

（郭小海）

第三十章

急性胰腺炎

第三十章数字资源

学习目标

通过本章内容的学习，学生应能：

识记：

1. 说出引起急性胰腺炎的发病机制。
2. 列举急性胰腺炎的发病原因。

理解：

1. 解释急性胰腺炎的主要临床特征及其分型。
2. 分析急性胰腺炎的并发症。
3. 概括诊断急性胰腺炎要进行哪些实验室及其他检查。

应用：

1. 根据患者的病史、临床表现和各项辅助检查做出初步诊断。
2. 根据病情制订最佳的治疗方案，正确评估预后。

案例导入

某患者，男性，40 岁，因“腹痛 2 d，加重 4 h”入院。患者 2 d 前饭后出现中上腹钝痛，进食后加重，与排便无关，偶有反酸，无恶心、呕吐，自服胃黏膜保护药有一定效果，但疼痛仍然存在，前弓位可略缓解。4 h 前进食鸡汤后上腹痛明显加重，动则痛甚，解痉药无效，恶心、呕吐，呕吐物为胃内容物。排便基本每日 1 次，未见明显黑粪，为进一步诊治入院。既往曾因饮酒后上腹部不适，于外院行超声检查：胆囊多发结石。胃镜：慢性浅表性胃炎，幽门螺杆菌（+）。体格检查：体温 37.8 ℃，脉搏 93 次 / 分，血压 135/80 mmHg。神志清楚，语言流利，被动体位，皮肤及巩膜黄染，浅表淋巴结未触及。心脏、肺未及明显异常。腹软，中上腹压痛（+），未触及包块，肝、脾未触及。肠鸣音 3 ~ 5 次 / 分。肛诊（–）。辅助检查：血常规示 WBC 13.9×10^9/L，Hb 126 g/L，PLT 380×10^9/L，血淀粉酶 546 U/L。

问题与思考：

1. 初步诊断和诊断依据是什么？应与哪些疾病相鉴别？
2. 为明确诊断，需要进一步做哪些检查？
3. 治疗原则是什么？

急性胰腺炎（acute pancreatitis，AP）是由多种病因导致胰酶在胰腺内被激活后引起的胰腺组织自身消化的急性化学性炎症，以急性上腹痛、恶心、呕吐、发热和血胰酶增高为主要临床特征，严重者可出现休克或多脏器功能衰竭。患者病情轻重不一，轻者以胰腺水肿为主，病情常呈自限性，称为轻症急性胰腺炎，预后良好；重者以胰腺出血、坏死为主，占20% ~ 30%，常继发感染、腹膜炎和休克等多种并发症，称为重症急性胰腺炎，病死率为5% ~ 10%。

【病因】

急性胰腺炎的病因众多，以胆道疾病、大量饮酒、暴饮暴食、高脂血症常见。

（一）胆道疾病

胆道疾病是我国引起急性胰腺炎的最常见原因。胆道疾病包括胆管结石、炎症、寄生虫感染以及奥迪（Oddi）括约肌水肿及痉挛等，其中以胆道结石最常见。“共同通道”学说认为，70% ~ 80% 的胰管与胆总管汇合成“共同通道”，开口于十二指肠壶腹部。如果壶腹部发生阻塞，当胆管内压力超过胰管内压时，胆汁反流到胰管内，胰酶活性增高，胰腺自身消化，最终引起急性胰腺炎。

（二）胰管梗阻

胰管结石、肿瘤、狭窄等导致胰液排泄障碍，胰管不畅，胰管内压过高，胰腺腺泡发生破裂，腺液溢入间质，最终引起急性胰腺炎。

（三）大量饮酒和暴饮暴食

乙醇既可引起奥迪括约肌水肿、痉挛，又可刺激胰腺分泌增加，导致胰管内压增高。暴饮暴食可刺激胰腺分泌大量胰液，引起奥迪括约肌痉挛，从而导致急性胰腺炎。

（四）十二指肠疾病

十二指肠内肿瘤、炎症、肠系膜上动脉压迫等均可引起十二指肠阻塞，肠腔内压力增高，十二指肠液可进入胰管，激活胰酶，引发急性胰腺炎。

（五）手术与创伤

腹腔手术，特别是胰腺、胆道或胃部手术、腹部钝挫伤等，可直接或间接损伤胰腺腺体组织，影响胰腺的供血，从而引发胰腺炎。进行内镜逆行胰胆管造影术（ERCP）检查时，可因重复注射造影剂或注射压力过高而引发胰腺炎。

（六）其他

高脂血症可引起胰液内脂质沉着，高钙血症可引起胰管钙化，促使胰液分泌增多，引发胰腺炎。腮腺炎、败血症、传染性单核细胞增多症等感染因素也可诱发胰腺炎。肾上腺皮质激素、噻嗪类利尿药、四环素、磺胺类药、硫唑嘌呤等可损伤胰腺组织，引发胰腺炎。动脉粥样硬化可影响胰腺供血，也可能为胰腺炎的发病原因之一。发病原因不明确的胰腺炎，称为特发性胰腺炎。

➤ 考点提示：急性胰腺炎最常见的病因。

【发病机制】

急性胰腺炎的发病机制目前尚未明确。已有共识的是，虽致病因素不同，但其发病过程有共同性，即胰腺自身消化理论。正常情况下，胰腺分泌的酶有两大类：一类是有活性的酶，如淀粉酶、脂肪酶等；另一类是以酶原形式存在的酶，如胰蛋白酶原、糜蛋白酶原等。胰液进入十二指肠后，在肠激酶作用下，胰蛋白酶原首先被激活，形成胰蛋白酶，并进一步激活其他酶原，对食物进行消化。病理情况下，各种致病因素促使胰腺分泌旺盛，排出受到阻力，各种消化酶在胰腺被激活，导致胰腺的自身消化。其中起主要作用的消化酶有磷脂酶 A、激肽释放酶、弹性蛋白酶和脂肪酶。磷脂酶 A 可使磷脂转化为溶血卵磷脂，导致溶血和细胞坏死；激肽释放酶可使激肽原变为缓激肽和胰激肽，出现水肿、休克；弹性蛋白酶可水解、破坏血管壁，引起出血和血栓形成；脂肪酶可引起胰腺和胰周脂肪坏死。上述多种消化酶在共同作用下，对胰腺本身及周围邻近组织起消化、破坏作用。在胰腺受损的同时，释放的血管活性物质被吸收入血，最终引起休克、多器官损伤等严重并发症，是胰腺炎致死的主要原因。

【病理】

急性胰腺炎的病理变化一般分为两型。

（一）水肿型

水肿型多见，占 90% 左右。大体上可见胰腺呈局限性肿大或弥漫性肿大，颜色苍白，分叶模糊，质实而硬，被膜充血。显微镜下可见腺泡和间质水肿，炎症细胞浸润，伴有轻度出血及局灶性坏死，周围脂肪组织可呈融合性坏死。无明显胰腺实质坏死和出血。

（二）出血坏死型

出血坏死型少见。胰腺大体外观出血区呈红褐色，坏死区呈灰黑色，分叶结构消失。有较大范围的脂肪凝固性坏死灶，分布于胰腺及胰腺周围组织（如大网膜），称为钙皂斑。病程较长者可并发胰腺脓肿，假性囊肿或瘘管形成。显微镜下胰腺组织的坏死主要为凝固性坏死，细胞结构消失。坏死灶周围包绕炎症细胞浸润，常见淋巴管炎、静脉炎、血栓形成及出血。

【临床表现】

急性胰腺炎常在暴饮暴食或大量饮酒后发生。少数患者可无明显诱因。其临床特征主要取决于病理类型，轻者仅有上腹不适感，重者可短时间内出现死亡，有巨大差异。

（一）症状

1．腹痛　腹痛为本病的主要症状，多发生于暴饮暴食、大量饮酒后。起病急。疼痛多为持续性伴阵发性加剧，呈钝痛、刀割样痛或绞痛，通常发生于中上腹部，可向左上腹、腰背部放射。疼痛时，坐位前倾可减轻疼痛，一般持续 3 ~ 5 d 后缓解。若为重症急性胰腺炎，则腹痛持续时间长，并呈全腹疼痛，出现各种并发症。年老体弱者腹痛较轻或无腹痛。

2．恶心、呕吐和腹胀　恶心、呕吐大多在起病后出现，有时患者出现频繁呕吐，吐出食物和胆汁，但呕吐后腹痛并不减轻。多伴有腹胀，严重时甚至还会出现麻痹性肠梗阻。

3．发热　中等度发热，一般 3 ~ 5 d 自行消退者以轻症胰腺炎多见。如体温超过 39 ℃，应考虑出血坏死性胰腺炎，如发热持续 1 周不退，应考虑继发感染，如胰腺脓肿。

4．水、电解质代谢紊乱及酸碱平衡失调　患者多有不同程度的脱水、低钾血症、低血钙等表现，频繁呕吐者可出现代谢性碱中毒。

5．休克　休克见于重症胰腺炎患者。患者表现为烦躁不安、皮肤苍白、脉搏细弱、血压下降、湿冷等，有极少数患者可突然发生休克，甚至出现猝死。

（二）体征

轻症急性胰腺炎患者以腹部体征为主，表现为上腹部压痛、轻度反跳痛与肌紧张、轻度腹胀，与腹痛剧烈程度不符。重症急性胰腺炎表现为全腹压痛、反跳痛、腹肌紧张、肠麻痹、肠鸣音减弱或消失，如有腹水和胸腔积液出现，呈血性。由于血性渗出物沿腹膜间隙与肌层渗入皮下，可出现皮下瘀斑；如在季肋区及腹部形成暗灰蓝色斑，称格雷 · 特纳（Grey Turner）征；如在脐周出现蓝色斑片，称卡伦（Cullen）征；胰头炎性水肿或并发脓肿时可出现黄疸。由于钙皂斑形成，大量消耗钙以及胰腺炎刺激甲状腺分泌降钙素，导致血钙降低，出现手足搐搦，为预后不良征象。

➢ 考点提示：急性胰腺炎的临床表现。

【并发症】

（一）胰腺脓肿

胰腺脓肿常在起病 2 ～ 3 周后形成，因胰腺及胰周组织坏死，继发感染而形成脓肿。患者出现高热、持续性上腹痛，腹部可触及包块，并有中毒表现。

（二）假性囊肿

发病 3 ～ 4 周后，由胰液和液化的坏死组织在胰腺内或其周围包裹而成假性囊肿。囊肿以胰尾部多见，大小不等，可压迫邻近组织引起相应症状。

（三）全身并发症

重症急性胰腺炎患者，由于继发感染及血管活性物质的释放，可合并急性呼吸衰竭、急性心力衰竭、急性肾衰竭、糖尿病、胰性脑病、消化道出血、败血症、真菌感染、弥散性血管内凝血等全身并发症。胰腺 - 心脏反应，可出现猝死。

➢ 考点提示：急性胰腺炎的并发症。

【辅助检查】

（一）血常规检测

白细胞计数增多、中性粒细胞比例明显升高及核左移。

（二）血、尿淀粉酶测定

血淀粉酶在起病后 2 ～ 12 h 开始出现，24 h 达到高峰，48 h 开始下降，持续 3 ～ 5 d，超过正常值 3 倍可确诊，特异性高。尿淀粉酶在发病后 24 h 开始出现，48 h 达到高峰，持续 2 周，特异性差。淀粉酶值的高低与病情轻重不成正比，出血坏死型胰腺炎淀粉酶值可正常或低于正常。其他急腹症，如胆石症、胆囊炎、消化性溃疡合并穿孔、肠梗阻等都可有血清淀粉酶升高，但一般不超过正常值 2 倍。

（三）血清脂肪酶测定

血清脂肪酶常在起病后 24 ～ 72 h 开始升高，持续 7 ～ 10 d，对病后就诊较晚的急性胰腺炎患者有诊断价值，特异性高。

（四）血清标志物测定

C 反应蛋白（C-reactive protein，CRP）是组织损伤和炎症的非特异性标志物，有助于评估与监测急性胰腺炎的严重程度，发病 72 h 后 C 反应蛋白＞ 150 mg/L 提示胰腺组织坏死。

（五）生化检查

常出现血糖升高，与胰岛素释放减少和胰高血糖素释放增加有关。少数患者可出现胆红素增高，血清门冬氨酸氨基转移酶（AST）、乳酸脱氢酶（LDH）可增高。低钙血症（＜ 2 mmol/L）常见于重症急性胰腺炎患者，低血钙程度与临床严重程度平行，血钙＜ 1.75 mmol/L 提示预后不良。

（六）影像学检查

腹部 X 线检查可发现肠麻痹、麻痹性肠梗阻、胰腺钙化部位等间接征象。B 超、CT、MRI 检查可显示胰腺增大、光点增多、轮廓不清晰、腹水等，也可对胰腺脓肿或假性囊肿进行鉴别。

➢ 考点提示：急性胰腺炎最主要的辅助检查。

【诊断及鉴别诊断】

（一）诊断

轻症急性胰腺炎根据典型临床表现，结合血、尿淀粉酶升高等可明确诊断。重症急性胰腺炎的诊断包括下述特点：①腹痛剧烈，有腹膜炎体征，伴腹水、胸腔积液或麻痹性肠梗阻；②高热不退，手足搐搦、休克及皮下瘀斑；③血钙显著下降，血糖＞ 11.2 mmol/L（无糖尿病病史）；④腹腔诊断性穿刺有高淀粉酶活性的腹水；⑤有严重并发症出现，如胰性脑病、弥散性血管内凝血、多器官功能衰竭等。

（二）鉴别诊断

胰腺炎应与消化性溃疡急性穿孔、胆石症、急性胆囊炎、心肌梗死、急性肠梗阻等疾病相鉴别（表 4-30-1）。

表 4-30-1　急性胰腺炎的鉴别诊断

疾病	症状	体征	检查
消化性溃疡急性穿孔	急性起病，剧烈腹痛，常有慢性、规律性上腹疼痛史	板状腹，腹膜刺激征阳性	X 线检查膈下可见游离气体
胆石症	以右上腹腹痛为主，并向右肩部放射	胆囊区压痛	超声检查可确诊
急性胆囊炎	突发中上腹剧烈疼痛，可向腰背部放射，伴恶心、呕吐、腹胀	腹肌紧张、压痛、反跳痛、卡伦征	血、尿淀粉酶升高
心肌梗死	有冠心病病史，起病急，心前区压榨性疼痛，有濒死感	心脏扩大，心律失常，心音减弱，可闻及心包摩擦音	心电图及心肌酶检测可确诊
急性肠梗阻	阵发性腹痛，恶心，呕吐，肛门停止排气、排便	腹部隆起、压痛、肠鸣音亢进、有气过水声	X 线检查可确诊

【治疗】

治疗方法取决于急性胰腺炎的病理类型。对轻症急性胰腺炎患者，经控制饮食、休息、补液、解痉、止痛等治疗，一般 1 周内淀粉酶可恢复正常。对重症胰腺炎患者，须重点护理，采取综合治疗措施。

（一）一般治疗

1．禁食及胃肠减压　轻症胰腺炎患者可短期禁食，不需胃肠减压，待腹痛消失、体征减轻后即可进食，不需要淀粉酶正常。对病情重者，应禁食并行胃肠减压。禁食期间维持水、电解质代谢及酸碱平衡。

2．监测　密切监护患者生命体征、腹部体征、血及尿淀粉酶变化。

3．营养支持　营养支持对重症胰腺炎患者尤为重要。早期一般采用全胃肠外营养。如无肠梗阻，应尽早进行空肠插管，并逐渐过渡到肠内营养。营养支持可增强肠黏膜屏障功能，防止肠内细菌移位而引起胰腺坏死合并感染。

4．补液　补液是最主要的支持治疗方法，应以晶体液为主，适当补充胶体液、维生素及微量元素等。对重症患者，必要时给予白蛋白、鲜血或血浆代用品。

（二）药物治疗

1．抗酸药　奥美拉唑 40 mg 静脉注射，每日 1 次，可抑制胃酸分泌，从而减少胰液分泌。

2．镇痛与解痉　剧痛可致胰腺分泌增加，诱发或加重休克。对诊断明确的腹痛者，可酌情给予阿托品、山莨菪碱（654-2）解痉。对疼痛剧烈者，可合用哌替啶及阿托品。禁用吗啡，以免引起奥迪括约肌收缩，加重病情。

3．抑制胰酶活性　抑制胰酶活性仅用于重症胰腺炎早期患者。抑肽酶（aprotinin）可抗胰血管舒缓素，使缓激肽原不能变为缓激肽，尚可抑制蛋白酶、糜蛋白酶，每日 20 万～50 万 U，分 2 次溶于葡萄糖溶液静脉滴注；氟尿嘧啶可抑制 DNA 和 RNA 合成，减少胰液分泌，对磷脂酶和胰蛋白酶有抑制作用，500 mg/d 加入 5% 葡萄糖溶液中静脉滴注；加贝酯（gabexate）可抑制蛋白酶、血管舒缓素、凝血酶原等，100 ～ 300 mg 溶于 500 ～ 1500 ml 葡萄糖溶液，以 2.5 mg/（kg · h）的速度静脉滴注，病情好转后药物减量。

4．减少胰液分泌　生长抑素具有抑制胰液和胰酶分泌、抑制胰酶合成的作用，还能减轻腹痛，减少局部并发症。常用药物有生长抑素和生长抑素类似物奥曲肽。前者首次剂量 250 μg 静脉注射，然后以 250 μg/h 持续静脉滴注；后者首次剂量 100 μg 静脉注射，然后以 25 ～ 50 μg/h 持续静脉滴注。

5．抗生素　轻症急性胰腺炎，除胆源性胰腺炎外，一般不推荐常规应用抗生素。重症胰腺炎患者应常规使用抗生素。常用药物有喹诺酮类、甲硝唑、第二代和第三代头孢菌素等。

➢ 考点提示：急性胰腺炎的治疗。

（三）并发症治疗

并发腹膜炎时，可行腹膜透析，将腹腔内酶、毒性物质等清除。对并发血糖增高的患者，应给予胰岛素控制血糖。对有胰性脑病者，应限制补液，脱水，使用白蛋白等。对呼吸衰竭患者，可使用人工呼吸机。

（四）内镜治疗

急性胰腺炎胆道梗阻时，可行内镜下乳头肌切开术、取石或引流，降低胆道压力，有利于胰腺炎恢复。

（五）中医治疗

中医治疗可疏通胰腺微循环，有一定疗效。常用中药柴胡、黄芪、黄芩、枳实、厚朴、木香、白芍、大黄（后下）等。

（六）外科治疗

当重症胰腺炎患者经内科治疗无效时，选择手术治疗。最关键的是去除坏死组织，进行腹腔冲洗并引流。外科治疗结合内科治疗，有助于挽救患者生命。

【健康教育】

积极预防和治疗胆道疾病，避免暴饮暴食及酗酒。

思考题

1．重症急性胰腺炎的诊断依据是什么？

2．胰腺炎的病因有哪些？

（郭小海）

第三十一章

上消化道出血

第三十一章数字资源

学习目标

通过本章内容的学习，学生应能：

识记：

1. 说出上、下消化道的分界。
2. 列举引起上消化道出血的常见病因。

理解：

1. 概括上消化道出血的主要临床表现。
2. 解释上消化道出血的诊断流程。

应用：

1. 根据患者的病史、临床表现和各项辅助检查做出初步诊断。
2. 根据病情制订最佳的治疗方案，正确评估预后。

案例导入

某患者，男性，45岁，因“反复黑粪2周，呕血1 d”入院。2周前，患者自觉上腹部不适，偶有嗳气、反酸，口服西咪替丁（甲氰咪胍）有好转，但发现粪便颜色黑，排便次数无明显变化，未予注意。1 d前患者进食辣椒及烤馒头后，自觉上腹不适，伴恶心，并有便意，排出柏油便，并呕鲜红色血约500 ml，当即晕倒，急诊入院。发病以来，患者明显乏力，睡眠、体重正常，无发热。年轻时发现HBsAg（+）；有“胃溃疡”史10余年，常用制酸药。否认高血压、心脏病、结核病、药物过敏史。体格检查：体温37.2 ℃，脉搏118次/分，血压90/60 mmHg，重病容，皮肤苍白，无出血点，颈部可见2个蜘蛛痣，浅表淋巴结不大，结膜苍白，巩膜可疑黄染，心界正常，心率118次/分，心律齐，未闻及杂音，肺无异常，腹饱满，未见腹壁静脉曲张，全腹无压痛、肌紧张，肝未及，脾肋下12 cm，并过正中线3 cm，质硬，肝肋下4 cm，移动性浊音阳性，肠鸣音3～5次/分。

问题与思考：

1. 初步诊断和诊断依据是什么？应与哪些疾病相鉴别？
2. 为明确诊断，需要进一步做哪些检查？
3. 治疗原则是什么？

上消化道出血（upper gastrointestinal hemorrhage）是指十二指肠悬韧带以上的消化道（包括食管、胃、十二指肠、胰、胆等部位）出血，其临床表现以呕血、黑粪为主。上消化道大出血是指短时间内失血量达1000 ml以上或超过循环血量的20%以上的上消化道出血，常伴有周围循环衰竭，是临床上严重的急症之一，应及时诊断、及早治疗。

【病因】

上消化道出血的病因诸多，常见的有消化性溃疡、肝硬化食管-胃底静脉曲张破裂以及急性胃黏膜病变，此外还有一些少见原因。

（一）上消化道疾病

1．食管疾病　食管炎、食管癌、食管损伤（包括食管-贲门黏膜撕裂综合征、器械检查损伤、异物或放射性损伤、化学损伤等）。

2．胃、十二指肠疾病　消化性溃疡、胃泌素瘤［佐林格-埃利森综合征（Zollinger-Ellison syndrome）］、急性胃黏膜病变、胃癌、胃血管异常（血管瘤、脑动静脉畸形等）、其他肿瘤（平滑肌瘤、淋巴瘤、壶腹周围癌等）、急性胃扩张、胃黏膜脱垂、十二指肠憩室炎、急性糜烂性十二指肠炎、胃手术后病变（吻合口溃疡及糜烂、残胃癌等）、其他病变［重度钩虫病、胃血吸虫病、胃或十二指肠克罗恩（Crohn）病、胃或十二指肠结核等］。

（二）门静脉高压引起的食管-胃底静脉曲张破裂

（三）上消化道邻近器官或组织疾病

1．胆道出血　胆道及胆囊结石、癌变，肝癌、肝脓肿或肝血管瘤破入胆道。

2．胰腺疾病累及十二指肠　胰腺癌、急性胰腺炎并发胰腺脓肿溃破。

（四）全身性疾病

1．血管性疾病　遗传性出血性毛细血管扩张症、过敏性紫癜、动脉粥样硬化等。

2．血液病　再生障碍性贫血、血小板减少性紫癜、血友病、白血病、弥散性血管内凝血。

3．其他　尿毒症、流行性出血热、系统性红斑狼疮、败血症等。

➢ 考点提示：上消化道出血的病因。

【临床表现】

上消化道出血临床表现主要取决于出血量及出血速度。

（一）呕血和黑粪

呕血和黑粪是上消化道出血最具特征性的表现。上消化道出血量达5～10 ml时，可通过粪便隐血试验发现；达50～100 ml时，可表现为黑粪；达200～300 ml时，可表现为呕血。当出血部位位于幽门以上时，呕吐物多呈咖啡色样，因血液经胃酸作用产生酸化正铁血红蛋白所致。当出血部位位于幽门以下时，仅表现出黑粪而无呕血，粪便呈柏油样改变，是由血红蛋白的铁经肠内硫化物作用形成硫化铁所致。若短时间内大量出血，血液反流入胃，也可以有呕血，此时血液未经胃酸充分混合即被呕出，则表现为鲜红色或有血块，粪便可呈暗红色或鲜红色，与下消化道出血相似。相反，当下消化道出血出血量较少时，因血在肠内停留时间长者也可以出现黑粪，易被误诊为上消化道出血。

（二）失血性周围循环衰竭

上消化道大出血患者常伴有失血性周围循环衰竭，见于短时间内大量出血患者，由于循环血量迅速减少，患者出现头晕、乏力、口渴、出汗、心悸、黑矇等症状。体格检查可见皮肤、黏膜、甲床苍白，烦躁不安、血压下降、脉搏细弱、四肢厥冷、少尿或无尿，甚至呈休克状态或意识不清。

（三）发热

大部分患者有发热表现，一般为低热或中等度发热，体温不超过38.5 ℃，持续3～5 d。发热机制尚不明确，可能与循环血量减少、周围循环衰竭、贫血有关。

（四）氮质血症

上消化道大出血后，大量血液进入肠道，其血红蛋白分解产物在肠道被吸收，使血中尿素氮增高，称肠源性氮质血症。尿素氮常在出血后数小时开始上升，1 ~ 2 d 达高峰，出血停止后 4 d 内降至正常。

➢ 考点提示：上消化道出血的临床表现。

【诊断】

（一）上消化道出血诊断的确立

根据呕血、黑粪以及急性失血性周围循环衰竭的临床表现，可根据红细胞计数及血红蛋白浓度做出诊断。但必须注意以下几种情况。

1．排除消化道以外的出血

(1) 与呼吸道出血相鉴别：参阅《诊断学》咯血与呕血有关章节。

(2) 排除口、鼻、咽部出血。

(3) 排除因进食引起的黑粪：注意询问有无进食动物血、铁剂等。

2．判断是上消化道出血还是下消化道出血　呕血常提示上消化道出血，黑粪可见于上、下消化道出血。上消化道短时间内大量出血者可表现为暗红色至鲜红色血便，此时要与下消化道出血相鉴别。

（二）估计出血程度

粪便隐血试验阳性者，提示每日出血量在 5 ml 以上。出现黑粪，说明每日出血量在 50 ml 以上。呕血者说明每日出血量在 200 ml 以上。一次出血量在 600 ml 以上时可出现神志改变。短时间内出血量在 1000 ml 以上者，则出现急性循环衰竭的表现。故可根据失血症状、脉搏、血压、血红蛋白测定等估计出血的程度。

1．轻度出血　患者仅表现为头晕、乏力，血压、脉搏、血红蛋白等均无明显异常，出血量约占总血容量的 10% 以下，即＜ 500 ml。

2．中度出血　患者表现为烦躁不安、心悸、口渴、尿量减少等症状，脉搏增快，血压降低（收缩压降至 90 ~ 100 mmHg），血红蛋白降低（70 ~ 100 g/L）。估计出血量约占血容量的 20%，即 1000 ml 左右。

3．重度出血　患者有面色苍白、脉搏细弱、出冷汗甚至无尿等失血性休克症状。脉搏增快（＞ 120 次 / 分），低血压（收缩压低于 80 mmHg），血红蛋白低于 70 g/L，估计出血量占血容量的 30% 以上，即＞ 1500 ml。

➢ 考点提示：上消化道出血量的评估。

（三）出血是否停止的判断

上消化道大出血经及时治疗后可于短时间内停止出血，由于肠道积血一般在 3 d 左右才能排尽，故不能以黑粪作为继续出血的指标。临床上出现下列情况考虑继续出血或再出血：①反复呕血或黑粪次数增多、粪质稀薄，伴有肠鸣音亢进；②周围循环衰竭的表现，经充分补液、输血仍未见明显改善，或虽暂时好转而又恶化；③血红蛋白、红细胞计数与血细胞比容继续下降，网织红细胞计数持续升高；④在补液与尿量足够的情况下，血尿素氮持续或再次升高。

（四）出血的病因诊断

通过既往史、症状与体征为出血的病因提供主要线索，通过辅助检查可明确出血部位及原因。

1．根据临床表现提供的线索　既往有慢性、周期性、节律性上腹痛史，多提示出血来自消化性溃疡，特别是有出血前疼痛明显、出血后减轻者，更有助于诊断消化性溃疡。有病毒性肝炎病史，并有门静脉高压及肝功能损害的临床表现者，应考虑食管 - 胃底静脉曲张破裂出血，通过肝功能及白细胞计数、血小板等检测，有助于对肝硬化的诊断。如果患者长期服用非甾体抗炎药、酗酒或处于应激状态，则考虑为急性胃黏膜病变。对中、老年以上的患者近期出现上腹痛，伴体重下降者，应警惕胃癌的可能。

2．辅助检查

（1）实验室检查：①上消化道大出血后，因短时间内迅速出血，患者均表现为红细胞计数、血红蛋白及血细胞比容下降，白细胞计数增多。肝硬化食管 - 胃底静脉曲张破裂出血伴有脾功能亢进者，白细胞计数及血小板减少。②尿、粪便常规及粪便隐血试验。③肝功能检查异常有助于对肝硬化做出诊断。如血胆红素增高，应重点考虑胆道疾病、肝硬化、壶腹部肿瘤等。

（2）胃镜检查：是目前诊断消化道出血的首选检查，可明确消化道出血的部位及病因。一般在出血后 12 ～ 24 h 内行急诊胃镜，可直观显示出血病变的部位、病因及出血情况，同时还可进行内镜下止血治疗。如有必要，还可行活组织病理学检查。

（3）X 线钡餐检查：主要适用于不愿接受胃镜检查或不能耐受胃镜检查者。该检查对十二指肠降段以下的小肠病变有特殊诊断价值。

（4）其他检查：对胃、十二指肠镜检查无异常发现但仍有活动性出血者，可使用肠系膜上动脉造影确诊，并同时进行介入治疗。内镜逆行胰胆管造影对胰腺和胆道出血的诊断有帮助，超声检查有助于对胰腺、胆管出血的诊断与鉴别诊断。

➢ 考点提示：上消化道出血的辅助检查。

【治疗】

上消化道大出血可危及生命，应积极采取抢救措施。抗休克、迅速补充血容量应作为一切医疗措施的首位。

（一）一般急救措施

1．休息　患者应卧床休息，保持呼吸道通畅，必要时予以吸氧。对烦躁不安者，可给予镇静药。对肝硬化食管 - 胃底静脉曲张破裂出血者，禁用吗啡、巴比妥类药物，以防引起肝性脑病。

2．饮食　除食管 - 胃底静脉曲张破裂出血须禁食外，一般不必禁食，可给予清淡、易消化、流质或半流质饮食。

3．监测　随时观察患者呕血、黑粪情况，生命体征及尿量变化，定期复查血常规、血细胞比容，以协助判断病情进展情况。

（二）积极补充血容量

尽早建立静脉通道，补充血容量。同时积极纠正酸碱平衡失调。如收缩压＜ 90 mmHg，血红蛋白＜ 70 g/L，则可进行成分输血。在配血过程中，可先输生理盐水。如血源缺乏，可用右旋糖酐或其他血浆代用品。

（三）止血措施

1．食管 - 胃底静脉曲张破裂大出血的止血措施

（1）药物止血：最常用的药物是血管升压素（vasopressin）。其作用机制是通过收缩内脏

血管，减少门静脉血流量，降低门静脉及侧支循环阻力，从而达到止血的目的。0.2 U/min 持续静脉滴注，可根据实际情况，将剂量增加至 0.4 U/min。不良反应有腹痛、心律失常、心绞痛，严重者可发生心肌梗死。遂主张同时使用硝酸甘油，不仅可以减少血管升压素引起的不良反应，而且还有协同降低门静脉压的作用。有冠心病、高血压者及孕妇禁用血管升压素。

生长抑素（somatostatin）为近年来治疗食管 - 胃底静脉曲张出血的最主要药物。该药可明显减少内脏血流量，同时可使奇静脉血流量明显减少，而后者是食管静脉血流量的标志。常用药物有奥曲肽（善宁）、施他宁等。

（2）三腔双囊管压迫止血：止血效果最佳，费用低，但并发症较多（气囊压迫过久导致黏膜糜烂，持续压迫时间不得超过 24 h），常在药物止血欠佳或术前准备阶段使用。

（3）胃镜下止血：内镜直视下注射硬化剂或用皮圈套扎曲张静脉，可达到止血的目的。

（4）外科手术或经颈静脉肝内门静脉 - 体静脉分流术：经内科治疗无效，应考虑外科手术治疗。

2．其他原因所致上消化道出血的止血措施　以消化性溃疡所致出血最为常见，止血措施主要有以下几种。

（1）抑制胃酸分泌：血小板聚集及血浆凝血功能所诱导的止血作用，需在 $pH > 6.0$ 时才能有效发挥，因此，抑制胃酸分泌有间接的止血作用。常用抗酸药有质子泵抑制药及 H_2 受体阻断药，前者效果优于后者。急性出血期经静脉途径给药，如奥美拉唑 40 mg，每日 2 次，可静脉注射或静脉滴注。H_2 受体阻断药，如西咪替丁、雷尼替丁、法莫替丁等。

（2）内镜治疗：内镜检查时，如见有活动性出血，应进行内镜下止血。方法包括激光、热探头、高频电灼、微波及注射疗法。

（3）手术治疗：经积极内科治疗无效仍有大量出血者，危及患者生命，需要及时进行手术治疗。

（4）介入治疗：少数严重上消化道大量出血的患者，有时既不适宜接受内镜治疗，又不能耐受手术，可考虑在选择性肠系膜动脉造影下找到病灶部位行血管栓塞治疗。

思考题

1．上消化道出血的常见病因有哪些？

2．上消化道出血的表现有哪些？

（郭小海）

第五篇

泌尿系统疾病

第三十二章

泌尿系统疾病概论

第三十二章数字资源

思政之光

学习目标

通过本章内容的学习，学生应能：

识记：

1. 陈述泌尿系统疾病常见症状的定义。
2. 列举肾的功能。

理解：

1. 概括肾的解剖、形态与微细结构特点。
2. 解释肾小球滤过功能以及肾小管重吸收、排泄和浓缩稀释功能检查的临床意义。

应用：

1. 评估泌尿系统疾病常见临床表现，学会泌尿系统疾病的诊断方法。
2. 根据病情制订泌尿系统疾病的治疗计划。
3. 对晚期肾衰竭患者，医生要掌握肾移植的原则，自觉履行对供肾者、接受者的社会责任，减少移植引发的伦理问题。

泌尿系统由肾、输尿管、膀胱、尿道及其相关的血管和神经等组成。其主要功能包括滤过（生成和排泄尿液，排除人体多余的水和代谢废物）、重吸收和排泌（调节机体内环境稳态，维持水、电解质代谢及酸碱平衡）、内分泌（调节血压、红细胞生成和骨骼生长等）。本篇主要阐述泌尿系统常见的内科疾病。

【泌尿系统解剖及生理概要】

（一）肾的解剖

肾属于实质性器官，左、右各一个，形似蚕豆，位于腹膜后脊柱两侧，约为第十二胸椎至第三腰椎的位置，右肾较左肾位置低半个至1个椎体。成人肾平均长10.5 ~ 11.5 cm，宽5 ~ 7.2 cm，厚2 ~ 3 cm，各重100 ~ 140 g，其周围有一层含脂肪的疏松结缔组织。肾的外缘隆起，内缘中间凹陷，凹陷的中央称肾门，是血管、淋巴管、输尿管及神经出入肾的部位。在肾的额切面上，肾实质分为表层的肾皮质及内侧的肾髓质，肾髓质形成底端朝向肾皮质、尖端朝向肾乳头的肾锥体。

肾单位是肾最基本的结构和功能单位。每个肾约有100万个肾单位。肾单位包括肾小体和肾小管两部分。按所在部位，肾单位分为皮质肾单位和近髓肾单位。

1．肾小体：由肾小球和肾小囊两部分组成。

（1）肾小球：为位于入球小动脉和出球小动脉之间的一团毛细血管簇，由入球小动脉分支成40 ~ 50条平行且相互吻合成网的毛细血管网，最后又汇合在一起形成出球小动脉。肾小球毛细血管壁由多孔的内皮细胞、致密的基膜和伸出许多足突的上皮细胞组成，因具有滤过功能可形成原尿而被称为肾小球滤过膜。系膜细胞散在于系膜基质内，两者共同构成系膜组织。

（2）肾小囊：附在肾小球毛细血管袢外面，分为脏、壁两层，两层之间为囊腔，可贮存原尿。原尿由肾小囊进入近曲小管，经髓袢各支到远曲小管。远曲小管的末端与集合管相连。

2．肾小管　肾小管由近曲小管、髓袢和远曲小管组成。肾小管的初始段高度屈曲，称为近曲小管。肾小管走行在髓质的一段呈“U”形，称为髓袢。髓袢由降支和升支组成。与近曲小管连接的降支其管径比较粗，称为降支粗段。随后管壁变薄，管腔狭窄，称为降支细段。继续上行管径增粗，称为髓袢升支粗段。髓袢接着连接远曲小管。近曲小管和髓袢降支粗段，称为近端小管；髓袢升支粗段和远曲小管，称为远端小管。远曲小管与集合管相连接，每一集合管接受多条远曲小管输送来的液体并形成尿液。尿液在集合管内生成后，汇入乳头管，经肾、肾盂、输尿管最后进入膀胱。

3．球旁器　球旁器又称近球体，主要分布在皮质肾单位的入球小动脉、出球小动脉和远端肾小管形成的三角区内，由球旁细胞、致密斑和球外系膜细胞组成。球旁细胞能合成、储存和释放肾素，致密斑主要感受肾小管液中 NaCl 含量变化，并将其信息传至球旁细胞，调节肾素的释放。分布在入球小动脉和出球小动脉之间的球外系膜细胞具有一定的吞噬功能。

（二）肾的生理功能

肾的生理功能主要是排泄代谢产物，调节水、电解质代谢和酸碱平衡，维持机体内环境稳定及内分泌功能。

1．肾小球滤过功能　肾接受的血流灌注约占心排血量的 25%。滤过功能是肾最重要的生理功能，也是临床最常用的评估肾功能的参数。成人静息状态下男性肾小球滤过率（GFR）约为 120 ml/（min・1.73m^2），女性约低 10%。肾小球滤过率与年龄有关，25 ～ 30 岁时达到高峰，此后随年龄增长而逐渐降低。肾小球滤过率主要取决于肾小球血流量、有效滤过压、滤过膜面积和毛细血管通透性等因素。

2．肾小管重吸收与分泌功能　原尿进入肾小管后称为小管液，每日生成 180 L 左右。小管液在流经肾小管和集合管时，其中大部分的水和溶质被管壁细胞重吸收回血液。肾小管各段和集合管都具有重吸收的功能，但近端肾小管主要承担滤液的重吸收。在正常情况下，小管液中的葡萄糖、氨基酸等营养物质几乎全部在近端小管被重吸收，Na^+ 在近端肾小管中被主动重吸收，HCO_3^- 和 Cl^-、Na^+ 一起被转运。HCO_3^- 重吸收还继发于 H^+ 的分泌，80% ～ 90% 的 HCO_3^-、65% ～ 70% 的水和 Na^+、K^+、Cl^- 等均在此被重吸收。髓袢在逆流倍增中起着重要作用，维持髓质与间质的高张及尿液的浓缩和稀释。远端肾小管是调节尿液最终成分的主要场所。肾小管各段均有泌氢功能，远端肾小管尚有泌钾、泌氨、保钠及调节酸碱平衡的作用。

3．肾的内分泌功能　肾除了有排泄功能外，还有重要的内分泌功能。肾分泌的激素可分为血管活性激素和非血管活性激素。血管活性激素包括肾素、血管紧张素、前列腺素、激肽释放酶 - 激肽系统等，主要作用于肾本身，参与肾的生理功能。球旁细胞胞质内富含肾素颗粒，90% 以上的肾素是由球旁细胞分泌的。当肾缺血时，肾动脉内压下降，刺激球旁细胞分泌肾素，其分泌主要受压力感受器调节，但交感神经兴奋亦可刺激肾素分泌。肾素使肝产生的血管紧张素原转变为血管紧张素Ⅰ，再经肺、肾转换酶的作用生成血管紧张素Ⅱ，血管紧张Ⅱ、Ⅲ使小动脉收缩并促使醛固酮分泌，因而钠、水重吸收增多，血容量增多，全身血压升高。肾皮质分泌激肽释放酶，血压升高时被活化生成激肽，激肽既可直接舒张血管，又可作用于乳头部的间质细胞和集合管的上皮细胞，使之分泌前列腺素。非血管活性激素主要作用于全身，肾间质产生的 1α- 羟化酶使 25- 羟维生素 D_3 活性增强，以利钙、磷重吸收。此外，肾能产生促红细胞生成素，可促使骨髓红细胞系的干细胞增殖、成熟，促进血红蛋白合成。

【泌尿系统疾病常见的临床表现】

（一）排尿异常

1．尿量异常

（1）少尿与无尿：正常成人 24 h 尿量为 1000 ～ 2000 ml。少尿是指 24 h 尿量＜ 400 ml

（每小时＜ 17 ml），无尿是指 24 h 尿量＜ 100 ml。少尿和无尿的原因可分为肾前性、肾性、肾后性。①肾前性：常见于血容量及心排血量不足或肾血管阻塞，如休克、心力衰竭、失血、脱水、肾血管栓塞等；②肾性：见于各种肾实质性疾病，如原发性或继发性肾小球疾病、肾小管间质疾病等发展至急性肾损伤及慢性肾衰竭晚期，均可引起少尿或无尿；③肾后性：多见于泌尿系统结石、肿瘤、前列腺增生及尿道狭窄引起的尿路梗阻。

（2）多尿：是指 24 h 尿量＞ 2500 ml，常伴夜尿增多，即夜尿量超过白天尿量或夜尿量超过 750 ml，尿比重低于 1.018。多尿可分为肾源性多尿与非肾源性多尿两类。肾源性多尿见于各种病因所致的肾小管功能不全、急性肾损伤多尿期、慢性肾衰竭早期等。非肾源性多尿多见于糖尿病、尿崩症、神经性烦渴、原发性甲状旁腺功能亢进症、癔症性多尿及原发性醛固酮增多症等。

2．尿质异常

（1）蛋白尿：正常人尿液中仅含微量蛋白质，每日尿蛋白＞ 150 mg 或尿蛋白定性试验阳性，称为蛋白尿。若 24 h 尿蛋白量＞ 3.5 g，称为大量蛋白尿。蛋白尿可分为功能性与病理性两类。功能性蛋白尿见于健康人，多为暂时性，诱因解除后即可消失。病理性蛋白尿见于器质性疾病，多为持续性。蛋白尿可分为以下几种。①肾小球性蛋白尿：是由于肾小球滤过膜分子屏障损害，通透性增加，电荷屏障损害导致。出现以白蛋白为主的中分子量蛋白质增多称为选择性蛋白尿；筛孔屏障受损导致以球蛋白为主的大分子量蛋白增多称非选择性蛋白尿。肾小球性蛋白尿每日尿蛋白量常在 3 g 以上，其中白蛋白占 60% ～ 90%，常见于肾小球疾病。②肾小管性蛋白尿：为肾小管重吸收障碍或本身分泌的尿黏蛋白增多引起的蛋白尿，每日尿蛋白量＜ 2 g，多以小分子量蛋白为主。③溢出性蛋白尿：是由于血液中异常蛋白质增多，经肾小球滤过后不能全部被肾小管重吸收，因而随尿液排出，见于多发性骨髓瘤、血红蛋白尿等。④分泌性蛋白尿：是因远曲小管与集合管受损后，分泌免疫球蛋白 A（IgA）及大分子 T-H（Tamm-Horsfall）蛋白所致。⑤组织性蛋白尿：因肾组织破坏后胞质中酶及蛋白质释出所形成。

（2）血尿：正常人尿中无或仅有微量红细胞。新鲜尿离心沉渣红细胞＞ 3/HP，称为血尿。根据能否被肉眼发现，血尿分为肉眼血尿和镜下血尿，通常每升尿液中含有 1 ml 血液即可出现肉眼血尿。产生血尿的原因有以下几种。①泌尿系统疾病：如各种肾小球肾炎，肾盂肾炎，泌尿系统结石、肿瘤、损伤、血管病变，多囊肾，某些药物的毒性反应或过敏性反应等，占血尿原因的 95% ～ 98%。②尿路邻近器官疾病：如女性内生殖器官的炎症、肿瘤及阑尾炎等。③全身性疾病：如出血性疾病、某些传染性疾病、风湿性疾病及个别心血管系统疾病等。④运动性血尿：较少见，见于剧烈运动后。⑤特发性血尿：少数血尿患者经各种检查，仍找不到病因，可能为泌尿系统隐匿性疾病所致。总之，对血尿应进一步做出定性、定位诊断，用相差显微镜观察尿红细胞形态，将血尿区分为肾小球源性和非肾小球源性两类。“尿三杯”试验可作为定位诊断的一种手段：起始血尿提示病变在尿道；终末血尿提示病变在膀胱或前列腺；全程血尿提示肾病且常伴有尿蛋白及管型。在排除了泌尿系统结石、结核、肿瘤等病因后，尿红细胞形态以畸形红细胞为主，则多为肾小球肾炎和间质性肾炎所致。

（3）管型尿：管型形成于肾小管及集合管，为蛋白质、细胞或其碎片在肾小管内凝聚而成的柱状体。健康人尿中偶见透明管型，若 12 h 尿管型细胞计数＞ 5000 个，或尿沉渣镜检管型增多或出现其他管型，即称管型尿。各种管型有不同的临床意义，对疾病的诊断有一定意义：红细胞管型提示血尿来自肾实质；白细胞管型多见于肾盂肾炎或间质性肾炎，对上、下尿路感染鉴别有重要意义；颗粒管型多见于各种肾小球肾炎或肾小管疾病；蜡样管型多见于肾功能不全晚期或淀粉样变；脂肪管型见于肾病综合征。

（4）白细胞尿、脓尿及细菌尿：健康人尿沉渣镜检白细胞计数＜ 5/HP。若新鲜尿沉渣镜检白细胞计数＞ 5/HP，或 1 h 白细胞排泄率＞ 40 万个或 12 h 尿沉渣镜检白细胞计数＞ 100 万个，则称白细胞尿。变性的白细胞明显增多或聚集成堆，称脓尿，严重脓尿外观呈米汤样混浊。白细胞尿及脓尿多见于尿路感染、肾结核、肾间质性炎症、肿瘤和系统性红斑狼疮等。细菌尿是指清洁中段尿细菌培养细菌数≥ 10^5/ml，或尿沉渣镜检每高倍镜视野均可见到细菌，是诊断尿路感染的重要依据。

（二）水肿

水肿是肾病常见的临床表现之一，可分为肾炎性水肿和肾病性水肿两型。

1．肾炎性水肿　肾炎性水肿发生机制主要是肾小球滤过率下降，而肾小管对水、钠的重吸收则相对增多，造成所谓“球 - 管失衡”和肾小球滤过分数下降，引起水、钠潴留，少尿和水肿。全身毛细血管通透性增加，水肿常为全身性，以疏松组织处较易发现。水肿的特点是疾病早期晨起有眼睑与颜面水肿，以后逐渐发展为全身水肿，常伴有尿量改变、高血压、肾功能损害，重者可发生心力衰竭。

2．肾病性水肿　主要由于长期、大量蛋白尿造成血浆蛋白过低，血浆胶体渗透压降低，液体从血管内渗入组织间隙，产生水肿。同时，有效血容量减少，导致醛固酮和血管升压素分泌增多，水、钠重吸收增加，加剧少尿与水肿。这类水肿的特点是从下肢部位开始，逐渐蔓延至全身，常伴有浆膜腔积液。

（三）高血压

肾性高血压可分为肾实质性与肾血管性，两者总数占高血压的 10% ～ 15%。肾实质性高血压多由肾小球肾炎、慢性肾盂肾炎、多囊肾等引起。肾血管性高血压多为单侧或双侧肾动脉主干或分支狭窄、阻塞所致。尿毒症患者约 80% 发生高血压，是加剧肾衰竭的因素之一。

肾性高血压按其发生机制可分为两型。①容量依赖型：肾小球滤过率低，排钠障碍，加之肾小管功能损害，对水、钠的转运失去正常调节，引起水、钠潴留，血压升高。血浆肾素、血管紧张素活性常不升高。②肾素依赖型：引起肾血液灌注不足的病变可致肾缺血，促使球旁细胞分泌肾素增加，肾素 - 血管紧张素 - 醛固酮系统活性增强，使全身小动脉收缩，外周阻力增加，导致高血压。肾性高血压患者 80% 以上为容量依赖型，10% 左右为肾素依赖型，多数患者同时存在上述两种因素。

（四）肾绞痛与肾区钝痛

肾绞痛为突发性剧烈腰痛，疼痛向外阴部及大腿内侧放射，严重者伴恶心、呕吐、面色苍白、肢体发冷。肾绞痛多为肾、输尿管结石嵌顿，血块或坏死组织脱落堵塞输尿管引起，患者多伴血尿。一旦堵塞解除，疼痛即可缓解。肾区钝痛见于肾盂肾炎、肾下垂与肿瘤，患者常有肾区压痛及叩痛。

（五）膀胱刺激征

尿频、尿急、尿痛称为膀胱刺激征。患者常伴下腹坠痛。膀胱刺激征常见于膀胱炎、尿道炎、前列腺炎、结石及肿瘤。

（六）肾功能检查

1．肾小球滤过功能检查

(1) 内生肌酐清除率测定：清除率是指单位时间内肾清除血中某物质的能力。如果该物质只从肾小球滤过，肾小管不排泄、也不重吸收该物质，则称该物质的清除率等于肾小球的滤过率。内生肌酐清除率是目前公认的比较敏感的肾小球滤过率的测定方法。人体血肌酐浓度相对稳定。肌酐清除率正常值为 80 ～ 120 ml/min。当血肌酐浓度异常增高时，有少量的肌酐从肾小管排泌，尿中肌酐量相对增加，因此而测得的结果较实际肾小球滤过率为高。

(2) 血肌酐及尿素氮浓度：此两项检查亦反映肾小球滤过功能，但在内生肌酐清除率下降 50% 时血肌酐及尿素氮才上升，故该两项检查不如内生肌酐清除率敏感。血尿素氮受饮食、血容量及体内代谢影响，因此不如内生肌酐清除率准确。

（3）血清半胱氨酸蛋白酶抑制剂C（胱抑素C）：在所有的有核细胞中恒定、持续表达，机体产生量恒定，不受肿瘤、炎症、肌容量、性别等影响。肾又是清除胱抑素C的唯一器官，后者可在肾小球自由滤过，不被肾小管排泌，所以血清胱抑素C的浓度主要由肾小球滤过率决定。特别是在肾功能受损的早期，胱抑素C比血肌酐浓度更敏感。

2．肾小管功能检查

（1）近端肾小管功能检查：血中 β_2 微球蛋白分子量为 1.9×10^4 Da，正常时从肾小球滤过，在近端肾小管几乎全部被重吸收。如血中浓度不高而尿中浓度升高，则代表近端小管受损。血中葡萄糖全部从肾小球滤过后，在近端肾小管全部被重吸收，故在排除高血糖的影响后，尿糖阳性可反映近端肾小管重吸收功能下降。

（2）远端肾小管功能检查

1）尿比重：反映尿中溶质和水的比例，用晨尿测定。应注意尿中蛋白质含量、尿的温度等对尿比重的影响。

2）尿浓缩稀释试验：反映远端小管和集合管的功能。在正常人缺水的情况下，远端小管和集合管对水的重吸收增多，使尿浓缩，比重上升到1.020以上。反之，大量饮水、应用利尿药或因肾病肾小管功能受损时，水的重吸收减少，尿比重下降到1.010以下，夜尿增多。重症患者尿比重固定在1.010 ~ 1.012，表示肾浓缩和稀释功能均受损。

➢ 考点提示：泌尿系统疾病常见临床表现。

【泌尿系统疾病的诊断与治疗】

（一）诊断依据

1．病史、症状及体征　泌尿系统疾病病史不难查询，在区别原发性与继发性疾病之后，再进一步确定病因。症状和体征有尿频、尿急、尿痛、肾区钝痛与绞痛、水肿、高血压、尿量与尿质改变、贫血与发热等。

2．辅助检查　实验室检查的项目有尿常规与血常规检查、尿细菌学检查、尿沉渣及尿脱落细胞学检查、血生化分析、肾功能测定等。腹部X线检查可了解肾的大小，肾、输尿管、膀胱内有无阳性结石。静脉肾盂造影可了解肾功能及肾的形态。CT、MRI对判断肾及肾周围的占位性病变有一定帮助。核素肾图可了解肾的形态、位置、血流功能、梗阻或占位性病变。此外，超声检查、肾活检均可应用于泌尿系统疾病的诊断。

3．诊断中注意事项

（1）具有前述泌尿系统的症状与体征者，提示可能有泌尿系统疾病。但上述所有临床表现并不一定同时出现，故对有上述个别症状、体征，以及原因不明的贫血、发热、倦怠、食欲缺乏者，均应疑有泌尿系统疾病，并进行尿常规及其他相应的检查。

（2）已怀疑有肾病时，应做尿常规、血常规及肾功能检查。

（3）要排除继发于全身性疾病的肾损害。

（4）经皮肾穿刺活组织检查，肾穿刺活检可推进对肾病的病因、发病机制和病理形态的研究发展。这是一种有创性检查，取材有一定局限性，因此不宜作为肾病的常规检查手段。

（5）其他检查：①疑有尿路感染时，应做尿细菌学检查；②疑有尿道肿瘤时，须做尿肿瘤细胞学检查；③腹部X线检查可发现泌尿系X线不透过性（阳性）结石；④静脉肾盂造影能了解肾和肾盂及输尿管等的形态改变、结石、畸形等；⑤肾断层造影对发现肾占位性病变有帮助；⑥放射性核素肾图检查可以了解两侧肾血流量、排泌功能及肾内尿流有无梗阻；⑦核素肾扫描（包括断层扫描、立体扫描）有助于判断肾的形态、位置，并可同时显示肾内肿物、梗死等无功能区域；⑧尿道镜、膀胱镜检查可用于了解尿道、膀胱病变和双侧输尿管排尿情况，通过输尿管插管可了解双侧输尿管是否通畅，可帮助确定病变是单侧还是双侧性，并可测定两侧肾功能；⑨肾区超声检查能粗略了解肾的位置、大小、有无囊肿、肾盂积水等；⑩肾血管造影术可显示肾血管图像，用于诊断肾血管疾病（畸形、狭窄、血管栓塞等）。

（二）诊断步骤

1．病变部位诊断

(1) 肾小球损害：尿蛋白量较多，呈肾小球性蛋白尿，常伴有高血压及水肿。肾小球功能受损比肾小管功能受损先出现而且较严重。

(2) 肾小管损害：主要表现为尿浓缩功能减退，酸碱平衡失调及水、电解质代谢紊乱，尿蛋白量较少（每日在 1 g 左右），呈肾小管性蛋白尿。

(3) 肾以下的泌尿系统疾病：患者常有尿路刺激征或有不同程度的尿路梗阻所引起的排尿异常。尿内虽有少量蛋白，但无管型。除严重双侧尿路梗阻者外，无肾功能损害。

2．病因诊断　泌尿系统内科疾病常见的病因有感染、免疫反应性疾病、血管病变。此外，尚有代谢障碍引起的疾病，以及肿瘤、先天性和遗传性疾病等。

3．功能诊断　对有肾实质疾病的患者，均应判定其肾功能状态，以便对疾病的严重程度及预后做出估计。

（三）防治

1．以预防为主　做好卫生宣传教育及妇幼保健工作，注意泌尿道卫生，降低感染率，达到以预防为主的目的。

2．治疗　治疗原则：去除诱因、一般治疗、抑制免疫及炎症反应、防治并发症、中西医结合治疗、延缓肾病进展和肾替代治疗。

(1) 抑制免疫及炎症反应：肾小球病理及免疫发病机制的研究和对慢性肾衰竭发病机制及有关病理生理研究为制订合适的治疗方案创造了条件，促进了糖皮质激素、细胞毒性药物等的合理应用。

新型的细胞免疫抑制药，环孢素、他克莫司和西罗莫司（雷帕霉素）和吗替麦考酚酯（霉酚酸酯）等，由于其通过影响细胞内信号转导旁路等途径选择性抑制 T 辅助细胞及细胞毒性 T 细胞，除用于肾移植预防排斥反应外，也用于难治性肾小球疾病的治疗。但其长期疗效、有效剂量及不良反应等还有待进一步确定。

(2) 降压治疗：慢性肾衰竭患者 90% 出现高血压。持续存在的高血压是加速肾功能恶化的重要原因之一，积极控制高血压是肾病各阶段治疗中十分重要的环节。在降压的同时，应注意选择能延缓肾功能恶化、具有肾保护作用的抗高血压药（如血管紧张素转换酶抑制药及血管紧张素Ⅱ受体阻断药）。

(3) 对症治疗：由于蛋白尿本身对肾有毒害作用，故不仅要重视病因治疗，减少尿蛋白，同时也要重视对症治疗，直接减少尿蛋白排泄。红细胞生成素（重组人促红素）、活性维生素 D_3 等的广泛应用已使慢性肾衰竭患者获得了症状及生活质量的改善。β- 羟 -β- 甲戊二酸单酰辅酶 A（HMG-CoA）还原酶抑制剂他汀类药的降脂治疗和抗凝治疗在一些肾病患者中也显示了一些独特的治疗作用。

(4) 肾衰竭的肾功能替代治疗：肾功能替代治疗是终末期肾衰竭患者唯一有效的治疗方法。近期提出的适时开始透析和一体化治疗的新概念，可以使终末期肾衰竭患者的生存率和生活质量得以提高。肾功能替代治疗包括以下几种。①腹膜透析：包括连续性和间歇性腹膜透析两种。自动腹膜透析机的临床应用使与腹膜透析有关的感染并发症得以减少，其操作简便、安全有效。②血液透析：通过扩散、对流及吸附清除体内积聚的毒性代谢产物，清除体内潴留的水分，纠正酸中毒，达到治疗目的。随着透析设备更趋先进，治疗效果更好、更安全。③肾移植：成功的肾移植可以使患者恢复正常的肾功能（包括内分泌和代谢功能）。肾移植后，随着新型免疫抑制药的应用，肾移植的生存率明显提高。

（5）中西医结合治疗：中医学在治疗某些肾病方面取得了一些可喜疗效，大黄、雷公藤片、黄芪等的作用也得到很多的实验研究证实。中草药在治疗肾病方面的成功经验正在不断积累。

思考题

1．肾的生理功能是什么？

2．肾炎性水肿与肾病性水肿的发病机制有什么不同？

3．容量依赖性高血压与肾素依赖性高血压的区别是什么？

（俞　琪）

第三十三章

肾小球疾病

第三十三章数字资源

第一节 概 述

学习目标

通过本节内容的学习，学生应能：

识记：

1. 简述原发性肾小球疾病的临床及病理分型。
2. 说出肾小球疾病的临床表现。

理解：

解释原发性肾小球疾病的病因及发病机制。

应用：

1. 学会对肾小球疾病进行分型。
2. 根据临床表现进行诊断。

肾小球疾病是一组以血尿、蛋白尿、水肿、高血压、肾功能损害等为主要临床表现，病变通常累及双侧肾小球的常见疾病。其病因、发病机制、病理改变、病程和预后不尽相同。根据病因，可分为原发性、继发性和遗传性。原发性肾小球疾病系指病因不明者；继发性肾小球疾病系指继发于全身性疾病的肾小球损害，如狼疮肾炎、糖尿病肾病等；遗传性肾小球疾病为遗传基因突变所致的肾小球疾病，如奥尔波特综合征（Alport syndrome）等。

本章主要介绍原发性肾小球疾病，其目前仍是我国终末期肾病最主要的病因。

【病因与发病机制】

（一）免疫反应

肾小球疾病是由体液免疫反应和细胞免疫反应组成的免疫介导性疾病。体液免疫反应是指循环中的免疫复合物在肾停留或在肾形成免疫复合物引起的炎症反应。近年来，细胞免疫在某些类型肾炎发病中的重要作用得到认可。一般认为，免疫机制是肾小球疾病的始发机制。在此基础上，某些炎症介质（如补体、白细胞介素、活性氧和多肽生长因子等）参与，导致肾小球损伤，从而产生临床症状。

（二）炎症反应

临床及实验显示，免疫反应需要激活炎症细胞，使之释放炎症介质，才能导致肾小球损伤，产生临床症状。炎症介导系统可分为炎症细胞与炎症介质两大类。炎症细胞产生炎症介质，炎症介质又能反作用于炎症细胞使其激活。各种炎症介质间既相互促进，又相互制约，在机体中形成十分复杂的网络关系。

（三）非免疫因素

免疫介导性炎症在肾小球疾病的致病中起主要作用和 / 或起始作用。在慢性进展过程中还存在着非免疫机制参与，主要包括肾小球毛细血管内高压力、蛋白尿、高脂血症等，这些因素有时成为病变持续、恶化的重要原因。肾实质损害后，剩余的健存肾单位可产生血流动力学变化，导致肾小球毛细血管内压力升高，促进肾小球硬化。此外，大量蛋白尿是肾小球病变进展的独立致病因素，高脂血症也是加重肾小球损伤的重要因素之一。

➢ 考点提示：肾小球疾病的病因。

【原发性肾小球疾病的分型】

（一）临床分型

原发性肾小球疾病的临床分型是根据临床表现分为相应的临床综合征，一种综合征常包括多种不同类型的疾病或病理改变。

1．急性肾小球肾炎。

2．急进性肾小球肾炎。

3．慢性肾小球肾炎。

4．无症状性血尿和/或蛋白尿。

5．肾病综合征。

（二）病理分型

肾小球疾病病理分型的基本原则是依据病变的性质和病变累及的范围。根据病变累及的范围可分为局灶性（累及肾小球数＜50%）和弥漫性病变（累及肾小球数≥50%）；根据病变累及的面积分为节段性（累及血管袢面积＜50%）和球性病变（累及血管袢面积≥50%）。

1．肾小球轻微病变包括微小病变型肾病。

2．局灶性节段性肾小球病变包括局灶性节段性肾小球硬化症和局灶性节段性肾小球肾炎。

3．弥漫性肾小球肾炎

（1）膜性肾病。

（2）增生性肾炎：①系膜增生性肾小球肾炎；②毛细血管内增生性肾小球肾炎；③系膜毛细血管性肾小球肾炎，包括膜增生性肾小球肾炎Ⅰ型和Ⅲ型；④致密物沉积性肾小球肾炎，又称为膜增生性肾小球肾炎Ⅱ型；⑤新月体肾小球肾炎。

（3）硬化性肾小球肾炎。

4．未分类的肾小球肾炎　肾小球疾病的临床和病理类型之间存在一定联系，但两者之间没有必然的对应关系，即相同的临床表现可来源于不同的病理类型，而同一病理类型又可呈现不同的临床表现。因此，肾活检是确定肾小球疾病病理类型和病变程度的必需手段，而正确的病理诊断又必须与临床密切结合。

➢ 考点提示：肾小球疾病临床分型及病理分型。

【临床表现】

常见的有蛋白尿、血尿、水肿、高血压、肾功能异常等。临床特点见以下各节分述。

思考题

1．肾小球疾病临床有哪几种分型？

2．肾小球疾病病理有哪几种分型？

第二节　急性肾小球肾炎

学习目标

通过本节内容的学习，学生应能：

识记：

简述急性肾小球肾炎的临床表现、病理特点。

理解：

解释急性肾小球肾炎的病因、发病机制。

应用：

1. 学会急性肾小球肾炎的诊断方法。
2. 制订急性肾小球肾炎的治疗计划。

案例导入

某患者，男性，17岁。因“水肿1周，尿量减少1 d”入院。1周前患者无明显诱因晨起双眼睑水肿，进行性加重，1 d后出现双下肢水肿，伴尿中泡沫增多，尿色基本正常。1 d来患者自觉尿量较前减少，500 ~ 600 ml。无夜尿增多，无发热、皮疹、关节痛。2周前曾患“急性扁桃体炎”，经当地医院抗感染治疗后好转。否认肝炎、结核病病史，无高血压、糖尿病、心脏病史，家族史无特殊。体格检查：体温36.8 ℃，脉搏72次/分，呼吸18次/分，血压145/95 mmHg。皮肤未见出血点和皮疹，浅表淋巴结无肿大，双眼睑水肿，双肺未闻及干、湿啰音，心界不大，心率72次/分，心律齐，各瓣膜听诊区未闻及杂音，腹平软，无压痛，肝、脾肋下未触及，移动性浊音阴性，双下肢中度凹陷性水肿。实验室检查：血常规示Hb 141 g/L，WBC 6.5×10^9/L，N 0.65，PLT 263×10^9/L。尿常规：蛋白（++），RBC 25 ~ 30/HP。血清肌酐（Scr）96 μmol/L，BUN 7.3 mmol/L，Alb 38 g/L。

问题与思考：

1. 初步诊断和诊断依据是什么？应与哪些疾病相鉴别？
2. 为明确诊断，需要进一步做哪些检查？
3. 治疗原则是什么？

急性肾小球肾炎（acute glomerulonephritis）简称急性肾炎，由多种病因引起，常起病急、病程短，是以血尿、蛋白尿、水肿、高血压及一过性氮质血症为主要表现的一组疾病，又称为急性肾炎综合征。本病多见于链球菌感染后，其他细菌、病毒及寄生虫感染亦可引起。本节重点介绍链球菌感染后的急性肾小球肾炎。

【病因与发病机制】

本病主要为β-溶血性链球菌“致肾炎菌株”感染所致，如扁桃体炎、猩红热和脓疱疮等，系感染诱发的免疫反应所致。针对链球菌致病抗原如蛋白酶外毒素B等的抗体可能与肾小球内成分发生交叉反应、循环或原位免疫复合物沉积诱发补体异常活化等均可能参与致病，导致肾小球内炎症细胞浸润。

➢ 考点提示：急性肾小球肾炎常见的致病病原体。

【病理】

肉眼可见肾体积较正常增大，病变主要累及肾小球，肾小球呈弥漫性、渗出性、增殖性病变。光镜下所见通常为弥漫性病变，以内皮细胞及系膜细胞增生为主要表现，并有中性粒细胞、单核细胞浸润，少数肾小球上皮细胞轻度增生（图 5-33-1）。电镜检查可见肾小球上皮细胞下有驼峰状大块电子致密物沉积。免疫病理学检查可在肾小球基膜上见到颗粒状或高低起伏的免疫球蛋白 G（IgG）和补体成分 3（C3）沉积。

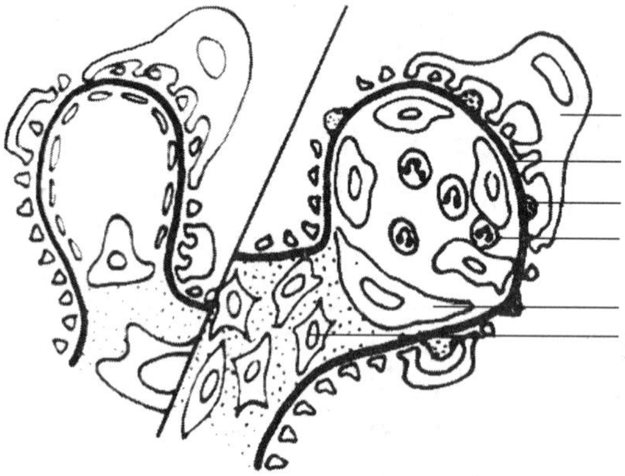

图 5-33-1 毛细血管内增生性肾小球肾炎（左：正常肾小球；右：病变肾小球）

【临床表现】

急性肾小球肾炎多见于儿童及青年，男性多于女性。一般前驱感染后有 1 ～ 3 周潜伏期，呼吸道感染者较皮肤感染者短，急性感染症状消退后才出现肾炎症状，肾炎的轻重与感染的严重程度无关。本病临床表现轻重不一，轻者临床症状轻微或仅有尿改变，重者可呈急进性过程，表现为急性肾衰竭。据报道，本病可有自愈倾向。

（一）水肿

70% ～ 90% 的患者发生水肿，轻者仅晨起眼睑水肿，面色苍白，呈“肾炎面容”，重者出现全身水肿、胸腔积液及腹水、少尿及一过性氮质血症。大多数患者于 2 周后尿量渐增，水肿消退，少数患者可转为无尿，表明肾损害严重。

（二）尿液异常

本病患者几乎都有血尿，30% 的患者为肉眼血尿，尿液颜色呈洗肉水样或酱油样，但无血凝块。血尿常为病初突出症状，呈肾小球源性血尿。肉眼血尿可持续数日或 1 ～ 2 周，也可转为镜下血尿，多在 6 个月内消失。蛋白尿一般较轻，个别患者可出现大量蛋白尿，尿沉渣中可检出白细胞及管型。

（三）全身症状

多数患者急性发病，常出现疲乏无力、厌食、恶心、呕吐，被误诊为消化道疾病予以治疗。部分患者出现头痛、头晕、视物模糊、腰痛、腰酸，少数患者仅有不适感。

（四）高血压

50% ～ 80% 的患者出现轻、中度高血压，主要为水、钠潴留致血容量增加引起，少数患者出现严重高血压，表现为视网膜出血、渗出、视神经盘水肿。利尿后血压可恢复正常，个别可演变为心力衰竭及高血压脑病。

知识链接

血压测量方法

患者半小时内禁烟、禁咖啡、排空膀胱，安静环境下在有靠背的椅子安静休息至少 5 min。取坐位或仰卧位测血压，被检者上肢裸露，伸直并轻度外展，肘部置于与心脏同一水平，将气袖均匀紧贴皮肤缠于上臂，使其下缘在肘窝以上 2 ~ 3 cm，气袖之中央位于肱动脉表面。检查者触及肱动脉搏动后，将听诊器体件置于肱动脉搏动上方，准备听诊。然后，检查者向袖带内充气，边充气边听诊，待肱动脉搏动声消失，再升高 30 mmHg 后，缓慢放气，双眼随汞柱下降，平视汞柱表面，根据听诊结果读出血压值。根据 Korotkoff 5 期法，首先听到的响亮拍击声（第 1 期）代表收缩压；随后拍击声有所减弱和带有柔和吹风样杂音为第 2 期；在第 3 期，当压力进一步降低而动脉血流量增加后，拍击声增强，杂音消失；然后音调突然变得沉闷为第 4 期；最终声音消失即达第 5 期。第 5 期的血压值即舒张压。对于妊娠期妇女、严重贫血、甲状腺功能亢进、主动脉瓣关闭不全及 Korotkoff 音不消失者，可以第 4 期作为舒张压读数，或舒张压也可以同时记录两个数值，如血压 160/80 ~ 50 mmHg。血压至少应测量 2 次，间隔 1 ~ 2 min；如收缩压或舒张压 2 次读数相差 5 mmHg 以上，应再次测量，以 3 次读数的平均值作为测量结果。

【并发症】

（一）心力衰竭

难治性高血压及血压难降的急性肾小球肾炎患者，可因水、钠潴留，循环血量骤增，左心负荷过重而致左侧心力衰竭，临床上儿童及老年人发生率较高。

（二）高血压脑病

高血压脑病儿童患者多见，但发生率较低，常易掩盖其本身症状与体征。表现为剧烈头痛、呕吐、嗜睡，重者发生谵妄、惊厥、抽搐，甚至昏睡、昏迷。

（三）急性肾衰竭

多数患者出现一过性氮质血症后，随着尿量增多，肾功能逐渐恢复。个别患者可因持续少尿或无尿，血肌酐、尿素氮进行性升高，并出现水、电解质代谢紊乱，逐渐发展成为急性肾衰竭。

➢ 考点提示：急性肾小球肾炎的临床表现和并发症。

【实验室检查】

（一）尿液检查

多数患者可有肉眼及镜下血尿，尿蛋白多为（+）~（++），少数患者出现大量尿蛋白（每日 3 ~ 5 g）。尿沉渣镜检可见白细胞、红细胞、红细胞管型及颗粒管型，尿比重多正常或升高。

（二）血液检查

起病初期免疫学检查血清 C3 及总补体下降，8 周内恢复正常，部分患者免疫复合物检测阳性。多数患者血清抗链球菌溶血素 O（ASO）滴度升高，提示近期内曾有链球菌感染。

（三）肾功能检查

多数患者肾功能无损害，也可呈一过性氮质血症，极少数患者出现急性肾衰竭。

【诊断与鉴别诊断】

（一）诊断

若链球菌感染后 1 ～ 3 周发生血尿、蛋白尿、水肿及高血压，甚至少尿及一过性氮质血症，则急性肾小球肾炎的诊断基本成立。如伴有血清 C3 下降并在 8 周内病情好转或恢复正常，即可临床诊断为急性肾小球肾炎。对非典型病例或者病情于 1 ～ 2 个月内未见好转或肾小球滤过率呈进行性下降者，应及时做肾活检明确诊断。

（二）鉴别诊断

1．以急性肾炎综合征起病的肾小球疾病

（1）其他病原体感染后急性肾小球肾炎：细菌、病毒、寄生虫感染后均可引起急性肾小球肾炎，如感染性心内膜炎的致病菌可引起免疫复合物介导的肾炎。多种病毒（水痘病毒、带状疱疹病毒、EB 病毒、流感病毒）感染者，其症状、体征类似急性肾小球肾炎，须注意鉴别。诊疗时应寻找其他病原菌感染的证据，病毒感染后常不伴血清 C3 降低，少有水肿和高血压，肾功能一般正常，临床过程为自限性。

（2）系膜毛细血管性肾小球肾炎：临床上除急性肾炎综合征表现外，还常伴有肾病综合征表现。病变持续进展，无自愈倾向，大多数患者 C3 持续性降低，并且 8 周内不恢复。

（3）系膜增生性肾小球肾炎：包括 IgA 肾病及非 IgA 肾病。有前驱感染症状者，可有急性肾炎综合征表现，但血清 C3 基本正常，病情无自愈倾向。IgA 肾病患者潜伏期短，感染数小时及数日内即可出现肉眼血尿，血尿可反复出现，部分患者血清 IgA 增高。

2．急进性肾小球肾炎　急进性肾小球肾炎是以急性肾炎综合征为主要特征，迅速发展为少尿、无尿型急性肾衰竭的肾小球疾病。其起病过程与急性肾小球肾炎相似，特点是患者早期出现少尿、无尿，肾功能急剧恶化，数周、数月即可出现尿毒症。

3．全身性疾病肾损害　系统性红斑狼疮、过敏性紫癜患者可有急性肾炎综合征表现，但更具有本疾病独特的症状、体征及实验室诊断依据，故鉴别一般不难。

【治疗】

治疗原则以休息及对症治疗为主，包括清除感染灶，防治水肿、高血压、心力衰竭。对出现急性肾衰竭者，应给予透析。本病为自限性疾病，一般不宜应用糖皮质激素及细胞毒性药物。

（一）一般治疗

急性期应卧床休息，待肉眼血尿消失、水肿消退及血压恢复正常后可逐渐增加活动量。饮食应富含维生素，水肿、高血压时应限制钠盐（< 3 g/d）摄入，肾功能正常时不需限制蛋白质入量，氮质血症时应限制蛋白质摄入，以优质蛋白质为主，少尿的急性肾衰竭要限制液体摄入量。

（二）治疗感染灶

应彻底治疗体内存在的隐匿感染灶。急性期可常规使用青霉素 10 ～ 14 d（对青霉素过敏者可用大环内酯类抗生素）。对反复发作的慢性扁桃体炎患者，待尿蛋白（+）以下，尿沉渣红细胞 < 10/HP，可做扁桃体切除术，术前、术后使用青霉素不少于 2 周。

（三）对症治疗

利尿、消肿、降压、预防和控制心力衰竭与肾衰竭。对水肿患者，可给予氢氯噻嗪 25 ～ 50 mg，每日 2 ～ 3 次，必要时可用呋塞米每日 20 ～ 60 mg，分次口服或静脉注射，一般不使用留钾利尿药和渗透性利尿药。经休息、低盐饮食和利尿治疗后血压仍高者，可加用抗高血压药，首选血管紧张素转换酶抑制药，如贝那普利片 10 ～ 20 mg，每日 1 次口服；或血管紧张素受体阻断药，如氯沙坦 50 ～ 100 mg，每日 1 次口服，缬沙坦 80 mg，每日 1 次口服。此外，常用钙通道阻滞药氨氯地平 5 ～ 10 mg，每日 1 次口服。也可选用 β 受体阻断药，如阿替洛尔

12.5 ～ 25 mg，每日 2 次。对高血压不易控制者，可选用不同类型抗高血压药联合应用。

（四）透析治疗

少数发生急性肾衰竭，有透析指征时，应及时予以透析，帮助肾功能恢复，一般不需长期维持透析，因本病具有自愈倾向。

（五）防治并发症

利尿和降压对心力衰竭有治疗作用。对心力衰竭严重者，可给予降低心脏负荷药，如硝普钠或酚妥拉明，疗效差时可用毛花苷 C（西地兰）0.2 ～ 0.4 mg 静脉注射。

➢ 考点提示：急性肾小球肾炎的治疗。

【预后】

本病为自限性疾病，多数患者预后良好。6% ～ 18% 病例遗留尿异常和 / 或高血压而转为“慢性”，或于“临床痊愈”多年后又出现肾小球肾炎表现。一般认为，老年、持续高血压、大量蛋白尿或肾功能不全者预后较差；散发者较流行者预后差。

思考题

1．急性肾小球肾炎典型的临床表现是什么？
2．急性肾小球肾炎时血清 C3 的变化有何规律？

第三节　急进性肾小球肾炎

学习目标

通过本节内容的学习，学生应能：

识记：

1. 简述急进性肾小球肾炎的定义。
2. 说出急进性肾小球肾炎的临床表现、实验室检查特点。

理解：

解释急进性肾小球肾炎的病因、发病机制。

应用：

1. 学会急进性肾小球肾炎的诊断方法。
2. 制订急进性肾小球肾炎的治疗计划。

案例导入

某患者，男性，30 岁，水肿、少尿 5 d。既往身体健康。体格检查：血压 160/100 mmHg，全身中、重度水肿，轻度贫血貌。实验室检查：血常规示 RBC 3.34×10^{12}/L，Hb 100 g/L。尿常规：尿蛋白（++++），尿红细胞满视野。24 h 尿蛋白定量 7.8 g。血浆白蛋白 25 g/L，BUN 23.4 mmol/L，Scr 530 μmol/L。

问题与思考：

1. 初步诊断和诊断依据是什么？应与哪些疾病相鉴别？

2. 为明确诊断，需要进一步做哪些检查？

3. 治疗原则是什么？

急进性肾小球肾炎（rapidly progressive glomerulonephritis）是以急性肾炎综合征和肾功能急剧恶化为主要特征，迅速发展成为少尿或无尿型急性肾衰竭的一组肾小球疾病。病理改变为肾小囊细胞增生、纤维蛋白沉积，并有大量新月体形成，故本病又称为新月体肾小球肾炎。急进性肾小球肾炎多见于中、青年，男性多于女性，70% ～ 90% 的患者在半年内可发展为不可逆肾衰竭，如不积极治疗，常预后不良。

【病因与发病机制】

根据免疫病理，急进性肾小球肾炎可分为 3 型，每型病因及发病机制各异。①Ⅰ型：又称抗肾小球基膜（GBM）型，因抗 GBM 抗体与 GBM 抗原结合诱发补体活化而致病。②Ⅱ型：又称免疫复合物型，因循环免疫复合物在肾小球沉积或原位免疫复合物形成而致病。③Ⅲ型：为少免疫沉积型，肾小球内无或仅有微量免疫球蛋白沉积，多与抗中性粒细胞胞质抗体（cANCA）相关小血管炎相关。约半数急进性肾小球肾炎患者有前驱上呼吸道感染病史。接触某些有机化学溶剂、碳氢化合物（如汽油）可能与急进性肾小球肾炎Ⅰ型密切相关。丙硫氧嘧啶和肼屈嗪等可引起急进性肾小球肾炎Ⅲ型。

➤ 考点提示：急进性肾小球肾炎分型。

【病理】

肾体积常增大。病理类型为新月体肾小球肾炎（图 5-33-2）。光镜下多数（50% 以上）肾小球大新月体形成（占肾小球囊腔 50% 以上），病变早期为细胞新月体，后期为纤维新月体。另外，Ⅱ型急进性肾小球肾炎常伴有肾小球毛细血管内皮细胞和系膜细胞增生，Ⅰ型和Ⅲ型急进性肾小球肾炎可见肾小球节段性纤维素样坏死。免疫病理学检查是分型的主要依据，Ⅰ型急进性肾小球肾炎 IgG 及 C3 呈线条状沿肾小球毛细血管壁分布；Ⅱ型急进性肾小球肾炎 IgG 及 C3 呈颗粒状或团块状沉积于系膜区及毛细血管壁；Ⅲ型急进性肾小球肾炎肾小球内无或仅有微量免疫沉积物。电镜下Ⅱ型急进性肾小球肾炎可见电子致密物在系膜区和内皮下沉积，Ⅰ型和Ⅲ型急进性肾小球肾炎无电子致密物。

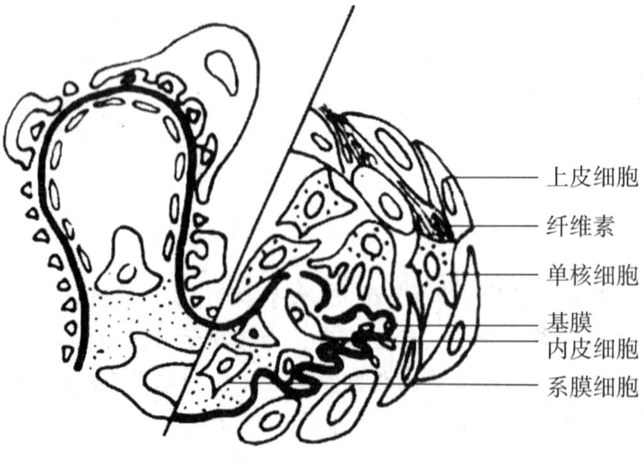

图 5-33-2 新月体肾小球肾炎（左：正常肾小球；右：病变肾小球）

【临床表现】

Ⅰ型急进性肾小球肾炎好发于中、青年，Ⅱ型及Ⅲ型急进性肾小球肾炎以中、老年患者相对较多，男性多于女性，我国急进性肾小球肾炎以Ⅱ型多见。

多数患者起病急骤，发病前多有上呼吸道感染史，也可先有疲乏、食欲缺乏等隐匿症状。起病初期表现与急性肾炎综合征类似，出现血尿、蛋白尿、水肿、高血压后，呈进行性少尿及无尿，水肿日趋加重，并出现氮质血症与代谢性酸中毒，最终演变为尿毒症，常伴有血压升高，血小板减少，轻、中度贫血。Ⅱ型急进性肾小球肾炎患者常伴肾病综合征，Ⅲ型急进性肾小球肾炎患者常有不明原因的发热、乏力、关节疼痛或咯血等系统性血管炎的表现。

【实验室检查】

（一）尿液检查

尿外观多呈肉眼血尿，尿蛋白常为中度，少数患者出现大量蛋白尿。尿比重一般无改变，尿纤维蛋白降解产物（fibrin degredation product，FDP）增加，其程度与病情一致。尿沉渣镜检有红细胞、白细胞及各种管型。

（二）血液检查

肾小球滤过率下降，血肌酐和尿素氮持续升高，肾小管重吸收、排泄及浓缩功能损害，并伴有代谢性酸中毒和多种电解质代谢紊乱。免疫病理学检查Ⅰ型急进性肾小球肾炎抗肾小球基膜抗体阳性；Ⅱ型急进性肾小球肾炎血液循环免疫复合物及冷球蛋白阳性，血清C3降低，类风湿因子阳性；Ⅲ型急进性肾小球肾炎抗中性粒细胞胞质抗体（cANCA）阳性。

（三）超声及X线检查

腹部X线检查及B超检查可示双肾影增大，轮廓整齐。若为肺出血-肾炎综合征，胸部X线检查可见范围较大而散在的斑片状或粟粒状阴影。

【诊断与鉴别诊断】

（一）诊断依据

本病起病急骤，以水肿、高血压、蛋白尿为初始症状，短期内血尿显著并出现进行性肾衰竭，在排除其他疾病后可考虑本病。若肾活检示50%的肾小球囊存在新月体可诊断。

➢ 考点提示：急进性肾小球肾炎的诊断依据。

（二）鉴别诊断

1．引起急性肾损伤的非肾小球疾病

（1）急性肾小管坏死：常有明确的肾缺血（如休克、脱水）和中毒（如肾毒性抗生素）等诱因，实验室检查以肾小管损害为主（尿钠增加、低比重尿及低渗透压尿）。

（2）急性过敏性间质性肾炎：常有用药史，部分患者有药物过敏反应（低热、皮疹、血和尿嗜酸性粒细胞增加），必要时行肾活检确诊。

（3）梗阻性肾病：常突发无尿，影像学检查可协助确诊。

2．引起急进性肾炎综合征的其他肾小球疾病

（1）继发性急进性肾小球肾炎：肺出血-肾炎综合征、系统性红斑狼疮、过敏性紫癜肾炎均可引起新月体肾小球肾炎，依据系统受累的临床表现和特异性实验室检查可鉴别。

（2）原发性肾小球疾病：重症急性肾小球肾炎或重症系膜毛细血管性肾炎也可发生急性肾损伤，但肾病理不一定为新月体肾小球肾炎，行肾活检可明确诊断。

【治疗】

应及时明确病因诊断和免疫病理分型，尽早开始强化免疫抑制治疗。

（一）强化疗法

1．血浆置换疗法　每日或隔日 1 次，每次置换血浆 2 ～ 4 L，直到血清自身抗体（如抗肾小球基膜抗体、cANCA）转阴，一般需 7 次以上。血浆置换疗法适用于Ⅰ型和Ⅲ型急进性肾小球肾炎。此外，对于肺出血的患者，首选血浆置换。

2．甲泼尼龙冲击疗法　甲泼尼龙 0.5 ～ 1.0 g 静脉滴注，每日或隔日 1 次，3 次为一个疗程，一般 1 ～ 3 个疗程。该疗法主要适用于Ⅱ、Ⅲ型急进性肾小球肾炎。

上述强化疗法需配合糖皮质激素［泼尼松 1 mg/（kg · d）口服，6 ～ 8 周后渐减］及细胞毒药物［环磷酰胺 2 ～ 3 mg/（kg · d）口服，或 0.6 ～ 0.8 g，稀释后静脉注射，每个月 1 次，直至病情缓解，累积量一般不超过 8 g］。

（二）透析和肾移植治疗

凡是达到透析指征者，应及时透析。对强化治疗无效的晚期病例或肾功能已无法逆转者，则应长期维持性透析。肾移植应在病情静止半年，特别是Ⅰ型患者，血中抗肾小球基膜抗体需转阴后半年进行。

➢ 考点提示：急进性肾小球肾炎的治疗。

【预后】

及时、明确的诊断和早期强化治疗可改善预后。影响预后的主要因素：①免疫病理类型，Ⅲ型较好、Ⅰ型差、Ⅱ型居中；②少尿、血肌酐 > 600 μmol/L，病理显示广泛慢性病变时预后差；③老年患者预后相对较差。

思考题

1．急进性肾小球肾炎的病理特征是什么？

2．急进性肾小球肾炎的治疗原则是什么？

第四节　慢性肾小球肾炎

学习目标

通过本节内容的学习，学生应能：

识记：

说出慢性肾小球肾炎的临床特点。

理解：

解释慢性肾小球肾炎的病因、发病机制。

应用：

1. 学会慢性肾小球肾炎的诊断方法。
2. 制订慢性肾小球肾炎的治疗计划。

案例导入

某患者，男性，35 岁。反复肉眼血尿伴尿中泡沫增加 5 年，间断头晕、头痛 1 个月。5 年前患者“感冒”后突然出现全程肉眼血尿，呈洗肉水样，伴尿中泡沫增加，当地医院查尿常规示：红细胞高倍镜视野下满视野，蛋白（++），予“青霉素”抗感染治疗 1 周，尿颜色恢复正常。此后上述情况又出现 2 次，均发生在“上呼吸道感染”后，肉眼血尿持续 1 ～ 2 d 可消失，无尿量减少，无尿频、尿急、尿痛，无发热、皮疹、关节痛。1 个月前因工作劳累，患者间断感头晕、头痛，并发现双下肢凹陷性水肿，自测血压达 150/95 mmHg。发病以来食欲、睡眠如常，排便正常，体重无明显变化。既往身体健康，无高血压、肾病家族史。体格检查：体温 36.2 ℃，脉搏 67 次 / 分，呼吸 18 次 / 分，血压 155/90 mmHg。皮肤未见出血点和皮疹，浅表淋巴结未触及肿大。双肺未闻及干、湿啰音。心界不大，心律齐，各瓣膜听诊区未闻及杂音。腹平软，无压痛，肝、脾肋下未触及，移动性浊音（–）。双下肢轻度凹陷性水肿。实验室检查：血常规示 Hb 116 g/L，WBC 7.5×10^9/L，N 0.65，PLT 305×10^9/L。尿常规：蛋白（++），RBC 25 ～ 30/HP。肾功能检查示 Scr 87 μmol/L，BUN 6.8 mmol/L。尿相差显微镜检查：80% 为变形红细胞。

问题与思考：

1. 初步诊断和诊断依据是什么？应与哪些疾病相鉴别？
2. 为明确诊断，需要进一步做哪些检查？
3. 治疗原则是什么？

慢性肾小球肾炎（chronic glomerulonephritis）简称慢性肾炎，以蛋白尿、血尿、高血压和水肿为基本临床表现，起病方式各有不同，病情迁延并呈缓慢进展，可有不同程度的肾功能损害，部分患者最终将发展至终末期肾衰竭。

【病因与发病机制】

慢性肾小球肾炎多数病因不明，少数患者由急性肾小球肾炎发展而来，多数仍为免疫介导的炎症性疾病，如 IgA 系膜增生性肾小球肾炎、系膜毛细血管性肾小球肾炎、膜性肾病等。此外，非免疫炎症也占一定比例，如病程中高血压导致肾小球内高压，肾功能不全时残存肾单位代偿性高滤过，大量蛋白尿和高脂血症等，均可引起肾小球硬化。

【病理】

慢性肾小球肾炎可见于多种病理类型，主要为系膜增生性肾小球肾炎（图 5-33-3），包括 IgA 和非 IgA 系膜增生性肾小球肾炎、系膜毛细血管性肾小球肾炎、膜性肾病及局灶性节段性肾小球硬化症等。病变进展至晚期，肾体积缩小、肾皮质变薄，所有病理类型均可进展为程度不等的肾小球硬化，相应肾单位的肾小管萎缩、肾间质纤维化。

【临床表现及实验室检查】

慢性肾小球肾炎以青、中年患者居多，男性多于女性。临床表现多种多样，大多数起病缓慢、隐匿，以蛋白尿、血尿、管型尿、水肿、高血压为基本表现，逐渐出现肾功能减退，病情时轻时重，迁延不愈，最终演变为尿毒症。系膜毛细血管性肾小球肾炎及系膜增生性肾小球肾炎常起病急，甚至呈急性肾炎综合征表现。急性肾小球肾炎迁延不愈，病程超过 3 个月，可转为慢性肾小球肾炎。部分患者可无明显临床症状，实验室检查偶见轻度尿异常，尿蛋白常每日 < 3 g，尿沉渣镜检红细胞数可增多，可见管型。多数患者早期可有乏力、疲倦、腰痛、食欲缺乏，水肿可有可无。尿沉渣镜检异常，肾功能正常或轻度受损，如内生肌酐清除率稍下

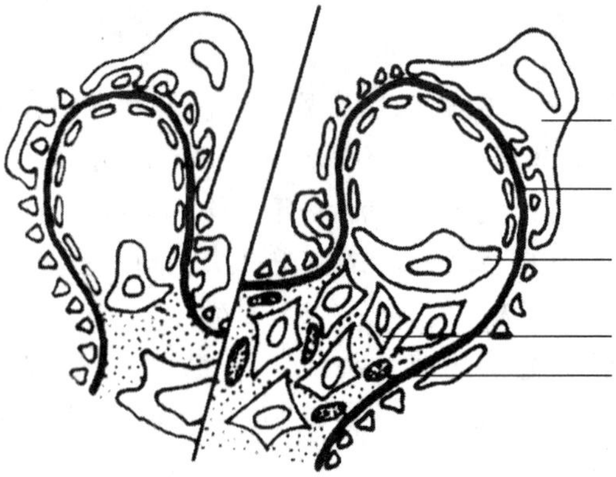

图 5-33-3 系膜增生性肾小球肾炎（左：正常肾小球；右：病变肾小球）

降，血肌酐与尿素氮相应升高或夜尿多，尿比重、尿渗透压及酚红排泄率下降等。此情况可持续数年甚至数十年，以后逐渐出现尿毒症。个别患者呈慢性肾小球肾炎急性发作，诱因常为感染及应激状态，短期内病情可迅速恶化，出现大量蛋白尿，甚至肉眼血尿、恶性高血压、高度水肿及肾功能减退，如不积极治疗，可导致肾衰竭。

【诊断与鉴别诊断】

（一）诊断依据

在排除继发性肾小球肾炎和遗传性肾小球肾炎后，临床上凡出现蛋白尿、血尿、管型尿、水肿及高血压史达 3 个月以上，无论有无肾功能损害，均应考虑此病。

➢ 考点提示：慢性肾小球肾炎的诊断依据。

（二）鉴别诊断

1．原发性高血压肾损害 原发性高血压患者年龄偏大，有长期渐进式高血压史，而后出现肾损害，尿蛋白改变轻微（一般每日 < 1 ~ 1.5 g），可有镜下血尿及管型尿，肾小管功能（尿浓缩功能减退，夜尿增多）损伤较肾小球功能损伤早，且常伴心脏、脑血管并发症。

2．慢性肾盂肾炎 本病女性患者多见，多有尿路感染及反复发作的病史。主要症状为腰酸、腰痛。多次尿沉渣镜检示白细胞较多，尿蛋白较少，且以小分子白蛋白为主。尿细菌培养阳性。后期肾小管功能损害较肾小球功能损害严重，尿浓缩功能减退及夜尿增多。患者可有高氯性酸中毒、低磷性肾性骨病，而肾功能异常较轻，且进展慢。静脉肾盂造影可见肾盂、肾盏变形。

3．继发性肾小球肾炎 继发性肾小球肾炎见于系统性红斑狼疮、过敏性紫癜等引起的肾损害，依据其临床表现及特异性实验室检查可予以鉴别。

【治疗】

治疗原则：慢性肾小球肾炎的治疗不以消除尿红细胞或尿蛋白为目标，应注意防止或延缓肾功能的进行性恶化，保护肾功能，预防并发症。

（一）控制高血压和减少蛋白尿

高血压和蛋白尿是加速肾小球硬化、导致肾功能恶化的重要因素，积极控制高血压和减少蛋白尿是两个重要的环节。高血压的治疗目标是力争把血压控制在理想水平（< 130/80 mmHg）。尿蛋白的治疗目标是争取将尿蛋白减少至 < 1 g/d。

慢性肾小球肾炎常有水、钠潴留引起的容量依赖性高血压，故高血压患者应限盐（< 6 g/d），

可选用噻嗪类利尿药，如氢氯噻嗪 12.5 ～ 25 mg/d。内生肌酐清除率（Ccr）小于 30 ml/min 时，噻嗪类利尿药无效，应改用袢利尿药，一般不宜过多和长久使用。

其他抗高血压药，如血管紧张素转换酶抑制药或血管紧张素受体阻断药、β 受体阻断药、α 受体阻断药及血管扩张药等亦可应用。如无禁忌证，应尽量首选具有肾保护作用的抗高血压药，如血管紧张素转换酶抑制药或血管紧张素受体阻断药。血压控制欠佳时，可联合使用多种抗高血压药，将血压控制到靶目标值。多数学者认为肾病患者的血压应较一般患者控制更严格，如蛋白尿≥ 1.0 g/24h，血压应控制在 125/75 mmHg；如蛋白尿≤ 1.0 g/24h，血压应控制在 130/80 mmHg。

多年研究证实，血管紧张素转换酶抑制药或血管紧张素受体阻断药除具有降低血压作用外，还有减少蛋白尿和延缓肾功能恶化的肾保护作用。后两种作用通过对肾小球血流动力学的特殊调节作用（扩张入球和出球小动脉，但对出球小动脉扩张作用大于入球小动脉），降低肾小球内高压、高灌注和高滤过，并能通过非血流动力学作用（如抑制细胞因子、减少细胞外基质的蓄积）起到减缓肾小球硬化的发展和肾保护作用，为治疗慢性肾小球肾炎高血压和 / 或蛋白尿的首选药物。通常要达到减少蛋白尿的目的，应用剂量需高于常规的降压剂量。肾功能损害的患者应用血管紧张素转换酶抑制药或血管紧张素受体阻断药要防止高血钾，血肌酐＞264 μmol/L（3mg/dl）时务必在严密观察下谨慎使用，少数患者应用血管紧张素转换酶抑制药有持续性干咳的副作用。掌握好适应证和应用方法，监测血肌酐、血钾，防止严重副作用尤为重要。

（二）限制食物中蛋白及磷的入量

肾功能不全患者应限制蛋白及磷的入量，根据肾功能的状况给予优质低蛋白饮食 [0.6 ～ 1.0 g/（kg · d）]，同时控制饮食中磷的摄入。在低蛋白饮食时，应适当增加糖类的摄入，以满足机体生理代谢所需要的热量，防止负氮平衡。在低蛋白饮食 2 周后，可使用必需氨基酸或 α- 酮酸 [0.1 ～ 0.2 g/（kg · d）]。

（三）糖皮质激素和细胞毒药物

一般不主张积极应用糖皮质激素和细胞毒药物，但是如果患者肾功能正常或仅轻度受损，病理类型较轻（如轻度系膜增生性肾炎、早期膜性肾病等），而且尿蛋白较多，无禁忌证者可试用，但无效者则应及时、逐步撤去。

（四）避免加重肾损害的因素

感染、劳累、妊娠及肾毒性药物 [如氨基糖苷类抗生素、含马兜铃酸的中药（如关木通、广防己等）] 均可能损伤肾，导致肾功能恶化，应予避免。

➢ 考点提示：慢性肾小球肾炎的治疗。

【预后】

慢性肾小球肾炎病情迁延，病变缓慢进展，最终进展至慢性肾衰竭。病变进展速度个体差异很大，主要取决于病理类型和严重程度、是否采取有效的延缓肾功能进展的措施、治疗是否恰当及是否避免各种危险因素等。

思考题

1. 治疗肾性高血压首选哪一类抗高血压药？
2. 肾性高血压降压靶目标值是多少？

第五节 无症状性血尿和/或蛋白尿

学习目标

通过本节内容的学习，学生应能：

识记：

说出无症状性血尿和/或蛋白尿的临床特点。

理解：

解释无症状性血尿和/或蛋白尿的鉴别诊断要点。

应用：

1. 学会无症状性血尿和/或蛋白尿的诊断方法。
2. 制订无症状性血尿和/或蛋白尿的治疗计划。

案例导入

某患者，男性，30岁，尿检查异常2个月。患者2个月前体格检查时化验尿常规：尿蛋白（++），隐血（++++）。无水肿、少尿，口服中药治疗，复查尿常规，蛋白波动在（+）～（++）。体格检查：血压110/75 mmHg，双眼睑及双下肢无水肿。辅助检查：尿常规示尿蛋白（++），尿红细胞10～20/HP，异形红细胞占85%。BUN 4.8 mmol/L，Scr 76 μmol/L。B超：双肾大小及形态未见异常。

问题与思考：

1. 初步诊断和诊断依据是什么？应与哪些疾病相鉴别？
2. 为明确诊断，需要进一步做哪些检查？
3. 治疗原则是什么？

无症状性血尿和/或蛋白尿（asymptomatic hematuria and/or proteinuria）既往国内称为隐匿型肾小球肾炎，系指仅表现为肾小球源性血尿和/或轻至中度蛋白尿，不伴水肿、高血压及肾功能损害的一组肾小球疾病，通常通过实验室检查发现并诊断。

【病因与发病机制】

病因尚未明确，但仍属免疫反应性肾小球疾病。引起免疫反应的病原体多种多样，如链球菌、其他细菌或病毒。由于抗原的性质、数量及抗体不同，临床表现不同。病理改变多较轻，如可见轻微病变性肾小球肾炎（弥漫性肾小球病变或仅有节段性系膜细胞及基质增生）、轻度系膜增生性肾小球肾炎及局灶性节段性肾小球肾炎。无症状性蛋白尿多见于IgA系膜增生性肾小球肾炎、局灶性节段性肾小球硬化症，膜性肾病次之。发作性血尿多见于局灶性增生性肾小球肾炎、局灶性节段性肾小球硬化症与IgA肾病等。

【临床表现】

本病起病隐匿，患者无自觉症状及体征，仅在体格检查和偶然情况下尿液检查异常，肾功能无异常。尿蛋白定量< 1.0 g/d，以白蛋白为主而无血尿者，称为单纯性蛋白尿，一般预后良好，很少发生肾功能损害。但近年的研究显示，有小部分尿蛋白为0.5～1.0 g/d，肾活检病理改变并不轻，应引起重视。

（一）持续性蛋白尿

持续性蛋白尿常见于青年男性，连续多次尿检，尿蛋白（+）～（++），以白蛋白为主，尿沉渣检查无异常，肾功能检查正常。

（二）发作性肉眼血尿

发作性肉眼血尿见于少数患者，平常无症状及体征，尿液检查正常或偶尔发现镜下肾小球源性血尿。某些患者于剧烈运动、呼吸道感染、受寒、发热等诱因刺激下出现一过性肉眼血尿，并于短时间内迅速消失。临床上可反复发作，发作时可伴有腰部酸胀不适。

【诊断与鉴别诊断】

（一）诊断依据

1．发病前无急性或慢性肾小球肾炎病史。

2．无水肿、高血压及肾功能减退。

3．尿液检查为少量蛋白尿，24 h 尿蛋白定量＜ 1 g，称无症状性蛋白尿；持续性或间歇性镜下血尿属肾小球源性血尿者，称为单纯性血尿。

4．行肾活检确定病理类型。

（二）鉴别诊断

本病应与功能性蛋白尿、体位性蛋白尿、尿路感染及结石、泌尿系肿瘤鉴别。

1．功能性蛋白尿　功能性蛋白尿无免疫病因，在高热、受寒、剧烈运动等情况下出现不明显症状，短暂性少量蛋白尿，去除原因后很快消失，其他检查无阳性发现。

2．体位性蛋白尿　体位性蛋白尿多见于儿童，站立时间较长，下腔静脉受压致肾淤血，无明显自觉症状，直立时间过长可出现轻度下肢水肿、少量尿蛋白，必要时行肾活检、B 超检查。

3．尿路感染及结石　原发病发作时患者有发热、尿痛、尿急、尿频及腰痛等症状。尿中除蛋白外，尚有大量红细胞、白细胞、脓细胞，X 线造影检查可协助诊断。

4．泌尿系肿瘤　泌尿系肿瘤病因不明，部分患者有进行性消瘦、无痛性血尿、恶性肿瘤症状。尿中有红细胞、白细胞，B 超示肾影增大，CT、MRI 检查可协助诊断。

【治疗】

在未明确病因之前，无须给予特异的治疗，但应注意避免加重肾损害的因素。由于患者蛋白尿较轻，不必使用激素和细胞毒药物，也不必使用过多的中草药，以免用药不慎反致肾功能损害。治疗措施包括：①对患者进行定期检查和追踪（每 3 ～ 6 个月 1 次），监测尿常规、肾功能和血压的变化，女性患者在妊娠前及怀孕期间更需加强监测；②保护肾功能，避免导致肾损伤的因素；③对伴血尿的蛋白尿患者，或单纯尿蛋白明显增多（尤其＞ 1.0 g/d）者，建议考虑使用血管紧张素转换酶抑制药 / 血管紧张素受体阻断药治疗，治疗时需监测血压；④对合并慢性扁桃体炎反复发作，尤其是与血尿、蛋白尿发生密切相关的患者，可待急性期过后，行扁桃体切除术；⑤随访中，如出现高血压或肾功能损害，按慢性肾小球肾炎治疗；⑥可适当用中医药辨证论治，但需避免使用肾毒性中药。

【预后】

无症状性血尿和 / 或蛋白尿可长期迁延，预后较好，也可时轻时重；大多数患者的肾功能可长期维持稳定，少数患者自动痊愈，有部分患者尿蛋白增多，出现高血压和肾功能恶化。

思考题

1．无症状性血尿和 / 或蛋白尿的临床特点是什么？

2．无症状性血尿和 / 或蛋白尿如何与慢性肾小球肾炎鉴别？

第六节　肾病综合征

学习目标

通过本节内容的学习，学生应能：

识记：

1. 说出肾病综合征的临床表现。
2. 陈述肾病综合征的并发症。

理解：

1. 解释肾病综合征的病理生理。
2. 区分肾病综合征的病理类型。

应用：

1. 学会肾病综合征的诊断方法。
2. 拟定肾病综合征的治疗计划。

案例导入

某患者，男性，28 岁。双下肢水肿 10 d，未予注意，逐渐加重，水肿蔓延至全身，尿量减少。体格检查：血压 120/80 mmHg，全身重度水肿，双下肢重度凹陷性水肿。腹部移动性浊音阳性。实验室检查：血浆白蛋白 17.8 g/L，BUN 16.5 mmol/L，Scr 80 μmol/L。尿常规示尿蛋白（++++），尿红细胞 8 ~ 10/HP。24 h 尿蛋白定量 14.6 g。

问题与思考：

1. 初步诊断和诊断依据是什么？应与哪些疾病相鉴别？
2. 为明确诊断，需要进一步做哪些检查？
3. 治疗原则是什么？

肾病综合征（nephrotic syndrome）是由多种肾小球疾病引起的以大量蛋白尿（每日＞ 3.5 g）、低蛋白血症（白蛋白＜ 30 g/L）、高度水肿和高脂血症为主要症状和体征的一组非独立疾病。其中前两项为诊断本病的必备条件。

【病因与病理生理】

（一）病因

引起肾病综合征的病因诸多，可分为原发性和继发性两大类。

1．原发性肾病综合征　原发性肾病综合征由原发于肾本身的疾病所引起，包括急性、急进性、慢性肾小球肾炎和原发性肾小球肾病。病理类型以微小病变型肾病、系膜增生性肾小球肾炎、膜性肾病、系膜毛细血管性肾小球肾炎及肾小球局灶性节段性硬化等较为常见。

2．继发性肾病综合征　继发性肾病综合征病因较多，糖尿病肾病、过敏性紫癜、肾淀粉样变性、狼疮肾炎、肿瘤、药物、感染均可引起。儿童患病者多继发于过敏性紫癜；中年及青年患病者继发于系统性红斑狼疮、风湿性疾病；成年及老年患病者继发于糖尿病肾病；肾淀粉样变性见于多发性骨髓瘤患者。

➢ 考点提示：肾病综合征的病因。

（二）病理生理

1．大量蛋白尿　尿中主要成分为白蛋白，其他血浆成分较少。尿中大量蛋白的主要原因是由于肾小球滤过膜通透性增加，致血浆蛋白随尿液丢失。通透性增加是由于肾小球滤过膜分子屏障与电荷屏障被破坏。当分子屏障与电荷屏障遭破坏后，滤至原尿中的血浆蛋白大量增加。当蛋白滤出量超过了近曲小管上皮细胞的重吸收与分解能力时，即形成蛋白尿。尿中多为白蛋白，尿中蛋白的多少与病变程度不完全一致，而尿蛋白的选择性则与病变程度相关。如尿中仅有小分子量蛋白质，则称为选择性蛋白尿；若尿液内大、中、小分子量蛋白质均有，则称为非选择性蛋白尿。尿蛋白还受肾小囊内压、肾小球灌注压和滤过因素的影响，合并高血压、输注血浆或高蛋白饮食均可增加尿蛋白的排出。

2．低蛋白血症　大量蛋白随尿液丢失，加之肾小管摄取和分解白蛋白的能力增加，蛋白质摄入及胃肠道吸收减少，肝白蛋白合成增加不足以克服丢失和分解时，则出现低蛋白血症。此外，肾病综合征时胃肠道黏膜水肿导致食欲减退、蛋白质摄入不足、吸收不良或丢失，也是加重低蛋白血症的原因。血中除白蛋白明显减少外，免疫球蛋白、转运蛋白及主要与内分泌激素结合的蛋白均下降，患者出现微量元素缺乏、内分泌功能紊乱及抵抗力下降。

3．高度水肿　低蛋白血症导致血浆胶体渗透压下降，使水分从血管腔内进入组织间隙，是造成肾病综合征水肿的基本原因。另外，继发性醛固酮增多，利钠因子减少，肾性水、钠潴留等均可加重水肿。

4．高脂血症　血浆胆固醇、三酰甘油（甘油三酯）均明显升高，低密度及极低密度脂蛋白也升高。形成机制是肝代偿性合成脂蛋白增加、脂蛋白转化和利用减少。高脂血症可使肾小球及全身小动脉（特别是脑血管）呈进行性硬化，造成血栓形成、动脉栓塞与硬化等并发症。

【病理类型】

原发性肾病综合征的病理类型以下列几种较常见。

（一）微小病变型肾病

光镜下可见肾小球基本正常，近端肾小管上皮细胞脂肪变性（图 5-33-4）。免疫病理学检查阴性。电镜下可见肾小球脏层上皮细胞足突广泛融合，伴上皮细胞空泡变性、溶酶体增加，但基膜正常，无电子致密物。

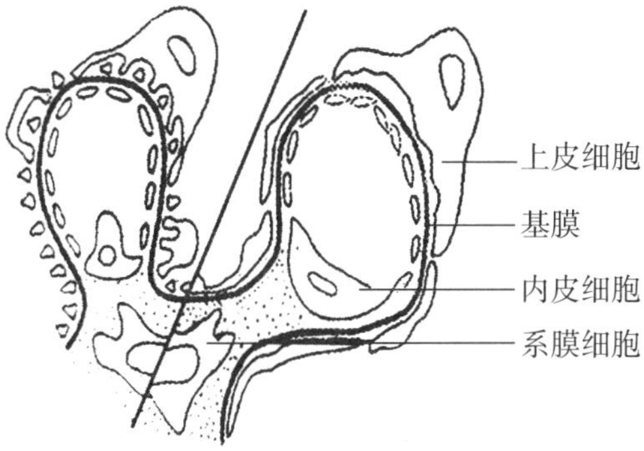

图 5-33-4　微小病变型肾病

（左：正常肾小球；右：病变肾小球）

（二）系膜增生性肾小球肾炎

光镜下系膜细胞及系膜基质呈弥漫性增生。系膜细胞、基质增生差异较大，根据系膜增生程度分为轻、中、重度（图 5-33-3）。免疫荧光检查可将此型分为 IgA 肾病及非 IgA 系膜增生性肾小球肾炎，前者系膜区以 IgA 沉积为主，后者系膜区以 IgG 或 IgM 沉积为主，伴或不伴 C3 沉积。电镜下系膜区及内皮下可见电子致密物。

（三）系膜毛细血管性肾小球肾炎

系膜毛细血管性肾小球肾炎又称膜增生性肾小球肾炎，光镜下系膜细胞及系膜基质弥漫性重度增生，并插入到基膜与内皮细胞间，使毛细血管袢呈“双轨征”（图 5-33-5）。免疫荧光检查 IgG 和 C3 呈颗粒状在系膜区及毛细血管壁沉积。电镜下系膜区和内皮下可见电子致密物沉积。

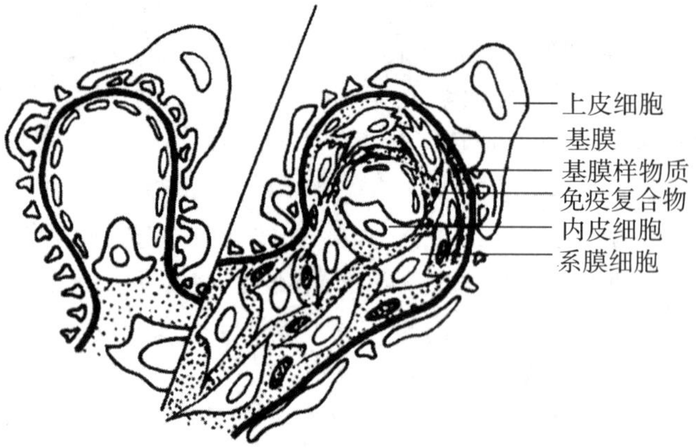

图 5-33-5 系膜毛细血管性肾小球肾炎
（左：正常肾小球；右：病变肾小球）

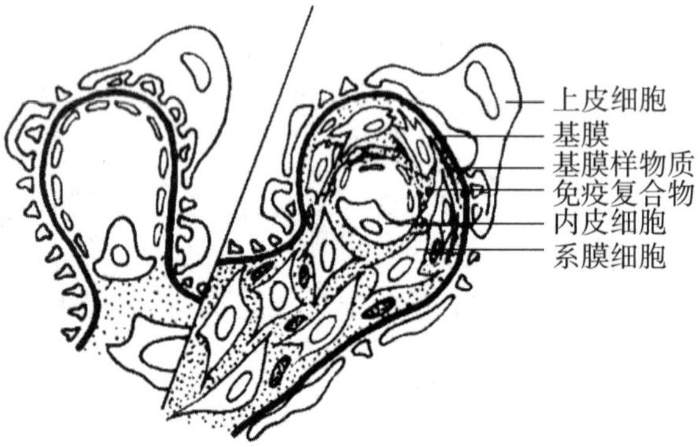

图 5-33-6 膜性肾病
（左：正常肾小球；右：病变肾小球）

（四）膜性肾病

光镜下呈弥漫性病变，早期仅于肾小球基膜上皮侧见多数排列整齐的嗜复红颗粒（Masson 染色），进而有钉突形成（嗜银染色），基膜逐渐增厚（膜性肾病）。免疫荧光检查见 IgG 及 C3 呈细颗粒状沿毛细血管壁沉积（图 5-33-6）。电镜下在基膜上皮侧有排列整齐的电子致密物，常伴有广泛足突融合。

（五）局灶性节段性肾小球硬化症

光镜下可见病灶呈局灶性、节段性分布，表现为受损节段肾小球硬化（系膜基质增多、毛细血管闭塞、球囊粘连等），相应肾小管萎缩、肾间质纤维化。免疫荧光检查可见 IgM 及 C3 在肾小球受累节段呈团块状沉积。电镜下肾小球上皮细胞有广泛足突融合，病变肾小球内皮细胞下及系膜区有电子致密物沉积。

➢ 考点提示：肾病综合征的病理分型。

【临床表现】

各型临床特征不尽相同，一般常在上呼吸道感染、受凉、劳累后发病。起病急缓不一，隐匿起病者不少见。

（一）微小病变型肾病

微小病变型肾病多见于少年、儿童，发病高峰年龄在 2 ～ 8 岁，男性多于女性。患者水肿显著并伴有大量蛋白尿，病程中出现肾前性少尿、氮质血症、特发性急性肾衰竭、肾小管受损合并感染、血栓栓塞等。本病的特点是自行缓解及反复发作，对激素治疗敏感，但较易复发，可转为局灶性节段性肾小球硬化症。

（二）系膜增生性肾小球肾炎

系膜增生性肾小球肾炎好发于青少年，男性多于女性，有感染者发病急，甚至呈急性肾炎综合征表现，否则为隐匿发病。此型肾病综合征者，激素及细胞毒性药物疗效与病理改变轻重相关，轻者治疗效果较好，严重者则治疗效果较差。

（三）系膜毛细血管性肾小球肾炎

系膜毛细血管性肾小球肾炎好发于青年及壮年，男性多于女性。可急起发病，也可隐匿发病。部分患者常于呼吸道感染后出现发作性肉眼血尿，肾功能迅速减退，较早出现高血压及贫血。

（四）膜性肾病

膜性肾病常见于中、老年患者，男性多于女性，起病较隐匿。患者逐渐出现下肢水肿，间断或持续性镜下血尿，一般无肉眼血尿。病变进展缓慢，肾功能不全发展较迟。本病极易发生血栓栓塞并发症，静脉血栓形成发生率高达 40% ～ 50%。

（五）局灶性节段性肾小球硬化症

局灶性节段性肾小球硬化症好发于青少年，男性稍多于女性，隐匿起病。患者发病前可有呼吸道感染或过敏反应。首发症状和体征为大量蛋白尿、低蛋白血症、高血压及高血脂。镜下血尿多见，可有肉眼血尿，大部分患者有轻度持续性高血压，多数患者肾功能进行性损害。

➢ 考点提示：肾病综合征各病理分型的临床特点。

【并发症】

（一）感染

常见呼吸道、泌尿系统、皮肤感染，原因是免疫球蛋白 IgG 和补体 B 因子随尿液丢失，致血中含量减少，白细胞功能下降，某些微量元素缺乏，使用激素及免疫抑制药等。感染又可影响肾病综合征的疗效或导致肾病综合征复发，形成恶性循环。

（二）血栓栓塞

血栓栓塞较为严重，常为死因之一。因低蛋白血症，高脂血症，纤维蛋白原及凝血因子Ⅴ、Ⅶ、Ⅷ及Ⅹ增加，血小板数目增加，应用激素及利尿药加重血液高凝状态，极易发生血栓栓塞并发症。临床上最常见为肾静脉血栓形成与栓塞，其次为下肢静脉、脑动脉、肺动脉及冠状动脉等血栓形成与栓塞。

（三）急性肾损伤

急性肾损伤包括肾前性氮质血症、急性肾小管坏死和特发性肾损伤。患者可出现血容量下降，呈少尿、尿钠减少伴低血容量表现，经扩容、利尿后可恢复。少数可出现急性肾损伤，特发性急性肾损伤多见于中、老年患者，常伴有小动脉透明样变及弹力层扩张，85% 为肾小球轻微病变。特发性急性肾损伤原因不明，可能与肾间质水肿压迫肾小管，或肾小管被蛋白管型阻塞，使肾小囊内压升高，肾小球滤过率下降有关。多数患者经非透析治疗能痊愈，少数患者需透析治疗。

（四）蛋白质及脂肪代谢紊乱

长期低蛋白血症除引起高度水肿外，还可导致营养不良，儿童发育障碍，微量元素缺乏。高脂血症可促进肾小球进行性硬化，并可增加心脏及血管并发症，促进血栓形成、栓塞及刺激系膜细胞增生，损害系膜细胞。

➢ 考点提示：肾病综合征并发症的特点。

【诊断与鉴别诊断】

（一）诊断依据

临床上出现大量蛋白尿（每日 > 3.5 g）、低蛋白血症（白蛋白 < 30 g/L）、高度水肿和高

脂血症，即可诊断肾病综合征，其中前两项为必备条件。应尽可能做肾活检确定病理类型，区分原发性与继发性肾病综合征。

➢ 考点提示：肾病综合征的诊断依据。

（二）鉴别诊断

1．过敏性紫癜肾炎　本病好发于少年、儿童，患者具有典型的皮疹，可有关节痛、腹痛及黑粪等临床表现。除蛋白尿外，还常伴血尿。肾受累的严重程度与皮肤、关节、胃肠受累的程度无关。

2．狼疮肾炎　狼疮肾炎多见于育龄期妇女，约半数患者出现肾病综合征表现，患者多有发热、皮疹（以面部蝶形红斑为主）、关节痛、浆膜炎及多系统损害症状。部分患者血中可找到狼疮细胞，血清抗核抗体、抗双链 DNA 抗体及抗 SM 抗体滴度升高可确诊。

3．糖尿病肾病　糖尿病肾病多见于中、老年，病程较长者可引起肾病综合征。患者有糖尿病病史，血糖与尿糖明显升高，眼底检查可出现微动脉瘤。若不及时治疗，可较快进展为慢性肾衰竭。

4．肾淀粉样变性　肾淀粉样变性分为原发性与继发性两类，好发于中、老年。原发性者病因不明，继发性者多继发于慢性化脓性感染、结核、类风湿关节炎及恶性肿瘤等。部分患者伴全身多器官功能损害，血浆球蛋白升高，确诊依赖于肾活检。

5．遗传性肾炎　遗传性肾炎见于青少年，为罕见的遗传性疾病。患者有家族病史，伴感觉神经性耳聋、眼晶状体及视网膜病变和进行性肾衰竭。

6．骨髓瘤性肾病　骨髓瘤性肾病好发于中、老年人，男性多见，患者可有多发性骨髓瘤的特征性临床表现，如骨痛、血清单株球蛋白增高、蛋白电泳 M 带及尿本周蛋白阳性，骨髓象显示浆细胞异常增生（占有核细胞的 15% 以上），并伴有质的改变。多发性骨髓瘤累及肾小球时可出现肾病综合征。上述骨髓瘤特征性表现有利于鉴别诊断。

【治疗】

（一）一般治疗

出现低蛋白血症、明显水肿或血压较高时，患者需卧床休息，同时需预防深静脉血栓形成。待水肿消失，一般情况较好后，可下床轻微活动。

限制钠摄入，水肿时盐摄入量每日 2 ～ 3 g，给予优质蛋白 [0.8 ～ 1.0 g/（kg · d）] 饮食，保证热量供给。为减轻高脂血症，应少进含饱和脂肪酸（动物油脂）的饮食，多吃含多聚不饱和脂肪酸（植物油、鱼油）及富含可溶性膳食纤维的食物（如燕麦、米糠及豆类）。同时应注意补充各种微量元素及维生素。

（二）对症治疗

1．利尿消肿　对肾病综合征患者，利尿治疗的原则是不宜过快、过猛，以免造成血容量不足，加重血液高黏滞倾向，诱发血栓、栓塞并发症。

（1）噻嗪类利尿药：主要作用于髓袢升支后壁段和远曲小管前段，通过抑制钠和氯的重吸收，增加钾的排泄而利尿。常用氢氯噻嗪 25 mg，每日 3 次，口服。长期服用应防止低钾、低钠血症。

（2）袢利尿药：主要作用于髓袢升支，对钠、氯和钾的重吸收具有强力的抑制作用。常用呋塞米（速尿）20 ～ 120 mg/d，分次口服或静脉注射。在渗透性利尿药应用后随即给药效果更好。应用袢利尿药时需谨防低钠血症及低钾、低氯性碱中毒。

（3）留钾利尿药：主要作用于远曲小管后段，排钠、排氯，但留钾，适用于低钾血症的患者。单独使用时利尿作用不显著，可与噻嗪类利尿药合用。常用醛固酮拮抗药螺内酯 20 mg，每日 3 次。长期服用需防止高钾血症，对肾功能不全患者应慎用。

（4）渗透性利尿药：通过提高血浆胶体渗透压，使组织中水分重吸收入血，同时在肾小管腔内形成高渗状态，减少水、钠的重吸收而达到利尿的目的。可选择低分子右旋糖酐等。但在尿量＜ 400 mg/d 的患者应慎用，因为此类药物易与 T-H（Tamm-Horsfall）糖蛋白和尿中的白蛋白在肾小管管腔内形成管型而堵塞肾小管，并由于其高渗作用使肾小管上皮细胞变性、坏死，导致急性肾损伤。

（5）提高血浆胶体渗透压：血浆或白蛋白等静脉输注可提高血浆胶体渗透压，促进组织中水分回吸收并利尿，如继续用呋塞米 60 ～ 120 mg 加于葡萄糖溶液中缓慢静脉滴注，通常能获得良好的利尿效果，多用于低血容量或利尿药抵抗、严重低蛋白血症的患者。由于输入的白蛋白可引起肾小球高滤过及肾小管高代谢造成肾小球脏层及肾小管上皮细胞损伤，现多数学者认为非必要时不宜多用。

2．减少尿蛋白　持续性大量蛋白尿本身可导致肾小球高滤过，加重肾小管 - 间质损伤，促进肾小球硬化，是影响肾小球疾病预后的重要因素。已证实，减少尿蛋白可以有效延缓肾功能的恶化。血管紧张素转换酶抑制药（ACEI）或血管紧张素受体阻断药（ARB）除有效控制高血压外，均可通过降低肾小球内压和直接影响肾小球基膜对大分子的通透性，有不依赖于降低全身血压的减少尿蛋白作用。用血管紧张素转换酶抑制药或血管紧张素受体阻断药降低尿蛋白时，所用剂量一般比常规降压剂量大，才能获得良好疗效。

（三）免疫抑制治疗

糖皮质激素和细胞毒药物仍然是治疗肾病综合征的主要药物，原则上应根据肾活检病理结果选择治疗药物及确定疗程。

1．糖皮质激素　糖皮质激素通过抑制免疫炎症反应，抑制醛固酮和血管升压素分泌，影响肾小球基膜通透性等综合作用而发挥其利尿、消除尿蛋白作用。使用原则：①起始足量，常用药物为泼尼松 1 mg/（kg·d），口服，疗程 8 周，必要时可延长至 12 周；②缓慢减药，足量治疗后每 2 ～ 3 周减原量的 10%，当减至 20 mg/d 时病情易复发，应更加缓慢减量；③长期维持，最后以最小有效剂量（10 mg/d）再维持半年左右。糖皮质激素可采取全日量顿服，维持用药期间两日量隔日一次顿服，以减轻副作用。水肿严重、有肝功能损害或泼尼松疗效不佳时，应更换为甲泼尼龙（等剂量）口服或静脉滴注。因地塞米松半衰期长，副作用大，现已少用。

根据患者对糖皮质激素的治疗反应，可将其分为激素敏感型（用药 8 ～ 12 周内肾病综合征缓解）、激素依赖型（激素减药到一定程度即复发）和激素抵抗型（常规激素治疗无效）3 类。

长期应用糖皮质激素的患者可出现感染、药物性糖尿病、骨质疏松等副作用，少数病例还可能发生股骨头无菌性缺血性坏死，需加强监测，及时处理。

2．免疫抑制药　对激素依赖型或激素抵抗型患者，可加用此类药物。①环磷酰胺：为国内外临床上目前最常用的免疫抑制药，主要用于激素依赖型与激素抵抗型；剂量为 2 mg/kg，分 1 ～ 2 次口服；或 200 mg，隔日静脉注射，累积总量达到 6 ～ 8 g 后停药；不良反应有骨髓抑制、肝损害、恶心、呕吐、白细胞计数减少、性腺损伤、脱发及出血性膀胱炎等，与糖皮质激素联合应用可减轻或避免不良反应发生。②环孢素：多用于难治性肾病综合征，本药主要能选择性地抑制辅助性 T 细胞及细胞毒性 T 细胞。开始剂量为每日 3 ～ 5 mg/kg，分 2 次口服，服 2 ～ 3 个月后缓慢减量，疗程为 3 ～ 6 个月。长期使用有肝、肾毒性，多毛，牙龈增生，血压升高，高尿酸血症等不良反应。停用该药后病情易复发，使此药的使用受到较大的限制；③吗替麦考酚酯：是一种独特的新型免疫抑制药，通过抑制鸟嘌呤核苷酸的合成途径而选择性抑制T淋巴细胞、B淋巴细胞增殖及抗体形成，常用剂量为每日1.5 ~ 2 g，分1 ~ 2次口服，共用3 ~ 6个月，减量维持半年，该药已应用于肾移植后排异反应。

（四）并发症的防治

肾病综合征的并发症是影响患者长期预后的重要因素，应积极防治。

1．感染　通常在激素治疗时无须应用抗生素预防感染，否则不仅达不到预防目的，反而可能诱发真菌二重感染。免疫增强剂（如胸腺素、转移因子及左旋咪唑等）能否预防感染尚不明确。一旦发现感染，应及时选用对致病菌敏感、强效且无肾毒性的抗生素积极治疗，有明确感染灶者应尽快去除。严重感染难控制时，应考虑减少或停用激素，但需视患者具体情况决定。

2．血栓栓塞　一般认为，当血浆白蛋白低于20 g/L时，提示存在高凝状态，即应开始预防性抗凝治疗。可给予肝素1875 ~ 3750 U皮下注射，每6 h注射1次；或选用低分子量肝素4000 ~ 5000 U皮下注射，每日1 ~ 2次，维持试管法凝血时间于正常1倍；也可服用华法林，维持凝血酶原时间国际标准化比值（INR）于1.5 ~ 2.5。抗凝同时可辅以抗血小板药，如双嘧达莫300 ~ 400 mg/d，分3 ~ 4次口服，或阿司匹林75 ~ 100 mg/d，口服。对已发生血栓栓塞者，应尽早（6 h内效果最佳，但3 d内仍可望有效）给予尿激酶或链激酶全身或局部溶栓，同时配合抗凝治疗，抗凝血药一般应持续应用半年以上。抗凝血药溶栓治疗时均应避免药物过量导致出血。

3．急性肾损伤　肾病综合征并发急性肾损伤如处理不当，可危及患者生命，若及时给予正确处理，大多数患者可望恢复。可采取以下措施。①袢利尿药：对袢利尿药仍有效者，应予以较大剂量，以冲刷阻塞的肾小管管型。②血液透析：利尿无效并已达到透析指征者，应给予血液透析以维持生命，并在补充血浆制品后适当脱水，以减轻肾间质水肿。③原发病治疗：因其病理类型多为微小病变型肾病，应予以积极治疗。④碱化尿液：可口服碳酸氢钠碱化尿液，以减少管型形成。

4．蛋白质及脂肪代谢紊乱　在肾病综合征缓解前，常难以完全纠正代谢紊乱，但应调整饮食中蛋白和脂肪的量与结构，力争将代谢紊乱的影响减少到最低限度。目前，不少药物可用于治疗蛋白质及脂肪代谢紊乱，如血管紧张素转换酶抑制药及血管紧张素受体阻断药均可减少尿蛋白；中药黄芪（30 ~ 60 g/d，煎服）可促进肝白蛋白合成，并可能兼有减轻高脂血症的作用。降血脂药可选择以降胆固醇为主的β-羟-β-甲戊二酸单酰辅酶A（HMG-CoA）还原酶抑制药，如洛伐他汀等他汀类药物；或降三酰甘油为主的氯贝丁酯类，如非诺贝特等。肾病综合征缓解后高脂血症可自然缓解，无须再继续药物治疗。

➢ 考点提示：肾病综合征的治疗。

【预后】

影响肾病综合征预后的因素主要有以下几个。①病理类型：微小病变型肾病和轻度系膜增生性肾小球肾炎预后较好。系膜毛细血管性肾小球肾炎、局灶性节段性肾小球硬化症及重度系膜增生性肾小球肾炎预后较差。早期膜性肾病也有一定的缓解率，晚期则难以缓解。②临床表现：大量蛋白尿、严重高血压及肾功能损害者预后较差。③激素治疗效果：对激素敏感者预后相对较好，对激素抵抗者预后差。④并发症：反复感染导致肾病综合征经常复发者预后差。

思考题

1. 肾病综合征临床表现特点是什么？
2. 微小病变型肾病的临床特点有哪些？
3. 激素治疗肾病综合征应遵循的用药原则是什么？

（俞　琪）

第三十四章数字资源

第三十四章

尿路感染

学习目标

通过本章内容的学习，学生应能：

识记：

1. 说出尿路感染的病因、易感因素。
2. 陈述尿路感染的临床表现、诊断依据和治疗原则。

理解：

1. 归纳尿路感染的感染途径。
2. 分析反复尿路感染的有关因素，复发和再感染的区别。

应用：

1. 根据患者的病史、临床表现和各项辅助检查做出初步诊断。
2. 根据病情拟定尿路感染的治疗计划，正确评估预后。
3. 对患者进行健康教育。

案例导入

某患者，女性，45岁。发热伴腰痛、尿频、尿急、尿痛1 d。患者1 d前劳累后突起畏寒、发热，体温最高39.8 ℃，同时伴右侧腰痛，呈钝痛，与体位及活动无关，伴尿频、尿急、尿痛，无肉眼血尿及排尿困难。既往曾患过2次尿道炎。已婚，育有2子。无药物过敏史。体格检查：体温39.1 ℃，脉搏97次/分，呼吸25次/分，血压130/80 mmHg。急性病容，心脏及肺查体无异常，腹软，右肋脊角有压痛及叩击痛，双下肢无水肿。实验室检查：①血常规示WBC 15×10^9/L，N 0.86，L 0.21，Hb 123 g/L，PLT 130×10^9/L。②尿常规：尿液呈浅黄色，浑浊，蛋白（–），亚硝酸盐（+），WBC 40 ~ 60/HP，RBC 5 ~ 10/HP。

问题与思考：

1. 初步诊断和诊断依据是什么？应与哪些疾病相鉴别？
2. 为明确诊断，需要进一步做哪些检查？
3. 治疗原则是什么？

尿路感染（urinary tract infection）是由各种病原微生物直接侵犯尿路引起的非特异性感染，好发于育龄妇女、老年人及尿路畸形者，男性与女性发病率之比约为1∶10。根据感染发生的部位，分为上尿路感染（主要是肾盂肾炎）和下尿路感染（主要是膀胱炎）。有时根据有无尿路结构或功能的异常，又可分为复杂性和非复杂性尿路感染，复杂性尿路感染指伴有尿路引流不畅、结石、畸形等异常。一般来说，下尿路感染可单独存在，而肾盂肾炎常合并下尿路感染。本章主要叙述由细菌感染所引起的尿路感染。

【病因】

革兰氏阴性杆菌是尿路感染最常见的致病菌，其中以大肠埃希菌最多见，占全部尿路感染的 75% ～ 90%，其次为肺炎克雷伯菌、变形杆菌、柠檬酸杆菌、绿脓杆菌属等。其余的尿路感染由革兰氏阳性细菌引起，主要是肠球菌和葡萄球菌。其中，大肠埃希菌最常见于无症状性细菌尿，绿脓杆菌多见于尿路器械检查后，变形杆菌常见于尿路结石患者，金黄色葡萄球菌常见于血源性尿路感染。真菌感染见于糖尿病及长期应用广谱抗生素或糖皮质激素的患者，以白念珠菌常见。通常致病菌为一种，极少数为两种以上的混合感染。

➢ 考点提示：尿路感染的常见致病菌。

【发病机制】

（一）感染途径

1．上行感染　上行感染为最常见的感染途径，病原菌由尿道上行至膀胱，后沿输尿管进入肾盂、肾，引起肾盂肾炎，约占尿路感染的 95%。正常情况下，前尿道和尿道口周围定居着少量细菌，一般并不致病。而容易发生尿路感染的患者，如有性生活、尿路梗阻、尿路器械检查、肠道及生殖器感染者等，可导致病原菌上行感染而发生尿路感染。

2．血行感染　血行感染是病原菌通过血运到达肾和尿路其他部位引起的感染。血行感染少见，占 2%。如果发生，绝大多数见于已有严重的尿路梗阻以及机体抵抗力低下者，或接受免疫抑制药治疗的患者，多为金黄色葡萄球菌和白念珠菌等感染。

3．直接感染　泌尿系统周围器官、组织发生感染时，病原菌可直接侵入泌尿系统导致感染。

4．淋巴道感染　淋巴道感染极少见，盆腔和下腹部器官感染时，病原菌可从淋巴道感染泌尿系统。

➢ 考点提示：尿路感染的感染途径。

（二）细菌的致病力

病原菌进入尿路以后，能否引起尿路感染与细菌的致病力有极大的关系。以大肠埃希菌为例，并不是所有的大肠埃希菌菌株都能引起症状性尿路感染，而能引起症状性尿路感染的为其抗原性具备 O、K 和 H 血清型的菌株，它们具有特殊的致病力。大肠埃希菌通过菌毛将细菌菌体附于特殊的含糖基团脂质上皮细胞受体上，导致尿路感染的发生。另外，这些菌株还能产生溶血素等毒素，对尿路黏膜的杀菌能力有抵抗性。目前认为，只有少数致病能力强的细菌才能引起急性非复杂性尿路感染。

（三）机体防御功能

在机体抗病能力正常情况下，进入膀胱的细菌很快被清除，是否发生尿路感染除了与细菌的数量和毒力有关，还取决于人体对细菌入侵的防御能力。机体的防御机制包括：①尿道口、外阴分布的正常菌群可抑制病原菌生长；②在尿流通畅时，尿流的机械性冲洗可冲走绝大多数细菌；③男性在排尿终末时，前列腺收缩，排泄前列腺液于后尿道，有杀菌作用；④尿路黏膜有杀菌能力，可分泌有机酸和 IgA、IgG 及通过吞噬细胞的作用而杀菌；⑤尿液 pH 低、尿素浓度高、有机酸含量多、尿渗透压高，均不利于细菌生长。

（四）易感因素

1．尿路梗阻　任何妨碍尿液自由流出的因素都会导致尿路梗阻，是目前尿路感染最主要的易感因素。常见于尿路有器质性梗阻（结石、肿瘤、狭窄、前列腺肥大）或功能性梗阻（神经源性膀胱、膀胱输尿管反流）、尿路有异物（导尿管的结石停留）、肾实质有病变（多囊肾、糖尿病、肾移植）等，导致尿液积聚，细菌不易被清除，而在局部繁殖引起感染。

2．泌尿系统畸形及结构异常　如肾发育不良的马蹄肾、海绵肾，输尿管、肾盂畸形等。

3．医源性因素　导尿或留置导尿管、膀胱镜和输尿管镜检查、逆行尿路造影等可使尿道黏膜受损而发生尿路感染。据统计，在严格无菌操作后的一次导尿，尿路感染的发生率达1% ～ 3%，留置导尿 3 d 以上，尿路感染的发生率可达 90% 以上。

4．尿道内或尿道口周围有炎性病灶　如细菌性前列腺炎和妇科炎症等。而细菌性前列腺炎是青年男性尿路感染最常见的易感因素。

5．机体抵抗力低下　如糖尿病、获得性免疫缺陷综合征、长期卧床的严重慢性病、长期使用激素及免疫抑制药（如肿瘤化疗、肾移植后）等患者都易发生尿路感染。

6．性别和性活动　女性本身的生理结构是易发生尿路感染的重要因素，性生活时可将尿道周围的细菌挤入膀胱引起尿路感染。包茎及包皮过长是男性尿路感染的诱发因素。

7．妊娠　2% ～ 8% 的妊娠妇女可发生尿路感染，与孕期输尿管蠕动功能减弱、暂时性膀胱输尿管活瓣关闭不全以及妊娠后期子宫增大致尿流引流不畅相关。

8．遗传因素　反复发生尿路感染的女性，其尿路感染的家族史多于对照组，因遗传因素而致尿路黏膜局部防御能力缺陷易发生尿路感染。

➢ 考点提示：尿路感染的易感因素。

【病理解剖】

急性膀胱炎的病理改变常是黏膜充血、潮红、上皮细胞肿胀，黏膜下组织充血、水肿及白细胞浸润。严重者可有点状或片状充血，可出现黏膜溃疡。急性肾盂肾炎在严重时，可见肾外形增大，单侧或双侧肾受累，肾盂、肾盏黏膜充血及水肿，表面有脓性分泌物，其黏膜下可见大小、数量不等的小脓肿，病灶内的肾小管腔中有脓性分泌物，肾小管上皮细胞肿胀、坏死、脱落。肾间质水肿，内有白细胞浸润和小脓肿形成。慢性肾盂肾炎双侧肾的病变不一致，肾体积缩小，表面不光滑，有肾盂和肾盏粘连、变形及瘢痕形成，肾小管萎缩及肾间质细胞浸润。

【临床表现】

（一）急性膀胱炎

急性膀胱炎占尿路感染的 60% 以上，主要表现为尿频、尿急、尿痛、排尿不适、下腹部疼痛，个别患者可出现排尿困难。常有尿液混浊，约 30% 有血尿。全身感染症状不明显，致病菌多为大肠埃希菌，占 75% 以上。

（二）急性肾盂肾炎

1．全身表现　多数起病急骤，数小时至 1 ～ 2 日发展为本病。突发寒战、高热，体温 39 ℃以上，多为弛张热，伴头痛、全身肌肉酸痛和疲乏无力，可有食欲缺乏、恶心、呕吐、腹痛、腹胀和腹泻，部分患者出现革兰氏阴性杆菌败血症。

2．泌尿系统表现　泌尿系统可有尿频、尿急、尿痛、排尿困难、下腹部疼痛等表现，常有腰痛，腰痛程度不一，多为酸痛及钝痛。部分膀胱刺激征不明显或缺如，极易误诊。

3．体格检查　发热、心动过速，并且沿输尿管走行的部位及膀胱区常有压痛，肾区叩击痛阳性。

➢ 考点提示：急性膀胱炎和急性肾盂肾炎的主要临床表现。

（三）慢性肾盂肾炎

慢性肾盂肾炎大多数由急性肾盂肾炎治疗不彻底或反复发作所致。急性肾盂肾炎病程在半年以上并有肾小管及肾功能损害者，应考虑慢性肾盂肾炎。慢性肾盂肾炎症状较轻，根据其临床表现，可分为以下几型。①复发型：常反复多次发作，发作时临床表现与急性肾盂肾炎相似；②长期低热型：表现为长期低热，伴腰酸、疲倦、食欲缺乏、体重减轻等；③发作性血尿型：以反复发作性血尿为主要特征，肉眼或镜下血尿，可伴有腰痛、腰酸和尿路刺激征；④继发性高血压型：病程中症状以高血压为主，偶可发展为急进性高血压，常伴有贫血；⑤无症状性细菌尿。

（四）无症状性细菌尿

患者有细菌尿，而无尿路感染症状，常因其他原因或健康体检时发现菌尿，尿沉渣改变较轻。随着年龄增长，发病率逐渐增加，20 ~ 40 岁女性发生率低于 5%，超过 60 岁以上的女性及男性发生率明显增加，致病菌大多为大肠埃希菌。目前认为无症状性细菌尿不会影响人的寿命。

【并发症】

尿路感染并发症较少，而肾周围脓肿及肾乳头坏死是急性重症肾盂肾炎的并发症。在糖尿病、尿路梗阻等情况下，未及时治疗或治疗不当可出现下列并发症。

（一）肾乳头坏死

肾乳头坏死常发生于并发糖尿病或尿路梗阻的重症肾盂肾炎，主要表现为寒战、高热、剧烈腰痛或腹痛、血尿等，可致革兰氏阴性杆菌败血症和 / 或急性肾衰竭。应积极治疗原发病，加强抗生素使用。

（二）肾周围脓肿

肾周围脓肿由重症肾盂肾炎直接扩展而来，常合并糖尿病及尿路结石等复杂因素，致病菌常为革兰氏阴性杆菌，尤其是大肠埃希菌。原发症状加剧，同时出现明显单侧腰痛及触痛，超声、CT 检查有助于诊断。治疗主要是加强抗感染治疗和 / 或行局部切开引流。

【辅助检查】

（一）尿液检查

1．尿常规　尿液外观一般无异常，有时尿液混浊，尿蛋白常为阴性或微量，偶有一过性尿蛋白升高。尿沉渣白细胞计数显著增加，> 5/HP 为白细胞尿，如出现白细胞管型，则有助于肾盂肾炎的诊断。部分患者有镜下血尿，仅少数急性膀胱炎患者可出现肉眼血尿。

2．白细胞排泄率　留取 3 h 尿液，立即进行尿白细胞计数，所得白细胞数按每小时折算，正常值 $< 2 \times 10^5$/h，白细胞计数 $> 3 \times 10^5$/h 为阳性，$(2 \sim 3) \times 10^5$/h 为可疑阳性。

3．尿细菌学检查　尿路感染诊断的确立主要依靠尿细菌学检查。检查方法有尿沉渣镜检和尿细菌培养。

（1）尿沉渣镜检：新鲜中段尿离心或不离心，尿沉渣镜检直接找细菌，1/HP 以上为阳性，阳性率约为 90%。此法可以迅速获得结果，染色可区别球菌或杆菌，以及革兰氏阴性还是阳性，为选择有效的抗生素提供参考价值。

（2）尿细菌培养：留取清洁中段尿、导尿或耻骨上膀胱穿刺尿做细菌培养。菌落数 $\geq 10^5$/ml 为有意义菌尿；$< 10^4$/ml 为阴性，可能污染；$10^4 \sim 10^5$/ml 为可疑，需复查。耻骨上膀胱穿刺尿细菌定性培养有细菌生长，即为真性菌尿。做尿细菌培养时，应注意：①最好在应用抗生素之前或停用抗生素 5 d 后留取标本；②留标本前清洗外阴，消毒尿道口，取中段尿；③尿液在

膀胱内停留 4 ～ 6 h 或以上，以提高检出率，故应以晨尿为好。

4．尿化学检查　常用尿硝酸盐还原试验，其诊断尿路感染的敏感性为 70% 以上，特异性为 90% 以上，假阴性常因球菌感染所致，可作为尿路感染的筛选试验。白细胞酯酶试验可检测尿中是否存在中性粒细胞，包括已经被破坏的中性粒细胞。

> 考点提示：尿细菌学检查的诊断意义。

（二）血液检查

急性肾盂肾炎时血白细胞计数增多，中性粒细胞比例升高，可以出现核左移，红细胞沉降率增快，重症患者血培养可为阳性，肾浓缩功能一过性下降。慢性肾盂肾炎时肾浓缩功能障碍，尿比重及尿渗透压下降，甚至有肾性糖尿及肾小管酸中毒等。

（三）影像学检查

尿路感染急性期不宜行静脉肾盂造影，可进行 B 超及 X 线检查，了解有无结石、梗阻、膀胱及输尿管反流、肾盂积水或变形等。

【诊断】

（一）诊断依据

典型的尿路感染有尿路刺激征、感染中毒症状、腰部不适等，再结合尿液改变及尿细菌培养菌落数均≥ 10^5/ml，诊断不难。如尿细菌培养菌落数不能达到上述标准，但满足下列指标之一时，也可帮助诊断：①硝酸盐还原试验和 / 或白细胞酯酶试验阳性；②白细胞尿；③未离心新鲜尿液革兰氏染色发现病原体，且一次尿细菌培养菌落数≥ 10^3/ml。

留置导尿管的患者出现典型的尿路感染表现，并且无其他原因可解释，尿细菌培养菌落数＞ 10^3/ml 时，可考虑导管相关性尿路感染的诊断。

> 考点提示：尿路感染的诊断依据。

（二）定位诊断

真性菌尿仅表明有尿路感染存在，但应进一步区分感染在上尿路还是下尿路，即定位诊断。出现下列情况提示上尿路感染：①膀胱冲洗后尿细菌培养阳性；②尿沉渣镜检有白细胞管型，并排除间质性肾炎及狼疮性肾炎；③尿酶测定，尿 β2 微球蛋白（β2-MG）增高，如同时测定尿 N - 乙酰 -β- 葡萄糖苷酶（NAG）、溶菌酶和尿 T-H（Tamm-Horsfall）蛋白均增高；④根据疗效和追踪结果定位，单剂抗生素治疗尿路感染追踪 6 周，膀胱炎可治愈，失败者为肾盂肾炎。

【鉴别诊断】

（一）全身性感染性疾病

部分患者的全身症状突出而尿路刺激征不明显，易误诊为全身性疾病，如流行性感冒、伤寒、败血症、疟疾等，如能详细询问病史，结合尿常规及尿细菌学检查可鉴别。

（二）肾结核

本病常以持续不缓解的尿路刺激征为突出表现，一般抗生素治疗无效，尿沉渣可找到抗酸杆菌，但一般细菌阴性，结核菌素试验阳性，静脉肾盂造影可发现肾盂、肾盏破坏灶，部分患者可找到肾外结核，抗结核治疗有效可帮助鉴别。但要注意肾结核常可能与尿路感染合并存在，尿路感染经抗生素治疗后仍然有尿路感染的症状或尿沉渣的异常，应高度怀疑肾结核的可能。

（三）尿道综合征

尿道综合征常见于女性，患者有尿急、尿频、尿痛等尿路刺激征，但多次细菌培养均无真性细菌尿。尿道综合征可以分为两种：①感染性尿道综合征，占 75%，患者有白细胞尿，但致病微生物常为衣原体、支原体；②非感染性尿道综合征，占 25%，无白细胞尿，病因不明，可能由于逼尿肌与膀胱括约肌功能不协调、妇科或肛周疾病、精神因素所致。

（四）慢性肾小球肾炎

慢性肾小球肾炎一般双侧肾受累，较早出现肾小球功能损害，常有明显的蛋白尿、血尿和水肿病史。而慢性肾盂肾炎有尿路刺激征，尿细菌学阳性，影像学双肾不对称性缩小。

【治疗】

治疗目的：消灭病原体、控制临床症状、去除诱因、防止复发。

（一）一般治疗

急性期注意休息，多饮水，勤排尿。给予清淡、易消化、富含维生素饮食。尿路刺激征和血尿明显者可口服碳酸氢钠 1 g，每日 3 次，以碱化尿液、缓解症状、抑制细菌生长、避免形成血凝块。尿路感染反复发作者应积极寻找病因，及时去除诱发因素。

（二）抗感染治疗

用药原则：尽可能在治疗前做细菌培养或尿革兰氏染色检查，以便有针对性地使用抗生素。对于膀胱炎，仅要求尿浓度高的药物即可，而肾盂肾炎是肾实质性疾病，除尿浓度高外，还需血药浓度及肾内浓度高，最好能用杀菌药。选用肾毒性小，副作用少的抗生素。应积极去除易感因素，对不同类型的尿路感染给予不同疗程。对复杂性尿路感染，要采取有针对性的治疗方案。

1．急性膀胱炎　采用 3 d 疗法，对非复杂性膀胱炎通常能治愈。磺胺甲噁唑 - 甲氧苄啶（SMZ-TMP，800 mg/160 mg，每日 2 次，疗程 3 d），呋喃妥因（50 mg，每 8 h 1 次，疗程 5 ～ 7 d），磷霉素（3 g 单剂）被推荐为一线药物。由于各地区细菌耐药情况可能有差异，应根据当地细菌的耐药情况选择药物。阿莫西林、头孢菌素类、喹诺酮类也可以选用，疗程一般为 3 ～ 7 d。停服抗生素 7 d 后，需进行尿细菌定量培养。如结果为阴性，表示急性细菌性膀胱炎已治愈；如仍有真性细菌尿，则应继续给予 2 周抗生素治疗。男性患者、孕妇、复杂性尿路感染者或拟诊为肾盂肾炎者均不宜用 3 d 疗法，应采用较长疗程。

2．急性肾盂肾炎　首选对革兰氏阴性杆菌有效的药物，待药敏试验回报后调整抗生素。一般轻型患者口服抗生素，较严重者可用肌内注射或静脉滴注，重症者可采用两种抗生素联合的方法。对肾功能不全者，应给予无肾毒性的药物。

(1) 喹诺酮类：一般为首选，代表药有环丙沙星、氧氟沙星、诺氟沙星、左氧氟沙星、洛美沙星等。如氧氟沙星 0.2 g，每日 2 次，口服；环丙沙星 0.25 g，每日 2 次，口服。

(2) 半合成青霉素类：可选用阿莫西林、氨苄西林、哌拉西林等。对病情较轻者，给予阿莫西林 0.5 g，每日 3 次，口服；对严重感染者，给予氨苄西林 1.0 ~ 2.0 g，每 4 h 1 次静脉给药。

(3) 头孢菌素类：近年使用较多，可用二、三代头孢菌素，如头孢呋辛 0.25 g，每日 2 次，口服；头孢噻肟钠 2.0 g，每 8 h 1 次静脉给药；头孢曲松钠 1.0 ～ 2.0 g，每 12 h 1 次静脉给药。

(4) 氨基糖苷类：肾毒性较大，应慎用，且使用时要注意肾功能变化。代表药物有阿米卡星、庆大霉素等。

如药物选择得当，通常治疗后 24 h 内症状即可好转，72 h 之内即可显效；如 72 h 仍无效，应根据药敏试验结果更换抗生素，最好参照药敏试验选择药物。肾盂肾炎是实质性感染，使用抗菌药物不应短于 2 周。经过治疗仍有持续发热者，应注意肾盂肾炎并发症，如肾盂积脓、肾周脓肿、感染中毒症等。

3．慢性肾盂肾炎　慢性肾盂肾炎治疗的关键是积极寻找并去除易感因素。急性发作时与急性肾盂肾炎治疗方法相同，但强调肾功能的保护。在稳定期要加强全身支持疗法，提高机体抵抗力，维持水、电解质代谢和酸碱平衡，同时需治疗存在的并发症，必要时可采用中药治疗。

4．再发性尿路感染

（1）重新感染：是一种新的致病菌侵入尿路所致的尿路感染，通常在停药 1 个月以后发病，占尿路感染再发的 80%。如重新感染是膀胱炎者，按膀胱炎治疗，如仍失败，则为复发。再发性尿路感染可能与尿路抵抗力下降有关，而非治疗不当所致。对于半年内发生 2 次以上者，应使用长疗程低剂量抑菌疗法。可选用复方磺胺甲噁唑 1 ～ 2 片或呋喃妥因 50 ～ 100 mg 或氧氟沙星 200 mg，每晚睡前排空膀胱后口服 1 次，每 7 ～ 10 d 更换药物 1 次，连用半年。

（2）复发：是原有的致病菌再次引起尿路感染，通常在停药后 1 个月内发生，且致病菌与上次感染致病菌为同一菌株。复发多为肾盂肾炎，此时应按药敏试验选用足量的、强力杀菌性抗生素治疗 6 周，反复发作者给予长疗程低剂量抑菌疗法。

5．无症状性细菌尿　无症状性细菌尿是否需要治疗存在争议，妇女无症状性细菌尿不予治疗，因长期观察未见不良后果；老年人无症状性细菌尿也可不予治疗，因治疗与否与寿命无关。而下述情况应该治疗：①妊娠妇女的无症状性细菌尿；②曾出现有症状的感染者；③学龄前儿童的无症状性细菌尿；④肾移植、尿路梗阻及其他尿路有复杂情况者。一般根据药敏试验结果选择有效抗生素，主张短疗程用药，如治疗后有反复，可选长程低剂量抑菌疗法。

➢ 考点提示：尿路感染的抗生素治疗。

【预防】

预防措施有以下几点：①加强卫生宣传教育，注意个人卫生，尤其需要做好妇女月经期、妊娠期、产褥期肛周与会阴部的清洁；②避免过度劳累，适当运动，增强机体抵抗力；③多饮水、勤排尿，预防尿路感染；④性生活后排尿，注意性生活卫生；⑤严格掌握尿路器械检查适应证，防止尿路逆行感染；⑥膀胱输尿管反流患者要养成“二次排尿”的习惯，即每次排尿后数分钟再重复排尿一次；⑦慢性肾盂肾炎患者遵医嘱坚持服药是治疗过程中至关重要的步骤。

思考题

1．尿路感染的易感因素有哪些？

2．尿路感染的常见类型有哪些？各有何临床表现？

（蔡　芬）

第三十五章

慢性肾衰竭

第三十五章数字资源

学习目标

通过本章内容的学习，学生应能：

识记：

1. 说出慢性肾衰竭的定义及分期。
2. 陈述慢性肾衰竭的临床表现。
3. 列举慢性肾衰竭需要与哪些疾病进行鉴别诊断。

理解：

1. 解释慢性肾衰竭的发病机制。
2. 分析慢性肾衰竭实验室检查的临床意义。

应用：

1. 根据患者的病史、临床表现和各项辅助检查做出慢性肾衰竭的初步诊断。
2. 根据病情拟定治疗计划，正确评估预后。
3. 对患者进行健康教育。

案例导入

某患者，女性，56岁。因“发现血尿、蛋白尿18年，乏力、食欲缺乏1年，发现血肌酐升高1周”就诊。患者18年前体检时发现尿蛋白（++），尿中有红细胞，当时血压及肾功能正常，自行服中药治疗，间断检查尿常规均有蛋白和红细胞。1年前患者出现恶心、食欲缺乏，查血压升高（148/95 mmHg），Hb 96 g/L，自觉明显乏力，尿量无明显改变，未查肾功能。1周前上述症状加重，查Scr 310 μmol/L，eGFR 23.8 ml/（min · 1.73m^2），Hb 80 g/L，尿蛋白150 mg/dl，尿红细胞20 ~ 30/HP。B超示双肾缩小。既往无特殊病史。体格检查：体温36.5 ℃，脉搏82次/分，呼吸20次/分，血压160/92 mmHg。慢性病容，皮肤及睑结膜苍白，双肺呼吸音清，心浊音界向左侧扩大，心率82次/分，心律齐，心尖部可闻及3/6级收缩期杂音，腹部无异常，双肾区无压痛及叩击痛，双下肢无水肿。

问题与思考：

1. 初步诊断和诊断依据是什么？应与哪些疾病相鉴别？
2. 为明确诊断，需要进一步做哪些检查？
3. 治疗原则是什么？

慢性肾衰竭（chronic renal failure）是发生在各种慢性肾脏病（chronic kidney disease）后

期的临床综合征，以肾功能持续、进行性减退，代谢产物潴留，水、电解质代谢紊乱和酸碱平衡失调，内分泌失调和全身各系统症状为主要表现。

各种原因引起的肾结构和功能障碍超过 3 个月，包括肾小球滤过率正常和不正常的病理损伤、血液或尿液成分异常以及影像学检查异常；或不明原因的肾小球滤过率下降（肾小球滤过率＜ 60 ml/min）≥ 3 个月，称为慢性肾脏病。目前国际公认的慢性肾脏病分期依据肾病预后质量倡议（K/DOQI）制定的指南分为 1 ～ 5 期（表 5-35-1）。应当指出，单纯肾小球滤过率轻度下降（60 ～ 89 ml/min）而无肾损害其他表现者，不能认为存在慢性肾脏病；只有当肾小球滤过率＜ 60 ml/min 时，才可按慢性肾脏病 3 期对待。慢性肾脏病在疾病进展过程中肾小球滤过率可逐渐下降，进展至慢性肾衰竭，慢性肾衰竭主要为慢性肾脏病 4 ～ 5 期。

表 5-35-1　K/DOQI 对慢性肾脏病的分期及建议

分期	特征	肾小球滤过率［ml/(min · 1.73m^2)］	防治目标及措施
1	肾小球滤过率正常或升高	≥ 90	慢性肾脏病病因诊治，缓解症状，保护肾功能，延缓慢性肾脏病进展
2	肾小球滤过率轻度降低	60 ～ 89	评估、延缓慢性肾脏病进展，降低脑血管疾病风险
3a 3b	肾小球滤过率轻到中度降低 肾小球滤过率中到重度降低	45 ～ 59 30 ～ 44	延缓慢性肾脏病进展，评估、治疗并发症
4	肾小球滤过率重度降低	15 ～ 29	综合治疗，肾脏替代治疗准备
5	终末期肾病	＜ 15 或透析	适时肾脏替代治疗

➢ 考点提示：慢性肾衰竭与慢性肾脏病的定义及分期。

【病因及危险因素】

（一）病因

慢性肾脏病与慢性肾衰竭的病因主要有糖尿病肾病、高血压肾小动脉硬化、肾小球肾炎、肾小管间质疾病（慢性肾盂肾炎、慢性间质性肾炎、尿酸性肾病、梗阻性肾病等）、肾血管疾病、遗传性肾病（遗传性肾炎、多囊肾病）等。在发达国家，糖尿病肾病、高血压肾小动脉硬化是主要病因。目前在我国，原发性肾小球肾炎仍是最常见病因，但近年来糖尿病肾病导致的慢性肾衰竭明显增加，可能将成为我国慢性肾衰竭的首要病因。

（二）危险因素

慢性肾衰竭通常进展缓慢，但在某些诱因下短期内可急剧加重。慢性肾衰竭渐进性发展的危险因素包括高血糖、高血压、蛋白尿、低蛋白血症、吸烟等。此外，贫血、高脂血症、高同型半胱氨酸血症、老年、营养不良、尿毒症毒素蓄积等在慢性肾衰竭进展中也起一定作用。

慢性肾衰竭急性加重的危险因素主要有：①有效血容量不足（低血压、脱水、大出血或休克等）；②肾局部血供急剧减少（如肾动脉狭窄患者应用血管紧张素转换酶抑制药、血管紧张素受体阻断药等）；③使用肾毒性药物；④累及肾的疾病（肾小球肾炎、高血压、糖尿病、缺血性肾病等）复发或加重；⑤严重高血压未控制；⑥泌尿道梗阻；⑦其他：严重感染、高钙血症、肝衰竭、心力衰竭等。在上述因素中，有效血容量不足或肾局部血供急剧减少引起残余肾单位低灌注、低滤过是导致肾功能急剧恶化的主要原因之一；肾毒性药物，尤其是非甾体抗炎药、氨基糖苷类抗生素、造影剂等的不当使用也是导致肾功能恶化的常见原因。

因此，临床上一方面需要积极控制渐进性发展的危险因素，延缓病情进展；另一方面需注意短期内是否存在急性加重的诱因，在慢性肾衰竭病程中出现肾功能急剧恶化，如处理及时、得当，可使病情有一定程度的逆转；但如这种急剧恶化极为严重或诊治延误，则病情呈不可逆性进展。

> ➢ 考点提示：我国慢性肾衰竭的主要病因。

【发病机制】

（一）慢性肾衰竭进展的机制

慢性肾衰竭进展的机制尚未明确，目前认为可能与以下因素有关。

1．肾单位高滤过　慢性肾衰竭时，残余肾单位肾小球出现高灌注和高滤过状态，刺激肾小球系膜细胞增殖和基质增加；损伤内皮细胞和血小板集聚增加；导致微动脉瘤形成；引起炎症细胞浸润、系膜细胞凋亡增加等，因而肾小球硬化不断进展，肾单位进行性丧失。

2．肾单位高代谢　慢性肾衰竭时，残余肾单位肾小管高代谢状况，引起肾小管氧消耗增加和氧自由基生成增多以及代谢性酸中毒，均可造成肾小管间质损伤，引起肾小管萎缩、间质纤维化和肾单位进行性损害。

3．其他　慢性肾衰竭肾组织内一些细胞因子和生长因子［如转化生长因子 -β1（TGF-β1）、白细胞介素 -1、单个核细胞趋化蛋白 -1、血管紧张素Ⅱ、内皮素 -1 等］参与了肾小球和肾小管间质的损伤过程，并对细胞外基质的产生起重要的促进作用。此外，在慢性肾脏病动物模型中，发现肾固有细胞凋亡增多与肾小球硬化、肾小管萎缩、间质纤维化有密切关系，醛固酮增多也参与肾小球硬化和间质纤维化的过程。

（二）尿毒症症状的发生机制

尿毒症症状的产生主要与毒素，水、电解质代谢紊乱和酸碱平衡失调，内分泌及代谢异常等有关。毒素包括小分子物质［如尿素氮（BUN 最多）、胍类、酚类、胺类］，某些中分子物质（其蓄积与慢性肾衰竭远期并发症相关，如尿毒症脑病、内分泌紊乱、细胞免疫功能低下等），以及大分子物质（主要是内分泌激素，如胰岛素、胃泌素、肾素等）。

【临床表现】

在慢性肾脏病和慢性肾衰竭的不同阶段，临床表现各异。慢性肾脏病 1 ～ 3 期患者可无症状，或仅有乏力、腰酸、夜尿多等轻度不适，少数患者有食欲减退、代谢性酸中毒、轻度贫血。进入慢性肾脏病 4 期以后，上述症状明显。到慢性肾脏病 5 期，可有急性左侧心力衰竭、严重高钾血症、中枢神经系统障碍、消化道出血等，甚至有生命危险。

（一）各系统症状

1．心血管系统　心血管病变是慢性肾衰竭常见的并发症和最主要死因。

（1）高血压：多数有不同程度的高血压，少数为恶性高血压，多由于水、钠潴留，肾素、血管紧张素增高和 / 或某些舒张血管的因子产生不足所致。高血压可引起动脉硬化、左心室肥大和心力衰竭。贫血和血液透析可引起心脏高排血量状态，加重左心室负荷和左心室肥大。

（2）心力衰竭：是尿毒症患者最常见死因。其原因多与水、钠潴留，高血压及尿毒症性心肌病有关，表现为心脏扩大、心力衰竭及各种心律失常等。

（3）心包炎：分为尿毒症性或透析相关性心包炎，前者已少见，后者主要见于透析不充分者。临床表现与一般心包炎相同。若伴毛细血管破裂，可出现血性心包积液。严重者出现心脏压塞。心包积液在慢性肾衰竭患者中常见，多与尿毒症毒素蓄积、低蛋白血症、心力衰竭等有关，少数与感染、出血等有关。

（4）血管钙化和动脉粥样硬化：高磷血症、钙分布异常和“血管保护性蛋白”（如胎球蛋白 A）缺乏可引起血管钙化。动脉粥样硬化进展快，血液透析患者甚于未透析者。除冠状动脉外，脑动脉和全身周围动脉同样发生动脉粥样硬化，主要由高脂血症和高血压所致。

2．呼吸系统 酸中毒时呼吸深大。体液过多、心功能不全可引起肺水肿或胸腔积液。由尿毒症毒素诱发的肺泡毛细血管渗透性增加和肺充血引起的“尿毒症肺水肿”，典型胸部X检查呈两侧肺门对称性蝴蝶形阴影。后期可出现尿毒症性支气管炎、肺炎、胸膜炎等。

3．消化系统 主要为食欲缺乏、厌食，继之恶心、呕吐等。口中常有尿味，可伴舌、口腔黏膜溃疡，食管、胃、十二指肠可发生炎症。消化道出血也很常见，主要与胃黏膜糜烂和消化性溃疡有关，以前者最常见。

4．血液系统 主要为肾性贫血和出血倾向。慢性肾衰竭早期多为轻至中度贫血，晚期为重度贫血，多呈正细胞、正色素性贫血，主要原因为促红细胞生成素（EPO）减少，同时伴缺铁和叶酸缺乏、营养不良、失血（如频繁的抽血化验和血液透析时失血等)、毒素对骨髓的抑制等。出血倾向多与血小板功能降低有关，部分与凝血因子缺乏有关。

5．神经系统及肌肉 早期可表现为疲乏、失眠、头晕、注意力不集中等；其后可出现性格改变、记忆力减退、判断力降低，可有神经肌肉兴奋性增加，如肌束震颤、痉挛和呃逆等。尿毒症时常有精神异常、淡漠、谵妄、幻觉、抽搐，甚至昏迷等。脑电图基本节律紊乱，与尿毒症毒素引起的脑代谢减低、酸中毒及甲状旁腺激素（PTH）升高有关。

周围神经受损主要表现为感觉异常，如下肢远端麻木，有时伴烧灼感或痛感，可有不宁腿综合征，最常见的是手套、袜套样分布的感觉缺失，深反射迟钝或消失。肌肉主要表现为肌无力和肌萎缩，以近端肌受累较常见。

长期血液透析患者可发生透析性痴呆，与透析液铝含量过多导致铝中毒有关。初透析患者可发生失衡综合征，主要由于血尿素氮等物质降低过快，导致细胞内、外液间渗透压失衡，引起颅内压增高和脑水肿，患者有恶心、呕吐、头痛，严重者可出现惊厥。

6．皮肤症状 皮肤瘙痒是常见症状，与代谢产物潴留、甲状旁腺激素过高有关。尿毒症患者面色较深且萎黄，轻度水肿感，称尿毒症面容，因贫血、尿色素沉着于皮肤所致。

7．骨骼病变 依常见顺序，可出现纤维囊性骨炎、骨软化症、骨质疏松症和骨硬化症。肾性骨病可引起骨痛、行走不便和自发性骨折，但有症状者少见，其发生与继发性甲状旁腺功能亢进症（甲旁亢)、活性维生素 D_3 缺乏、铝中毒、代谢性酸中毒、营养不良等有关。在透析前患者中，骨X线检查约35%可发现异常，骨活检约90%发现异常，故早期诊断依靠骨活检。

8．内分泌及代谢异常 一些由肾产生或经肾代谢的内分泌激素发生紊乱，如甲状旁腺激素、胰岛素、胰高血糖素、泌乳素水平升高，促红细胞生成素、性激素水平降低，从而产生贫血、肾性骨病、性功能减退。代谢失调表现为：①糖代谢紊乱，如空腹血糖或餐后血糖升高，糖耐量减低，也可出现低血糖反应；②低蛋白血症；③脂代谢异常，尿毒症时常有轻、中度高甘油三酯血症，少数有高胆固醇血症；高密度脂蛋白降低，极低密度脂蛋白和低密度脂蛋白升高；④体温过低；⑤高尿酸血症；⑥维生素A水平增高等。

9．免疫功能降低 细胞免疫和体液免疫功能均下降，前者更明显，可能为营养不良的后果，由于免疫功能下降，易发生感染，以肺部感染最常见。感染后全身反应及局部反应差。

➢ 考点提示：慢性肾衰竭常见各系统症状。

（二）水、电解质代谢紊乱和酸碱平衡失调

以代谢性酸中毒和水、钠平衡失调最常见。

1．代谢性酸中毒 体内酸性代谢产物排泄障碍，肾小管泌氢功能缺陷，氨产生减少及肾小管对碳酸氢盐的重吸收减少，均可引起代谢性酸中毒，如动脉血 HCO_3^- < 15 mmol/L，症状明显，表现为呼吸深大、食欲缺乏、呕吐、头痛、烦躁，以至昏迷、心力衰竭及血压下降等。

2．水、钠平衡失调　主要为水、钠潴留，表现为水肿、高血压、心力衰竭等。水肿时常出现稀释性低钠血症。肾衰竭很少发生高钠血症。少数患者长期低盐饮食、呕吐、腹泻、不适当的利尿可致低钠血症；体液丧失而又补液不足时可引起脱水。

3．钾平衡失调　当肾小球滤过率降至 20 ~ 25 ml/min 或更低时，肾排钾减少，易出现高钾血症，如果尿量 > 500 ml，一般不会发生。高钾血症主要见于摄钾增加、输库存血、代谢性酸中毒、使用抑制肾排钾的药物、高分解代谢等。肾衰竭时低钾血症罕见。

4．钙、磷、镁平衡失调　低钙、高磷刺激甲状旁腺激素分泌，因高浓度甲状旁腺激素减少肾小管对磷的重吸收，尿磷排出增加，故在肾衰竭早期，血磷维持在正常范围，但甲状旁腺激素已升高。当肾小球滤过率 < 20 ml/min 时，才出现低钙血症、高磷血症、轻度高镁血症，通常不会引起临床症状。钙、磷沉积增加时可致软组织钙化和肾性骨病。

➢ 考点提示：慢性肾衰竭的水、电解质代谢紊乱和酸碱平衡失调的表现。

【诊断与鉴别诊断】

（一）诊断

1．依据导致慢性肾衰竭的基础疾病病史、临床表现、肾功能检查等诊断慢性肾衰竭并不难，但其临床表现复杂多样，各系统表现均可成为首发症状，因此临床医师应熟悉慢性肾衰竭的病史特点。贫血、低钙血症、高磷血症、血甲状旁腺激素升高、双肾缩小均支持本病诊断。

2．寻找促使肾衰竭加重的诱因，常见为感染、有效血容量不足、应用肾毒性药物、尿路梗阻、心力衰竭和严重心律失常、高血压、高蛋白饮食、急性应激状态等。

➢ 考点提示：慢性肾衰竭的诊断。

（二）鉴别诊断

1．肾前性氮质血症。补足有效血容量 48 ~ 72 h 后肾前性氮质血症患者肾功能可恢复，而慢性肾衰竭则难以恢复。

2．急性肾损伤。根据病史，在多数情况下鉴别并不困难。但病史欠详时，可借助影像学（B 超、CT 等）检查或肾图检查结果进行分析和鉴别。

3．尿毒症后期患者有意识障碍，应与肝性脑病、脑血管疾病、中毒等鉴别。

【治疗】

早期诊断、有效治疗原发病和去除引起肾功能恶化的因素是保护肾功能和延缓慢性肾脏病进展的关键，并且是慢性肾衰竭防治的基础。目前对慢性肾衰竭并无特殊治疗手段，对诊断为慢性肾脏病者，要采取措施延缓、停止或逆转慢性肾衰竭发生，防止其进展至终末期肾病，基本对策是：①坚持病因治疗；②避免和消除肾功能急剧恶化的危险因素；③保护健存肾单位，阻断或抑制肾单位损害渐进性发展的各种途径。

（一）一般治疗

1．休息　症状明显者应卧床休息，减轻心脏和肾负荷。病情稳定者可适当活动，以不感到疲劳、不出现呼吸困难为度。

2．饮食治疗　低蛋白饮食能使 BUN 水平下降，尿毒症症状减轻，有利于降低血磷和减轻酸中毒。慢性肾脏病 1 ~ 2 期患者推荐蛋白质摄入量 0.8 ~ 1 g/（kg · d），从慢性肾脏病

3期起至未进行透析治疗的患者，推荐蛋白摄入量0.6～0.8 g/（kg·d）；血液透析和腹膜透析患者蛋白摄入量为1.0～1.2 g/（kg·d）。在低蛋白饮食中，约50%的蛋白质为高生物价蛋白质，如鸡蛋、牛奶、瘦肉及鱼等，如有条件，可同时补充适量α-酮酸。每日供给能量126～146.5 kJ/（kg·d）。此外，需注意补充维生素及叶酸等营养素，控制钾、磷等的摄入，磷的摄入量一般应＜800 mg/d。

➢ 考点提示：慢性肾衰竭的饮食治疗。

（二）原发病治疗及消除危险因素

坚持长期对原发性或继发性肾小球肾炎、原发性高血压、糖尿病肾病等进行合理治疗。避免或消除使慢性肾衰竭恶化的因素，如血容量不足、严重感染、尿路梗阻、肾毒性药物的使用等。

（三）纠正水、电解质代谢紊乱和酸碱平衡失调

1．纠正代谢性酸中毒　主要为口服碳酸氢钠，轻度者1.5～3.0 g/d，中、重度者3～15 g/d，分3～6次口服，在48～72 h或更长时间后基本纠正酸中毒；若HCO_3^-＜15 mmol/L，且有酸中毒症状时，应静脉补碱。

2．维持水、钠平衡　水肿者应限制水、钠入量，补液量以前一日尿量加500～1000 ml为宜，一般氯化钠摄入量不应超过6～8 g/d，有明显水肿、高血压者，钠摄入量2～3 g/d（氯化钠5～7 g/d），个别严重病例限制为1～2 g/d（氯化钠2.5～5 g/d）。轻度脱水口服补液，重度脱水静脉补液，注意不要过量。根据需要可使用袢利尿药（如呋塞米每次20～200 mg，每日2～3次），明显水、钠潴留常规治疗无效者，需及时进行透析治疗。

3．维持钾平衡　轻度低钾者，口服钾盐或进食含钾丰富的食物。严重低钾者，需静脉补钾，补钾浓度勿超过0.3%。高血钾时，除限制钾摄入外，应采用利尿、导泻加速钾排泄，血钾＞6.5 mmol/L时，需紧急处理，首先用10%葡萄糖酸钙溶液20 ml稀释后缓慢静脉注射；继之静脉注射5%碳酸氢钠溶液100 ml，5 min注射完；然后用50%葡萄糖溶液50～100 ml加胰岛素6～12 U静脉注射。上述方法只能暂时将血钾转移入细胞内，维持6～8 h，应准备透析治疗。

➢ 考点提示：高钾血症的防治。

4．磷、钙平衡失调和肾性骨病　防治继发性甲状旁腺功能亢进症和肾性骨病的最好方法是肾衰竭早期防治高血磷。除限磷饮食外，可口服磷结合剂，如碳酸钙（含钙40%）、醋酸钙（含钙25%）、司维拉姆、碳酸镧等。口服碳酸钙0.5～2 g，每日3次，餐中服用效果好。司维拉姆和碳酸镧可有效降低血磷水平而不增加血钙水平。骨化三醇可有效提高血钙浓度和防治肾性骨病，主要用于明显低钙血症者及长期透析者。

（四）对症治疗

1．控制血压　高血压多数为容量依赖性，清除钠、水潴留后，血压多可恢复正常。务必使血压控制在130/80 mmHg以下，维持透析患者血压不超过140/90 mmHg。如尿蛋白＞1 g/d，应降至125/75 mmHg以下。降压不宜过快，以免降低肾血流量和肾小球滤过率，降压方法和药物同一般高血压治疗，以血管紧张素转换酶抑制药、血管紧张素受体阻断药、钙通道阻滞药应用较为广泛。血管紧张素转换酶抑制药及血管紧张素受体阻断药可引起高血钾及一过性血肌酐升高，当Scr＞354 μmol/L时不宜使用。

2．纠正贫血　透析能改善肾衰竭贫血。对轻度贫血者，可补充铁剂、叶酸等造血原料；对重度贫血者，可输少量新鲜血或红细胞，但无持久性作用。重组人促红细胞生成素（rHuEPO）治疗肾衰竭贫血疗效显著，Hb < 100 g/L 可考虑开始应用。一般开始用量为每周 80 ～ 120 U/kg，分 2 ～ 3 次，或每次 2000 ～ 3000 U，每周 2 ～ 3 次，皮下或静脉注射（皮下注射既有较好疗效，又可节约用量 1/4 ～ 1/3），每个月查一次 Hb，根据患者 Hb 水平及 Hb 升高速率等调整剂量。新型缺氧诱导因子脯氨酰羟化酶抑制药（罗沙司他）是一种口服纠正贫血药物，为肾性贫血患者提供了新选择。

3．其他　充分透析可改善神经、精神和肌肉系统症状，肾移植后周围神经病变可明显改善。心力衰竭时同一般心力衰竭治疗，但疗效常不佳，必要时进行透析治疗。感染时选用无肾毒性的抗生素。

（五）替代治疗

当非糖尿病肾病患者，肾小球滤过率 < 10 ml/min，并有明显尿毒症症状和体征时，应进行肾脏替代治疗。对于糖尿病肾病患者，可适当提前至肾小球滤过率 < 15 ml/min 时开始。肾脏替代治疗包括透析和肾移植。

1．透析　对慢性肾脏病 4 期以上或有难以纠正的水肿、心力衰竭、高钾血症及严重代谢性酸中毒时，均应进行透析治疗。用人工方法代替肾脏的排泄功能，使血液得以净化，维持患者生命并为肾移植做准备。目前常用方法有血液透析和腹膜透析，两者疗效相近，各有优点和缺点，临床上可互为补充。

2．肾移植　肾移植是目前最佳的肾脏替代疗法，成功的肾移植可恢复正常的肾功能（包括内分泌和代谢功能）。移植肾可由尸体或活体供肾，选择供肾者要在 ABO 血型配型和人类白细胞抗原（HLA）配型合适的基础上进行。肾移植后需长期应用免疫抑制药，以防排斥反应。

【健康教育】

慢性肾衰竭患者一般病情较重，病程较长，应教育患者正确对待自身的疾病。①心理指导：鼓励患者保持乐观、积极的心态，可增强机体的抗病能力。②饮食指导：应注意低盐饮食，对严重高血压、水肿的患者，应严格限制盐的摄入；限制蛋白质摄入量，以减轻肾的负担，可选用优质蛋白质，以动物蛋白为主，如牛奶、鸡蛋、瘦肉等，禁食黄豆、花生及豆制品等含植物性蛋白质的食物；对行透析治疗的患者，可适当增加蛋白质的摄入量，饮食中应注意补充维生素；少尿或无尿时，限制榨菜、香蕉、土豆等含钾高的食物，以免引起高钾血症。③注意休息，避免劳累。④注意保暖及个人卫生，避免感染。⑤遵医嘱用药，避免使用有肾毒性的药物。⑥定期复查肾功能、电解质等。

思考题

1．慢性肾衰竭渐进性进展和急性加重的危险因素有哪些？

2．慢性肾衰竭患者的水、电解质代谢紊乱和酸碱平衡失调的表现有哪些？

（蔡　芬）

第六篇

血液系统疾病

第三十六章

血液系统疾病概论

第三十六章数字资源

思政之光

学习目标

通过本章内容的学习，学生应能：

识记：

1. 列举血液系统疾病的分类。
2. 描述血液病常见的临床表现。

理解：

1. 解释血细胞生成与调节。
2. 分析造血干细胞的特性。

应用：

1. 根据患者的病史和体征选择实验室检查项目。
2. 拟定治疗计划。
3. 学习血液病专家王振义教授专注于医学事业的精神，为国争光。

血液系统疾病简称血液病，包括原发于血液系统的疾病和主要累及血液或造血组织的疾病。血液系统包括造血组织和血液。造血组织主要有骨髓、胸腺、脾、淋巴结、胚胎及胎儿的造血组织。血液由红细胞、白细胞、血小板和血浆组成。

【血细胞的生成与调节】

（一）血细胞生成部位

生命在不同时期，造血部位不同。卵黄囊是胚胎期最早出现的造血场所；卵黄囊退化后，由肝、脾代替其造血功能。胎儿从第 16 ~ 20 周起，肝、脾造血功能逐渐减退，骨髓、胸腺及淋巴结开始出现造血活动，一直到出生后仍保持造血功能。出生后，肝、脾停止造血，青春期后胸腺逐渐萎缩，淋巴结生成淋巴细胞和浆细胞，骨髓成为出生后造血的主要器官。在成人，造血的主要场所为肱骨和股骨的骨骺端、椎骨、骨盆、胸骨、肋骨等。骨髓发生某些病理改变时，即由骨髓以外的组织（如肝、脾等）来参与造血，称为髓外造血（extramedullary hemopoiesis）。

（二）造血干细胞

造血干细胞（hematopoietic stem cell，HSC）是各种血细胞与免疫细胞的始祖细胞，具有自我更新和多向分化的特征。一般根据造血干细胞表面的抗原特征进行识别，多能造血干细胞主要为抗原 $CD34^+$。造血干细胞定向分化为髓系祖细胞和淋巴系祖细胞，前者主要分化为红细胞系、粒细胞单核细胞系、巨核细胞系，后者主要分化为 T 淋巴细胞和 B 淋巴细胞。

血细胞的成长除需要造血干细胞外，还需正常造血微环境及正、负造血调控因子的存在。造血组织中的非造血细胞成分包括微血管系统、神经成分、网状细胞、基质及其他结缔组织，统称为造血微环境。造血微环境中存在着大量调控造血功能的体液因子，包括刺激各种祖细胞增殖的正调控因子，如促红细胞生成素（erythropoietin，EPO）、集落刺激因子（colony-stimulating factor，CSF）及白细胞介素 3（IL-3）等，同时亦有各系的负调控因子，如肿瘤坏死因子（TNF）及干扰素（IFN）等影响或诱导造血细胞的生成。二者互相制约，维持体内造血功能的恒定。

【血液病分类】

（一）红细胞疾病

1．各类贫血　如缺铁性贫血、再生障碍性贫血等。

2．红细胞增多症　如真性红细胞增多症、继发性红细胞增多症。

（二）白细胞疾病

如淋巴瘤、白血病、恶性组织细胞病、多发性骨髓瘤、类白血病反应、白细胞减少和粒细胞缺乏症等。

（三）出血性疾病

如过敏性紫癜、免疫性血小板减少性紫癜、遗传性毛细血管扩张症、血小板无力症、血小板增多症、血友病、弥散性血管内凝血（DIC）等。

（四）其他血液病

如脾功能亢进、骨髓纤维化、血栓性疾病等。

【临床表现】

（一）乏力、皮肤及黏膜苍白

乏力、皮肤及黏膜苍白常是血液病最常见的临床表现。注意观察眼睑、口唇、甲床部位。皮肤及黏膜苍白伴黄疸常提示溶血。

（二）出血倾向

常表现为多部位、经常性、自发性出血。出血可发生在皮肤、黏膜和内脏，也可以发生在关节腔或肌肉。女性常有月经过多。

（三）反复感染

粒细胞的数量和质量异常可引起全身多部位反复难以控制的感染。常见的病原体是细菌、病毒、真菌等。

（四）淋巴结及肝、脾大

恶性血液病常有淋巴结肿大，其淋巴结特点是多部位、无痛性、融合成块、增长迅速。淋巴结肿大常伴有肝大、脾大。

【辅助检查】

（一）血常规检查

血细胞计数、血红蛋白测定以及血细胞形态学检查是血液病最基本的诊断方法，常可反映骨髓造血的病理变化。网织红细胞计数可提示骨髓红细胞的增生程度。

（二）骨髓检查

骨髓检查包括骨髓穿刺液涂片及骨髓活检，对某些血液病有确诊价值。骨髓涂片的细胞化学染色对急性白血病的鉴别诊断是必不可少的，如过氧化物酶、碱性磷酸酶、非特异性酯酶染色等。

（三）出血性疾病检查

出血时间、凝血时间、凝血酶原时间（PT）、活化部分凝血活酶时间（APTT）、纤维蛋白原定量为常规检查。血块回缩试验、血小板聚集和黏附试验可了解血小板功能，凝血因子检测可评估体内凝血因子活性。

（四）溶血性疾病检查

可行游离血红蛋白测定、尿隐血试验、酸溶血试验、蔗糖溶血试验、抗人球蛋白试验等，以确定溶血原因。

（五）免疫学和分子生物学检查

免疫学分型已成为白血病诊断要求和治疗依据。免疫组化是淋巴瘤诊断的必需检查。细胞遗传学及分子生物学检查（如染色体检查及基因诊断）可用于恶性血液病的诊断和治疗。

（六）病理学检查

淋巴结活检对诊断淋巴瘤及其与淋巴结炎、转移癌的鉴别有意义；脾活检主要用于脾显著增大的疾病；体液细胞学检查（包括胸腔积液、腹水和脑脊液中肿瘤细胞的检查）对血液病的诊断、治疗和预后判断有价值。

（七）其他检查

影像学（超声波、CT、MRI、PET/CT 等）检查和放射性核素检查等均对血液病的诊断、治疗和预后的判断有很大的帮助。

知识链接

血液病学的进展

血液病学是一门进展很快的学科，特别是血液恶性肿瘤学，更是当今世界医学研究中最引人注目的学科之一。自 18 世纪发现白血病以来，治疗始终没有很大突破，直到 1986 年，我国医学专家首先使用全反式维 A 酸和三氧化二砷进行诱导治疗，使成人急性早幼粒细胞白血病（APL）率先获得 75% 的治愈率。近 10 年来，血液恶性肿瘤的诊断已从形态学发展到细胞遗传学、分子生物学的高水平阶段，进而带动治疗也从既往的化疗，进展到诱导分化、靶向治疗、造血干细胞移植治疗、细胞免疫治疗等，患者的治愈率提高，无病生存期延长，成为恶性肿瘤治疗的典范。

【治疗】

（一）一般治疗

强调合理的膳食和必要的心理治疗。严格、规范的护理和完善的医疗环境也有助于患者的康复。

（二）消除病因

让患者迅速摆脱致病因素是某些血液病治疗的首要条件。

（三）恢复正常血液成分及功能

1．补充造血原料　巨幼细胞贫血时补充叶酸和 / 或维生素 B_{12}；缺铁性贫血时补充铁剂。

2．刺激造血　再生障碍性贫血时应用雄激素刺激造血；粒细胞减少时应用粒细胞集落刺激因子刺激中性粒细胞释放等。

3．脾切除　行脾切除术，减少血细胞的破坏与滞留，从而延长血细胞的寿命。脾切除术对遗传性球形红细胞增多症所致的溶血性贫血有确切疗效。

4．成分输血　严重贫血或失血时输注红细胞。血小板减少、有出血危险时补充血小板。白细胞减少时可以输注白细胞。

（四）清除异常血液成分

1．化疗　化疗可杀灭病变细胞。

2．放疗　放疗可杀灭白血病或淋巴瘤等恶性肿瘤细胞。

3．诱导分化　我国科学家发现，全反式维 A 酸、三氧化二砷通过诱导分化，可使异常早幼粒细胞加速凋亡或使其分化为正常成熟的粒细胞。

4．治疗性血细胞单采 通过血细胞分离器选择性地去除血液中某一成分，可用于治疗骨髓增殖性肿瘤（MPN）、白血病等。

5．免疫抑制药 糖皮质激素、环孢素及抗淋巴 / 胸腺细胞球蛋白等，可抑制淋巴细胞的异常功能，以治疗自身免疫性溶血性贫血、再生障碍性贫血及异基因造血干细胞移植时发生的移植物抗宿主病等。

6．抗凝及溶栓治疗 如弥散性血管内凝血时，为防止凝血因子进一步消耗，采用肝素抗凝。血小板过多时，为防止血小板异常聚集，可使用阿司匹林等药物。一旦有血栓形成，可使用尿激酶等溶栓，以恢复血流通畅。

7．血浆置换术 血浆置换术可治疗巨球蛋白血症、某些自身免疫病等。

（五）靶向治疗

在细胞分子水平上，针对已明确的致癌位点的治疗方式，如酪氨酸激酶抑制药（伊马替尼等）治疗慢性髓细胞性白血病（CML）。

（六）表观遗传学抑制

如组蛋白去乙酰化、DNA 去甲基化药物用于治疗复发及难治性外周 T 细胞淋巴瘤和骨髓增生异常综合征（MDS）。

（七）细胞免疫治疗

应用嵌合抗原受体 T 细胞（CAR-T）治疗急性淋巴细胞白血病（ALL）及非霍奇金淋巴瘤，有显著作用。

（八）造血干细胞移植

造血干细胞移植（hematopoietic stem cell transplantation，HSCT）是通过预处理，清除异常的骨髓造血细胞，然后输注自体或异体的正常造血干细胞，重建造血与免疫系统。造血干细胞移植是一种可以根治血液系统恶性肿瘤和遗传性疾病的治疗方法。

思考题

1．造血干细胞的定义和特性是什么？

2．血液病的常见临床表现是什么？

（李铭锋）

第三十七章

贫　血

第三十七章数字资源

学习目标

通过本章内容的学习，学生应能：

识记：

1. 说出贫血的概念和分类。
2. 陈述缺铁性贫血的病因、临床表现和治疗原则。
3. 列举再生障碍性贫血、巨幼细胞贫血和溶血性贫血的诊治要点。

理解：

1. 解释影响贫血严重程度的因素。
2. 分析人体内铁的代谢过程。

应用：

1. 根据患者的病史、临床表现、辅助检查结果做出诊断。
2. 制订最佳的治疗方案。

案例导入

某患者，女性，46 岁，长期务农，头晕、乏力、活动后气短及心悸 2 年，加重 1 周余。患者 2 年来出现月经不正常，自觉月经量较平常增多。继而常感头晕、乏力、食欲下降、失眠、多梦。曾在当地卫生院妇产科就医，经“彩超”等检查未发现异常（具体诊治情况不详）。近 1 周来，患者感头晕加重，起立过快时常站立不稳，不敢下地干活。活动后出现气短、心悸。既往无慢性腹痛、腹泻，无高血压、糖尿病等慢性病史，无烟、酒嗜好。月经周期正常但经期延长，经量较多，无流产和早产史，生育 2 子，均健在，无家族遗传病史。体格检查：体温 36.8 ℃，脉搏 92 次 / 分，呼吸 20 次 / 分，血压 100/60 mmHg。面色苍白，身体消瘦，皮肤、黏膜无出血点及皮疹，无黄疸。浅表淋巴结无肿大，口唇、眼睑结膜苍白，巩膜无黄疸，口角轻微糜烂，舌乳头正常。双肺未见异常，心率 92 次 / 分，心律齐，二尖瓣听诊区可闻及 2/6 级收缩期杂音。腹软，无压痛，无包块，肝、脾肋下未触及。双下肢无水肿。实验室检查：血常规示 RBC 2.65×10^{12}/L，Hb 64 g/L，MCV 70 fl，MCHC 27%，MCH 24 pg，WBC 5.3×10^{9}/L，N 0.68，L 0.30，M 0.02，PLT 186×10^{9}/L，网织红细胞 0.015。粪常规：镜检未找到寄生虫卵，粪隐血阴性，血清铁 7.5 μmol/L，总铁结合力 78.6 μ mol/L，血清铁蛋白 9.2 μg/L。肝、肾功能正常。

问题与思考：

1. 初步诊断和诊断依据是什么？应与哪些疾病鉴别？
2. 为明确诊断，还需要做哪些检查？

3. 治疗原则是什么？

第一节 概 述

贫血（anemia）指外周血中单位容积内血红蛋白（Hb）浓度、红细胞（RBC）计数和/或血细胞比容（HCT）低于同年龄、同性别、同地区的正常标准。一般认为，在我国海平面地区，成年男性血红蛋白（Hb）＜ 120 g/L，成年女性（非妊娠）Hb ＜ 110 g/L，孕妇 Hb ＜ 100 g/L 可诊断为贫血。

红细胞计数不一定能准确地反映贫血的存在和贫血程度，如在小细胞低色素性贫血时，红细胞数的减少往往比血红蛋白降低的程度轻；相反，在大细胞性贫血时，红细胞的减少比血红蛋白降低的程度显著。婴儿、儿童及妊娠期妇女的血红蛋白浓度比成人低。久居高原地区居民的血红蛋白正常值较海平面居民为高。同时妊娠、低蛋白血症、充血性心力衰竭、脾大及巨球蛋白血症时，血浆容量增加，血液被稀释，血红蛋白浓度降低，即使血红蛋白浓度本来是正常的，此时也容易被误诊为贫血。在病理情况下，当脱水或循环血容量减少时，由于血液浓缩，血红蛋白浓度偏高，即使本来是贫血的，此时血红蛋白浓度也可以在正常范围内或减低较少，因此容易漏诊贫血。在诊断贫血时，应考虑上述影响因素。

➢ 考点提示：贫血的概念。

【分类】

通常根据红细胞形态特点或引起贫血的原因与发病机制来进行贫血的分类。此外，对贫血的严重程度进行分类有助于临床诊断和治疗。

➢ 考点提示：贫血的分类。

（一）根据红细胞形态特点分类

根据红细胞平均体积（MCV）和平均红细胞血红蛋白浓度（MCHC）将贫血分成 3 类（表 6-37-1）。

1．小细胞低色素性贫血　小细胞低色素性贫血包括缺铁性贫血、珠蛋白生成障碍性贫血、铁粒幼细胞贫血及某些慢性病贫血。

2．大细胞性贫血　大细胞性贫血包括叶酸或维生素 B_{12} 缺乏引起的巨幼细胞贫血、伴网织红细胞大量增生的溶血性贫血、骨髓增生异常综合征、肝病及甲状腺功能减退症所致的贫血。

3．正常细胞性贫血　此类贫血大多数为正常色素性，少数为低色素性。主要有再生障碍性贫血、溶血性贫血及急性失血性贫血。

表 6-37-1　贫血的红细胞形态分类

类别	MCV（fl）	MCHC（%）	常见疾病
小细胞低色素性贫血	＜ 80	＜ 32	缺铁性贫血 铁粒幼细胞贫血 珠蛋白生成障碍性贫血

续表

类别	MCV（fl）	MCHC（%）	常见疾病
大细胞性贫血	> 100	32 ~ 35	巨幼细胞贫血 伴网织红细胞大量增生的溶血性贫血 骨髓增生异常综合征 肝病及甲状腺功能减退症所致贫血
正常细胞性贫血	80 ~ 100	32 ~ 35	再生障碍性贫血 溶血性贫血 急性失血性贫血

（二）根据贫血的病因及发病机制分类

根据病因及发病机制，可将贫血分为 3 大类（表 6-37-2）。

1．红细胞生成减少　红细胞生成减少包括缺乏造血原料（铁、叶酸及维生素 B_{12} 等）和造血功能障碍。

2．红细胞破坏过多　过度的红细胞破坏致使体内的代偿能力不足以弥补和维持红细胞生成与破坏之间的平衡。

3．红细胞丢失过多　即失血。

表 6-37-2　贫血的病因及发病机制分类

病因及发病机制	常见疾病
红细胞生成减少	
造血原料缺乏	缺铁性贫血 叶酸及维生素 B_{12} 缺乏的巨幼细胞贫血
造血功能障碍	再生障碍性贫血 骨髓增生异常综合征 白血病、恶性组织细胞病
红细胞破坏过多	
红细胞内在缺陷	遗传性球形红细胞增多症、阵发性睡眠性血红蛋白尿、地中海贫血
非红细胞因素	免疫性溶血性贫血（自身免疫、新生儿溶血性贫血、血型不合输血及药物所致） 机械性溶血性贫血（人工心脏瓣膜） 其他（化学因素、物理因素、生物因素及脾功能亢进等）
红细胞丢失过多	急性失血后贫血、慢性失血后贫血

（三）根据贫血的严重程度分类

根据血红蛋白浓度，可将贫血的严重程度分为轻度（Hb > 90 g/L）、中度（Hb 60 ~ 90 g/L）、重度（Hb 30 ~ 59 g/L）和极重度（Hb < 30 g/L）。

以上贫血分类法各有其优点和缺点，临床上常将其结合起来应用。红细胞形态分类法可为缺铁性贫血和巨幼细胞贫血的诊断提供重要线索，但对正常细胞性贫血的诊断帮助不大。根据病因及发病机制分类法虽然比较繁杂，但更能反映贫血的本质。

➢ 考点提示：贫血的分类。

【临床表现】

贫血不是一种疾病，只是一个临床症状，可由不同病因或疾病引起，因此贫血的症状、体征由原发病和贫血所致的临床表现组成。有时原发病的症状、体征很轻或隐蔽，患者则以原因不明的贫血就诊；有时患者以原发病的症状、体征为主要表现，贫血的症状则会被忽略。

贫血症状的轻重取决于以下几个方面：①贫血的程度；②贫血发生的速度；③机体对缺氧的代偿功能和适应能力；④患者的体力活动程度；⑤患者的年龄；⑥有无心脏、脑血管及呼吸系统基础疾病的存在。如果贫血发生较迅速，血容量明显减少，患者年龄较大，伴有心血管及肺部疾病，临床症状会较为严重。如果贫血是缓慢发生的，机体有足够的时间适应低氧状态，红细胞内的2,3-二磷酸甘油酸（2,3-DPG）的产生增多和浓度增高，使红细胞在组织内释放的氧增多，减轻了缺氧的状态，那么即使贫血较为严重，缺氧的症状也可以较轻微。贫血的临床症状和体征如下。

（一）一般表现

乏力、疲倦是最常见和最早出现的症状。皮肤、黏膜苍白是最突出的体征，以睑结膜、口唇及甲床等皮肤薄，毛细血管丰富，色素沉着少的部位更为明显，但环境温度、个人皮肤色素及水肿等因素会影响对皮肤颜色的观察。此外，患者常有毛发干枯、免疫力低下、视网膜损害导致视力异常等。

（二）心血管系统表现

活动后心悸、气促为最突出的症状。贫血严重时甚至可以诱发心绞痛、心力衰竭。体格检查发现心率增快，甚至出现心律失常，心搏增强，脉压增大，心脏扩大，二尖瓣等部位出现收缩期吹风样杂音，心电图出现ST段降低，T波平坦或倒置。

（三）中枢神经系统表现

患者常有头痛、头晕、耳鸣、失眠、多梦、注意力不集中及嗜睡等症状。严重者可有晕厥及意识障碍等表现。维生素 B_{12} 缺乏引起的巨幼细胞贫血可有肢体麻木、感觉障碍等周围神经系统的症状。

（四）呼吸系统表现

轻度贫血时，机体有一定的代偿能力，仅在活动后出现缺氧和高二氧化碳状态下才感到呼吸、心搏加快。重度贫血者，即使在安静时也有气短，甚至端坐呼吸。

（五）消化系统表现

常有食欲下降、腹胀、恶心、腹泻或便秘等症状。缺铁性贫血患者可有吞咽异物感，钩虫病引起的缺铁性贫血可有异嗜症。巨幼细胞贫血患者可出现舌炎、舌乳头萎缩、牛肉舌或镜面舌。溶血性贫血患者可伴有黄疸及脾大。

（六）泌尿、生殖系统表现

严重贫血患者可有轻度蛋白尿。溶血性贫血可因血红蛋白尿和含铁血黄素尿损害肾小管，导致肾功能障碍。性欲改变及女性患者月经失调亦较常见。

➢ 考点提示：贫血的主要临床表现。

【诊断】

对贫血的诊断，最重要的是病因诊断，只有查明病因，才能合理而有效地治疗。对所采集的病史、体格检查和实验室检查结果进行分析，通常可以查明发病机制或病因，做出贫血的病因诊断。

（一）病史询问

病史询问是判断贫血病因最重要的诊断方法。应详细询问有无出血史、黑粪、酱油色尿，妇女月经是否过多，营养状况及有无偏食习惯，有无化学毒物、放射性物质接触史，起病前有无服用能引起贫血的药物，有无感染、肝病、肾病、结缔组织病及恶性肿瘤病史，家族中有无类似的贫血患者。

（二）体格检查

需要进行全面的体格检查，特别应注意有无黄疸，淋巴结、肝、脾是否肿大，心脏是否有杂音，骨骼有无压痛等。指甲变平或凹陷常见于缺铁性贫血。舌乳头萎缩及感觉障碍见于维生素 B_{12} 缺乏。另外，直肠指检可发现有无出血的内痔和直肠癌。

（三）实验室检查

实验室检查是诊断贫血病因的主要依据。

1．外周血和骨髓检查　血常规检查血红蛋白及红细胞计数是确定贫血的可靠指标；MCV 及 MCHC 有助于贫血的诊断及分类。红细胞系、白细胞系及血小板系细胞数量和形态改变，骨髓增生情况、各系细胞比例、铁粒幼细胞数量等可帮助寻找贫血的病因。网织红细胞计数可了解幼红细胞的增生程度，并可了解贫血治疗效果。如为正常细胞性贫血，同时伴网织红细胞增多，则有溶血的可能，可进行溶血的实验室检查，以明确溶血的性质。如果网织红细胞计数不增多，且伴有白细胞计数及血小板减少，则应考虑是否为再生障碍性贫血。

2．其他检查　对贫血病因的诊断还需相关的实验室检查，如造血原料测定、溶血性贫血的相关检查、凝血障碍相关检查、尿常规检查、肾功能测定、粪便隐血试验、寄生虫虫卵检测以及血细胞的免疫检查、染色体及基因检查等，都有助于贫血的病因诊断。

➢ 考点提示：贫血的诊断。

【治疗】

（一）对症治疗

对症治疗目的是减轻重度血细胞减少对患者的致命影响，为对因治疗赢得时间。如重度贫血患者、老年人或合并心脏及肺功能不全的贫血患者应输红细胞，纠正贫血，改善体内缺氧状态；急性大量失血患者应及时输血或红细胞及血浆，迅速恢复血容量并纠正贫血；对贫血合并出血者，应根据出血机制的不同采取不同的止血治疗措施（如重度血小板减少应输注血小板）；对贫血合并感染者，应予抗感染治疗；对贫血合并其他脏器功能不全者，应根据脏器的不同及功能不全的程度而施以不同的支持治疗；频繁输血并发血色病者应予去铁治疗。

（二）对因治疗

对因治疗是针对贫血病因及发病机制的治疗。如缺铁性贫血补铁及治疗导致缺铁的原发病；巨幼细胞贫血补充叶酸或维生素 B_{12}；溶血性贫血采用糖皮质激素或脾切除术；遗传性球形红细胞增多症脾切除有肯定疗效；造血干细胞疾病引起贫血常应用造血干细胞移植治疗；再生障碍性贫血（AA）采用抗淋巴 / 胸腺细胞球蛋白、环孢素和造血正调控因子［如促红细胞生成素（EPO）等］治疗；肿瘤性贫血可使用化疗和放疗；继发性贫血则治愈原发病即可纠正贫血。

第二节　缺铁性贫血

缺铁性贫血（iron deficiency anemia，IDA）是指体内可用来制造血红蛋白的贮存铁消耗殆尽，不能满足正常红细胞的生成而发生的贫血，是铁缺乏症的最终阶段，同时也是血红素合成异常性贫血中的一种。典型病例呈小细胞低色素性贫血。铁是人体必需的微量元素，除参加血红蛋白的合成外，还参加体内的一些生物化学过程。故当缺铁时，除贫血的症状外，患者还会有一些非贫血的症状。

【流行病学】

缺铁性贫血是最常见的贫血。在育龄期妇女（特别是妊娠期妇女）、婴幼儿及儿童中的发病率很高。我国上海地区人群调查显示：铁缺乏症的年发病率在婴幼儿是 75.0% ~ 82.5%、妊娠 3 个月以上妇女 66.7%、育龄妇女 43.3%、10 ~ 17 岁青少年 13.2%。世界上经济不发达地区缺铁性贫血的发病情况则更加严重。

【铁的代谢】

（一）机体铁总量及分布

正常成人机体含铁总量随年龄、性别、体重不同而不同。男性体内铁的总量为 50 ~ 55 mg/kg，女性为 35 ~ 40 mg/kg。体内 67% 的铁存在于血红蛋白内，15% 的铁存在于肌红蛋白中。血浆中与转铁蛋白结合的运输铁仅有 3 ~ 4 mg。细胞中各种酶所含的铁仅占 0.2%，但其功能极为重要。其余的为贮存铁，正常男性约为 1000 mg，女性为 300 ~ 400 mg。

体内的铁分两部分，其一为功能状态铁，包括血红蛋白、肌红蛋白、酶和辅因子、转铁蛋白和乳铁蛋白结合的铁；其二为贮存铁，包括铁蛋白和含铁血黄素。正常人体每日所需的铁为 20 ~ 25 mg。

（二）铁的来源和吸收

1．铁的来源

（1）内源性：红细胞在体内被破坏后，从血红蛋白分解出的铁几乎全部被利用，作为新生红细胞中血红蛋白合成或其他组织所需的铁。红细胞的正常寿命约为 120 天，故人体每日约有 0.8% 的红细胞因老化而被破坏。红细胞被破坏后的血红素铁几乎全部被用于制造相等数量的新生红细胞的血红素，如此循环，维持体内铁的动态平衡。

（2）外源性：正常成人每日从食物中摄取 1 ~ 1.5 mg 铁，妊娠期和哺乳期妇女摄取 2 ~ 4 mg 铁，即可维持体内铁的平衡。多数食物中含有铁，以海带、紫菜、木耳、香菇，动物的肝、肉、血中铁含量较为丰富。

2．铁的吸收　机体吸收铁的主要部位在十二指肠及空肠上段。小肠上皮细胞根据体内铁的贮存量及红细胞生成状态调节铁的吸收量。肉类食物中的肌红蛋白所含的铁可直接、完整地被吸收，吸收率约为 20%。植物中的铁吸收率为 1% ~ 7%。植物中的铁多为三价的胶状氢氧化铁，需要还原成二价的亚铁或与铁螯合物结合后才易被吸收。维生素 C 及其他还原剂能使高铁还原成亚铁。体内贮存铁的含量对铁的吸收影响极大，当贮存量多时，幼红细胞上的转铁蛋白受体减少，血浆铁的转运率降低，铁的吸收减少。当贮存铁减少时则相反。正常人铁的吸收率约为 10%，当缺铁时，吸收率可增至 30% ~ 40%。最新的研究发现，肝分泌的铁调素（hepcidin）是铁在肠道吸收和体内铁从巨噬细胞释放的负调控因子。

（三）铁的运输

铁被吸收后，需经铜蓝蛋白氧化成高铁，与血浆中的转铁蛋白结合，然后被运到各组织中，主要是骨髓内的幼红细胞，参与血红蛋白的合成。转铁蛋白是一种球蛋白，正常情况下，体内仅 1/3 的转铁蛋白与铁结合，此部分称为血清铁。其余 2/3 未与铁结合的转铁蛋白称为未饱和铁。

（四）铁的贮存

体内多余的铁主要以铁蛋白和含铁血黄素的形式贮存于肝、脾、骨髓等器官的单核吞噬细胞系统中。铁蛋白是以磷酸氧化高铁的形式存在的，能溶于水。当机体对铁需求量增加时，铁蛋白可再被动用。含铁血黄素是红细胞被巨噬细胞摄入其血红蛋白由溶酶体分解的降解物，可被亚铁氰化钾染成蓝色，不溶于水，不容易再被利用。正常情况下，贮存铁很少被动用，当体内铁丧失或机体对铁的需求量增加，肠吸收的铁不能满足需求时，贮存铁被利用增多，甚至耗竭。

（五）铁的排泄

在正常情况下，人体每日铁的排泄量约为 1 mg，主要是随肠黏膜脱落细胞从粪便中排出，少数随尿液排出，随皮肤、汗液排出的铁量极少，与每日铁吸收量保持平衡。哺乳期妇女每日经乳汁排出的铁约 1 mg。

【病因】

在正常情况下，铁的吸收和排泄维持动态平衡。体内的铁呈封闭式循环，人体一般不会缺铁，只有在需求量增加、铁摄入不足及慢性失血等情况下才会缺铁。造成缺铁的病因有以下几种。

（一）摄入不足

需铁量增加人群，如婴幼儿、青少年、妊娠期和哺乳期妇女，饮食中未注意食物的组成，缺少肝、肉类等高铁食物，导致铁摄入不足，容易发生缺铁性贫血。青少年严重偏食也可导致缺铁性贫血。

（二）丢失过多

铁丢失过多是缺铁性贫血最主要的原因。成年男性以消化道疾病所致的慢性失血多见。成年女性月经过多也是缺铁性贫血的常见原因。对于老年人，应注意胃肠道恶性肿瘤引起的慢性失血。反复鼻出血、钩虫病等都是慢性失血的常见原因。此外，反复发作阵发性睡眠性血红蛋白尿症亦可因血红蛋白随尿液排出而致缺铁。

（三）吸收障碍

萎缩性胃炎致胃酸缺乏、胃及十二指肠术后因胃酸分泌不足且食物快速进入空肠，均可影响铁的吸收。胃肠功能紊乱、慢性肠道疾病引起的长期腹泻也会影响铁的吸收。

> ➢ 考点提示：缺铁性贫血的病因。

【临床表现】

缺铁性贫血如果发生较为缓慢，患者早期可以没有症状或症状较轻；进展较快者，症状较重。患者除有原发病表现外，还可有以下表现。

（一）贫血的一般表现

头晕、头痛、面色苍白、乏力、易倦、心悸、活动后气促、视物模糊及耳鸣等。

（二）组织缺铁的表现

皮肤干燥、皱缩；指（趾）甲缺乏光泽、脆薄、易裂，甚至出现匙状甲；毛发干枯、脱落；精神及行为异常，如烦躁、易怒或淡漠、注意力不集中、异食癖；儿童及青少年发育迟缓、体力下降、智力低下、易兴奋；口腔常有口炎、舌乳头萎缩、口角皲裂等。此外，缺铁时免疫功能低下，容易发生感染。

【辅助检查】

（一）血象

血象呈现小细胞低色素性贫血。平均红细胞体积（MCV）< 80 fl，平均红细胞血红蛋白量（MCH）< 27 pg，平均红细胞血红蛋白浓度（MCHC）$< 32\%$。血涂片中可见红细胞中心淡染区扩大。网织红细胞计数大多正常或有轻度增多。白细胞计数正常或轻度减少。

（二）骨髓象

骨髓涂片呈现增生活跃或明显活跃，以红细胞系增生为主。幼红细胞通常数量增多，早幼红细胞和中幼红细胞比例增高，染色质颗粒致密，胞质少。粒细胞系和巨核细胞系常为正常。骨髓铁染色示铁粒幼细胞极少或消失（$< 15\%$），细胞外铁也缺少。

（三）生化检查

血清铁＜ 8.95 μmol/L，转铁蛋白饱和度＜ 15%，血清铁蛋白＜ 12 μg/L，总铁结合力＞ 64.44 μmol/L，红细胞内游离原卟啉（FEP）＞ 0.9 μmol/L。炎症、肿瘤或肝病时，血清铁蛋白增高会掩盖缺铁的表现，应结合临床表现或骨髓铁染色加以判断。

血清转铁蛋白受体（sTfR）测定是迄今反映缺铁性贫血红细胞生成的最佳指标，sTfR 浓度＞ 26.5 nmol/L 可诊断为缺铁。

➢ 考点提示：缺铁性贫血的辅助检查。

【诊断与鉴别诊断】

（一）诊断

诊断应包括缺铁性贫血的诊断及缺铁性贫血的病因诊断。

缺铁性贫血的诊断依据：①有导致缺铁性贫血的病因及临床表现；②有典型红细胞呈小细胞低色素性的血象表现；③血清铁＜ 8.95 μmol/L、转铁蛋白饱和度＜ 15%、血清铁蛋白＜ 12 μg/L、总铁结合力＞ 64.44 μmol/L、FEP ＞ 0.9 μmol/L；④骨髓铁染色示细胞外铁明显降低或消失，铁粒幼细胞显著减少；⑤铁剂治疗有效。

缺铁性贫血的病因诊断：为查明引起缺铁性贫血的病因，还需进一步根据病史、体格检查中发现的线索进行某些有针对性的检查，如粪便隐血试验，尿常规检查，肝、肾功能测定，胃肠 X 线或胃镜检查，以及相应的生化、免疫学检查等，对月经过多的女性，还应做相应的妇科检查。

（二）鉴别诊断

缺铁性贫血主要与其他小细胞性贫血相鉴别。

1．慢性病性贫血　肿瘤或慢性感染性疾病因铁代谢异常而导致贫血。转铁蛋白饱和度正常或稍有增加，血清铁蛋白增多，骨髓中铁粒幼细胞数量减少，含铁血黄素颗粒增加。

2．铁粒幼细胞贫血　铁粒幼细胞贫血主要是由于先天或后天获得性铁利用障碍而导致的贫血，好发于老年人，转铁蛋白饱和度、铁蛋白及骨髓中铁粒幼细胞增多，并出现环形铁粒幼细胞。

3．珠蛋白生成障碍性贫血　即地中海贫血，患者常有家族史，外周血涂片中可见多数靶形红细胞，血红蛋白电泳常有异常，有溶血表现。血清铁、转铁蛋白饱和度及骨髓铁染色的细胞外铁均增加。

➢ 考点提示：缺铁性贫血的诊断及鉴别诊断。

【治疗】

尽可能去除导致缺铁的病因，补足体内正常的铁贮存量。

（一）病因治疗

慢性失血的原因若得不到纠正，即使单纯的铁剂补充可能使血象暂时恢复，也不能使贫血得到彻底的治疗，故对病因的治疗相当重要。对婴幼儿、青少年和妊娠期妇女营养不足引起者，应改善饮食，嘱其进食含铁丰富的食物，尤其是易被人体吸收的动物类食物；对月经过多引起者，应予调理月经；对寄生虫感染者，应予驱虫治疗。

知识链接

富含铁的食物

1. 动物类：动物肝、血液，蛋黄，牛、羊肉及各种瘦肉，牛奶等。
2. 植物类：黑芝麻，紫芸豆，赤豆，红枣，樱桃，菠菜，韭菜，芹菜等。
3. 菌藻类：黑木耳，紫菜，海带，香菇，发菜，口蘑等。
4. 海产品：牡蛎，蛤蜊，海蜇头，海蜇皮，虾米等。

（二）铁剂治疗

铁剂治疗的目的是纠正贫血并补足贮存铁。铁剂分无机铁和有机铁两大类。无机铁主要是硫酸亚铁，有机铁包括琥珀酸亚铁、富马酸亚铁、右旋糖酐铁、葡萄糖酸亚铁和多糖铁复合物等。无机铁的副作用较有机铁明显，因此目前常以有机铁口服制剂为首选。常用的有琥珀酸亚铁和富马酸亚铁等。每日服元素铁 150 ～ 200 mg 即可，餐后服用，以减少药物对胃肠道的刺激。服用时注意不宜与茶、牛奶及氢氧化铝等同服，以免影响铁的吸收。与维生素 C、肉类等同服可加强铁的吸收。患者服用铁剂后，自觉症状可以很快恢复。网织红细胞于服用铁剂后逐渐上升，7 d 左右达高峰。血红蛋白 2 周后上升，2 个月左右可恢复正常。在血红蛋白完全恢复正常后，仍需继续补充小剂量铁剂 4 ～ 6 个月，以补足体内铁贮存量达正常水平。

如果患者对口服铁剂不能耐受，可改用胃肠外给药。常用的是右旋糖酐铁肌内注射。用药总剂量的计算方法是：所需补充铁（mg）=［150– 患者 Hb（g/L）］ × 体重（kg）×0.33。首次注射量为 50 mg，如无不良反应，第 2 次可增加到 100 mg，以后每周注射 2 ～ 3 次，直到总量注射完。

（三）其他治疗

对于重度贫血且伴有严重症状的患者，可考虑给予成分输血，即输注红细胞悬液。

知识链接

补铁剂的发展史

铁元素是构成人体必不可少的元素之一。据 2002 年卫生部调查，我国缺铁性贫血人数达 1 亿 6 千万。铁缺乏会影响人体的发育和健康，最终导致缺铁性贫血。补铁剂是治疗缺铁性贫血的有效药物。

19 世纪中期出现了以硫酸亚铁为代表的无机铁，是第一代补铁剂，因口感差、吸收不良，且对胃肠道刺激严重，逐渐被淘汰。20 世纪中期出现了以琥珀酸亚铁、乳酸亚铁为代表的有机铁，属第二代补铁剂，这类铁剂对胃肠道刺激较前有所改善，吸收也较第一代好，但口感仍较差。20 世纪末中国疾病预防控制中心成功开发了第三代补铁剂——FeNaEDTA。以后又有甘氨酸铁、苏氨酸铁等补铁剂被开发，此类铁剂被称为有机络合铁，胃肠道反应小，口感好，吸收率高。

新一代的补铁剂已在研制，代表药物是利用微生物载入铁离子的“富铁酵母”，还有研究利用植物和海洋生物制成新型补铁制剂。随着研究的深入，缺铁患者将得到吸收更高效、性质更稳定、价廉、味美，且副作用小的补铁剂。

【健康教育】

重视营养知识的宣传教育及妇幼保健工作，如婴幼儿的喂养，提倡母乳喂养和及时添加辅食，纠正儿童的偏食习惯，妊娠期及哺乳期妇女应予补充铁剂。在钩虫病流行地区应进行大规模防治工作，及时治疗各种慢性出血性疾病等。

➢ 考点提示：缺铁性贫血的治疗。

第三节　巨幼细胞贫血

巨幼细胞贫血（megaloblastic anemia，MA）是由于叶酸和 / 或维生素 B_{12} 缺乏，影响细胞核脱氧核糖核酸（DNA）的生物合成，使细胞核分裂发生障碍所致的大细胞性贫血。其特点是外周血和骨髓中出现形态和功能异常的“巨幼变”细胞。骨髓红细胞、粒细胞和巨核细胞三系细胞及上皮细胞均可受累，严重者可表现为全血细胞减少。维生素 B_{12} 缺乏者还可出现消化系统、神经系统和精神方面的异常。因胃黏膜萎缩，内因子缺乏导致维生素 B_{12} 吸收障碍引起的巨幼细胞贫血称恶性贫血。

在我国，因叶酸缺乏所致的巨幼细胞贫血较多见，以山西、陕西、河南及山东等地多发。维生素 B_{12} 缺乏所致贫血者较少，恶性贫血更少见。而在欧美国家，维生素 B_{12} 缺乏所致的恶性贫血较多见。

【叶酸及维生素 B_{12} 的代谢】

（一）叶酸的代谢

叶酸属水溶性 B 族维生素，性质极不稳定，容易被光及热分解破坏。人体必须从食物中获得所需的叶酸。新鲜水果、蔬菜、肉类食品中富含叶酸。叶酸被吸收的主要部位在十二指肠和空肠近端。叶酸在肠道吸收的过程中转变为 N^5- 甲基四氢叶酸，通过维生素 B_{12} 的作用，去甲基后成为四氢叶酸进入细胞内。单谷氨酸的四氢叶酸通过 ATP 合成酶的作用，再形成多谷氨酸盐，在肝细胞内贮存。人体内叶酸的贮存量为 5 ～ 20 mg，每日叶酸的需要量为 200 μg，故当食物中缺乏叶酸时，短时间极易导致叶酸缺乏。叶酸及其代谢产物主要随尿液排泄，胆汁及粪便中可有少量叶酸排出。胆汁中的叶酸浓度为血液中的 2 ～ 10 倍，排出后大部分可被空肠再吸收。

（二）维生素 B_{12} 的代谢

维生素 B_{12} 也称氰钴胺，属水溶性 B 族维生素。维生素 B_{12} 在血液中的主要形式是甲基钴胺素，在肝及其他组织内主要以 5- 脱氧腺苷钴胺素的形式存在。人体维生素 B_{12} 的来源为食物。动物的肝、肾、心脏、肌肉组织、蛋类、乳制品中维生素 B_{12} 含量丰富，蔬菜中含量极少。食物中的维生素 B_{12} 在胃内先与 R 结合蛋白结合，到十二指肠后，在胰蛋白酶的参与下，与胃壁细胞分泌的内因子结合成维生素 B_{12}- 内因子复合体，在回肠末端进入肠上皮细胞，由钴胺素传递蛋白Ⅱ转送到各组织。成人体内维生素 B_{12} 储存量有 2 ～ 5 mg，50% ～ 90% 储存在肝细胞内。维生素 B_{12} 主要经粪便和尿液排出，随胆汁排入肠腔的部分，其中 2/3 由内因子自肠内再吸收。故除非是绝对的素食者或维生素 B_{12} 吸收有障碍者，否则一般不容易发生维生素 B_{12} 缺乏症，素食者一般也要经过 10 ～ 15 年才会发生维生素 B_{12} 缺乏。

【病因与发病机制】

（一）病因

1．叶酸缺乏的原因

(1) 摄入量不足：多由于食物中叶酸含量过少所致，如食物过度烹煮或腌制可使叶酸丢失，严重偏食者食物中新鲜蔬菜、肉类、蛋类摄入不足，乙醇可干扰叶酸的代谢，酗酒者也会有叶酸缺乏。

（2）需要量增加：婴幼儿，妊娠期及哺乳期妇女，慢性反复溶血、慢性炎症、感染、甲状腺功能亢进症、白血病、恶性肿瘤等患者叶酸的需要量增加，如补充不足，就会发生叶酸缺乏。

（3）吸收障碍：小肠（尤其是空肠）炎症、肿瘤、胃肠道切除手术后，某些药物（如抗癫痫药、柳氮磺胺吡啶等）也会影响叶酸的吸收。

（4）其他：甲氨蝶呤、氨苯蝶啶、乙胺嘧啶、甲氧苄啶等药物可干扰叶酸的利用；一些先天性酶缺乏（如甲基四氢叶酸转移酶等）也可引起叶酸利用障碍；血液透析会导致叶酸排出增加。

2．维生素 B_{12} 缺乏的原因

（1）吸收障碍：如内因子缺乏主要见于恶性贫血患者和全胃切除术后。恶性贫血患者常有特发性胃黏膜萎缩和内因子抗体存在，对食物中的维生素 B_{12} 及胆汁中维生素 B_{12} 的重吸收均有障碍，故易导致维生素 B_{12} 缺乏。此外，胃酸、胃蛋白酶和胰蛋白酶缺乏也会引起维生素 B_{12} 吸收减少。

（2）摄入减少：绝对素食者和老年人、萎缩性胃炎患者容易有维生素 B_{12} 摄入减少。由于维生素 B_{12} 每日的需要量极少，且可由肠肝循环再吸收，故由于膳食中摄入不足而致贫血者较叶酸缺乏为少。

（3）回肠疾病，肠道大量细菌繁殖、寄生虫感染（如绦虫病），外科手术后的盲袢综合征等均可影响维生素 B_{12} 的吸收。

（4）其他：先天性钴胺素传递蛋白Ⅱ缺乏、长期接触氧化亚氮等均可影响维生素 B_{12} 的血浆转运和细胞内的转变、利用。某些药物，如对氨基水杨酸、新霉素、二甲双胍、秋水仙碱、苯乙双胍等可影响维生素 B_{12} 吸收。

知识链接

恶性贫血

恶性贫血是因胃黏膜萎缩、胃液中缺乏内因子，使维生素 B_{12} 吸收出现障碍导致的巨幼细胞贫血。发病机制可能与种族和遗传有关，多见于欧洲人，亚洲、非洲人少见。90% 的患者血清中有壁细胞抗体，60% 的患者血清中有内因子抗体。恶性贫血也可见于某些疾病，如甲状腺功能亢进症、类风湿关节炎、慢性淋巴细胞性甲状腺炎。恶性贫血患者需终身依赖维生素 B_{12} 治疗。

（二）发病机制

叶酸和维生素 B_{12} 都是核酸代谢不可缺少的重要辅酶，如果缺乏，就会导致 DNA 合成障碍。在脱氧尿嘧啶核苷（dUMP）转变成脱氧胸腺嘧啶核苷（dTMP）时，需要亚甲基四氢叶酸提供一个亚甲基和两个氢原子。如果叶酸缺乏，会影响上述生化反应的进行，影响 DNA 的合成。维生素 B_{12} 在使高半胱氨酸转变成甲硫氨酸的过程中，促使甲基四氢叶酸去甲基，转变成四氢叶酸、亚甲基四氢叶酸，还可促使甲基四氢叶酸进入细胞内。四氢叶酸是叶酸参与体内各种生化活动的主要形式。亚甲基四氢叶酸是 DNA 合成过程中的重要辅酶。因此，维生素 B_{12} 缺乏直接影响叶酸进入细胞参与各种生化反应。当叶酸或维生素 B_{12} 缺乏时，细胞核中的 DNA 合成速度减慢，胞质内的 RNA 仍继续成熟，RNA 与 DNA 的比例失调，造成细胞核、质发育不平衡，细胞体积大而核发育较幼稚（巨幼细胞）。这种巨幼变也可发生在粒细胞和巨核

细胞。巨幼变的细胞大部分在骨髓内未成熟就被破坏，称为无效性造血。抗肿瘤药物干扰核苷酸合成也可引起巨幼细胞贫血。

此外，维生素 B_{12} 缺乏还可引起神经及精神异常，其机制与两个维生素 B_{12} 依赖酶（L- 甲基丙二酰辅酶 A 变位酶和甲硫氨酸合成酶）的催化反应发生障碍有关，前者导致神经髓鞘合成障碍，后者引起神经细胞甲基化反应受损。

【临床表现】

本病起病大多缓慢，主要有以下临床表现。

（一）血液系统症状

主要以慢性贫血的表现为主，如乏力、头晕、活动后心悸、气促、皮肤和黏膜苍白，部分患者可出现轻度黄疸。重者全血细胞减少，反复感染和出血。

（二）消化系统症状

患者常有食欲减退、腹胀、便秘或腹泻。舌炎、舌痛、舌乳头萎缩，舌面呈“牛肉样舌”等。

（三）神经系统症状

巨幼细胞贫血可出现神经系统症状，表现为手足对称性远端肢体麻木、软弱无力，深感觉障碍，共济失调，步态不稳，味觉、嗅觉减退等，部分患者肌张力增高、腱反射亢进、锥体束征阳性，重者尿失禁及排便失禁。叶酸缺乏可伴有易怒、妄想。维生素 B_{12} 缺乏可出现抑郁、失眠、谵妄、精神错乱和人格变态等。

【实验室检查】

（一）血象

巨幼细胞贫血属大细胞性贫血，MCV、MCH 均增高，MCHC 正常。患者可呈现全血细胞减少。血涂片中红细胞大小不等、中央淡染区消失，以大卵圆形红细胞为主，可见点彩红细胞。中性粒细胞分叶过多，可有 6 叶或更多的分叶，偶见巨型杆状核粒细胞。网织红细胞计数正常或轻度增多。血小板计数可减少并有形态异常。

（二）骨髓象

骨髓增生活跃或明显活跃，以红系细胞最显著，粒细胞 / 红细胞比值降低。各系细胞均可见到“巨幼变”，巨型红细胞呈“核幼浆老”改变，细胞体积增大，核发育明显落后于胞质。巨核细胞减少，亦可见体积增大及分叶过多，血小板成熟障碍。骨髓铁染色增多。

（三）生化检查

血清胆红素可稍增高，血清叶酸＜ 6.8 nmol/L；血清维生素 B_{12} ＜ 74 pmol/L；红细胞叶酸＜ 227 nmol/L。血清铁及转铁蛋白饱和度正常或高于正常。

（四）其他

如怀疑恶性贫血，还应进行内因子抗体测定，如内因子抗体为阳性，还应做维生素 B_{12} 吸收试验来证实。

【诊断与鉴别诊断】

（一）诊断

有巨幼细胞贫血的原因及临床表现；血象呈现大细胞性贫血，中性粒细胞核分叶过多；骨髓细胞呈典型的巨幼变，且无其他异常造血；血清叶酸或（和）维生素 B_{12} 检测，血清叶酸＜ 6.8 nmol/L 应考虑为叶酸缺乏；血清维生素 B_{12} ＜ 74 pmol/L 应考虑为维生素 B_{12} 缺乏。此外，应用叶酸或维生素 B_{12} 进行诊断性治疗，1 周左右网织红细胞计数明显升高也可帮助诊断。

（二）鉴别诊断

临床上，有些恶性血液病（如急性红白血病、骨髓增生异常综合征、多发性骨髓瘤等）血象或骨髓象也会出现类似巨幼细胞。这些疾病与巨幼细胞贫血不同的是，除巨幼细胞外，还会有过多的原始、幼稚细胞和病态造血的表现，血清叶酸及维生素 B_{12} 水平均不降低。

【治疗】

去除引起叶酸或维生素 B_{12} 缺乏的原因，积极治疗原发病和补充所缺乏的维生素。

（一）病因治疗

治疗原发病，如胃肠道疾病、免疫性疾病；药物导致的巨幼细胞贫血应酌情停用药物；偏食者应调理膳食，进食富含叶酸或维生素 B_{12} 的食物，如新鲜蔬菜、肉、蛋等。

（二）补充叶酸或（和）维生素 B_{12}

1．叶酸的补充　口服叶酸 5 ~ 10 mg，每日 3 次。对胃肠道不能吸收者，可肌内注射亚叶酸钙（四氢叶酸钙）5 ~ 10 mg，每日 1 次，直到血红蛋白恢复正常。如果同时有维生素 B_{12} 缺乏，则不宜单用叶酸治疗，否则会加重维生素 B_{12} 缺乏的症状，容易导致神经系统症状发生或使其加重。

2．维生素 B_{12} 的补充　维生素 B_{12} 500 μg 肌内注射，每周 2 次，没有胃肠道吸收障碍者可口服维生素 B_{12} 片 500 μg，每日 1 次，直到血红蛋白恢复正常。有神经精神症状者需治疗半年至 1 年。恶性贫血或全胃切除的患者需终身用维生素 B_{12} 维持治疗（血红蛋白正常后每个月注射 1 次）。一般在上述药物治疗后 8 ~ 12 h 骨髓的巨幼红细胞开始转变为正常幼红细胞，48 ~ 72 h 巨幼红细胞形态基本恢复正常，3 d 后网织红细胞开始上升，4 ~ 10 d 可达高峰，同时白细胞及血小板也开始恢复，但血象恢复正常一般需 1 ~ 2 个月。

【健康教育】

加强营养知识教育、纠正偏食及不恰当的烹调习惯可预防叶酸或维生素 B_{12} 缺乏，特别是对生长发育时期的儿童、青少年、妊娠期及哺乳期妇女，应加强引导、教育。对有慢性溶血疾病、慢性炎症、感染及恶性肿瘤、骨髓增生性疾病者，应予补充叶酸。

第四节　再生障碍性贫血

再生障碍性贫血（aplastic anemia，AA）简称再障，是由化学、物理、生物因素及不明原因引起的造血干细胞及造血微环境损伤，引起骨髓造血功能衰竭，以骨髓造血功能低下、全血细胞减少及其导致的贫血、出血和感染为主要表现的一组综合征。再生障碍性贫血在我国每年发病率约为 0.74/10 万，男性及女性发病率无明显差别，其中 0.14/10 万人为重型再生障碍性贫血。

【病因与发病机制】

（一）病因

本病发病原因尚不明确，可能与以下因素有关。

1．化学因素　化学因素包括可以引起骨髓抑制的药物和工业用化学物品。这类物质中抗肿瘤类药与苯对骨髓的抑制作用与其剂量有关，要接受大剂量才可能发生再生障碍性贫血。抗生素、磺胺类药及杀虫剂等引起再生障碍性贫血与剂量无关，而与个体的敏感性有关。

2．电离辐射　X 线、镭、放射性核素等可因干扰 DNA 的复制而抑制细胞的有丝分裂，从而使造血干细胞数量减少，干扰骨髓细胞的生成。

3．生物因素　病毒感染，尤其是病毒性肝炎、人类细小病毒 B19 能影响骨髓造血，导致再生障碍性贫血。

（二）发病机制

再生障碍性贫血的发病机制目前仍未明确。大量临床及实验研究表明，再生障碍性贫血是一组后天获得的异质性综合征。可能的发病机制包括以下 3 种。

1．造血干细胞（“种子”）内在缺陷　原发性或继发性造血干细胞内在缺陷包括量和质的异常。再生障碍性贫血患者骨髓中的 $CD34^+$ 细胞明显减少，且 $CD34^+$ 细胞减少的程度与病情的严重性呈正相关；造血干细胞集落形成能力显著下降，体外对造血生长因子反应明显减弱。

2．造血微环境（“土壤”）异常　再生障碍性贫血患者骨髓活检提示除造血细胞减少外，还存在骨髓脂肪化，静脉窦壁出血、水肿、毛细血管坏死；骨髓基质细胞分泌的各种造血调控因子的能力与正常人不同。骨髓基质细胞损害严重的再生障碍性贫血患者进行造血干细胞移植可能会移植失败。

3．免疫（“虫子”）异常　再生障碍性贫血患者骨髓及外周血淋巴细胞比例最高，尤其T淋巴细胞更为明显且出现功能紊乱，其分泌的造血负调控因子对红细胞系和粒细胞系的生长有明显抑制作用；将骨髓中抑制性T细胞去除后再进行体外细胞培养，其所生成的粒细胞及红细胞集落比未做T细胞处理时增多；再生障碍性贫血应用免疫治疗有效。这些均说明患者的发病与免疫有关。目前认为T淋巴细胞异常活化、功能亢进导致的骨髓损害是获得性再生障碍性贫血的主要发病机制，而遗传背景也发挥一定的作用。

➢ 考点提示：再生障碍性贫血的病因及发病机制。

【临床表现】

再生障碍性贫血临床上主要以进行性贫血，皮肤、黏膜或内脏出血，反复感染和发热为特点。患者一般无肝、脾、淋巴结肿大。

（一）重型再生障碍性贫血

重型再生障碍性贫血（SAA）起病急，进展迅速，病情严重，部分非重型也可转变为重型再生障碍性贫血。

1．贫血　贫血进行性加重，出现苍白、疲乏、气短、心悸、精神萎靡，甚至晕厥。

2．出血　出血部位广泛，除皮肤及黏膜出现出血点、大片瘀斑和血疱外，还常有内脏出血，如便血、血尿、子宫出血，甚至颅内出血而危及生命。

3．感染　多数患者出现高热（体温达39 ℃以上），以呼吸道感染常见，其次为消化道、泌尿系、皮肤及黏膜等。病原菌多为革兰氏阴性菌、金黄色葡萄球菌及真菌。严重者可致败血症，病情凶险，可因严重感染不能控制而死亡。

（二）非重型再生障碍性贫血

非重型再生障碍性贫血（NSAA）起病及进展较缓慢，病情较轻。贫血往往是首发和主要表现，仅出现头晕、乏力、心悸、活动后气短等。出血较轻，以皮肤、黏膜出血为主，除妇女易有子宫出血外，患者很少有内脏出血。发热一般较轻。感染以呼吸道多见，肺部感染和败血症等严重感染少见。病程迁延，可长达数年。若治疗恰当，不少患者可获长期缓解。

➢ 考点提示：再生障碍性贫血的临床表现。

【实验室检查】

（一）血象

全血细胞减少为再生障碍性贫血的突出特点。重型再生障碍性贫血多表现为重度正细胞正色素性贫血；网织红细胞百分数＜0.005，绝对值＜15×10^9/L；白细胞计数＜2×10^9/L，中性粒细胞计数＜0.5×10^9/L，淋巴细胞比例明显增加；血小板计数＜20×10^9/L；血涂片多无幼稚细胞；出血时间延长，血块退缩不良。

（二）骨髓象

多部位骨髓穿刺涂片显示骨髓增生程度明显减低或极度减低，粒细胞系、红细胞系及巨核细胞均明显减少，淋巴细胞、浆细胞等非造血细胞比例明显增多。骨髓液中骨髓小粒很少且空虚，脂肪滴增多。骨髓活检显示增生减低，造血细胞减少，脂肪组织和非造血细胞增多，无异常细胞。

（三）其他检查

CD4 细胞与 CD8 细胞比值减低，Th1 细胞与 Th2 细胞比值增高。骨髓细胞染色体核型正常，骨髓铁染色显示储存铁增多，中性粒细胞碱性磷酸酶染色强阳性。溶血检查均阴性。

➢ 考点提示：再生障碍性贫血的实验室检查。

【诊断与鉴别诊断】

（一）诊断

1．再生障碍性贫血的诊断

（1）全血细胞减少，网织红细胞百分数＜ 0.01，淋巴细胞比例增高。

（2）一般无肝、脾大。

（3）骨髓检查显示多部位增生减低（＜ 50%）或重度减低（＜ 25%），造血细胞减少，非造血细胞比例增多，骨髓小粒空虚（有条件可做骨髓活检）。

（4）除外引起全血细胞减少的其他疾病，如阵发性睡眠性血红蛋白尿症、骨髓增生异常综合征中的难治性贫血、急性造血功能停滞、骨髓纤维化、急性白血病、恶性组织细胞病等。

2．再生障碍性贫血分型诊断　再生障碍性贫血分为重型再生障碍性贫血Ⅰ型（SAA-Ⅰ）、重型再生障碍性贫血Ⅱ型（SAA-Ⅱ）以及非重型再生障碍性贫血（NSAA）。

（1）SAA-Ⅰ诊断标准：骨髓增生程度严重减低，并符合以下 3 项中任意 2 项：①网织红细胞绝对值＜ 15×10^9/L；②中性粒细胞计数＜ 0.5×10^9/L；③血小板计数＜ 20×10^9/L。

（2）NSAA 诊断标准：符合再生障碍性贫血的诊断，但未达到 SAA-Ⅰ的标准。

（3）SAA-Ⅱ诊断标准：NSAA 患者病情恶化，达到了 SAA-Ⅰ的诊断标准。

（二）鉴别诊断

1．阵发性睡眠性血红蛋白尿症（PNH）　有些患者血红蛋白尿不发作，出现全血细胞减少，极易被误诊为再生障碍性贫血。但可有网织红细胞计数增多，溶血试验及尿含铁血黄素试验可阳性。骨髓象（尤其骨髓细胞的免疫学检查）有助鉴别。

2．骨髓增生异常综合征（MDS）　本病血象可呈全血细胞减少，但骨髓象多呈现增生明显活跃，尤其细胞有病态造血现象可以鉴别。

3．恶性组织细胞病　本病虽呈全血细胞减少，但患者多有高热、肝大、脾大，出血严重。骨髓中有异常的组织细胞。

4．急性造血功能停滞　急性造血功能停滞常由感染或药物引起，有高热、外周血三系下降、病情进展迅速，易误诊为重型再生障碍性贫血。但该病有自限性，2 ~ 6 周可恢复。

➢ 考点提示：再生障碍性贫血的诊断及鉴别诊断。

【治疗】

尽可能地去除有关病因。及时给予支持治疗，包括防治感染和出血，并予以成分输血等。采取各种措施促进骨髓造血功能恢复，包括使用免疫抑制药、造血生长因子、干细胞移植等。

（一）支持及对症治疗

1．注意个人卫生　特别需要注意皮肤及口腔卫生。血象过低（中性粒细胞计数＜ 0.5×10^9/L）时，应采取保护及隔离措施，防止交叉感染，严重者可予以预防性抗真菌治疗。注意加强营养，食物以高热量、高维生素 B 和维生素 C 及易消化为宜。必要时给予心理护理。

2．对症治疗　成分输血、止血及控制感染。对贫血严重、症状明显者，宜输血以提高血红蛋白水平。选用对致病菌有效的抗生素治疗，严重者可予以预防性抗真菌治疗。

（二）促造血治疗

1．雄激素　雄激素可以刺激骨髓造血，对慢性再生障碍性贫血有一定疗效。常用十一酸睾酮 40 ～ 80 mg，每日 3 次，口服；达那唑 0.2 g，每日 3 次，口服；丙酸睾酮 100 mg，每日 1 次，肌内注射；司坦唑醇（康力龙）每次 2 mg，每日 3 次，口服。雄激素作用缓慢，有效者常先出现网织红细胞计数上升，然后红细胞计数及血红蛋白上升。不良反应有女性男性化和停经，停药后可消失，水、钠潴留等。疗程中应定期检查肝功能。

2．造血生长因子　造血生长因子可用于所有再生障碍性贫血患者，尤其是重型再生障碍性贫血患者。常用促红细胞生成素（EPO）、粒细胞 - 单核细胞集落刺激因子或粒细胞集落刺激因子、重组人血小板生成素（TPO），均有一定疗效。艾曲泊帕 50 mg，每日 1 次，口服。该药是新一代的血小板受体激动药，目前已广泛用于临床，对促进血小板的生成有很好的疗效。

（三）免疫抑制药治疗

抗淋巴细胞球蛋白（ALG）或抗胸腺细胞球蛋白（ATG）是目前治疗重型再生障碍性贫血的重要药物，可与其他免疫抑制药（环孢素等）联合使用。临床上还常用大剂量甲泼尼龙、大剂量静脉丙种球蛋白治疗重型再生障碍性贫血。应根据患者不同情况分别采用或联合应用。环孢素 3 ～ 5 mg/（kg · d），可用于全部再生障碍性贫血，疗程可达 1 年以上。该药副作用较大，用药期间注意肝、肾功能损害，消化道反应及牙龈增生等。

（四）造血干细胞移植

造血干细胞移植主要用于重型再生障碍性贫血患者没有发生感染或其他并发症，年龄不应超过 40 岁，如有合适的供体，可考虑行异基因造血干细胞移植。

➢ 考点提示：再生障碍性贫血的治疗原则。

【健康教育】

加强有关化学和放射性物质的工业、农业生产中的防护措施，严格操作规程。慎用或不用某些损害造血系统的药物。防止有害物质污染环境。防御化学战争及核爆炸等。

知识链接

再生障碍性贫血的疗效标准

1．基本治愈：贫血和出血症状消失，血红蛋白男性达 120 g/L、女性达 110 g/L，中性粒细胞计数达 1.5×10^9/L，血小板计数达 100×10^9/L，随访 1 年以上未复发。

2．缓解：贫血和出血症状消失，血红蛋白男性达 120 g/L、女性达 100 g/L，白细胞计数达 3.5×10^9/L 左右，血小板也有所增加，随访 3 个月病情稳定或继续好转。

3．明显进步：贫血和出血症状明显好转，无须输血，血红蛋白较治疗前 1 个月内常见值增长 30 g/L 以上，并能维持 3 个月。

4．无效：经充分治疗后，症状、血常规未达到明显进步。

第五节 溶血性贫血

溶血（hemolysis）是指红细胞非自然衰老而提前遭到破坏的过程。溶血性贫血（hemolytic anemia）是指由于红细胞寿命显著缩短，过度破坏，超过骨髓造血代偿能力引起的一种贫血。因骨髓有相当于正常造血能力 6 ~ 8 倍的代偿潜力，所以发生溶血而骨髓能够代偿，不出现贫血者称为溶血状态（hemolytic state）。溶血性贫血约占全部贫血的 5%，各年龄段均可发病。

【病因和临床分类】

溶血性贫血有多种临床分类法，目前临床上多按发病机制分类。

（一）红细胞自身异常

1．红细胞膜异常

（1）遗传性红细胞膜异常：遗传性球形红细胞增多症、遗传性椭圆形红细胞增多症、遗传性棘形红细胞增多症、遗传性口形红细胞增多症等。

（2）获得性细胞膜锚链膜蛋白异常：阵发性睡眠性血红蛋白尿症（PNH）。

2．遗传性红细胞酶缺陷

（1）戊糖磷酸途径酶缺陷：葡糖 -6- 磷酸脱氢酶缺乏症。

（2）无氧酵解途径酶缺陷：丙酮酸激酶缺乏症。

3．遗传性珠蛋白生成障碍

（1）珠蛋白肽链数量异常：珠蛋白生成障碍性贫血（地中海贫血）。

（2）珠蛋白肽链结构异常：异常血红蛋白病。

（二）红细胞外部异常

1．免疫性因素

（1）自身免疫性因素：自身免疫性溶血性贫血（温抗体型或冷抗体型）。

（2）同种免疫性因素：血型不相容性输血反应、新生儿溶血性贫血。

2．血管性因素

（1）微血管病：血栓性血小板减少性紫癜（TTP）、弥散性血管内凝血（DIC）。

（2）瓣膜病：钙化性主动脉瓣狭窄及人工心脏瓣膜、血管炎。

3．生物因素　蛇毒、疟疾、黑热病等。

4．理化因素　大面积烧伤、血浆渗透压改变导致溶血（亚硝酸盐中毒等）。

【发病机制】

正常红细胞在循环血液中虽不断受机械损伤，但仍保持其完整性，这与红细胞正常时的形态有关，其表面积大于相应体积，使其具有高度的可变性。红细胞的这种特性与红细胞膜的结构和功能、红细胞内酶和能量代谢以及血红蛋白的结构正常有关。三者中任何一方发生异常，均可使红细胞完整性受损而发生溶血。

（一）红细胞内部异常引起红细胞破坏

1．红细胞膜的异常　红细胞膜主要由双层脂质及蛋白质两部分组成。膜蛋白质包括收缩蛋白、肌动蛋白、载体及各种酶等，形成膜支架；脂质则以胆固醇和磷脂为主。细胞膜结构的正常是保持红细胞的可变性和柔韧性的重要条件，而红细胞膜的完整性则与红细胞内酶及能量代谢有密切关系。

（1）红细胞膜支架异常：使红细胞形态发生改变，失去可塑性，此类异形红细胞易在单核吞噬细胞系统内遭到破坏，如遗传性球形红细胞或椭圆形细胞增多症等。

（2）红细胞膜通透性改变：如丙酮酸激酶缺乏症时，红细胞内 K^+ 漏出和 Na^+ 增加，从而使红细胞的稳定性发生破坏。

(3) 红细胞膜化学成分的改变：如无β脂蛋白血症，因红细胞胆固醇含量增加，而磷脂酰胆碱含量较低，从而使红细胞呈棘状。

(4) 红细胞膜吸附凝集抗体、不完全抗体或补体：使红细胞易在单核吞噬细胞系统被破坏，如自身免疫性溶血性贫血等。

2. 血红蛋白的异常　由于血红蛋白分子结构的异常，使分子间易发生聚集或形成结晶，导致红细胞硬度增加，无法通过直径比它小的微循环而被单核吞噬细胞所吞噬。不稳定血红蛋白病和戊糖磷酸途径的酶缺陷等，由于氧化作用破坏血红蛋白，导致海因小体形成。这种含有坚硬珠蛋白变性小体的红细胞极易被脾索阻滞而清除。

3. 物理和机械因素　如大面积烧伤可使红细胞变为球形而易被破坏，病理性瓣膜（钙化性主动脉瓣狭窄等）、人工机械瓣膜等对红细胞的机械性损伤。弥散性血管内凝血时，微血管内形成纤维蛋白条索。当循环的红细胞被黏附到网状结构的纤维蛋白条索上以后，由于血流不断冲击，导致红细胞破裂。红细胞强行通过纤维蛋白条索间的网孔时，也可受到机械性损伤而溶血，临床称为微血管病性溶血性贫血。

（二）异常红细胞破坏的场所

1. 血管内溶血　血管内溶血见于血型不合输血、输注低渗溶液、阵发性睡眠性血红蛋白尿症等。此时红细胞在循环血流中遭到破坏，血红蛋白释放而引起症状。血管内溶血起病比较急，患者常有全身症状，如腰背酸痛、血红蛋白血症和血红蛋白尿。慢性血管内溶血患者可有含铁血黄素尿。

2. 血管外溶血　单核吞噬细胞系统（主要是脾）破坏红细胞，见于遗传性球形红细胞增多症和温抗体型自身免疫性溶血性贫血等。血管外溶血起病比较缓慢，可引起脾大，患者血清游离胆红素增高，多无血红蛋白尿。

在巨幼细胞贫血及骨髓增生异常综合征等疾病时，骨髓内的幼红细胞在释入血液循环之前已在骨髓内被破坏，称为无效性红细胞生成。其本质也是一种血管外溶血，严重时可伴有黄疸。

【临床表现】

（一）急性溶血性贫血

急性溶血性贫血起病急骤，多为血管内溶血。表现为严重的腰背及四肢酸痛，伴寒战、头痛、呕吐、腹泻、腹痛，随后出现高热、面色苍白、血红蛋白尿、黄疸和贫血。出现血红蛋白尿时，尿色如浓红茶，严重时呈酱油色。病情危重时可出现周围循环衰竭。溶血产物可引起肾小管阻塞及细胞坏死，最终导致急性肾衰竭。

（二）慢性溶血性贫血

慢性溶血性贫血起病缓慢，症状较轻，多为血管外溶血。主要临床表现为贫血、黄疸、肝大及脾大，轻微溶血性贫血仅表现为贫血的症状，如无力、苍白、头晕、气促等，可以没有黄疸。慢性溶血性贫血由于长期的高胆红素血症，可并发胆石症和肝功能损害。在慢性溶血的病程中，可因为感染等因素导致溶血加重，发生溶血危象或红细胞再生障碍性贫血危象。

【实验室检查】

（一）红细胞破坏增多的检查

1. 外周血象　外周血象呈不同程度的贫血。一般呈正细胞正色素性贫血，网织红细胞数量明显增多。

2. 血管内溶血检查

(1) 游离血红蛋白可升高。

(2) 血清结合珠蛋白降低。

(3) 血红蛋白尿：尿常规检查时示隐血阳性，尿蛋白阳性，红细胞阴性。

（4）含铁血黄素尿：多见于慢性血管内溶血，尿沉渣镜检发现脱落上皮细胞内有含铁血黄素。

（5）高铁血红蛋白阳性：见于严重血管内溶血。

3．血管外溶血检查

（1）胆红素：血管外溶血时总胆红素增高，以非结合胆红素升高为主。慢性中、重度溶血常合并胆结石。

（2）尿常规：尿胆原升高，尿胆红素阴性，粪胆原升高。

4．红细胞生存期缩短　用 ^{51}Cr 同位素标记红细胞测定红细胞在体内的生存期，并可结合体表扫描判断红细胞被破坏的部位。正常红细胞半衰期 $T_{1/2}$（^{51}Cr）为 25 ～ 30 d。

5．红细胞破坏增多的其他检查

（1）血管内溶血时乳酸脱氨酶升高。

（2）外周血涂片可发现大量裂细胞（破碎红细胞），多见于微血管病性溶血性贫血。

（二）红细胞代偿增生的检查

1．网织红细胞增多，溶血时可达 5% ～ 20%。

2．外周血涂片可见幼稚红细胞，以晚幼红细胞为主。

3．骨髓红细胞系增生明显活跃，以中、晚幼红细胞为主，粒红比例降低，甚至倒置。

（三）红细胞膜缺陷和红细胞内酶缺陷检查

1．红细胞形态检查　外周血涂片中见大量球形、椭圆形、口形、靶形红细胞，见于遗传性溶血性贫血。

2．红细胞渗透脆性试验　红细胞渗透脆性增加见于遗传性球形红细胞增多症，也见于自身免疫性溶血性贫血；红细胞渗透脆性降低见于海洋性贫血、镰状细胞贫血及其他血红蛋白病。

3．血红蛋白电泳检测　异常血红蛋白区带，如 β 地中海贫血时血红蛋白 A_2（HbA_2）和/或胎儿血红蛋白（HbF）增多、α 地中海贫血时可见血红蛋白 H（HbH）或血红蛋白 Barts（HbBarts）。

4．酸溶血试验［哈姆（Ham）试验］及蔗糖水溶血试验　阳性见于 PNH。

5．抗人球蛋白试验［库姆斯（Coombs）试验］　阳性见于自身免疫性溶血性贫血。直接库姆斯试验阳性提示红细胞膜结合了自身抗体；间接库姆斯试验阳性提示血清中存在游离的自身抗体。

6．红细胞葡糖 -6- 磷酸脱氢酶（G-6-PD）活性定量测定　该检查是 G-6-PD 缺乏症最可靠的实验室检查，具有确诊意义。

7．流式细胞术检测 CD55 和 CD59　PNH 骨髓和外周血的细胞膜（红细胞、粒细胞及单核细胞）CD55 和 CD59 表达下降，有利于诊断的确立。

【诊断】

具有溶血性贫血的临床表现，实验室检查提示有红细胞破坏增多，红细胞生存期缩短及骨髓红细胞系统增生明显活跃，可做出诊断。在确定溶血性贫血的诊断后，应根据病史、临床表现及进一步实验室检查确定溶血的病因诊断。起病缓慢、病程长、有遗传性、脾大者多属血管外溶血；血管内溶血则大多起病急、病程短、为获得性、无脾大，且有血红蛋白尿、含铁血黄素尿、游离血红蛋白血增多和高铁血红蛋白血增多等。有些特殊检查（如流式细胞学）可进一步明确溶血性贫血的类型。

【鉴别诊断】

（一）与其他类型贫血的鉴别

有贫血及网织红细胞计数增多者，如失血性、缺铁性或巨幼细胞贫血的恢复期，可根据病史及临床表现，结合实验室检查进行鉴别。

（二）与其他类型黄疸的鉴别

急性溶血性贫血应与急性黄疸型肝炎鉴别，后者无严重贫血及网织红细胞计数增高，血清非结合胆红素与结合胆红素均增高，且尿中胆红素阳性，无血红蛋白尿。慢性黄疸又有家族史的遗传性溶血性贫血应与家族性非溶血性黄疸［吉尔伯特（Gilbert）综合征］鉴别，后者有明显的遗传倾向，也可长期间歇出现非胆红素升高的黄疸，但无贫血，也无红细胞破坏增加及代偿增生的特征。

【治疗】

溶血性贫血是一组异质性疾病，治疗因病因不同而异。最合理的治疗应是去除病因。如无法纠正病因，则针对发病机制进行治疗。

（一）去除病因及诱因

对化学品或药物诱发的溶血性贫血，立即停用该类药物，病情很快会恢复；对感染引起的溶血性贫血，应迅速控制感染；怀疑溶血性输血反应，应立即停止输血，更换所有输血器具，再进一步查找原因；G-6-PD 缺乏者应避免食用蚕豆及其制品。

（二）糖皮质激素

糖皮质激素主要用于免疫性溶血性贫血、溶血性输血反应，还可用于治疗阵发性睡眠性血红蛋白尿症。常用泼尼松片，成人 1 ～ 1.5 mg/（kg · d），维持 3 ～ 4 周溶血缓解，Hb ＞ 100 g/L 后逐渐减量，一般每周 5 ～ 10 mg，疗程至少 3 ～ 6 个月。若停药过早或减量过急，均易导致复发。对危重病例，可用甲泼尼龙、地塞米松静脉滴注，病情稳定后改为口服。糖皮质激素足量使用 4 周仍未达上述疗效，建议换用其他治疗方法。

（三）脾切除

对糖皮质激素无效或需要较大剂量糖皮质激素（泼尼松片＞ 10 mg/d）维持治疗的溶血性贫血者，可行脾切除术。脾切除后，红细胞寿命延长，贫血将有所减轻。脾切除术有效率约 60%。

（四）其他免疫抑制药

对糖皮质激素疗效不佳或需较大维持剂量者，可加用免疫抑制药，如环磷酰胺、硫唑嘌呤、吗替麦考酚酯、环孢素等。常用硫唑嘌呤 2 ～ 2.5 mg/（kg · d），病情稳定后可逐渐减量，总疗程 6 个月左右。用药期间应定期检测血象，密切注意有无骨髓抑制。

（五）利妥昔单抗

利妥昔单抗（rituximab）是一种 B 淋巴细胞表面 CD20 抗原的单克隆抗体，常用于 B 淋巴细胞淋巴瘤患者，对自身免疫性溶血性贫血脾切除无效患者有较好疗效。

（六）输血

一般输洗涤红细胞。输血虽可暂时改善患者情况，但可能加重自身免疫性溶血性贫血或诱发阵发性睡眠性血红蛋白尿症发作，所以输血适应证宜从严掌握。较重的海洋性贫血需要长期依赖输血，但过多输血可造成血色素沉积症。

【健康教育】

深入开展流行病学调查，开展遗传咨询，做好婚姻指导。对与遗传有关的溶血性贫血患者进行婚姻咨询、产前诊断，早期发现胎儿遗传病、及时进行人工流产是预防遗传病的有效措施，可逐步降低发病率。对葡糖 -6- 磷酸脱氢酶缺乏症者，均应避免接触氧化剂类药物，避免食蚕豆或与蚕豆、花粉接触。禁用已知可诱发免疫性溶血性贫血的药物。

思考题

1. 贫血的分类和分类依据是什么？

2．体内铁代谢过程和补铁治疗方法是什么？

3．再生障碍性贫血如何进行诊断和治疗？

（李铭锋）

第三十八章

出血性疾病

第三十八章数字资源

学习目标

通过本章内容的学习，学生应能：

识记：

1. 列举出血性疾病的分类。
2. 描述免疫性血小板减少性紫癜、过敏性紫癜、弥散性血管内凝血的临床表现和诊断依据。

理解：

1. 概括止血和凝血、抗凝与纤维蛋白溶解的机制。
2. 解释免疫性血小板减少性紫癜、过敏性紫癜、弥散性血管内凝血的病因。

应用：

1. 对不同病因的出血性疾病进行诊断，并针对不同病因选择合适的治疗方案。
2. 对出血性疾病患者进行健康教育。

案例导入

某患者，女性，20 岁，因“月经过多 3 个月余，皮肤瘀斑 3 d”就诊。患者 3 个多月前无明显诱因出现月经量过多，无鼻出血及牙龈出血，无黑粪及血尿，无发热，未在意。3 d 前患者出现下肢皮肤瘀斑，进行性加重，来院就诊。发病以来患者进食可，排尿及排便正常，体重无明显变化。既往患者身体健康，无肺结核、肝炎病史，无药物过敏史及遗传病家族史。体格检查：体温 36.5 ℃，脉搏 70 次 / 分，呼吸 17 次 / 分，血压 120/75 mmHg，意识清醒，精神尚可，未见皮肤、黏膜黄染，双下肢可见片状皮肤瘀斑，浅表淋巴结未触及肿大，胸骨无压痛，双肺呼吸音清，未闻及啰音，心脏听诊未闻及异常，肝、脾肋下未触及肿大，双下肢无水肿，生理反射存在，病理反射未引出。实验室检查：血常规示 WBC 5.0×10^9/L，RBC 4.55×10^{12}/L，Hb 111 g/L，PLT 31×10^9/L；凝血五项：正常。

问题与思考：

1. 初步诊断和诊断依据是什么？应与哪些疾病鉴别？
2. 为明确诊断，还需要做哪些检查？
3. 治疗原则是什么？

第一节　概　述

人体血管受到损伤时，血液可自血管流出或渗出。此时，机体将通过一系列生理性反应使出血停止，即止血。止血过程有多种因素参与，并包含一系列复杂的生理、生化反应。因先天性或遗传性及获得性因素导致血管、血小板、凝血、抗凝及纤维蛋白溶解等止血功能缺陷或异常而引起的以自发性或轻度损伤后过度出血为特征的疾病，称为出血性疾病。

【止血机制】

（一）血管因素

血管受损时，人体对出血最早的生理性反应是局部小血管收缩，管腔变窄，受损的血管内皮细胞黏合在一起，以控制出血，并使受损部位血流速度减慢。具有黏附性的血小板在出血部位聚集、释放出生物活性物质，促使更多的血小板在局部聚集，形成白色血栓而封闭伤口。血管收缩通过神经反射及多种介质调控完成，此过程持续 15 ～ 30 s。

血管内皮细胞受损后在止血过程中的作用：①基底胶原暴露，激活因子Ⅻ（F Ⅻ），启动内源性凝血途径；②表达并释放血管性假血友病因子（vWF），导致血小板在损伤部位黏附和聚集；③表达并释放组织因子（TF），启动外源性凝血途径；④释放组织型纤溶酶原激活物（tPA），激活纤维蛋白溶解系统；⑤表达并释放凝血调节蛋白（TM），启动蛋白 C（PC）系统。

（二）血小板因素

血管受损时，血小板受到刺激，立即发生黏附或变形，同时发生聚集和释放反应，形成血小板白色血栓，发挥初期止血作用。由于血小板和组织损伤，释放出血小板第 3 因子（PF_3）及组织凝血激酶，并参与内、外源性凝血系统的激活，在白色血栓形成处形成纤维蛋白凝血块。在血小板收缩蛋白的作用下，血块收缩，挤出的组织液紧密黏在损伤的血管壁上，封堵局部破损处，进一步增强了止血作用。

血小板在止血过程中的作用：①形成血小板血栓，机械性修复受损血管；②通过花生四烯酸代谢形成血栓素 A2 等具有强烈收缩血管、诱导血小板聚集的介质；③释放血小板第 3 因子，直接参与凝血反应；④活化血小板在前激肽释放酶及高分子量激肽原存在的条件下，直接激活 F Ⅻ及 F Ⅺ。

（三）凝血因素

血液凝固过程是由许多凝血因子参与的复杂的酶解反应，最终产生不溶解的紧密而稳定的纤维蛋白多聚体。血管内皮损伤，启动外源及内源性凝血。凝血是无活性凝血因子被有序地、逐级放大的激活，转变为有蛋白降解活性的凝血因子的系列性酶反应过程。目前已知参与人体凝血过程的凝血因子有 14 个，以罗马数字Ⅰ～Ⅴ及Ⅶ～ⅩⅢ、PK、HMWK 表示。在 PF_3 参与下，经过一系列酶解反应，形成纤维蛋白血栓。血栓填塞于血管破损部位，出血停止。

【凝血机制】

血液凝固是无活性的凝血因子（酶原）被有序地、逐级放大地激活，转变为有蛋白降解活性的凝血因子的过程，即所谓的“瀑布学说”的一系列酶促反应。凝血的最终产物是血浆中的纤维蛋白原转变为纤维蛋白。

经典凝血学说认为，凝血过程依其启动环节不同分为外源性（以血液与 TF 接触为起点，也称 TF 途径）和内源性（以 F Ⅻ激活为起点）两种途径，在 F Ⅹa 之后直至纤维蛋白形成是共同通路。

（一）凝血活酶生成

1．外源性凝血途径　血管损伤时，内皮细胞表达 TF 并释放入血。TF 与 F Ⅶ或 F Ⅶa 在 Ca^{2+} 存在的条件下，形成 TF/F Ⅶ或 TF/F Ⅶa 复合物，这两种复合物均可激活 F Ⅹ，后者的激活作用远远大于前者，同时还有激活FⅨ的作用。

2．内源性凝血途径 血管损伤时，内皮完整性被破坏，内皮下胶原暴露，FⅫ与带负电荷的胶原接触而被激活，转变为FⅫa。FⅫa激活FⅪ。在Ca^{2+}存在的条件下，FⅪa激活FⅨ。FⅨa、FⅧ、蛋白C及PF_3在Ca^{2+}的参与下形成复合物，激活FⅩ。

上述两种途径激活FⅩ后，凝血过程即进入共同途径。在Ca^{2+}存在的条件下，FⅩa、FⅤ与磷脂形成复合物，即凝血活酶。

在生理性凝血过程中，外源性途径与内源性途径具有同等重要性。在某些病理情况下，外源性途径可能是凝血的重要始动机制。

（二）凝血酶生成

血浆中无活性的凝血酶原在凝血活酶的作用下，转变为凝血酶。凝血酶形成是凝血连锁反应中的关键，它除参与凝血反应外，还有如下多种作用：①反馈性加速凝血酶原向凝血酶的转变，此种作用远远强于凝血活酶；②诱导血小板的不可逆性聚集，加速其活化及释放反应；③激活因子Ⅻ；④激活因子ⅩⅢ，加速稳定性纤维蛋白形成；⑤激活纤溶酶原，增强纤维蛋白溶解（简称纤溶）活性。

（三）纤维蛋白生成

在凝血酶作用下，纤维蛋白原依次裂解，释出肽A、肽B，形成纤维蛋白单体。单体自动聚合，形成不稳定性纤维蛋白，再经FⅩⅢa的作用，形成稳定性交联纤维蛋白。

现代凝血学说认为凝血过程分为两个阶段。首先是启动阶段，通过外源性凝血途径（TF途径）实现，由此生成少量凝血酶。其次是放大阶段，即少量凝血酶发挥正反馈作用；激活血小板，磷脂酰丝氨酸由膜内移向膜外，发挥磷脂作用，激活FⅤ；激活Ⅷ；在磷脂与凝血酶原存在的条件下激活FⅩ（FⅩ作为TF途径与内源性途径的连接点），从而生成足量凝血酶，以完成正常的凝血过程。

【抗凝与纤维蛋白溶解机制】

除凝血系统外，人体还存在完善的抗凝及纤维蛋白溶解机制。体内凝血与抗凝、纤维蛋白形成与纤溶维持着动态平衡，以保持血流的通畅。

（一）抗凝系统的组成及作用

广义上讲，正常的血管内皮防止血栓形成和单核吞噬细胞系统清除激活的凝血因子也是抗凝系统的一部分。

1．抗凝血酶 抗凝血酶是人体内最重要的抗凝物质，约占血浆生理性抗凝活性的75%。抗凝血酶生成于肝及血管内皮细胞，主要功能是灭活FⅩa及凝血酶，对其他丝氨酸蛋白酶（如FⅨa，FⅪa、FⅫa等）亦有一定灭活作用，其抗凝活性与肝素密切相关。

2．蛋白质C系统 蛋白质C系统由蛋白C（PC）、蛋白S（PS）、凝血调节蛋白（TM）等组成。PC、PS为维生素K依赖性因子，在肝内合成。TM则主要存在于血管内皮细胞表面，已证实它是内皮细胞表面的凝血酶受体。凝血酶与内皮细胞表面的TM以1∶1形成复合物，裂解PC，形成活化的PC（APC）。APC以PS为辅因子，通过灭活FⅤ及FⅧ而发挥抗凝作用。

3．组织因子途径抑制物 组织因子途径抑制物（TFPI）为一种对热稳定的糖蛋白。内皮细胞可能是其主要生成部位。TFPI主要是通过直接抑制FⅩa及TF/FⅦa复合物的活性而起抗凝作用，因而TFPI对由TF启动的凝血过程有重要的调节作用。

4．肝素 肝素为硫酸黏多糖类物质，主要由肺或肠黏膜肥大细胞合成。肝素抗凝作用主要表现为抗FⅩa及凝血酶。抗凝机制与抗凝血酶密切相关：肝素与抗凝血酶结合，致抗凝血酶构型变化，活性中心暴露，变构的抗凝血酶与因子Ⅹa或凝血酶以1∶1结合成复合物，使上述两种丝氨酸蛋白酶灭活。低分子量肝素有促进内皮细胞释放组织型纤溶酶原激活物

(tPA)、增强纤溶活性等作用。

（二）纤维蛋白溶解系统的组成与激活

1．组成 纤维蛋白溶解系统主要由纤溶酶原及其激活剂、纤溶酶激活剂抑制物等组成。

(1) 纤溶酶原 (PLG)：为一种单链糖蛋白，主要生成于脾、嗜酸性粒细胞及肾等部位，血管内皮细胞也有纤溶酶原表达。

(2) 组织型纤溶酶原激活物 (tPA)：为人体内主要的纤溶酶原激活剂，主要在内皮细胞合成。

(3) 尿激酶型纤溶酶原激活物 (uPA)：因其最先由尿中分离而得名，故亦称尿激酶 (UK)，主要存在形式为尿激酶原 (pro-UK) 和双链尿激酶型纤溶酶原激活物 (tcu-PA)。

(4) 纤溶酶相关抑制物：主要包括 α_2 纤溶酶抑制剂 (α_2-PI)、α_1- 抗胰蛋白酶及 α_2- 抗纤溶酶 (α_2-AP) 等数种，有抑制 tPA、纤溶酶等作用。

2．激活途径

(1) 内源性途径：这一激活途径与内源性凝血过程密切相关。当 F Ⅻ被激活时，前激肽释放酶经 F Ⅻ a 作用转化为激肽释放酶，后者使纤溶酶原转变为纤溶酶，致纤溶过程启动。

(2) 外源性途径：血管内皮及组织受损时，tPA 或 uPA 被释放入血，裂解纤溶酶原，使之转变为纤溶酶，导致纤溶系统激活。

【出血性疾病的分类】

按病因及发病机制，出血性疾病可分为以下几种主要类型。

（一）血管壁异常

1．先天性或遗传性 ①遗传性出血性毛细血管扩张症；②家族性单纯性紫癜；③先天性结缔组织病（血管及其支持组织异常）。

2．获得性 ①感染：如败血症；②过敏：如过敏性紫癜；③化学物质及药物：如药物性紫癜；④营养不良：如维生素 C、维生素 P 缺乏等；⑤代谢及内分泌障碍：如糖尿病、库欣病、结缔组织病、动脉硬化、机械性紫癜、体位性紫癜等。

（二）血小板异常

1．血小板数量异常

(1) 血小板减少：①血小板生成减少，如再生障碍性贫血、白血病、放疗及化疗后的骨抑制；②血小板破坏过多，发病多与免疫等相关，如免疫性血小板减少性紫癜 (ITP)；③血小板消耗过度，如弥散性血管内凝血；④血小板分布异常，如脾功能亢进。

(2) 血小板增多：原发性血小板增多症；脾切除术后血小板增多症。

2．血小板功能异常

(1) 先天性或遗传性：如血小板无力症、巨血小板综合征、血小板颗粒缺乏病。

(2) 获得性：由抗血小板药物、感染、尿毒症、异常球蛋白血症等引起。获得性血小板质量异常较多见，但未引起临床重视。

（三）凝血异常

1．遗传性 血友病 A、血友病 B 及遗传性因子Ⅺ缺陷症、遗传性纤维蛋白原缺乏及减少症、遗传性 FⅫ缺乏及减少症。

2．获得性 ①肝病性凝血障碍；②维生素 K 缺乏症；③抗因子Ⅷ、Ⅸ抗体形成；④尿毒症性凝血异常。

（四）抗凝及纤维蛋白溶解异常

主要为获得性：①肝素使用过量；②香豆素药物使用过量及敌鼠中毒；③免疫相关性抗凝物增多；④蛇咬伤；⑤溶栓药物使用过量。

（五）复合性止血机制异常

1．先天性或遗传性　如血管性血友病（vWD）。

2．获得性　如弥散性血管内凝血（DIC）。

➢ 考点提示：出血性疾病的分类。

【出血性疾病的诊断】

应结合病史、体格检查和实验室检查综合分析，才能得出正确结论，实验室检查在出血性疾病的诊断上具有重要的意义。几种常见出血性疾病的比较见表 6-38-1。

（一）病史

患者的病史和临床表现常可提示出血的原因和诊断。

1．出血特征　出血特征包括年龄、出血发生的部位、出血持续时间、出血量、有无出生后脐带出血及迟发性出血、有无同一部位反复出血等。一般认为，皮肤、黏膜出血点或紫癜多为血管及血小板异常所致，而深部血肿、关节出血等则提示可能与凝血功能障碍等有关。

2．出血诱因　出血是否为自发性，出血与手术、创伤及接触或使用药物的关系。

3．基础疾病　如有无肝病、肾病、消化系统疾病、糖尿病、免疫系统疾病及某些特殊感染等。

4．家族史　父系、母系及近亲家族有否有类似疾病或出血病史。

5．其他　饮食、营养状况、职业及环境等。

（二）体格检查

1．出血体征　出血范围、部位，有无血肿等深部出血、伤口渗血，分布是否对称等。

2．相关疾病体征　贫血，肝、脾、淋巴结肿大，胸骨压痛，黄疸，蜘蛛痣，腹水，水肿，关节畸形，皮肤异常扩张的毛细血管团等。

3．一般体征　如心率、呼吸、血压、末梢循环状况等。

表 6-38-1　几种常见出血性疾病的比较

项目	血管性疾病	血小板疾病	凝血障碍性疾病
性别	女性多见	女性多见	80% ～ 90% 发生于男性
阳性家族史	较少见	罕见	多见
出生后脐带出血	罕见	罕见	常见
皮肤紫癜	常见	多见	罕见
皮肤大块瘀斑	罕见	多见	可见
血肿	罕见	可见	常见
关节腔出血	罕见	罕见	多见
内脏出血	偶见	常见	常见
眼底出血	罕见	常见	少见
月经过多	少见	多见	少见
手术或外伤后渗血不止	少见	可见	多见

（三）实验室检查

实验室检查是许多出血性疾病最终确诊的重要依据，应根据筛选、确诊及特殊试验的顺序进行。常用的出、凝血试验在出血性疾病诊断中的意义见表 6-38-2。

1．筛选试验

（1）血管异常：包括出血时间（BT）、毛细血管脆性试验。

（2）血小板异常：血小板计数、血块退缩试验等。

（3）凝血异常：凝血酶原时间（PT）、活化部分凝血活酶时间（APTT）、凝血酶时间（TT）等。

2．确诊试验

（1）血管异常：血 vWF、内皮素 -1（ET-1）及 TM 测定等。

（2）血小板异常：血小板数量和形态；血小板黏附、聚集功能检查；血小板抗原（GP Ⅱ b/ Ⅲ a 和 Ⅰ b/ Ⅸ）单克隆抗体检测等。

（3）凝血异常：①凝血第一阶段，测定 F Ⅻ、Ⅺ、Ⅹ、Ⅸ、Ⅷ、Ⅶ、Ⅴ及 TF 等抗原及活性；②凝血第二阶段，测定凝血酶原抗原及活性等；③凝血第三阶段，测定纤维蛋白原、异常纤维蛋白原、纤维蛋白单体、F ⅩⅢ抗原及活性。

（4）抗凝异常：①抗凝血酶抗原及活性或凝血酶 - 抗凝血酶复合物（TAT）测定；② PC、PS 和 TM 测定；③ F Ⅷ：C 抗体测定；④狼疮抗凝物和心磷脂抗体测定。

（5）纤溶异常：鱼精蛋白副凝试验（3P 试验）、血及尿 FDP 测定、D- 二聚体测定、纤溶酶原测定、组织型纤溶酶原激活物（tPA）测定、纤溶酶原激活物抑制物（PAI）及纤溶酶 - 抗纤溶酶复合物（PIC）测定等。

表 6-38-2 常用的出、凝血试验在出血性疾病诊断中的意义

项目	血管性疾病	血小板疾病	凝血障碍性疾病		
			凝固异常	纤溶亢进	抗凝物增多
出血时间（BT）	±	±	±	–	–
血小板计数	–	±	–	–	–
凝血酶原时间（PT）	–	–	±	–	±
活化部分凝血活酶时间（APTT）	–	–	+	+	+
凝血时间（TT）	–	–	±	+	+
纤维蛋白原	–	–	±	+	–
纤维蛋白降解产物（FDP）	–	–	–	+	–

注：+，正常；–，异常；±，可为正常或异常

（四）诊断步骤

按照先常见病、后少见病及罕见病，先易、后难，先普通、后特殊的原则，逐层深入进行程序性诊断：①确定是否属出血性疾病范畴；②大致区分是血管、血小板异常，还是凝血障碍和其他疾病；③判断是数量异常还是质量缺陷；④通过病史、家系调查及某些特殊检查等初步确定是先天性或遗传性，还是获得性；⑤如为先天性或遗传性疾病，应进行基因及其分子生物学检测，以确定病因的准确性质及发病机制。

【出血性疾病的防治】

（一）病因防治

1．防治基础疾病 如控制感染，积极治疗肝、胆、肾等原发疾病，抑制异常免疫反应等。

2．慎用可加重出血的药物 如血小板功能缺陷症、血管性血友病等应避免使用阿司匹林、

吲哚美辛（消炎痛）、噻氯匹定、氯吡格雷等抗血小板聚集药。因凝血障碍所致，如血友病等，应慎用抗凝血药，如华法林、肝素等。

（二）止血治疗

1．补充血小板和/或相关抗凝因子　在紧急情况下，输入新鲜血浆或新鲜冰冻血浆是一种可靠的补充或替代疗法，因其含有除TF、Ca^{2+}以外的全部凝血因子。此外，如血小板悬液、凝血酶原复合物、纤维蛋白原、冷沉淀物、因子Ⅷ等，亦可根据病情予以补充。

2．止血药物

（1）收缩血管、增加毛细血管致密度、改善其通透性的药物：如肾上腺色腙（卡巴克络）、曲克芦丁、垂体后叶素、维生素C及糖皮质激素等。

（2）合成凝血相关成分所需的药物：如维生素K等。

（3）抗纤溶药物：如氨基己酸、氨甲苯酸等。

（4）促进止血因子释放的药物：如去氨加压素促进血管内皮细胞释放vWF，从而改善血小板黏附、聚集功能，并有稳定血浆FⅧ：C和提高FⅧ：C水平的作用。

（5）局部止血药物：如凝血酶、巴曲酶及吸收性明胶海绵等。

（6）重组活化因子Ⅶ（rFⅦa）：是一种新的凝血制剂，直接或者与组织因子组成复合物，促使FⅩ活化和凝血酶的形成。

3．促血小板生成的药物　如血小板生成素（TPO）、白介素-11（IL-11）、艾曲泊帕，可调节各阶段巨核细胞的增殖、分化和血小板的生成。

4．局部处理　局部加压包扎、固定及手术结扎局部血管等。

（三）其他治疗

1．免疫治疗　免疫治疗适用于某些免疫因素相关的出血性疾病，如免疫性血小板减少性紫癜等。

2．血浆置换　重症血栓性血小板减少性紫癜等通过血浆置换去除抗体或相关致病因素。

3．手术治疗　手术包括脾切除术、血肿清除术、关节成形及置换术等。

4．抗凝及抗血小板药物治疗　对某些消耗性出血性疾病，如弥散性血管内凝血、血栓性血小板减少性紫癜等，以肝素等抗凝治疗终止异常凝血过程，减少凝血因子、血小板的消耗，可发挥一定的止血作用。

5．中药治疗　中药中有止血作用的相当多，如云南白药、蒲黄、柿子叶粉、赤石脂等。

6．基因治疗　基因治疗有望为遗传性出血性疾病患者带来曙光。

第二节　免疫性血小板减少性紫癜

免疫性血小板减少性紫癜（immunologic thrombocytopenic purpura，ITP）是一种复杂的获得性自身免疫病。其特点为皮肤及黏膜出血，伴或不伴内脏出血，血小板减少，骨髓巨核细胞发育、成熟障碍及抗血小板自身抗体出现。免疫性血小板减少性紫癜约占出血性疾病总数的1/3，成人发病率为（5～10）/10万，育龄期女性发病率偏高。

【病因及发病机制】

（一）体液免疫和细胞免疫介导的血小板过多破坏

将ITP患者血浆输给健康受试者，可造成一过性血小板减少。50%以上的ITP患者血小板表面可检测到血小板膜糖蛋白特异性自身抗体，自身抗体致敏的血小板被单核巨噬细胞系统过度破坏。细胞毒T细胞也可以直接破坏血小板。

（二）体液免疫和细胞免疫介导的巨核细胞数量和质量异常

自身抗体可损伤巨核细胞或抑制巨核细胞释放血小板，造成血小板生成不足；$CD8^{+}$T细胞可通过抑制巨核细胞凋亡，使血小板生成障碍。

【临床表现】

（一）起病

急性型 ITP 多见于儿童，往往急性起病，发病前多有上呼吸道病毒感染史；慢性型 ITP 多见于青年及中年女性，一般起病隐匿，发病前多无明显诱因，病程常慢性迁延，发展为慢性 ITP。

（二）出血倾向

急性型 ITP 出血症状多明显，出血程度与血小板数目有关，重症患者可出现广泛皮肤、黏膜和 / 或内脏出血；慢性型 ITP 出血多数较轻而局限，但易反复发生，可表现为皮肤及黏膜出血、鼻出血、牙龈出血，女性月经增多，严重的内脏出血较少见，部分患者通过体格检查发现血小板减少而无出血症状。

（三）贫血

长期反复出血可导致贫血，出现头晕、乏力、心悸等贫血表现。

【实验室检查】

（一）血常规

主要是血小板异常，包括：①血小板计数减少；②血小板形态异常：平均血小板体积多增大，可出现血小板巨大、异常小、碎片、异形血小板等异常。

（二）骨髓检查

骨髓检查表现为：①骨髓巨核细胞数量正常或增多，伴有较明显的成熟障碍，以产生血小板的巨核细胞明显减少为主要特征；②急性型 ITP 以原始巨核细胞或幼巨核细胞多见，慢性型骨髓巨核细胞以颗粒型巨核细胞多见；③巨核细胞形态学表现为幼稚巨核或颗粒巨核细胞核浆发育不平衡、体积变小、颗粒减少、胞质空泡变性等；④粒、红系多增生活跃，急性出血或慢性反复出血者红系可明显活跃。

（三）免疫学检查

多数患者血小板相关抗体（PAIg）及血小板相关补体（PAC_3）检查呈阳性。血小板相关抗体主要为 PAIgG，也可出现 PAIgM 或 PAIgA，对诊断及疗效观察有一定的价值。部分患者抗血小板膜糖蛋白Ⅱ/bⅢa（GPⅡ/bⅢa）抗体检测呈阳性。

【诊断与鉴别诊断】

（一）诊断要点

1．至少 2 次以上血常规检查血小板计数减少。

2．脾不大或轻度肿大，一般不出现巨脾。

3．骨髓巨核细胞增多或正常，伴明显成熟障碍。

4．排除其他继发性血小板减少性疾病，如自身免疫病、脾功能亢进、巨核细胞白血病、再生障碍性贫血等。

（二）分型

1．新诊断的 ITP　新诊断的 ITP 指确诊后 3 个月以内的 ITP 患者。

2．持续性 ITP　持续性 ITP 指确诊后 3 ～ 12 个月血小板持续减少的 ITP 患者，包括没有自发缓解和停止治疗后不能维持完全缓解的患者。

3．慢性 ITP　慢性 ITP 指血小板减少持续超过 12 个月的 ITP 患者。

4．重症 ITP　重症 ITP 指血小板＜ 10×10^9/L，且就诊时存在需要治疗的出血症状，或常规治疗中发生了新的出血症状，需要用其他升血小板药物治疗或增加现有药物剂量。

5．难治性 ITP　难治性 ITP 指满足以下条件的患者：①经脾切除术治疗无效或复发者；

②仍需要治疗以降低出血的危险者；③除外其他引起血小板减少症的原因，确诊为 ITP 者。

（三）鉴别诊断

许多疾病均可引起继发性血小板减少，在诊断时应予鉴别。如药物、脾功能亢进、骨髓增生异常综合征、再生障碍性贫血、白血病、系统性红斑狼疮等，上述疾病所致的血小板减少均有各自原发病的临床特点，结合实验室检查（如骨髓象改变和免疫学改变）可鉴别。

➢ 考点提示：ITP 的诊断、鉴别诊断及分型。

【治疗】

（一）一般治疗

血小板计数＜ 20×10^9/L、出血严重者应绝对卧床休息，严密观察，防止外伤，避免使用降低血小板数量及抗血小板聚集的药物，如阿司匹林、氯吡格雷等，可根据患者具体情况应用止血药物，如酚磺乙胺等，或应急性给予单采血小板输注。

（二）观察

血小板计数≥ 30×10^9/L、无出血表现且不从事增加出血风险的工作（或活动）的患者发生出血的危险性比较小，可临床观察，嘱患者定期检测血常规，暂不进行药物治疗。

（三）新诊断 ITP 的一线治疗

1．肾上腺糖皮质激素　肾上腺糖皮质激素为治疗 ITP 的首选药物，能抑制抗原 - 抗体反应，抑制血小板自身抗体生成，抑制单核巨噬细胞系统吞噬和破坏血小板，还可以刺激巨核细胞成熟，并促进血小板向外周血释放，降低毛细血管通透性。常用泼尼松 1 mg/（kg・d），待血小板恢复接近正常后逐渐减量，小剂量 5 ～ 10 mg/d，维持 3 ～ 6 个月后逐渐停药。也可口服地塞米松 40 mg/d，连用 4 d，无效患者半个月后重复一次。对停药后复发的病例，再用糖皮质激素治疗仍有效。对病情严重者，可应用地塞米松或甲泼尼龙静脉滴注，好转后改泼尼松口服。应用肾上腺糖皮质激素应注意药物禁忌情况，如消化性溃疡、糖尿病、原发性高血压等，注意监测血糖、血压等。

2．丙种免疫球蛋白　常用剂量为 0.4 g/（kg・d）静脉滴注，连续 3 ～ 5 d。主要用于：① ITP 的紧急治疗；②不能耐受肾上腺糖皮质激素或对其有禁忌证的患者；③脾切除术的术前准备；④早、中期妊娠或分娩前；⑤儿童急性型 ITP。

（四）ITP 二线治疗

1．促血小板生成药物　促血小板生成药物包括重组人血小板生成素（rhTPO）、白介素 -11（IL-11）、艾曲泊帕和罗米司亭，上述药物均有前瞻性多中心随机对照的临床研究数据支持。此类药物不良反应较轻，但部分患者停药后疗效一般不能长期维持，需要进行个体化的维持治疗。

2．CD20 单克隆抗体（利妥昔单抗）　对于难治性 ITP 有效，部分患者可以获得长期缓解。剂量为 375 mg/m^2，每周 1 次，共 4 次。

3．脾切除　脾切除是治疗本病的有效方法之一，适用于成人慢性型 ITP，不主张儿童行脾切除术治疗。手术适应证：①糖皮质激素常规治疗无效，病程迁延 6 个月以上；②糖皮质激素治疗虽有效，但停药或减量后复发，维持量泼尼松＞ 30 mg/d；③对糖皮质激素治疗有禁忌者。脾切除的近期有效率为 70% ～ 90%，远期有效率 40% ～ 50%，无效者对糖皮质激素的需要量亦可减少。

4．免疫抑制药　①长春新碱 1 ～ 2 mg，静脉滴注，每周 1 次，共 4 次；②环孢素 250 ～ 500 mg/d，口服，维持量 50 ～ 100 mg/d，可持续半年以上；③硫唑嘌呤 1 ～ 3 mg/（kg・d），

分 2 ～ 3 次口服；④达那唑常用剂量为 400 ～ 800 mg/d，分 2 ～ 3 次口服，起效慢，需持续使用 3 ～ 6 个月。

（五）ITP 急症的处理

以下处理方法适用于血小板计数低于 20×10^9/L，且出血严重，出血部位广泛者；疑有或已发生颅内出血者；近期将实施手术或分娩者。

1．血小板输注　血小板输注适用于血小板计数明显减低、严重出血危及生命或紧急手术时。由于患者体内有抗血小板抗体，输入的血小板在体内被迅速破坏，疗效短暂，且反复输注不同抗原的血小板后，易产生同种抗体而影响疗效。

2．大剂量甲泼尼龙　甲泼尼龙 1000 mg/d，静脉滴注，3 ～ 5 次为一个疗程，可通过抑制单核巨噬细胞系统对血小板的破坏而发挥治疗作用。

3．大剂量丙种免疫球蛋白　大剂量丙种免疫球蛋白可抑制抗体产生，封闭单核巨噬细胞 Fc 受体，减少血小板破坏。

4．血浆置换　可使用血浆置换疗法。

第三节　过敏性紫癜

过敏性紫癜（anaphylactoid purpura）是一种常见的血管变态反应性疾病，主要是机体对某些致敏物质产生变态反应，导致毛细血管脆性及通透性增加，导致出血，可同时伴发血管神经性水肿、荨麻疹等其他过敏表现。本病多见于儿童、青少年，男性发病略多于女性，春、秋季发病率较高。

【病因】

（一）感染

1．细菌　以呼吸道感染性疾病最为多见，主要为 β 溶血性链球菌，其次为金黄色葡萄球菌、结核分枝杆菌、伤寒杆菌、肺炎球菌等导致的疾病。

2．病毒　如麻疹、水痘、风疹等。

3．其他　寄生虫感染，多见蛔虫感染。

（二）食物

因机体对异种蛋白过敏所致，如鱼、虾、蟹、蛋、鸡、牛奶等。

（三）药物

1．抗生素类　青霉素类及头孢菌素类抗生素等。

2．解热镇痛药　水杨酸类、保泰松、吲哚美辛等。

3．其他药物　磺胺类药、阿托品、异烟肼及噻嗪类利尿药等。

（四）其他

花粉、尘埃、菌苗或疫苗接种、虫咬、受凉及寒冷刺激等。

➢ 考点提示：过敏性紫癜的病因。

【发病机制】

致敏原进入机体后，通过与体内蛋白质结合形成抗原，刺激机体产生抗体。当相同抗原再次进入机体后，激发Ⅰ型变态反应，肥大细胞释放组胺、白三烯等一系列炎性介质，导致血管炎性反应。致敏原也可与抗体形成抗原 - 抗体复合物，通过Ⅲ型变态反应，沉积于血管内膜，激活补体引起血管炎症反应及血管损伤，导致血管通透性增加，发生水肿及渗出增多。病变主要累及皮肤、黏膜、肾、浆膜、滑膜等。

【临床表现】

本病儿童、青少年多见，多数患者发病前 1 ～ 3 周有咽痛、乏力、低热、乏力及上呼吸道感染等前驱症状，继之出现典型临床表现。

（一）单纯型

单纯型为最常见的类型，常为首发表现，主要表现为皮肤紫癜，多见于四肢、臀部，尤其以下肢伸侧或膝、踝关节周围明显，两侧对称分布，躯干及面、颈部极少累及。紫癜大小不等，可散在分布，亦见弥漫性分布，初呈深红色，按之不褪色，部分可融合成片，可发生局部出血性坏死，数日内渐变成黄褐色、淡黄色，经 7 ～ 14 d 逐渐消退。紫癜对称分布，常成批、反复出现，可同时伴荨麻疹和皮肤血管神经性水肿。

（二）腹型

除皮肤紫癜外，因消化道黏膜及脏腹膜毛细血管受累而产生一系列消化道症状及体征，如腹痛、恶心、呕吐、呕血、腹泻、黏液便及血便等。其中腹痛最为常见，常为阵发性绞痛，多位于脐周、侧腹或全腹，腹痛较重，但腹膜刺激征多轻微，发作时可因腹肌紧张及明显压痛、肠鸣音亢进而误诊为外科急腹症。幼儿应警惕因肠痉挛或肠壁水肿致肠套叠。腹部症状、体征多与皮肤紫癜同时出现，偶可发生于紫癜之前。

（三）关节型

除皮肤紫癜外，因关节部位滑膜或浆膜血管受累出现关节发红、肿胀、疼痛、压痛及功能障碍等表现。多发生于膝、踝、肘、腕等大关节，呈游走性、反复性发作，经数日而愈，一般不遗留关节畸形等后遗症。

（四）肾型

肾型最严重。除皮肤紫癜外，因肾小球毛细血管受累而出现血尿、蛋白尿及管型尿，偶见水肿、高血压及肾功能不全等表现。肾损害多发生于紫癜出现后 2 ～ 4 周，亦可延迟出现。多数病例能完全恢复，少数病例因反复发作而演变为慢性肾小球肾炎或肾病综合征。

（五）混合型

皮肤紫癜合并上述两种以上临床表现。

（六）其他

少数患者还可因病变累及眼部、脑及脑膜血管而导致视神经萎缩、虹膜炎、视网膜出血及水肿，出现中枢神经系统相关症状和体征。

【实验室检查】

（一）血常规及凝血功能检查

白细胞计数正常或轻度增多，中性粒细胞比例可增高，血红蛋白及血小板正常。除出血时间延长外，其他凝血相关检查正常。

（二）尿常规及肾功能检查

肾型或合并肾型表现的混合型患者可有血尿、蛋白尿或管型尿，血尿素氮升高，内生肌酐清除率下降等。

（三）免疫学检查

血清 IgA 可升高，IgG、IgM、C3、C4 多正常。

【诊断与鉴别诊断】

（一）诊断要点

1．发病前 1 ～ 3 周有咽痛、低热、乏力或上呼吸道感染史。

2．典型皮肤紫癜表现，伴或不伴腹痛、关节肿痛及血尿、蛋白尿等。

3．血小板计数、功能及凝血功能检查正常，毛细血管脆性试验阳性。

4．排除其他原因所致的血管炎、紫癜。

（二）鉴别诊断

1．免疫性血小板减少性紫癜　皮肤紫癜不高出皮肤，颜色暗红，血小板计数减少，骨髓巨核细胞成熟障碍，血小板相关抗体阳性等。

2．风湿性关节炎　关节肿痛，多不伴皮肤紫癜，白细胞计数增多，红细胞沉降率加快，抗链球菌溶血素试验增高等。

3．急性肾小球肾炎　多不合并皮肤紫癜，抗链球菌溶血素增高，血清 C3 降低。

4．外科急腹症　多有特异的体征，腹膜刺激征较常见且明显，相关检查有阳性发现等。

【治疗】

（一）去除病因

防治感染，清除局部慢性病灶（如扁桃体炎等），驱除肠道寄生虫，避免接触可能致敏的食物、药物或其他致敏物质等。

（二）一般治疗

1．抗组胺药　异丙嗪、左西替利嗪、氯雷他定、氯苯那敏、西咪替丁及静脉注射葡萄糖酸钙等。

2．改善血管通透性的药物　维生素 C、曲克芦丁等。

（三）糖皮质激素治疗

糖皮质激素有抑制抗原 - 抗体反应、减轻炎症渗出、改善血管通透性等作用。常用泼尼松 0.5 ～ 1 mg/（kg · d），重症患者可用氢化可的松 100 ～ 200 mg/d，或地塞米松 5 ～ 15 mg/d，静脉滴注，症状减轻后改口服。疗程一般不超过 30 d，肾型者可酌情延长。

（四）对症治疗

对腹痛较重者，可给予阿托品或山莨菪碱（654-2）等解痉药物口服或皮下注射；对关节痛者，可酌情给予止痛药；对呕吐严重者，可给予止吐药，注意纠正电解质代谢紊乱；对伴发呕血、便血者，可使用胃黏膜保护药，如 H_2 受体阻断药或质子泵抑制药等。

（五）其他

如上述治疗效果不佳或近期内反复发作者，可酌情使用以下药物。①免疫抑制药：如环孢素、硫唑嘌呤、环磷酰胺等；②抗凝疗法：适用于肾型患者，初以肝素钠 100 ～ 200 U/（kg · d）静脉滴注或低分子量肝素皮下注射，4 周后改用华法林维持治疗 2 ～ 3 个月；③中药：以凉血、解毒、活血化瘀为主，适用于慢性反复发作或肾型患者。

【病程及预后】

本病病程一般为 2 ～ 4 周，一般预后良好，少数伴有肾严重损害者预后较差。病程长短与疾病类型、病情程度及是否反复发作等因素有关。

第四节　弥散性血管内凝血

弥散性血管内凝血（disseminated intravascular coagulation，DIC）是多种因素导致的弥漫性微血管内血栓形成，凝血因子及血小板大量消耗和继发性纤溶亢进而发生的一种全身性血栓、出血综合征。其基本特征是由于病理性凝血酶和纤溶酶大量生成，引起全身性出血、顽固性休克、广泛的栓塞症状和微血管病性溶血，严重者可致多器官功能衰竭。

【病因】

（一）感染性疾病

严重感染是弥散性血管内凝血的主要病因。

1．细菌感染　革兰氏阴性菌，如大肠埃希菌、铜绿假单胞菌感染等；革兰氏阳性菌，如金黄色葡萄球菌感染等。

2．病毒感染　流行性出血热、重症肝炎等。

3．其他感染　斑疹伤寒、钩端螺旋体病、真菌等。

（二）恶性肿瘤

恶性肿瘤是诱发弥散性血管内凝血的又一主要原因，且近年来有上升趋势。常见疾病有急性早幼粒细胞白血病、淋巴瘤、前列腺癌、胰腺癌等。

（三）病理产科

病理产科见于羊水栓塞、胎盘早剥、死胎滞留、重症妊娠高血压综合征、子宫破裂、前置胎盘等。

（四）手术及创伤

富含组织因子的器官，如脑、前列腺、胰腺、子宫及胎盘等，可因手术及创伤等释放组织因子，诱发弥散性血管内凝血。大面积烧伤、严重挤压伤、骨折也易致弥散性血管内凝血。

（五）其他

严重中毒、毒蛇咬伤、输血反应、系统性红斑狼疮、移植排斥等也易致弥散性血管内凝血。

【发病机制】

（一）组织损伤

严重感染、肿瘤溶解、严重或广泛创伤、大型手术等因素导致组织因子（TF）或组织因子类物质释放入血，激活外源性凝血系统。蛇毒等外源性物质亦可激活此途径，或直接激活F X及凝血酶原。

（二）血管内皮损伤

感染、炎症、变态反应及缺氧等引起血管内皮损伤，导致TF释放，启动凝血系统。

（三）血小板活化

各种炎症反应、药物、缺氧等可致血小板损伤，诱发血小板聚集及释放反应，通过多种途径激活凝血。

（四）纤溶系统激活

上述致病因素可同时通过直接或间接方式激活纤溶系统，致凝血-纤溶平衡进一步失调。

【病理和病理生理】

（一）微血栓形成

微血栓形成是弥散性血管内凝血的基本和特异性病理变化。其发生部位广泛，多见于肺、肾、脑、肝、心脏、肾上腺、胃肠道、皮肤及黏膜等部位。主要为纤维蛋白血栓及纤维蛋白-血小板血栓。

（二）凝血功能障碍

1．高凝状态　高凝状态为早期改变。

2．消耗性低凝状态　出血倾向，PT显著延长，血小板及多种凝血因子水平减低。此期持续时间较长，常构成弥散性血管内凝血的主要临床特点及实验检测异常。

3．继发性纤溶亢进状态　继发性纤溶亢进状态多出现在弥散性血管内凝血中、晚期，也是重要的弥散性血管内凝血病理过程，纤溶系统激活，继发纤溶亢进，出血表现多严重。

（三）微循环障碍

毛细血管微血栓形成、血容量减少、血管舒缩功能失调、血浆外渗、休克等低灌注反应等因素造成微循环障碍。

（四）微血管病性溶血

严重缺氧及酸中毒导致红细胞变形等生理功能异常，在通过纤维蛋白网时受压而破碎，加之原发疾病造成红细胞胞内代谢及结构发生改变，导致红细胞破坏而出现溶血。

➢ 考点提示：弥散性血管内凝血的发病机制和病理生理。

【临床表现】

（一）出血倾向

出血倾向最常见。特点为自发性严重出血，不能用原发疾病解释，出血部位广泛，可遍及全身，局部皮肤或黏膜可发生栓塞性坏死，多见于皮肤、黏膜、伤口及穿刺部位，穿刺部位渗血不凝常为特异性表现，自发性内脏出血多见，如咯血、呕血、尿血、便血、阴道出血，严重者可发生颅内出血。

（二）休克

一过性或持续性血压下降，不能用原发疾病解释，早期即出现多器官（肾、肺、大脑等）灌注不足致功能不全，甚至功能衰竭，表现为肢体湿冷、少尿、呼吸困难、发绀及神志改变等。休克程度与出血量常不成比例，常规治疗无效。难治、顽固性休克是弥散性血管内凝血病情严重、预后不良的征兆。

（三）微血管栓塞

微血管栓塞表现为：①分布广泛而弥散，多无血栓形成或栓塞的局部定位症状及体征；②皮肤及黏膜微血栓表现为血栓性坏死，主要特点是全身出血性皮肤瘀斑，逐渐进展为界限清晰的紫黑色皮肤栓塞性坏死、溃疡，也可发生脱落；③栓塞也可发生于深部器官，如肾、脑、肺等，出现相应器官功能衰竭的表现。

（四）微血管病性溶血

微血管病性溶血可表现为进行性加重的贫血，贫血程度与出血量不成比例，偶见皮肤、巩膜黄染。

【诊断与鉴别诊断】

（一）诊断依据

1．临床表现　存在易导致弥散性血管内凝血的基础疾病，并有下列 2 项以上的临床表现：①严重或多发性出血倾向；②不易用原发病解释的微循环障碍或休克；③广泛性皮肤、黏膜栓塞，灶性缺血性坏死、脱落及溃疡形成或不明原因的肺、肾、脑等器官功能衰竭；④抗凝血治疗有效。

2．实验室检查　需要同时有下列 3 项以上的异常：①血小板计数＜ 100×10^9/L 或呈进行性下降（肝病、白血病则要求血小板计数＜ 50×10^9/L）；②血浆纤维蛋白原含量＜ 1.5 g/L 或进行性下降或＞ 4 g/L；③ 3P 试验阳性或血浆 FDP ＞ 20 mg/L 或 D- 二聚体升高或阳性；④ PT 缩短或延长 3 s 以上或呈动态性变化或 APTT 缩短或延长 10 s 以上。

（二）中国弥散性血管内凝血诊断积分系统

国际与国内关于弥散性血管内凝血诊断标准众多，本节主要介绍中国弥散性血管内凝血诊断积分系统（Chinese DIC scoring system，CDSS）。中华医学会血液学分会血栓与止血学组通过多中心、大样本的回顾性与前瞻性研究，建立了本系统（表 6-38-3）。

表 6-38-3　中国弥散性血管内凝血诊断积分系统（CDSS）

积分项	分数
存在导致弥散性血管内凝血的原发病	2
临床表现	
不能用原发病解释的严重或多发出血倾向	1

续表

积分项	分数
不能用原发病解释的微循环障碍或休克	1
广泛性皮肤、黏膜栓塞，灶性缺血性坏死、脱落及溃疡形成，不明原因的肺、肾、脑等脏器功能衰竭	1
实验室检查	
血小板计数	
非恶性血液病	
$> 100 \times 10^9$/L	0
（80 ～ 100）$\times 10^9$/L	1
$< 80 \times 10^9$/L	2
24 h 内下降≥ 50%	1
恶性血液病	
$< 50 \times 10^9$/L	1
24 h 内下降≥ 50%	1
D- 二聚体	
＜ 5 mg/L	0
5 ～ 9 mg/L	2
＞ 9 mg/L	3
PT 及 APTT 延长	
PT 延长＜ 3 s 且 APTT 延长＜ 10 s	0
PT 延长≥ 3 s 或 APTT 延长≥ 10 s	1
PT 延长≥ 6 s	2
纤维蛋白原	
≥ 1.0 g/L	0
＜ 1.0 g/L	1

注：非恶性血液病：每日计分 1 次，≥ 7 分时可诊断为弥散性血管内凝血；恶性血液病：临床表现第一项不参与评分，每日计分 1 次，≥ 6 分时可诊断为弥散性血管内凝血

（三）鉴别诊断

本病应注意与严重肝病、原发性纤溶亢进症、血栓性血小板减少性紫癜（TTP）等鉴别。

1．严重肝病　肝病时，红细胞破坏罕见，血小板计数轻度降低或正常，凝血因子Ⅷ正常，血浆 FⅧ：C 活性＜ 50% 以上或呈动态性下降，无纤溶亢进的指标异常等，输血治疗有效，弥散性血管内凝血与重症肝炎的鉴别要点见表 6-38-4。

2．血栓性血小板减少性紫癜　弥散性血管内凝血有微血管性溶血、黄疸、肾功能变化等，应与血栓性血小板减少性紫癜鉴别，但血栓性血小板减少性紫癜时黄疸较重，FⅧ：C、FDP、D- 二聚体等均正常，休克及呼吸衰竭少见，无凝血及纤溶系统的激活等不难鉴别，弥散性血管内凝血与血栓性血小板减少性紫癜的鉴别要点见表 6-38-5。

3．原发性纤溶亢进症　血小板计数正常，3P 试验阴性，D- 二聚体正常或阴性，纤溶抑制剂治疗效果好。弥散性血管内凝血与原发性纤溶亢进症的鉴别要点见表 6-38-6。

表 6-38-4 弥散性血管内凝血与重症肝炎的鉴别要点

	弥散性血管内凝血	重症肝炎
微循环衰竭	早、多见	晚、少见
黄疸	轻、少见	重、极常见
肾功能损伤	早、多见	晚、少见
红细胞破坏	多见（50% ~ 90%）	罕见
F Ⅷ：C	降低	正常
D- 二聚体	增加	正常或轻度增加

表 6-38-5 弥散性血管内凝血与血栓性血小板减少性紫癜的鉴别要点

	弥散性血管内凝血	血栓性血小板减少性紫癜
起病及病程	多数起病急骤、病程短	起病可急可缓、病程长
微循环衰竭	多见	少见
黄疸	轻、少见	较重、极常见
F Ⅷ：C	降低	正常
vWF 裂解酶	多为正常	多为显著降低
血栓性质	纤维蛋白血栓为主	血小板血栓为主

表 6-38-6 弥散性血管内凝血与原发性纤溶亢进症的鉴别要点

	弥散性血管内凝血	原发性纤溶亢进症
病因或基础疾病	种类繁多	多为手术、产科意外
微循环衰竭	多见	少见
微血管栓塞	多见	罕见
微血管病性溶血	多见	罕见
血小板计数	降低	正常
血小板活化产物	增高	正常
D- 二聚体	增高或阳性	正常或阴性
红细胞形态	破碎或畸形	正常

【治疗】

（一）去除病因

去除病因是终止弥散性血管内凝血病理过程中最为关键和根本的治疗措施，如控制感染，治疗肿瘤、病理产科及外伤，纠正缺氧、酸碱平衡紊乱等。

（二）抗凝治疗

抗凝治疗是终止弥散性血管内凝血病理过程、减轻器官损伤、重建凝血 - 抗凝平衡的重要措施。一般认为，弥散性血管内凝血的抗凝治疗应在处理基础疾病的前提下，与凝血因子补充同步进行。主要抗凝血药有肝素和低分子量肝素。

1．肝素适应证和慎用情况

（1）适应证：①弥散性血管内凝血早期（高凝期）患者；②血小板及凝血因子呈进行性下降，微血管栓塞表现（如器官功能衰竭）明显的患者；③消耗性低凝期且病因在短期内不能去除者，在补充凝血因子的情况下使用。

（2）慎用肝素：①手术后或损伤创面未经良好止血者；②近期有大量咯血或有大量出血的活动性消化性溃疡者；③蛇毒所致弥散性血管内凝血者；④弥散性血管内凝血晚期，有多种凝血因子缺乏及明显纤溶亢进者。

2．肝素使用方法

（1）肝素钠：急性弥散性血管内凝血 10 000 ～ 30 000 U/d，一般为 12 500 U/d 左右，每 6 h 用量不超过 5000 U，静脉滴注，根据病情可连续使用 3 ～ 5 d。

（2）低分子量肝素：与肝素钠相比，其抑制 FⅩa 作用较强，较少依赖抗凝血酶，较少引起血小板减少，出血并发症较少，半衰期较长，生物利用度较高。

3．用药监测　肝素的血液学监测最常用的指标为 APTT，肝素治疗使 APTT 延长为正常值的 1.5 ~ 2.0 倍为最佳剂量。肝素过量可用鱼精蛋白中和，鱼精蛋白 1 mg 可中和肝素 100 U。低分子量肝素常规剂量下无须进行严格血液学监测。

（三）补充血小板及凝血因子

由于弥散性血管内凝血时大量凝血因子及血小板被消耗，因此在病情控制及使用肝素治疗后，可酌情补充凝血因子和血小板，有助于凝血与纤溶动态平衡的恢复。

1．新鲜冰冻血浆　新鲜冰冻血浆除含有所有凝血因子外，也含有抗纤溶酶，亦有抗凝血酶Ⅲ等天然抗凝物。

2．血小板悬液　使用指征是未出血的患者血小板计数＜ 20×10^9/L，或有活动性出血的患者且血小板计数＜ 50×10^9/L，紧急输注血小板悬液。

3．冷沉淀　输冷沉淀，通常为 10 U/kg，以保持纤维蛋白原在 0.6 g/L 以上。

4．纤维蛋白原制剂　一般首次剂量 2 ～ 4 g，静脉滴注。24 h 内给予 8 ～ 12 g，可使血浆纤维蛋白原升至 1.0 g/L。因其半衰期较长，一般每隔 3 ～ 4 d 用一次。

5．F Ⅷ及凝血酶原复合物等　偶在严重肝病合并弥散性血管内凝血时考虑使用。

（四）纤溶抑制剂

纤溶抑制剂仅适用于弥散性血管内凝血的基础病因及诱发因素已经去除或控制，并有明显纤溶亢进的临床和实验室证据，继发性纤溶亢进已经成为迟发性出血的主要原因的患者。常用药物有氨基己酸、氨甲苯酸、抑肽酶等。但要注意，进展中的弥散性血管内凝血、有肉眼血尿者应慎用，高凝期、消耗性低凝期的弥散性血管内凝血患者禁用。

（五）其他

感染性休克已经抗感染治疗有效者或基础疾病需要时，可短期使用糖皮质激素治疗；早、中期弥散性血管内凝血患者使用阿托品或山莨菪碱有助于改善微循环，纠正休克。

思考题

1．免疫性血小板减少性紫癜的诊断要点和分型有哪些？

2．过敏性紫癜常见哪几种类型？各类型的临床表现是什么？

3．弥散性血管内凝血的临床表现及诊断标准是什么？

（关建民）

第三十九章

白血病

第三十九章数字资源

学习目标

通过本章内容的学习，学生应能：

识记：

1. 说出白血病的定义。
2. 描述白血病的临床表现、诊断标准。

理解：

1. 分析白血病的鉴别诊断要点。
2. 区分白血病的临床分型。
3. 概括白血病的治疗原则。

应用：

1. 根据患者的骨髓象、分子生物学以及遗传学检查结果做出初步诊断。
2. 根据病情拟定治疗计划，正确评估预后。
3. 对患者进行健康教育。

案例导入

某患者，男性，25岁。发热、全身肌肉酸痛伴咳嗽1周，加重伴乏力、皮肤及黏膜出血3 d。患者1周前无明显诱因开始出现发热，伴全身肌肉酸痛、轻度咳嗽，无痰，体温最高38.2 ℃，无寒战，曾在当地医院化验血常规异常（具体不详），给予“感冒药”等治疗无效。3 d来上述症状加重伴乏力，前胸和四肢皮肤有出血点，有两次鼻出血，刷牙时牙龈出血。发病以来患者进食减少，睡眠差，排尿及排便正常，体重无明显变化。既往身体健康，无肺结核、肝炎病史，无药物过敏史。无遗传病家族史。体格检查：体温38.7 ℃，脉搏105次/分，呼吸20次/分，血压120/80 mmHg。轻度贫血貌，前胸和四肢皮肤有出血点，双侧颈部和右侧腹股沟区均可触及数个肿大淋巴结，最大为2.5 cm×2.0 cm，活动好，无压痛，巩膜无黄染，口唇稍苍白。胸骨压痛（+）。左下肺可闻及少许湿啰音。肝肋下1.5 cm，脾肋下1 cm。实验室检查：血常规示WBC 1.5×10^9/L，RBC 2.7×10^{12}/L，Hb 80 g/L，分类见原始细胞0.28，过氧化酶（POX）或髓过氧化物酶（MPO）染色（–），PLT 20×10^9/L。网织红细胞0.001。

问题与思考：

1. 初步诊断和诊断依据是什么？应与哪些疾病相鉴别？
2. 为明确诊断，需要进一步做哪些检查？
3. 治疗原则是什么？

第一节 概 述

白血病（leukemia）是一类造血干细胞恶性克隆性疾病。克隆性白血病细胞因为增殖失控、分化障碍、凋亡受阻等机制，在骨髓和其他造血组织中大量增殖、累积，并浸润其他非造血组织和器官，同时抑制正常造血功能。临床可见不同程度的贫血、出血、发热，肝、脾、淋巴结肿大和骨骼疼痛。

根据白血病细胞的成熟程度和疾病的自然病程，可将白血病分为急性和慢性两大类。急性白血病（acute leukemia，AL）的细胞分化停滞在较早阶段，以原始细胞及早期幼稚细胞为主，病情发展迅速，自然病程仅几个月。慢性白血病（chronic leukemia，CL）的细胞分化停滞在较晚阶段，以较成熟幼稚细胞和成熟细胞为主，病情发展缓慢，自然病程可达数年。根据主要受累的细胞系，可将急性白血病分为急性淋巴细胞白血病（acute lymphocytic leukemia，ALL）和急性粒细胞白血病（acute myelogenous leukemia，AML）。慢性白血病则分为慢性髓细胞性白血病（chronic myelogenous leukemia，CML）、慢性淋巴细胞白血病（chronic lymphocytic leukemia，CLL）及其他少见类型，如毛细胞白血病、幼淋巴细胞白血病等。

我国白血病发病率为（3 ~ 4）/10 万。在恶性肿瘤所致的死亡中，白血病居第 6 位（男性）和第 7 位（女性），在儿童及 35 岁以下成人中居首位。我国白血病发病有以下特点：①我国男性发病率略高于女性；②急性白血病（AL）比慢性白血病（CL）多见（约 5.5 : 1）；③急性白血病中急性粒细胞白血病（AML）多见；④慢性白血病中慢性髓细胞性白血病（CML）多见；⑤成人急性白血病（AL）中以急性粒细胞白血病（AML）最多见，儿童中以急性淋巴细胞白血病（AL）较多见；⑥慢性髓细胞性白血病（CML）随年龄增长，发病率逐渐升高，慢性淋巴细胞白血病（CLL）以 50 岁以上，特别是老年人多见。

知识链接

造血干细胞

人类造血干细胞是血液系统中的成体干细胞，是一个异质性的群体，具有长期自我更新的能力和分化成各类成熟血细胞的潜能。血液系统中的成熟细胞寿命极短，因此在人的一生中，造血干细胞需要根据机体的生理需求适时地补充血液系统各个成熟细胞组分。同时在损伤、炎症等应激状态下，造血干细胞也扮演着调节和维持体内血液系统各个细胞组分的生理平衡的角色。造血干细胞如出现恶性克隆增生，便转变为白血病细胞，而要达到治疗白血病的目的，就必须将这些恶性细胞全部杀灭。

【病因与发病机制】

白血病病因尚未明确，可能与以下因素有关。

（一）生物因素

成人 T 细胞白血病 / 淋巴瘤可由人类嗜 T 淋巴细胞病毒 -1（HTLV-1）所致。HTLV-1 是一种反转录病毒，感染机体后整合进入宿主细胞内，在某些因素作用下，被激活表达而诱发白血病。EB 病毒、人类免疫缺陷病毒与淋巴系统肿瘤的关系也已被认识。部分免疫功能异常者白血病危险度会增加。

（二）物理因素

研究表明，电离辐射有致白血病作用，包括 X 射线、γ 射线等，白血病的发生取决于人体吸收辐射的剂量，整个身体或部分躯体受到中等剂量或大剂量辐射后都可诱发白血病。如日本广岛、长崎原子弹爆炸的幸存者中白血病发病率分别较未受辐射人群高 30 倍和 17 倍；强直性脊柱炎患者接受放射线治疗后，白血病的发病率比正常人高 9 ～ 10 倍。

（三）化学因素

一些化学物质有致白血病的作用。接触苯及其衍生物的人群白血病发生率高于一般人群。亦有亚硝胺类物质、保泰松及其衍生物、氯霉素等诱发白血病的报道。某些抗肿瘤细胞毒药物，如氮芥、环磷酰胺、丙卡巴肼（甲基苄肼）等都有致白血病作用。

（四）遗传因素

有染色体畸变的人群白血病发病率高于正常人，如唐氏综合征、先天性再生障碍性贫血、布卢姆（Bloom）综合征、共济失调毛细血管扩张症及先天性丙种球蛋白缺乏症等患者白血病发病率均较高。同卵双生子女中一人患白血病后，另一人患病率为 1/5，比异卵双生子高 12 倍。

（五）其他血液病

某些血液病最终可能发展为急性白血病，如骨髓增生异常综合征、淋巴瘤、原发性血小板增多症、骨髓纤维化、真性红细胞增多症、阵发性睡眠性血红蛋白尿症、多发性骨髓瘤等。

白血病的发生是一个复杂的过程，目前认为至少有两类分子事件共同参与发病，即所谓的“二次打击”学说。总之，在机体免疫功能低下、对病毒的易感性增加、长期接触有害的理化因素及遗传因素的背景下，可通过染色体突变、细胞凋亡受阻、恶性增殖及基因表达异常等引起白血病。

第二节 急性白血病

急性白血病（AL）是造血干细胞的恶性克隆性疾病，发病时骨髓中异常的原始细胞及幼稚细胞（白血病细胞）大量增殖，蓄积于骨髓并抑制正常造血，广泛浸润肝、脾、淋巴结等髓外脏器，表现为贫血、出血、感染和浸润等征象。

【分类】

目前，临床并行使用法美英（FAB）分型及世界卫生组织（WHO）分型。

（一）FAB 分型

1．急性粒细胞白血病（AML）分为 8 型

（1）AML-M_0（急性髓系白血病微分化型）：骨髓原始细胞≥ 30%，无 Auer 小体，苏丹黑 B 阳性细胞＜ 3%，糖原染色（PAS 染色）、非特异性酯酶（NSE）染色阴性或弱阳性，髓过氧化物酶（MPO）(+)。

（2）AML-M_1（急性粒细胞白血病未分化型）：骨髓中原始粒细胞（Ⅰ型、Ⅱ型）占非红系细胞的比例≥ 90%，早幼粒细胞以下阶段少见或不见，可有 Auer 小体。

（3）AML-M_2（急性粒细胞白血病部分分化型）：骨髓中原始粒细胞（Ⅰ型、Ⅱ型）占非红系细胞的比例＞ 20%，但＜ 90%，早幼粒细胞以下阶段＞ 10%，可有 Auer 小体。

（4）AML-M_3（急性早幼粒细胞白血病）：为唯一可用化疗治愈的急性粒细胞白血病，骨髓中粒细胞系增生以颗粒异常的早幼粒细胞为主，常＞ 50%，原始粒细胞可＜ 20%。

（5）AML-M_4（急性粒 - 单核细胞白血病）：骨髓中原单核细胞、幼单核细胞和单核细胞占非红系细胞的比例≥ 20%。POX、NSE 染色阳性。

（6）AML-M_5（急性单核细胞白血病）：骨髓中原单核细胞占非红系细胞≥ 80% 为 M_{5a}，＜ 80% 为 M_{5b}。POX 染色阴性或弱阳性，NSE 染色强阳性。

（7）AML-M_6（红白血病）：骨髓中红系细胞≥ 50%，原始粒细胞占非红系细胞≥ 20% 为

M_{6a}，骨髓中红系细胞＞80%，原始粒细胞占非红系细胞＜20% 为 M_{6b}。PAS 染色红系细胞呈块状阳性。

（8）AML-M_7（急性巨核细胞白血病）：骨髓中原始细胞≥20%，其中 50% 为巨核细胞。POX、苏丹黑 B（SBB）染色阴性，PAS 染色散在颗粒阳性。

2．急性淋巴细胞白血病（ALL）分为 3 型

（1）ALL-L_1：原淋巴细胞和幼淋巴细胞以小细胞（直径≤12 μm）为主，大小较一致，儿童多见，预后较好。

（2）ALL-L_2：原淋巴细胞和幼淋巴细胞以大细胞（直径＞12 μm）为主，大小不一致，成人多见，预后较差。

（3）ALL-L_3：原淋巴细胞和幼淋巴细胞以大细胞为主，大小较一致，细胞内有明显空泡，胞质较多，呈嗜碱性，染色深，临床少见，预后差。

（二）WHO 分型

WHO 分型整合了白血病细胞形态学、免疫学、细胞遗传学和分子生物学特征，简称 MICM 分型系统，可为患者治疗方案的选择和及预后判断提供帮助。

【临床表现】

急性白血病起病急缓不一。发病急者常表现为突发高热，类似“感冒”，也可以是严重的出血。发病缓慢者常表现为皮肤苍白、紫癜，或因月经过多、拔牙后出血不止就医后确诊。

（一）正常骨髓造血功能受抑制的表现

1．贫血　贫血是急性白血病的常见症状，往往为首发表现，呈进行性加重。半数患者就诊时已有严重贫血，部分病程短者可无贫血。贫血表现为苍白、乏力、心悸、气促、头晕等。

2．发热　半数患者以发热为早期表现。可为低热，亦可体温高达 39 ～ 40 ℃或以上，热型不定，常伴畏寒、寒战、多汗、头痛、全身痛、衰竭等症状。白血病本身可以引起发热，但往往表现为低热。若为高热，则提示有继发感染。感染部位以口腔、呼吸系统多见，如口腔炎、咽峡炎、支气管炎和肺炎；其次为泌尿系统感染、皮肤感染；严重者可致败血症，为急性白血病患者常见死因之一。病原菌以革兰氏阴性杆菌最多见，如肺炎克雷伯菌、铜绿假单胞菌、产气杆菌等，其他有金黄色葡萄球菌、表皮葡萄球菌、粪链球菌等。深部真菌感染的发病率也比较高。因伴免疫功能缺陷，故可有病毒感染，如带状疱疹等。

3．出血　近 40% 的急性白血病患者早期有出血表现。出血可发生在全身各部，以皮肤、黏膜出血最多见，表现为皮肤出血点、淤斑、鼻出血、牙龈出血及月经过多等。眼底出血可致视力障碍。急性早幼粒细胞白血病易并发弥散性血管内凝血（DIC）而致全身广泛性出血。内脏出血可出现呕血、便血、咯血、血尿和阴道流血。颅内出血最严重，患者多突然出现头痛、呕吐，伴意识障碍，甚至死亡。有资料表明，急性白血病死于出血者占 62.24%，其中 87% 为颅内出血。

（二）器官和组织浸润的表现

白血病细胞可以浸润全身组织和器官，由于浸润的部位不同，临床表现各不相同。

1．肝、脾、淋巴结肿大　肝、脾、淋巴结肿大是最常见的体征，肿大程度不一。淋巴结肿大以急性淋巴细胞白血病较多见，多为浅表淋巴结肿大。若发生深部（如纵隔、腹腔等）淋巴结肿大，可引起相应的压迫症状，出现呼吸困难、腹痛等。白血病患者可有轻至中度肝、脾大，除 CML 急性变外，巨脾罕见。

2．骨骼与关节病变　骨痛或关节痛较常见，儿童多见于四肢骨，成人以胸骨、肋骨较多见。胸骨压痛对诊断有一定的参考价值。粒细胞白血病形成的粒细胞肉瘤或绿色瘤常累及骨膜，以眼眶部位最常见，可引起眼球突出、复视或失明，也可发生在颅骨、胸骨等处。

3．脑膜或中枢神经系统白血病　脑膜或中枢神经系统白血病可见于各种类型白血病，常

发生在治疗后的缓解期，以急性淋巴细胞白血病最多见。轻者表现为头晕、头痛，重者可有呕吐、颈强直，甚至抽搐、昏迷，出现相应的临床表现，早期防治对预后有意义。诊断条件除有中枢神经系统症状和体征外，还有脑脊液压力增高＞ 1.96 kPa，白细胞计数＞ 0.01×10^9/L，血涂片见到白血病细胞。

4．口腔和皮肤病变　在急性单核细胞白血病和急性粒 - 单核细胞白血病中，由于白血病细胞浸润可使牙龈增生、肿胀；皮肤可出现蓝灰色斑丘疹或皮肤粒细胞肉瘤，局部皮肤隆起、变硬，呈紫蓝色皮肤结节。

5．睾丸病变　睾丸白血病多见于急性淋巴细胞白血病化疗缓解后的男性幼儿或青年，是仅次于中枢神经系统白血病（CNS-L）的白血病髓外复发的根源。多为一侧睾丸无痛性肿大，另一侧虽无肿大，但活检时往往也有白血病细胞浸润。

此外，白血病细胞可浸润其他各器官，如肺、心脏、消化道、泌尿系统等。

➢ 考点提示：急性白血病的临床表现。

【实验室检查】

（一）血象

白细胞计数不一，大多数患者白细胞计数增多，晚期患者可超过 100×10^9/L，称为白细胞增多性白血病。部分患者白细胞计数在正常水平或减少，低者可＜ 1.0×10^9/L，称为白细胞不增多性白血病。血涂片分类检查可见数量不等的原始和 / 或幼稚细胞，但白细胞不增多型病例血涂片上很难找到原始细胞。急性粒细胞白血病有时可见 Auer 小体。少数患者血涂片可出现幼红细胞。常有不同程度的正色素性贫血，网织红细胞计数减少。大多数患者血小板计数减少，晚期血小板极度减少。

（二）骨髓象

骨髓像检查是诊断急性白血病的主要依据和必做检查。FAB 分型提出原始细胞≥骨髓有核细胞（ANC）的 30% 为急性白血病的诊断标准，WHO 分型将骨髓原始细胞≥ 20% 定为急性白血病的诊断标准。多数病例骨髓增生极度活跃或明显活跃，骨髓象见有核细胞显著增多，主要是原始细胞，占全部骨髓有核细胞的 20% 以上，而较成熟中间阶段细胞缺如，并残留少量成熟粒细胞，形成所谓的“裂孔”现象。少数病例骨髓增生低下，但原始细胞仍占 30% 以上者称为低增生性急性白血病。Auer 小体仅见于急性粒细胞白血病，有鉴别诊断意义。

（三）细胞化学染色

细胞化学染色可辅助进行白血病分型诊断，常见的细胞化学染色见表 6-39-1。

表 6-39-1　常用急性白血病的细胞化学染色鉴别

细胞化学染色	急性淋巴细胞白血病	急性粒细胞白血病	急性单核细胞白血病
髓过氧化物酶（MPO）	(－)	分化差的原始细胞（－）～（+） 分化好的原始细胞（+）～（+++）	(－) ～ (+)
糖原染色（PAS）	(+) 成块或粗颗粒状	(－) 或 (+) 弥漫性淡红色或细颗粒状	(－) 或 (+) 弥漫性淡红色或细颗粒状
非特异性酯酶（NSE）	(－)	(－) ～ (+) NaF 抑制＜ 50%	(+) NaF 抑制≥ 50%

（四）免疫学检查

根据白血病细胞免疫学标志，可确定其来源，区分 AML 和 ALL。各类急性白血病免疫学标志见表 6-39-2。

表 6-39-2 各类急性白血病免疫学标志

分值	B 淋巴细胞系	T 淋巴细胞系	髓系
2	CyCD79a	CD3	CyMPO
	CyCD22	TCRα/β	
	CyIgM	TCRγ/δ	
1	CD19	CD2	CD117
	CD20	CD5	CD13
	CD10	CD8	CD33
		CD10	CD65
0.5	TdT	TdT	CD14
	CD24	CD7	CD15
		CD1a	CD64

（五）细胞遗传学和分子生物学检查

白血病常伴有特异的染色体和分子生物学改变（如融合基因、基因突变）。对白血病的分型和预后判断有重要意义。常见的染色体和基因异常见表 6-39-3。

表 6-39-3 白血病常见染色体异常和受累基因

染色体异常	受累基因	常见白血病类型
t（8；21）（q22；q22）	*AML1-ETO*	AML-M_2
t（15；17）（q22；q21）	*PML-RAR*$_\alpha$	AML-M_3
inv16（p13；q22）	*CBF*$_\beta$*-MYH11*	AML-M_4E_0
t（variable；11q23）	*MLL*	AML-M_4、AML-M_5、其他类型
t（8；14）（q24；q32）	*MYC-IgH*	ALL-L_3
t（9；22）（q34；q11）	*BCR-ABL*	ALL、CML、AML

（六）血液生化检查

血清尿酸浓度增高，特别在化疗期间。尿中尿酸排泄量增加，甚至出现尿酸结晶。患者发生弥散性血管内凝血时可出现凝血机制障碍。出现中枢神经系统白血病时，脑脊液压力增高，白细胞计数增多，蛋白质增多，而含糖量减少，涂片中可找到白血病细胞，脑脊液清浊度因所含细胞数多少而异。

➢ 考点提示：急性白血病的实验室检查。

【诊断与鉴别诊断】

（一）诊断

根据临床表现，结合血象、骨髓象特点，初步诊断白血病一般不难。但由于白血病类型不同，治疗方案以及预后有较大差异，因此初步诊断成立后，应根据细胞形态学、免疫学、遗传学检查结果，对疾病进行准确分型，以便评价预后，指导治疗。

（二）鉴别诊断

1．骨髓增生异常综合征　该病的难治性贫血伴原始细胞增多（RAEB）及难治性贫血伴原始细胞增多转换型（RAEB-1）的外周血及骨髓涂片中可见原始或幼稚细胞，需与白血病相鉴别。骨髓增生异常综合征除全血细胞减少、病态造血外，原始细胞数量＜30%，可帮助鉴别。

2．某些感染引起的白细胞异常　如传染性单核细胞增多症，血象中出现异形淋巴细胞，但形态与原始细胞不同，血清中嗜异性抗体效价逐步上升，病程短，可自愈。类白血病反应，外周血白细胞计数增多且出现幼稚细胞，血红蛋白、血小板计数一般正常，有明确病因可查，原发病好转或治愈后，类白血病反应迅速消失。

3．巨幼细胞贫血　巨幼细胞贫血有时可与红白血病混淆。但前者骨髓中原始细胞不增多，幼红细胞 PAS 反应常为阴性，予以叶酸、维生素 B_{12} 治疗有效。

4．急性粒细胞缺乏症恢复期　在药物或某些感染引起的粒细胞缺乏症的恢复期，骨髓中原粒细胞、幼粒细胞增多。但该症多有明确病因，血小板正常，原粒细胞、幼粒细胞中无 Auer 小体及染色体异常。短期内骨髓成熟粒细胞恢复正常。

【治疗】

白血病确诊后，需根据患者的实验室检查结果及临床特点进行预后危险分层，按照患者意愿、经济能力，选择并设计完整、系统的治疗方案。急性白血病的治疗包括一般治疗、化疗和造血干细胞移植治疗。联合化疗是目前主要的治疗手段，造血干细胞移植是目前治愈急性白血病的唯一手段，一般治疗是联合放疗和造血干细胞移植成功的关键。

（一）一般治疗

1．紧急处理高白细胞血症　当患者外周血白细胞计数＞ 200×10^9/L 时，可产生白细胞淤滞，表现为呼吸困难、反应迟钝、言语不清，甚至出现脑血管栓塞和出血。因此，当外周血白细胞计数＞ 100×10^9/L 时，就应紧急使用血细胞分离机，单采清除过高的白细胞（M_3 型不首选），同时给予化疗和水化。也可根据白血病类型进行化疗前短期预处理：急性淋巴细胞白血病（ALL）用地塞米松 10 mg/m^2 静脉注射；急性粒细胞白血病（AML）用羟基脲 1.5 ～ 2.5 g/6 h（总量为 6 ～ 10 g/d）约 36 h，然后进行联合化疗。需预防白血病细胞溶解诱发的高尿酸血症、酸中毒、电解质代谢紊乱、凝血异常等并发症。

2．防治感染　白血病患者常伴有粒细胞减少，特别在化疗、放疗后粒细胞缺乏期间，患者宜住层流病房或消毒隔离病房，减少探视。当发热或出现感染征象时，立即查明感染部位和性质，做好细菌培养和药敏试验，然后迅速进行经验性抗生素治疗，足量、联合应用广谱抗生素。应用粒细胞集落刺激因子（G-CSF）、粒细胞 - 巨噬细胞集落刺激因子（GM-CSF）可缩短化疗及放疗后的粒细胞缺乏期。

3．成分输血支持　对严重贫血者，可给予吸氧、输浓缩红细胞，维持 Hb ＞ 80 g/L。白细胞淤滞时，不宜马上输红细胞，以免进一步增加血黏度。如果因血小板计数过低而引起出血，最好输注单采血小板混悬液。有弥散性血管内凝血时，可根据情况予以凝血因子或新鲜血浆输注。在输血时，为防止异体免疫反应所致无效输注和发热反应，可以采用白细胞滤器去除成分血中的白细胞。拟行异基因移植者及为预防输血相关移植物抗宿主病（TA-GVHD），输注前应将含细胞成分血液辐照 25 ～ 30 Gy，以灭活其中的淋巴细胞。

4．防治高尿酸血症肾病　由于白血病细胞大量破坏，特别在化疗时更为严重，血清和尿中尿酸浓度增高，积聚在肾小管，引起阻塞而发生高尿酸血症肾病，因此应鼓励患者多饮水或 24 h 持续静脉补液。在化疗同时给予别嘌醇每次 100 mg，每日 3 次，以抑制尿酸合成。少数患者对别嘌醇会出现严重皮肤过敏，应予注意。当患者出现少尿和无尿时，应按急性肾衰竭处理。

5．维持营养 白血病系严重消耗性疾病，特别是化疗、放疗的副作用会引起患者消化道黏膜炎及功能紊乱，应注意补充营养，维持水、电解质代谢平衡，给予患者高蛋白、高热量、易消化食物，必要时经静脉补充营养。

（二）化疗

白血病治疗分为诱导缓解和缓解后治疗两个阶段。化疗是目前治疗急性白血病的主要方法。化疗的目标是使患者迅速获得完全缓解（CR），即白血病的症状和体征消失，外周血中性粒细胞绝对值≥ 1.0×10^9/L，血小板≥ 100×10^9/L，白细胞分类中无白血病细胞；骨髓中原始粒细胞Ⅰ型＋Ⅱ型（原单核细胞＋幼单核细胞或淋巴母细胞＋幼淋巴细胞）≤ 5%，M_3 型原粒细胞＋早幼粒细胞≤ 5%，无 Auer 小体，红细胞及巨核细胞系列正常，无髓外白血病。理想的完全缓解为初诊时免疫学、细胞遗传学和分子生物学异常标志消失。

达到完全缓解后，进入白血病治疗的第二阶段，即缓解后治疗。主要方法为化疗和造血干细胞移植（HSCT）。诱导缓解获完全缓解后，体内仍有残留的白血病细胞，称为微小残留病灶（MRD）。必须对微小残留病灶进行缓解后治疗，以清除这些复发和难治的根源，争取患者长期无病生存和痊愈。

1．急性淋巴细胞白血病（ALL）的治疗 随着一般支持治疗的加强、多药联合方案的应用、大剂量化疗和造血干细胞移植的推广，急性淋巴细胞白血病的预后已有很大改善，完全缓解率已达到 70% ～ 90%。

（1）诱导缓解治疗：长春新碱（VCR）和泼尼松（P）组成的 VP 方案是急性淋巴细胞白血病诱导缓解的基本方案。为了提高疗效，临床目前常在 VP 方案的基础上加用其他药物。在 VP 方案中加入蒽环类药物［如柔红霉素（DNR）］组成 VDP 方案。在 VP 方案中加入门冬酰胺酶（L-ASP）组成 VLP 方案，或 4 种药物联用组成 VDLP 方案。VCR 的主要毒性反应及副作用为末梢神经炎和便秘。蒽环类药物有心脏毒性作用，尤其是对儿童。L-ASP 的主要副作用为肝功能损害、胰腺炎、凝血因子及白蛋白合成减少和过敏反应。

（2）缓解后治疗：急性淋巴细胞白血病取得完全缓解后，间歇 1 ～ 2 周，立即进行早期巩固强化治疗，可用原诱导缓解方案 2 ～ 4 个疗程，也可采用更强的化疗方案，如加用依托泊苷、阿糖胞苷、甲氨蝶呤的方案，交替序贯应用。巩固强化期应积极进行中枢神经系统白血病的预防性治疗，鞘内注射甲氨蝶呤。巩固强化治疗 8 ～ 12 个疗程后改为维持治疗。

2．急性粒细胞白血病（AML）的治疗 近年来，由于强烈化疗、造血干细胞移植及有力的支持治疗，60 岁以下急性粒细胞白血病患者的预后有很大改善，有 30% ～ 50% 的患者可望长期生存。

（1）诱导缓解治疗：柔红霉素（DNR）与阿糖胞苷（Ara-C）联合组成的 DA 方案是目前国际通用的成人 AML 的标准诱导缓解治疗方案。DA（3+7）方案：DNR 45 mg/（m^2·d）静脉滴注，第 1 ～ 3 天；Ara-C 100 mg/（m^2·d），静脉滴注，第 1 ～ 7 天。也可用米托蒽醌（NVT）8 ～ 12 mg/（m^2·d）替代 DNR，效果相等，但心脏毒性低。剂量增加的诱导化疗能提高一疗程完全缓解率和缓解质量，但相关毒性亦随之增加。国内学者率先用高三尖杉酯碱 3 ～ 4 mg/d，静脉滴注 5 ～ 7 d 取代 DNR，组成的 HA 方案诱导治疗 AML，完全缓解率为 60% ～ 65%。

（2）缓解后治疗：①用诱导缓解治疗的原方案巩固 4 ～ 6 个疗程；②以中、大剂量的阿糖胞苷为主的强化治疗。每 1 ～ 2 个月化疗 1 次，维持 1 年左右。目前不主张长期维持治疗。

（3）急性早幼粒细胞白血病（APL）的治疗：急性早幼粒细胞白血病是一种特殊类型的白血病，疾病早期容易发生弥散性血管内凝血而导致患者死亡。使用全反式维 A 酸（ATRA）

和三氧化二砷（ATO）诱导分化治疗后，该病的病死率明显下降，长期生存率显著增加，而 *PML-RAR*$_{\alpha}$ 融合基因就是全反式维 A 酸（ATRA）和三氧化二砷（ATO）治疗的分子基础。ATRA 作用于 *RAR*$_{\alpha}$ 靶基因，促使早幼粒白血病细胞分化成熟，完全缓解率可高达 90%。而 ATO 是一种可作用于 *PML* 靶基因的药物，小剂量可诱导早幼粒白血病细胞分化，大剂量促使早幼粒白血病细胞凋亡，患者多在 1 个月达完全缓解。ATO 联合 ATRA 双诱导治疗可提高完全缓解率，且两药之间无交叉耐药。ATRA 使用中需注意“维 A 酸综合征”的发生，尤其在单用 ATRA 诱导缓解治疗中，患者表现为发热、呼吸窘迫、肺间质浸润、胸腔积液、心包积液、急性肾衰竭，甚至死亡。

3．难治和复发性急性白血病的治疗　可选用：①无交叉耐药的新药组成的化疗方案；②中、大剂量 Ara-C 组成的化疗方案；③造血干细胞移植；④新的靶向药物、生物治疗等。

4．中枢神经系统白血病的防治　中枢神经系统白血病常为髓外白血病复发的根源。急性粒细胞白血病发生中枢神经系统白血病的发生率为 3%，但应在缓解后把预防列为常规，整个治疗过程中鞘内注射甲氨蝶呤至少 1 次。急性淋巴细胞白血病极易并发中枢神经系统白血病，预防更为重要。通常在缓解后开始鞘内注射甲氨蝶呤，每次 10 mg，每个月 1 次，共 6 ～ 8 次。如中枢神经系统白血病诊断已明确，用甲氨蝶呤，每次 10 ～ 15 mg，缓慢鞘内注射，每周 2 次，直到脑脊液细胞数及生化检查恢复正常，然后改为每次 5 ～ 10 mg，鞘内注射，每 6 ～ 8 周 1 次，随全身化疗结束而停用。甲氨蝶呤鞘内注射可引起急性化学性蛛网膜炎，患者有发热、头痛及脑膜刺激征，因此甲氨蝶呤鞘内注射时加地塞米松 5 ～ 10 mg，可减轻不良反应。若甲氨蝶呤疗效欠佳，可也改用阿糖胞苷鞘内注射，每周 2 次。同时可考虑行头部、脊髓放疗，但对骨髓抑制较严重。

（三）造血干细胞移植

造血干细胞移植是目前彻底根治急性白血病的唯一手段。异基因骨髓移植（allo-HSCT）可使 50% ～ 60% 的患者获得长期生存。对有预后不良因素者，造血干细胞移植是唯一可望获得根治的措施；对难治、复发白血病，造血干细胞移植可能是唯一的挽救性治疗措施。移植方式大多采用异基因造血干细胞移植。常用来源于外周血和 / 或骨髓的造血干细胞，脐带血造血干细胞也可使用。供者首选同胞兄弟姐妹中 HLA 配型完全相合者。如无供者，可选用无亲缘关系的 HLA 配型完全相合的志愿者。父母或兄弟姐妹中 HLA 配型半相合者同样可以作为供者。造血干细胞移植应在第一次完全缓解期内进行，移植后 5 年无病生存率为 50% 左右。移植前未达完全缓解者，则复发率高。

➢ 考点提示：急性白血病的治疗。

【预后】

急性白血病若不经特殊治疗，平均生存期仅 3 个月左右，短者甚至在诊断数日后即死亡。经过现代治疗，已有不少患者获得病情缓解，长期存活。对于急性淋巴细胞白血病，1 ～ 9 岁且白细胞计数＜ 50×10^9/L 预后最好，完全缓解后经过巩固与维持治疗，50% ～ 70% 的患者能够长期生存，甚至治愈。女性急性淋巴细胞白血病预后好于男性。年龄偏大、白细胞计数较高的急性白血病预后不良。急性早幼粒细胞白血病若能避免早期死亡，则预后良好，多可治愈。继发性急性白血病、复发、多药耐药、需较长时间化疗才能缓解及合并髓外白血病者，预后均较差。急性淋巴细胞白血病患者有 t（9；22）且白细胞计数＞ 25×10^9/L 者预后差。

第三节　慢性白血病

慢性白血病（CL）的细胞分化停滞在较晚的阶段，多为较成熟幼稚细胞和成熟细胞，病情发展缓慢，自然病程为数年。我国慢性白血病以慢性髓细胞性白血病（CML）为主，本节主要描述慢性髓细胞性白血病。慢性髓细胞性白血病是一种发生在多能造血干细胞上的恶性骨髓增生性疾病。临床以脾大、白细胞计数异常增多和 Ph 染色体阳性为特征。病程发展缓慢，可经历慢性期、加速期和急变期 3 个时期。20% ～ 25% 的病例无加速期，直接由慢性期进入急变期。

【临床表现】

CML 在我国白血病中的发病率仅次于急性粒细胞白血病和急性淋巴细胞白血病，各年龄组均可发病，以中年最多见，中位发病年龄 53 岁，男性多于女性。起病缓慢，早期常无自觉症状。患者可因健康检查或因其他疾病就医时才发现血象异常或脾大而被确诊。

（一）慢性期

一般持续 1 ～ 4 年。患者有乏力、低热、多汗或盗汗、体重减轻等代谢亢进的症状，由于脾大而自觉左上腹坠胀感。常以脾大为最显著体征，往往就医时脾已达脐或脐以下，质地坚实，平滑，无压痛。如发生脾梗死，则脾区压痛明显，并有摩擦音。肝明显肿大者少见。部分患者有胸骨中、下段压痛。白细胞计数极度增多时可出现“白细胞淤滞症”的相关表现。

1．血象　白细胞计数明显增多，常超过 20×10^9/L，晚期可达 100×10^9/L 以上，外周血涂片粒细胞显著增多，可见各阶段粒细胞，以中性中幼、晚幼和杆状核粒细胞居多；原始（Ⅰ＋Ⅱ）细胞＜ 10%；嗜酸性粒细胞、嗜碱性粒细胞增多，后者有助于诊断。早期血小板多在正常水平，部分患者增多；晚期血小板渐减少，并出现贫血。

2．中性粒细胞碱性磷酸酶（NAP）　中性粒细胞碱性磷酸酶活性减低或呈阴性反应。治疗有效时中性粒细胞碱性磷酸酶活性可以恢复，疾病复发时又下降，合并细菌性感染时可略升高。

3．骨髓象　骨髓增生明显至极度活跃，以粒系为主，粒 / 红比例明显增高，其中中性中幼、晚幼及杆状核粒细胞明显增多，原始细胞＜ 10%。嗜酸性、嗜碱性粒细胞增多。红细胞相对减少。巨核细胞正常或增多，晚期减少。

4．细胞遗传学及分子生物学改变　95% 以上的 CML 细胞中出现 Ph 染色体。5% 的 CML 有 *BCR-ABL* 融合基因阳性，而 Ph 染色体阴性。

5．血液生化　血中尿酸浓度增高。血清中乳酸脱氢酶增高。

（二）加速期

患者常有发热、虚弱、进行性体重下降、骨骼疼痛，脾持续或进行性增大，逐渐出现贫血和出血。原来有效的药物变得失效。加速期可持续几个月到数年。

外周血或骨髓原始细胞≥ 10%，外周血嗜碱性粒细胞≥ 20%，可出现不明原因的血小板持续减少或增加。除 Ph 染色体外，还出现其他染色体异常。

（三）急变期

急变期为 CML 的终末期，临床表现与急性白血病相似。急性变预后极差，患者往往在数月内死亡。具有以下任何一项提示进入急变期：①外周血中原粒细胞＋早幼粒细胞＞ 20%；②骨髓中原始细胞＞ 20%；③髓外原始细胞浸润。

➢ 考点提示：慢性髓细胞性白血病的临床表现。

【诊断与鉴别诊断】

（一）诊断

根据典型的血象、骨髓象特点，脾大及 Ph 染色体阳性，诊断 CML 不难。对于临床上符合 CML 而 Ph 染色体阴性者，应进一步完善 *BCR-ABL* 融合基因检测。确诊后应予以准确分期，以便指导治疗，评估预后。

（二）鉴别诊断

1．类白血病反应　类白血病反应常并发于严重感染、恶性肿瘤等基础疾病，并有相应原发病的临床表现。白细胞计数可达 50×10^9/L。粒细胞胞质中常有中毒颗粒和空泡。嗜酸性粒细胞和嗜碱性粒细胞不增多。中性粒细胞碱性磷酸酶反应强阳性。Ph 染色体阴性。血小板和血红蛋白大多正常。原发病控制后，类白血病反应亦随之消失。

2．骨髓纤维化　原发性骨髓纤维化脾大显著，血象中白细胞计数增多，并出现幼粒细胞等，易与慢性髓细胞性白血病混淆。但原发性骨髓纤维化的外周血白细胞计数一般比慢性髓细胞性白血病少，多不超过 30×10^9/L，且波动不大。中性粒细胞碱性磷酸酶反应阳性。此外，幼红细胞持续出现于外周血中，红细胞形态异常，特别是泪滴形红细胞易见。多次、多部位骨髓穿刺干抽。骨髓活检网状纤维染色阳性。Ph 染色体和 *BCR-ABL* 融合基因阴性是重要鉴别诊断依据。

3．其他原因引起的脾大　血吸虫病、慢性疟疾、黑热病、肝硬化、脾功能亢进等均有脾大。但各病均有各自原发病的临床特点，并且血象及骨髓象无慢性髓细胞性白血病的改变。Ph 染色体阴性。

【治疗】

慢性髓细胞性白血病一旦急性变，治疗将很难奏效，因此应着重于慢性期的治疗。第一代酪氨酸激酶抑制药甲磺酸伊马替尼（商品名格列卫）的问世给慢性髓细胞性白血病的治疗带来了革命性的变化，如有条件，应早期应用甲磺酸伊马替尼避免疾病转化和进展，力争分子水平的缓解和治愈。

（一）高白细胞血症的处理

临床常用羟基脲和别嘌醇，详见本章第二节。

（二）化疗

化疗虽可使大多数 CML 患者的血象及异常体征得到控制，但患者的中位生存期（40 个月左右）并未改善。羟基脲为当前首选的化疗药物，其作用迅速，能使白细胞快速减少。开始剂量为 2 ～ 3 g/d，分 2 次口服，待白细胞计数下降到（10 ～ 20）$\times10^9$/L 时减量，用小剂量维持，0.5 ～ 1 g/d。为防止细胞过多、过快破坏引起尿酸性肾病，应加服别嘌醇并补充水分和碱化尿液。此外，也可选用白消安片（马利兰）、阿糖胞苷、高三尖杉酯碱、靛玉红及其他联合化疗方案。

（三）α 干扰素

α 干扰素能使 50% ～ 70% 患者获得完全血液学缓解，Ph 染色体受抑制而得以无病生存。剂量为 300 万～ 500 万 U/（m^2・d），肌内注射或皮下注射，每周 3 ～ 7 次，持续用数月至数年不等。α 干扰素可与其他化疗药物联合应用，疗效更好。常见副作用有发热、全身肌肉和骨骼疼痛、乏力、恶心等。

（四）分子靶向治疗

甲磺酸伊马替尼是第一代酪氨酸激酶抑制药，通过抑制 *BCR-ABL* 融合基因的产物 P_{210} 和 P_{190}，抑制 *BCR-ABL* 阳性细胞的增殖。2001 年开始的 IRIS 临床试验结果表明，CML 患者应用格列卫治疗 7 年，血液学缓解率为 97%，完全细胞遗传学缓解率为 82%，疗效持久、确切，目前是 CML 患者慢性期推荐的一线治疗药物，治疗剂量为 400 mg/d，顿服。不良反应包括恶心、呕吐、腹泻、肌肉痉挛、皮疹、水肿、粒细胞缺乏、血小板减少和贫血。对于格列卫不耐受或者耐药患者，建议给予尼洛替尼或达沙替尼治疗。

（五）造血干细胞移植

同种异基因骨髓移植是目前普遍认可的根治性标准治疗。应在慢性期待血象和体征控制后尽早施行，年龄以45岁以下者为宜。其3～5年无病生存率为60%～80%，复发率为20%～25%。

➢ 考点提示：CML患者首选的化疗药物。

【预后】

CML化疗后患者中位生存期39～47个月，5年生存率25%～35%，8年生存率8%～17%，个别可生存10～20年。影响CML的主要预后因素：①初诊时预后风险积分；②治疗方式；③病程演变。近年来，造血干细胞移植联合伊马替尼治疗CML已经取得非常好的疗效，患者生存期显著延长。

思考题

1．急性白血病的临床表现有哪些？

2．白血病如何分类？

3．我国白血病的分布特点？

4．白血病如何进行化疗？

（丁　洁）

第四十章

淋巴瘤

第四十章数字资源

学习目标

通过本章内容的学习，学生应能：

识记：

描述淋巴瘤的临床表现、诊断依据及临床分期。

理解：

1. 区分淋巴瘤的常见分型。
2. 概括淋巴瘤的治疗原则。

应用：

1. 根据患者的临床表现及实验室检查结果做出初步诊断。
2. 根据病情拟定治疗计划，正确评估预后。
3. 对患者进行健康教育。

案例导入

某患者，女性，53岁。双侧颈部淋巴结肿大伴发热1周。患者1周前发现双侧颈部淋巴结肿大，无疼痛，同时伴发热，无盗汗、咳嗽，自服“抗感冒药”3 d，症状无明显改善。4 d前患者到本院门诊就诊，测体温37.8 ℃，行颈部淋巴结活检，今日收入院治疗。发病以来，患者饮食、睡眠好，排尿及排便正常，体重无明显变化。既往身体健康，否认传染病病史及其接触史，无烟、酒嗜好，家族中无类似患者。体格检查：体温37.5 ℃，脉搏85次/分，呼吸18次/分，血压130/80 mmHg。皮肤未见出血点和皮疹，右侧颈部有手术瘢痕，左侧颈部和右侧腹股沟区各触及2个肿大淋巴结，最大者约2.5 cm×1.5 cm，均活动，无压痛，其余浅表淋巴结未触及肿大。心脏、肺、腹部查体未见明显异常。实验室检查：血常规示Hb 132 g/L，WBC 6.5×10^9/L，N 0.56，L 0.39，M 0.05，PLT 214×10^9/L。尿常规（–），粪便隐血（–）。右侧颈部淋巴结活检结果：淋巴结构破坏，在多种细胞成分（淋巴细胞、浆细胞、嗜酸性粒细胞和原纤维细胞等）中见多个里-施（Reed-Sternberg）细胞伴坏死，细胞免疫表型为CD30（+）、CD15（+）。

问题与思考：

1. 初步诊断和诊断依据是什么？应与哪些疾病相鉴别？
2. 为明确诊断，需要进一步做哪些检查？
3. 治疗原则是什么？

淋巴瘤（lymphoma）是原发于淋巴结或结外淋巴组织的恶性肿瘤。临床以进行性无痛性淋巴结肿大为主要表现，常伴发热、肝大与脾大，晚期出现贫血和恶病质。按组织病理学改变，淋巴瘤可分为霍奇金淋巴瘤（Hodgkin's lymphoma，HL）和非霍奇金淋巴瘤（non-hodgkin lymphoma，NHL）两大类。淋巴瘤患者以 20 ～ 40 岁为多见，男性发病率明显高于女性。城市发病率高于农村。

【病因及发病机制】

淋巴瘤的病因及发病机制尚不明确，但病毒学说颇受重视。研究发现，EB 病毒与伯基特（Burkitt）淋巴瘤关系密切，罹患伯基特淋巴瘤人群的血清中 EB 抗体滴度明显高于未发病者。胃黏膜淋巴瘤是一种 B 细胞黏膜相关淋巴组织（MALT）淋巴瘤，幽门螺杆菌抗原的存在与其发病有密切的关系，抗幽门螺杆菌治疗可改善其病情，幽门螺杆菌感染可能是该类淋巴瘤的病因。

此外，遗传性或获得性免疫缺陷患者伴发淋巴瘤者较正常人多，器官移植后长期应用免疫抑制药而发生恶性肿瘤者，其中 1/3 为淋巴瘤。干燥综合征患者中淋巴瘤的发病率比一般人高。故现认为患者的免疫功能低下也与淋巴瘤的发病有关。

【病理和分型】

（一）霍奇金淋巴瘤

病理组织学检查发现里 - 施细胞是霍奇金淋巴瘤的特点。里 - 施细胞大小不一，多数体积较大，形态极不规则。核外形不规则，可呈“镜影”状，也可为多叶或多核，偶有单核。目前采用 2001 年世界卫生组织（WHO）的淋巴造血系统肿瘤分类，分为结节性淋巴细胞为主型霍奇金淋巴瘤和经典霍奇金淋巴瘤两大类。经典霍奇金淋巴瘤又包括结节硬化型、富于淋巴细胞型、混合细胞型和淋巴细胞削减型。国内以混合细胞型为最常见，结节硬化型次之，其他各型均较少见。各型并非固定不变，淋巴细胞为主型的 2/3 可向其他各型转化，仅结节硬化型较为固定。霍奇金淋巴瘤的组织分型与预后有密切关系。霍奇金淋巴瘤通常从原发部位向邻近淋巴结依次转移，越过邻近淋巴结向远处淋巴结区的跳跃性播散较少见。

（二）非霍奇金淋巴瘤

非霍奇金淋巴瘤病变的淋巴结切面外观呈鱼肉样，大部分为 B 细胞来源，镜下正常淋巴结结构被破坏，淋巴滤泡和淋巴窦可消失。增生或浸润的淋巴瘤细胞成分单一、排列紧密。非霍奇金淋巴瘤易发生早期远处扩散。有的病例在临床确诊时已播散至全身。侵袭性非霍奇金淋巴瘤常原发累及结外淋巴组织，发展迅速，往往呈跳跃性播散，越过邻近淋巴结向远处淋巴结转移。非霍奇金淋巴瘤是一组具有不同的组织学特点和起病部位的淋巴瘤，分型众多，2008 年 WHO 提出了淋巴组织肿瘤分型新方案（表 6-40-1），该方案既考虑了形态学的特点，也反映了应用单克隆抗体、细胞遗传学和分子生物学等新技术对淋巴瘤的新认识，使淋巴瘤的分类和诊断趋于统一。

表 6-40-1　淋巴组织肿瘤分型（WHO，2008）

前驱淋巴性肿瘤	成熟 B 细胞来源肿瘤	成熟 T/ 自然杀伤（NK）细胞淋巴瘤
母细胞性浆细胞样树突状细胞肿瘤	慢性淋巴细胞白血病 / 小淋巴细胞淋巴瘤	T 前淋巴细胞白血病
谱系未定的急性白血病	B 前淋巴细胞白血病	T 大颗粒淋巴细胞白血病
急性未分化白血病	脾边缘带淋巴瘤	慢性 NK 细胞淋巴增殖性疾病
混合表型急性白血病，有 / 无重现性遗传学异常	毛细胞白血病	侵袭性 NK 细胞白血病
前驱淋巴性肿瘤	脾淋巴瘤 / 白血病，不能分类	成人 T 细胞白血病 / 淋巴瘤
B 淋巴母细胞白血病 / 淋巴瘤，非特殊类型	淋巴浆细胞性淋巴瘤	EB 病毒相关的克隆性淋巴组织增殖性疾病（儿童）
	重链病	结外 NK/T 细胞淋巴瘤，鼻型

续表

前驱淋巴性肿瘤	成熟 B 细胞来源肿瘤	成熟 T/ 自然杀伤（NK）细胞淋巴瘤
B 淋巴母细胞白血病 / 淋巴瘤伴重现性细胞遗传学异常 T 淋巴母细胞白血病 / 淋巴瘤	浆细胞骨髓瘤 / 浆细胞瘤 结外黏膜相关淋巴组织边缘带 B 细胞淋巴瘤（黏膜相关淋巴组织淋巴瘤） 原发皮肤滤泡中心淋巴瘤 滤泡性淋巴瘤 结内边缘带 B 细胞淋巴瘤 套细胞淋巴瘤 弥漫大 B 细胞淋巴瘤（DLBCL），非特殊类型 细胞 / 组织细胞丰富的大 B 细胞淋巴瘤 原发皮肤 DLBCL，腿型 老年人 EB 病毒阳性 DLBCL 伯基特淋巴瘤 介于 DLBCL 和伯基特淋巴瘤之间不能分类的 B 细胞淋巴瘤 介于 DLBCL 和经典霍奇金淋巴瘤之间不能分类的 B 细胞淋巴瘤	肠病相关 T 细胞淋巴瘤 肝脾 T 细胞淋巴瘤 皮下脂膜炎样 T 细胞淋巴瘤 蕈样肉芽肿 塞扎里（Sezary）综合征 原发性皮肤间变性大细胞淋巴瘤 外周 T 细胞淋巴瘤，非特殊类型 血管免疫母细胞 T 细胞淋巴瘤 ALK 阳性间变性大细胞淋巴瘤 ALK 阴性间变性大细胞淋巴瘤

➢ 考点提示：霍奇金淋巴瘤和非霍奇金淋巴瘤的病理学特征。

【临床表现】

淋巴瘤细胞增生引起淋巴结肿大和压迫症状，侵犯器官和组织，引起各系统症状，是霍奇金淋巴瘤和非霍奇金淋巴瘤临床表现的共同之处，但两者的病理组织学变化不同，也形成了各自的临床表现。

（一）霍奇金淋巴瘤

霍奇金淋巴瘤多见于青年，儿童少见。首发症状常是无痛性颈部或锁骨上淋巴结进行性肿大（占 60% ~ 80%），其次为腋窝淋巴结肿大。肿大的淋巴结可以活动，也可以相互粘连融合成块，触诊有软骨样感觉。淋巴结肿大可压迫邻近器官或肿瘤细胞侵犯其他器官而产生相应症状。饮酒后引起的淋巴结疼痛为霍奇金淋巴瘤所特有，但并非每一个霍奇金淋巴瘤患者都是如此。

发热、盗汗、瘙痒及消瘦等全身症状较多见。30% ~ 40% 的霍奇金淋巴瘤患者以原因不明的持续发热为起病症状。可有局部及全身皮肤瘙痒，多为年轻女性。瘙痒可为霍奇金淋巴瘤的唯一全身症状。

（二）非霍奇金淋巴瘤

相对霍奇金淋巴瘤，非霍奇金淋巴瘤的临床表现有如下特点：①随年龄增长而发病增多，男性多于女性；②非霍奇金淋巴瘤有远处扩散和结外侵犯倾向，对各器官的侵犯较霍奇金淋巴瘤多见，以咽淋巴环、胃肠道、骨髓、皮肤及中枢神经系统受累多见；③常以高热或各器官、系统症状发病，无痛性颈部和锁骨上淋巴结进行性肿大为首发表现者较霍奇金淋巴瘤少；④皮肤受累较霍奇金淋巴瘤常见，表现为肿块、皮下结节、浸润性包块、溃疡等；⑤发热、消瘦、盗汗等全身症状和皮肤瘙痒均较霍奇金淋巴瘤少见；⑥除惰性淋巴瘤外，一般发展迅速。

➢ 考点提示：淋巴瘤的临床表现。

【辅助检查】

（一）血液和骨髓检查

霍奇金淋巴瘤常有轻或中度贫血，约 1/5 患者嗜酸性粒细胞增多。骨髓被广泛浸润或发生脾功能亢进时，可有全血细胞减少。骨髓涂片找到里 - 施细胞是霍奇金淋巴瘤骨髓浸润的依据。

非霍奇金淋巴瘤白细胞计数多正常，伴有淋巴细胞绝对和相对增多。晚期并发急性淋巴细胞白血病时，可呈现白血病样血象和骨髓象。

（二）实验室其他检查

疾病活动期有红细胞沉降率加快，血清乳酸脱氢酶、β_2 微球蛋白升高。如血清碱性磷酸酶活力或血钙增加，提示骨骼累及。B 细胞非霍奇金淋巴瘤可并发抗人球蛋白试验阳性或阴性的溶血性贫血，少数可出现单克隆 IgG 或 IgM。中枢神经系统受累时脑脊液中蛋白升高。

（三）影像学检查

1．浅表淋巴结的检查　B 超检查和放射性核素显像可以发现体格检查时触诊的遗漏。

2．纵隔与肺的检查　胸部 X 线检查可了解纵隔增宽、肺门增大、胸腔积液及肺部病灶等情况。胸部 CT 可确定纵隔与肺门淋巴结肿大。

3．腹腔、盆腔淋巴结的检查　剖腹探查病理学检查结果表明，淋巴造影阳性符合率为 98%，阴性符合率为 97%，CT 阳性符合率为 65%，阴性符合率为 92%。但 CT 能显示淋巴造影不能检查到的脾门、肝门、肠系膜淋巴结的情况，故 CT 是腹部检查的首选方法。B 超检查的准确性不及 CT，重复性差，受肠气干扰较严重，但在无 CT 设备时仍不失为一种较好的检查方法。

4．肝、脾的检查　CT、B 超、放射性核素显像及 MRI 只能查出单发或多发结节，对弥漫性浸润或粟粒样小病灶难以发现。一般认为，有两种以上影像学诊断同时显示实质性占位病变时，才能确定肝、脾受累。

5．淋巴瘤病灶的检查　正电子发射计算机体层显像（PET/CT）可以显示淋巴瘤病灶及部位，是一种根据生化影像来进行肿瘤定性及定位诊断的方法。

（四）病理学检查

选取较大的淋巴结，将其完整取出，避免挤压，切开后在玻片上做淋巴结印片。深部淋巴结可依靠 B 超或在 CT 引导下细针穿刺涂片，做细胞病理学检查。病理学检查是诊断淋巴瘤的基本方法。

（五）剖腹探查

剖腹探查一般不易被患者接受。但必须为诊断及临床分期提供可靠依据时，如发热待查病例，临床高度怀疑淋巴瘤，B 超发现有腹腔淋巴结肿大但无浅表淋巴结或病灶可供活检的情况下，为肯定诊断，或准备单用扩大照射治疗霍奇金淋巴瘤前，为明确分期诊断，有时需要剖腹探查，同时切除脾并做活检。

【诊断与鉴别诊断】

（一）诊断

有无痛性、进行性淋巴结肿大，伴发热、盗汗、消瘦等全身症状者，经淋巴结病理组织学证实即可确诊。采用单克隆抗体、细胞遗传学和分子生物学技术，按 WHO（2008）的淋巴组织肿瘤分型标准分型。

（二）分期和分组

明确淋巴瘤的诊断和分型后，还需根据淋巴瘤的分布范围，按照 Ann Arbor（1966 年）提出的霍奇金淋巴瘤临床分期方案（非霍奇金淋巴瘤也参照使用）进行分期。

Ⅰ期：病变仅限于 1 个淋巴结区（Ⅰ）或单个结外器官局部受累（Ⅰ E)。

Ⅱ期：病变累及横膈同侧两个或更多的淋巴结区（Ⅱ)，或病变局限侵犯淋巴结以外器官及横膈同侧 1 个以上淋巴结区（Ⅱ E)。

Ⅲ期：病变累及横膈两侧淋巴结区（Ⅲ)，伴脾累及（Ⅲ S）或结外器官局限受累（Ⅲ E)，或脾与局限性结外器官同时受累（Ⅲ SE)。

Ⅳ期：1 个或多个结外器官受到广泛性或播散性侵犯，伴或不伴淋巴结肿大。肝或骨髓只要受累，均属Ⅳ期。

累及的部位可采用下列记录符号：E. 结外；X. 直径 10 cm 以上的巨块；M. 骨髓；S. 脾；H. 肝；O. 骨骼；D. 皮肤；P. 胸膜；L. 肺。

按全身症状的有无，每一个临床分期分为 A、B 两组。无症状者为 A，有症状者为 B。全身症状包括 3 个方面：①发热，体温 38 ℃以上，连续 3 d 以上，且无感染原因；② 6 个月内体重减轻 10% 以上；③盗汗：即入睡后出汗。

➢ 考点提示：淋巴瘤的临床分期与分组。

（三）鉴别诊断

1．局部淋巴结肿大要排除淋巴结炎和恶性肿瘤转移。结核性淋巴结炎多局限于颈部两侧，可彼此融合，与周围组织粘连，晚期由于软化、溃破而形成窦道。

2．以发热为主要表现的淋巴瘤须与结核病、败血症、结缔组织病、坏死性淋巴结炎和恶性组织细胞病等鉴别。

3．结外淋巴瘤须与相应器官的其他恶性肿瘤相鉴别。

4．里 - 施细胞对霍奇金淋巴瘤的病理组织学诊断有重要价值，但也可见于传染性单核细胞增多症、结缔组织病或其他恶性肿瘤，因此在缺乏霍奇金淋巴瘤的其他组织学改变时，单独见到里 - 施细胞不能确诊霍奇金淋巴瘤。

【治疗】

淋巴瘤的主要治疗措施是放疗和化疗。近年来，生物治疗、造血干细胞移植等治疗手段的发展也为淋巴瘤患者带来获益，应根据正确的病理分型、疾病分期、预后以及生理状态制订合理的治疗方案。

（一）以化疗为主的化疗与放疗结合的综合治疗

1．霍奇金淋巴瘤

(1) 放疗：放疗区域除累及的淋巴结和组织以外，还应包括可能侵及的淋巴结和组织，实施所谓的扩大照射。病变在膈上采用斗篷式，照射部位包括两侧从乳突端至锁骨上及锁骨下、腋下、肺门、纵隔至横膈的淋巴结。注意保护肱骨头、喉部及肺部免受照射。膈下采取倒“Y”字式照射，包括从膈下淋巴结到腹主动脉旁、盆腔及腹股沟淋巴结，同时照射脾区。剂量为 30 ～ 40 Gy，3 ～ 4 周为 1 个疗程。1966 年 Kaplan 通过随机对照临床试验表明扩大照射可治愈早期局限性霍奇金淋巴瘤。现在扩大照射主要用于霍奇金淋巴瘤的Ⅰ A 或Ⅱ A 期（表 6-40-2)。

表 6-40-2 霍奇金淋巴瘤治疗方法的选择

临床分期	主要疗法
Ⅰ A，Ⅱ A	扩大照射：膈上用斗篷式，膈下用倒“Y”字式
Ⅰ B，Ⅱ B，Ⅲ A，Ⅲ B，Ⅳ	联合化疗 + 局部照射

(2) 化疗：对照研究表明，联合化疗对霍奇金淋巴瘤的疗效不逊于放疗，甚至比放疗好，而且化疗不会影响儿童的发育，也避免了剖腹探查病理分期对患者的损害。故霍奇金淋巴瘤的Ⅰ B、Ⅱ B 和Ⅲ ~ Ⅳ期患者，即使纵隔有大肿块或属淋巴细胞消减型者，均应采用化疗。1963 年 DeVita 提出 MOPP 方案，初治者的完全缓解率达 80%，5 年生存率达 75%，长期无病生存率达 50%。20 世纪 70 年代提出 ABVD 方案，对比研究表明，其缓解率和 5 年无病生存率均优于 MOPP 方案，且对生育功能影响小，不引起继发肿瘤，现在 ABVD 方案是霍奇金淋巴瘤患者的临床首选化疗方案。巨大肿块或化疗后残留的肿块可加用局部放疗。常用的霍奇金淋巴瘤化疗方案见表 6-40-3。

表 6-40-3 常用的霍奇金淋巴瘤化疗方案

方案	药物	剂量与用法
MOPP	氮芥（M）	4 mg/m^2，静脉注射，第 1 天及第 8 天
	长春新碱（O）	1 ~ 2 mg，静脉注射，第 1 天及第 8 天
	丙卡巴肼（P）	70 mg/（$m^2 \cdot d$），口服，第 1 ~ 14 天
	泼尼松（P）	40 mg/d，口服，第 1 ~ 14 天
ABVD	阿霉素（A）	25 mg/m^2
	博来霉素（B）	10 mg/m^2
	长春碱（V）	6 mg/m^2
	达卡巴嗪（D）	375 mg/m^2
		ABVD 4 种药均在第 1 天及第 15 天静脉注射 1 次

2．非霍奇金淋巴瘤

(1) 惰性淋巴瘤：发展较慢，放、化疗有效，但不易缓解。该组Ⅰ期和Ⅱ期放疗或化疗后患者存活时间可达 10 年，部分患者有自发性肿瘤消退。Ⅲ期和Ⅳ期患者化疗后虽会多次复发，但中位生存时间也可达 10 年。故主张观察和等待的姑息治疗原则，尽可能推迟化疗，如病情有所发展，可单独给予苯丁酸氮芥或环磷酰胺治疗。联合化疗可用 COP 方案或 CHOP 方案（表 6-40-4）。对进展不能控制者，可试用 CF 方案：环磷酰胺 0.6 g/m^2，静脉注射一次，氟达拉滨（fludarabine）25 mg/m^2，静脉滴注，每日 1 次，共 3 d。

(2) 侵袭性淋巴瘤：不论分期，侵袭性淋巴瘤均应以化疗为主，CHOP 方案的疗效与其他治疗非霍奇金淋巴瘤的化疗方案相比，疗效类似而毒性较低，为侵袭性非霍奇金淋巴瘤的标准治疗方案。对化疗残留肿块、局部巨大肿块或中枢神经系统累及者，可行局部放疗扩大照射（25 Gy）作为化疗的补充。

R-CHOP 方案（化疗前加用利妥昔单抗）可获得更好的疗效，是弥漫大 B 细胞淋巴瘤（DLBCL）治疗的经典方案，近 10 年随访结果表明，8 × R-CHOP 使 DLBCL 患者的总生存时间延长，达 4.9 年。

表 6-40-4　常用的非霍奇金淋巴瘤化疗方案

方案	药物	剂量与用法
COP	环磷酰胺（C） 长春新碱（O） 泼尼松（P）	400 mg/（m^2 · d），口服，第 1 ～ 5 天 1.4 mg/m^2，静脉注射，第 1 天 100 mg/（m^2 · d），口服，第 1 ～ 5 天 （每 3 周为 1 个周期）
CHOP	环磷酰胺（C） 阿霉素（H） 长春新碱（O） 泼尼松（P）	750 mg/m^2，静脉注射，第 1 天 50 mg/m^2，静脉注射，第 1 天 1.4 mg/m^2，静脉注射，第 1 天 100 mg/（m^2 · d），口服，第 1 ～ 5 天 （每 3 周为 1 个周期）
R-CHOP	利妥昔单抗（R） 环磷酰胺（C） 阿霉素（H） 长春新碱（O） 泼尼松（P）	375 mg/m^2，静脉注射，第 1 天 750 mg/m^2，静脉注射，第 1 天 50 mg/m^2，静脉注射，第 1 天 1.4 mg/m^2，静脉注射，第 1 天 100 mg/（m^2 · d），口服，第 1 ～ 5 天 （每 3 周为 1 个周期）

血管原始免疫细胞性 T 细胞淋巴瘤及伯基特淋巴瘤进展较快，如不积极治疗，患者几周或几个月内即会死亡，应采用强烈的化疗方案予以治疗。大剂量环磷酰胺组成的化疗方案对伯基特淋巴瘤有治愈作用，应考虑使用。

全身广泛散布的淋巴瘤或有向白血病发展倾向者或已转化成白血病的患者，可试用治疗淋巴细胞白血病的化疗方案。

➢ 考点提示：霍奇金淋巴瘤和非霍奇金淋巴瘤的经典治疗方案。

（二）生物治疗

1．单克隆抗体　非霍奇金淋巴瘤大部分为 B 细胞性，后者 90% 表达 CD20。霍奇金淋巴瘤的淋巴细胞为主型也高度表达 CD20。凡 CD20 阳性的 B 细胞淋巴瘤，均可用 CD20 单抗（利妥昔单抗）治疗。已有临床研究报告，方案前使用一次利妥昔单抗的 R-CHOP、R-ECHOP 等方案均可明显提高惰性或侵袭性 B 细胞淋巴瘤的完全缓解率，并延长无病生存时间。B 细胞淋巴瘤在造血干细胞移植前使用利妥昔单抗做体内净化，可以提高移植治疗的疗效。

2．干扰素　干扰素对蕈样肉芽肿和滤泡性小裂细胞型有部分缓解作用。

3．抗幽门螺杆菌药物　胃黏膜相关淋巴组织淋巴瘤经抗幽门螺杆菌治疗后，部分患者症状改善，淋巴瘤消失。

（三）骨髓或造血干细胞移植

造血干细胞移植是淋巴瘤常规治疗后进一步提高疗效的措施，常用于预后不良的高危病例，自身干细胞移植治疗侵袭性淋巴瘤比常规化疗增加长期生存率 30% 以上。55 岁以下、重要脏器功能正常、如属缓解期短、难治易复发的侵袭性淋巴瘤、4 个 CHOP 方案能使淋巴结缩小超过 3/4 者，可考虑全淋巴结放疗（即斗篷式合并倒“Y”字式扩大照射）及大剂量联合化疗后进行异基因或自身骨髓（或外周造血干细胞）移植，以期最大限度地杀灭肿瘤细胞，取得较长期缓解和无病存活。

（四）手术治疗

合并脾功能亢进者，如有切脾指征，可行脾切除术以提高血象，为以后化疗创造有利条件。

【预后】

淋巴瘤的治疗已取得了很大进步，霍奇金淋巴瘤已成为化疗可治愈的肿瘤之一。淋巴瘤预后与其组织类型和临床分期密切相关：淋巴细胞为主型预后最好，5 年生存率为 94.3%；其次是结节硬化型；混合细胞型较差；而淋巴细胞消减型最差，5 年生存率仅为 27.4%。

思考题

1．淋巴瘤的临床表现有哪些？
2．淋巴瘤如何进行分期及分组？

（丁　洁）

第七篇

内分泌和代谢性疾病

第四十一章

内分泌和代谢性疾病概论

第四十一章数字资源

思政之光

学习目标

通过本章内容的学习，学生应能：

识记：

1. 说出内分泌系统的组成。
2. 陈述激素的分类。

理解：

1. 解释内分泌系统功能的调节，尤其是反馈调节及反馈调节机制。
2. 概括内分泌疾病的分类、诊断和治疗原则。

应用：

1. 运用内分泌系统的反馈调节机制解释内分泌腺体功能异常时的激素检查结果。
2. 对多种并发症共存的高龄糖尿病患者提供人文关怀和照顾。

内分泌系统由固有的内分泌腺（垂体、甲状腺、甲状旁腺、肾上腺、胰岛、性腺）和散在于心血管、胃、肠、肾、脂肪组织、脑（尤其是下丘脑）等部位的内分泌组织和细胞构成。内分泌腺体（以合成和分泌激素为主要功能的器官）和内分泌细胞所分泌的激素可通过血液循环作用于靶组织（内分泌），也可通过细胞外液作用于局部或邻近部位（旁分泌），还可以直接作用于自身细胞（自分泌）发挥调控作用。要使激素发挥作用，就必须识别微量激素的受体，并在与激素结合后，受体的立体构象发生改变，进而通过第二信使在细胞内进行信号放大和转导，促进蛋白质的合成和酶促反应，表达其生物学活性。

【激素的分类与作用机制】

（一）激素的分类

已知的激素和化学介质达 150 种，根据其化学特性分为 4 类。

1．肽类激素　如胰岛素、生长激素、促肾上腺皮质激素、降钙素等。

2．氨基酸激素　氨基酸激素包括甲状腺素（T_4）和三碘甲腺原氨酸（T_3），由酪氨酸与碘偶联而成。

3．类固醇激素　类固醇激素由胆固醇转换而来，包括糖皮质激素、雄激素、雌激素和活性维生素 D_3 等。

4．胺类激素　胺类激素由氨基酸转化而来，如由酪氨酸转化而来的肾上腺素、去甲肾上腺素、多巴胺，由色氨酸转化而来的褪黑素等。

（二）激素的作用机制

激素要发挥作用，首先必须转变为具有活性的激素，如 T_4 转变为 T_3，以便与其特异性受体结合。根据激素受体所在部位不同，可将激素作用机制分为两类。①作用于细胞膜受体：肽类激素、胺类激素、细胞因子、前列腺素；②作用于细胞核内受体：类固醇激素、T_3、维生素

D、视黄酸（维生素 A 酸）。受体有两个功能，一是识别微量的激素，二是与激素结合后可将信息在细胞内转变为生物活性物质。

【内分泌系统的调节】

（一）神经系统与内分泌系统的相互调节

内分泌系统直接由下丘脑调控，下丘脑含有重要的神经核，具有神经分泌细胞的功能，可以合成、释放和抑制激素，通过垂体门静脉系统进入腺垂体，调节腺垂体各种分泌细胞激素的合成和分泌。下丘脑视上核及室旁核分别分泌血管升压素（抗利尿激素）和催产素，经过神经轴突进入神经垂体，贮存并由此向血液释放激素。通过腺垂体所分泌的激素对靶腺（如肾上腺、甲状腺和性腺）进行调控，亦可直接对靶器官、靶细胞进行调节（表 7-41-1）。下丘脑是联系神经系统和内分泌系统的枢纽，也受中枢神经系统其他各部位的调控。神经细胞具有传导神经冲动的能力，它们可分泌各种神经递质，如去甲肾上腺素、乙酰胆碱、5- 羟色胺、多巴胺、γ- 氨基丁酸等，通过突触后神经细胞表面的膜受体，影响神经分泌细胞。内分泌系统对神经系统也有影响。神经系统是许多激素的重要靶部位，某些激素水平异常能使患者出现神经精神症状。

表 7-41-1　下丘脑、垂体激素及其靶器官（组织）

下丘脑激素	腺垂体细胞	垂体激素	靶器官（组织）	靶器官（组织）激素
促肾上腺皮质激素释放激素（CRH）	促肾上腺皮质激素分泌细胞	促肾上腺皮质激素（ACTH）	肾上腺	皮质醇
促甲状腺激素释放激素（TRH）	促甲状腺激素分泌细胞	促甲状腺素（TSH）	甲状腺	甲状腺激素（T_3、T_4）
促性腺激素释放激素（GnRH）	促性腺激素分泌细胞	黄体生成素（LH）、促卵泡激素（FSH）	性腺（睾丸、卵巢）	睾酮（男性）、雌二醇、黄体酮（女性）、抑制素
生长激素释放激素（GHRH）	生长激素分泌细胞	生长激素（GH）	肝	胰岛素样生长因子 1（IGF-1）
生长抑素（SST，SRIF）	生长激素分泌细胞	生长激素（GH）	多种细胞	
催乳素释放因子（PRF）	催乳素分泌细胞	催乳素（PRL）	乳腺	
催乳素释放抑制激素（PRIH）	催乳素分泌细胞	催乳素（PRL）		

（二）内分泌系统的反馈调节

垂体分泌促激素促使靶腺激素合成和分泌，靶腺激素又可作用于下丘脑和垂体，对其相应的激素起兴奋和抑制作用，称为反馈作用。下丘脑、垂体与靶腺（甲状腺、肾上腺皮质和性腺）之间存在反馈调节。如 CRH 通过垂体门静脉系统刺激垂体促肾上腺皮质激素分泌细胞分泌 ACTH，而 ACTH 水平增高又可兴奋肾上腺皮质束状带分泌皮质醇，使血液皮质醇浓度升高，而皮质醇浓度升高反过来可作用于下丘脑，抑制 CRH 的分泌，并在垂体部位抑制 ACTH 的分泌，从而减少肾上腺分泌皮质醇，维持三者之间的动态平衡。这种通过先兴奋、后抑制达到相互制约保持平衡的机制，称为负反馈。但在月经周期中，除有负反馈调节外，还有正反馈调节，如 FSH 刺激卵巢使卵泡生长，通过分泌雌二醇，卵巢不仅使 FSH 分泌增加，而且还可促进黄体生成素及其受体数量增加，以便达到共同兴奋，促进排卵和黄体形成，这是一种相互促进，为完成一定的生理功能所必需。反馈调节现象也见于内分泌腺和体液代谢物质之间，如胰岛 B 细胞的胰岛素分泌与血糖浓度之间成正相关，血糖升高可刺激胰岛素分泌，而血糖过低可抑制胰岛素分泌。应激时，血管升压素可促使 ACTH、PRL 和 GH 分泌增加，而全身性疾病时则可抑制下丘脑 - 垂体 - 甲状腺轴，减少甲状腺激素的分泌，导致低 T_3、低 T_4 综合征。

（三）神经、内分泌和免疫系统的相互调节

神经、内分泌和免疫系统之间可通过相同的肽类激素和共有的受体相互作用，形成一个完整的调节环路。神经、内分泌系统对机体的免疫系统有调节作用，淋巴细胞膜表面有多种神经递质和激素的受体，表明神经、内分泌系统通过其递质或激素与淋巴细胞膜表面受体结合，从而介导免疫系统的调节，如糖皮质激素、前列腺素 E、性激素等可抑制免疫应答，而生长激素、胰岛素和甲状腺激素能促进免疫应答。免疫系统对神经、内分泌系统也有调节作用。免疫细胞本身能合成各种神经递质和内分泌激素，如淋巴细胞和巨噬细胞能产生 ACTH，并可被 CRH 兴奋，被糖皮质激素抑制。近年发现神经、内分泌细胞膜上有免疫反应产物（IL-1、IL-2、IL-3、IL-4、胸腺肽等细胞因子）的受体，提示免疫系统可通过细胞因子对神经、内分泌系统的功能产生影响。

【内分泌疾病的分类】

内分泌疾病根据其功能可分为功能亢进、功能减退或功能正常；根据病变部位可分为原发性（靶腺）和继发性（下丘脑 - 垂体）。

（一）激素产生过多

（1）内分泌腺肿瘤：如各种垂体肿瘤（生长激素瘤、促肾上腺皮质激素腺瘤、促甲状腺素瘤、催乳素瘤）、甲状腺瘤、甲状旁腺瘤、胰岛素瘤、醛固酮瘤、嗜铬细胞瘤等。

（2）多内分泌腺瘤：1 型、2A 型、2B 型。

（3）异位内分泌综合征：异位内分泌综合征由非内分泌组织肿瘤分泌过多激素或类激素所致。

（4）激素代谢异常：如严重肝病患者血中雌激素水平增高，雄烯二酮在周围组织转变为雌二醇增多。

（5）自身免疫：如格雷夫斯病的甲状腺刺激性抗体刺激甲状腺细胞表面的 TSH 受体，引起甲状腺功能亢进症。

（6）基因异常：基因的异常导致激素合成和释放调节的异常激素分泌过量，如糖皮质激素可抑制醛固酮增多症是由于染色体互换异常所致。

（7）外源激素摄入过量。

（二）激素产生减少

（1）内分泌腺破坏：自身免疫性损害、肿瘤压迫、感染、放射损伤、手术切除或损伤等。

（2）内分泌腺激素合成缺陷：如由于甲状腺激素合成酶缺陷引起的先天性甲状腺功能减退症。

（3）基因突变：发生在激素、激素受体、转录因子、酶及离子通道的基因突变均可导致激素缺乏。

（4）内分泌腺以外的疾病：如肾破坏性病变，不能对 25- 羟维生素 D_3 进行 1α 羟化而转变为具有活性的 1,25- 二羟维生素 D_3，也不能合成红细胞生成素。

（三）激素在靶组织抵抗

激素受体突变或者受体后信号转导系统障碍，导致激素在靶组织不能发挥作用，临床大多表现为功能减退或正常，但血中激素水平异常增高。如 2 型糖尿病的胰岛素抵抗来自脂肪细胞等细胞膜上胰岛素受体的病变。

【内分泌疾病的诊断原则】

完整的内分泌疾病的诊断应包括功能诊断、定位诊断、病因诊断 3 个方面。在临床诊断过程中，往往首先从临床表现及初步检查资料中确定功能诊断，然后经进一步检查，确定病变性质和病变部位，即定位诊断。至于病因诊断，凡能明确者，必须及早确定，以进行病因治疗。

（一）功能诊断

1．临床表现　典型症状和体征对诊断内分泌疾病有重要参考价值，而有些表现与内分泌疾病关系比较密切，如闭经、月经过少、性欲和性功能改变、毛发改变、生长障碍或过度、体重减轻或增加、头痛、视力减退、精神兴奋、抑郁、软弱无力、皮肤色素改变、紫纹、多饮、多尿、多血质、贫血及消化道症状等。应注意从非特异性临床表现中寻找内分泌功能紊乱和内分泌疾病的诊断线索。

2．实验室检查

（1）代谢紊乱证据：各种激素可以影响不同的物质代谢，包括糖、脂质、蛋白质、电解质和酸碱平衡，可测定基础状态下血糖、血脂、血清电解质等。

（2）血液激素浓度测定：血液激素浓度是内分泌腺功能的直接证据。一般采集空腹静脉血液标本测定。少数激素呈脉冲式分泌，需要限定特殊的采血时间。例如血浆皮质醇浓度需要采集 8 时和 16 时的标本。尿液中的激素代谢产物也可反映激素的水平，例如 17- 羟皮质类固醇可反映肾上腺分泌皮质醇的情况。通常收集 24 h 尿标本，可间接反映全天的激素分泌量，避免单点采血带来的误差。

（3）动态功能测定：主要有兴奋与抑制试验两类。兴奋试验多适用于分泌功能减退的情况，可估计激素的贮备功能，应用促激素试验探测靶腺的反应；抑制试验多适用于分泌功能亢进的情况，观察其正常反馈调节是否消失，有无自主性激素分泌过多，是否有功能性肿瘤存在，如地塞米松抑制试验。

➢ 考点提示：内分泌疾病功能诊断的实验室检查。

（二）定位诊断

定位诊断包括确定病变部位和病变性质，现有多种检查方法可帮助明确微小病变。

1．影像学检查　如蝶鞍 X 线检查、分层摄影、CT、MRI、B 超，属非侵袭性内分泌腺检查法，可鉴定下丘脑 - 垂体疾病，甲状腺及性腺疾病，肾上腺肿瘤、胰岛肿瘤等。

2．放射性核素检查　^{131}I 甲状腺扫描、^{131}I- 胆固醇肾上腺皮质扫描等。

3．细胞学检查　如细针穿刺细胞病理学检查、免疫细胞化学检查、精液检查、激素受体测定。

（三）病因诊断

1．自身抗体检测　如检测甲状腺球蛋白抗体（TGAb）、甲状腺过氧化物酶抗体（TPO-Ab）、促甲状腺激素受体抗体（TRAb）、胰岛素抗体、胰岛细胞抗体（ICA）、谷氨酸脱羧酶抗体（GAD-Ab）、抗肾上腺抗体等。抗体测定有助于明确内分泌疾病的性质以及自身免疫病的发病机制，甚至可作为早期诊断和长期随访的依据。

2．白细胞染色体检查　有无畸变、缺失、增多等。

3．HLA 鉴定　可进行 HLA 鉴定。

➢ 考点提示：内分泌疾病的诊断。

【内分泌疾病的防治原则】

（一）病因治疗

对病因已明确者，应积极治疗病因，如对结核病所致慢性肾上腺皮质功能减退症患者，应积极进行抗结核治疗。但目前多数内分泌疾病的病因尚未明确，因而不易彻底治愈，故主要治疗措施在于纠正功能异常。

（二）内分泌腺功能亢进的治疗

1．手术　手术切除导致功能亢进的肿瘤或增生组织。

2．放疗　利用放疗毁坏肿瘤或增生组织，减少激素的分泌。

3．针对内分泌腺体的药物治疗　抑制激素的合成和释放，如奥曲肽抑制多种激素（GH、PRL、胰岛素等）的分泌；溴隐亭抑制 PRL、GH 的分泌，并有缩小肿瘤的作用；咪唑类和硫脲类药物抑制甲状腺碘的氧化和有机结合，减少甲状腺激素的合成，治疗格雷夫斯病。

4．针对激素受体的药物治疗　如米非司酮可以阻断糖皮质激素受体，缓解库欣综合征患者的症状；肾上腺素受体阻断药普萘洛尔可以缓解甲状腺激素过多引起的肾上腺素受体活性增强。

5．针对内分泌腺肿瘤的化学治疗　如米托坦（双氯苯二氯乙烷）治疗肾上腺皮质癌。

6．放射性核素治疗　利用甲状腺细胞摄碘的特性，给予甲状腺功能亢进症患者 ^{131}I 治疗，利用射线杀伤甲状腺细胞。

➢ 考点提示：内分泌腺功能亢进的治疗。

（三）内分泌腺功能减退的治疗

1．外源性激素替代治疗或补充治疗　原则是“缺什么，补什么；缺多少，补多少；不多不少，一直到老”。如甲状腺功能减退者补充甲状腺激素（左甲状腺素、干甲状腺片）；肾上腺皮质功能减退者补充皮质醇（氢化可的松）。

2．直接补充激素产生的效应物质　如甲状旁腺功能减退者补充钙与活性维生素 D。

3．内分泌腺或组织移植　如胰岛细胞或胰腺移植、甲状旁腺组织移植等。

➢ 考点提示：内分泌腺功能减退的治疗。

思考题

1．内分泌系统的反馈调节机制是什么？

2．内分泌疾病的诊断原则是什么？

（王丽红）

第四十二章

甲状腺功能亢进症

第四十二章数字资源

学习目标

通过本章内容的学习，学生应能：

识记：

1. 说出甲状腺功能亢进症、格雷夫斯病、甲状腺危象和甲状腺功能亢进性心脏病的定义。
2. 描述格雷夫斯病的典型临床表现。

理解：

1. 分析格雷夫斯病的病因及发病机制。
2. 解释格雷夫斯病实验室及其他检查的临床意义。

应用：

1. 根据临床资料诊断格雷夫斯病。
2. 根据病情为患者拟定合适的治疗方案。
3. 诊断和处理甲状腺危象。

案例导入

某患者，女性，38 岁，家庭妇女，因“心悸、乏力、消瘦，伴颈部增粗 3 个月”就诊。患者 3 个月前无明诱因出现心悸、乏力，体重减轻约 7 kg，怕热、多汗，食欲亢进，失眠，自己发现颈部增粗，脾气急躁。自发病以来，患者易激动，睡眠欠佳。排尿正常。排便次数增多，每日 3 ~ 5 次。体格检查：体温 37.8 ℃，脉搏 108 次 / 分，呼吸 20 次 / 分，血压 130/80 mmHg，发育正常，消瘦体型，神志清楚，皮肤潮湿、细腻。双侧眼球突出。甲状腺Ⅱ度肿大，质软，无压痛，甲状腺上、下极可闻及血管杂音。双肺呼吸音清，心率 120 次 / 分，心律绝对不齐，第一心音强弱不一致，未闻及杂音。双手平举有震颤。辅助检查：①血常规 Hb 130 g/L，WBC 7.2×10^9/L，N 0.70，L 0.30；②血清甲状腺激素测定 T_3 6.9 nmol/L，T_4 292 nmol/L；③心电图示心房颤动。

问题与思考：

1. 该患者初步诊断和诊断依据是什么？应与哪些疾病鉴别？
2. 为明确诊断，下一步需要做哪些检查？
3. 本病的治疗原则是什么？

甲状腺功能亢进症（hyperthyroidism）简称甲亢，是指甲状腺腺体本身产生甲状腺激素过多而引起的甲状腺毒症。甲状腺毒症（thyrotoxicosis）是指体内甲状腺激素过多，引起以神经、循环、消化等系统兴奋性增高和代谢亢进为主要表现的一组临床综合征。根据甲状腺的功能状态，可将甲状腺毒症分为甲状腺功能亢进型和非甲状腺功能亢进型（表 7-42-1）。非甲状腺功能亢进症包括破坏性甲状腺毒症（destructive thyrotoxicosis）和服用外源性甲状腺激素所致甲状腺毒症。甲状腺功能亢进症病因复杂，其中以弥漫性毒性甲状腺肿最常见，弥漫性毒性甲状腺肿又称格雷夫斯病（Graves disease，GD），占全部甲状腺功能亢进症的 80% ～ 85%，临床主要表现为甲状腺毒症、甲状腺肿大、突眼征、胫前黏液性水肿。本章主要介绍格雷夫斯病。

表 7-42-1　甲状腺毒症的常见原因

甲状腺功能亢进症原因	非甲状腺功能亢进症原因
弥漫性毒性甲状腺肿（格雷夫斯病）	亚急性甲状腺炎
毒性结节性甲状腺肿	无症状型甲状腺炎
甲状腺自主高功能腺瘤	桥本甲状腺炎（包括萎缩性甲状腺炎）
碘致性甲状腺功能亢进症（碘甲亢，IIH）	产后甲状腺炎（PPT）
桥本甲状腺毒症	外源甲状腺激素替代
滤泡状甲状腺癌	异位甲状腺激素产生（卵巢甲状腺肿）
新生儿甲状腺功能亢进症	
妊娠一过性甲状腺毒症（GTT）	
垂体 TSH 腺瘤	

【病因及发病机制】

格雷夫斯病为器官特异性自身免疫病，其发生还与遗传和环境因素有关。

（一）自身免疫

格雷夫斯病患者的血清中存在针对甲状腺细胞 TSH 受体的特异性自身抗体，称为促甲状腺激素受体抗体（thyroid stimulating hormone receptor antibody，TRAb）。TRAb 有两种类型，即促甲状腺激素受体刺激性抗体（thyroid stimulating hormone receptor stimulating antibody，TSAb）和促甲状腺激素刺激阻断性抗体（thyroid stimulating hormone stimulation blocking antibody，TSBAb）。TSAb 与 TSH 受体结合，激活腺苷酸环化酶信号系统，导致甲状腺细胞增生和甲状腺激素合成、分泌增加，所以 TSAb 是格雷夫斯病的致病性抗体。95% 未经治疗的格雷夫斯病患者 TSAb 阳性，母体的 TSAb 也可以通过胎盘导致胎儿或新生儿发生甲状腺功能亢进症。TSBAb 与 TSH 受体结合，占据了 TSH 的位置，使 TSH 无法与受体结合，产生抑制效应，甲状腺细胞萎缩，甲状腺激素产生减少。50% ～ 90% 的格雷夫斯病患者也存在针对甲状腺的其他自身抗体。

格雷夫斯眼病（Graves' ophthalmopathy，GO）也称浸润性突眼，是本病的表现之一。其病理基础是眶后组织淋巴细胞浸润，细胞因子刺激成纤维细胞分泌黏多糖，沉积在眼外肌和眶后组织，导致突眼和眼外肌纤维化。

（二）遗传因素

本病有显著的遗传倾向，是一种复杂的多基因遗传疾病。临床上可见到家族性格雷夫斯病，同胞兄妹发病危险为 11.6%，单卵孪生子发病有较高的一致率。

（三）环境因素

环境因素参与格雷夫斯病的发生，感染、应激、皮质醇升高和性腺激素等的变化可能为本病的诱发因素，尤其是精神因素，当患者突然受到强烈的精神刺激时，可诱发甲状腺功能亢进症的发生。精神应激促使患者血中肾上腺皮质激素急剧升高，进而改变辅助性或抑制性 T 淋巴细胞的功能，使免疫反应增强，甲状腺功能亢进症症状加剧。

【病理】

（一）甲状腺

格雷夫斯病患者甲状腺呈对称性、弥漫性肿大，甲状腺内血管增生、充血。滤泡上皮细胞增生，呈高柱状或立方体形。滤泡腔内胶质减少或消失。甲状腺内淋巴细胞浸润，甚至出现淋巴组织生发中心。

（二）眼

非浸润性突眼患者无异常病理改变。浸润性突眼患者的眶后组织中有脂肪浸润，纤维组织增生，黏多糖和糖胺聚糖（glycosaminoglycan，GAG）沉积，透明质酸增多，淋巴细胞和浆细胞浸润。眼肌纤维增粗，纹理模糊，肌纤维透明变性、断裂和破坏。

（三）胫前黏液性水肿

病变部位可见黏蛋白样透明质酸沉积，肥大细胞、巨噬细胞和成纤维细胞浸润。

（四）其他

心肌、骨骼肌可见类似眼肌的改变，久病者肝内可见脂肪浸润、坏死，少数可引起骨质疏松。

【临床表现】

本病多见于女性，男性与女性发病之比为 1：（4 ~ 6），各年龄段均可发病，以 20 ~ 40 岁多见。起病缓慢，精神刺激为重要诱因，临床表现轻重不一。典型患者有高代谢综合征、甲状腺肿大及突眼征，但此三者出现的先后与程度可不平行。

（一）甲状腺毒症表现

1．高代谢综合征　甲状腺激素分泌增多导致交感神经兴奋性增高和新陈代谢加速，患者常有疲乏无力、怕热、多汗、皮肤温暖及潮湿、多食易饥、体重显著减轻、低热（甲状腺危象时为高热）等。

2．精神及神经症状　紧张、焦虑、多言好动、烦躁易怒、失眠、多梦、注意力不集中、记忆力减退。舌、手有细震颤，腱反射亢进。

3．心血管系统

（1）心动过速：是心血管系统最早、最突出的表现，多为窦性心动过速。心率多为 90 ~ 120 次 / 分，休息和睡眠时仍快，为本病特征之一。

（2）心律失常：房性期前收缩最常见，其次为阵发性或持久性心房颤动，偶见房室传导阻滞等。

（3）心音和杂音：由于心肌收缩力增强，使心搏增强，心尖部第一心音亢进，常有收缩期杂音，偶可闻及舒张期杂音。

（4）心脏扩大：多见于久病及老年患者。

（5）血压变化：收缩压升高、舒张压降低和脉压增大为甲状腺功能亢进症的特征性血压异常表现。

4．消化系统　食欲亢进但体重明显减轻。过多的甲状腺激素可刺激肠蠕动，致排便次数增加，重者肝大，肝功能异常，偶有黄疸。

5．运动系统　主要表现为甲状腺功能亢进症性周期性瘫痪。病变主要累及下肢，患者可有低钾血症。发作前有诱因，如注射胰岛素、高糖类饮食、剧烈运动。其病程为自限性，甲状腺功能亢进症控制后可自愈。少数患者发生甲状腺性肌病，表现为肌无力，多累及近心端的肩胛肌群和骨盆带肌群。另外，有 1% 患者在甲状腺功能亢进症发生的前、后或同时伴发重症肌无力。

6．造血系统　由于消耗增加、营养不良和铁的利用障碍，可引起贫血。外周血白细胞总数偏低，淋巴细胞及单核细胞的百分比增加，可伴发血小板减少性紫癜。

7．生殖系统 女性患者月经减少或闭经，男性患者阳痿，偶见乳腺增生。

（二）甲状腺肿大

甲状腺弥漫对称性肿大，质地不均，吞咽时上下移动，无压痛。甲状腺上、下极可触及震颤，闻及血管杂音。少数病例甲状腺可以不肿大。

知识链接

甲状腺肿大的分度

1. 轻度（Ⅰ度）：外观看不到，但触诊能及者。

2. 中度（Ⅱ度）：既能看到，又能触及，但肿大的甲状腺没有超过胸锁乳突肌外缘者。

3. 重度（Ⅲ度）：肿大的甲状腺超过了胸锁乳突肌外缘者。

B超检查是确定甲状腺肿大的主要检查方法。

（三）突眼征

突眼征可分为非浸润性突眼和浸润性突眼两种类型。

1．非浸润性突眼 非浸润性突眼又称良性突眼、单纯性突眼，占本病的大多数，一般为双侧对称性。病因与甲状腺毒症所致的交感神经兴奋、眼外肌群和上睑肌张力增高有关。非浸润性突眼可有以下临床表现。①轻度突眼：突眼度不超过 20 mm；②施特尔瓦格（Stellwag）征：眨眼减少和凝视；③ Darymple 征：眼裂增宽；④冯・格雷费（Von Graefe）征：双眼向下看时，因上睑不能随眼球下落，出现白色巩膜；⑤ 若弗鲁瓦（Joffroy）征：眼球向上看时，前额皮肤不能皱起；⑥默比乌斯（Mobius）征：双眼看近物时，眼球辐辏不良。

2．浸润性突眼 浸润性突眼又称内分泌性突眼、眼肌麻痹性突眼或恶性突眼，也称格雷夫斯眼病（GO），较少见，但症状较重。病因与眶周组织的自身免疫反应有关。

（四）胫前黏液性水肿

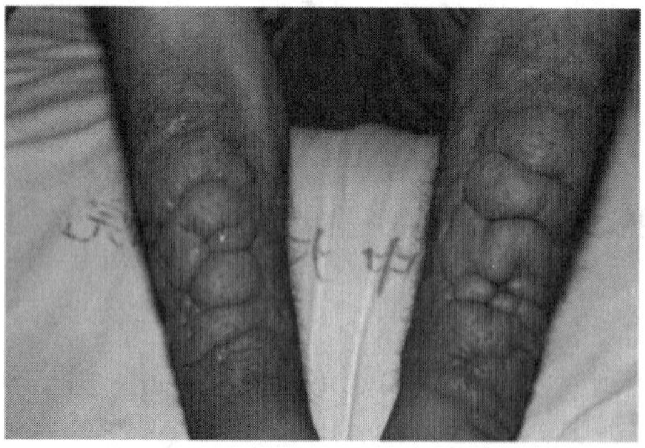

图 7-42-1 胫前黏液性水肿

胫前黏液性水肿与格雷夫斯眼病同属于自身免疫病，约 5% 的格雷夫斯病患者伴发本症。胫前黏液性水肿多发生在小腿胫前下 1/3 部位（图 7-42-1），也可见于足背、踝关节、肩部、手背或手术瘢痕处，偶见于面部。皮损大多为对称性，早期皮肤增厚、变粗，有广泛大小不等的棕红色、红褐色或暗紫色凹凸不平的斑块或结节，结节表面皮肤薄而紧张，稍发亮，毛发粗而稀疏，有时有脱屑。后期皮肤呈橘皮状或树皮状，皮损融合，下肢粗大似“象皮腿”。

（五）特殊临床表现

1．甲状腺危象 甲状腺危象也称甲状腺功能亢进症危象，是甲状腺毒症急性加重所致的综合征。主要诱因包括感染、劳累、应激、急性胃肠炎、脱水、手术、放射性碘治疗、严重的药物反应及心肌梗死等。发生原因与循环内游离三碘甲腺原氨酸（FT_3）水平增高、心脏和神经系统的儿茶酚胺激素受体数目增加或敏感性增强有关。临床表现为原有甲状腺功能亢进症症状加重伴高热，体温＞ 39 ℃，心率＞ 140 次 / 分，患者大汗淋漓、烦躁不安、全身肌阵挛、手部震颤、恶心、呕吐、腹泻，体重较前明显减轻。部分患者出现心律失常、心房颤动、心功能不全。严重者虚脱、休克、嗜睡、谵妄、昏迷。若抢救不及时，病死率在 20% 以上。

2．甲状腺毒性心脏病　甲状腺功能亢进症伴有明显心律失常、心脏扩大、心力衰竭、二尖瓣脱垂、心绞痛或显著心电图改变，而无其他原因的心脏病变时，有其中一项或一项以上者称为甲状腺毒性心脏病。甲状腺毒性心脏病的心力衰竭分为两种类型：一类是心动过速和心排血量增加导致的心力衰竭，多发生于年轻患者，并非心脏泵衰竭所致，属“高排血量型心力衰竭”，心功能常随甲状腺功能亢进症控制而恢复。另一类多发生于老年患者，属心脏泵衰竭。心房颤动发生率为 10% ～ 15%。

3．淡漠型甲状腺功能亢进症　淡漠型甲状腺功能亢进症多见于老年患者。起病隐匿，高代谢综合征、甲状腺肿大、突眼征均不明显。主要表现为明显消瘦、心悸、乏力、头晕、晕厥、神经质或表情淡漠、反应迟钝等，可伴有心房颤动和肌病等。

4．T_3 甲状腺功能亢进症　其特点是血清总三碘甲腺原氨酸（TT_3）、FT_3 升高，总甲状腺素（TT_4）和游离甲状腺素（FT_4）正常，TSH 减低，甲状腺摄取率增加。发生原因可能是甲状腺腺体内碘不足，致代偿性合成的甲状腺素以含碘少的 T_3 为主，或由甲状腺功能亢进症在病情发展中 T_3 上升得较多、较快，而治疗过程中则 T_4 下降得较多、较快所致。

5．亚临床甲状腺功能亢进症　亚临床甲状腺功能亢进症特点是血 T_3、T_4 正常，而 TSH 减低。亚临床甲状腺功能亢进症可发生于格雷夫斯病早期、格雷夫斯病经手术或 ^{131}I 治疗后，可以是各种甲状腺炎恢复期的暂时性临床现象，但也可持续存在，并成为甲状腺功能亢进症的一种特殊临床表现。少数可进展为临床甲状腺功能亢进症。患者无症状或有甲状腺功能亢进症的某些表现，并可导致心血管、肌肉或骨骼损害。

6．妊娠期甲状腺功能亢进症　正常妊娠时，由于多种激素分泌水平增高，可有高代谢综合征的表现，并且妊娠期甲状腺素结合球蛋白（thyroxine binding globulin，TBG）增高，引起血清 TT_4 和 TT_3 增高，所以妊娠期甲状腺功能亢进症的诊断应依赖血清 FT_3、FT_4 和 TSH。妊娠和甲状腺功能亢进症互相影响，妊娠使甲状腺功能亢进症加重，甲状腺功能亢进症可导致流产、早产、死胎及妊娠高血压综合征等，因此甲状腺功能亢进症未控制的患者不建议妊娠。

➢ 考点提示：格雷夫斯病的临床表现。

【辅助检查】

（一）甲状腺激素测定

1．血清总甲状腺素（TT_4）、血清总三碘甲腺原氨酸（TT_3）　该指标稳定，是判定甲状腺功能亢进症的主要指标，受血中甲状腺素结合球蛋白（TBG）的影响。

2．血清游离甲状腺素（FT_4）与游离三碘甲腺原氨酸（FT_3）　FT_3、FT_4 是甲状腺激素的活性部分，不受血中 TBG 变化的影响，直接反映甲状腺功能状态，但因血中含量甚微，测定的稳定性不如 TT_3、TT_4。

（二）血清 TSH 测定

血清 TSH 是反映甲状腺功能最敏感的指标，它的改变发生在 T_4、T_3 水平改变之前。甲状腺功能亢进症患者 TSH 降低。

（三）促甲状腺激素释放激素（TRH）兴奋试验

甲状腺功能亢进症时，血清 T_3、T_4 增高，反馈抑制 TSH，所以 TSH 不受 TRH 兴奋。如静脉注射 TRH 200 μg 后 TSH 升高者，可排除甲状腺功能亢进症；如 TSH 不增高，则支持甲状腺功能亢进症的诊断。

（四）甲状腺影像学检查

1．甲状腺摄碘率 甲状腺摄碘率正常值（盖革计数管测定）3 h 为 5% ～ 25%，24 h 为 20% ～ 45%，高峰在 24 h 出现。甲状腺功能亢进症患者摄碘率 3 h ＞ 25%，24 h ＞ 45%，且摄取高峰前移。妊娠期和哺乳期妇女禁做此项检查。

2．甲状腺放射性核素扫描 甲状腺放射性核素扫描主要用于诊断甲状腺自主高功能腺瘤。肿瘤区有核素增强，其他区域的核素分布稀疏。

3．甲状腺 B 超、CT、MRI 可根据需要选择。

（五）甲状腺自身抗体测定

甲状腺自身抗体测定是鉴别甲状腺功能亢进症病因、诊断格雷夫斯病的重要指标，85% ～ 100% 的新诊患者 TSAb 阳性。

（六）其他检查

血常规检查示白细胞计数正常或偏低，淋巴细胞比例升高。24 h 尿肌酐排出增多。血清胆固醇可低于正常。

➢ 考点提示：格雷夫斯病的辅助检查。

【诊断与鉴别诊断】

（一）诊断

诊断程序：①甲状腺毒症的诊断，测定血清 TSH、TT_4、FT_4、TT_3、FT_3 水平；②确定甲状腺毒症是否源于甲状腺功能亢进；③确定甲状腺功能亢进症的原因，如格雷夫斯病、毒性结节性甲状腺肿等。

1．甲状腺功能亢进症的诊断 ①甲状腺毒症；②甲状腺肿大；③血清 TT_4、FT_4 增高，TSH 减低。具备以上 3 项，诊断即可成立。应注意的是，淡漠型甲状腺功能亢进症甲状腺毒症不明显，仅有明显消瘦或心房颤动等表现。少数患者无甲状腺肿大。T_3 甲状腺功能亢进症患者仅有血清 T_3 增高。

2．格雷夫斯病的诊断 ①甲状腺功能亢进症诊断成立；②甲状腺弥漫性肿大（经触诊和 B 超证实），也有少数患者无甲状腺肿大；③突眼征；④胫前黏液性水肿；⑤ TRAb、TSAb 阳性。以上 5 项中，①、②项为诊断的必备条件，③、④、⑤项为诊断的辅助条件。

➢ 考点提示：格雷夫斯病的诊断依据。

（二）鉴别诊断

1．甲状腺毒症原因的鉴别 主要是甲状腺功能亢进症所致的甲状腺毒症与破坏性甲状腺毒症（如亚急性甲状腺炎）的鉴别。两者均有甲状腺毒症的表现、甲状腺肿大和血清甲状腺激素水平升高。通过详细询问病史、甲状腺体征和甲状腺摄碘率测定可确立诊断。

2．甲状腺功能亢进症原因的鉴别 格雷夫斯病、毒性结节性甲状腺肿和甲状腺自主高功能腺瘤分别占甲状腺功能亢进症病因的 80%、10% 和 5% 左右。伴浸润性突眼、TRAb 和 TSAb 阳性、胫前黏液性水肿等均支持格雷夫斯病的诊断。鉴别的主要手段是甲状腺放射性核素扫描和甲状腺 B 超：格雷夫斯病时放射性核素扫描可见核素均质性分布增强；毒性结节性甲状腺肿者可见核素分布不均，增强和减弱区呈灶状分布；甲状腺自主高功能腺瘤仅在肿瘤区有核素浓聚，其他区域的核素分布稀疏。甲状腺 B 超可发现结节和肿瘤。

【治疗】

针对甲状腺功能亢进症的治疗，主要有3种疗法，即抗甲状腺药物（antithyroid drug，ATD）、^{131}I和手术治疗。抗甲状腺药物抑制甲状腺合成甲状腺激素；^{131}I和手术则是通过破坏甲状腺组织，减少甲状腺激素的产生来达到治疗目的。应根据患者的具体情况选用适当的治疗方案。

（一）一般治疗

患者应适当休息，补充足够热量和营养，包括糖、蛋白质和维生素B族等。消除精神紧张等不利因素，对精神紧张、不安或失眠者，可给予镇静催眠药。禁食含碘的食物，如海带、紫菜等。

（二）抗甲状腺药物

1．适应证　①病情为轻、中度的患者；②年龄＜20岁者；③甲状腺轻、中度肿大者；④孕妇、高龄或由于其他严重疾病不适宜手术者；⑤手术前或^{131}I治疗前的准备；⑥手术后复发且不适宜^{131}I治疗者。

2．禁忌证　①对硫脲类药物有严重过敏反应或毒性反应者；②应用抗甲状腺药物治疗两个疗程复发者；③外周血白细胞计数持续低于3×10^9/L，或中性粒细胞计数低于1.5×10^9/L。

3．常用药物

（1）硫脲类：甲硫氧嘧啶（methylthiouracil）、丙硫氧嘧啶（propylthiouracil）。

（2）咪唑类：甲巯咪唑（thiamazole）、卡比马唑（carbimazole）。

这些药物能抑制甲状腺激素的合成，抑制甲状腺过氧化物酶活性，抑制碘离子转化为新生态碘或活性碘，从而妨碍甲状腺激素的合成，但对已合成的甲状腺激素并无作用，故用药后需经2周左右才能见效。比较常用的是丙硫氧嘧啶和甲巯咪唑。甲巯咪唑半衰期长，血浆半衰期为4～6 h，可以每日给药一次。丙硫氧嘧啶血浆半衰期为60 min，能阻断T_4在周围组织中脱碘，使T_3的生成减少，在重症甲状腺功能亢进症及甲状腺危象治疗时作为首选，但必须每6～8 h给药一次。卡比马唑则在体内转化为甲巯咪唑才起作用。

4．剂量与疗程

（1）初治期：甲硫氧嘧啶或丙硫氧嘧啶每日300～450 mg或甲巯咪唑、卡比马唑每日30～40 mg，分3次口服，持续6～8周，每4周复查血清甲状腺激素水平一次。妊娠期甲状腺功能亢进症患者以选择丙硫氧嘧啶为宜。初治期治疗至症状缓解或T_3、T_4、FT_3、FT_4恢复正常或接近正常时即可减量，进入减量期。初治期需1～3个月。

（2）减量期：每2～4周减量一次，甲硫氧嘧啶或丙硫氧嘧啶每次减50～100 mg，甲巯咪唑或卡比马唑每次减5～10 mg，待症状完全消除、体征明显好转后再逐渐减量至最小维持量，此阶段需3～4个月。

（3）维持期：甲硫氧嘧啶或丙硫氧嘧啶每日50～100 mg，甲巯咪唑或卡比马唑每日5～10 mg，维持治疗1～1.5年。

TSH能刺激甲状腺细胞表面免疫相关抗原分子的异常表达，TSH升高可加重甲状腺肿大，为稳定下丘脑-垂体-甲状腺轴的功能，防止甲状腺肿大和突眼反馈性加重，或对合并妊娠者可加用适量甲状腺片，一般每日60～90 mg。老年人及高血压、冠心病患者慎用。

5．不良反应　①粒细胞减少是常见的不良反应，主要发生在治疗开始后的2～3个月内，如白细胞计数低于3.0×10^9/L或中性粒细胞计数低于1.5×10^9/L应当停药。在治疗前和治疗后，每周应检查白细胞计数，发现有白细胞计数减少时，应用促进白细胞增生药。粒细胞缺乏伴发热、咽痛、皮疹时，须立即停药抢救，应用重组人粒细胞集落刺激因子使白细胞计数上升后，再继续用药或改用另一种抗甲状腺药物。②对于皮疹，可用抗组胺药控制，如皮疹加重，应立即停药，以免发生剥脱性皮炎。③胆汁淤积性黄疸、中毒性肝炎、急性关节病、血管神经性水肿等不良反应较罕见，如有发生，应立即停药。

6．停药指标 目前认为，抗甲状腺药物维持治疗 18 ~ 24 个月可以停药，主要根据临床症状和体征判断。如已达到下述指标，则预示甲状腺功能亢进症可能治愈：①甲状腺肿明显缩小；② TSAb（或 TRAb）转为阴性；③ T_3 抑制试验恢复正常。

> 考点提示：抗甲状腺药物治疗。

（三）放射性碘治疗

放射性 ^{131}I 能被甲状腺高度摄取。^{131}I 释放出 β 射线，破坏甲状腺组织及细胞，可减少甲状腺激素的分泌，同时可抑制甲状腺内淋巴细胞的抗体生成，以达到治疗甲状腺功能亢进症的目的。

1．适应证 ①甲状腺Ⅱ度及以上肿大者；②经抗甲状腺药物治疗无效或对抗甲状腺药物过敏者；③抗甲状腺药物治疗或手术治疗后复发者；④甲状腺毒性心脏病或甲状腺功能亢进症伴其他病因的心脏病者；⑤甲状腺功能亢进症合并白细胞计数和 / 或血小板减少或全血细胞减少者；⑥不宜手术或不愿手术者；⑦甲状腺功能亢进症合并糖尿病，肝、肾等脏器功能损害者；⑧浸润性突眼：对轻度和稳定期的中、重度格雷夫斯眼病患者，可单用 ^{131}I 治疗，对活动期患者，可加用糖皮质激素。

2．禁忌证 妊娠期、哺乳期妇女。

3．剂量与疗法 根据甲状腺组织的重量和甲状腺摄碘率计算剂量。病情较重者，先用抗甲状腺药物治疗 3 个月左右，待症状减轻后，停药 1 周，然后服 ^{131}I。一般治疗 2 ~ 4 周后症状减轻，甲状腺缩小，6 ~ 12 周甲状腺功能恢复至正常。未治愈者，半年后进行第二次治疗，第二次治疗采取首次 1.5 倍的剂量。约 80% 患者可一次治愈。

4．并发症 ①放射性甲状腺炎：发生在摄入 ^{131}I 后的 7 ~ 10 d。②诱发甲状腺危象：见于个别患者。③有时可加重浸润性突眼。④甲状腺功能减退：包括一过性和永久性两类。对永久性者，要给予甲状腺激素终身替代治疗。甲状腺功能减退的发生与继发性免疫损伤和电离辐射损伤有关。对于接受放射性碘治疗的患者，应定期检测甲状腺功能。

> 考点提示：放射性碘治疗的并发症。

（四）手术治疗

1．适应证 ①中、重度甲状腺功能亢进症，不能坚持服药者或长期服药无效或停药复发者；②甲状腺显著肿大有压迫症状者；③结节性甲状腺肿伴甲状腺功能亢进症者；④胸骨后甲状腺肿者；⑤细针穿刺细胞学检查怀疑恶变者；⑥抗甲状腺药物治疗无效或过敏的妊娠患者，手术需要在妊娠中期（4 ~ 6 个月）施行。

2．禁忌证 ①浸润性突眼者；②合并较重的心脏、肺、肾疾病，全身状况差，不能耐受手术者；③妊娠 T_1 期（1 ~ 3 个月）和 T_3 期（7 ~ 9 个月）者，T_1 和 T_3 期手术可出现流产和麻醉药致畸。

3．手术方式 常为甲状腺次全切除术，两侧各保留 2 ~ 3 g 甲状腺组织。术后，甲状腺功能亢进症复发率为 8% 左右，术后并发症主要是甲状旁腺损伤导致甲状旁腺功能减退和喉返神经损伤。

（五）其他治疗

1．复方碘溶液 复方碘溶液可减少甲状腺充血，阻抑 TH 释放，抑制 TH 合成，但属暂时性。于给药 2 ～ 3 周内症状逐渐减轻，但以后又可使甲状腺功能亢进症临床症状加重，并影响抗甲状腺药物的疗效。所以复方碘化钠溶液仅在术前准备和甲状腺危象时使用。

2．β 受体阻断药　①阻断外周组织 T_4 向 T_3 转化，主要在抗甲状腺药物初治期使用，能较快控制甲状腺功能亢进症临床症状；②阻断甲状腺激素对心脏的兴奋作用。通常应用普萘洛尔，每次 10 ～ 40 mg，每日 3 ～ 4 次。对有支气管疾病者，可给予 $β_1$ 受体阻断药，如阿替洛尔、美托洛尔等。

（六）甲状腺危象的治疗

1．抑制甲状腺激素合成　首选丙硫氧嘧啶 600 mg，口服或经胃管注入，以后给予 250 mg，口服，每 6 h 1 次，待症状缓解后减至常规治疗剂量。

2．抑制甲状腺激素释放　服丙硫氧嘧啶 1 ～ 2 h 后再加用复方碘溶液 5 ～ 10 滴，每 6 ～ 8 h 1 次；或碘化钠 0.5 ～ 1.0 g 加入 10% 葡萄糖溶液中，静脉滴注，每 12 ～ 24 h 1 次。症状缓解后逐渐减量，一般 2 周内停用。如果患者对碘剂过敏，可用碳酸锂，每日 0.5 ～ 1.5 g，分 3 次口服，连用数日。

3．降低外周组织对甲状腺的反应　在无心力衰竭情况下，可用普萘洛尔 20 ～ 40 mg，每 6 ～ 8 h 口服 1 次，或 1 mg 经稀释后缓慢静脉注射，视需要可间断给药 3 ～ 5 次。必要时在心电图密切监视下进行。

4．糖皮质激素　氢化可的松 50 ～ 100 mg 加入 5% ～ 10% 葡萄糖溶液，静脉滴注，每 6 ～ 8 h 1 次，可提高机体的应激能力，抑制 T_4 转化为 T_3，减少 TH 释放，降低外周组织对 TH 的反应。

5．降低和清除血浆甲状腺激素　以上治疗效果不满意时，可选用腹膜透析、血液透析或血浆置换等措施，迅速降低血浆甲状腺激素浓度。

6．去除诱因　对有感染者，给予抗生素治疗。

7．对症治疗　①降温：对高热者给予物理降温或用氯丙嗪，避免用乙酰水杨酸类药物；②给氧；③纠正水、电解质代谢紊乱及酸碱平衡失调；④补充大量维生素；⑤监护心脏、肾功能，改善微循环，及时处理各种并发症。

➢ 考点提示：甲状腺危象的治疗。

（七）浸润性突眼的治疗

1．一般治疗　限制食盐摄入，给予利尿药，夜间高枕卧位。

2．局部治疗　外出时戴茶色眼镜，避免日光刺激。睡眠时用抗生素眼膏或眼罩，以免角膜暴露部受刺激而发生炎症。可交替滴用抗生素滴眼液及可的松滴眼液，或用 0.5% 甲基纤维素滴眼液减轻眼部刺激。

3．全身药物治疗　①甲状腺片 20 ～ 40 mg，口服，每日 2 ～ 3 次，与抗甲状腺药物合用，以调整垂体 - 甲状腺轴功能。治疗过程中不可任意骤停用药，以免加重突眼，直至突眼征改善后才逐渐减量，最后停药。②泼尼松 20 ～ 40 mg，口服，每日 1 ～ 2 次，持续 2 ～ 4 周，症状好转后逐渐减量。一般于 4 周后递减为维持量，10 ～ 20 mg/d，最后可用最小维持量隔日服用。疗程一般需 3 个月以上，有时需 1 ～ 2 年或更长。③对病情严重者，可给予甲泼尼松 0.5 ～ 1.0 g 加入生理盐水中静脉滴注，隔日 1 次，连用 2 ～ 3 次，然后以大剂量泼尼松口服 4 周左右，待病情缓解后减至维持量。④也可选用环磷酰胺、硫唑嘌呤等免疫抑制药治疗。

4．其他治疗　如果上述治疗效果不佳，必要时可选用特殊治疗，如垂体或球后放疗、眶内减压术等。近年有用血浆置换疗法，可去除免疫球蛋白与免疫复合物等因子，但单用此法其疗效为一过性，因而需与糖皮质激素和放疗三者并用。

（八）妊娠期甲状腺功能亢进症的治疗

1．抗甲状腺药物治疗 剂量不宜过大，T_1 期首选丙硫氧嘧啶，T_2、T_3、哺乳期首选甲巯咪唑。用最低有效剂量（如丙硫氧嘧啶 50 ～ 100 mg，口服，每日 2 ～ 3 次），待甲状腺功能亢进症临床症状控制后，尽快减至维持量，使血清 FT_4 维持在正常值的上限水平。避免治疗过度引起母体和胎儿甲状腺功能减退或胎儿甲状腺肿。在妊娠的后 6 个月，因妊娠的免疫抑制作用，抗甲状腺药物的剂量可减少。分娩后，免疫抑制解除，甲状腺功能亢进症易复发，因此应增加抗甲状腺药物的剂量。

2．哺乳期抗甲状腺药物治疗 抗甲状腺药物可进入乳汁，产后如需继续服药，一般不宜哺乳。如必须哺乳，则首选丙硫氧嘧啶，因丙硫氧嘧啶通过胎盘和进入乳汁的比例均少于甲巯咪唑，丙硫氧嘧啶每日 300 mg 对婴儿是安全的。

3．手术治疗 妊娠期一般不宜行甲状腺次全切除术。如果经丙硫氧嘧啶治疗未能控制甲状腺功能亢进症，可以选择在妊娠 T_2 期（4 ～ 6 个月）行手术治疗。

4．禁忌 妊娠期禁忌放射性碘治疗。

➤ 考点提示：妊娠期甲状腺功能亢进症的治疗。

（九）甲状腺毒性心脏病的治疗

1．首选放射性碘治疗。

2．不适合放射性碘治疗的患者，可使用抗甲状腺药物治疗。

3．普萘洛尔 40 ～ 60 mg，每 6 ～ 8 h 1 次，可减少心排血量，缩小脉压，对控制心房颤动的心室率有明显效果。由于甲状腺功能亢进症可致代谢率增加，所以普萘洛尔的剂量相对要增大。

4．心力衰竭患者不能使用 β 受体阻断药，可用地高辛和利尿药。

思考题

1．如何诊断甲状腺功能亢进症？格雷夫斯病的诊断条件是什么？

2．甲状腺危象的临床表现是什么？如何治疗？

（王丽红）

第四十三章

甲状腺功能减退症

第四十三章数字资源

学习目标

通过本章内容的学习，学生应能：

识记：

1. 说出甲状腺功能减退症的临床表现。
2. 陈述甲状腺功能减退症实验室检查的临床意义。

理解：

1. 概括甲状腺功能减退症的分类。
2. 分析引起甲状腺功能减退症的病因。

应用：

1. 根据患者症状、体征、辅助检查初步诊断甲状腺功能减退症。
2. 根据患者病情拟定治疗计划，正确评估预后。

案例导入

某患者，女性，70 岁。畏寒、乏力、嗜睡 1 年。患者 1 年前无明显诱因出现畏寒、乏力、嗜睡，无发热，一直未予治疗。发病以来，患者精神差、食欲减退、排便每 1 ~ 3 d 1 次。既往身体健康，否认高血压、高血脂、心脏病病史，无烟、酒嗜好，无遗传病家族史。体格检查：体温 36.5 ℃，脉搏 56 次 / 分，呼吸 18 次 / 分，血压 120/80 mmHg。毛发稀疏，皮肤干燥，未见出血点和皮疹，浅表淋巴结未触及肿大，眼睑无水肿，眼球无突出及活动受限，巩膜无黄染，甲状腺无肿大，双肺呼吸音清，未闻及干、湿啰音，心界不大，心率 56 次 / 分，心律齐，各瓣膜听诊区未闻及杂音，腹软，无压痛，肝、脾肋下未触及，移动性浊音阴性，双下肢非凹陷水肿，双手平举无震颤。实验室检查：T_3 1.0 nmol/L，T_4 45 nmol/L，FT_3 4.0 pmol/L，FT_4 9.2 pmol/L，TSH 13 mU/L。

问题与思考：

1. 初步诊断和诊断依据是什么？应与哪些疾病相鉴别？
2. 为明确诊断，需要进一步做哪些检查？
3. 治疗原则是什么？

甲状腺功能减退症（hypothyroidism）简称甲减，是由各种原因导致的低甲状腺激素血症或甲状腺激素抵抗而引起的全身性低代谢综合征，其病理特征是黏多糖在组织和皮肤堆积，表现为黏液性水肿。

➢ 考点提示：甲状腺功能减退症的概念。

【分类】

（一）根据病变发生的部位分类

1．原发性甲状腺功能减退症（primary hypothyroidism） 原发性甲状腺功能减退症是由于甲状腺腺体本身病变引起的甲状腺功能减退症，占全部甲状腺功能减退症的 95% 以上，多数由自身免疫病、甲状腺手术和甲状腺功能亢进症 ^{131}I 治疗所致。

2．中枢性甲状腺功能减退症（central hypothyroidism） 中枢性甲状腺功能减退症是由下丘脑和垂体病变引起的促甲状腺激素释放激素（TRH）或者促甲状腺激素（TSH）产生和分泌减少所致的甲状腺功能减退症。垂体外照射、垂体大腺瘤、颅咽管瘤及产后大出血是其较常见的原因，其中由于下丘脑病变引起的甲状腺功能减退症称为三发性甲状腺功能减退症（tertiary hypothyroidism）。

3．甲状腺激素抵抗综合征 甲状腺激素抵抗综合征是由于甲状腺激素在外周组织不敏感，导致实现生物效应障碍引起的综合征。

（二）根据病变的原因分类

药物性甲状腺功能减退症、手术后甲状腺功能减退症、^{131}I 治疗后甲状腺功能减退症、特发性甲状腺功能减退症、垂体或下丘脑肿瘤手术后甲状腺功能减退症、先天性甲状腺功能减退症、消耗性甲状腺功能减退症等。

（三）根据甲状腺功能减低的程度分类

根据甲状腺功能检查指标，分为临床甲状腺功能减退症（overt hypothyroidism）和亚临床性甲状腺功能减退症（subclinical hypothyroidism）。

➢ 考点提示：甲状腺功能减退症的分类。

【病因】

成人甲状腺功能减退症有以下几个主要病因。①自身免疫损伤：最常见的原因是自身免疫性甲状腺炎，包括桥本甲状腺炎、萎缩性甲状腺炎、产后甲状腺炎等；②甲状腺破坏：包括甲状腺手术、^{131}I 治疗、颈部放疗等；③碘过量：可引起具有潜在性甲状腺疾病者发生甲状腺功能减退症，也可诱发和加重自身免疫性甲状腺炎；④抗甲状腺药物：如锂盐、硫脲类、咪唑类等。

【临床表现】

本病发病隐匿，病程较长，症状主要为代谢率减低和交感神经兴奋性下降。

（一）一般表现

患者可有易疲劳、怕冷、体重增加、记忆力减退、反应迟钝、嗜睡、精神抑郁、便秘、月经不调、肌肉痉挛等。体格检查可见表情淡漠，面色苍白，皮肤干燥、发凉、粗糙、脱屑，颜面、眼睑和手皮肤水肿，声音嘶哑，毛发稀疏、眉毛外 1/3 脱落。由于高胡萝卜素血症，手、足皮肤呈姜黄色。

（二）肌肉与关节

肌肉乏力，暂时性肌强直、痉挛、疼痛，咀嚼肌、胸锁乳突肌、股四头肌和手部肌肉可有进行性肌萎缩。腱反射的弛缓期特征性延长，超过 350 ms（正常为 240 ~ 320 ms），跟腱反射的半弛缓时间明显延长。

（三）心血管系统

心肌黏液性水肿导致心肌收缩力损伤、心动过缓、心排血量下降。心电图显示低电压。由于心肌间质水肿、非特异性心肌纤维肿胀、左心室扩张和心包积液导致心脏增大，有学者称之为甲状腺功能减退症心脏病。冠心病在本病患者中高发。10% 患者伴发高血压。

（四）血液系统

由于下述 4 种原因发生贫血：①甲状腺激素缺乏引起血红蛋白合成障碍；②肠道吸收铁障碍引起铁缺乏；③肠道吸收叶酸障碍引起叶酸缺乏；④恶性贫血是与自身免疫性甲状腺炎伴发的器官特异性自身免疫病。

（五）消化系统

厌食、腹胀、便秘，严重者出现麻痹性肠梗阻或黏液水肿性巨结肠。

（六）内分泌系统

女性常有月经过多或闭经。长期严重的病例可导致垂体增生、蝶鞍增大。部分患者血清催乳素（PRL）水平增高，发生溢乳。原发性甲状腺功能减退症伴特发性肾上腺皮质功能减退和 1 型糖尿病者属自身免疫性多内分泌腺体综合征的一种，称为多内分泌腺功能减退综合征。

（七）黏液性水肿昏迷

黏液性水肿昏迷见于病情严重的患者，多在冬季寒冷时发病。诱因为严重的全身性疾病、甲状腺激素替代治疗中断、寒冷、手术、麻醉和使用镇静药等。临床表现为嗜睡、低体温（< 35 ℃）、呼吸徐缓、心动过缓、血压下降、四肢肌肉松弛、反射减弱或消失，甚至昏迷、休克、肾功能不全，危及生命。

➢ 考点提示：甲状腺功能减退症的临床表现。

【辅助检查】

（一）血清甲状腺激素和 TSH

血清 TSH 增高，TT_4、FT_4 降低是诊断本病的必备指标。在严重病例，血清 TT_3 和 FT_3 减低。亚临床性甲状腺功能减退症仅有血清 TSH 增高，但是血清 T_4 或 T_3 正常。

（二）甲状腺自身抗体

血清 TPO-Ab 和 TgAb 阳性提示甲状腺功能减退症是由于自身免疫性甲状腺炎所致。

（三）TRH 刺激试验

TRH 刺激试验主要用于原发性甲状腺功能减退症与中枢性甲状腺功能减退症的鉴别。静脉注射 TRH 后，血清 TSH 不增高者提示为垂体性甲状腺功能减退症；延迟增高者为下丘脑性甲状腺功能减退症；血清 TSH 在增高的基值上进一步增高，提示原发性甲状腺功能减退症。

（四）血常规检查

血常规检查多为轻、中度正细胞正色素性贫血。

（五）生化检查

血清三酰甘油、总胆固醇、LDL-C 增高，HDL-C 降低，同型半胱氨酸（homocysteine，Hcy）增高，血清 CK、LDH 增高。

（六）X 线检查

X 线检查可见心脏向两侧增大，可伴心包积液和胸腔积液。部分患者颅骨 X 线检查有蝶鞍增大。

➢ 考点提示：甲状腺功能减退症的辅助检查。

【诊断与鉴别诊断】

（一）诊断

1．甲状腺功能减退症的症状和体征。

2．实验室检查血清 TSH 增高，FT_4 减低，原发性甲状腺功能减退症即可以成立。进一步寻找甲状腺功能减退症的病因，如果 TPO-Ab 阳性，可考虑甲状腺功能减退症的病因为自身免疫性甲状腺炎。

3．实验室检查血清 TSH 减低或者正常，TT_4、FT_4 减低，考虑中枢性甲状腺功能减退症。做 TRH 刺激试验证实，进一步寻找垂体和下丘脑的病变。

（二）鉴别诊断

1．贫血应与其他原因引起的贫血鉴别。

2．蝶鞍增大应与垂体瘤鉴别。原发性甲状腺功能减退症时 TRH 分泌增加，可以导致高催乳素血症、溢乳及蝶鞍增大，酷似垂体催乳素瘤。可做 MRI 进行鉴别。

3．心包积液需与其他原因引起的心包积液鉴别。

4．水肿主要与特发性水肿鉴别。

5．低 T_3 综合征也称为甲状腺功能正常的病态综合征，指非甲状腺疾病引起的低 T_3 综合征。严重的全身性疾病、创伤和心理疾病等都可导致甲状腺激素水平的改变，它反映了机体内分泌系统对疾病的适应性反应。主要表现为血清 TT_3、FT_3 水平减低，血清反 T_3（rT_3）增高，血清 T_4、TSH 水平正常。

【治疗】

（一）左甲状腺素（L-T_4）治疗

治疗的目标是将血清 TSH 和甲状腺激素水平恢复到正常范围内，需要终身服药。治疗的剂量取决于患者的病情、年龄、体重和个体差异。成年患者 L-T_4 替代剂量 50 ～ 200 μg/d，平均 125 μg/d。按照体重计算的剂量是 1.6 ～ 1.8 μg/（kg · d）；儿童需要较高的剂量，大约 2.0 μg/（kg · d）；老年患者则需要较低的剂量，大约 1.0 μg/（kg · d）；妊娠时的替代剂量需要增加 30% ～ 50%；甲状腺癌术后患者需要剂量大约为 2.2 μg/（kg · d）。T_4 的半衰期是 7 d，所以可以每日早晨服药一次。

服药方法：年龄小于 50 岁，既往无心脏病病史的患者可以尽快达到完全替代剂量，50 岁以上患者服用 L-T_4 前要常规检查心脏状态。一般从 25 ～ 50 μg/d 开始，每 1 ～ 2 周增加 25 μg，直到达到治疗目标。患缺血性心脏病者起始剂量宜小，调整剂量宜慢，防止诱发和加重心脏病。补充甲状腺激素，重新建立下丘脑 - 垂体 - 甲状腺轴的平衡一般需要 4 ～ 6 周，所以治疗初期应每 4 ～ 6 周测定激素指标。然后根据检查结果调整 L-T_4 剂量，直到达到治疗的目标。治疗达到目标后，需要每 6 ～ 12 个月复查一次激素指标。

（二）亚临床性甲状腺功能减退症的处理

亚临床性甲状腺功能减退症引起的血脂异常可以促进动脉粥样硬化的发生、发展。部分亚临床性甲状腺功能减退症可发展为临床甲状腺功能减退症。目前认为，当出现高脂血症、血清 TSH ＞ 10 mU/L 时，需要给予 L-T_4 治疗。

（三）黏液水肿性昏迷的治疗

1．补充甲状腺激素　L-T_4 首次静脉注射 300 ～ 500 μg，以后每日 50 ～ 100 μg，至患者清醒后改为口服。如无注射剂，可予片剂鼻饲。如果患者在 24 h 无改善，可予 T_3 10 μg，每 4 h 1 次，或 25 μg，每 8 h 1 次。

2．一般治疗　控制感染，治疗原发疾病。根据需要补液，但是入水量不宜过多。保温、供氧、保持呼吸道通畅，必要时行气管切开、机械通气等。

3．糖皮质激素　氢化可的松 200 ～ 300 mg/d 持续静脉滴注，患者清醒后逐渐减量。

➢ 考点提示：甲状腺功能减退症的治疗。

【预后】

预后取决于是否及时进行适当的激素替代治疗。合适剂量的激素治疗预后良好，可恢复正常生活状态；若得不到及时治疗，可能引起多组织黏液性水肿，如心包积液、腹水，甚至发生黏液水肿性昏迷，血脂异常还可增加心血管疾病的发病风险。

（王潇君）

第四十四章

糖尿病

第四十四章数字资源

学习目标

通过本章内容的学习，学生应能：

识记：

1. 描述糖尿病的临床表现。
2. 列举糖尿病的并发症。

理解：

1. 解释糖尿病的病因和发病机制。
2. 分析糖尿病实验室检查的临床意义。

应用：

1. 根据患者症状、体征、辅助检查初步诊断糖尿病。
2. 根据患者病情拟定治疗计划，正确评估预后。
3. 对患者进行健康教育。

案例导入

某患者，女性，67 岁，因“多尿、多饮、多食、消瘦 10 年，下肢水肿伴麻木 1 个月”入院。10 年前患者无明显诱因出现烦渴、多饮，饮水量每日达 4000 ml，尿量明显增多，主食由每日 0.3 kg 增至 0.5 kg，体重在 6 个月内下降约 5 kg。门诊查空腹静脉血糖 12.5 mmol/L，尿糖（++++），服用降血糖药（具体不详）治疗好转。近 1 年来，患者逐渐出现视物模糊，眼科检查“视网膜有新生血管形成”。近 1 年来出现泡沫尿，下肢水肿及麻木，针刺感。既往 7 年来有时血压偏高，无药物过敏史，个人史和家族史无特殊。体格检查：体温 36 ℃，脉搏 78 次 / 分，呼吸 18 次 / 分，血压 170/100 mmHg，体重 65 kg，身高 155 cm，心脏、肺、腹部无异常。双下肢凹陷性水肿，下肢针刺感觉减退。血常规：Hb 123 g/L，WBC 6.5 × 10^9/L，N 65%，L 35%，PLT 235 × 10^9/L。尿常规：尿糖（++++），酮体（–），尿蛋白（++++）。随机静脉血糖 13.0 mmol/L，BUN 7.0 mmol/L。

问题与思考：

1. 初步诊断和诊断依据是什么？应与哪些疾病相鉴别？
2. 为明确诊断，需要进一步做哪些检查？
3. 治疗原则是什么？

糖尿病（diabetes mellitus，DM）是由于遗传和环境因素相互作用，引起胰岛素绝对或相对分泌不足以及靶组织和细胞对胰岛素敏感性降低，引起糖类、蛋白质、脂肪、水和电解质等代谢紊乱综合征，其中以高血糖为主要标志。临床典型病例可出现多尿、多饮、多食、消瘦等表现，即“三多一少”症状。

随着我国人口老龄化与人们生活方式的改变，糖尿病患病率从1980年的0.67%飙升至2013年的10.4%。糖尿病被称为现代疾病中的第二杀手，其对人体的危害仅次于癌症。糖尿病带来的危害几乎都来自它的并发症。在我国糖尿病患者中，合并高血压者多达1200万、卒中者500万、冠心病者600万、双目失明者45万、尿毒症者50万。

【糖尿病分型】

目前国际上通用WHO糖尿病专家委员会提出的分型标准（1999）。

（一）1型糖尿病（T1DM）

1．免疫介导性　急进型及缓发型。

2．特发性　无自身免疫证据。

（二）2型糖尿病（T2DM）

（三）其他特殊类型糖尿病

1．胰岛B细胞功能遗传缺陷　①青少年人中的成年发病型糖尿病（MODY）；②线粒体DNA基因突变糖尿病；③其他。

2．胰岛素作用的基因缺陷　①A型胰岛素抵抗；②妖精貌综合征；③Rabson-Mendenhall综合征；④脂肪萎缩性糖尿病；⑤其他。

3．胰腺外分泌性疾病　①胰腺炎；②胰腺外伤或胰腺切除；③胰腺肿瘤；④胰腺囊性纤维化病；⑤血色病；⑥纤维钙化性胰腺病；⑦其他。

4．内分泌疾病　①肢端肥大症；②库欣综合征；③胰高血糖素瘤；④嗜铬细胞瘤；⑤甲状腺功能亢进症；⑥生长抑素瘤；⑦醛固酮瘤；⑧其他。

5．药物或化学因素诱发　①吡甲硝苯脲（灭鼠剂）；②喷他脒；③烟酸；④糖皮质激素；⑤甲状腺激素；⑥二氮嗪；⑦β肾上腺素受体激动药；⑧噻嗪类利尿药；⑨苯妥英钠；⑩α干扰素及其他。

6．感染　①先天性风疹综合征；②巨细胞病毒感染；③其他。

7．不常见的免疫介导性糖尿病　①Still-man综合征；②抗胰岛素受体抗体；③其他。

8．伴有糖尿病的其他遗传综合征　①唐氏（Down）综合征；②克兰费尔特（Klinefelter）综合征；③特纳（Turner）综合征；④Wolfram综合征；⑤弗里德赖希（Friedreich）共济失调；⑥亨廷顿（Huntington）舞蹈症；⑦Lawrence-Moon-Beidel综合征；⑧强直性肌营养不良；⑨卟啉病；⑩普拉德-威利（Prader-Willi）综合征及其他。

（四）妊娠糖尿病（GDM）

➢ 考点提示：糖尿病的分型。

【病因及发病机制】

糖尿病的病因及发病机制复杂，至今尚未明确。

（一）1型糖尿病

由于胰岛B细胞完全破坏，导致胰岛素绝对缺乏。其中绝大多数患者与自身免疫有关，称免疫介导性糖尿病，免疫介导性糖尿病是相对比较明显的独立疾病，包括急进型（儿童、青少年发病）及缓发型（成人发病，又称成人晚发自身免疫性糖尿病）。其发病机制主要是遗传因素加上胰岛B细胞的自身免疫性破坏，往往由病毒感染促发。仅很少一部分1型糖尿病患者无自身免疫反应的证据，称特发性糖尿病。

1．遗传因素　在同卵双生子中，1 型糖尿病同时患病率达 30% ～ 40%，提示遗传与其发病有密切关系，现已知位于 6 号染色体短臂的 *HLA* 基因为主效基因。

2．自身免疫性　免疫介导性糖尿病是由于在胰岛 B 细胞发生了细胞介导的自身免疫性损伤而引起，患者体内的免疫损伤性抗体有胰岛细胞抗体（ICA）、胰岛素抗体（IAA）、谷氨酸脱羧酶抗体（GADA）、蛋白质酪氨酸磷酸酶样抗体（IA-2A）、锌转运体 8 抗体（ZnT8A）等。在最初发现有空腹高血糖时，85% ～ 90% 的患者体内至少存在一种抗体，通常是多种自身抗体，病理组织学上可观察到胰岛有淋巴细胞等浸润，呈自身免疫性胰岛炎。另外，这些人容易发生其他类型的自身免疫病，如慢性淋巴细胞性甲状腺炎、格雷夫斯病、慢性肾上腺皮质功能减退症等。胰岛细胞自身抗体检测可预测 1 型糖尿病的发病和确定高危人群，并可协助糖尿病的分型及指导治疗。

3．病毒感染　已知与 1 型糖尿病发病有关的病毒有柯萨奇病毒、腮腺炎病毒、风疹病毒、巨细胞病毒等。病毒可直接损伤胰岛 B 细胞，或损伤胰岛 B 细胞而暴露其抗原成分并启动自身免疫反应，进而破坏胰岛 B 细胞。

1 型糖尿病的发生及发展可分为 6 期。①第 1 期：具有遗传学易感性；②第 2 期：某些环境因素（如病毒感染）启动自身免疫反应；③第 3 期：免疫学异常，血液中可出现一组自身抗体；④第 4 期：进行性胰岛 B 细胞功能减退；⑤第 5 期：临床糖尿病；⑥第 6 期：胰岛 B 细胞功能衰竭。

特发性糖尿病是 1 型糖尿病中很少的一部分，其病因学尚未明确，称特发性糖尿病。这种类型的糖尿病有很强的遗传性，缺乏胰岛 B 细胞自身免疫性损伤的免疫学证据，与 HLA 无关联，大多数发生在非洲或亚洲的某些种族。

（二）2 型糖尿病

2 型糖尿病占所有糖尿病患者的 90% ～ 95%。发病除有较强的遗传易感性外，与环境因素密切相关。

1．遗传因素　2 型糖尿病在不同种族中患病率差别很大，有明显的家族史。同卵双生子中 2 型糖尿病的同时患病率接近 100%。

2．环境因素　环境因素包括肥胖、摄食过多、体力劳动强度减低、生活方式改变、年龄增长、子宫内环境及应激、化学毒物等，可使易感人群的糖尿病患病率显著增加。在遗传和环境因素的共同作用下引起的肥胖（特别是向心性肥胖）与胰岛素抵抗和 2 型糖尿病的发生密切相关。

3．胰岛素抵抗和 B 细胞功能缺陷　胰岛素抵抗和 B 细胞功能缺陷导致的不同程度的胰岛素缺乏是 2 型糖尿病的两个主要环节。①胰岛素抵抗（insulin resistance，IR）：是指胰岛素作用的器官（主要是肝、肌肉和脂肪组织）对胰岛素作用的敏感性降低，是 2 型糖尿病的特性。胰岛素抵抗和胰岛素相对缺乏使肝葡萄糖产生增加和周围组织对葡萄糖利用减少，使血糖升高，而血糖升高又使胰岛 B 细胞代偿性增加胰岛素分泌，但仍不能使血糖恢复至正常水平，最终导致高血糖，而高血糖又加重胰岛素抵抗和胰岛素分泌不足，使高血糖持久存在。② B 细胞功能缺陷：是糖尿病发病机制中最重要的继发性因素，在糖尿病发生及发展过程中所发生的高血糖和脂质代谢紊乱，进一步加重胰岛素抵抗和降低胰岛 B 细胞功能，从糖耐量正常—糖耐量减低（IGT）—2 型糖尿病的进程中，胰岛 B 细胞功能进行性减退，因此，B 细胞功能缺陷在 2 型糖尿病的发病中起关键作用。

4．胰岛 A 细胞功能异常和胰高血糖素样肽 -1（GLP-1）分泌缺陷　胰岛中 A 细胞分泌胰高血糖素，在保持血糖稳定方面起重要作用。正常情况下，进餐后血糖升高刺激早期时相的胰岛素分泌和 GLP-1 的分泌，抑制 A 细胞分泌胰高血糖素，从而减少肝糖输出，防止餐后高血糖。2 型糖尿病患者由于胰岛 B 细胞明显减少，A/B 细胞比例增加。另外 A 细胞对葡萄糖敏感性降低，从而导致胰高血糖素水平升高，肝糖输出增加。胰岛 A 细胞功能缺陷和胰高血糖素样肽 -1 分泌缺陷在 2 型糖尿病的发病中起重要作用。

2 型糖尿病的自然病程分为 4 个阶段：①第 1 阶段，遗传易感性；②第 2 阶段，胰岛素抵抗和 / 或高胰岛素血症；③第 3 阶段，糖耐量减低，大多数 2 型糖尿病患者均经过糖耐量减低阶段；④第 4 阶段，临床糖尿病，每年有 1% ～ 5% 的糖耐量减低患者发展成 2 型糖尿病。

（三）妊娠糖尿病

妊娠糖尿病（GDM）指妊娠期间发生的不同程度的糖代谢异常。妊娠糖尿病妇女分娩后血糖可恢复正常，但有若干年后发生 2 型糖尿病的高度危险性，故妊娠糖尿病患者应在产后 6 ～ 12 周筛查糖尿病，并长期追踪观察。妊娠前已知患有糖尿病者，称为糖尿病合并妊娠。

【病理】

1 型糖尿病胰岛 B 细胞数量减少，细胞核深染，胞质稀少、呈脱颗粒现象，A 细胞相对增多。胰岛内毛细血管及纤维组织增生，严重者可见广泛纤维化。1 型糖尿病早期，50% ～ 70% 病例在胰岛及其周围可见淋巴细胞和单核细胞浸润，称为胰岛炎。2 型糖尿病患者胰岛病变较轻，在光学显微镜下约 1/3 病例在组织学上无肯定性病变。

约 70% 糖尿病患者在全身小血管和微血管出现病变，此病变具有较高特异性，称为糖尿病性微血管病变，常见于肾、视网膜、肌肉、神经、皮肤等组织。糖尿病性大血管病变是动脉粥样硬化和继发于高血压的中、小动脉硬化。因此种病变亦可见于非糖尿病患者，故缺乏特异性。

糖尿病性神经病变多见于病程较长、病情控制不佳的患者。周围神经纤维呈轴突变性，继以节段性或弥漫性脱髓鞘改变，神经营养血管亦可出现微血管病变。病变有时累及神经根、椎旁交感神经节和脑神经，脊髓和脑实质病变罕见。脂肪肝是糖尿病控制不佳时常见的肝脂肪沉积和变性。

【病理生理】

糖尿病代谢紊乱主要由胰岛素绝对或相对不足或伴胰岛素抵抗引起。

（一）糖代谢紊乱

由于胰岛素不足或抵抗，葡萄糖不能进入细胞；同时由于葡萄糖激酶活性降低，葡萄糖在细胞内磷酸化减少；磷酸果糖激酶和丙酮酸激酶合成减少，糖酵解减弱；戊糖磷酸途径减弱；三羧酸循环减弱，能量的供给明显减少；糖原合成减少、分解增多。总之，葡萄糖在肝、肌肉和脂肪组织的利用减少，肝糖输出增多，因而发生高血糖。

（二）脂肪代谢紊乱

由于胰岛素不足或抵抗，脂肪组织摄取葡萄糖及从血浆移除三酰甘油减少，脂肪合成减少；脂蛋白酶活性低下，血游离脂肪酸和三酰甘油浓度升高；在胰岛素极度缺乏时，激素敏感性脂肪酶活性增强，储存脂肪分解加速，血游离脂肪酸浓度更为增高，肝细胞摄取脂肪酸后，因再酯化代谢通路受阻，脂肪酸与辅酶 A 结合生成脂酰辅酶 A，经 β 氧化生成乙酰辅酶 A，因草酰乙酸生成不足，乙酰辅酶 A 进入三羧酸循环受阻而大量缩合为乙酰乙酸，转化为丙酮和 β 羟丁酸（三者统称为酮体），当酮体生成超过组织利用和排泄的能力时，大量酮体堆积形成酮症，或进一步发展为酮症酸中毒。

（三）蛋白质代谢紊乱

肝、肌肉等组织摄取氨基酸减少，蛋白质合成减弱，分解代谢加速，呈负氮平衡；血浆中的生糖氨基酸，如丙氨酸、甘氨酸、苏氨酸和谷氨酸浓度降低，同时血中生酮氨基酸水平增高，提示肌肉摄取氨基酸合成蛋白质能力减弱，导致患者消瘦、乏力、组织修复能力和抵抗力降低，儿童生长发育迟缓。

2 型糖尿病患者当轻度胰岛素不足或抵抗时，由于基础胰岛素分泌量和敏感性尚足以维持正常糖代谢，故空腹血糖一般正常，但由于胰岛素分泌不足和敏感性下降，故出现餐后高血糖。当胰岛素分泌量和敏感性中度不足时，空腹血糖可出现增高。随着病情进展，糖原合成减少、分解增多进一步加重，可导致严重高血糖，甚至发生酮症酸中毒或高渗性昏迷。

【临床表现】

（一）多尿、多饮、多食和体重减轻

1．多尿、烦渴、多饮　由于血糖升高，引起渗透性利尿，导致尿量增多。由于多尿失水，使患者口渴而多饮水。

2．善饥多食　为补充损失的糖分，维持机体活动，患者常善饥多食。

3．消瘦、乏力、体重减轻　由于机体不能利用葡萄糖，且蛋白质和脂肪消耗增加，引起消瘦、疲乏无力、体重减轻。

以上症状常被称为“三多一少”，即多尿、多饮、多食和体重减轻。

（二）皮肤瘙痒

由于尿糖刺激局部皮肤使外阴瘙痒，并发真菌感染时瘙痒更加严重。

（三）其他症状

有四肢酸痛、麻木、腰痛、性欲减退、阳痿、不育、月经失调、便秘等。也有一部分患者仅因体检或检查其他疾病，或妊娠检查时偶然发现高血糖。

➤ 考点提示：糖尿病的临床表现。

【并发症】

（一）急性并发症

1．糖尿病酮症酸中毒（diabetic ketoacidosis，DKA）　糖尿病酮症酸中毒是胰岛素不足和拮抗胰岛素激素过多共同作用所致的严重代谢紊乱综合征，以高血糖、酮症和酸中毒为主要表现。

2．高渗高血糖综合征（hyperosmolar hyperglycemia syndrome，HHS）　HHS 是糖尿病急性代谢紊乱的另一种临床类型，多见于老年人，好发年龄为 50 ～ 70 岁，男性与女性发病率大致相同，以高血糖、高血浆渗透压、脱水、神经精神症状为主要表现。

（二）感染

糖尿病易并发各种感染。①皮肤化脓性感染：可反复发生疖、痈，可引起脓血症或败血症；②皮肤真菌感染：如体癣、足癣，女性患者可并发真菌性阴道炎和巴氏腺炎，多为白念珠菌感染所致；③尿路感染：以肾盂肾炎和膀胱炎最常见，多见于女性，易反复发作，严重者可致肾及肾周脓肿、肾乳头坏死；④肺结核：发生率显著增高，病灶多呈渗出干酪性，易播散，且影像学表现多不典型。

（三）慢性并发症

1．大血管病变　主要表现为动脉粥样硬化。大血管病变的危险性与血清低密度脂蛋白和极低密度脂蛋白水平呈正相关，与高密度脂蛋白水平呈负相关。大、中动脉粥样硬化，主要侵犯主动脉、冠状动脉、脑动脉、肾动脉和肢体外周动脉等，引起冠心病、缺血性或出血性脑血管疾病、肾动脉硬化、肢体动脉硬化等。肢体外周动脉粥样硬化常以下肢动脉病变为主，表现为下肢疼痛、感觉异常和间歇性跛行，严重的供血不足可发生肢体坏疽。

2．微血管病变　微血管是指微小动脉和微小静脉之间，直径在 100 μm 以下的毛细血管及微血管网。微血管病变的典型改变有微循环障碍、微血管瘤形成和微血管基膜增厚，主要见于心肌、肾、视网膜、神经组织，以糖尿病视网膜病变和糖尿病肾病最为重要。

（1）糖尿病肾病：常见于病史超过 10 年的患者，是 1 型糖尿病患者的主要死因。在 2 型糖尿病，其严重性仅次于心脏及脑血管疾病。病理改变有 3 种类型：①结节性肾小球硬化型，特异性较高；②弥漫性肾小球硬化型，最常见，对肾功能影响最大，特异性较低；③渗出性病变，特异性不高。糖尿病肾病的发生、发展可分为 5 期。

Ⅰ期：糖尿病初期，肾体积增大，肾小球入球小动脉扩张，肾小球内压增加，肾小球滤过率明显升高，肾小球超滤过是此期最突出的特征。

Ⅱ期：肾小球毛细血管基膜增厚及系膜基质轻度增宽，尿白蛋白排泄率多数正常，可间歇性增高，肾小球滤过率轻度升高。

Ⅲ期：早期肾病，肾小球毛细血管基膜增厚及系膜基质明显增宽，出现持续微量白蛋白尿，尿白蛋白排泄率持续在 20 ~ 200 g/min（正常＜ 10 g/min），肾小球滤过率高于正常或正常。

Ⅳ期：临床肾病，尿蛋白增多，尿白蛋白排泄率＞ 200 g/min，肾小球病变更重，部分肾小球硬化，肾小球滤过率下降，可伴有高血压和水肿，肾功能逐渐减退。

Ⅴ期：尿毒症，尿白蛋白排泄率降低，多数肾单位闭锁，血肌酐升高，尿素氮升高，血压升高。

（2）糖尿病视网膜病变：见于病程超过 10 年的患者，是失明的主要原因之一。按眼底改变可分为两大类，共 6 期。Ⅰ ~ Ⅲ期为非增生型糖尿病视网膜病变（NPDR），Ⅳ ~ Ⅵ期为增生型糖尿病视网膜病变（PDR）。

Ⅰ期：微血管瘤、小出血点。

Ⅱ期：出现硬性渗出。

Ⅲ期：出现棉絮状软性渗出。

Ⅳ期：新生血管形成，玻璃体积血。

Ⅴ期：纤维血管增殖，玻璃体机化。

Ⅵ期：牵拉性视网膜脱离、失明。

（3）其他：心肌代谢紊乱和心脏微血管病变可引起心肌广泛性坏死，称为糖尿病心肌病，可诱发心律失常、心力衰竭、心源性休克和猝死。

3．神经系统并发症　糖尿病可累及神经系统任何部分，其发生与大血管和微血管病变、代谢因素、自身免疫机制及生长因子不足有关。

（1）中枢神经系统病变：①伴随严重糖尿病酮症酸中毒、高血糖及高渗状态或低血糖症出现的神志改变；②缺血性卒中；③脑老化加速及老年性痴呆等。

（2）周围神经病变：最常见。下肢较上肢严重，常为对称性，病程进展缓慢。临床早期出现肢端感觉异常，呈手套或袜套状分布，伴灼热、麻木、针刺或踩棉垫感，可伴痛觉过敏。肢痛呈隐痛、刺痛、烧灼样痛，寒冷季节及夜间加重。后期运动神经受累，手、足小肌群萎缩，检查发现肌力减弱，肌张力减弱，腱反射早期亢进，后期减弱或消失，触觉、温度觉常有不同程度降低。单一周围神经损害不常发生，主要累及脑神经，以动眼神经麻痹常见，其次为展神经麻痹。

（3）自主神经病变：可累及多系统，如心血管、消化、泌尿、生殖系统等。心血管系统表现有持续心动过速、直立性低血压、QT 间期延长等；消化系统表现有胃排空延迟、腹泻、便秘等；泌尿、生殖系统表现有残尿量增加、尿潴留、尿失禁，男性有阳痿、早泄、逆向射精，女性有性冷淡、外阴瘙痒等；瞳孔改变为缩小且不规则、对光反射消失、调节反射存在；排汗异常表现为无汗、少汗或多汗。

4．糖尿病足　糖尿病足是指与下肢远端神经异常和不同程度周围血管病变相关的足部溃疡、感染和 / 或深层组织破坏。轻者表现为足部畸形、皮肤干燥和发凉、胼胝（高危足）；重者可出现足部溃疡、坏疽，是糖尿病非外伤性截肢、致残的主要原因。

5．其他 糖尿病还可引起视网膜黄斑病、白内障、青光眼、屈光改变、虹膜睫状体病变等。牙周病是最常见的糖尿病口腔并发症。此外，抑郁、焦虑及认知功能损害等也较常见。

➢ 考点提示：糖尿病的并发症；糖尿病肾病分期；糖尿病视网膜病变分期。

【实验室检查】

（一）尿糖测定

尿糖阳性是诊断糖尿病的重要线索。尿糖阳性只是表示血糖值超过肾糖阈，肾糖阈升高时（肾病变），尽管血糖升高，尿糖仍可阴性。肾糖阈降低时（妊娠），尽管血糖正常，尿糖仍可阳性。

（二）血糖测定

空腹血糖（FBG）升高是诊断糖尿病的主要依据，又是判断糖尿病病情和疗效的主要指标。正常空腹血糖范围 3.9 ～ 6.0 mmol/L。

（三）口服葡萄糖耐量试验（OGTT）

当血糖高于正常范围而又未达到诊断糖尿病标准时，需进行口服葡萄糖耐量试验（OGTT）。OGTT 应在无任何热量摄入 8 h 后，于清晨空腹进行，成人将 75 g 无水葡萄糖溶于 250 ～ 300 ml 水中，5 ～ 10 min 内饮完，分别于空腹及饮葡萄糖溶液后 2 h 检测静脉血浆葡萄糖。

（四）糖化血红蛋白 A_1（$GHbA_1$）测定

糖化血红蛋白 A_1 是葡萄糖或其他糖与血红蛋白的氨基发生非酶催化反应（不可逆）的产物，与血糖浓度呈正相关。糖尿病患者血糖控制不良者，$GHbA_1$ 较正常高，且与血糖升高的程度和持续时间相关。红细胞在血液循环中的寿命约为 120 d，因此 $GHbA_1$ 反映取血前 8 ～ 12 周平均血糖水平，是糖尿病患者病情监测的指标之一。$GHbA_1$ 有 a、b、c 3 种，其中以 $GHbA_{1c}$ 最为主要。

（五）血浆胰岛素和 C 肽测定

血浆胰岛素和 C 肽测定能够反映胰岛 B 细胞的功能和指导治疗。

1．血浆胰岛素测定 正常人空腹基础血浆胰岛素水平为 35 ～ 145 pmol/L（5 ～ 20 mU/L）。1 型糖尿病患者胰岛素分泌减少或不能测得，胰岛素释放曲线低平。2 型糖尿病患者胰岛素分泌可偏低、正常或高于正常，胰岛素释放曲线第一时相减弱或缺失，第二时相高峰延迟。

2．血浆 C 肽测定 正常人基础血浆 C 肽水平约为 400 pmol/L，1 型糖尿病患者减少或不能测得，2 型糖尿病患者可正常或偏低。

（六）其他

糖尿病控制不良者可有高脂血症；糖尿病合并高血压、糖尿病肾病、肾动脉硬化，可导致肾功能减退，出现氮质血症，甚至尿毒症；糖尿病合并酮症、酮症酸中毒时血酮体升高，出现酮尿，电解质代谢紊乱及酸碱平衡失调，二氧化碳结合力改变；合并糖尿病高渗性昏迷时血浆渗透压明显升高；1 型糖尿病可检测相关自身抗体。

【诊断及鉴别诊断】

（一）诊断线索

大多数糖尿病患者（尤其是早期 2 型糖尿病患者）并无明显症状。在临床工作中，医师要善于发现糖尿病，尽可能早期诊断和治疗糖尿病。糖尿病的诊断以血糖异常升高作为依据，应注意单纯空腹血糖正常不能排除糖尿病的可能性，需加测餐后血糖，必要时进行 OGTT。

诊断线索：①“三多一少”症状；②患者以糖尿病的各种并发症或伴发病首次就诊；③高危人群：糖调节受损（IGR）史、年龄超过 45 岁、肥胖或超重、巨大胎儿生产史或妊娠糖尿病病史、糖尿病或肥胖家族史、多囊卵巢综合征、长期接受抗抑郁药治疗等。

（二）糖尿病诊断标准

1．我国目前采用 WHO 糖尿病专家委员会（1999 年）提出的糖尿病诊断标准：

（1）糖尿病症状加随机血糖≥ 11.1 mmol/L。

（2）空腹血糖≥ 7.0 mmol/L。

（3）OGTT 2 h 血糖≥ 11.1 mmol/L。

临床医师在做出糖尿病诊断时，应充分确定其依据的准确性和可重复性。对于无急性代谢障碍表现，仅一次血糖值达到糖尿病诊断标准者，必须在另一日按以上 3 个诊断标准之一复测核实。如复测结果未达到诊断标准，应对患者定期复检，直至诊断明确为止。应注意，患者在急性创伤、感染或各种应激情况下可出现暂时血糖升高，不能以应激时血糖水平诊断糖尿病。

2．糖调节受损（IGR）　糖调节受损包括空腹血糖受损（IFG）和糖耐量减低（IGT）。空腹血糖 3.9 ～ 6.0 mmol/L 为正常；6.1 ～ 6.9 mmol/L 为空腹血糖受损。OGTT 2 h 血糖＜ 7.7 mmol/L 为正常糖耐量，OGTT 2 h 血糖 7.8 ～ 11.1 mmol/L 为糖耐量减低。

（三）鉴别诊断

1．内分泌疾病　甲状腺功能亢进症、肢端肥大症、皮质醇增多症等。

2．肾性糖尿　因肾糖阈降低所致，血糖及糖耐量均正常。

3．胰腺疾病　胰腺炎、胰腺癌、胰腺切除术后。

4．消化系统疾病　严重肝病（肝糖原合成受阻，糖原贮存减少，进食后半小时至 1 h 血糖过高出现糖尿，但 FBG 偏低，餐后 2 ～ 3 h 血糖正常或低于正常）、胃空肠吻合术后（因糖类在肠道吸收快，可引起进食后 0.5 ～ 1 h 血糖过高出现糖尿，但 FBG 和 OGTT 2 h 后血糖正常）。

5．应激　急性应激状态时胰岛素拮抗激素（如肾上腺素、ACTH、肾上腺皮质激素和生长激素）分泌增加可致一过性血糖升高，尿糖阳性，应激过后可恢复正常。

6．药物　肾上腺皮质激素、雌激素、女性避孕药、噻嗪类利尿药、呋塞米、阿司匹林等可抑制胰岛素释放或拮抗胰岛素作用，引起糖耐量减低，血糖升高，尿糖阳性。

7．其他原因所致的尿糖阳性　如果糖、乳糖、半乳糖尿，用班氏试剂（硫酸铜）检测呈阳性，但用葡萄糖氧化酶试剂检测呈阴性。

➢ 考点提示：糖尿病的诊断标准。

【治疗】

治疗原则：早期、长程、综合、个体化。

治疗目标：纠正代谢紊乱、消除糖尿病及其相关症状、防止或延缓并发症的发生、维持良好健康和劳动（学习）能力、保障儿童生长发育、延长寿命、降低病死率、提高生活质量。糖尿病控制目标见表 7-44-1。

表 7-44-1　糖尿病控制目标
（2017 年中国 2 型糖尿病防治指南）

检测指标	目标值
血糖（mmol/L）	
空腹	4.4 ～ 7.0

续表

检测指标	目标值
非空腹	≤ 10.0
$GHbA_{1c}$（%）	< 7.0
血压（mmHg）	< 130/80
HDL-C（mmol/L）	
男性	> 1.0
女性	> 1.3
TG（mmol/L）	< 1.7
LDL-C（mmol/L）	
未合并 ASCVD	< 2.6
合并 ASCVD	< 1.8
体重指数（kg/m^2）	< 24
尿白蛋白 / 肌酐比值（mg/mmol）	
男性	< 2.5（22 mg/g）
女性	< 3.5（31 mg/g）
或：尿白蛋白排泄率	< 20 μg/min（30 mg/24 h）
主动有氧活动（分钟 / 周）	≥ 150

注：ASCVD．动脉粥样硬化性心血管疾病

国际糖尿病联盟（IDF）提出糖尿病现代治疗的 5 个要点：饮食控制、运动疗法、血糖监测、药物治疗和糖尿病健康教育。糖尿病防治策略应全面治疗心血管危险因素，包括强调早期干预（糖耐量减低阶段），纠正脂质代谢紊乱，严格控制血压，抗血小板治疗（如阿司匹林），限酒、戒烟，控制体重和处理胰岛素抵抗等并达标。

（一）糖尿病健康教育

糖尿病健康教育是重要的基础治疗措施之一，包括对糖尿病防治专业人员的培训、医务人员的继续医学教育、患者及其家属和公众的卫生保健教育。应当使患者和家属认识到糖尿病是终身疾病，治疗需要持之以恒。如有条件，学会正确使用便携式血糖测量计。掌握饮食治疗和体育锻炼的具体要求。掌握降血糖药的注意事项，学会胰岛素注射技术。坚持长期、合理治疗、随访，按需要调整治疗方案。讲究个人卫生，预防各种感染。保持生活规律，戒烟、限酒。

（二）饮食控制

1．制订总热量　成人休息状态下每日每公斤理想体重者 105 ~ 125.5 kJ（25 ~ 30 kcal），轻体力劳动者 125.5 ~ 146 kJ（30 ~ 35 kcal），中体力劳动者 146 ~ 167 kJ（35 ~ 40 kcal），重体力劳动者 167 kJ（40 kcal）以上。儿童、妊娠期及哺乳期女性、营养不良和消瘦者，以及伴有消耗性疾病者应酌情增加，肥胖者则酌情减少。

2．糖类　糖类占总热量的 50% ~ 60%。提倡摄入粗制米、面和一定量杂粮。

3．蛋白质和脂肪　蛋白质摄入量一般不超过总热量的 15%，成人每日每公斤体重摄入 0.8 ~ 1.0 g，儿童、妊娠期及哺乳期女性、营养不良或伴有消耗性疾病者宜增至 1.5 ~ 2.0 g，伴有糖尿病肾病而肾功能正常者应限制至 0.8 g；血尿素氮升高者应限制在 0.6 g。蛋白质应至少 1/3 来自动物蛋白质，以确保必需氨基酸的供给。脂肪约占总热量的 30%，注意饱和脂肪、多价不饱和脂肪与单价不饱和脂肪的比例。

4．合理分配　计算出热量后，换算成食物重量，将其变为食谱进行各餐分配，可 1/5、2/5、2/5；亦可 1/3、1/3、1/3；或 1/7、2/7、2/7、2/7 等。

（三）运动疗法

合理的运动有利于降低血糖，提高胰岛素的敏感性，减轻体重，改善血液循环，减少和延缓糖尿病并发症的发生。体育锻炼适用于轻、中度 2 型糖尿病患者，超重的 2 型糖尿病及病情稳定的 1 型糖尿病患者；禁用于合并严重并发症的患者（如心肌梗死、心力衰竭、肾衰竭、糖尿病足坏疽、严重视网膜病变、严重高血压等），血糖波动大或有低血糖风险及糖尿病酮症酸中毒者，急性感染患者。

（四）血糖监测

自我监测血糖，为调整药物剂量提供依据，每 2 ～ 3 个月复查 $GHbA_{1C}$ 或每 3 周复查果糖胺，了解糖尿病病情控制程度。每年 1 ～ 2 次复查血脂、心脏、肾、神经功能和眼底情况。

（五）药物治疗

1．促进胰岛素分泌药　促进胰岛素分泌药只适合无急性并发症的 T2DM，不适合 T1DM、有严重并发症的 T2DM、妊娠期、哺乳期、大手术围术期、儿童糖尿病和胰腺切除术后等。

（1）磺脲类药物

1）作用机制：磺脲类药物与胰岛 B 细胞膜上受体结合，关闭钾离子通道，减少细胞内 K^+ 外流，细胞膜去极化，开放钙离子通道，细胞内 Ca^{2+} 增加，促进内源性胰岛素分泌。磺脲类药物降血糖作用的前提是机体尚保存相当数量（30% 以上）有功能的 B 细胞。

2）适应证：2 型糖尿病非肥胖患者经饮食、运动等基本治疗未能控制者；2 型糖尿病未用过胰岛素或每日应用胰岛素剂量在 20 ～ 30 U 以下者；体重正常或轻度肥胖的患者。磺脲类药物可适当与胰岛素或双胍类降血糖药联合应用。

3）禁忌证：1 型糖尿病患者；胰岛 B 细胞功能很差的 2 型糖尿病患者；有急性严重感染、手术创伤或糖尿病急性并发症者；有严重的肝、脑、心脏、肾、眼等并发症者；对磺脲类药物有过敏反应或重度不良反应者；儿童糖尿病、妊娠期及哺乳期妇女。应根据病情轻重、年龄等因素来选择，年龄大者宜选短、中效药物，以减少低血糖的发生。

4）不良反应：主要是低血糖；还有少见的恶心、呕吐、消化不良、胆汁淤积性黄疸、肝功能损害、白细胞缺乏、再生障碍性贫血、溶血性贫血、血小板减少、皮肤瘙痒、皮疹和光线性皮炎等。一旦出现不良反应，应立即停药。磺脲类药物与其他药物发生相互作用，一些药物与其合用时可增强降糖效果，另一些则可降低其降糖作用。

5）常用药物见表 7-44-2。

表 7-44-2　目前常用的磺脲类药物主要特点及应用

名称	剂量范围（mg/d）	服药次数（每日）	作用时间（h）	经肾排泄率（%）
格列本脲	2.5 ～ 15	1 ～ 2	16 ～ 24	50
格列吡嗪	2.5 ～ 30	1 ～ 2	8 ～ 12	89
格列吡嗪控释片	5 ～ 20	1	6 ～ 12	0
格列齐特	80 ～ 320	1 ～ 2	10 ～ 20	80
格列齐特缓释片	30 ～ 120	1	12 ～ 20	
格列喹酮	30 ～ 180	1 ～ 2	8	
格列美脲	1 ～ 8	1	24	60

（2）非磺脲类药物

1）作用机制：该类药物也作用于胰岛 B 细胞膜的三磷酸腺苷（ATP）敏感性 K^+ 通道，但结合位点与磺脲类药物不同，降糖作用快而短，模拟胰岛素生理性分泌，主要用于控制餐后高血糖。在每次进餐前即刻口服，因此又称餐时血糖调节药。

2）适应证：同磺脲类药物，因该类药物主要从胃肠道排泄，伴肾功能损害者也能使用。

3）禁忌证：同磺脲类药物。

4）不良反应：头痛、头晕、低血糖、体重增加等，偶有肝功能异常及皮肤过敏反应。

5）常用药物：①瑞格列奈每次 0.5 ～ 4 mg，每日 3 次；②那格列奈：常用剂量为每次 60 ～ 120 mg，每日 3 次，那格列奈血浆半衰期短于瑞格列奈，低血糖发生率低于瑞格列奈，较适合老年患者；③米格列奈：常用剂量为每次 10 ～ 20 mg，每日 3 次。

2．双胍类药物

（1）作用机制：提高外周组织对葡萄糖的摄取和利用；通过抑制糖原异生和糖原分解，降低过高的肝糖输出；降低脂肪酸氧化率；提高葡萄糖的运转能力；改善胰岛素敏感性，减轻胰岛素抵抗。治疗 T2DM 可降低过高的血糖，降低体重，不增加血胰岛素水平，对血糖在正常范围者无降血糖作用，单独使用不引起低血糖，与磺脲类药物合用可增强其降血糖作用。

（2）适应证：超重和肥胖的 2 型糖尿病患者，可以与胰岛素合用治疗 1 型糖尿病，还可以治疗糖耐量异常的人群。

（3）禁忌证：糖尿病酮症酸中毒、急性感染、充血性心力衰竭、肝与肾功能不全或有任何缺氧状态存在者。不用于妊娠期和哺乳期妇女。

（4）不良反应：口干、口苦、口内金属味、食欲降低、恶心、呕吐、腹泻等。采用餐中或餐后服药或从小剂量开始服药，可减轻不良反应。

（5）常用药物：①二甲双胍，开始小剂量使用，250 mg，每日 2 ～ 3 次，餐中服，最大剂量每日不超过 2 g；②苯乙双胍，每日 50 ～ 150 mg，分 2 ～ 3 次服用，现较少用。

3．α- 葡糖苷酶抑制药

（1）作用机制：α- 葡糖苷酶抑制药能抑制小肠刷状缘近腔上皮细胞内的 α- 葡糖苷酶，延缓肠道内葡萄糖的吸收，降低餐后高血糖。

（2）适应证：适用于以葡萄糖为主要食物或空腹血糖正常（或不太高）而餐后血糖明显升高者。可单独用药或与磺脲类、双胍类药物合用。1 型糖尿病患者在应用胰岛素的基础上加用 α- 葡糖苷酶抑制药有助于降低餐后高血糖。

（3）禁忌证：肠道吸收甚微，通常无全身不良反应，肝、肾功能不全者应慎用；不宜用于肠道功能紊乱者、妊娠期及哺乳期妇女和儿童；糖尿病伴急性并发症者禁用；对此药过敏者禁用；1 型糖尿病不宜单独使用。

（4）不良反应：主要是消化道反应，如腹胀、腹泻或排气增多。本药单独应用不引起低血糖反应，但与磺脲类药物或胰岛素合用仍可导致低血糖反应发生。一旦发生，应直接口服或静脉注射葡萄糖，进食双糖或淀粉类食物无效。

（5）常用药物：①阿卡波糖主要抑制 α- 淀粉酶，每次 50 ～ 100 mg，每日 3 次；②伏格列波糖主要抑制麦芽糖酶和蔗糖酶，每次 0.2 mg，每日 3 次；③米格列醇每次 50 ～ 100 mg，每日 3 次。α- 葡糖苷酶抑制药应在进食第一口食物后立即服用。

4．噻唑烷二酮类药物

（1）作用机制：主要通过结合和活化过氧化物酶体增殖物激活受体 γ（PPARγ）起作用。过氧化物酶体增殖物激活受体被激活后，通过诱导脂肪生成酶和与糖代谢调节相关蛋白的表达，促进脂肪细胞和其他细胞分化，提高细胞对胰岛素作用的敏感性，减轻胰岛素抵抗，故称为胰岛素增敏剂。

（2）适应证：本类药物可单独或联合其他口服降血糖药治疗 2 型糖尿病，尤其是肥胖、胰岛素抵抗明显者。

（3）禁忌证：不宜用于治疗 1 型糖尿病，妊娠期、哺乳期和儿童糖尿病患者；有心力衰竭倾向或活动性肝病及严重骨质疏松和骨折病史者应禁用。

（4）不良反应：单独使用不导致低血糖，主要不良反应为水肿和体重增加，在与胰岛素合用时更加明显，还与骨折和心力衰竭风险增加相关。

（5）常用药物：①罗格列酮每日 4 ～ 8 mg，每日 1 次或分 2 次口服；②吡格列酮每日 15 ～ 30 mg，每日 1 次口服。

5．二肽基肽酶 -4（DPP- Ⅳ）抑制药　此类药物可抑制 DPP- Ⅳ活性而减少 GLP-1 的失活，提高内源性 GLP-1 水平；可降低糖化血红蛋白 0.5% ～ 1.0%。单独使用不增加低血糖发生的风险，也不增加体重。此类药物可单独使用或与二甲双胍联合应用治疗 2 型糖尿病。目前国内有西格列汀、维格列汀等。

6．钠 - 葡萄糖协同转运蛋白 2（SGLT-2）抑制药　此类药物目前有恩格列净、坎格列净。通过抑制近段肾小管管腔侧细胞膜上的钠 - 葡萄糖协同转运蛋白 2 的作用而抑制葡萄糖重吸收，降低肾糖阈，促进尿葡萄糖排泄，从而达到降低血糖的作用。钠 - 葡萄糖协同转运蛋白 2 抑制药降低糖化血红蛋白 0.5% ～ 1.0%，还具有减轻体重和降低血压的作用。另外，钠 - 葡萄糖协同转运蛋白 2 抑制药可降低尿酸水平，减少尿蛋白排泄，降低 TG，同时升高 HDL-C 和 LDL-C。临床研究发现，恩格列净可降低合并心血管疾病的 2 型糖尿病患者的全因死亡率和心血管病死率。坎格列净降低心血管复合终点、心力衰竭住院风险和肾脏复合结局风险。钠 - 葡萄糖协同转运蛋白 2 抑制药单独使用不增加低血糖风险，联合胰岛素或磺脲类药物时可增加低血糖发生风险。

➢ 考点提示：口服降血糖药的分类。

7．胰岛素治疗

（1）适应证：① T1DM；②糖尿病合并急性或慢性并发症；③ T2DM 经饮食及口服降血糖药治疗血糖未获得良好控制；④手术、妊娠和分娩；⑤新诊断的 T2DM 伴有明显高血糖；⑥全胰腺切除引起的继发性糖尿病。

（2）胰岛素和胰岛素类似物分类：根据来源和化学结构的不同，胰岛素可分为动物胰岛素、人胰岛素和胰岛素类似物。按作用起效时间和持续时间，胰岛素（包括人和动物）又分为短效、中效、长效和预混胰岛素。胰岛素类似物分为速效、长效和预混胰岛素类似物。

短效胰岛素和速效胰岛素类似物起效快，持续时间短，主要用于控制餐后高血糖及糖尿病酮症酸中毒抢救；中效胰岛素主要提供基础胰岛素，可控制两餐饭后高血糖；长效胰岛素无明显作用高峰，主要提供基础水平胰岛素。胰岛素吸入是一种新的给药方式，主要经肺、口腔黏膜和鼻腔黏膜等途径吸收。已在国内上市的胰岛素和胰岛素类似物的特点见表 7-44-3。

表 7-44-3　已在我国上市的胰岛素和胰岛素类似物的特点

胰岛素制剂	起效时间	峰值时间	作用持续时间
胰岛素			
短效胰岛素（RI）	15 ～ 60 min	2 ～ 4 h	5 ～ 8 h
中效胰岛素（NPH）	2.5 ～ 3 h	5 ～ 7 h	13 ～ 16 h
长效胰岛素（PZI）	3 ～ 4 h	8 ～ 10 h	长达 20 h
预混胰岛素（30R）	30 min	2 ～ 12 h	14 ～ 24 h
预混胰岛素（50R）	0.5 h	2 ～ 3 h	10 ～ 24 h
胰岛素类似物			
速效胰岛素类似物（门冬胰岛素）	10 ～ 15 min	1 ～ 2 h	4 ～ 6 h

续表

胰岛素制剂	起效时间	峰值时间	作用持续时间
速效胰岛素类似物（赖脯胰岛素）	10 ～ 15 min	1 ～ 1.5 h	4 ～ 5 h
速效胰岛素类似物（谷赖胰岛素）	10 ～ 15 min	1 ～ 1.5 h	3 ～ 5 h
长效胰岛素类似物（甘精胰岛素）	2 ～ 3 h	无峰	长达 30 h
长效胰岛素类似物（地特胰岛素）	3 ～ 4 h	3 ～ 14 h	长达 24 h
长效胰岛素类似物（德谷胰岛素）	1 h	无峰	长达 24 h
预混胰岛素类似物（门冬胰岛素 30）	10 ～ 20 min	1 ～ 4 h	14 ～ 24 h
预混胰岛素类似物（门冬胰岛素 50）	10 ～ 20 min	1 ～ 4 h	14 ～ 24 h
预混胰岛素类似物（赖脯胰岛素 25）	15 min	30 ～ 70 min	16 ～ 24 h
预混胰岛素类似物（赖脯胰岛素 50）	15 min	30 ～ 70 min	16 ～ 24 h

（3）治疗原则和方法：无论哪一类型糖尿病，胰岛素治疗均应在一般治疗和饮食治疗的基础上进行，并监测病情。胰岛素治疗方案力求模拟生理性胰岛素分泌方式，从小剂量开始，根据血糖水平逐渐调整至合适剂量。

1 型糖尿病的治疗：一经诊断，即应终身用胰岛素替代治疗。胰岛素剂量应按血糖变化及每餐量的多少进行个体化调节。保持基础胰岛素水平有如下两种方法：①每日注射 1 ～ 2 次长效胰岛素制剂，使胰岛素在体内达到稳态而无峰值；②睡前注射中效胰岛素可保持夜间胰岛素基础水平，减少夜间低血糖发生的危险。对胰岛 B 细胞功能特别差、血糖波动大者，可于早餐前给予一次小剂量中效或长效胰岛素，以维持日间的基础水平。通常使用较普遍的强化胰岛素治疗方案是：每餐前 20 ～ 30 min 皮下注射速效胰岛素加睡前注射中效胰岛素制剂。应小心确定初始剂量，对体重超过或低于理想体重 20% 以内、近期无感染、病情相对稳定的 1 型糖尿病患者，初始剂量为每日 0.5 ～ 1.0 U/kg。在疾病早期或相对稳定阶段（蜜月期），胰岛素剂量常较小。若近期有急性并发症或伴发症，则用量增加。用于维持机体昼夜基础胰岛素水平的剂量为全天胰岛素剂量的 40% ～ 50%，剩余部分按需要分别用于每餐前。部分 1 型糖尿病患者应用胰岛素治疗后，在一段时间内病情部分或完全缓解，胰岛素剂量可减少或完全停用，称糖尿病蜜月期。糖尿病蜜月期持续时间不等，一般不超过 1 年。

2 型糖尿病的治疗：① FBG < 7.8 mmol/L 者，不需要胰岛素治疗；② FBG 在 7.8 ～ 11.1mmol/L 者，若需要胰岛素治疗，可在睡前注射中效胰岛素制剂，早晨加小剂量或不加，或每日注射 1 ～ 2 次长效制剂，以维持基础胰岛素水平；③ FBG > 11.1 mmol/L 者，可每日注射 2 次中效胰岛素制剂，或加用速效胰岛素，或用预混制剂（含 30% 速效和 70% 中效胰岛素制剂）。2 型糖尿病患者有较明显的胰岛素抵抗，有时需用偏大一些的初始量，待血糖控制后胰岛素剂量可减少，若每日胰岛素用量< 0.3 U/kg，提示可改用口服药治疗；④极重型的 2 型糖尿病患者，FBG 13.9 ～ 16.7 mmol/L 或以上，此时与 1 型糖尿病难以区别，应按与 1 型糖尿病类似的方案治疗。

采用强化胰岛素治疗方案后，有时早晨空腹血糖仍较高，可能有以下原因：①夜间胰岛素作用不足；②黎明现象，即夜间血糖控制良好，也无低血糖发生，仅在黎明出现高血糖，可能由于皮质醇、生长激素等胰岛素拮抗激素分泌增加所致；③索莫吉（Somogyi）反应，即在夜间曾有低血糖，在睡眠中未被察觉，而导致体内升血糖激素分泌增加，继而发生低血糖后的反跳性高血糖。要鉴别早晨高血糖的原因，应在夜间多次进行血糖测定。老年患者、2 岁以下幼儿、已有晚期严重并发症者不宜用强化胰岛素治疗。

持续皮下胰岛素输注俗称胰岛素泵，是强化胰岛素治疗的另一种方法。将放置速效胰岛素的容器通过导管分别与针头和泵连接，针头置于腹部皮下组织，用可调程序的微型电子计算机控制胰岛素注射，模拟胰岛素的持续基础分泌（通常为每小时 0.5 ～ 2 U）和进餐时的脉冲式释放。胰岛素剂量和脉冲式注射时间均可通过计算机程序的调整来控制。胰岛素泵的治疗应严格遵守无菌原则，定期更换导管和注射部位，密切自我监测血糖，正确、及时地调整程序。

（4）胰岛素的不良反应：①低血糖反应，多见于 1 型糖尿病患者，与运动量大、进食少和药物剂量大有关。注意识别索莫吉（Somogy）反应，以免发生胰岛素剂量调节上的错误。②轻度水肿，为胰岛素治疗初期钠潴留所致，可自行缓解。③屈光改变，部分患者出现视物模糊，常于数周内自然恢复。④过敏反应，注射部位瘙痒或出现荨麻疹样皮疹，可伴恶心、呕吐、腹泻等胃肠道症状。⑤脂肪营养不良，注射部位皮下脂肪萎缩或增生，停止在该部位注射后可缓慢、自然恢复。⑥胰岛素抵抗，即胰岛素抗药性，是指在无酮症酸中毒和拮抗胰岛素因素存在的情况下，每日胰岛素需要量＞ 100 ～ 200 U。此时可改用人速效胰岛素或加大胰岛素剂量持续静脉滴注，并考虑使用糖皮质激素及口服降血糖药联合治疗。因可能引起严重的低血糖反应，故应严密监护，及早发现和处理。

8．胰高血糖素样肽 -1 受体激动药　胰高血糖素样肽 -1 受体激动药与胰腺 B 细胞的胰高血糖素样肽 -1 受体结合后，可葡萄糖依赖性地刺激胰岛素合成和分泌，减少胰高血糖素释放，还可作用于中枢神经系统胰高血糖素样肽 -1 受体，进而减少食物摄入，并通过促进棕色脂肪组织的生热作用和白色脂肪组织分解增加能量消耗，延迟胃排空。胰高血糖素样肽 -1 受体激动药均需皮下注射，可使糖化血红蛋白降低 1.0% ～ 1.5%，且有显著的降低体重作用，目前已上市或即将上市的胰高血糖素样肽 -1 受体激动药有短效制剂，如艾塞那肽、利司那肽和利西拉来；长效制剂，如利拉鲁肽、阿必鲁肽、度拉鲁肽、艾塞那肽缓释混悬液、他司鲁肽等。艾塞那肽、利拉鲁肽已在我国上市。

➢ 考点提示：胰岛素适用范围及不良反应。

（六）胰腺移植或胰岛细胞移植

单独胰腺移植（节段或全胰腺）或胰岛移植、胰肾联合移植适用于 1 型糖尿病合并肾病及肾功能不全者。移植治疗的供体来源、移植物的长期存活及再生难以解决，只限于在操作技术精良、经验丰富的医学中心进行。

（七）糖尿病合并妊娠的治疗

糖尿病合并妊娠宜选用速效和中效胰岛素，忌用口服降血糖药。

第一节　糖尿病酮症酸中毒

糖尿病酮症酸中毒（diabetic ketoacidosis，DKA）是指糖尿病患者在某些诱因（如感染等）的作用下，由于体内胰岛素严重不足以及升糖激素（胰高血糖素、肾上腺素、皮质醇等）升高所导致的以高血糖、高血酮和代谢性酸中毒为主要改变的临床综合征，是糖尿病最常见的急性并发症之一，一旦延误诊治，往往危及生命。

➢ 考点提示：糖尿病酮症酸中毒的定义。

【诱因】

1 型糖尿病患者有自发糖尿病酮症酸中毒倾向，2 型糖尿病患者在一定诱因作用下也可发生糖尿病酮症酸中毒。常见的诱因有以下几种。①急性感染：如呼吸道感染、尿路感染、急性胃肠炎等；②胰岛素减量不当或停用；③饮食不当：如暴饮暴食、过度饥饿、大量饮用甜饮料、酗酒等；④应激因素：如急性心肌梗死、卒中、手术、创伤、妊娠与分娩、精神刺激等；⑤运动过度：特别是胰岛素严重缺乏的1型糖尿病患者，激烈运动可诱发糖尿病酮症酸中毒。

➢ 考点提示：糖尿病酮症酸中毒常见诱因。

【病理生理】

（一）酸中毒

糖尿病代谢紊乱加重时，脂肪动员和分解加速，大量脂肪酸在肝经氧化产生大量乙酰乙酸、β-羟丁酸和丙酮，三者统称为酮体。当酮体生成量剧增，超过肝外组织的氧化能力时，血酮体升高称为酮血症，尿酮体排出增多称为酮尿症，临床上统称为酮症。乙酰乙酸和β-羟丁酸均为较强的有机酸，大量消耗体内储备碱，若代谢紊乱进一步加剧，血酮体继续升高，超过机体的处理能力，便发生代谢性酸中毒。

（二）严重失水

严重失水可由下列原因综合引起：①进一步升高的血糖加重渗透性利尿，大量酮体从肾、肺排出，带走大量水分；②蛋白质和脂肪分解加速，大量酸性代谢产物排出，加重水分丢失；③厌食、恶心、呕吐等胃肠道症状，体液丢失，使水分入量减少。

（三）电解质代谢紊乱

渗透性利尿的同时使 Na^+、K^+、Cl^- 等离子大量丢失，酸中毒使 K^+ 从细胞内释出至细胞外，使失钾更为明显，但由于失水甚于失盐，血液浓缩，故治疗前血钾浓度可正常或偏高，随着脱水缓慢纠正，可发生严重低血钾，引起心律失常、心脏骤停。

（四）携带氧系统失常

酸中毒时，低pH使血红蛋白和氧的亲和力降低，氧解离曲线右移，以利于向组织供氧（直接作用）；另一方面，DKA引起红细胞糖化血红蛋白增加以及2,3-二磷酸甘油酸减少，使血红蛋白与氧的亲和力增加，氧解离曲线左移（间接作用）。

（五）周围循环衰竭和肾衰竭

严重失水，血容量减少，加以酸中毒引起的微循环障碍，若未能及时纠正，最终可导致低血容量性休克、血压下降。肾灌注量减少，引起少尿或无尿，严重者发生肾衰竭。

（六）中枢神经功能障碍

严重失水、循环障碍、渗透压升高、脑细胞缺氧等多因素引起脑细胞脱水或水肿、中枢神经系统功能障碍，使患者出现不同程度的意识障碍、嗜睡，甚至昏迷，后期可发生脑水肿。

【临床表现】

最初患者往往表现为口渴、多饮、多尿、疲乏无力等，伴食欲缺乏、恶心、呕吐、腹痛等消化道症状。随着病情进展，患者出现脱水及酸中毒症状，如皮肤及黏膜干燥、眼球凹陷、尿量减少、心搏加快、血压下降以及呼吸深快、呼气中带有烂苹果味（丙酮的味道）。如病情进一步恶化，可发生头痛、嗜睡、意识不清甚至昏迷等精神及意识障碍，如不及时抢救，可导致死亡。

【实验室检查】

1．尿糖、尿酮体呈强阳性，当肾功能严重损害而阈值增高时，尿糖、尿酮体阳性程度与血糖、血酮体数值不相称。可有蛋白尿和管型尿。

2．血糖多数为16.7 ～ 33.3 mmol/L，有时可达55.5 mmol/L以上。

3．血酮体升高，多在4.8 mmol/L以上。

4．CO_2 结合力降低，轻者为 13.5 ～ 18.0 mmol/L，重者在 9.0 mmol/L 以下；$PaCO_2$ 降低，pH ＜ 7.35；碱剩余负值增大（＞ –2.3 mmol/L）；阴离子间隙增大，与碳酸氢盐降低水平大致相等。

5．血钾正常或偏低，尿量减少后可偏高，治疗后可出现低钾血症。血钠、氯降低，血尿素氮和肌酐常偏高。

6．血清淀粉酶升高可见于 40% ～ 75% 的患者，治疗后 2 ～ 6 d 降至正常。

7．血浆渗透压轻度上升。

8．血白细胞计数增多，即使没有合并感染，也可达 10×10^{10}/L，中性粒细胞比例升高。

【诊断与鉴别诊断】

（一）诊断依据

1．患者有糖尿病病史，特别是 1 型糖尿病病史。

2．存在相关诱因，如急性感染或并发其他疾病、药量不足或停药、严重应激、精神刺激、暴饮暴食、妊娠及分娩等。

3．具备酮症酸中毒的症状及体征，如极度口渴、多饮、多尿、厌食、呕吐、脱水、深大呼吸、消化道症状及意识障碍等。

4．血糖显著增高（16.7 ～ 33.3 mmol/L），尿糖呈强阳性（+++）～（++++），血渗透压正常或略高。

5．血酮体升高（＞ 5 mmol/L），尿酮体为阳性。

6．动脉血气分析示：血 pH ＜ 7.35 或 HCO_3^- ＜ 15 mmol/L，并排除其他原因所致酸中毒。

其中，高血糖（血糖≥ 16.7 mmol/L）、酮症（高血酮体或尿酮体阳性）和代谢性酸中毒（血 pH 低于正常）是诊断标准的核心和必要条件。

（二）鉴别诊断

对昏迷、酸中毒、失水、休克的患者，均应考虑糖尿病酮症酸中毒发生的可能性，尤其对原因不明的意识障碍、呼气有酮臭味、血压低而尿量仍多者，应及时做有关检查，以争取早期诊断、早期治疗。应重视与低血糖昏迷及糖尿病乳酸性酸中毒之间的鉴别。

1．低血糖昏迷　低血糖昏迷可有进食少、运动过多、胰岛素用量过大或服降血糖药过多史。发病急，出汗、心悸、烦躁、血压升高，部分患者可表现为意识或辨认能力障碍。患者皮肤湿冷，与高渗昏迷及糖尿病酮症酸中毒皮肤干燥不一样。实验室检查见尿糖阴性，尿酮体阴性，血糖低于 3.0 mmol/L。输注 50% 葡萄糖溶液治疗有效，可用于抢救，也可鉴别是否为本病。

2．糖尿病乳酸性酸中毒　糖尿病乳酸性酸中毒常见于大量服用双胍类降血糖药（尤其是苯乙双胍）、感染、酗酒及合并有肝及肾功能障碍时。起病较急，有深大呼吸（不伴酮臭味）、神志模糊、嗜睡、木僵、昏迷等症状。主要诊断标准为：①血乳酸≥ 5 mmol/L；②血 pH ≤ 7.35；③阴离子间隙≥ 18 mmol/L；④ HCO_3^- ＜ 10 mmol/L；⑤ CO_2 结合力降低；⑥乳酸：丙酮酸＞ 30：1；⑦血酮体一般不升高。

3．其他　尚需与感染性休克、脑血管意外、各种急腹症鉴别。

➢ 考点提示：糖尿病酮症酸中毒的诊断及鉴别诊断。

【治疗】

（一）补液

补液是治疗的关键环节。只有在有效组织灌注改善和恢复后，胰岛素的生物效应才能充分发挥。基本原则为“先快后慢，先盐后糖”。轻度脱水不伴酸中毒者可以口服补液，中度以上的糖尿病酮症酸中毒患者须进行静脉补液。通常先使用生理盐水。输液量和速度的掌握非常重要，糖尿病酮症酸中毒失水量可达体重 10% 以上。开始时输液速度较快，在 1 ～ 2 h 内输入 0.9% 氯化钠 1000 ～ 2000 ml，前 4 h 输入所计算失水量 1/3 的液体，以便尽快补充血容量，改善周围循环和肾功能。如治疗前已有低血压或休克，经快速输液仍不能有效升高血压，应输入胶体溶液并采用其他抗休克措施。以后根据血压、心率、每小时尿量、末梢循环情况及有无发热、呕吐、腹泻等决定输液量和速度，老年患者及有心脏、肾疾病患者必要时根据中心静脉压指导治疗。24 h 输液量应包括已失水量和部分继续失水量。当血糖下降至 13.9 mmol/L 时，根据血钠情况以决定改为 5% 葡萄糖溶液或葡萄糖生理盐水，并按每 2 ～ 4 g 葡萄糖加入 1 U 短效胰岛素或速效胰岛素类似物。鼓励患者饮水，减少静脉补液量；也可使用胃管灌注温 0.9% 氯化钠或温开水，但要分次、少量、缓慢灌注，避免呕吐而造成误吸，不宜用于有呕吐、胃肠胀气或上消化道出血者。对于心脏、肾功能不全的患者，应避免补液过度，在严密监测血浆渗透压与心脏、肺、肾功能和神志状态下调整补液量和补液速度。

（二）胰岛素治疗

一般采用小剂量短效胰岛素或速效胰岛素类似物治疗，即每小时给予 0.1 U/kg 胰岛素，使血清胰岛素浓度恒定达到 100 ～ 200 μU/ml，这有抑制脂肪分解和酮体生成的最大效应以及相当强的降低血糖效应，而促进 K^+ 运转的作用较弱。通常将短效胰岛素或速效胰岛素类似物加入生理盐水中持续静脉滴注（应另建输液途径），亦可间歇静脉注射。以上两种方案均可加用首次负荷量，静脉注射短效胰岛素 10 ～ 20 U。血糖下降速度一般以每小时降低 3.9 ～ 6.1 mmol/L 为宜，每 1 ～ 2 h 复查血糖；若在补足液体量的情况下，开始治疗 2 h 后血糖下降不理想或反而升高，胰岛素剂量应加倍。当血糖降至 13.9 mmoL/L 时开始输入 5% 葡萄糖溶液（或葡萄糖生理盐水），并按比例加入胰岛素，此时仍需每 4 ～ 6 h 复查血糖，调节输液中胰岛素的比例及每 4 ～ 6 h 皮下注射一次短效胰岛素 4 ～ 6 U，使血糖水平稳定在较安全的范围内。病情稳定后过渡到胰岛素常规皮下注射。

（三）纠正电解质代谢紊乱及酸碱平衡失调

糖尿病酮症酸中毒主要由酮体中酸性代谢产物引起，经输液和胰岛素治疗后，酮体水平下降，酸中毒可自行纠正，一般不必补碱。但严重酸中毒影响心血管、呼吸和神经系统功能，应给予相应治疗，但补碱不宜过多、过快。补碱指征为血 pH < 7.1，HCO_3^- < 5 mmol/L。应采用等渗碳酸氢钠（1.25% ～ 1.4%）溶液，或将 5% 碳酸氢钠溶液 84 ml 加注射用水至 300 ml 配成 1.4% 等渗溶液，一般仅给 1 ～ 2 次。补碱过多、过快可产生不利影响，包括脑脊液反常性酸中毒加重、组织缺氧加重、血钾下降和反跳性碱中毒等。糖尿病酮症酸中毒患者有不同程度失钾。如上所述，治疗前的血钾水平不能真实反映体内缺钾程度，补钾应根据血钾和尿量：治疗前血钾低于正常，在开始胰岛素和补液治疗同时立即开始补钾；血钾正常、尿量 > 40 ml/h，也立即开始补钾；血钾正常、尿量 < 30 m/h，暂缓补钾，待尿量增加后再开始补钾；血钾高于正常，暂缓补钾。氯化钾部分稀释后静脉输入、部分口服。治疗过程中定期监测血钾和尿量，调整补钾量和速度。病情恢复后仍应继续口服钾盐数日。

（四）处理诱因及防治并发症

在抢救过程中，要注意治疗措施之间的协调及从一开始就重视防治重要并发症，特别是脑水肿和衰竭，维持重要脏器功能。

1．休克　如休克严重且经快速输液后仍不能纠正，应详细检查并分析原因，例如确定有无合并感染或急性心肌梗死，给予相应处理。

2．严重感染　感染是本症常见诱因，亦可继发于本症。因糖尿病酮症酸中毒可引起低体温和血白细胞计数增多，故不能以有无发热或血象改变来判断，应及时处理。

3．心力衰竭、心律失常　年老或合并冠心病者补液过多可导致心力衰竭和肺水肿，应注意预防。可根据血压、心率、中心静脉压、尿量等调整输液量和输液速度，酌情应用利尿药和正性肌力药。血钾过低、过高均可引起严重心律失常，宜用心电监护，及时治疗。

4．肾衰竭 肾衰竭是本症主要死亡原因之一，与原来有无肾病变、失水和休克程度及持续时间、有无延误治疗等密切相关。强调注意预防，治疗过程中密切观察尿量变化，及时处理。

5．脑水肿 脑水肿病死率甚高，应着重预防、早期发现和治疗。脑水肿常与脑缺氧、补碱或补液不当、血糖下降过快等有关。如经治疗后血糖有所下降，酸中毒改善，但昏迷反而加重，或虽然一度清醒又再次昏迷，或出现烦躁、心率慢而血压偏高、肌张力增高，应警惕脑水肿的可能。可给予地塞米松、呋塞米或白蛋白。慎用甘露醇。

（五）其他

应按时清洁口腔、皮肤，预防褥疮和继发性感染。细致观察病情，准确记录神志状态、生命体征和液体出入量等。

➢ 考点提示：糖尿病酮症酸中毒抢救原则。

第二节 高渗高血糖综合征

高渗高血糖综合征（hyperosmolar hyperglycemic sydrome，HHS）是糖尿病急性代谢紊乱的另一临床类型，以严重高血糖、高血浆渗透压、脱水为特点，无明显酮症。患者可有不同程度的意识障碍或昏迷（$<$ 10%），部分患者可伴有酮症。高渗高血糖综合征主要见于老年T2DM患者，超过2/3患者原来无糖尿病病史。本症病情危重、并发症多，病死率高于糖尿病酮症酸中毒，强调早期诊断和治疗。

【诱因】

急性感染、外伤、手术、脑血管意外等应激状态，使用糖皮质激素、利尿药、甘露醇等药物，水摄入不足或失水，透析治疗，静脉高营养疗法等。有时在病程早期因误诊而输入大量葡萄糖溶液或因口渴而摄入大量含糖饮料诱发本病或使病情恶化。

【临床表现】

本病起病缓慢，最初表现为多尿，多饮，食欲减退。渐出现严重脱水和神经精神症状，患者反应迟钝、烦躁或淡漠、嗜睡，逐渐陷入昏迷，晚期尿少，甚至尿闭。就诊时呈严重脱水状态，可有神经系统损害的定位体征，易误诊为卒中。与糖尿病酮症酸中毒相比，失水更为严重、神经精神症状更为突出。

【实验室检查】

血糖达到或超过33.3 mmol/L（一般为33.3 ~ 66.8 mmol/L），血浆渗透压达到或超过320 mOsm/L（一般为320 ~ 430 mOsm/L）可诊断本病。血钠正常或增高。尿酮体阴性或弱阳性，一般无明显酸中毒，借此与糖尿病酮症酸中毒鉴别，但有时两者可同时存在。有效血浆渗透压（mOsm/L）=2（Na^++K^+）+ 血糖（均以mmol/L计算）。

【诊断】

临床上，凡遇原因不明的脱水、休克、意识障碍，均应考虑到本病的可能性，尤其是血压低而尿量多者，无论有无糖尿病病史，均应进行有关检查以肯定或排除本病。

【治疗】

治疗原则同糖尿病酮症酸中毒。本症失水比糖尿病酮症酸中毒更为严重，可达体重的

10% ～ 15%，输液要更为积极、小心，24 h 补液量可达 6000 ～ 10 000 ml。目前多主张治疗开始时用等渗液，如 0.9% 氯化钠溶液，因大量输入等渗液不会引起溶血，有利于恢复血容量，纠正休克，改善肾血流量，恢复肾调节功能。休克患者应另外给予血浆等胶体溶液。如无休克或休克已纠正，在输入生理盐水后血浆渗透压高于 350 mOsm/L，血钠高于 155 mmo/L，可考虑输入适量低渗溶液，如 0.45% 氯化钠溶液。视病情可考虑同时给予胃肠道补液。当血糖下降至 16.7 mmol/L 时，应开始输入 5% 葡萄糖溶液并按每 2 ～ 4 g 葡萄糖加入 1 U 胰岛素。

高血糖是维护患者血容量的重要因素，如血糖迅速降低而补液不足，将导致血容量和血压进一步下降。胰岛素治疗方法与糖尿病酮症酸中毒相似，一般来说，本症患者对胰岛素较敏感，因而胰岛素用量较小。补钾要更及时，一般不补碱。注意从脑细胞脱水转为脑水肿的可能，患者可一直处于昏迷状态，或稍有好转后又陷入昏迷，应及早发现和处理。

➢ 考点提示：高渗高血糖综合征的治疗原则。

思考题

1．各类口服降血糖药的适应证和禁忌证是什么？
2．口服降血糖药的分类及其作用机制是什么？
3．胰岛素的适应证及常见的不良反应有哪些？
4．糖尿病有哪些慢性并发症？

（蒋成燕）

第四十五章

痛风

第四十五章数字资源

学习目标

通过本章内容的学习，学生应能：

识记：

1. 说出痛风的定义及痛风的临床表现。
2. 陈述痛风的分期和治疗原则。

理解：

1. 解释痛风的发病机制和病理生理变化。
2. 分析痛风相关检查的临床意义。

应用：

1. 根据患者的病史、临床表现和各项辅助检查做出初步诊断。
2. 根据病情拟定治疗计划，正确评估预后。
3. 对患者进行健康教育。

案例导入

某患者，男性，49 岁，因反复跖趾关节肿痛 3 年，加重 1 h 就诊。患者发病前曾高脂饮食，同时大量饮酒。既往有高血压史，未规律治疗。有高尿酸血症、高脂血症病史。体格检查：血压 190/100 mmHg，肥胖体型，右足第 1 跖趾关节处红肿，皮温高，压痛明显，活动明显受限。实验室检查：血白细胞计数 13×10^9/L，中性粒细胞分类 82%，红细胞沉降率 33 mm/h，血尿酸 288 mmol/L。

问题与思考：

1. 初步诊断和诊断依据是什么？应与哪些疾病相鉴别？
2. 为明确诊断，需要进一步做哪些检查？
3. 治疗原则是什么？

痛风（gout）是嘌呤代谢紊乱和 / 或尿酸排泄障碍引起血中尿酸增高的一组代谢性疾病。临床上主要表现为高尿酸血症、急性关节炎反复发作、痛风石形成、间质性肾炎、尿酸性肾结石，严重者呈关节畸形及功能障碍。痛风分为原发性和继发性两类，原发性痛风男性多见，与遗传有关，与原发性高血压、肥胖症、糖尿病等关系密切。继发性痛风可因肾病、血液病，或药物、高嘌呤饮食等引起。本章只讨论原发性痛风。

【病因及发病机制】

（一）尿酸生成增多

尿酸生成增多在痛风患者中所占比例不足 10%。尿酸是嘌呤代谢的最终产物，嘌呤由食物及机体内源性产生。嘌呤的代谢缺陷是导致尿酸生成增多的原因。

（二）尿酸排泄减少

尿酸排泄减少是导致高尿酸血症的重要因素，80% ~ 90% 的痛风患者有尿酸排泄障碍，尿酸约 2/3 通过肾排泄。

（三）痛风的发生

原发性痛风由遗传因素和环境因素共同致病，绝大多数是因为尿酸排泄障碍，临床上 5% ~ 15% 高尿酸血症患者发展为痛风。急性关节炎是由于尿酸盐结晶沉积引起的炎症反应。长期尿酸盐结晶沉积致使单核细胞、上皮细胞和巨噬细胞浸润，形成痛风石。

知识链接

高尿酸血症对多脏器损害的机制

高尿酸血症可引起多个脏器损害，机制包括：促进氧自由基生成、损伤血管内皮细胞、上调内皮素并下调一氧化氮合酶的表达，导致血管舒缩功能失调；引起 LDL-C 氧化修饰，导致动脉粥样硬化；损害线粒体、溶酶体功能，引起肾小管上皮细胞和心肌细胞凋亡等；激活肾素 - 血管紧张素 - 醛固酮系统，导致血管重构器官受损；促进炎性反应，导致血小板聚集、黏附。

【临床表现】

痛风多见于体型肥胖的中、老年男性及绝经期后妇女，近些年发病有年轻化趋势，男性占 95% 以上。

（一）自然病程

1．无症状期　患者仅有血中尿酸间断性或持续性升高，可数年后出现症状或终身无症状。

2．急性关节炎期　反复发生的急性关节炎是痛风的典型表现，诱因常为饮酒、高蛋白及高嘌呤饮食、过度疲劳、关节局部损伤、应用利尿药、化疗等。起病急骤，夜间尤甚。多为下肢远端单关节受累，表现为红、肿、热、痛和功能障碍，最易受累的关节是单侧第 1 跖趾关节，其他依次为踝、膝、腕、指、肘等关节。可伴发热症状及白细胞计数增多等。发作常呈自限性，多 2 周内自然缓解。秋水仙碱可迅速缓解症状。

3．间歇期　间歇期是指两次急性发作之间的无症状期。

4．痛风石及慢性关节炎　①痛风石：是痛风的特征性损害，典型部位在耳郭，常见于跖趾、指间、掌指、鹰嘴、跟腱等处，是尿酸盐结晶局部沉积而形成结节的一种慢性异物样反应，呈黄白色大小不等的隆起，初期质软，后期坚硬如石，严重时可发生破溃，有白色糊状的尿酸盐漏出，且溃疡不易愈合，但继发感染少见。②慢性关节炎：常为多关节受累，多见于关节远端，呈非对称性，以骨质缺损为中心的关节肿胀、僵硬、畸形，病情发展伤及皮下组织、滑膜囊、软骨、骨，造成组织断裂及纤维变性，导致骨质侵蚀乃至骨折，最后关节僵硬、畸形。

（二）肾损害

肾损害表现为蛋白尿、高血压、肾功能不全，严重者可导致尿毒症。10% ~ 25% 的痛风患者有尿酸结石，X 线不显影，当大量尿酸盐结晶堵塞肾小管、肾盂、输尿管时，患者可突然出现少尿、无尿，可进展为急性肾衰竭。

（三）痛风与代谢综合征

痛风常与代谢综合征伴发，可明显加重动脉粥样硬化的发展，使心肌梗死、卒中的发生率显著升高。痛风常与原发性高血压、糖尿病伴发。

➢ 考点提示：痛风的临床表现。

【辅助检查】

（一）血中尿酸测定

血中尿酸增高，尿酸＞ 420 μmol/L 可确定为高尿酸血症。

（二）尿中尿酸测定

限制嘌呤饮食 5 d 后，尿酸排出量每日超过 3.57 mmol/L，可确定为尿酸生成增多。

（三）关节滑囊液或痛风石检查

关节腔穿刺抽取滑囊液或痛风石活检或穿刺结节内容物检查，在偏振光显微镜下，见有双折光现象的针形尿酸盐结晶。

（四）X 线检查

急性关节炎期可见非特征性软组织肿胀影。慢性期或反复发作后可见软骨缘破坏，关节面不规则，特征性改变为圆形或不规则的穿凿样、虫蚀样或圆形透亮缺损。

（五）超声检查

关节超声可见双轨征或不均匀低回声与高回声混合团块影。

（六）CT 检查

双能 CT 能识别尿酸盐结晶，可辅助诊断痛风，但需注意假阳性。

【诊断与鉴别诊断】

（一）诊断依据

根据患者有急性痛风性关节炎或尿路结石的典型表现，结合过去或当前高尿酸血症证据，可诊断为痛风。主要诊断依据有：

1．大部分患者血中尿酸增高，但血中尿酸可有波动性，急性痛风发作时常表现为正常。

2．关节滑囊液或痛风石检查有双折光现象的针形尿酸盐结晶。

3．X 线检查、关节腔镜检查等可协助诊断。

4．用秋水仙碱治疗症状常迅速缓解，有特征性诊断价值。

➢ 考点提示：痛风的诊断依据。

（二）鉴别诊断

1．丹毒与蜂窝织炎　丹毒与蜂窝织炎有畏寒、发热等全身中毒症状，血白细胞计数增多更明显，局部主要是软组织肿胀，关节痛不明显，也无血中尿酸升高。

2．急性风湿性关节炎　急性风湿性关节炎有 A 族溶血性链球菌感染史，起病前有咽炎或扁桃体炎，青少年多见。病变主要侵犯大关节，表现为对称性、游走性关节炎，常伴有心脏瓣膜疾病、心肌炎、环形红斑、皮下结节等表现，抗链球菌溶血素 O（ASO）升高，而血中尿酸正常，水杨酸制剂治疗有效。

3．类风湿关节炎　类风湿关节炎主要应与慢性期痛风鉴别。类风湿关节炎患者多为中、老年女性，以手关节病变为主，对称分布，血中尿酸通常不高，大多数患者类风湿因子阳性，关节液中无尿酸盐结晶，X 线检查示骨质普遍疏松，关节间隙变窄，有骨侵蚀表现，与痛风的穿凿样缺损有明显区别。

【治疗】

（一）防治目标

原发性痛风是一种终身疾病，目前不能根治，只能根据疾病的不同阶段采取不同的治疗措施。其目标是：控制高尿酸血症，预防尿酸盐沉积；迅速终止急性关节炎发作；防止尿酸结石和肾功能损害，提高生活质量。

（二）非药物治疗

避免摄入高嘌呤食物；限酒、戒烟；大量饮水（每日饮水 2000 ml 以上）；减少富含果糖饮料摄入，增加蔬菜摄入；控制体重；避免受凉、过劳、关节损伤；规律饮食及运动。

（三）急性发作期治疗

迅速、有效、彻底终止发作，可以减轻患者痛苦，防止转成慢性。除卧床休息外，应迅速使用药物治疗。

1．秋水仙碱　秋水仙碱可抑制白细胞趋化、增殖、吞噬尿酸，为急性期首选药物，48 h 内用药效果较好。小剂量 1.5 mg/d，不良反应少。

2．非甾体抗炎药　非甾体抗炎药效果不如秋水仙碱，但较温和。常用药有吲哚美辛、布洛芬、依托考昔等。禁止同时使用两种或两种以上非甾体抗炎药。

3．糖皮质激素　如应用非甾体抗炎药、秋水仙碱治疗无效或禁忌，可短期应用糖皮质激素。

4．促进尿酸排泄及抑制尿酸合成药物　暂缓使用。

（四）间歇期或慢性期治疗

间歇期或慢性期治疗的目的是控制血中尿酸在正常水平，保护已损害的脏器功能。痛风患者及高尿酸血症患者建议控制目标是血中尿酸＜ 360 μmol/L，并终身保持；对于有痛风石、慢性痛风性关节炎，或痛风性关节炎频繁发作患者，治疗目标为血中尿酸＜ 300 μmol/L，但不建议降至 180 μmol/L 以下。

1．促进尿酸排泄药　促进尿酸排泄药的机制是抑制肾小管对尿酸的再吸收，适用于肾功能尚好的高尿酸血症期、发作间歇期及慢性期患者。当内生肌酐清除率＜ 30 ml/min 时无效，有尿路结石及每日尿酸排泄量＞ 357 mmol 以上时不宜使用，用药期间应多饮水，服碳酸氢钠等碱性药。

（1）苯溴马隆：25 ～ 100 mg，每日 1 次。副作用小，一般不影响肝、肾功能，可出现胃肠道反应、过敏性皮炎、发热等。

（2）丙磺舒：开始剂量为 0.25 g，每日 2 次，2 周后逐渐增加，最大剂量不超过每日 2 g，对磺胺类药过敏者禁用。

2．抑制尿酸合成药　抑制黄嘌呤氧化酶，阻断黄嘌呤转化为尿酸。适用于尿酸生成过多或不适于使用促进尿酸排泄药者，可与促进尿酸排泄药合用，效果更好。

（1）别嘌醇：每次 0.1 g，每日 2 ～ 4 次，逐渐增加剂量，最大剂量每日 600 mg。肾功能不全者可减半量应用。副作用有皮疹、胃肠道刺激、发热、肝损害、骨髓抑制。严重者可发生致死性剥脱性皮炎等变态反应综合征。

（2）非布司他：初始剂量为 20 ～ 40 mg/d，2 ～ 5 周后血中尿酸不达标者逐渐加量，最大剂量 80 mg/d。因其主要通过肝清除，在肾功能不全和肾移植患者中具有较高的安全性。不良反应包括肝功能损害、恶心、皮疹等。

➢ 考点提示：痛风急性发作期的治疗。

（五）手术治疗

必要时外科手术剔除痛风石，对变形关节进行矫形等手术。

【预后】

痛风是一种慢性严重疾病，不能治愈，但可有效治疗。

思考题

1．痛风性急性关节炎有哪些临床特点？

2．痛风有哪些非药物治疗方法？

（魏　畅）

第四十六章

肥 胖 症

第四十六章数字资源

学习目标

通过本章内容的学习，学生应能：

识记：

1. 说出肥胖症的定义及分类。
2. 陈述肥胖症的诊断依据和治疗原则。

理解：

1. 解释肥胖症的危害。
2. 分析肥胖症的鉴别诊断。

应用：

1. 根据患者体格检查做出初步诊断。
2. 拟定治疗方案，对患者进行健康教育。

案例导入

某患者，男性，33 岁，因体重增加 5 年，发现血糖高 2 个月就诊。患者既往身体健康，其母亲体型肥胖。体格检查：身高 170 cm，体重 106 kg，腰围 102 cm，臀围 105 cm。空腹血糖 8.4 mmol/L，血总胆固醇 6.8 mmol/L，三酰甘油 11.3 mmol/L。

问题与思考：

1. 初步诊断和诊断依据是什么？应与哪些疾病相鉴别？
2. 为明确诊断，需要进一步做哪些检查？
3. 治疗原则是什么？

肥胖症（obesity）是指以体内脂肪过多蓄积和体重超重为特征的代谢性疾病，由遗传和环境等多种因素相互作用引起。肥胖常与高血糖、高血脂、高血压、冠心病等多种代谢异常同时存在，称为代谢综合征（metabolic syndrome，MS）。WHO 明确认定，肥胖症已是全球最常见的慢性疾病。

【病因及发病机制】

按病因与发病机制，可将肥胖分为单纯性肥胖和继发性肥胖。单纯性肥胖是病因未明而不伴器质性疾病的肥胖（肥胖所致并发症除外），是肥胖症中最常见的一种，本章重点介绍单纯性肥胖。目前认为以下因素可引起脂肪细胞增殖、分化失常而使脂肪堆积，从而导致肥胖。

（一）遗传因素

1．肥胖症有一定的家族聚集倾向，大部分原发性肥胖症为多基因遗传。

2．目前认为“节俭基因学说”是肥胖症发生的重要机制，具有节俭基因的个体在营养情况恶劣的情况下能更好地生存，在营养状况大大改善后，节俭基因成为肥胖症及2型糖尿病的易患基因。

3．近年来发现部分肥胖症由单基因突变引起，如瘦素基因、瘦素受体基因、阿片-促黑素细胞皮质素原基因、过氧化物酶体增殖物激活受体γ等基因突变导致肥胖症。

（二）环境因素

1．生活方式　热量摄入增加和体力活动减少，饮食结构改变，脂肪及糖类摄入增加更易引起脂肪堆积。

2．社会因素　城市化、移民、身心问题。

3．药物　某些药物，如糖皮质激素、抗精神病药物的使用均可使体重增加。

（三）神经、内分泌、精神因素

下丘脑腹内侧核（饱中枢）与腹外侧核（饥饿中枢）处于动态平衡状态。当平衡被破坏时，可引起肥胖或消瘦。精神因素也常影响食欲，导致肥胖或消瘦。

（四）炎症

肥胖是一种低度炎症反应，肥胖症患者血清中及脂肪组织中炎症因子升高，促使炎症细胞在脂肪中浸润，引起胰岛素抵抗。

（五）肠道菌群

人体肠道菌群分有益菌、有害菌和中性菌。有害菌及中性菌一旦增殖失控，可引起多种疾病，包括肥胖症、糖尿病等。

【临床表现】

（一）肥胖症本身的症状

轻型肥胖症多无症状，中到重度肥胖症患者因体重增加，身体长期负重，易引起关节痛、肌肉酸痛、气喘、皮肤皱褶易发生擦烂、皮炎，易合并化脓性或真菌感染。按脂肪分布，肥胖症患者的体型分为两种。

1．梨型（外周型、女性型）　梨型多见于女性，脂肪主要分布在下腹部、臀部、大腿皮下。

2．苹果型（向心性、内脏型）　苹果型多见于男性，脂肪主要分布在内脏和上腹部皮下。

苹果型者发生代谢综合征的危险性大于梨型者。

（二）肥胖症的并发症

肥胖症的并发症主要有睡眠呼吸暂停综合征、静脉血栓、生育功能受损。与肥胖症密切相关的一些疾病（如糖尿病、高血压、心血管疾病）的患病率随之增加，并可增加麻醉和手术危险性。高脂血症、高尿酸血症和痛风、胆石症、胰腺炎、脂肪肝发生率也高。肥胖症患者的恶性肿瘤发生率较非肥胖者增加。肥胖症患者常因体型改变而有焦虑、抑郁、自卑等身心相关问题。

【诊断】

详细询问病史，包括个人饮食、生活习惯、病程、家族史、用药情况、心理健康情况，其他引起肥胖症的疾病史，如皮质醇增多症、甲状腺功能减退等，进一步检查有无相应并发症，如血脂、血糖、血中尿酸、血压等。对肥胖症评估，采用人体测量学指标，目前尚无肥胖症的统一诊断标准，以下指标可供参考。

（一）体重指数

体重指数（body mass index，BMI）是诊断肥胖症最重要的指标。BMI（kg/m^2）= 体重（kg）/ 身高（m）^{2}。但体重指数不能区分体内脂肪的分布情况，不能区分肌肉及脂肪含量，肌肉发达的人容易被误判。成人体重指数标准见表7-46-1。

表 7-46-1　成人体重指数标准

分类	体重指数（kg/m^2）
体重过低	< 18.5
正常	18.5 ~ 23.9
超重	24.0 ~ 27.9
肥胖	≥ 28

（二）理想体重

理想体重（ideal body weight，IBW）可反映身体肥胖程度，但主要用于计算饮食中热量和各种营养素的供应量。IBW（kg）= 身高（cm）−105，或 IBW（kg）=［身高（cm）−100］× 0.9（男性）或 0.85（女性）。理想体重 ±10% 为正常，大于理想体重 10% ~ 19.9% 为超重，大于理想体重 20.0% 以上为肥胖。

（三）腰围 / 腰臀比指数

腰围（waist circumference，W）和腰臀比指数（waist-to-hip ratio，WHR）可反映脂肪的分布情况。WHO 推荐的测量方法是：被测者站立位，双足分开 25 ~ 30 cm，使体重均匀分配。腰围测量髂前上棘和第 12 肋下缘连线的中点水平周径，臀围测量环绕臀部的骨盆最突出点的周径。男性腰围≥ 85 cm，女性腰围≥ 80 cm 为腹型肥胖，腰臀比指数男性大于 0.9，女性大于 0.85 可诊断为中心性肥胖。腰围测量简单、可靠，是评估体内脂肪分布最准确的指标。

（四）CT、MRI 检查

CT、MRI 检查是评估体内脂肪分布最准确的方法，但不作为常规检查，可以测量皮下脂肪厚度或内脏脂肪量，可区分正常体重者与肥胖症患者。

【鉴别诊断】

肥胖症需要与继发性肥胖（如库欣综合征、甲状腺功能减退症、多囊卵巢综合征、下丘脑性肥胖、药物性肥胖等）鉴别，继发性肥胖有原发病的临床表现和实验室检查特点。

【治疗】

继发性肥胖主要针对病因治疗。单纯性肥胖主要以减少热量摄入及增加热量消耗为主，强调以行为、饮食疗法为主的综合治疗，必要时辅以药物或手术治疗。

（一）行为疗法

行为疗法是治疗肥胖症最重要的方法。应了解患者肥胖史及生活习惯，取得患者及家属的配合，指导患者制订具体、可行的计划，采取健康的生活方式，包括改变饮食习惯，养成良好的生活习惯，参加适当体力劳动。使患者树立信心，自觉、长期坚持。

（二）医学营养治疗

营养治疗是肥胖症的最基本治疗方法，对轻、中度患者有一定疗效。营养治疗主要是在平衡膳食的基础上控制热量摄入，使摄入热量小于消耗热量。关键是限制糖类及脂肪摄入量。糖类、蛋白质、脂肪摄入量分别占总热量的 50% ~ 55%、15% ~ 20%、30% 以下。优质蛋白质摄入量应大于总蛋白质摄入量的 50%。避免进食油炸食品、方便食品、快餐、巧克力、零食等，适当增加膳食纤维、非吸收食物及无热量液体，以满足饱腹感。

常见减重膳食主要包括限制热量平衡膳食、低热量膳食、极低热量膳食、高蛋白质膳食及轻断食膳食等。

1．限制热量平衡膳食　限制热量平衡膳食指限制热量同时保证基本营养需求，具有合理的营养分配比例。每日摄入热量比其所需热量少 2092 kJ，该方法适合所有需要控制体重者。

2．低热量膳食　低热量膳食指在满足蛋白质、水、矿物质、维生素和膳食纤维的供给基础上，适当减少脂肪及糖类摄入，成人每日热量摄入低于 4184 kJ。

3．极低热量膳食　极低热量膳食指每日热量摄入 1623 ～ 3347 kJ，主要来自蛋白质。严格控制脂肪和糖类摄入量。极低热量膳食不适合妊娠期及哺乳期妇女及生长发育期的青少年。

4．高蛋白质膳食　每日蛋白质摄入量占总热量的 20% ～ 30% 或 1.5 ～ 2.0 g/kg，适用于单纯性肥胖伴血脂异常者。

5．轻断食膳食　轻断食膳食指 1 周内 5 d 正常饮食，其他 2 d（非连续）摄取平日热量 1/4（女性 2092 kJ，男性 2510 kJ）的饮食模式，也称间歇式断食 5 : 2 模式。该方法适用于伴有糖尿病、高脂血症、原发性高血压的肥胖患者，不适用于存在低血糖风险、低血压风险和体质弱的患者，长期应用可导致营养不良或酮症。

（三）运动疗法

运动疗法应与饮食疗法同步进行，循序渐进，持之以恒。运动方式应个体化。鼓励患者多步行，每日步行 30 ～ 45 min，可使热量消耗增加 418 ～ 837 kJ。减少静坐时间。提倡大肌肉群（如肱二头肌、股四头肌）参与有氧运动。有心血管疾病及肺功能不良的患者更应慎重，根据实际情况制订个体化运动处方。

（四）药物治疗

1．适应证　①餐前饥饿难忍，每餐进食量较多，食欲旺盛者；②合并负重关节疼痛者；③合并高血糖、高血压、血脂异常和脂肪肝者；④肥胖引起呼吸困难或有阻塞性睡眠呼吸暂停综合征者；⑤ BMI ≥ 24 kg/m^2 并有上述并发症，或 BMI ≥ 28 kg/m^2，不论是否有并发症，经过 3 ～ 6 个月单纯控制饮食和增加活动量仍不能减重 5%，甚至体重仍有上升趋势者。

下列情况不宜应用减肥药物：①对减肥药物有不良反应者；②儿童；③妊娠期及哺乳期妇女；④正在服用其他选择性血清素再摄取抑制药。

2．药物减重目标　①使原体重减轻 5% ～ 10%，最好能逐步接近理想体重；②使降血糖药、抗高血压药、调血脂药能更好地被利用；③减重后保持体重，体重不再反弹和增加。

3．减肥药物

（1）肠道脂肪酶抑制药：减少对脂肪的吸收。常用药物为奥利司他，每次 120 mg，每日 3 次，餐前服用。主要不良反应是胀气和脂肪便。

（2）具有减重作用的降血糖药：二甲双胍促进组织摄取葡萄糖和增加胰岛素敏感性，有一定的减重作用，但尚未获批用于肥胖患者的治疗，对伴有糖尿病及多囊卵巢综合征患者有效，可给予 0.5 g/d，分 3 ～ 4 次口服，主要不良反应为肠道反应、乳酸性酸中毒。

（3）中枢性减肥药：主要通过儿茶酚胺、血清素通路或两者均有的双通路起效，为中枢食欲抑制药，抑制食欲且增加产热，常用的药物有西布曲明，副作用较大，应谨慎应用。

（五）手术治疗

手术方式有吸脂、切脂和减少食物吸收的手术，如空肠回肠分流术、缩小胃手术或垂直结扎胃成形术等。手术的不良后果有贫血、管道狭窄、吸收不良等。

【预防及健康教育】

肥胖症的预防比治疗更重要，应从幼年开始，加强健康教育。①针对整个群体：目的是稳定群体的肥胖水平，降低肥胖症发生率，降低肥胖症患病率；通过改善生活方式（包括健康饮食、减少饮酒、进行适当体力活动），减少肥胖相关的疾病。②针对高危人群：已超重而未达肥胖症的个体，应防止体重继续增加，减少体重相关性疾病。已有 2 型糖尿病或心血管疾病的个体，应成为针对性预防的主要对象。

思考题

1．单纯性肥胖应与哪些继发性肥胖相鉴别？

2．肥胖症评估可采用哪些人体测量学指标？

（魏　畅）

第八篇

风湿性疾病

第四十七章

风湿性疾病概论

第四十七章数字资源

思政之光

学习目标

通过本章内容的学习，学生应能：

识记：

1. 说出风湿性疾病的概念及特异性临床表现。
2. 列举风湿性疾病的临床分类。
3. 描述常见关节炎的关节病变特点。

理解：

1. 分析风湿性疾病的主要病理改变和自身抗体检查的临床价值。
2. 解释风湿性疾病的发病机制、病理变化。

应用：

1. 根据病情拟定治疗计划，正确评估预后。
2. 对患者进行健康教育。
3. 对风湿病患者提供心理支持，学习屠呦呦埋头苦干，勇攀科学高峰，为人民福祉做贡献。

风湿性疾病（rheumatic disease）简称风湿病，是一组累及骨与关节及其周围组织（肌肉、肌腱、滑膜、滑囊、韧带和软骨）和其他相关组织和器官的慢性疾病。

风湿性疾病是一类常见病，发病原因大多与感染、免疫、代谢、内分泌、环境、遗传、退行性病变等因素相关，但发病机制尚未明确，多属自身免疫病。近年来，风湿性疾病的患病率有逐年上升趋势。据统计，类风湿关节炎患病率为 0.32% ~ 0.36%，原发性干燥综合征发病率为 0.3%，强直性脊柱炎发病率为 0.25%，系统性红斑狼疮发病率为 0.07%，骨性关节炎患病率在 50 岁以上者可达 50%，痛风性关节炎也日益增多，而风湿热明显减少。风湿性疾病的临床特点大多呈慢性病程、异质性、免疫学异常等，有较高致残率和致死率。因此，早诊断、早治疗可以显著改善患者的预后。

【分类】

根据发病机制、病理变化及临床特点，可将风湿性疾病分为 10 大类，近 200 种疾病。

（一）弥漫性结缔组织病

如系统性红斑狼疮、类风湿关节炎、原发性干燥综合征、硬皮病、多发性肌炎、皮肌炎、混合性结缔组织病和血管炎等。

（二）脊柱关节病

如强直性脊柱炎、赖特（Reiter）综合征、银屑病关节炎和未分化脊柱关节病等。

（三）退行性变

如骨性关节炎（原发性、继发性）。

（四）与代谢和内分泌相关的风湿性疾病

如痛风、假性痛风、马方综合征、肢端肥大症和免疫缺陷病。

（五）感染相关风湿性疾病

如反应性关节炎、风湿热。

（六）肿瘤相关风湿性疾病

如原发性（骨膜瘤、滑膜肉瘤）风湿性疾病和继发性（多发性骨髓瘤、转移瘤）风湿性疾病等。

（七）神经及血管病

如神经性关节病、压迫性神经病变（周围神经受压、神经根受压等）和雷诺病等。

（八）骨与软骨病变

如骨质疏松、骨软化、肥大性骨关节病、弥漫性原发性骨肥厚和骨炎等。

（九）非关节性风湿性疾病

如关节周围病变（肌腱病）、椎间盘病变和特发性腰痛。

（十）其他有关节症状的疾病

如周期性风湿性疾病、间歇性关节积液和药物相关的风湿综合征等。

> 考点提示：风湿性疾病的分类。

【病理】

风湿性疾病的病理改变有炎症性和非炎症性病变。不同的风湿性疾病累及不同的靶器官、靶组织，由此出现相应的不同的临床特征。痛风主要是因尿酸盐结晶所致。炎症性病变是因免疫反应异常激活所致，表现为局部组织出现大量淋巴细胞、巨噬细胞、浆细胞浸润和聚集。血管病变是风湿性疾病另一个常见的共同病理改变，以血管壁炎症为主，造成血管壁增厚、管腔狭窄，使局部组织和器官缺血。

> 考点提示：风湿性疾病的病理特点。

【病史采集及体格检查】

风湿性疾病是一个涉及多个学科、多个系统的疾病，正确的诊断依赖于正确的病史采集和体格检查。风湿性疾病分为以关节损害为主的关节病（如类风湿关节炎、骨性关节炎等）及多脏器损害的系统性疾病（如系统性红斑狼疮、血管炎、原发性干燥综合征等）。采集病史时要详细询问关节起病的方式、受累部位、数目、疼痛性质与程度、功能状态及其演变，同时还必须询问系统受累情况。

体格检查除全身系统性检查外，还应重视检查肌肉、肌力、关节肿痛及压痛部位和程度，有无关节畸形、关节及脊柱功能、有无晨僵等情况。常见关节炎的关节病变特点和常见弥漫性结缔组织病的特异性临床表现见表 8-47-1 和表 8-47-2。

表 8-47-1　常见关节炎的关节病变特点

关节	类风湿关节炎	强直性脊柱炎	骨性关节炎	痛风关节炎	系统性红斑狼疮
周围关节炎	有	有	有	有	有
起病方式	缓	缓	缓	急骤	不定
首发部位	近端指间和掌指关节	腕、膝、髋、踝关节	膝、腰、远端指间关节	第 1 跖趾关节	手关节多部位
疼痛特点	持续，休息后加重	休息后加重	活动后加重	剧烈、夜间加重	不定

续表

关节	类风湿关节炎	强直性脊柱炎	骨性关节炎	痛风关节炎	系统性红斑狼疮
肿胀特点	软组织为主	软组织为主	骨性肥大	红、肿、热	肿、痛
关节变形	常见，影响功能	部分	小部分	少见	偶见
脊柱和/或骶髂关节病变	偶有	必有，功能受限	腰椎增生，唇样变	无	无

表 8-47-2 常见弥漫性结缔组织病的特异性临床表现

疾病名称	特异性临床表现
系统性红斑狼疮	面颊部蝶形红斑，蛋白尿，溶血性贫血，血小板减少，多浆膜炎
原发性干燥综合征	口、眼干燥，腮腺肿大，多发严重龋齿，肾小管性酸中毒，高球蛋白血症
皮肌炎	雷诺现象，指端缺血性溃疡，硬指，皮肤肿、硬而无弹性
硬皮病	上睑红、肿，Gottron 征，V 字形颈部充血，肌无力
韦氏肉芽肿病	鞍鼻，X 线检查示肺迁移性浸润或空洞影
贝赫切特综合征	口腔、外阴溃疡，针刺试验阳性
大动脉炎	无脉征

➢ 考点提示：风湿性疾病的临床特点。

【辅助检查】

（一）实验室检查

1．一般检查 血、尿、粪常规检查，肝、肾功能检查等对风湿性疾病的确诊有帮助。

2．特异性检查

（1）关节镜和关节滑液的检查

1）关节镜检查：关节镜主要用于观察膝关节腔表层结构的变化，取滑膜标本进行活组织病理学检查，还可进行滑液引流、关节腔灌洗和滑膜剔除等治疗。

2）关节滑液的检查：①非炎症性关节滑液白细胞总数＜ $2000 \times 10^6/L$，中性粒细胞很少；②炎症性关节滑液白细胞总数＞ $2000 \times 10^6/L$，中性粒细胞达 70%。

（2）自身抗体检查：对风湿性疾病的诊断与鉴别诊断很有价值，但其敏感性、特异性有一定的局限。

1）抗核抗体（ANA）：是抗核内多种物质抗体的总称，由抗 DNA、抗组蛋白、抗非组蛋白、抗核仁抗体等组成。抗核抗体阳性的患者，要考虑结缔组织病的可能性，但应多次或由多个实验室检查证实为阳性。

2）类风湿因子（RF）：见于类风湿关节炎、原发性干燥综合征、系统性红斑狼疮、硬皮病等多种结缔组织病，但其特异性较差。当滴度升高时，表明类风湿关节炎处于活动期。

3）抗中性粒细胞胞质抗体（cANCA）：对血管炎和韦氏肉芽肿病的诊断和活动性的判断有帮助。

4）抗磷脂抗体：包括抗心磷脂抗体、狼疮抗凝物、梅毒血清试验等。本抗体与血小板减少、静脉血栓形成、习惯性流产有关。

5）抗角蛋白抗体谱：是一组对类风湿关节炎有较高特异性的自身抗体。

（3）补体检查：测定血清总补体（CH50）、C3、C4 有助于对系统性红斑狼疮和血管炎的诊断，有助于判定活动性及治疗效果。

（二）病理学检查

活组织病理学检查所见的病理改变有确诊意义，并可指导治疗。如狼疮试验对系统性红斑狼疮诊断、肾组织活检对狼疮肾炎的病理分型、肌活检对多发性肌炎 / 皮肌炎、唇腺活检对干燥综合征、关节滑膜病变对揭示不同病因所致的关节炎都有着重要的意义。病理学检查结果应结合临床、有关特异性自身抗体、免疫荧光检查进行综合判断。

（三）影像学检查

影像学检查（X 线、DDR、CT、MRI、血管造影等）对各种关节及脊柱病的诊断、严重程度分期、鉴别诊断、治疗效果的判断有非常重要的临床价值。

【治疗】

（一）治疗原则

本病应早诊断、早治疗，采取综合治疗方案，充分评价各种抗风湿药物的疗效和不良反应，积极对症治疗，提高患者的生活质量。

（二）治疗措施

治疗措施主要有健康教育、物理康复治疗、矫形、功能锻炼、药物和手术等。

（三）常用药物

1．非甾体抗炎药（NSAID）　非甾体抗炎药通过抑制组织和细胞产生环氧酶，减少由环氧酶介导产生的炎症介质，以改善风湿性疾病的各类关节肿痛症状。它不能控制原发病的病情进展。服用非甾体抗炎药后，胃肠道不良反应的发生率高达 30% ～ 60%，甚至出现溃疡、出血、穿孔。

2．糖皮质激素　糖皮质激素以抑制细胞免疫为主，是许多结缔组织病治疗的一线药物，但非根治药物。长期服用者可诱发感染、高血压、糖尿病、骨质疏松、股骨头无菌性坏死、肥胖、精神兴奋、消化性溃疡等不良反应。

3．抗风湿药　抗风湿药通过抑制淋巴细胞（抗疟药例外）而达到缓解类风湿关节炎的作用，但不能消除免疫炎症反应，是非根治药物。

4．其他　如丙种球蛋白、生物制剂等。

思考题

1．风湿性疾病有哪些特点？

2．风湿性疾病如何分类？

（熊红霞）

第四十八章

类风湿关节炎

第四十八章数字资源

学习目标

通过本章内容的学习，学生应能：

识记：

1. 列举类风湿关节炎的病因。
2. 描述类风湿关节炎的临床表现、关节病变分期。

理解：

1. 分析类风湿关节炎的发病机制及病理特点。
2. 解释影像学检查对类风湿关节炎诊断及病情监测的意义。

应用：

1. 根据类风湿关节炎的临床特点合理选择治疗方案。
2. 对患者进行健康教育。

案例导入

某患者，女性，28 岁，农民。全身关节疼痛、红肿、变形 3 年，加重伴足趾发黑 7 d。患者 3 年前无明显诱因出现低热、疲乏无力、食欲缺乏，双手指关节疼痛、肿胀、有僵硬感、屈伸困难，尤以晨起后明显，稍做运动后可减轻，以后逐渐出现双腕、双肘、双踝、双趾等关节疼痛，肿胀，局部发热，活动时加重，尤以双手指关节症状明显。近 1 年多，双手指关节不能伸直，呈屈曲畸形。患者曾反复到当地医院就诊，被诊断为“关节炎”，断断续续服用“泼尼松”“雷公藤多苷”等，症状时好时坏。7 d 前患者因受风寒而出现双下肢发凉、红肿、青紫，并伴有疼痛，近几日双足趾发紫、变黑入院。体格检查：体温 36 ℃，呼吸 24 次 / 分，脉搏 120 次 / 分，血压 112/86 mmHg。神志清楚，轻度贫血貌，双手近端指间关节呈梭状畸形，有红肿、胼痂、压痛，不能伸展，局部发热。双足趾呈紫黑色，右足趾及足背有 3.2 cm × 3.4 cm 坏疽。脊柱活动自如，神经系统检查无异常。辅助检查：①血常规 Hb 90 g/L，RBC 3.0×10^{12}/L，WBC 18×10^{9}/L，N 0.82，L 0.18；② ESR 80 mm/h；③ RF（+）；④抗链球菌溶血素 O 阴性；⑤尿常规及肝、肾功能正常；⑥ X 线检查：双手指关节骨性强直，腕关节间隙狭窄。

问题与思考：

1. 初步诊断和诊断依据是什么？应与哪些疾病相鉴别？
2. 为明确诊断，需要进一步做哪些检查？
3. 治疗原则是什么？

类风湿关节炎（rheumatoid arthritis，RA）是以对称性、多个周围关节损伤为主的多系统慢性炎症性自身免疫病。类风湿关节炎是慢性进行性的侵蚀性疾病。临床表现以持续性、反复发作、对称性、周围性、多关节性病变为主，出现关节疼痛、肿胀、畸形和功能障碍。我国类风湿关节炎的患病率为 0.32% ～ 0.36%，略低于 0.5% ～ 1% 的世界平均水平。80% 类风湿关节炎发生在 35 ～ 50 岁，女性患者是男性患者的 3 倍。类风湿关节炎是造成我国部分人群丧失劳动力和致残的主要疾病之一。

【病因与发病机制】

（一）环境因素

一些病毒、支原体、细菌等通过以下途径影响类风湿关节炎的发病和病情进展：①通过改变滑膜细胞或淋巴细胞的基因表达而改变其功能；②活化 B 细胞；③活化 T 细胞和巨噬细胞并释放细胞因子；④感染因子的某些成分和人体自身抗原通过分子模拟而产生自身免疫性。

（二）遗传易感性

类风湿关节炎是一种多基因遗传病。流行病学调查显示，类风湿关节炎患者家族及单卵双胞胎的发病率为 12% ～ 30%。

（三）免疫紊乱

免疫紊乱被认为是类风湿关节炎主要的发病机制，以活化的 $CD4^+$T 细胞和 MHC- Ⅱ阳性的抗原提呈细胞（APC）浸润滑膜关节为特点。滑膜关节组织的某些特殊成分或体内产生的内源性物质也可能作为自身抗原被 APC 呈递给活化的 $CD4^+$T 细胞，启动特异性免疫应答，导致相应的关节炎症状。

（四）性激素

75% 的类风湿关节炎患者在妊娠期间症状减轻；相反，产后类风湿关节炎活动性增加。动物实验表明，雌激素促进类风湿关节炎的发生，孕激素减缓类风湿关节炎的发生。

> 考点提示：类风湿关节炎的病因及发病机制。

【病理】

（一）滑膜炎

滑膜炎是类风湿关节炎的基本病理改变。滑膜细胞大量增殖，滑膜肥厚。大量淋巴细胞浸润，有的聚集成滤泡样结构。可见多核巨细胞、肥大细胞和成纤维细胞。肉芽组织向软骨延伸，形成滑膜血管翳，多发生在滑膜和软骨及骨交界处，进而侵蚀和破坏软骨和骨组织。

（二）血管炎

血管炎是类风湿关节炎关节外表现的主要病理改变。类风湿关节炎关节以外可累及皮肤、周围神经、眼等器官，主要侵犯中、小动脉或静脉，表现为血管周围炎症细胞浸润，血管内皮增生，管壁增厚，管腔狭窄，最后闭塞。

（三）类风湿结节

类风湿结节多出现于关节伸侧的受压部位，中心为纤维素样坏死区，周围为增生的成纤维细胞，外层有栅栏样放射状排列的巨噬细胞。

> 考点提示：类风湿关节炎的主要病理特点。

【临床表现】

（一）起病方式及全身症状

本病起病缓慢而隐匿。患者在出现明显关节症状前有数周的低热、乏力、全身不适、体重减轻等症状。少数病例急性起病伴明显全身症状。首发症状多为对称性双手及双足小关节疼痛、肿胀及晨僵。类风湿关节炎不仅可以侵犯关节，而且可以侵犯全身各个器官，临床表现多样。

（二）关节表现

1．晨僵　病变关节在早晨起床后或日间静止不动较长时间（至少 1 h 以上）后感觉僵硬，称“晨僵”，如黏着样的感觉，活动后方能缓解或消失，发生率在 95% 以上。晨僵持续时间与关节炎的程度成正比，是观察本病活动的指标之一。

2．关节疼痛与压痛　关节疼痛是类风湿关节炎最早出现的症状，常发生的部位为近端指间关节、掌指关节，其次是腕、趾、膝、踝、肘、肩等关节（图 8-48-1）。多呈对称性、多关节性、持续性，时轻时重，疼痛的关节往往伴有压痛和关节处皮肤色素沉着。

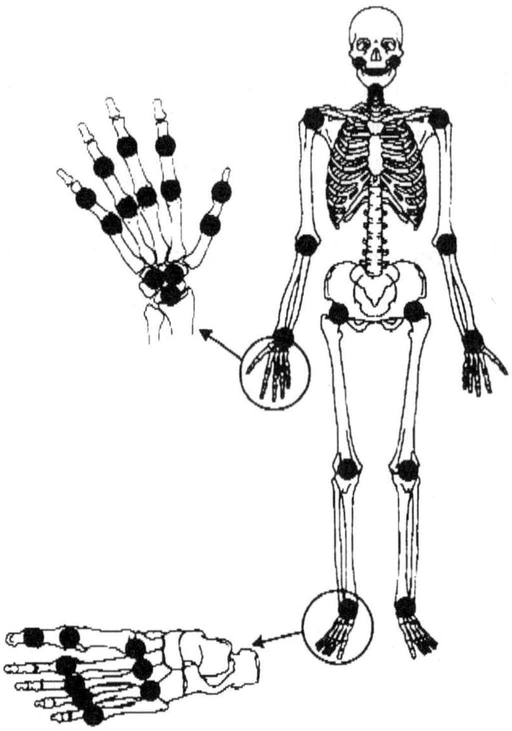

图 8-48-1　类风湿关节炎常见受累关节部位

3．关节肿胀　在腕、掌指、近端指间、膝等关节处，因关节腔积液、关节周围软组织炎症和滑膜慢性炎症导致关节肥厚而引起对称性（多数）或不对称性（少数）肿胀。

4．关节畸形　慢性晚期患者，因滑膜炎的绒毛破坏了软骨和软骨下的骨质结构而造成关节纤维性或骨性强直。同时，因关节周围的肌腱、韧带受损，使关节不能保持正常位置而导致手指关节半脱位，呈现尺侧偏斜和呈“天鹅颈”及“纽扣花”畸形（图 8-48-2）。当关节周围的肌肉发生萎缩和痉挛时，可致畸形更为严重。重者关节呈纤维性强直，失去关节功能，导致患者生活不能自理。

5．关节功能障碍　由于关节肿痛和结构破坏而引起关节活动障碍。美国风湿病学会将关节活动障碍情况按其影响日常生活的程度分为 4 级。①Ⅰ级：能照常进行日常生活和各项工作；②Ⅱ级：可进行一般的日常生活和某种职业工作，但参与其他项目活动受限；③Ⅲ级：可进行一般的日常生活，但参与某种职业工作或其他项目活动受限；④Ⅳ级：日常生活的自理和参与工作的能力均受限。

6．特殊关节　①颞颌关节受损可致讲话和咀嚼时疼痛，严重者张口受限；②颈椎的可动小关节及周围腱鞘受累时，可致颈痛并活动受限，有时甚至因颈椎半脱位而导致脊髓受压；③肩、髋关节局部疼痛和活动受限，髋关节往往表现为臀部及下腰部疼痛。

（三）关节外症状

1．类风湿结节　类风湿结节见于 20% ～ 30% 的患者，是类风湿关节炎较特异性的皮肤表现，多出现在前臂伸侧，肘鹰嘴附近，枕、跟腱等隆起和受压部位的皮下。其大小不一，质硬，无压痛，呈对称性分布。它的存在表示本病正处于活动期。

2．类风湿性血管炎　类风湿关节炎患者的系统性血管炎少见。体格检查能观察到有指甲下或指端出现的小血管炎，其表现与滑膜炎的活动性无直接相关。

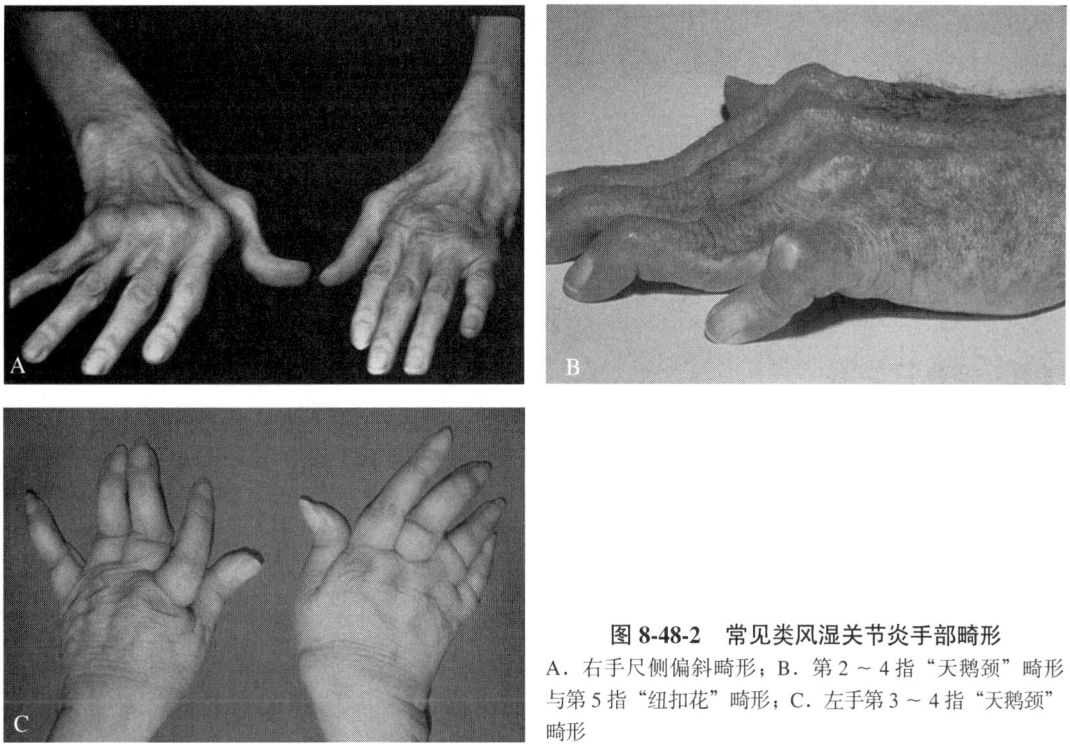

图 8-48-2　常见类风湿关节炎手部畸形

A．右手尺侧偏斜畸形；B．第 2 ～ 4 指“天鹅颈”畸形与第 5 指“纽扣花”畸形；C．左手第 3 ～ 4 指“天鹅颈”畸形

3．呼吸系统　肺受累很常见，男性多于女性，有时为首发症状。

（1）肺间质病变：是最常见的肺病变，见于约 30% 的患者。患者可逐渐出现气促和肺功能不全，少数出现慢性纤维性肺泡炎，预后较差。肺功能和肺影像学检查异常，特别是高分辨率 CT 有助于早期诊断。

（2）结节样改变：肺内出现单个或多个结节，为肺内的类风湿结节表现，结节有时可液化，咳出后形成空洞。

（3）胸膜炎：见于 10% 的患者。可发生一侧或双侧少量胸腔积液，胸腔积液呈渗出性，但含糖量很低。

4．心脏　30% 的患者可有心包炎，是类风湿关节炎最常见的心脏受累的表现。因心包积液量少，多不引起临床症状，通过超声心动图检查可发现少量积液。

5．消化系统症状　消化系统症状多由服用非甾体抗炎药引起，主要表现为上腹部不适、胃痛、恶心、食欲缺乏，甚至上消化道出血。

6．肾病变　患者可出现血尿、蛋白尿，多为继发于血管炎、肾淀粉样变和服用抗风湿药物时引起的肾损害。

7．神经系统病变　神经受压是类风湿关节炎患者出现神经系统病变的常见原因。受压的周围神经病变与相应关节滑膜炎的严重程度相关。最常受累的神经有正中神经、尺神经及桡神经。神经系统的受累可以根据临床症状和神经定位来诊断，如正中神经在腕关节处受压出现腕管综合征；脊髓受压表现为逐渐感觉双手异常，力量减弱，腱反射多为亢进，病理反射阳性。

8．血液系统　患者的贫血程度通常与病情活动度相关，尤其是与关节炎症程度相关。类风湿关节炎患者的贫血一般是正细胞正色素性贫血，也可以是因疾病本身或服用非甾体抗炎药而造成胃肠道长期少量出血所致的小细胞低色素性贫血。在病情活动的类风湿关节炎患者，常见血小板增多，其增高的程度与滑膜炎活动的关节数呈正相关，并受关节外症状的影响。血小板增高的机制还不明确，但病情缓解后血小板可下降。类风湿关节炎伴有脾大、中性粒细胞减少、关节炎时称为费尔蒂综合征（Felty syndrome），又称为关节炎 - 粒细胞减少 - 脾大综合征。

9．干燥综合征　干燥综合征出现在 30% ～ 40% 的患者，可表现为口干、眼干，但症状多不明显，需通过各项检查证实。

10．眼　可表现为干燥性角膜炎、结膜炎、巩膜炎、角膜炎和葡萄膜炎。严重者可进展成巩膜软化穿孔，亦可发生葡萄膜炎和巩膜外层结节等。

➢ 考点提示：类风湿关节炎的临床表现。

【辅助检查】

（一）血常规检查

白细胞计数及分类正常，轻至中度贫血，活动期血小板可增高。

（二）红细胞沉降率

活动期红细胞沉降率（ESR）明显增快。

（三）C 反应蛋白

活动期 C 反应蛋白明显增高。

（四）自身抗体

1．类风湿因子（rheumatoid factor，RF）　类风湿因子是一种自身抗体，可分为 IgM、IgG、IgA 型。临床上多测得 IgM 型类风湿因子，见于 70% 患者血清中，其数量与本病的活动性和严重程度成正比。但类风湿因子也存在于其他风湿性疾病、恶性肿瘤、寄生虫病等，甚至在 5% 的正常人也可以出现低滴度的类风湿因子，特异性不强，需结合临床表现诊断。

2．抗角蛋白抗体谱　抗角蛋白抗体谱包括抗核周因子抗体（APF）、抗角蛋白抗体（AKA）、抗聚丝蛋白抗体（AFA）、抗环瓜氨酸肽抗体（抗 CCP）。抗环瓜氨酸肽抗体在此抗体谱中对类风湿关节炎诊断的敏感性和特异性高（可达 90% 以上），有助于临床症状不典型、类风湿因子阴性的类风湿关节炎患者的早期诊断。

（五）免疫复合物和补体

活动期和类风湿因子阳性的患者血清中可出现各种类型的免疫复合物。在急性期和活动期，患者血清补体一般升高。

（六）影像学检查

1．X 线　X 线检查对类风湿关节炎的诊断、关节病变分期、病情演变的监测均很重要。①Ⅰ期：关节周围软组织阴影，关节端骨质疏松；②Ⅱ期：关节间隙狭窄；③Ⅲ期：关节面出现虫蚀样改变；④Ⅳ期：关节半脱位和关节破坏后的纤维性和骨性强直。

2．CT　CT 可以显示 X 线显示不出的骨破坏。

3．MRI　MRI 是目前最有效的影像学方法，对于早期病变敏感，骨髓水肿对早期类风湿关节炎的诊断有较高特异性（图 8-48-3），尤其对观察关节腔内的变化非常有效。

4．超声　高频超声能从滑膜炎症、骨侵蚀破坏和关节腔积液等 3 个方面对类风湿关节炎受累关节进行评价。彩色多普勒血流显像模式下可以半定量检测滑膜血管翳中血流信号强度，为类风湿关节炎早期诊断和病情活动性的评价提供重要依据。

（七）类风湿结节活检

典型的病理改变有助于临床确诊。

➢ 考点提示：类风湿关节炎的主要辅助检查。

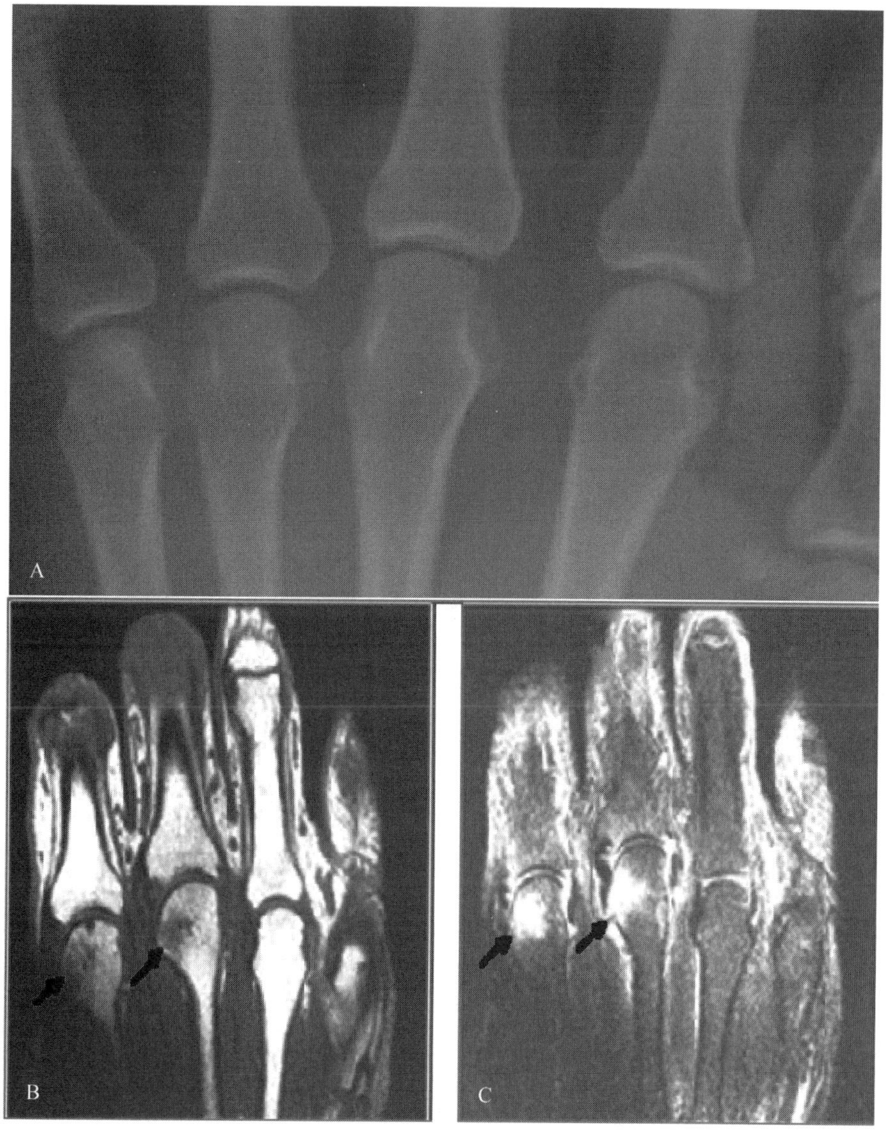

图 8-48-3　类风湿关节炎患者的影像学表现

A．X 线检查未见明显异常；B．MRI T1 加权像，箭头所指处可见低信号；
C．MRI T2 加权像，箭头示高信号，提示第 2、3 指骨骨髓水肿

【诊断与鉴别诊断】

（一）诊断

美国风湿病学会 1987 年修正的分类诊断标准为：①关节内或周围晨僵持续至少 1 h（每日）；②至少同时有 3 个部位软组织肿胀或积液；③腕、掌指、近端指间关节区中，至少 1 个关节区肿胀；④对称性关节炎；⑤有类风湿结节；⑥血清类风湿因子阳性（所用方法正常人群中不超过 5% 阳性）；⑦ X 线改变（至少有骨质疏松和关节间隙狭窄）。符合以上 7 项中的 4 项或 4 项以上，并排除其他关节炎，可诊断为类风湿关节炎（其中第 1 项至第 4 项病程至少持续 6 周）。

知识链接

急、慢性关节炎的鉴别诊断

1. 急性关节炎

（1）单或少关节炎（≤4个）：多见于晶体性关节炎、感染性关节炎、外伤、肿瘤、骨坏死。

（2）多关节炎（≥5个）：风湿热、败血症性关节炎、病毒感染关节炎、幼年特发性关节炎多关节炎型。

2. 慢性关节炎（病程>1个月）

（1）单或少关节炎（≤4个）：结核性关节炎、强直性脊柱炎、银屑病关节炎、色素绒毛结节性滑膜炎。

（2）多关节炎（≥5个）：类风湿关节炎、银屑病关节炎、慢性痛风性关节炎、骨性关节炎。

（二）鉴别诊断

1．骨性关节炎　骨性关节炎为退行性骨关节病，多见于50岁以上者。病变多累及负重的膝、髋关节，手指则以远端指关节出现骨性增生和结节为特点。关节疼痛为运动后明显，休息后缓解。血清类风湿因子阴性。

2．强直性脊柱炎　强直性脊柱炎主要侵犯脊柱，多见于青壮年男性，以非对称性下肢大关节炎为主，骶髂关节炎具有典型的X线改变。有家族史，血清类风湿因子阴性，90%以上的患者HLA-B27阳性。

3．银屑病关节炎　银屑病关节炎发生于皮肤银屑病后若干年，其中30%～50%患者表现为累及远端指关节的对称性多关节炎，同时可有骶髂关节炎和脊柱炎，血清类风湿因子阴性。

4．系统性红斑狼疮　系统性红斑狼疮有蝶形红斑、脱发、蛋白尿等症状。关节炎症状可为首发症状，但关节病变较类风湿关节炎轻。血清抗核抗体（ANA）、抗双链DNA（ds-DNA）抗体阳性，疾病早期即可出现补体低下。

5．其他　如风湿热引起的关节炎多见于青少年，有链球菌感染史，以游走性四肢大关节肿痛为特点，很少出现关节畸形，但可同时伴有心肌炎、环状红斑等。血清抗链球菌溶血素O滴度升高。肠道感染后或结核感染后关节炎均有各自原发病的特征性症状。

【治疗】

早诊断、早治疗是关键。治疗目的是减轻关节症状、延缓病情进展、防止和减少关节的破坏、保护关节功能、最大限度地提高患者的生活质量。

1．一般治疗

（1）休息：急性期、发热和内脏受累者应卧床休息。

（2）急性期关节制动；恢复期行关节功能锻炼、理疗等。

2．药物治疗　根据药物性能，将治疗类风湿关节炎的常用药物分为非甾体抗炎药、缓解病情的抗风湿药、糖皮质激素和植物药等。

（1）非甾体抗炎药（NSAID）：具有镇痛、消炎作用。此类药物主要用来改善关节炎的症状，但不能控制病情，必须与改变病情的抗风湿药同服。常用药物及用法见表8-48-1。

表 8-48-1　常用非甾体抗炎药剂量、用法及不良反应

药名	剂量	用法	不良反应
布洛芬	1.2 ~ 3.2 g	每日 3 ~ 4 次，口服	胃黏膜溃疡、出血
萘普生	0.5 ~ 1.0 g	每日 2 次，口服	胃黏膜溃疡、出血
双氯芬酸	75 ~ 150 mg	每日 2 次，口服	嗜睡、胃出血、肾功能损害
吲哚美辛	75 ~ 100 mg	每日 3 次，口服	恶心、呕吐、腹泻、上腹痛、消化性溃疡、头痛、无力、嗜睡、失眠、耳鸣、精神错乱
美洛昔康	7.5 ~ 15 mg	每日 1 ~ 2 次，口服	消化不良发生率高，恶心、呕吐、腹痛、便秘、腹胀、腹泻、瘙痒、皮疹、轻微头晕、头痛
塞来昔布	200 ~ 400 mg	每日 1 ~ 2 次，口服	上腹疼痛、腹泻、消化不良、腹胀、呕吐、头痛、眩晕、失眠、肾功能损害
罗非昔布	12.5 ~ 25 mg	每日 1 次，口服	恶心、胃灼热、腹泻、头痛

（2）缓解病情的抗风湿药（DMARD）：除能改善类风湿关节炎患者的关节症状外，还能阻止关节结构的破坏，但不能彻底消除滑膜的炎症反应。由于类风湿关节炎的关节结构破坏多在起病后 3 个月才开始，因此，尽早使用改变病情的抗风湿药可控制类风湿关节炎的活动和阻止关节的进一步损害。大多数患者需要至少两种改变病情的抗风湿药联合应用方能达到治疗目的。常用药物及用法见表 8-48-2。

表 8-48-2　常用缓解病情的抗风湿药剂量、用法及不良反应

药名	剂量	用法	不良反应
甲氨蝶呤	7.5 ~ 25 mg	每日 3 ~ 4 次，口服	肝损害、胃肠道反应、骨髓抑制
柳氮磺吡啶	2 ~ 3 g	每日 2 次，口服	过敏反应
来氟米特	10 ~ 20 mg	每日 1 次，口服	肝损害、皮疹、腹泻、脱发、恶心、胆汁淤积、致畸形（孕妇禁用）
羟氯喹	200 ~ 400 mg	每日 2 次，口服	视物盲点
氯喹	250 mg	每日 1 次，口服	视物盲点、心肌损害
金诺芬	6 mg	每日 2 次，口服	胃肠道反应、皮疹、瘙痒、口炎、轻度贫血
青霉胺	125 mg	每日 2 ~ 3 次，口服	胃肠道反应、骨髓抑制、皮疹
雷公藤总苷	60 mg	每日 3 次，口服	性腺毒性、肝损害、胃肠道反应
硫唑嘌呤	100 mg	每日 1 次，口服	肝、肾损害，胃肠道反应，骨髓抑制
环孢素	3 ~ 5 mg/kg	每日 1 ~ 2 次，口服	血肌酐和血压升高

（3）糖皮质激素：①能迅速减轻关节疼痛、肿胀，小剂量糖皮质激素（每日泼尼松 10 ~ 20 mg 或等效其他激素）短期治疗，在缓解病情的抗风湿药发挥作用前起到“桥”治疗作用；②对伴有重症关节外表现患者，如高热、严重皮肤血管炎、心脏、肺、眼和神经系统等器官受累等，可给予短效激素，其剂量依病情严重程度而调整；③关节腔内注射长效糖皮质激素可减轻关节炎症状，改善关节功能。

（4）植物药：①雷公藤多苷 30 ~ 60 mg/d，分 3 次，口服；②青藤碱 60 mg，饭前口服，每日 3 次；③白芍总苷 0.6 g，每日 2 ~ 3 次。

（5）其他：免疫制剂及生物制剂治疗。①针对细胞因子及细胞因子等的靶分子免疫治疗，主要包括 TNF-α 拮抗药、IL-1 拮抗药、抗 CD20 单抗等。TNF-α 拮抗药的不良反应有注射部

位局部反应或输液反应，可能增加感染和肿瘤患病率。抗 CD20 单抗最常见的不良反应是输液反应。②免疫净化疗法有血浆置换、免疫吸附及去淋巴细胞治疗等。

➤ 考点提示：类风湿关节炎的药物治疗及不良反应。

3．外科手术治疗　严格掌握手术适应证和禁忌证。手术包括关节置换和滑膜切除术。

【预后】

近年来，随着人们对类风湿关节炎认识的加深以及新型生物制剂的出现，其预后明显改善。早期诊断、规范化治疗可以使病情得到有效控制。

【健康教育】

指导患者学会观察病情，配合用药，减少药物的不良反应。指导患者注意休息，进行关节功能治疗性锻炼，避免诱因，如寒冷、感染、潮湿、过度疲劳、精神刺激等。

思考题

1．类风湿关节炎应与哪些关节炎相鉴别？

2．类风湿关节炎糖皮质激素的适应证有哪些？

（熊红霞）

第四十九章

系统性红斑狼疮

第四十九章数字资源

学习目标

通过本章内容的学习，学生应能：

识记：

1. 列举系统性红斑狼疮（SLE）的病因。
2. 陈述美国风湿病学会于 1997 年制定的系统性红斑狼疮分类诊断标准。
3. 说出系统性红斑狼疮的临床表现。

理解：

1. 分析系统性红斑狼疮患者个体临床表现的差异性。
2. 解释系统性红斑狼疮发病机制及病理特点。
3. 概括自身抗体检查对诊断系统性红斑狼疮、判断疾病活动性和区分临床类型的意义。

应用：

1. 评估系统性红斑狼疮的严重程度。
2. 根据临床表现拟定系统性红斑狼疮治疗方案。

案例导入

某患者，女性，32 岁。关节疼痛 2 年，下肢水肿半年，发热伴面部红斑、尿量明显减少 1 个月。体格检查：体温 38.1 ℃，脉搏 112 次 / 分，呼吸 28 次 / 分，血压 100/60 mmHg，面部蝶形红斑，颜面部轻度水肿，口腔见一米粒大小溃疡，双侧手掌及足底可见片状红斑，双下肢凹陷性水肿。心脏及肺听诊无特殊，腹软，全腹无压痛及反跳痛，神经系统检查无特殊。辅助检查：①血常规示 WBC 3.5×10^9/L，N（杆状核粒细胞）0.04，N（分叶核粒细胞）0.67，L 0.29，Hb 85 g/L，PLT 32×10^9/L；② ESR：45 mm/h；③生化：ALB 26 g/L，Scr 116 μmol/L，C3、C4 均低；④尿常规：尿蛋白 > +++，WBC 7/HP，RBC 6/HP；⑤自身抗体检查：类风湿因子阴性，抗核抗体 1/20 阳性，抗双链 DNA 抗体 1571 U/L（0 ~ 1001 U/L），抗 ENA 抗体阳性，抗 Sm 抗体、抗 RNP 抗体、抗 SSA 抗体、抗 SSB 抗体均阴性；⑥ B 超：少量腹水，心包少量积液，双肾弥漫性回声改变；⑦胸部 X 线检查：两肺支气管病变。

问题与思考：

1. 初步诊断和诊断依据是什么？应与哪些疾病相鉴别？
2. 为明确诊断，需要进一步做哪些检查？
3. 治疗原则是什么？
4. 为患者制订的健康教育方案是什么？

系统性红斑狼疮（systemic lupus erythematosus，SLE）是一种以多系统损害症状为特征的慢性系统性自身免疫病，患者血清内有大量以抗核抗体为主的不同自身抗体。本病病程以病情缓解和急性发作交替出现为特点，有肾、中枢神经损害者预后较差，以 20 ～ 40 岁的育龄女性多见。通过早期诊断及综合治疗，本病的预后已较前明显改善。

【病因与发病机制】

（一）病因

1．遗传因素　流行病学及家系调查资料表明，系统性红斑狼疮患者第一代亲属中患系统性红斑狼疮者是无系统性红斑狼疮患者家庭的 8 倍。单卵双生子同患系统性红斑狼疮是异卵双生子同患系统性红斑狼疮的 5 ～ 10 倍。

2．环境因素　①阳光：紫外线使皮肤上皮细胞凋亡，新抗原暴露而形成自身抗原；②食物、药物、化学试剂、病原微生物等可诱发本病。

3．性激素　系统性红斑狼疮与雌激素、泌乳素水平有关，女性患病率占 90%，生育年龄女性的系统性红斑狼疮发病率高于青春期以前的儿童和老年女性。妊娠可诱发或加重系统性红斑狼疮。

（二）发病机制

病原体、药物等外来抗原引起人体 B 细胞活化。易感者免疫耐受性减弱，B 细胞通过交叉反应与模拟外来的自身抗原结合，并将抗原提呈给 T 细胞，使之活化。在 T 细胞活化刺激下，B 细胞产生大量不同类型的自身抗体，从而造成大量组织损伤。

1．致病性自身抗体　①以 IgG 型为主，与自身抗原有很高的亲和力，如 DNA 抗体可与肾组织结合导致损伤；②抗血小板抗体及抗红细胞抗体导致血小板和红细胞破坏，引起血小板减少和溶血性贫血；③抗 SSA 抗体经胎盘进入胎儿，引起新生儿心脏传导障碍；④抗磷脂抗体综合征（血栓形成、血小板减少、习惯性流产），抗核糖体抗体与神经精神狼疮相关。

2．致病性免疫复合物　系统性红斑狼疮是一种免疫复合物（immune complex，IC）病。免疫复合物由自身抗体和相应的自身抗原结合而成，在组织沉积造成组织损伤。本病免疫复合物增高的原因有：①清除免疫复合物的机制异常；②免疫复合物形成过多（抗体量多）；③因免疫复合物的大小不当而不能被吞噬或排出。

3．T 细胞和 NK 细胞功能失调　系统性红斑狼疮患者的 $CD8^+$T 细胞和 NK 细胞功能失调，不能产生抑制 $CD4^+$T 细胞作用，因此，在 $CD4^+$T 细胞刺激作用下，B 细胞持续活化而产生自身抗体。T 细胞异常导致新抗原不断出现，使自身免疫持续存在。

【病理】

本病的主要病理改变为炎症反应和血管异常，它可以出现在机体任何器官。受损器官的特征性改变是：①苏木紫小体（细胞核受抗体作用变性为嗜酸性团块）；②“洋葱皮样”病变：即小动脉周围有显著的向心性纤维增生，明显表现在脾中央动脉；心脏瓣膜的结缔组织反复发生纤维蛋白样变性而形成赘生物。此外，心包、心肌、肺、神经系统等都可出现上述基本病理变化。狼疮性肾炎时，肾免疫荧光大多呈现出多种免疫球蛋白和补体成分沉积。

> 考点提示：系统性红斑狼疮主要病因及病理改变。

【临床表现】

本病临床表现多样，不同的个体临床症状的差异性很大，早期症状不典型。

（一）全身症状

约 90% 的患者在疾病发展进程中表现出不同程度和不同热型的发热、疲倦、乏力、体重减轻等全身症状。

（二）皮肤及黏膜改变

80% 的患者在疾病发展进程中出现皮肤及黏膜的损害，表现为颊部的蝶形红斑、丘疹、盘状红斑，指掌部或甲周红斑、指端缺血、面部及躯干皮疹，其中颊部的蝶形红斑最具特征性。40% 患者在日晒后出现光过敏，有的甚至诱发系统性红斑狼疮急性发作。浅表皮肤血管炎可表现为网状青斑。30% 患者在急性期出现口腔溃疡伴疼痛。30% 患者可出现雷诺现象。40% 患者有脱发。

（三）浆膜炎

在急性发作期，50% 患者可出现少量至中等量的胸腔积液和心包腔积液。

（四）肾损伤

大多数患者会出现肾损伤，主要表现为蛋白尿、血尿、管型尿、肾性高血压、肾功能不全等临床症状。肾衰竭是系统性红斑狼疮患者的主要死亡原因之一。

（五）肌肉、骨骼病变

关节痛是最常见的症状之一，常见于指、腕、膝关节，多数不伴有红肿。常出现对称性多关节疼痛、肿胀。偶见因关节周围肌腱受损而出现关节畸形，但无关节骨质破坏，可以出现肌痛和肌无力，5% ～ 10% 患者可出现肌炎。

（六）循环系统症状

患者常出现心包炎，主要表现为心包积液。10% 患者有心肌损害，严重者可发生心力衰竭而死亡。10% 患者可发生血栓性脉管炎等周围血管病变。

（七）狼疮性肺炎

狼疮性肺炎表现为发热、干咳、气促，胸部 X 线检查可见肺片状浸润阴影，多见于双下肺，有时与肺部继发感染很难鉴别。10% ～ 20% 患者存在肺动脉高压。其发病机制包括肺血管炎、雷诺现象、肺血栓栓塞症和广泛肺间质病变。

（八）神经系统症状

神经精神狼疮（NPSLE）的病理基础为脑局部血管的微血栓，来自心脏瓣膜赘生物脱落的小栓子，或有针对神经细胞的自身抗体，或并存抗磷脂抗体综合征。当系统性红斑狼疮处于活动期时，患者可出现头痛、呕吐、偏瘫、癫痫、意识障碍、幻觉、妄想、猜疑等神经精神症状。少数患者可出现截瘫、尿失禁及排便失禁等脊髓损伤症状。

（九）消化系统症状

患者可出现食欲缺乏、呕吐、腹痛、腹泻、腹水等症状。40% 患者有血清转氨酶升高。有少部分患者在系统性红斑狼疮的发作期表现为突发的胰腺炎、肠坏死、肠梗阻等急腹症。消化系统症状与肠壁和肠系膜的血管炎有关。

（十）血液系统症状

活动期系统性红斑狼疮患者中 60% 有贫血，其中 10% 属于溶血性贫血，40% 患者有白细胞或淋巴细胞绝对数减少。约 20% 患者有血小板减少。约 20% 患者有颈和腋窝无痛性的轻、中度淋巴结肿大。约 15% 患者有脾大。

（十一）抗磷脂抗体综合征（APS）

抗磷脂抗体综合征出现在系统性红斑狼疮活动期，表现为动脉和 / 或静脉血栓形成，习惯性流产，血小板减少，血清中可出现抗磷脂抗体。

（十二）干燥综合征

约 30% 患者可伴有干燥综合征。

（十三）眼部受累

约 15% 患者可因视网膜血管炎而导致眼底出血、视神经盘水肿、视网膜渗出物等眼底变化。若累及视神经，可影响视力，甚至致盲。如能早期治疗，多数可逆转。

➢ 考点提示：系统性红斑狼疮主要临床表现。

【辅助检查】

（一）一般检查

当多系统损伤时，可出现血、尿常规，肝、肾功能异常。当疾病活动或控制不满意时，红细胞沉降率明显增快。

（二）自身抗体检查

患者血清中查到自身抗体可用于系统性红斑狼疮的诊断、判断疾病活动性和进行临床分型。

1．抗核抗体谱

（1）抗核抗体（ANA）：是筛选结缔组织病的主要抗体，可见于几乎所有的系统性红斑狼疮患者。其特异性低，阳性不能作为系统性红斑狼疮与其他结缔组织病的鉴别指标。

（2）抗双链 DNA（ds-DNA）抗体：对系统性红斑狼疮诊断的特异性为 95%，敏感性为 70%，是系统性红斑狼疮的标志性和致病性抗体，抗体滴度与疾病活动性及预后相关，可作为监测治疗效果和疾病活动的指标。

（3）抗 ENA 抗体：①抗 Sm 抗体是诊断系统性红斑狼疮的标志性抗体之一，特异性达 99%，但灵敏度仅为 25%。它不代表系统性红斑狼疮的活动性。②抗 RNP 抗体：阳性率 40%，其特异性不高，往往与系统性红斑狼疮的雷诺现象和肌炎相关。③抗 SSA（Ro）抗体：常出现在系统性红斑狼疮合并干燥综合征及红斑狼疮新生儿的母亲。④抗 SSB（La）抗体：与抗 SSA 抗体意义相同，但阳性率低于抗 SSA 抗体。⑤抗 rRNP 抗体：也是系统性红斑狼疮活动期的标志性抗体，其阳性同时还提示有中枢神经系统狼疮或其他内脏损害。

2．抗磷脂抗体　抗磷脂抗体包括抗心磷脂抗体、狼疮抗凝物、梅毒血清试验假阳性等针对不同磷脂成分的自身抗体。结合临床表现可诊断是否合并有继发性抗磷脂抗体综合征。

3．抗组织细胞抗体　有抗红细胞膜抗体、抗血小板相关抗体、抗神经元抗体等。

4．其他　少数患者可出现类风湿因子和抗中性粒细胞胞质抗体（cANCA）。

➢ 考点提示：系统性红斑狼疮自身抗体检查的意义。

（三）补体的检测

总补体（CH50）低下，C3、C4 下降是系统性红斑狼疮活动期的指标之一。C4 缺乏还可能是系统性红斑狼疮易感性的表现。

（四）狼疮带试验

狼疮带试验（LBT）是用免疫荧光法检测皮肤的真皮和表皮交界处是否有免疫球蛋白（Ig）沉积带。其阳性率为 50%，狼疮带试验阳性代表系统性红斑狼疮为活动性。为提高 LBT 的特异性，必须取患者腕上方正常的皮肤做检查。

（五）肾活组织病理学检查

肾活组织病理学检查对狼疮性肾炎的诊断、治疗和预后估计有非常重要的临床价值。

（六）影像学检查

影像学检查主要用于发现早期器官损害。

【诊断与鉴别诊断】

（一）诊断标准

美国风湿病学会于 1997 年制定的系统性红斑狼疮分类诊断标准为：①颊部蝶形红斑；②面部盘状红斑；③光过敏；④口腔溃疡；⑤关节炎：累及 2 个或更多的外周关节，有压痛、肿或积液；⑥浆膜炎；⑦肾病变：每日尿蛋白＞ 0.5 g 或 +++，或细胞管型；⑧神经系统病变：癫痫发作或精神症状；⑨血液系统疾病：溶血性贫血、白细胞或淋巴细胞计数减少、血小板减少；⑩免疫学异常：抗双链 DNA 抗体阳性、抗 Sm 抗体阳性或抗磷脂抗体阳性等；⑪ 抗核抗体阳性。在上述 11 项中，如果有 4 项或 4 项以上阳性，并在排除感染、肿瘤和其他结缔组织病后，则可诊断为系统性红斑狼疮。在 11 项分类诊断标准中，免疫学异常和高滴度抗核抗体更具有诊断意义。

（二）鉴别诊断

系统性红斑狼疮应与原发性肾小球肾炎、类风湿关节炎、各种皮炎、癫痫、精神病、特发性血小板减少性紫癜和其他结缔组织病鉴别。

【病情判断】

诊断明确后，为提供合理的治疗，必须做出正确的病情判断。

（一）活动期或急性发作期

病情活动的评估通常选用系统性红斑狼疮疾病活动性评分（systemic lupus erythematosus disease activity index，SLEDAI）来判断。

1．评分项目　癫痫发作（8 分）、精神症状（8 分）、器质性脑病（8 分）、视觉受损（8 分）、脑神经受累（8 分）、狼疮性头痛（8 分）、脑血管意外（8 分）、血管炎（8 分）、关节炎（4 分）、肌炎（4 分）、管型尿（4 分）、血尿（4 分）、蛋白尿（4 分）、脓尿（4 分）、新出现皮疹（2 分）、脱发（2 分）、黏膜溃疡（2 分）、胸膜炎（2 分）、发热（1 分）、血小板减少（1 分）、白细胞计数减少（1 分）。

2．病情活动性评估　0 ～ 4 分基本无活动；5 ～ 9 分轻度活动；10 ～ 14 分中度活动；≥ 15 分高度活动。

（二）疾病的严重程度

1．轻型系统性红斑狼疮　诊断明确，仅表现为光过敏、皮疹、关节炎或轻度浆膜炎，而无明显器官损害。

2．重型系统性红斑狼疮　重型系统性红斑狼疮是指系统性红斑狼疮患者出现皮肤、黏膜、关节和肌肉以外的器官受累，所受累靶器官功能出现明显异常，或有进一步恶化趋势。如冠状动脉血管受累、心脏压塞、肺动脉高压、肺间质纤维化、肠系膜血管炎、严重的溶血性贫血、粒细胞缺乏症、血小板减少性紫癜、动静脉血栓形成、急进性狼疮性肾炎、肾病综合征、NPSLE 等，其中危及生命的重症系统性红斑狼疮被称为狼疮危象。

（三）并发症

系统性红斑狼疮合并肺部感染、高血压、糖尿病等往往会使病情加重。

【治疗】

（一）治疗原则

对疾病活动期且病情严重者，给予强有力的药物控制，病情缓解后，坚持维持治疗。

（二）治疗措施

1．一般治疗　①劳逸结合，注意休息，保持良好的心态；②避免阳光暴晒和紫外线照射；③避免使用诱发疾病的化学药品；④及早发现和治疗各种感染。

2．糖皮质激素　一般患者选用泼尼松每日 0.5 ～ 1 mg/kg，晨起顿服，好转后继续服用 8 周，然后逐渐减量，每 1 ～ 2 周减 10%，减至维持量每日 0.5 mg/kg。在能控制系统性红斑狼疮活动的前提下，加用免疫抑制药。

对急性暴发性危重系统性红斑狼疮患者采用激素冲击疗法：甲泼尼龙 500 ～ 1000 mg，加入 5% 葡萄糖溶液 250 ml 中，缓慢静脉滴注≥ 2 h，每日 1 次，连用 3 d 为一个疗程，然后使用大剂量泼尼松，能较快地控制系统性红斑狼疮暴发。

3．免疫抑制药

（1）环磷酰胺（CTX）：冲击治疗，每次 0.5 ～ 1.0 g/m^2，加入 0.9% 氯化钠溶液中，静脉缓慢滴注（需超过 1 h）。一般每 3 ～ 4 周冲击治疗 1 次。对病情危重者，每 2 周冲击治疗 1 次，治疗 6 次后，改为每 3 个月冲击治疗 1 次，直到活动静止后 1 年才能停止冲击治疗。不良反应有胃肠道反应、脱发、肝损害、骨髓抑制等。

（2）巯嘌呤：仅用于中等严重程度患者和脏器功能缓慢恶化者。用法：每日 1 ～ 2 mg/kg，口服。不良反应有胃肠道反应、肝损害、骨髓抑制等。

（3）环孢素：当大剂量激素加免疫抑制药治疗 4 ～ 12 周，患者病情仍得不到改善时，可加用环孢素每日 5 mg/kg，分 2 次口服，服用 3 个月，以后每个月减 1 mg/kg，直至 3 mg/kg 维持治疗。不良反应有肾、肝损害等。

（4）吗替麦考酚酯：1.5 ～ 2 g，分 2 次口服。不良反应有胃肠道反应、骨髓抑制、感染等。

（5）羟氯喹：对皮疹、关节痛及轻型患者有效。用法：0.1 ～ 0.2 g，每日 2 次，口服。长期服用对视力有一定影响。

（6）雷公藤多苷：每日 30 mg，分 3 次口服，1 个月为一个疗程，病情控制后可减量或进行间歇治疗。不良反应有停经、精子减少、胃肠道反应、肝损害、白细胞计数减少、皮损等。

4．丙种球蛋白　对病情严重且体质极度衰弱或并发全身严重感染者，可采用静脉注射大剂量丙种球蛋白，效果颇佳。用法：0.4 g/kg，静脉注射，连用 3 ～ 5 d 为一个疗程。

5．控制并发症及对症治疗

（1）对以皮肤和关节痛为主的轻型患者，选用羟氯喹（或氯喹），辅以非甾体抗炎药（NSAID）。如无效，应尽早用泼尼松每日 0.5 mg/kg。

（2）对有发热、皮损、关节痛、浆膜炎、轻度蛋白尿的一般患者，宜使用泼尼松每日 0.5 ～ 1 mg/kg。

（3）狼疮肾炎：泼尼松每日 1 mg/kg 或甲泼尼龙冲击治疗，同时联合环磷酰胺冲击治疗，待病情好转后可改为口服或改用巯嘌呤。对环磷酰胺无效者，可用吗替麦考酚酯或环孢素。对肾衰竭者，可进行透析治疗。

（4）神经精神狼疮：甲泼尼龙冲击治疗或泼尼松每日 1 mg/kg，同时联合环磷酰胺冲击治疗，鞘内注射地塞米松 10 mg 及甲氨蝶呤（MTX）10 mg，每周 1 次。颅内高压时，予以降颅内压处理。癫痫发作时，予以抗癫痫治疗。

（5）溶血性贫血或血小板减少：甲泼尼龙冲击治疗或泼尼松每日 1 mg/kg。

（6）抗磷脂抗体综合征：使用抗血小板药及华法林治疗。

（7）缓解期：病情控制后需长期维持治疗，以达到抑制复发的目的。可每日晨服泼尼松 5 ～ 10 mg。

6．中医及中药治疗　根据中医辨证论治的原则，采取中西医结合治疗，不仅能迅速控制症状，减少变态反应对机体多系统及组织的损伤和破坏，还能明显降低红细胞沉降率、抗核抗体免疫球蛋白 G、γ 球蛋白等异常指标，同时还有清除病原微生物、增强免疫功能等作用。目前以激素类药物抗炎，抑制机体免疫亢进治其标，以中药调整机体的功能固其本。

➢ 考点提示：系统性红斑狼疮治疗的合理用药。

【预后及健康教育】

（一）预后

随着早期诊断手段的增多和治疗水平的不断提高，系统性红斑狼疮的预后已明显改善。1年生存率为96%，5年生存率为85%，10年生存率为75%，20年生存率为68%。如患者合并出现高血压、心肌损害伴心力衰竭、严重的神经精神狼疮、血肌酐明显升高等症状时则预后较差。死亡病例中有50%死于肾衰竭、心力衰竭和脑损伤，50%死于因感染而诱发的各类并发症。

（二）健康教育

1．心理安抚　耐心开导，使患者消除恐惧心理，树立战胜疾病的信心，避免各种精神刺激。

2．休息与锻炼　根据疾病不同阶段的体质状态或临床症状，劳逸结合，适当休息，采取合适的保健方式锻炼。

3．消除诱因　避免使用诱发或引起本病的化学药品，如普鲁卡因、肼屈嗪、利血平、磺胺类药、口服避孕药等。避免日光暴晒和紫外线照射，忌用含光敏物质的食物和药物。避免受凉、感冒或其他感染。育龄女性应注意避孕，待病情稳定后再考虑妊娠。病情严重伴心脏、肺、肾功能不全者不宜妊娠。

思考题

1．系统性红斑狼疮常见抗ENA抗体的临床意义？

2．系统性红斑狼疮活动的指标有哪些？

（熊红霞）

第九篇

神经系统疾病

第五十章

神经系统疾病概论

第五十章数字资源

思政之光

学习目标

通过本章内容的学习，学生应能：

识记：

列举神经系统疾病的诊断程序。

理解：

概括神经系统疾病的常见症状。

应用：

1. 运用精神疾病的诊断和治疗方法对患者进行诊治。
2. 掌握医学人文知识，对生命垂危的高龄急性脑血管病患者提供临终关怀。

神经系统疾病是指中枢神经系统（脑、脊髓）和周围神经系统（脑神经、脊神经等）由于感染、血管病变、外伤、肿瘤、中毒、变态反应、变性、遗传、代谢障碍和先天性异常等原因引起的疾病。由于骨骼肌的功能由神经直接支配，因此某些肌肉疾病也归属于神经系统疾病的范围。

【神经系统的组成】

神经系统由中枢部分及外周部分组成。中枢部分包括脑和脊髓，分别位于颅腔和椎管内，两者在结构和功能上紧密联系，组成中枢神经系统。外周部分主要包括 12 对脑神经和 31 对脊神经。

【神经系统疾病常见临床表现】

（一）意识障碍

意识是大脑高级功能活动的综合表现，包括觉醒状态（指对外界及自身的认知状态）与精神活动（指思维、情感、记忆、意志等心理过程）两个方面。意识障碍是指人对周围环境及自身状态的识别和觉察能力出现障碍。要了解意识障碍的程度，可以通过定向力、感知力、注意力、记忆力、情感、行为等检查而获得。

（二）认知障碍

认知障碍包括记忆障碍、失语、失用、失认、计算力障碍等。

（三）感觉障碍

感觉障碍可分为感觉过敏、感觉过度、感觉倒错、感觉异常、疼痛、感觉减退或缺失。在检查中，应注意其性质（痛觉、温度觉、触觉和深感觉缺失，完全性或分离性感觉缺失，感觉过敏，感觉过度等）、范围（末梢性、后根性、脊髓横贯性、脊髓半离断性）及发作过程。感觉异常包括麻木、痒感、冷感或热感、沉重感、针刺感、蚁走感、肿胀感、电击感和束带感等，其范围具有定位价值。

（四）运动障碍

神经运动系统由下运动神经元、上运动神经元（即锥体系统）、锥体外系和小脑系统 4 部分组成。随意运动的功能主要由上、下运动神经元完成，锥体外系和小脑对随意运动起协调和校正作用。运动系统损害的表现包括肌力、肌张力改变以及上运动神经元瘫痪（痉挛性瘫痪）、下运动神经元瘫痪（弛缓性瘫痪）。在检查中，应注意损害表现发生的急缓、瘫痪部位（单瘫、偏瘫、截瘫、四肢瘫或某些肌群瘫）、性质（痉挛性或弛缓性）、进展情况（是否进展、速度及过程）、伴发症状（发热、疼痛、感觉障碍、肌萎缩、失语、抽搐或不自主运动）等。

【诊断】

（一）诊断方法

1．病史采集

（1）在现病史的调查中，对疼痛、抽搐、瘫痪、感觉障碍、视力障碍、发声障碍、言语表达、听力、理解能力、阅读能力、书写能力、嗜睡、入睡困难、眩晕、眼球震颤、饮水呛咳、构音障碍、抑郁等症状，要善于“明智地”追问，分析患者、亲属或目睹者叙述症状的真正含义，尽量全面及完整地收集起病情况、首发症状、病程经过和目前患者的临床状况等信息。

（2）询问患者既往的健康状况，如有无头部或脊柱外伤及手术史，有无骨折、昏迷等，有无后遗症状，是否患过脑炎、脑膜炎等流行病及传染病或地方病，有无高血压、心脏病、心肌梗死、心律失常、动脉硬化、糖尿病等病史；有无食物、药物过敏及中毒史，金属及化学毒物（如汞、有机磷等）接触和中毒史，放射性物质、工业粉尘接触和中毒史等。

（3）询问患者的生长发育情况、出生情况及其母亲妊娠时健康状况，社会经历、职业及工作性质、生活习惯与嗜好（烟、酒嗜好及量，毒品和麻醉药的滥用情况等）、婚姻史及冶游史，饮食、睡眠的规律和质量，是右利手还是左利手或双利手等。对女性患者，需询问月经史和生育史。

（4）询问患者家族成员中有无患同样疾病及家族遗传分布情况。还应注意询问家族中有无相关的癫痫、肿瘤、周期性瘫痪、偏头痛等病史。

2．症状和体征　神经系统不同部位、不同病因的损害，在临床上会产生相应的症状、体征，准确识别这些症状和体征有助于定位诊断和定性诊断。

3．辅助检查

（1）脑脊液检查：包括脑脊液常规、生化、细胞学等，是神经系统疾病的常规检查。

（2）影像学检查：如头部和脊柱 X 线检查、脊髓和脊髓血管造影、数字减影血管造影（DSA）、计算机体层血管成像（CTA）、磁共振成像（MRI）。

（3）神经电生理检查：如脑电图、脑诱发电位、肌电图等。

（4）头颈部血管超声检查、脑循环微栓子监测、发泡试验。

（5）放射性核素检查。

（6）脑、神经、肌肉活组织检查。

（7）基因检测。

（二）诊断程序

1．全面搜集临床资料，详尽采集病史，进行细致的神经系统检查和必要的辅助检查。

2．用神经解剖学及生理学知识对临床及相关资料进行分析，确定病变的部位，即定位诊断，如肌肉、周围神经、脊髓、脑干、小脑。

3．根据起病方式、疾病进展过程、个人史、家族史及临床资料，分析及筛选可能的病因，确定病变的性质，即病因诊断或定性诊断，如高血压脑出血、心源性脑栓塞等。

第五十一章

脑血管疾病

第五十一章数字资源

学习目标

通过本章内容的学习，学生应能：

识记：

1. 说出脑血管疾病、脑梗死、脑出血、蛛网膜下腔出血的定义。
2. 列举脑的血液供应。

理解：

1. 分析脑梗死、脑出血、蛛网膜下腔出血的临床特点。
2. 归纳脑梗死和脑出血的鉴别诊断。

应用：

评估各种脑血管疾病患者并制订治疗计划。

第一节　概　述

脑血管疾病（cerebrovascular disease，CVD）是脑血管病变导致脑功能障碍的一类疾病的总称。卒中（stroke）为脑血管疾病的主要临床类型，包括缺血性卒中和出血性卒中，以突然发病、迅速出现局限性或弥散性脑功能缺损为共同临床特征，是一组器质性脑损伤导致的脑血管疾病。

脑血管疾病是目前造成人类死亡的第二位病因，与心脏病、恶性肿瘤构成人类三大致死病因。卒中也是成人首要的致残疾病，约 2/3 幸存者遗留不同程度的残疾。我国脑血管疾病的发病呈现北高南低、东高西低的地理分布特征。全世界每 6 人在一生中就有 1 人患有卒中；每 6 s 就有 1 人死于卒中；每 6 min 就有 1 人因卒中而永久致残。

【脑的血液供应及血液循环的调节】

（一）脑的血液供应

1．颈内动脉系统　颈内动脉系统起自颈总动脉，主要分支有眼动脉、脉络前动脉、后交通动脉、大脑前动脉、大脑中动脉。它们主要供应眼部和大脑半球前 3/5 部分（额叶、颞叶、基底节）的血液。

2．椎基底动脉系统　两侧椎动脉由锁骨下动脉的根部向后方发出，在脑桥下缘汇合成基底动脉。椎动脉的分支有脊髓后动脉、脊髓前动脉、延髓动脉、小脑后下动脉。基底动脉的分支有小脑前下动脉、脑桥支、小脑上动脉、大脑后动脉，它们主要供应大脑半球后 2/5 部分、丘脑、脑干和小脑的血液。

3．基底动脉环（Willis 环）　颈内动脉和椎基底动脉通过几组吻合支形成丰富的侧支循环，其中最重要的是基底动脉环。两侧大脑前动脉由一短的前交通动脉互相连接，两侧颈内动脉和大脑后动脉各由一后交通动脉互相连接，在脑底部围绕视交叉和脚间窝形成该环状吻合，具有调节和代偿脑血流供应的作用。

（二）脑血液循环的调节

正常成人的脑重约为 1500 g，占体重的 2% ～ 3%。流经脑组织的血液为 750 ～ 1000 ml/min，占心排血量的 20%。脑组织的耗氧量占全身耗氧量的 20% ～ 30%。脑能量主要来源于糖的有氧代谢，几乎无能量储备。脑组织的血流分布并不均一，灰质的血流量远高于白质。大脑皮质的血液供应最丰富，其次为基底核和小脑皮质。不同脑组织细胞对缺血及缺氧性损害的敏感程度不同。在正常情况下，脑血流量具有自动调节作用，脑血流量与脑灌注压成正比，与脑血管阻力成反比。在缺血、缺氧的病理状况下，脑血管的自动调节机制紊乱，血管扩张或反应异常，脑水肿和颅内压升高，导致缺血区内充血、过度灌注或脑内盗血现象。如果全脑的血供完全中断 5 min，最易受损的特定神经元将出现不可逆性损伤。

【脑血管疾病的病因及危险因素】

（一）病因

1．血管壁病变　以高血压性小动脉硬化和动脉粥样硬化所致的血管损害最常见。

2．心脏病和血流动力学改变　高血压、低血压、血压剧烈波动、心功能障碍、心房颤动等。

3．血液成分改变　脱水、红细胞增多症、血液病等各种原因所致的高黏血症。

4．其他　空气、脂肪、癌细胞等栓子栓塞。

（二）危险因素

脑血管疾病危险因素分为不可干预危险因素和可干预危险因素。其中可干预危险因素是脑血管疾病预防的主要针对目标。

1．不可干预危险因素

（1）年龄：脑血管疾病的发病率、患病率和病死率均与年龄呈正相关。55 岁以后发病率明显增加，每增加 10 岁，卒中发生率约增加 1 倍。

（2）性别：流行病学资料显示，男性卒中的发病率高于女性。

（3）遗传因素：父亲或母亲有卒中史的子女发生卒中风险增加。

（4）种族：黑种人比白种人发生卒中的风险高，中国人和日本人发生卒中的风险也较高。

2．可干预危险因素

（1）高血压：是卒中最重要的可干预危险因素。收缩压和舒张压的升高都与卒中的发病风险正相关。

（2）吸烟：可以影响全身血管和血液系统。尼古丁还可刺激交感神经，促使血管收缩、血压升高。吸烟可以使出血性卒中的风险升高 2 ～ 4 倍。长期被动吸烟者比不暴露于吸烟环境者发生卒中的相对危险性增加 1.82 倍。

（3）糖尿病：是缺血性卒中的独立危险因素，但不是出血性卒中的独立危险因素。

（4）血脂异常：高血脂可增加血液黏滞度，加速脑动脉硬化发生。

（5）心脏病：心房颤动、心肌梗死、风湿性心脏病和各种原因所致的心力衰竭都会增加卒中的发病率。

（6）无症状性颈动脉狭窄：是明确的卒中独立危险因素。

（7）酗酒：使卒中风险增高。

（8）其他：体力活动减少、高盐和高脂饮食、肥胖、滥用药物、血液病等都是卒中的危险因素。通过正确的干预，可降低卒中的发病率和病死率。

【脑血管疾病的预防】

无论一级或二级预防，都能明显降低卒中或短暂性脑缺血发作的发生率。

1．一级预防 一级预防指首次脑血管发病的预防，即对有卒中倾向、但尚无卒中病史的人的预防。通过早期改变不健康的生活方式，积极、主动地控制各种危险因素，达到使脑血管疾病不发生或推迟发生的目的，如防治高血压、动脉硬化、高脂血症、糖尿病和各种心脏病、戒烟、戒酒、控制体重等。

2．二级预防 二级预防指再次脑血管疾病发病的预防。通常将短暂性脑缺血发作患者作为卒中二级预防对象。通过寻找卒中事件发生的原因，纠正所有可干预的危险因素，达到降低卒中复发危险的目的。

【脑血管疾病的分类】

中华医学会神经病学分会和脑血管病学组根据脑血管疾病的病因及发病机制、病变血管、病变部位及临床表现等因素，修订出《中国脑血管疾病分类 2015》。简单列举如下：

（一）缺血性脑血管疾病

1．短暂性脑缺血发作

(1) 颈动脉系统。

(2) 椎基底动脉系统。

2．脑梗死

(1) 大动脉粥样硬化性脑梗死：①颈内动脉闭塞综合征；②大脑前动脉闭塞综合征；③大脑中动脉闭塞综合征；④大脑后动脉闭塞综合征；⑤椎基底动脉闭塞综合征；⑥小脑后下动脉闭塞综合征；⑦其他。

(2) 脑栓塞：①心源性；②动脉源性；③脂肪性。

(3) 小动脉闭塞性脑梗死。

(4) 脑分水岭梗死。

(5) 出血性脑梗死。

(6) 其他原因所致脑梗死。

(7) 原因未明的脑梗死。

3．脑动脉盗血综合征

4．慢性脑缺血

（二）出血性脑血管疾病

1．蛛网膜下腔出血

2．脑出血

3．其他颅内出血

（三）头颈部动脉硬化、狭窄或闭塞（未导致脑梗死）

（四）高血压脑病

（五）颅内动脉瘤

（六）颅内血管畸形

（七）脑血管炎

（八）其他脑血管疾病

（九）颅内静脉系统血栓形成

（十）无急性局灶性神经功能缺损症状的脑血管疾病

（十一）卒中后遗症

（十二）血管性认知障碍

（十三）卒中后情感障碍

（刘宛丽）

第二节　短暂性脑缺血发作

案例导入

某患者，男性，52 岁，因头痛、头晕 5 年，反复出现突发性的右侧上、下肢麻木，讲话吐字不清 3 个月，于 2016 年 12 月 4 日 15 : 00 步行入院。患者 5 年前因经常头痛、头晕而到医院就诊，当时被诊断为"高血压"，间断地按医师处方到药店购买抗高血压药（品种已记不清，最近在用吲达帕胺片、硝苯地平控释片），血压波动在 120 ~ 170/80 ~ 110 mmHg。近 3 个月来，患者发生 4 次不明原因的突发性右侧上、下肢麻木。每次发作时不能行走，手无力，握不住物品，有 3 次发作时讲话吐字不清。每次发作持续 30 min ~ 5 h。发作停止后患者上、下肢无明显不适，讲话正常。自发病以来，患者精神尚可，但睡眠欠佳，吸烟（每日 2 包），嗜酒（但近 2 ~ 3 年只在陪客时饮酒）。妻子及孩子均健康。父亲 10 年前死于高血压脑出血。母亲及弟均健在，无高血压史。体格检查：血压 142/86 mmHg，神志清楚，体格检查未见异常。辅助检查：①血、尿、粪便常规检查正常；②心电图：左心室高电压。

问题与思考：

1. 初步诊断和诊断依据是什么？应与哪些疾病相鉴别？
2. 为明确诊断，需要进一步做哪些检查？
3. 治疗原则是什么？

短暂性脑缺血发作（transient ischemic attack，TIA）是由于局部脑或视网膜缺血引起的短暂性神经功能缺损，临床症状一般不超过 1 h，最长不超过 24 h，且无责任病灶的证据。

【病因及发病机制】

短暂性脑缺血发作的病因包括动脉粥样硬化、动脉狭窄、心脏病、血液成分改变及血流动力学变化等。发病机制主要有以下两种类型。

（一）微栓塞

微栓子主要来源于动脉粥样硬化的不稳定斑块或附壁血栓的破碎脱落、瓣膜性或非瓣膜性心源性栓子及胆固醇结晶等。微栓子阻塞小动脉后出现脑缺血症状，当栓子溶解或破碎移向远端时，血流恢复，症状消失。

（二）血流动力学改变

在动脉狭窄的基础上，急剧的血压波动，特别是血压过低导致局部脑组织低灌注，出现脑缺血的临床症状，灌注恢复后症状缓解。

【临床表现】

本病好发于中、老年人，男性多于女性，患者主要伴有高血压、动脉粥样硬化、糖尿病或高脂血症等脑血管疾病危险因素。主要特点是发病突然，出现短暂性局限性神经功能缺损或视网膜功能障碍，恢复后不遗留神经症。

（一）颈内动脉系统短暂性脑缺血发作

短暂性脑缺血发作临床表现与受累血管分布有关。大脑中动脉供血区受累可出现缺血对侧肢体的单瘫、轻偏瘫、面瘫和舌瘫，可伴有偏身感觉障碍和对侧同向偏盲，优势半球受损常出现失语和失用，非优势半球受损可出现空间定向障碍。大脑前动脉供血区受累可出现人格和情感障碍、对侧下肢无力等。颈内动脉的眼支供血区受累表现为眼前灰暗感、云雾状或视物模糊，甚至为单眼一过性黑矇、失明。颈内动脉主干供血区受累可表现为眼动脉交叉瘫［患侧单眼一过性黑矇、失明和 / 或对侧偏瘫及感觉障碍］，霍纳（Horner）交叉瘫（患侧霍纳综合征、对侧偏瘫）。

（二）椎基底动脉系统短暂性脑缺血发作

最常见眩晕、平衡障碍、眼球运动异常、复视。可有单侧或双侧面部、口周麻木，单独出现或伴有对侧肢体瘫痪、感觉障碍，呈现典型或不典型的脑干缺血综合征。此外，还可表现为特殊的临床综合征。①跌倒发作：表现为下肢突然失去张力而跌倒，无意识丧失，常可很快自行站起，系脑干下部网状结构缺血所致；②短暂性全面遗忘症：发作时出现短时间记忆丧失，对时间、地点定向障碍，但谈话、书写和计算能力正常，一般症状持续数小时，然后完全好转，不遗留记忆损害；③双眼视力障碍发作：双侧大脑后动脉距状支缺血导致枕叶视皮质受累，引起暂时性皮质盲。

【辅助检查】

（一）初始检查

血常规（包括血小板计数）、凝血功能、血糖、血脂、血电解质、肝功能、肾功能、心电图、经胸超声心动图、脑 CT 或 MRI 及无创性颅内与颅外血管病变检查（颈部血管超声、经颅多普勒超声、CTA 或 MRA）。一般要求在 48 h 内完成，最好在 24 h 内完成。发病 1 周内的患者建议就诊当日进行急诊脑 CT 平扫或 MRI 检查，以排除小量脑出血及其他可能存在的脑部病变，是最重要的初始诊断性检查。

（二）进一步筛查

为鉴别和排除需要特殊治疗的短暂性脑缺血发作病因以及评估预后，还可能需要进行动态心电图监测、经食管超声心动图、DSA 等检查。

【诊断】

短暂性脑缺血发作患者就诊时多发作已过，故诊断主要依靠病史。中、老年患者出现局灶性脑损害症状，符合颈内动脉或椎基底动脉系统及其分支缺血表现，并在短时间内症状完全恢复（多不超过 1 h），应高度怀疑短暂性脑缺血发作。如果神经影像学检查没有发现神经功能缺损对应的病灶，临床即可诊断。

短暂性脑缺血发作的诊断还应区分不同类型的发病机制，明确是否脑缺血由低灌注等血流动力学改变所致，并需寻找微栓子的来源和病因。

➢ 考点提示：短暂性脑缺血发作的诊断。

【鉴别诊断】

（一）脑梗死

短暂性脑缺血发作在神经功能缺损症状消失前需与脑梗死鉴别。脑梗死在发病早期脑 CT、普通 MRI 等神经影像学检查也可正常，但弥散加强 MRI（DWI）在发病早期可显示缺血灶，有利于进行鉴别诊断。若患者神经功能缺损症状已持续存在超过 1 h，多数患者持续存在神经功能缺损对应的缺血灶，通常应考虑诊断脑梗死。对于神经功能缺损范围广且程度严重的患者，即使发病只有数分钟，也基本不考虑短暂性脑缺血发作的诊断，而应诊断为急性脑梗死，积极进行溶栓筛查和治疗。

（二）癫痫发作

癫痫发作（特别是单纯部分性发作）常表现为持续数秒至数分钟的肢体抽搐或麻木、针刺感，从躯体的一处开始，并向周围扩展，可有脑电图异常，CT 及 MRI 检查可能发现脑内局灶性病变。

（三）梅尼埃病

发作性眩晕、恶心、呕吐与椎基底动脉短暂性脑缺血发作相似，但每次发作持续时间往往超过 24 h，伴有耳鸣、耳阻塞感，反复发作后听力减退，除眼球震颤外，无其他神经系统定位体征。发病年龄多在 50 岁以下。

（四）心脏疾病

阿 - 斯综合征、严重心律失常（如室性心动过速、心室颤动、病态窦房结综合征等）可因阵发性全脑供血不足出现头晕、晕倒和意识丧失，但常无神经系统局灶性症状和体征，动态心电监测、超声心动图检查常可发现异常。

【治疗】

治疗目的是消除病因、预防及减少发作、保护脑功能。对短时间内反复发作者，应采取积极、有效的治疗，防止脑梗死的发生。

（一）病因治疗

尽可能查找病因，控制危险因素，纠正血流动力学异常，特别是对血压的调控；积极治疗心脏病、糖尿病、高脂血症；脑供血动脉狭窄的治疗；停止吸烟，禁止过度饮酒等。

（二）药物治疗

1．抗血小板治疗　抗血小板治疗用于非心源性栓塞性短暂性脑缺血发作。常用的药物有以下几种。①阿司匹林：50 ～ 325 mg/d，每日 1 次。有严重溃疡病和出血倾向者忌用；②氯吡格雷：75 mg/d，安全性强于阿司匹林，副作用为腹泻和皮疹；③阿司匹林 50 ～ 150 mg 与氯吡格雷 75 mg 联合使用；④阿司匹林与双嘧达莫联合应用。联合用药效果优于单独用药。

2．抗凝治疗　抗凝治疗用于心源性栓塞性短暂性脑缺血发作，可在神经影像学检查排除脑出血后尽早开始实施，主要包括肝素、低分子量肝素和华法林及新型口服抗凝血药（达比加群、利伐沙班等）。对于短暂性脑缺血发作伴心房颤动者，建议长期口服华法林。华法林治疗目标为国际标准化比值（INR）达到 2 ～ 3，用药量根据结果调整。对高卒中风险的短暂性脑缺血发作患者，应选用半衰期较短和较易中和抗凝强度的肝素，一旦短暂性脑缺血发作转变成脑梗死，可以迅速纠正凝血功能指标，以符合溶栓治疗的入选标准。对频繁发作的短暂性脑缺血发作或椎基底动脉系统短暂性脑缺血发作及对抗血小板治疗无效的病例，也可考虑抗凝治疗。对人工心脏瓣膜置换术后等具有高度卒中风险的短暂性脑缺血发作患者，口服抗凝血药治疗无效时，还可加用小剂量阿司匹林或双嘧达莫联合治疗。

3．扩容治疗　纠正低灌注，适用于血流动力型短暂性脑缺血发作。

4．溶栓治疗　对于新近发生的符合传统短暂性脑缺血发作定义的患者，即使神经影像学检查发现有明确的梗死灶，目前也不作为溶栓治疗的禁忌证。若短暂性脑缺血发作再次发作，临床有脑梗死的诊断可能，应按照卒中指南积极进行溶栓治疗。

（三）外科治疗和血管介入治疗

根据患者情况，在发病 48 h 内及时行颈内动脉内膜切除术或颈动脉血管成形和支架植入术。

➢ 考点提示：短暂性脑缺血发作的治疗。

【健康教育】

最终短暂性脑缺血发作部分发展为脑梗死，部分继续发作，部分自行缓解。发作间隔时间缩短、发作持续时间延长、临床症状逐渐加重的进展性短暂性脑缺血发作是即将发展为脑梗死的强烈预警信号。短暂性脑缺血发作患者不仅易发生脑梗死，也易发生心肌梗死和猝死。因此应对患者进行健康教育，倡导健康生活方式，积极治疗原发病，定期检查，出现相关症状及时就医，及早干预。

思考题

1. 什么是短暂性脑缺血发作？
2. 短暂性脑缺血发作的主要临床特点有哪些？

（刘宛丽）

第三节 脑 梗 死

案例导入

某患者，男性，67 岁。2 h 前，患者于日常活动时突发右侧肢体无力，跌倒在地，伴言语含糊，尚能回答切题。无意识丧失、四肢抽搐、恶心、呕吐、尿失禁及排便失禁。症状持续无好转而来院就诊。高血压史 30 年，血压最高 150/110 mmHg，未规律服药。“脑梗死”病史 4 年，未遗留肢体瘫痪。无糖尿病、冠心病病史，无输血、手术及外伤史、药物与食物过敏史。不吸烟，已戒酒 5 年。无心脏及脑血管病家族史。体格检查：血压 130/80 mmHg（左），140/80 mmHg（右）。嗜睡，构音不清，可回答简单问题。双侧额纹对称，右侧鼻唇沟浅，伸舌偏右。右上肢肌力近端 3 级、远端 2 级，右下肢肌力 3 级，左侧肢体肌力 5 级；肌张力正常。四肢腱反射存在，右侧病理征阳性，深、浅感觉正常。实验室检查：血常规和凝血功能正常。随机血糖 5.91 mmol/L。血电解质正常。血三酰甘油 3.09 mmol/L，低密度脂蛋白胆固醇 3.2 mmol/L、高密度脂蛋白胆固醇 0.96 mmol/L。急诊心电图：未见明显异常。头颅 CT 未见明显异常。

问题与思考：

1. 初步诊断和诊断依据是什么？应与哪些疾病相鉴别？
2. 为明确诊断，需要进一步做哪些检查？
3. 治疗原则是什么？

脑梗死（cerebral infarction，CI）又称缺血性卒中，是指各种脑血管疾病引起脑部血液供应障碍，导致的脑组织缺血、缺氧性坏死，进而迅速出现相应神经功能缺损的一类临床综合征。脑梗死是卒中最常见类型，占 70% ~ 80%。本节重点介绍大动脉粥样硬化型脑梗死和脑栓塞。

一、大动脉粥样硬化型脑梗死

动脉粥样硬化是脑梗死的常见原因，中国人颅内动脉粥样硬化性狭窄较颈动脉粥样硬化性狭窄更常见。白种人近 2/3 大动脉粥样硬化型脑梗死由颈动脉病变导致。

【病因及发病机制】

动脉粥样硬化是本病的根本原因。动脉粥样硬化随着年龄增长而加重，高龄、高血压、高脂血症、糖尿病、吸烟等是重要的危险因素。

动脉粥样硬化引起血管阻塞主要与3个方面的因素有关：①易损斑块（又称不稳定斑块或犯罪斑块）破裂是动脉粥样硬化导致血栓栓塞事件的重要原因；②动脉粥样硬化血管内皮损伤及血小板激活并在受损内皮上黏附和聚集是动脉血栓形成的基础；③血流缓慢（尤其是产生涡流时）和血液凝固性增高在血栓形成中也起重要作用。

脑动脉阻塞后是否发生脑梗死，与缺血脑组织的侧支循环和缺血程度有关，也与缺血时间和缺血脑组织对缺血的耐受性有关。

【病理改变】

颈内动脉系统脑梗死占80%，椎基底动脉系统脑梗死占20%。闭塞好发的血管依次为颈内动脉、大脑中动脉、大脑后动脉、大脑前动脉及椎基底动脉等。闭塞血管内可见动脉粥样硬化改变、血栓形成或栓子。局部血液供应中断引起的脑梗死多为白色梗死（贫血性梗死）。如果闭塞的血管再开通，再灌流的血液自损害的血管壁大量渗出，使白色梗死转变成红色梗死（出血性梗死）。

脑梗死首先表现为凝固性坏死，然后是坏死组织液化，最后有可能形成囊腔。脑梗死1 d后，梗死灶出现边界模糊的水肿区，并有大量炎性细胞浸润。脑梗死1 ~ 2 d后，大量毛细血管和内皮细胞增生，中性粒细胞被巨噬细胞替代。脑梗死3 ~ 5 d大脑水肿达高峰，大面积梗死时脑组织高度肿胀，可向对侧移位，导致脑疝形成。在脑梗死发生的数日内，巨噬细胞数量迅速增加，吞噬大量细胞和组织碎片，并最终返回血液循环。脑梗死7 ~ 14 d坏死组织转变为液化的蜂窝状囊腔。3 ~ 4周后，小病灶形成胶质瘢痕，大病灶可形成中风囊。

【病理生理】

局部脑缺血由中心坏死区及周围脑缺血性半暗带组成。坏死区中脑细胞死亡，缺血性半暗带由于存在侧支循环，尚有大量存活的神经元。如果能在短时间内迅速恢复缺血性半暗带血流，该区脑组织的损伤是可逆的，神经细胞有可能存活并恢复功能。挽救缺血性半暗带是急性脑梗死治疗的一个主要目的，而恢复缺血脑组织的供血和对缺血脑组织实施保护是挽救缺血性半暗带的两个基本治疗途径。大部分缺血性半暗带存活的时间仅有数小时，因此，急性脑梗死的治疗必须在发病早期进行。有效挽救缺血性半暗带脑组织的治疗时间，称为治疗时间窗（TTW）。目前研究表明，急性缺血性卒中溶栓治疗的时间窗一般不超过6 h，机械取栓治疗时间窗一般不超过8 h。如果血运重建的时间超过其治疗时间窗，则不能有效挽救缺血脑组织，甚至可能因缺血灌注再损伤和继发脑出血而加重脑损伤。

【临床表现】

大动脉粥样硬化型脑梗死好发于患有动脉粥样硬化的中、老年人，常有高血压、高脂血症、冠心病、糖尿病、吸烟史等，但目前有年轻化趋势。多于安静或睡眠中急性起病，部分患者有短暂性脑缺血发作前驱症状。局灶性体征多在发病后1 ~ 2 d达到高峰。患者一般意识清楚，但当大脑大面积梗死或基底动脉闭塞病情严重时，可出现意识障碍，甚至危及生命。不同脑血管闭塞的临床表现取决于梗死灶的大小、部位以及侧支循环和血管变异。

（一）颈内动脉闭塞综合征

症状性闭塞可表现为大脑中动脉和 / 或大脑前动脉缺血症状。当大脑后动脉起源于颈内动脉而不是基底动脉时，这种血管变异可使颈内动脉闭塞时出现整个大脑半球的缺血。颈内动脉缺血可出现单眼一过性黑矇，偶见永久失明或霍纳综合征。颈部触诊可发现颈动脉搏动减弱或消失，听诊有时可闻及高调且持续至舒张期的血管杂音，提示颈动脉严重狭窄，但血管完全闭塞时血管杂音消失。

（二）大脑中动脉闭塞综合征

大脑中动脉闭塞综合征是临床最常见的表现。

1．主干闭塞　主干闭塞可导致三偏症状，即病灶对侧偏瘫（包括中枢性面舌瘫和肢体瘫痪)、偏身感觉障碍及偏盲，双眼向病灶侧凝视，优势半球受累可致完全性失语，非优势半球病变可致体象障碍，可出现意识障碍。大面积脑梗死继发严重脑水肿，可导致脑疝甚至死亡。

2．皮质支闭塞 ①上分支闭塞：以对侧面部和上肢为重的偏瘫、感觉障碍，累及优势半球伴布罗卡（Broca）失语，累及非优势半球可有体象障碍，通常不伴意识障碍；②下分支闭塞：常无偏瘫，可见对侧同向性上 1/4 视野缺损，优势半球受累出现感觉性失语，非优势半球受累出现急性意识模糊状态等。

3．深穿支闭塞 最常见的是纹状体内囊梗死，表现为对侧中枢性上、下肢一致性轻偏瘫，对侧偏身感觉障碍及对侧同向偏盲，优势半球受累可出现皮质下失语。

（三）大脑前动脉闭塞综合征

1．主干闭塞

（1）分出前交通动脉前的主干闭塞，由于有对侧动脉的侧支循环代偿而不出现症状，但当双侧动脉起源于同一个大脑前动脉主干时，易出现双侧大脑半球的前、内侧梗死，导致双下肢截瘫、尿失禁、排便失禁、意志缺失、运动性失语和额叶人格改变等。

（2）分出前交通动脉后的大脑前动脉远端闭塞，出现双侧下肢运动及感觉障碍；上肢瘫痪轻，面部和手不受累。辨别觉丧失。可以出现尿失禁、淡漠、反应迟钝、欣快和缄默等。

2．皮质支闭塞 对侧中枢性下肢瘫，可伴感觉障碍；对侧肢体短暂性共济失调、强握反射及精神症状。

3．深穿支闭塞 对侧中枢性面舌瘫，上肢近端轻瘫。

（四）大脑后动脉闭塞综合征

1．皮质支闭塞 ①单侧闭塞表现为对侧同向性偏盲，优势半球受累可出现失读（伴或不伴失写）、命名性失语、失认等；②双侧闭塞可导致完全型皮质盲，有时伴有不成形的视幻觉、记忆受损、面容失认症等。

2．深穿支闭塞 ①丘脑膝状体动脉闭塞导致丘脑综合征：对侧深感觉障碍、自发性疼痛、感觉过度、轻偏瘫、共济失调、手部痉挛和舞蹈徐动症等；②丘脑穿通动脉闭塞导致红核丘脑综合征：病灶侧肢体舞蹈样不自主运动、意向性震颤、小脑性共济失调和对侧偏身感觉障碍。

3．大脑后动脉起始段的脚间支闭塞 大脑后动脉起始段的脚间支闭塞可引起中脑中央和下丘脑综合征，包括垂直性凝视麻痹、昏睡甚至昏迷；旁正中动脉综合征，即韦伯（Weber）综合征（同侧动眼神经麻痹和对侧偏瘫）、克洛德（Claude）综合征（同侧动眼神经麻痹和对侧共济失调、震颤）、贝内迪克特（Benedikt）综合征（同侧动眼神经麻痹、对侧不自主运动和震颤）。

4．主干闭塞 主干闭塞可出现皮质支和穿支闭塞的症状，典型表现是对侧同向性偏盲、偏身感觉障碍，不伴有偏瘫，除非脚间支闭塞导致中脑大脑脚梗死才引起偏瘫。

（五）椎基底动脉闭塞综合征

1．基底动脉主干闭塞 基底动脉主干闭塞可引起广泛脑桥梗死，出现眩晕、呕吐、共济失调、瞳孔缩小、四肢瘫痪、延髓麻痹、高热等，患者常迅速死亡。

2．基底动脉尖（基底动脉尖综合征） 基底动脉尖端分出小脑上动脉和大脑后动脉，闭塞后导致眼球运动障碍及瞳孔异常、觉醒和行为障碍，可伴有记忆力丧失、对侧偏盲或皮质盲。

3．基底动脉脑桥分支 ①闭锁综合征：基底动脉的脑桥支闭塞致双侧脑桥基底部梗死，表现为意识清醒，语言理解无障碍，双侧中枢性瘫痪；②脑桥腹内侧综合征［福维尔（Foville）综合征］：基底动脉的旁中央支闭塞，同侧周围性面瘫、对侧偏瘫和双眼向病变同侧同向运动不能；③脑桥腹外侧综合征［米亚尔 - 居布勒（Millard-Gubler）综合征］：基底动脉短旋支闭塞，表现为同侧面神经、展神经麻痹和对侧偏瘫；④延髓背外侧综合征［瓦伦贝格（Wallenberg）综合征］：由小脑后下动脉或椎动脉供应延髓外侧的分支动脉闭塞所致，出现眩晕、吞咽困难、构音障碍、病灶侧共济失调、霍纳综合征、交叉性感觉障碍。

➢ 考点提示：脑梗死的主要临床表现。

【辅助检查】

（一）初始检查

初始检查的主要目的是进行溶栓指征的紧急筛查。

1．血糖 血糖对明确溶栓指征是必需的。

2．脑 CT 平扫 脑 CT 平扫是最重要的初始辅助检查，能确切显示脑梗死的部位、大小、形状、水肿程度及占位效应等，并能鉴别是陈旧性梗死还是新鲜脑梗死，是出血性脑梗死还是脑缺血，是疑似卒中患者首选的影像学检查方法。多数病例在发病 24 h 后脑 CT 逐渐显示低密度梗死灶，发病后 2 ～ 15 d 可见均匀片状或楔形的明显低密度灶（图 9-51-1）。

3．血常规和凝血指标 如果有出血倾向或不能确定是否使用了抗凝血药，需化验血常规和凝血指标，包括全血计数（包括血小板计数）、凝血酶原时间（PT）、国际标准化比值（INR）和活化部分凝血活酶时间（APTT）。

（二）常规检查

常规检查的目的是排除类卒中或其他病因，了解卒中危险因素。

1．脑 MRI 普通 MRI 检查在识别急性小梗死灶和后颅窝梗死方面明显优于脑 CT 平扫。起病数小时后梗死灶表现为 T1 低信号、T2 高信号。弥散加权成像（DWI）可在起病 2 h 内显现病灶，为早期诊断的重要方法，MRI 显示颞、枕叶大面积脑梗死（图 9-51-2）。

2．血管病变检查 血管病变检查包括颈动脉双功超声、数字减影血管造影（DSA）、磁共振血管成像（MRA）、CT 血管成像（CTA）等。颈动脉双功超声对发现颅外颈动脉血管病变（特别是狭窄和斑块）很有帮助；CT 血管成像和磁共振血管成像可以发现血管狭窄、闭塞及其他血管病变及评估侧支循环状态，为卒中的血管内治疗提供依据；DSA 是脑血管疾病检查的“金标准”，缺点为有创和存在一定风险。

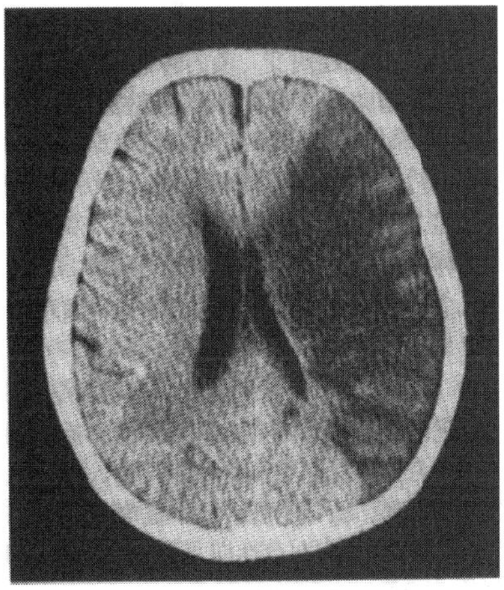

图 9-51-1 CT 显示低密度脑梗死病灶

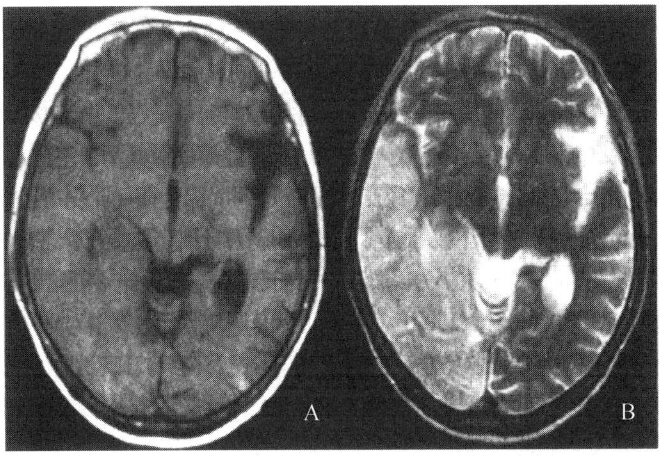

图 9-51-2 MRI 显示颞、枕叶大面积脑梗死
A．T2 高信号；B．病灶

3．一般检查 血常规，血生化，肝、肾功能和电解质，血脂，肌钙蛋白、心肌酶谱等心肌缺血标志物，氧饱和度，心电图，胸部 X 线检查。

（三）其他检查

部分患者必要时可以选择毒理学筛查、血液酒精水平、妊娠试验、动脉血气分析、脑电图、脑脊液检查，糖化血红蛋白、同型半胱氨酸、抗磷脂抗体检测等。

【诊断】

（一）诊断原则

1．明确是否为卒中　急性起病，迅速出现局灶性脑损害的症状和体征，并能用某一动脉供血区功能受损来解释，排除血管性病因，临床应考虑急性卒中。

2．明确卒中是缺血性还是出血性　CT 或 MRI 检查可排除脑出血和其他病变，帮助进行鉴别诊断。诊断时应进行 TOAST 分型和明确可能的发病机制。

3．明确是否适合溶栓治疗　卒中患者应首先了解发病时间及溶栓治疗的可能性。若在溶栓治疗时间窗内，应迅速进行溶栓适应证筛查，对有指征者实施紧急血管再灌注治疗。

（二）大动脉粥样硬化型脑梗死的诊断标准

1．血管影像学检查证实有与脑梗死对应的颅内或颅外大动脉狭窄＞ 50% 或闭塞，且血管病变符合动脉粥样硬化改变；或存在颅内或颅外大动脉狭窄＞ 50% 或闭塞的间接证据，如影像学显示大脑皮质、脑干、小脑或皮质下梗死灶的直径＞ 1.5 cm，临床表现为皮质损害体征或脑干、小脑损害体征。

2．有至少一个以上动脉粥样硬化卒中危险因素（如高龄、高血压、高血脂、糖尿病、吸烟等）或系统性动脉粥样硬化（如斑块、冠心病等）证据。

3．排除心源性栓塞所致脑梗死，没有心源性卒中的高度或中度危险因素。

【鉴别诊断】

（一）脑出血

脑梗死有时与脑出血的临床表现相似，但活动中起病、病情进展快、发病当时血压明显升高提示脑出血，CT 检查发现出血灶可明确诊断。

（二）脑栓塞

脑栓塞起病急骤，局灶性体征在数秒至数分钟达到高峰，常有栓子来源的基础疾病，如心源性（如心房颤动、风湿性心脏病、冠心病、心肌梗死等）、非心源性（空气、脂肪滴等）。大脑中动脉最常栓塞。

（三）颅内占位病变

颅内肿瘤、硬膜下血肿和脑脓肿可呈卒中样发病，出现偏瘫等局灶性体征，颅内压增高征象不明显时易与脑梗死混淆，须提高警惕，CT 或 MRI 检查有助确诊。

➢ 考点提示：脑梗死的诊断与鉴别诊断。

【治疗】

挽救缺血性半暗带、避免或减轻原发性脑损伤是急性脑梗死治疗的最根本目标。“时间就是大脑”，对有指征的患者，应力争尽早实施再灌注治疗。应重视卒中指南的指导作用，根据患者发病时间、病因、发病机制、卒中类型、病情严重程度、伴发的基础疾病、脑血流储备功能和侧支循环状态等具体情况，制订适合患者的最佳个体化治疗方案。

（一）一般治疗

1．吸氧与通气支持　无低氧血症的卒中患者无须常规吸氧。必要时吸氧，维持氧饱和度＞ 94%。对脑干卒中和大面积梗死等病情危重患者或有气道受累者，需要气道支持和辅助通气。

2．心脏监测和心脏病变处理　脑梗死后 24 h 内常规做心电图检查，有条件时进行心电监护 24 h 或以上，以便早期发现阵发性心房颤动等心脏病变。

3．体温 体温＞ 38 ℃者根据病因及时降温。

4．血压控制 ①准备溶栓者，血压应控制在收缩压＜ 180 mmHg、舒张压＜ 100 mmHg。②发病 72 h 内，收缩压≥ 200 mmHg 或舒张压≥ 110 mmHg，或伴有急性冠脉综合征、急性心力衰竭、主动脉夹层、先兆子痫 / 子痫等其他需要治疗的合并症，才可缓慢降压治疗，且在卒中发病最初 24 h 内降压一般不应超过原有血压水平的 15%。可选用拉贝洛尔、尼卡地平等静脉药物，避免使用引起血压急剧下降和不易调控血压的药物，如舌下含服短效硝苯地平。③卒中后若病情稳定，血压持续≥ 140/90 mmHg，可于发病数日后恢复发病前使用的抗高血压药或开始启动降压治疗。④对卒中后低血压和低血容量，应积极寻找和处理原因，必要时采用扩容升压措施。

5．血糖控制 应加强血糖监测，血糖值可控制在 7.8 ～ 10 mmol/L。血糖超过 10 mmol/L 时，可给予胰岛素治疗。血糖低于 3.3 mmol/L 时，可给予 10% ～ 20% 葡萄糖口服或静脉注射。

6．营养支持 应重视卒中后液体及营养状况评估，对起病 24 ～ 48 h 后仍不能自行进食者，应行鼻饲补充营养。

7．护理 加强皮肤、口腔、呼吸道及排便的护理。

8．其他 保持血容量稳定，维持水、电解质代谢平衡，防治各种并发症。

（二）特异性治疗

1．静脉溶栓 静脉溶栓是目前最主要的恢复血流措施，药物包括阿替普酶（rt-PA）、尿激酶和替奈普酶，其中前两种是我国目前使用的主要溶栓药。现认为，有效挽救缺血性半暗带组织时间窗为 4.5 h 内或 6 h 内。

（1）对缺血性卒中发病 3 h 内和 3 ～ 4.5 h 的患者，应按照适应证、禁忌证和相对禁忌证严格筛选患者，尽快静脉给予 rt-PA 溶栓治疗。rt-PA 0.9 mg/kg（最大剂量为 90 mg）静脉滴注，其中 10% 在最初 1 min 内静脉注射，其余持续滴注 1 h。用药期间严密监护患者。

1）症状出现＜ 3 h 或 3 ～ 4.5 h 的患者溶栓适应证：①有缺血性卒中导致的神经功能缺损症状；②年龄≥ 18 岁；③患者或家属签署知情同意书。

2）症状出现＜ 3 h 或 3 ～ 4.5 h 的患者溶栓绝对禁忌证：①颅内出血（包括脑实质出血、脑室内出血、蛛网膜下腔出血、硬膜下 / 外血肿等）、既往颅内出血史、颅内肿瘤、巨大颅内动脉瘤、活动性内脏出血、主动脉弓夹层；②近 3 个月有严重头颅外伤史或卒中史、近期（3 个月）有颅内或椎管内手术、近 2 周内有大型外科手术、近 1 周内有在不易压迫止血部位的动脉穿刺；③血压升高：收缩压≥ 180 mmHg，或舒张压≥ 100 mmHg；④急性出血倾向：包括血小板计数低于 100×10^9/L 或其他情况；24 h 内接受过低分子量肝素治疗；口服抗凝血药且 INR ＞ 1.7 或 PT ＞ 15 s；48 h 内使用抗凝血酶抑制剂或Ⅹa 因子抑制剂，或各种敏感的实验室检查异常（如 APTT、INR、血小板计数、ECT、TT 或Ⅹa 因子活性测定等）；⑤血糖＜ 2.8 mmol/L 或＞ 22.2 mmol/L；⑥头部 CT 或 MRI 提示大面积梗死（梗死面积＞ 1/3 大脑半球）。

3）症状出现＜ 3 h 的患者的溶栓相对禁忌证：①轻型非致残性卒中、症状迅速改善的卒中、惊厥发作后出现的神经功能损害（与此次卒中发生相关）、颅外段颈部动脉夹层；②近 2 周内有大型外科手术或严重外伤（未伤及头颅）；近 3 周内有胃肠或泌尿系统出血；③既往疾病遗留较重神经功能残疾、未破裂且未经治疗的脑动静脉畸形、少量脑内微出血（1 ~ 10 个）；④孕产妇、痴呆、使用违禁药物、类卒中。

4）症状出现 3 ～ 4.5 h 的患者的相对禁忌证：①症状出现＜ 3 h 的患者的相对禁忌证；②使用抗凝血药，INR ≤ 1.7，PT ＜ 15 s；③严重卒中（NIHSS 评分＞ 25 分）。

（2）发病 6 h 内，可根据适应证和禁忌证标准严格选择患者，给予尿激酶静脉溶栓。尿激酶 100 万～ 150 万 IU，溶于生理盐水 100 ～ 200 ml，持续静脉滴注 30 min，用药期间应严密监护患者。

1）适应证：①有缺血性卒中导致的神经功能缺损症状；②症状出现＜ 6 h；③年龄 18 ～ 80 岁；④患者或家属签署知情同意书。

2）禁忌证：同上述症状出现＜ 3 h 或 3 ～ 4.5 h 的患者的禁忌证。

2．血管内介入治疗　血管内介入治疗包括动脉溶栓、桥接、机械取栓、血管成形和支架术等。遵循静脉阿替普酶溶栓优先原则，如果该患者符合静脉溶栓和血管内机械取栓指征，应先接受阿替普酶静脉溶栓治疗，对静脉溶栓禁忌的部分患者使用机械取栓是合理的。对 rt-PA 标准静脉溶栓治疗无效的大血管闭塞患者，给予补救机械取栓（再通血管），可提高疗效。

3．抗血小板治疗　抗血小板治疗首选阿司匹林，150 ～ 325 mg/d，未行溶栓治疗的急性脑梗死者应在 48 h 之内尽早服用。对阿司匹林过敏或不能使用时，可用氯吡格雷替代。对轻度卒中或短暂性脑缺血发作患者，可给予阿司匹林联合氯吡格雷治疗 3 周。

4．抗凝治疗　一般不推荐急性期用抗凝血药来预防卒中复发、阻止病情恶化或改善预后；对于高凝状态有形成深静脉血栓和肺栓塞的高危患者，可以使用预防性抗凝治疗；对于大多数合并心房颤动的急性缺血性卒中患者，可在发病后 4 ～ 14 d 开始口服抗凝治疗，进行卒中二级预防。

5．脑保护治疗　脑保护药（如自由基清除剂、他汀类药物等）可通过降低脑代谢、干预缺血引发细胞毒性机制，减轻缺血性脑损伤。推荐病前已服用他汀类药物的急性脑梗死患者继续使用他汀类药物。

6．其他治疗　扩容治疗、降纤治疗、中药制剂、针灸等。

（三）急性期合并症处理

1．脑水肿和颅内压增高　推荐床头抬高 20° ～ 45°，避免和处理引起颅内压增高的因素，如头颈部过度扭曲、激动、用力、发热、癫痫、呼吸道不通畅、咳嗽、便秘等。可使用 20% 甘露醇、甘油果糖等治疗。

2．梗死后出血　症状性脑出血转化应停用抗栓治疗等致出血药物，无症状性脑出血转化一般抗栓治疗可以继续使用。

3．感染　感染是导致病情加重的重要原因。急性期呼吸道感染和尿路感染多见，注意实施口腔卫生护理，常翻身、叩背及防止误吸；避免插管和留置导尿，可间歇导尿和酸化尿液。一旦发生感染，应及时根据细菌培养和药敏试验应用敏感抗生素。

4．癫痫　不推荐预防性应用抗癫痫药。

（四）康复治疗

应制订短期和长期康复治疗计划，分阶段、因地制宜地选择治疗方法。卒中发病 24 h 内不应进行早期、大量的运动。在病情稳定的情况下，应尽早开始坐、站、走等活动。卧床者注意保护皮肤和肢体，使用特定的床垫、轮椅坐垫和座椅，直至恢复行走能力。应重视语言、运动和心理等多方面的康复训练，常规进行卒中后抑郁的筛查，并对无禁忌证的卒中后抑郁患者进行抗抑郁治疗，目的是尽量恢复患者日常生活和自理能力。

（五）二级预防

不同病情患者卒中急性期长短有所不同，通常规定卒中发病 2 周后即进入恢复期。对于病情稳定的急性卒中患者，应尽可能早期安全启动卒中的二级预防，并向患者进行健康教育。

➢ 考点提示：脑梗死的治疗。

二、脑栓塞

案例导入

某患者，女性，73 岁。3 h 前，患者在晨练时突发左侧肢体无力，跌倒在地，当时左上肢不能抬举，左下肢不能站立，左侧口角流涎。无意识丧失、四肢抽搐、恶心、呕吐、尿失禁及排便失禁。高血压史 40 余年，血压最高达 160/100 mmHg，规律服药，平时血压正常。有心房颤动史 10 余年，未规律服药。否认糖尿病病史，否认输血、药物及食物过敏、手术或外伤史。否认吸烟及饮酒史。否认遗传病家族史及类似疾病史。体格检查：血压 120/80 mmHg（左），130/80 mmHg（右）。嗜睡，构音不清。额纹对称，左侧鼻唇沟浅，伸舌左偏。心脏听诊心律不规则，左上肢近端肌力 2 级、远端 1 级，左下肢肌力 3 级，右侧肢体正常，左侧肢体肌张力低，左侧病理征阳性，深、浅感觉正常。实验室检查：血常规、凝血功能正常。随机血糖 5.56 mmol/L，血脂正常。心电图：心房颤动，心率 73 次 / 分。头颅 CT 示右侧大脑半球大片低密度灶。

问题与思考：

1. 初步诊断和诊断依据是什么？应与哪些疾病相鉴别？
2. 为明确诊断，需要进一步做哪些检查？
3. 治疗原则是什么？

脑栓塞（cerebral embolism）是指各种栓子随血流进入脑动脉，使血管急性闭塞或严重狭窄，导致局部脑组织缺血、缺氧性坏死，迅速出现相应神经功能缺损的一组临床综合征。脑栓塞在临床上主要指心源性脑栓塞。近来研究表明，心源性脑栓塞较大动脉粥样硬化型脑梗死可能更常见。

【病因】

（一）心源性栓子

心源性栓子是心源性栓塞最常见的原因，特别是非瓣膜病性心房颤动时，左心房附壁血栓脱落最多见，其他还有近期急性心肌梗死、心室壁瘤、风湿性心脏病、心肌病等。

（二）非心源性栓子

非心源性栓子是指血栓性、胆固醇性栓子，多来自动脉弓和颅外动脉粥样硬化斑块的脱落，此外还可见肿瘤栓子、感染性栓子（肺脓肿）、空气栓子、脂肪栓子（长骨损伤时）、寄生虫和虫卵等。

（三）来源不明的栓子

➢ 考点提示：脑栓塞的病因。

【发病机制】

栓子进入血管后阻塞血管，并刺激血管壁而发生脑动脉痉挛，或继发血栓形成，加剧栓塞后的症状。如栓子溶解碎裂而移向远端，侧支循环及时建立，动脉痉挛缓解，局部脑水肿消退，神经系统症状亦逐渐减轻或消失。

【病理】

心源性脑栓塞病理改变与大动脉粥样硬化型脑梗死基本相同，但由于栓塞性梗死发展较快，没有时间建立侧支循环，因此栓塞性脑梗死较血栓性脑梗死临床发病更快，局部脑缺血常更严重。脑栓塞引起的脑梗死分为缺血性、出血性和混合性梗死，其中出血性梗死更常见，可能由于栓塞血管内栓子破碎移向远端，恢复血流后栓塞区缺血坏死的血管壁在血压作用下发生破裂出血。

【临床表现】

脑栓塞可发生于任何年龄，因非瓣膜病性心房颤动引起者，以及动脉粥样硬化、心肌梗死所致者多为中、老年人，因风湿性心脏病所致者年龄多较轻。一般无明显诱因，多在活动中急骤起病，多数症状在数分钟内达顶峰。其症状因栓塞血管不同而表现各异，取决于栓塞血管所支配的供血区的神经功能，可能同时出现多个血管供血区的脑损害。不同部位血管栓塞会造成相应的血管闭塞综合征，详见大动脉粥样硬化型脑梗死部分。多数患者可以在发病时查出原发疾病的病史、症状和体征，原发病以心脏病和动脉粥样硬化为多见，若合并脑外栓塞，可有胸痛、咯血、肺部感染、呼吸困难、急腹症等。

【辅助检查】

有关卒中的常规检测部分详见大动脉粥样硬化型脑梗死。

（一）神经影像学检查

CT 扫描可明确梗死的部位及范围，一般于 24 ～ 48 h 后可见低密度梗死区，如在低密度梗死区中有高密度影，提示为出血性梗死；MRI 检查可显示病灶区呈长 T1、长 T2 信号，如为混杂信号，提示伴有出血；磁共振血管成像可显示被阻塞的动脉；疑有主动脉弓大血管或颈部血管病变时，可做血管造影。

（二）腰椎穿刺检查

脑脊液多正常，亦可压力增高，有出血梗死时，可见红细胞；感染性梗死者脑脊液中的白细胞计数可增多；脂肪栓塞时脑脊液中可见脂肪球。

（三）其他检查

胸部 X 线检查有助于了解心脏情况及肺部有无感染、癌肿等；心电图应列为常规检查，必要时可做超声心动图，进一步确定心脏情况；疑有亚急性细菌性心内膜炎时，应注意血象变化，查红细胞沉降率及尿，必要时做血培养。

【诊断与鉴别诊断】

（一）诊断

1．初步诊断　本病骤然起病，数秒至数分钟达到高峰，出现偏瘫、失语等局灶性神经功能缺损症状，既往有栓子来源的基础疾病，如心房颤动、风湿性心脏病等病史，CT 或 MRI 检查排除脑出血和其他病变。

2．支持诊断　发病时出现意识障碍，或主要神经功能缺损症状在发病早期迅速改善。

3．明确诊断　血管影像学检查证实没有与脑梗死神经功能缺损相对应的颅内或颅外大血管动脉粥样硬化性狭窄（> 50%），或同时出现多个血管支配区的梗死灶，或合并身体其他脏器栓塞，已排除大动脉粥样硬化型脑梗死、小动脉闭塞型脑梗死以及其他原因明确的脑梗死。

（二）鉴别诊断

本病应注意与大动脉粥样硬化型脑梗死、脑出血鉴别，抽搐发作者应与癫痫鉴别，极迅速的起病过程和栓子来源可提供脑栓塞的诊断证据。

➢ 考点提示：脑栓塞的诊断与鉴别诊断。

【治疗】

治疗原则是积极改善侧支循环，减轻脑水肿，防治继发出血和治疗原发病。

（一）脑栓塞的治疗

脑栓塞的治疗与大动脉粥样硬化型脑梗死治疗原则相同。心源性脑栓塞急性期一般不推荐抗凝治疗。对大部分心房颤动导致的卒中患者，可在发病 4 ～ 14 d 开始口服抗凝治疗，预防卒中复发。存在出血转化的高危患者（如大面积梗死、早期影像学出血转化表现、血压控制不佳或有出血倾向者），抗凝一般推迟到 14 d 以后。无症状性脑出血转化的抗凝或抗血小板治疗一般不受影响。症状性出血转化或合并脑出血时，应权衡利弊，一般可在病情稳定数日或数周后启动抗血小板治疗，除非心脏机械瓣膜。症状性脑出血发病至少 4 周内应避免抗凝治疗，但下肢深静脉血栓形成和肺栓塞的高危患者可在脑出血停止后 1 ～ 4 d 开始给予预防剂量的抗凝治疗。

（二）原发病治疗

对原发病治疗有利于脑栓塞病情控制和防止复发。

➢ 考点提示：脑栓塞的治疗。

思考题

1．什么是脑梗死？
2．什么是脑栓塞？

（刘宛丽）

第四节　脑 出 血

案例导入

某患者，男性，67 岁。1 h 前患者在早餐时突感右侧肢体麻木，活动不利，家人见其口角向左侧歪斜，遂急送医院。患者有高血压史 10 年，不规范服用抗高血压药，无药物过敏、手术及外伤史。体格检查：血压 180/110 mmHg。神志清楚，查体合作。双眼球运动正常，未见眼球震颤，两侧瞳孔直径均为 3 mm，对光反射灵敏。额纹对称，右侧鼻唇沟变浅，伸舌偏右。右上肢肌力 3 级，右下肢肌力 4 级，左侧肢体肌力 5 级；右侧巴宾斯基（Babinski）征阳性，右侧偏身痛觉减退。急诊头颅 CT 检查示左侧基底节区高密度灶。

问题与思考：

1. 初步诊断和诊断依据是什么？应与哪些疾病相鉴别？
2. 为明确诊断，需要进一步做哪些检查？
3. 治疗原则是什么？

脑出血（intracerebral hemorrhage，ICH）指非外伤性脑实质内出血，也称自发性脑出血，占全部卒中的 20% ～ 30%，是病死率和致残率极高的一种常见病。

【病因】

脑出血最常见的病因是高血压合并细小动脉硬化，其他病因有先天性脑动脉静脉畸形、脑淀粉样血管病、血液病、抗凝或溶栓治疗等。

【发病机制】

高血压脑出血的主要发病机制是脑内细小动脉在长期高血压作用下发生慢性病变破裂。长期高血压可使脑细小动脉发生玻璃样变性、纤维素样坏死，甚至形成微动脉瘤或夹层动脉瘤，在此基础上血压骤然升高时易导致血管破裂出血。豆纹动脉和旁正中动脉等深穿支动脉又称出血动脉，自脑底部的动脉直角发出，承受的血流冲击压力较高，易导致血管破裂出血。非高血压脑出血由于病因不同，发病机制各异。

【病理】

高血压脑出血最常发生于基底核的壳核和内囊区。受累血管依次是大脑中动脉深穿支豆纹动脉、基底动脉脑桥支、大脑后动脉丘脑支。出血量多或形成较大血肿的可在数小时内形成脑水肿，产生颅内压增高，使邻近脑组织受压移位，以致形成脑疝。脑内出血量少时，血液仅渗透在神经纤维之间，对脑组织的破坏较少。脑内出血后，新鲜的出血呈暗红色、紫褐色胶冻状液化血液或为绿褐色圆形出血灶，出血灶周围为软化带。由于脑组织水肿，造成局部静脉回流受阻，出现小静脉、毛细血管渗血，可见到斑点状出血。陈旧的出血灶血块可逐渐溶解、吸收，遗留下小的囊腔，囊壁内含有含铁血黄素而成铁锈色，可以存在数年而不退。腔壁软化、坏死，伴有星形胶质细胞增生、胶质纤维形成，可将腔壁填平导致局部萎缩。血肿小的可逐渐溶解、吸收形成胶质瘢痕，大者形成囊腔，称中风囊。

【临床表现】

（一）一般表现

本病好发年龄在50岁以上，寒冷季节发病较多，男性略多于女性，多有高血压史。多在情绪激动或活动中突然发病，病情常在数分钟至数小时内达高峰，前驱症状一般不明显。发病后多有血压升高，由于颅内压升高，常有头痛、呕吐、不同程度的意识障碍，如嗜睡或昏迷等。

（二）局限性定位表现

因出血部位及出血量不同，临床特点各异。

1．基底核区出血

（1）壳核出血：最常见，为豆纹动脉（尤其是其外侧支）破裂所致，占脑出血的50%～60%，分为局限型（血肿仅局限于壳核内）和扩延型。临床可见病灶对侧偏瘫、偏身感觉障碍和同向性偏盲，双眼球向病灶对侧同向凝视不能，优势半球受累可有失语，意识障碍相对较轻。

（2）丘脑出血：系丘脑膝状体动脉和丘脑穿通动脉破裂所致，占脑出血的10%～15%。常有对侧偏瘫、偏身感觉障碍，通常感觉障碍重于运动障碍；深、浅感觉均受累，而深感觉障碍更明显；可有特征性眼征：上视障碍或凝视鼻尖、眼球偏斜或分离性斜视、眼球会聚障碍和无反应性小瞳孔等；小量丘脑出血致丘脑中间腹侧核受累可出现运动性震颤和帕金森综合征样表现；出血累及丘脑底核或纹状体可呈偏身舞蹈—投掷样运动；优势侧丘脑出血可出现丘脑性失语、精神障碍、认知障碍和人格改变等。

（3）尾状核头出血：较少见，多由高血压动脉硬化和血管畸形破裂所致，一般出血量不大，多经侧脑室前角破入脑室。常有头痛、呕吐、颈强直、精神症状，神经系统功能缺损症状并不多见，故临床酷似蛛网膜下腔出血。

2．脑叶出血　常见原因为脑动静脉畸形、血管淀粉样病变等，临床表现为头痛、呕吐、脑膜刺激征及局灶性定位症状，而意识障碍少见。顶叶出血常见，主要表现为对侧偏身感觉障碍、轻瘫、对侧下象限盲，非优势半球受累可有构象障碍；颞叶出血可有感觉性失语、精神症状、对侧上象限盲、癫痫；枕叶出血可有视野缺损；额叶出血可有偏瘫、排尿及排便障碍、布罗卡失语、摸索和强握反射等。

3．脑干出血

（1）脑桥出血：约占脑出血的 10%，多由基底动脉脑桥支破裂所致。大量出血（血肿＞ 5 ml）时患者迅即出现昏迷，双侧针尖样瞳孔、呕吐咖啡样胃内容物、中枢性高热、中枢性呼吸障碍、眼球浮动、四肢瘫痪和去大脑强直发作等。小量出血可无意识障碍，表现为交叉性瘫痪和共济失调性偏瘫，两眼向病灶侧凝视麻痹。

（2）中脑出血：少见，常有头痛、呕吐和意识障碍。轻症表现为一侧或双侧动眼神经不全麻痹、眼球不同轴、同侧肢体共济失调。重症表现为深昏迷，四肢弛缓性瘫痪，可迅速死亡。

（3）延髓出血：更为少见，临床表现为突然意识障碍，影响生命体征，如呼吸、心率、血压改变，继而死亡。轻症患者可表现为不典型的瓦伦贝格综合征。

4．小脑出血　小脑出血约占脑出血的 10%，多由小脑上动脉分支破裂所致。常有头痛、呕吐，眩晕和共济失调明显，起病突然，可伴有枕部疼痛。少量出血主要表现为患侧共济失调、眼震和小脑语言等，多无瘫痪；大量出血时，表现为迅速昏迷及脑干受压征象，双侧瞳孔缩小至针尖样、呼吸不规则等。暴发型则常突然昏迷，患者在数小时内迅速死亡。

5．脑室出血　脑室出血占脑出血的 3% ～ 5%。原发性脑室出血多由脉络丛血管或室管膜下动脉破裂出血所致；继发性脑室出血是指脑实质出血破入脑室。常有头痛、呕吐，严重者出现意识障碍，如深昏迷、脑膜刺激征、针尖样瞳孔、眼球分离斜视或浮动、四肢弛缓性瘫痪及去大脑强直、高热、呼吸不规则、脉搏和血压不稳定等症状。临床上易误诊为蛛网膜下腔出血。

➢ 考点提示：脑出血的主要临床表现。

【辅助检查】

（一）CT 检查

颅脑 CT 扫描（图 9-51-3）是诊断 ICH 的首选方法，可清楚地显示出血部位、出血量大小、血肿形态、是否破入脑室以及血肿周围有无低密度水肿带和占位效应等。病灶多呈圆形或卵圆形均匀高密度区，边界清楚，脑室大量积血时多呈高密度铸型，脑室扩大。1 周后血肿周围有环形增强，血肿吸收后呈低密度或囊性变。动态 CT 检查还可评价出血的进展情况。

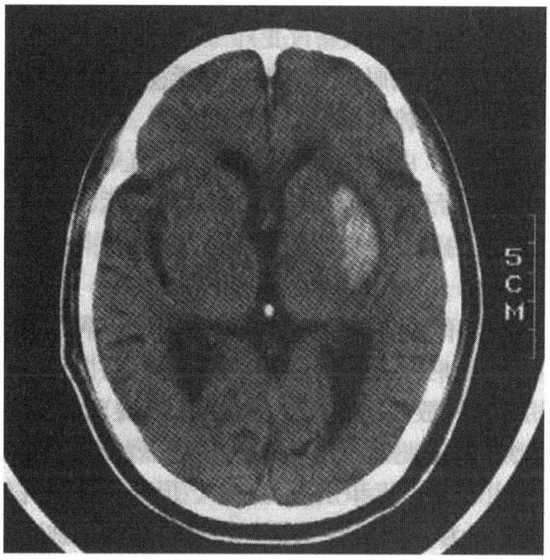

图 9-51-3　CT 显示高密度脑出血灶

（二）MRI 和磁共振血管成像检查

MRI 和磁共振血管成像检查对脑干或小脑的出血灶和监测脑出血的演进过程优于 CT，能分辨 4 ～ 5 周后 CT 不能分辨的脑出血，还可以区别陈旧性脑出血与脑梗死，对急性脑出血诊断不及 CT。磁共振血管成像能发现脑血管畸形、血管瘤等病变。

（三）脑脊液检查

一般无须进行腰椎穿刺检查，以免诱发脑疝。如需排除蛛网膜下腔出血和颅内感染，可谨慎进行。

（四）其他检查

其他检查包括血、尿、粪便常规，肝功能、肾功能、血液生化、凝血功能、心电图和胸部X线检查等，应列为常规检查项目，有助于进行鉴别诊断和了解全身状况。

【诊断与鉴别诊断】

（一）诊断

中、老年患者在活动中或情绪激动时突然发病，迅速出现局灶性神经功能缺损症状以及头痛、呕吐等颅高压症状，应考虑脑出血的可能，结合头颅CT检查可以迅速明确诊断。

（二）鉴别诊断

1．与其他类型的脑血管疾病鉴别见表9-51-1。

表9-51-1 急性脑血管疾病的鉴别诊断

鉴别要点	大动脉粥样硬化型脑梗死	脑栓塞	脑出血	蛛网膜下腔出血
发病年龄	多50岁以上	青壮年	多50岁以上	不定
常见病因	动脉粥样硬化	风湿性心脏病	高血压、动脉硬化	动脉瘤、脑动静脉畸形
短暂性脑缺血发作病史	常有	可有	少见	无
起病时状况	安静或睡眠中	不定	情绪激动、活动	情绪激动、活动
起病缓急	较慢（时、日）	最急（分、秒）	急（分、时）	急骤（分）
意识障碍	无或轻	少有、短暂	常有，重而持续	少，轻而短暂
头痛、呕吐	多无	少	常有，早期呕吐	头痛剧烈，呕吐频繁
生命体征	多正常	多正常	明显变化	正常或发生变化
偏瘫	多见	多见	多见	多无
脑膜刺激征	无	无	可有	明显
脑脊液	多正常	多正常	压力增高，可含血	压力增高，血性
CT	脑内低密度影	脑内低密度影	脑内高密度影	蛛网膜下腔、脑室内高密度影
DSA	可见阻塞的血管	可见阻塞的血管	可见破裂血管	可见动脉瘤和血管畸形

2．对发病突然、迅速昏迷、局灶体征不明显者，应注意与引起昏迷的全身性疾病，如中毒（乙醇中毒、镇静催眠药中毒、一氧化碳中毒）及代谢性疾病（低血糖、肝性脑病、肺性脑病和尿毒症等）鉴别。

3．对有头部外伤史者，应与外伤性颅内血肿鉴别。

➢ 考点提示：脑出血与其他脑血管疾病的鉴别。

【治疗】

治疗原则：安静卧床、脱水降颅内压、调整血压、防治继续出血、加强护理、防治并发症，以挽救生命，降低病死率、残疾率和减少复发。

（一）内科治疗

1．一般处理 卧床休息2～4周，保持安静，避免情绪激动和血压升高。有意识障碍、消化道出血者宜禁食24～48 h，必要时应排空胃内容物。注意维持水、电解质平衡，预防吸入性肺炎，积极控制感染。对有明显头痛、过度烦躁者，可酌情、适当给予镇静止痛药；对便秘者，可给予轻泻药。

2．降低颅内压　脑水肿可使颅内压增高，并致脑疝形成。积极控制脑水肿、降低颅内压是脑出血急性期治疗的重要环节。不建议应用激素治疗减轻脑水肿。

3．调整血压　降低血压应首先以脱水降颅内压治疗为基础。血压过高会增加再出血的风险，因此需要控制血压。调控血压时，应考虑患者的年龄、有无高血压史、有无颅内高压、出血原因及发病时间等因素。一般来说，当收缩压＞200 mmHg或平均动脉压＞150 mmHg时，要持续静脉应用抗高血压药积极降低血压；当收缩压＞180 mmHg或平均动脉压＞130 mmHg时，如果同时有疑似颅内压增高的证据，要考虑监测颅内压，用间断或持续静脉抗高血压药来降低血压，但要保证脑灌注压＞60 ~ 80 mmHg；如果没有颅内压增高的证据，降压目标为160/90 mmHg或平均动脉压110 mmHg。降压速度不能过快，以免引起脑的低灌注。脑出血恢复期应尽量将血压控制在正常范围内。

4．止血治疗　如有消化道出血或凝血障碍时，可选用氨基己酸、氨甲苯酸、巴曲酶等药物。但这些药物对高血压动脉硬化出血作用不大。对有凝血功能障碍者，可有针对性给予止血药物治疗。

5．其他治疗　对多种并发症，如低钠血症、中枢性高热、下肢深静脉血栓形成等应做相应的处理。局部亚低温治疗是治疗脑出血的一种新的辅助治疗方法，能够减轻脑水肿，促进神经功能缺损恢复，改善患者预后，无不良反应，安全、有效。

（二）外科治疗

一般认为手术宜在早期（发病后6 ~ 24 h内）进行。通常以下情况需要考虑手术治疗：①基底核区中等量以上出血（壳核出血≥30 ml，丘脑出血≥15 ml）；②小脑出血≥10 ml或直径≥3 cm，或合并明显脑积水；③重症脑室出血（脑室铸型）；④合并脑血管畸形、动脉瘤等血管病变。主要手术方法有去骨瓣减压术、小骨窗开颅血肿清除术、钻孔血肿抽吸术、脑室穿刺引流术等。

（三）康复治疗

脑出血后，只要患者的生命体征平稳、病情不再进展，宜尽早进行康复治疗。早期分阶段综合康复治疗对恢复患者的神经功能、提高生活质量有益。

> 考点提示：脑出血的治疗要点。

【健康教育】

脑出血患者总体预后较差，防治高血压是减少脑出血的最有效方法。高血压患者应坚持用药、定期复查，纠正不良生活习惯，合理饮食，注意劳逸结合，避免诱发脑出血。

思考题

1．什么是脑出血？

2．如何鉴别脑梗死和脑出血？

（刘宛丽）

第五节 蛛网膜下腔出血

案例导入

某患者，女性，22 岁。1 h 前，患者午饭后坐在沙发上看电视时突感枕顶部剧烈牵拉样疼痛，伴恶心、呕吐、面色苍白、出冷汗，呕吐呈喷射状。家属将其送至急诊室。既往身体健康，无头痛史。无烟、酒嗜好。无遗传病家族史。体格检查：嗜睡，言语微弱，查体欠配合，双侧瞳孔等大等圆，对光反射存在。四肢肌力 5 级，肌张力正常，双侧跟腱反射、膝反射正常引出，双侧巴宾斯基征阴性。颈项强直，双侧凯尔尼格（Kernig）征阳性。急诊头颅 CT 检查显示环池高密度影。

问题与思考：

1. 初步诊断和诊断依据是什么？应与哪些疾病相鉴别？
2. 为明确诊断，需要进一步做哪些检查？
3. 治疗原则是什么？

蛛网膜下腔出血（subarachnoid hemorrhage，SAH）是指颅内血管破裂，血液流入蛛网膜下腔，分为外伤性和自发性两种情况，自发性又分为原发性和继发性两种类型。原发性蛛网膜下腔出血为脑底或脑表面血管病变（先天性动脉瘤、脑血管畸形、高血压脑动脉硬化所致的微动脉瘤等）破裂，血液流入蛛网膜下腔，占急性卒中的 10% 左右；继发性蛛网膜下腔出血为脑内血肿穿破脑组织，血液流入蛛网膜下腔。本节重点介绍原发性蛛网膜下腔出血。

【病因】

（一）颅内动脉瘤

颅内动脉瘤为蛛网膜下腔出血最常见病因，占 75% ～ 80%，其中先天性粟粒样动脉瘤约占 75%。动脉瘤多为单发，主要位于基底动脉环及其主要分支血管，尤其是动脉的分叉处，80% ～ 90% 位于基底动脉环前部，特别是后交通动脉和颈内动脉的连接处。

（二）脑血管畸形

脑血管畸形约占蛛网膜下腔出血病因的 10%，其中脑动静脉畸形（AVM）占血管畸形的 80%，青少年多见。脑动静脉畸形由异常血管交通形成，常见于大脑中动脉分布区。

（三）少见病因

少见病因有脑底异常血管网病、颅内肿瘤、垂体卒中、血液系统疾病、抗凝治疗的并发症等。

> 考点提示：蛛网膜下腔出血的病因。

【发病机制】

（一）动脉瘤

粟粒样动脉瘤可能与遗传和先天发育缺陷有关。动脉壁弹力层及中膜发育异常或受损，随着年龄增长，受动脉壁粥样硬化、高血压和血涡流冲击等因素影响，动脉壁弹性减弱，薄弱处逐渐向外凸出，形成囊状动脉瘤。

（二）脑动静脉畸形

脑动静脉畸形是发育异常形成的畸形血管团，血管壁薄弱，处于破裂临界状态，激动或不明显诱因可导致其破裂。

（三）其他

肿瘤或转移癌直接侵蚀血管，引起血管壁病变，最终导致破裂。

【病理】

蛛网膜下腔出血可见呈紫红色的血液沉积在脑底池和脊髓池中，如鞍上池、脑桥小脑脚池、环池、小脑延髓池和终池等。出血量大时，可形成薄层血凝块覆盖于颅底血管、神经和脑表面，蛛网膜呈无菌性炎症反应及软膜增厚，导致脑组织与血管或神经粘连。脑实质内广泛白质水肿，皮质可见多发斑片状缺血灶。

【病理生理】

血液流入蛛网膜下腔，刺激痛觉敏感结构引起头痛，颅内容积增加使颅内压增高可加剧头痛，导致玻璃体下视网膜出血，甚至发生脑疝。颅内压达到系统灌注压时，脑血流急剧下降、血管瘤破裂伴发的冲击作用等导致患者意识丧失。颅底或脑室内血液凝固使脑脊液回流受阻，出现脑积水和脑室扩张。蛛网膜下腔血细胞崩解释放炎症物质引起化学性脑膜炎，脑脊液增多使颅内压增高。血液及分解产物直接刺激引起下丘脑功能紊乱，如发热、血糖升高、急性心肌缺血和心律失常等。血液释放的血管活性物质刺激血管和脑膜，引起血管痉挛，严重者致脑梗死。动脉瘤出血常限于蛛网膜下腔，一般不造成局灶性脑损害，神经系统检查很少发现局灶体征，但大脑中动脉动脉瘤、脑动静脉畸形破裂较常见局灶性异常。

【临床表现】

（一）起病情况

本病以中、青年发病居多，起病突然（数秒或数分钟内发生），多数患者发病前有明显诱因，如剧烈运动、过度疲劳、用力排便、情绪激动等。

（二）头痛

动脉瘤性蛛网膜下腔出血通常突发异常剧烈全头痛，不能缓解或呈进行性加重。多伴发一过性意识障碍、恶心、呕吐。头痛可持续数日不变，2 周后逐渐减轻，如头痛再次加重，常提示动脉瘤再次出血。脑动静脉畸形破裂所致蛛网膜下腔出血头痛常不严重。

（三）脑膜刺激征

脑膜刺激征常于发病后数小时出现，3 ～ 4 周后消失，以颈强直最多见。老年、衰弱患者或小量出血者，症状可不明显。

（四）视力及视野障碍

发病 1 h 内眼底检查即可见玻璃体膜下片状出血，因急性颅内压增高和眼静脉回流受阻所致，对诊断具有提示意义。出血量过大时，可引起视力障碍。10% ～ 20% 可见视盘水肿。当视交叉、视束或视放射受累时，可产生双颞侧偏盲或同向偏盲。

（五）精神症状

约 25% 患者可出现精神症状，如欣快、谵妄和幻觉等，常于起病后 2 ～ 3 周内自行消失。

（六）偏瘫

偏瘫占 20%，多由于病变或出血累及皮质运动区和其传导束所致。

（七）脑神经损害

以一侧动眼神经麻痹常见，占 6% ～ 20%，提示可能存在同侧颈内动脉 - 后交通动脉动脉瘤或大脑后动脉动脉瘤。

（八）其他症状

部分患者可出现脑心综合征、消化道出血、急性肺水肿和局限性神经功能缺损症状等。

➢ 考点提示：蛛网膜下腔出血的临床表现。

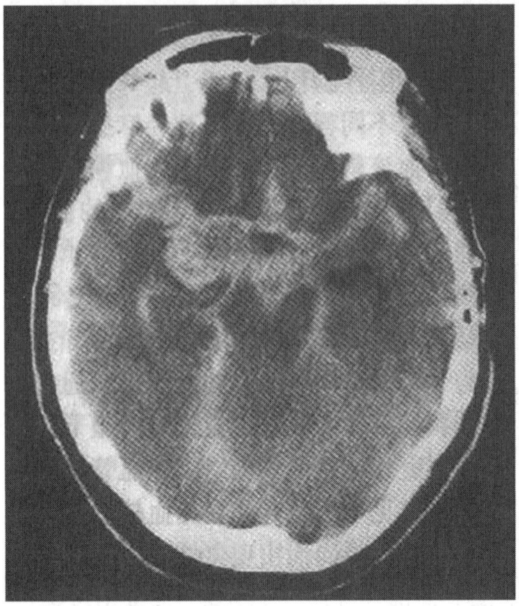

图 9-51-4 CT 显示蛛网膜下腔出血

【辅助检查】

（一）头颅 CT

临床疑诊蛛网膜下腔出血时，首选头颅 CT 平扫（图 9-51-4），表现为脑沟和蛛网膜下腔高密度征象。早期敏感性高，但出血量较少时，CT 扫描显示不清。根据 CT 结果可初步判断或提示动脉瘤的位置。动态 CT 检查有助于了解出血的吸收情况，有无再出血、继发脑梗死等。

（二）数字减影血管造影（DSA）

当条件具备、病情许可时，应尽早检查。数字减影血管造影是目前临床确定有无动脉瘤诊断的“金标准”，可及时明确动脉瘤大小、部位、与载瘤动脉的关系、有无血管痉挛等。一般选在发病后 3 天内或 3 周后。

（三）头颅 MRI

当 CT 检查敏感性降低时，MRI 可发挥较大作用。

（四）腰椎穿刺

对可疑或 CT 已经明确的患者，腰椎穿刺不作为临床常规检查，以防诱发脑疝形成。脑脊液压力多增高。均匀、血性且不凝固脑脊液是蛛网膜下腔出血的特征性表现。1 周后红细胞破坏、消失，脑脊液逐渐变黄，3 ~ 4 周恢复正常。特殊染色可见含铁血黄素吞噬细胞，可存在数周至数月，对诊断有一定意义。腰椎穿刺误伤血管所致的血性脑脊液其颜色从第 1 管到第 3 管逐渐变淡。

（五）其他

血常规、凝血功能和肝功能等检查有助于寻找其他病因。

【并发症】

（一）再出血

再出血是蛛网膜下腔出血主要的急性并发症，指病情稳定后再次发生剧烈头痛、呕吐、痫性发作、昏迷甚至去大脑强直发作，颈强直、凯尔尼格征加重，复查脑脊液为鲜红色。20% 的动脉瘤患者病后 10 ~ 14 d 可发生再出血。脑动静脉畸形急性期再出血者较少见。

（二）脑血管痉挛

脑血管痉挛发生于蛛网膜下腔中血凝块环绕的血管，痉挛严重程度与出血量相关，是患者死亡和致残的主要原因。脑血管痉挛病后 3 ~ 5 d 开始发生，5 ~ 14 d 为迟发性血管痉挛高峰期，2 ~ 4 周逐渐消失。

（三）急性或亚急性脑积水

由于血液进入脑室系统和蛛网膜下腔形成血凝块阻碍脑脊液循环通路所致，严重者可造成颅内高压甚至脑疝。

（四）其他

5% ~ 10% 患者发生癫痫发作，不少患者发生低钠血症。

【诊断】

突发的持续性剧烈头痛、呕吐，脑膜刺激征阳性，伴或不伴意识障碍，检查无局灶性神经系统体征，应高度怀疑本病。同时 CT 证实脑池和蛛网膜下腔高密度征象或腰椎穿刺检查示压力增高和血性脑脊液等可临床确诊。

【鉴别诊断】

（一）与高血压脑出血鉴别（表 9-51-2）

表 9-51-2　蛛网膜下腔出血与高血压脑出血的鉴别要点

鉴别点	蛛网膜下腔出血	高血压脑出血
发病年龄	粟粒样动脉瘤多发于 40 ～ 60 岁，脑动静脉畸形青少年多见，常在 10 ～ 40 岁发病	50 ～ 65 岁多见
常见病因	粟粒样动脉瘤、脑动静脉畸形	高血压、脑动脉粥样硬化
起病速度	急骤，数分钟症状达到高峰	数十分钟至数小时症状达到高峰
血压	正常或增高	通常显著增高
头痛	极常见，剧烈	常见，较剧烈
昏迷	常为一过性昏迷	重症患者持续性昏迷
局灶体征	颈强直、凯尔尼格征等脑膜刺激征阳性，常无局灶性体征	偏瘫、偏身感觉障碍及失语等局灶性体征
眼底	可见玻璃体膜下片状出血	眼底动脉硬化，可见视网膜出血
头部 CT	脑池、脑室及蛛网膜下腔高密度出血征	脑实质内高密度病灶
脑脊液	均匀一致血性	均匀一致血性

（二）颅内感染

感染性脑膜炎可出现头痛、呕吐、脑膜刺激征，但起病较缓慢，且伴有全身感染的征象，脑脊液呈炎性改变而非血性，容易鉴别。

（三）脑肿瘤及其他

根据详细病史、脑脊液检出瘤或（和）癌细胞及头部 CT 可以鉴别。其他如偏头痛、颈椎疾病、一氧化碳中毒等由于部分症状与蛛网膜下腔出血类似，容易造成误诊。

➢ 考点提示：蛛网膜下腔出血的诊断与鉴别诊断。

【治疗】

急性期治疗目的是防治再出血，降低颅内压，减少并发症，治疗原发病和预防复发。

（一）一般治疗

有条件应将患者收入重症监护病房，吸氧，保持呼吸道通畅，行心电监护，监测血氧饱和度，保持生命体征稳定；绝对卧床，避免一切引起血压及颅内压升高的诱因，如使用甘露醇降颅内压、保持排便通畅，避免用力和情绪激动。对烦躁者，给予镇静药；对头痛者，给予镇痛药。慎用阿司匹林、吗啡等药物。

（二）对症治疗

维持水、电解质代谢平衡，给予高纤维、高能量饮食，注意预防尿路感染和吸入性肺炎。

（三）预防再出血

1．绝对卧床休息　卧床时间为 4 ～ 6 周。

2．调控血压　防止血压过高导致再出血，同时注意维持脑灌注压。一般将收缩压控制在 160 mmHg 以下。如果平均动脉压＞ 125 mmHg 或收缩压＞ 180 mmHg，可在血压监测下静脉持续输注短效、安全的抗高血压药，最好选用尼卡地平、拉贝洛尔和艾司洛尔等抗高血压药。若患者出现急性神经系统症状，则最好不要选择硝普钠，因为硝普钠有升高颅内压的不良反应，长时间输注还可能引起中毒。

3．抗纤溶药物 蛛网膜下腔出血不同于脑出血，出血部位没有脑组织的压迫止血作用，可适当应用止血药物，如甘氨酸（氨基乙酸）、氨甲苯酸等抗纤溶药物。抗纤溶药物虽然可以减少再出血，但增加了蛛网膜下腔出血患者缺血性卒中的发生率。

4．破裂动脉瘤的外科和血管内治疗 动脉瘤夹闭或血管内治疗是预防蛛网膜下腔出血再出血最有效的治疗方法。

（四）并发症处理

1．防治脑血管痉挛 口服尼莫地平能有效减少蛛网膜下腔出血引发的不良结局。推荐早期使用，口服或静脉泵入，改善患者预后。

2．处理脑积水 急性期合并症状性脑积水应行脑脊液分流术治疗。

3．防治癫痫 可在蛛网膜下腔出血的早期预防性应用抗惊厥药。不推荐长期使用，除非有下列危险因素：癫痫发作史、脑实质血肿、脑梗死或大脑中动脉瘤。

（五）放脑脊液疗法

每次释放脑脊液 10 ~ 20 ml，每周 2 次，可以促进血液吸收和缓解头痛，也可能减少脑血管痉挛和脑积水发生，但应警惕脑疝、颅内感染和再出血的风险。

【健康教育】

脑血管疾病总体预后较差，病死率高，存活者有很高的致残率。控制危险因素（如高血压、吸烟、酗酒、吸毒等）、筛查和处理高危人群对避免脑血管疾病带来的巨大危害有一定的意义。积极劝导高危人群戒烟、戒酒，改善不良生活习惯；控制血压，避免情绪剧烈波动，定期体检。对患者和家属积极进行心理疏导、病后生活的指导，提高生活质量。

思考题

1．什么是蛛网膜下腔出血？

2．如何鉴别蛛网膜下腔出血和脑出血？

（刘宛丽）

第五十二章

癫　痫

第五十二章数字资源

学习目标

通过本章内容的学习，学生应能：

识记：

说出癫痫的定义。

理解：

1. 分析癫痫和假性癫痫发作的鉴别。
2. 解释强直阵挛发作现象。

应用：

1. 根据患者的病史、临床表现和各项辅助检查做出初步诊断。
2. 对癫痫持续发作患者采取相应的治疗措施，根据病情拟定治疗计划，正确评估预后。
3. 对患者进行健康教育。

案例导入

某患者，男性，34 岁。发作性四肢抽搐 20 年，走路不稳伴呕吐 5 d。患者 14 岁开始出现反复发作性意识不清，四肢抽搐，口吐白沫，尿失禁，每次发作持续 15 ~ 20 s，抽搐后昏睡 1 ~ 2 h。每个月发作 2 ~ 3 次，劳累或情绪紧张后发作次数增多。长期服用苯妥英钠治疗。入院前 1 周，患者因情绪不稳定而发作频繁，自行加药，苯妥英钠每日 3 次，每次 2 片。4 天后出现头晕、走路不稳、呕吐等症状。体格检查：神志清楚，语言含糊，双眼向两侧注视时出现水平眼球震颤。腱反射（++），步态不稳，行走困难。实验室检查：血常规、尿常规无异常。脑电图：痫性放电。

问题与思考：

1. 初步诊断和诊断依据是什么？应与哪些疾病相鉴别？
2. 为明确诊断，需要进一步做哪些检查？
3. 治疗原则是什么？

癫痫（epilepsy）是多种原因导致的脑部神经元高度同步化异常放电所致的临床综合征。临床表现具有发作性、短暂性、重复性和刻板性 4 个特点。因异常放电神经元的位置不同及异常放电波及的范围差异，导致患者的发作形式不一。临床上，每次发作或每种发作的过程称为痫性发作。由原发性的神经系统疾病引起的痫性发作通常被称为癫痫发作。在癫痫发作中，一组具有相似症状和体征特性所组成的特定癫痫现象统称为癫痫综合征。

【病因】

癫痫不是一个独立的疾病，而是一组疾病或综合征。引起癫痫的病因非常复杂，根据病因不同，癫痫可分为 3 大类。

（一）症状性癫痫（继发性癫痫）

症状性癫痫由各种明确的中枢神经系统结构损伤或功能异常所致，如脑外伤、脑血管疾病、脑肿瘤、中枢神经系统感染、神经系统变性疾病、药物和毒物等。

（二）特发性癫痫（原发性癫痫）

特发性癫痫病因不明，未发现脑部有足以引起癫痫发作的结构性损伤或功能异常，可能与遗传因素密切相关，具有特征性临床及脑电图表现，如伴中央颞区棘波的良性儿童癫痫、家族性颞叶癫痫等。

（三）隐源性癫痫

临床表现提示为症状性癫痫，但现有的检查手段不能发现明确的病因，占全部癫痫的 60% ~ 70%。

> 考点提示：癫痫的病因分类。

【影响发作的因素】

（一）年龄

婴儿痉挛多在 1 岁内起病；儿童失神发作多在 6 ~ 7 岁时起病；肌阵挛癫痫多在青春期前后起病。

（二）睡眠

全面强直 - 阵挛性发作（GTCS）常在凌晨醒后发生；婴儿痉挛常在醒后或睡前发生；良性中央回颞部癫痫大多在睡眠中发生；颞叶癫痫常在日间表现为精神运动性发作。

（三）内环境改变

内分泌失调、电解质代谢紊乱可导致痫性发作。如少数患者仅在月经期、妊娠早期发作，为月经期癫痫和妊娠性癫痫。

（四）其他

缺少睡眠、饥饿、疲劳、便秘、饮酒、情感冲动和一过性代谢紊乱和过敏反应都能导致痫性发作。过度换气对失神发作、过度饮水对于强直阵挛发作、闪光对于肌阵挛发作等均有诱发作用。

【癫痫发作分类】

目前应用最广泛的仍是国际抗癫痫联盟（ILAE）1981 年癫痫发作分类（表 9-52-1）和 1989 年癫痫综合征分类。2017 年 ILAE 又提出了新的癫痫发作分类，新分类并未做出根本性改变，其中最大的特点是允许命名更加灵活和透明。

表 9-52-1 国际抗癫痫联盟（ILAE）1981 年癫痫发作分类及临床要点

发作分类	临床要点
1．部分性发作	起源于大脑半球局部
（1）单纯部分性发作	无意识障碍，可分为运动性、感觉性、自主神经性、精神症状性
（2）复杂部分性发作	有意识障碍，可以是起始的症状，亦可以由单纯部分性发作发展而来，并可伴有自动症
（3）部分性发作继发全面性发作	由部分性发作起始，泛化为全面强直 - 阵挛性发作，伴意识障碍

续表

发作分类	临床要点
2．全面性发作	起源于双侧脑部对称性发作，伴有意识障碍 可分为失神、强直性、阵挛性、强直阵挛性、肌阵挛、失张力性发作
3．不能分类的发作	

【临床表现】

（一）癫痫临床表现的共同特征

1．发作性 症状突然发生，持续一段时间后迅速恢复，间歇期正常。

2．短暂性 发作持续时间非常短，通常为数秒钟或数分钟，除癫痫持续状态外，很少超过 30 min。

3．重复性 第一次发作后，经过不同间隔时间会有第二次或更多次的发作。

4．刻板性 每次发作的临床表现几乎一致。

（二）癫痫发作不同类型的临床表现

1．部分性发作 部分性发作是指源于大脑半球局部神经元的异常放电，包括单纯部分性发作、复杂部分性发作、部分性发作继发全面性发作 3 类。单纯部分性发作为局限性发放，无意识障碍；复杂部分性发作和部分性发作继发全面性发作放电从局部扩展到双侧脑部，出现意识障碍。

（1）单纯部分性发作：无意识障碍，发作时间不超过 1 min，发作的起始与结束均较突然，分为以下 4 型。

1）部分运动性发作：病灶多在中央前回及附近，表现为身体某一局部发生不自主抽动，多见于一侧眼睑、口角、手或足趾，也可涉及一侧面部或肢体，常见以下几种发作形式。①杰克逊癫痫：抽搐自手指—腕部—前臂—肘—肩—口角—面部逐渐发展。严重部分运动性发作患者发作后可留下短暂性（0.5 ～ 36 h 内消除）肢体瘫痪，称为托德瘫痪。②旋转性发作：双眼突然偏向一侧，继而头部不自主同向转动，伴有身体的扭转。部分患者过度旋转可引起跌倒，出现继发性全面性发作。③姿势性发作：发作性一侧上肢外展、肘部屈曲、头向同侧扭转、眼睛注视着同侧。④发音性发作：不自主重复发作前的单音或单词。

2）部分感觉性发作：病灶在中央后回特定区域。①躯体感觉性发作：病灶多在躯体感觉区，一侧肢体麻木感和针刺感，多发生在口角、舌、手指或足趾。②特殊感觉性发作：视觉性，如闪光或黑矇等，病灶在枕叶；听觉性，如幻听，病灶在颞叶外侧或岛回；嗅觉性，如焦臭味，病灶多在额叶眶部、杏仁核或岛回等。③眩晕性发作：病灶在岛回或顶叶，表现为坠落感、飘动感、眩晕感等。

3）自主神经性发作：病灶多位于岛叶、丘脑及周围（边缘系统），出现苍白、面部及全身潮红、多汗、立毛、瞳孔散大、呕吐、腹痛、烦渴和欲排尿感等，易扩散出现意识障碍，成为复杂部分性发作的一部分。

4）精神性发作：病灶位于边缘系统，可表现为各种类型的记忆障碍（如似曾相识、似不相识、强迫思维、快速回顾往事）、情感障碍（无名恐惧、忧郁、欣快、愤怒）、错觉（视物变形、变大、变小，声音变强或变弱）、复杂幻觉等。精神性发作虽可单独出现，但常为复杂部分性发作的先兆，也可继发全面强直 - 阵挛性发作。

（2）复杂部分性发作：占成人癫痫发作的 50% 以上，称为精神运动性发作。病灶多在颞叶，又称颞叶癫痫。发作时有不同程度的意识障碍，可伴有自动症、运动症状等，发作通常持续 1 ～ 3 min。

（3）部分性发作继发全面性发作：为单纯或复杂部分性发作，可泛化为全面强直 - 阵挛性发作。

从上可知，单纯部分性发作可发展为复杂部分性发作，两者都可以继发全面强直 - 阵挛性发作。部分性发作继发全面性发作属部分性发作的范畴，与全面性发作在药物治疗上有着明显的不同，临床上要注意两者的鉴别。

知识链接

自动症

自动症是指在癫痫发作过程中或发作后意识模糊状态下出现的具有一定协调性和适应性的无意识活动。自动症均在意识障碍的基础上发生，伴有遗忘。自动症可表现为反复咂嘴、咀嚼、舔牙、吞咽、搓手、拂面、穿衣、脱衣、解衣扣、摸索衣服、游走、奔跑、无目的开门与关门、乘车、上船、自言自语、叫喊、唱歌等。自动症并非复杂部分性发作所特有，在其他发作后意识障碍下也可出现。临床上以复杂部分性发作自动症最常见。

2．全面性发作　最初的症状和脑电图提示发作起源于双侧脑部，发作时有意识丧失。

（1）癫痫大发作：也称全面强直 - 阵挛性发作，以意识丧失、双侧强直后出现阵挛为主要临床特征。早期出现意识丧失、跌倒，随后发作分为强直期、阵挛期和发作后期三期。每次持续 5 ～ 10 min，醒后无记忆，患者常感头痛、全身肌肉酸痛、嗜睡，部分患者有意识模糊，对抽搐全无记忆，此时强行约束患者可能发生伤人和自伤行为，是临床最常见的发作类型。

1）强直期：表现为全身骨骼肌持续性收缩。眼肌收缩，出现眼睑上牵、眼球上翻或凝视；咀嚼肌收缩，出现张口，随后猛烈闭合，可咬伤舌尖；喉肌和呼吸肌强直性收缩，致患者尖叫一声，呼吸停止；颈部和躯干肌肉强直性收缩，致颈和躯干先屈曲，后反张；上肢上举后旋转为内收、旋前，下肢屈曲后猛烈伸直，持续 10 ～ 20 s 后进入阵挛期。

2）阵挛期：肌肉呈收缩与松弛交替性抽动，松弛时间逐渐延长，阵挛频率逐渐变慢，本期可持续 30 ～ 60 s 或更长。在一次剧烈阵挛后，发作停止，进入发作后期。

以上两期均可发生舌咬伤，并伴心率加快，血压升高，呼吸暂时停止，皮肤苍白、发紫，瞳孔散大，对光反射及深、浅反射消失，唾液和其他分泌物增多，病理反射阳性，尿失禁及排便失禁。

3）发作后期：呼吸、血压、心率、瞳孔渐恢复正常，肌张力松弛，意识逐渐恢复。脑电图（EEG）改变为：强直期开始逐渐增强的 10 次 / 秒棘波样节律，然后频率不断降低，波幅不断增高；阵挛期呈弥漫性慢波伴间歇性棘波；痉挛后期呈明显脑电抑制，发作时间越长，抑制越明显。

（2）强直性发作：多见于弥漫性脑损害的儿童，睡眠中发作较多。呈与强直阵挛发作中强直期相似的全身骨骼肌强直性收缩，常伴有明显的自主神经症状，如面色苍白等，如发作时患者处于站立位，可剧烈摔倒。发作持续数秒至数十秒。典型发作期 EEG 为暴发性多棘波。

（3）阵挛性发作：几乎均为婴幼儿，特征是重复阵挛性抽动伴意识丧失，之前无强直期。双侧对称或以某一肢体为主的抽动，幅度、频率和分布多变，为婴儿发作的特征，持续 1 min 至数分钟。EEG 可见慢波及不规则棘慢复合波等，缺乏特异性。

（4）失神发作：分为典型失神发作和非典型失神发作。临床表现、脑电图背景活动及发作期改变、预后等均有较大差异。

1）典型失神发作：儿童期起病，青春期前停止发作。特征性表现是突然意识丧失 5 ～ 10 s

和正在进行的动作中断，双眼茫然凝视，呼之不应，可伴简单自动性动作，如擦鼻、咀嚼、吞咽等，或伴失张力（如手中持物坠落）或轻微阵挛，一般不会跌倒，事后对发作全无记忆，每日可发作数次至数百次。发作后立即清醒，无明显不适，可继续先前活动，醒后不能回忆。发作时 EEG 呈双侧对称 3 Hz 棘慢复合波。

2）非典型失神发作：多见于有弥漫性脑损害患儿，起始和终止均较典型失神发作缓慢，意识丧失，肌张力降低，偶有肌阵挛。EEG 显示 2.0 ～ 2.5 Hz（慢的）不规则棘慢复合波或尖 - 慢波，背景活动异常。临床上需要与复杂部分性发作鉴别。

（5）肌阵挛发作：可见于任何年龄，表现为快速、短暂、触电样肌肉收缩，可遍及全身，也可局限于某一肌群或肢体，声、光等刺激可诱发。典型 EEG 改变为多棘慢复合波。

（6）失张力发作：由姿势性张力丧失所致。部分或全身肌肉张力突然降低而垂颈（点头）、张口、肢体下垂（持物坠落）或躯干失张力跌倒或猝倒发作，持续数秒至 1 min，时间短者意识障碍可不明显，发作后立即清醒和站起。EEG 示多棘慢复合波或低电位活动。

3．癫痫持续状态（status epilepticus，SE）　传统定义是指“癫痫连续发作之间意识尚未完全恢复又频繁再发，或癫痫发作持续 30 min 以上未自行停止。”目前观点认为，全面强直 - 阵挛性发作的患者若发作持续时间超过 5 min 即有可能发生神经元损伤，就应考虑癫痫持续状态的诊断，并须用抗癫痫药紧急处理。如不及时治疗，可因高热、循环衰竭、电解质代谢紊乱或神经元兴奋毒性损伤导致永久性脑损害，致残率和病死率均很高。任何类型的癫痫均可出现癫痫持续状态，其中以全面强直 - 阵挛性发作最常见，危害也最大。癫痫持续状态最常见的原因是不恰当地停用抗癫痫药，或因急性脑病、卒中、脑炎、外伤、肿瘤和药物中毒等引起。不规范抗癫痫药治疗、感染、精神因素、过度疲劳、孕产和饮酒等均可诱发。

➢ 考点提示：癫痫不同类型的识别。

【辅助检查】

（一）脑电图（EEG）检查

脑电图检查可以用来区分癫痫发作类型和明确癫痫灶部位，是诊断癫痫最重要的辅助检查方法。脑电图能记录到发作或发作间期痫样放电，阳性率在 50% 左右，但部分正常人偶尔也能记录到痫样放电。近年来广泛应用的 24 h 长程脑电检测和视频脑电图（video-EEG）更易获得癫痫性波，后者更能明确发作性症状及脑电图变化间的关系。

（二）头颅 CT 和 MRI 检查

头颅 CT 和 MRI 检查可确定脑结构异常或病变，对癫痫的诊断和分型有帮助。

（三）放射性核素检查

如单光子发射计算机断层成像（SPECT）、正电子发射体层成像（PET）等能从不同角度反映脑局部代谢变化，辅助癫痫灶的定位。

【诊断】

癫痫发作的形式多种多样，一旦确诊，就需要长期治疗，所以对癫痫的诊断是一个严肃问题，必须认真对待。

（一）诊断原则

1．明确发作性症状是否为癫痫发作。

2．明确是哪种类型的癫痫或癫痫综合征。

3．明确发作的病因。

（二）诊断要点

1．主要根据病史及临床表现对癫痫进行诊断、分型、鉴别诊断。

2．体格检查，继发性癫痫可发现阳性体征。

3．有关实验室及其他检查，如脑电图、CT、MRI 等，可提供相关诊断依据。

知识链接

癫痫的问诊要点

患者发作时多有意识障碍，详细询问患者的亲属或目击者更有意义。

1. 现病史 起病年龄、发作的详细过程、病情发展过程、发作诱因、是否有先兆、发作频率和治疗经过。

2. 既往史 应包括母亲妊娠是否异常及妊娠用药史，围生期是否有异常，过去是否患过什么重要疾病，如颅脑外伤、脑炎、脑膜炎、心脏疾病、肝病、肾病。

3. 家族史 包括各级亲属中是否有癫痫发作或与之相关的疾病（如偏头痛）。

【鉴别诊断】

（一）晕厥

晕厥为脑部全面而短暂的血流灌注不足，所致意识瞬时丧失和跌倒。多有明显诱因，如久站、剧痛、见血、大笑、哭泣、用力、憋气等。与癫痫发作患者相比，跌倒较慢。晕厥的意识障碍很少超过 15 s，以意识迅速恢复并完全清醒为特点，不伴发作后意识模糊。晕厥发生前一般先有头晕、胸闷、黑矇等先兆。易与各型失神发作混淆，但脑电图检查无异常。

（二）假性癫痫发作

假性癫痫发作又称癔症样发作，是一种非癫痫性发作性疾病，是由心理障碍而非脑电活动紊乱引起的脑部功能异常，可有运动、感觉和意识模糊等类似癫痫发作症状，难以区分。发作时脑电图上无相应的癫痫性放电和抗癫痫治疗无效是鉴别的关键（表 9-52-2）。但应注意，10% 假性癫痫发作患者可同时存在真正的癫痫，10% ~ 20% 癫痫患者也会伴有假性癫痫发作。

表 9-52-2 癫痫发作与假性癫痫发作的鉴别

特点	癫痫发作	假性癫痫发作
发作场所	任何情况下	有精神诱因及有人在场
发作特点	突然刻板发作	发作形式多样，有强烈的自我表现
眼位	上睑抬起，眼球上翻或向一侧偏转	眼紧闭，眼球乱动
面色和黏膜	发绀	苍白或发红
瞳孔	散大，对光反射消失	正常，对光反射存在
对抗被动运动	不能	可以
摔伤、舌咬伤、尿失禁	可有	无
持续时间及终止方式	1 ~ 2 min，自行停止	可长达数小时，需安慰及暗示
巴宾斯基征	常阳性	阴性

（三）短暂性脑缺血发作（TIA）

短暂性脑缺血发作多见于老年人，常有动脉硬化、高血压、糖尿病等病史。临床症状多为缺血症状（感觉减退、肢体瘫痪）、肢体抽动不规则，持续 15 min 至数小时，脑电图无痫性放电。癫痫好发于任何年龄，以青年居多，前述危险因素不突出，癫痫多为刺激症状（感觉异常、肢体抽搐），发作时间多为数分钟，极少超过 30 min，脑电图多有痫性放电。

➢ 考点提示：癫痫的诊断与鉴别诊断。

【治疗】

目前癫痫治疗仍以药物治疗为主，药物治疗应达到3个目的：控制发作或最大限度地减少发作次数；长期治疗无明显不良反应；使患者保持或恢复原有的生理、心理和社会功能状态。近年来，抗癫痫药治疗的进步、药代动力学监测技术的发展、新型抗癫痫药的问世都为有效治疗癫痫提供了条件，常用抗癫痫药及适应证见表9-52-3。

表9-52-3　抗癫痫药及其适应证

药物		英文简写	适应证
传统抗癫痫药	苯妥英钠	PHT	GTCS和部分性发作
	卡马西平	CBZ	部分发作的首选，对复杂部分发作疗效优于其他抗癫痫药，对继发性GTCS亦有较好疗效
	丙戊酸钠	VPA	广谱抗癫痫药，是全面性发作，尤其是GTCS合并典型失神发作的首选药，也用于部分发作
	苯巴比妥	PB	常作为小儿癫痫的首选药物，较广谱，对GTCS疗效好，也用于单纯及复杂部分性发作，对热惊厥有预防作用，可用于急性脑损害合并癫痫或癫痫持续状态
	乙琥胺	ESX	仅用于失神发作
新型抗癫痫药	加巴喷丁	GBP	用于12岁以上及成人的部分性癫痫发作和GTCS的辅助治疗
	拉莫三嗪	LTG	为部分性发作及GTCS的附加或单药治疗药物
	托吡酯	TPM	为难治性部分性发作及继发GTCS的附加或单药治疗药物
	奥卡西平	OXC	适应证与卡马西平相同，主要用于部分性发作及继发全面性发作的附加或单药治疗
	左乙拉西坦	LEV	对部分性发作伴或不伴继发GTCS、肌阵挛发作等都有效

（一）药物治疗

1．一般原则

（1）确定是否用药：并非每个癫痫患者都需要用药，对病因明确者应进行病因治疗。半年内发作两次以上者，一经诊断明确，就应用药；首次发作或间隔半年以上发作一次者，在告之抗癫痫药可能的不良反应和不经治疗的可能后果的情况下，根据患者及家属的意愿，酌情选用或不用抗癫痫药。

（2）正确选择药物：根据癫痫发作类型等选择用药。初始药物如选择不当，不仅治疗无效，而且还会导致癫痫发作加重。丙戊酸钠、拉莫三嗪、托吡酯、左乙拉西坦对部分性发作和全面性发作均有效，可作为发作分类不确定时的选择。如能明确为部分性癫痫，则使用卡马西平、奥卡西平更为强效。而卡马西平、奥卡西平则可能加重一些原发性全面性癫痫。

（3）注意药物用法：根据药物半衰期，可将日剂量分次服用。

（4）严密观察不良反应：应用抗癫痫药前应检查肝、肾功能，血、尿常规，用药后还需每个月监测血、尿常规，每季度监测肝、肾功能，至少持续半年。

（5）单药治疗原则：约80%癫痫患者单药治疗有效。单药治疗从小剂量开始，缓慢增加剂量，至能最大限度地控制发作而不良反应较轻的最低有效剂量。

（6）合理的联合治疗：即在最低程度增加不良反应的前提下，获得最大限度的发作控制。

（7）增减药物、停药及换药原则：①增药可适当的快，减药一定要慢，必须逐一增减，以利于确切评估疗效、毒性反应及副作用；②抗癫痫药控制发作后必须坚持长期服用，除非出现严重的不良反应，不宜随意减量或停药，以免诱发癫痫持续状态；③换药，如果一种一线药物已达到最大可耐受剂量仍然不能控制发作，可加用另一种一线或二线药物，至发作控制或达到最大可耐受剂量后，逐渐减掉原有的药物，转换为单药，换药期间应有 5 ~ 7 d 的过渡期；④停药应遵循缓慢和逐渐减量的原则，一般说来，全面强直 - 阵挛性发作、强直性发作、阵挛性发作完全控制 4 ~ 5 年后，失神发作停止半年后可考虑停药，但停药前应有缓慢减量的过程，一般不少于 1 ~ 1.5 年无发作者方可停药。有自动症者可能需要长期服药。

2．传统抗癫痫药　传统抗癫痫药均经肝代谢，多数血浆蛋白结合率高，药物相互作用复杂，肝病或全身疾病应注意调整剂量。

3．新型抗癫痫药　血浆蛋白结合率低，药物间相互作用少，相当一部分经肾排泄，肾功能损害时应调整剂量。加巴喷丁、拉莫三嗪、托吡酯、奥卡西平等药物具有口服吸收快、安全、生物利用度较高、半衰期较长而无酶诱导等优点，对顽固性癫痫及部分癫痫手术治疗后的发作控制有良好疗效。

（二）手术治疗

患者经长时间正规单药治疗，或先后用两种抗癫痫药达到最大耐受剂量，以及经过一次正规的联合治疗仍不见效，可考虑手术治疗。

（三）癫痫持续状态的治疗

1．目的　保持稳定的生命体征和进行心脏及肺功能支持；终止呈持续状态的癫痫发作，减少癫痫发作对脑部神经元的损害；寻找并尽可能根除病因及诱因；处理并发症。

2．一般处理　①保持呼吸道通畅，吸氧，必要时行气管切开；②进行心电、血压、呼吸、脑电监护，定时进行血气分析、血生化全项检查；③查找诱发癫痫状态的原因并治疗；④有牙关紧闭者，应放置牙垫，防止舌咬伤；⑤建立静脉通道；⑥积极防治并发症，脑水肿可用 20% 甘露醇快速静脉滴注；控制感染或预防性应用抗生素，对高热者，可给予物理降温；纠正代谢紊乱及酸中毒；⑦营养支持。

3．控制抽搐发作　从速控制是治疗的关键。①首选地西泮 10 ~ 20 mg，静脉注射，每分钟不超过 2 mg。如有效，再将 60 ~ 100 mg 地西泮溶于 5% 葡萄糖生理盐水中，于 12 h 内缓慢静脉滴注。儿童首次剂量为 0.25 ~ 0.5 mg/kg，一般不超过 10 mg。②地西泮加苯妥英钠，首先用地西泮 10 ~ 20 mg，静脉注射取得疗效后，再用苯妥英钠 0.3 ~ 0.6 g 加入生理盐水 500 ml 中静脉滴注，速度不超过 50 mg/min。③ 10% 水合氯醛 20 ~ 30 ml 加等量植物油保留灌肠，每 8 ~ 12 h 1 次，适合肝功能不全或不宜使用苯巴比妥类药物者。

4．维持治疗　经上述处理发作控制后，应立即使用长效抗癫痫药，苯巴比妥 0.1 ~ 0.2 g，肌内注射，每日 2 次，维持疗效。同时鼻饲抗癫痫药，达到稳态浓度后可逐渐停用苯巴比妥。

> 考点提示：癫痫的治疗。

【健康教育】

总体来说，癫痫为可治性疾病，大多数患者预后较好。预后取决于能否根除病因、发作频率的控制和药物的情况。提倡进行婚前咨询和检查，原发性癫痫症状控制后可结婚，但不宜生育。加强围生期保健，防止各种可能导致癫痫的致病因素。积极防治导致癫痫的原发性疾病。

思考题

1．单纯部分发作和复杂部分发作如何鉴别？

2．什么是癫痫持续状态？

（刘宛丽）

第五十三章

周围神经疾病

第五十三章数字资源

学习目标

通过本章内容的学习，学生应能：

识记：

1. 说出三叉神经痛、特发性面神经麻痹的定义。
2. 列举急性炎症性脱髓鞘性多发性神经病的临床特点。

理解：

1. 分析周围性面瘫和中枢性面瘫的区别。
2. 解释蛋白－细胞分离现象。

应用：

1. 根据患者的病史、临床表现和各项辅助检查做出初步诊断及鉴别诊断。
2. 根据病情拟定治疗计划，正确评估预后。
3. 对患者进行健康教育。

案例导入

某患者，女性，27岁。频繁发作右下颌区剧烈疼痛3个月，呈闪电样、刀割样痛。洗脸、刷牙、讲话均可诱发疼痛，每次持续1 min左右，间歇期无异常。听力正常，面部无麻刺感，张口无困难。体格检查：颞颌关节无明显压痛，未见龋齿、牙龈肿痛。神经系统检查未见明显阳性体征。

问题与思考：

1. 初步诊断和诊断依据是什么？应与哪些疾病相鉴别？
2. 为明确诊断，需要进一步做哪些检查？
3. 治疗原则是什么？

第一节　三叉神经痛

三叉神经痛（trigeminal neuralgia）是原发性三叉神经痛的简称，表现为三叉神经分布区内短暂而反复发作性的剧痛。

【病因】

本病病因尚未明确，周围学说认为病变位于半月神经节到脑桥间的部分，是由于多种原因压迫所致；中枢学说认为三叉神经痛是一种感觉性癫痫样发作，异常放电部位可能在三叉神经脊束核或脑干。

【发病机制】

发病机制迄今仍在探讨之中。较多学者认为是各种原因引起三叉神经局部脱髓鞘产生异位冲动，相邻轴索纤维伪突触形成或产生短路，轻微痛觉刺激通过短路传入中枢，中枢传出冲动亦通过短路传入，如此叠加造成三叉神经痛发作。

【病理】

三叉神经感觉根切断处活检可见神经节细胞消失、炎症细胞浸润，神经鞘膜不规则增厚、髓鞘瓦解，轴索节段性蜕变、裸露、扭曲、变形等。电镜下尚可见郎飞结附近轴索内集结大量线粒体，后者可能与神经组织受机械性压迫有关。

【临床表现】

（一）年龄与性别

成人及老年人多见，40 岁以上患者占 70% ～ 80%，女性多于男性。

（二）疼痛部位

疼痛常局限于三叉神经 2 支或 3 支分布区，以上颌支、下颌支多见，发作时的表现以面颊、上颌、下颌及舌部最明显。

（三）疼痛性质

疼痛性质常呈剧烈电击样、针刺样、刀割样或撕裂样。严重病例可因疼痛出现痛性抽搐，即面肌反射性抽搐，口角牵向患侧。

（四）发作特点

突发突止，持续数秒或 1 ～ 2 min，两次发作间期完全不痛。病程呈周期性，缓解期如常人。随着病程迁延，发作次数逐渐增多，发作时间延长，间歇期缩短，发作可为数日、数周或数月不等，甚至为持续性发作，很少自愈。

（五）扳机点

口角、鼻翼、颊部或舌部为敏感区，轻触即可诱发疼痛，称为扳机点或触发点，患者常因恐惧疼痛不敢洗脸、大声说话，甚至不敢进食，发作频繁者可影响进食和休息。患者主要因不敢洗脸、刷牙、进食等，面部及口腔卫生情况差、面色憔悴、情绪低落。麻醉扳机点常可使疼痛暂时缓解。

（六）神经系统检查

一般无阳性体征。

【辅助检查】

（一）神经电生理检查

通过电刺激三叉神经分支并观察眼轮匝肌及咀嚼肌的表面电活动，判断三叉神经的传入及脑干三叉神经中枢路径的功能，主要用于排除继发性三叉神经痛。V1 反射为电刺激三叉神经眼支出现瞬目反射；V2 反射、V3 反射分别为刺激三叉神经上颌支和下颌支出现咬肌抑制反射。

（二）影像学检查

头颅 MRI 检查可排除器质性病变所致继发性三叉神经痛，如颅底肿瘤、多发性硬化、脑血管畸形等。

【诊断与鉴别诊断】

（一）诊断

根据疼痛发作部位、性质、面部扳机点及神经系统无阳性体征，典型的原发性三叉神经痛不难确诊。

（二）鉴别诊断

1．继发性三叉神经痛伴三叉神经麻痹　疼痛为持续性。患侧面部感觉减退、角膜反射迟钝，下颌向患侧倾斜等，常合并其他脑神经损害症状，常见于多发性硬化、延髓空洞症、原发性或转移性颅底肿瘤等。

2．牙痛　通常为持续性钝痛，局限于牙龈部，可因进食冷、热食物加剧。X线检查可发现龋齿、肿瘤等，有助鉴别。

3．舌咽神经痛　较少见，常见于年轻妇女，是局限于扁桃体、舌根、咽及耳道深部的舌咽神经分布区的发作性疼痛，疼痛性质和发作持续时间与三叉神经痛相似。吞咽、讲话、打呵欠、咳嗽常可诱发疼痛。在咽喉、舌根、扁桃体窝等触发点用4%可卡因或1%丁卡因喷涂可阻止发作。

4．蝶腭神经痛　相对少见，无扳机点，可呈刀割样、电击样、烧灼样疼痛，分布于鼻根后方、上颌部、上腭及牙龈部，可向额、颞、枕和耳部放射，可有鼻塞、流泪，每日可发作数次，每次发作可持续数分钟至数小时。

➢ 考点提示：三叉神经痛的诊断与鉴别诊断。

【治疗】

首选药物治疗，无效或失效时选用其他疗法。

（一）药物治疗

1．卡马西平　卡马西平是首选治疗药物，有效率可达70%～80%。首次剂量0.1 g，每日2次，每日增加0.1 g，至疼痛控制为止，最大剂量不超过1.0 g/d。以有效剂量维持治疗2～3周后，逐渐减量至最小有效利量，再服用数月。孕妇忌用。不良反应可见头晕、嗜睡、口干、恶心、消化不良等，停药后多可消失。出现皮疹、共济失调、再生障碍性贫血、昏迷、肝功能受损、心绞痛、精神症状时需立即停药。

2．苯妥英钠　初始剂量0.1 g，口服，每日3次。如无效，可加大剂量，最大剂量不超过每日0.4 g。如产生头晕、步态不稳、眼球震颤等中毒症状，应减量至中毒反应消失为止。如仍有效，即以此为维持量。疼痛消失后逐渐减量。

3．新型药物　治疗神经病理性疼痛的新型药物（加巴喷丁、普瑞巴林等）具有疗效肯定、不良反应少等优势，可结合患者病情、经济情况及个人意愿选用。

4．辅助药物　维生素B_1、维生素B_{12}，疗程4～8周。

（二）封闭治疗

将无水乙醇或甘油等注射到三叉神经分支或半月神经节内，可达止痛效果。封闭治疗适用于服药无效或有明显副作用、拒绝手术治疗或不适于手术治疗者，疗效可持续6～12个月。不良反应为注射区面部感觉缺失。

（三）经皮半月神经节射频电凝疗法

本疗法适用于年老体衰、有系统性疾病、不能耐受手术者。不良反应有面部感觉异常、角膜炎、咀嚼肌无力、复视、带状疱疹等。疗效达90%以上，复发率为21%～28%，重复应用仍有效。

（四）手术治疗

1．三叉神经感觉根部分切断术　止痛效果确切。

2．三叉神经显微血管减压术　止痛同时不产生感觉及运动障碍，是目前广泛应用的最安全、有效的手术方法，但可出现听力减退，气栓，滑车神经、展神经、面神经暂时性麻痹等并发症。

3．γ- 刀和 X- 刀　有一定疗效。

【健康教育】

本病预后较好，药物控制不佳时可考虑行封闭、经皮半月神经节射频电凝、三叉神经显微血管减压术等手术治疗，绝大部分患者症状可有效控制。

思考题

1．什么是三叉神经痛？

2．什么是三叉神经痛的扳机点？

（刘宛丽）

第二节　特发性面神经麻痹

特发性面神经麻痹（idiopathic facial palsy）又称面神经炎（facial neuritis）或贝尔麻痹（Bell's palsy），是茎乳孔内面神经非特异性炎症所致的周围性面瘫。

【病因】

目前病因未明。一般认为本病与嗜神经病毒感染有关，常在受凉或上呼吸道感染后发病。

【发病机制】

疱疹病毒等病毒感染和自主功能障碍导致面神经内的营养血管痉挛，进而使面神经（图 9-53-1）在狭窄的骨质管内缺血、水肿、受压导致发病。

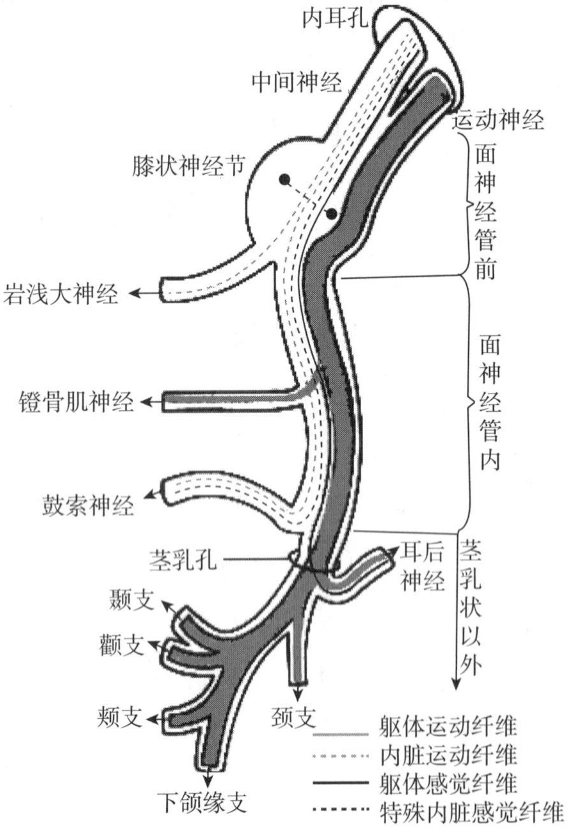

图 9-53-1　面神经各节段

【病理】

早期病理改变为神经水肿和脱髓鞘，严重者可出现轴索变性。后期可见神经鞘膜纤维化。

【临床表现】

（一）起病情况

本病急性起病，发病前常有受凉史。多在起病前 1 ~ 2 d 清晨洗漱或与他人交谈时发现患侧耳后持续性疼痛和乳突部压痛，面神经麻痹在数小时至数日达高峰。任何年龄均可发病，多见于 20 ~ 40 岁，男性多于女性。

（二）典型症状和体征

患侧面部表情肌瘫痪，额纹消失，不能皱额蹙眉，眼裂增大，下睑松弛而溢泪，上睑无法闭合或闭合不全。患侧眼球闭眼时向外上方转动，露出白色巩膜，称为“贝尔现象”，是本病的重要特征。鼻唇沟变浅、口角下垂，示齿时口角歪向健侧，鼓腮、吹口哨时患侧漏气；食物易留滞于患侧的齿颊之间。面瘫多累及单侧。若为双侧面瘫，则考虑急性炎症性脱髓鞘性多发性神经病。

（三）其他症状

1．面神经管内鼓索神经受损　同侧舌前 2/3 味觉丧失及泪腺、唾液腺分泌障碍。

2．镫骨肌神经受损　同侧舌前 2/3 味觉丧失及泪腺、唾液腺分泌障碍，伴听觉过敏。

3．膝状神经节受累　除上述镫骨肌神经受损症状外，还可有患侧耳后剧痛，外耳道和鼓膜带状疱疹，称拉姆齐·亨特（Ramsay-Hunt）综合征。

【辅助检查】

血常规、脑脊液检查均无明显异常。电生理检查可出现不同程度的变性反应和失神经电位。怀疑颅内器质性病变时，应行头部 MRI 或 CT 检查。

【诊断与鉴别诊断】

（一）诊断

根据急性起病、一侧周围性面瘫，无其他神经系统阳性体征，排除颅内器质性病变，本病可确诊。

（二）鉴别诊断

1．急性炎症性脱髓鞘性多发性神经病　周围性面瘫多为双侧，并常伴有四肢对称性弛缓性瘫痪及脑脊液蛋白 - 细胞分离现象。

2．耳源性面神经麻痹　中耳炎、腮腺炎、乳突炎或肿瘤所致的周围性面瘫，有原发病史及特殊表现。

3．后颅窝肿瘤或脑膜炎　周围性面瘫起病缓慢，常伴有其他脑神经受损症状及各种原发病的特殊表现。

➢ 考点提示：特发性面神经麻痹的诊断与鉴别诊断。

【治疗】

本病治疗原则为改善局部血液循环，减轻面神经水肿，缓解神经受压，促进神经功能恢复。

（一）药物治疗

1．皮质类固醇　急性期尽早使用。泼尼松 30 ～ 60 mg/d，一次顿服或分 2 次口服，连用 5 d，之后于 7 d 内逐渐停用。

2．B 族维生素　维生素 B_1 100 mg、维生素 B_{12} 500 μg，肌内注射，促进神经髓鞘恢复。

3．阿昔洛韦　亨特（Hunt）综合征患者可试用，0.2 ～ 0.4 g，每日 3 ～ 5 次，连服 7 ～ 10 d。

（二）物理治疗

急性期可在茎乳孔附近行超短波透热治疗、热敷或红外线照射。

（三）护眼

由于长期不能闭眼、眨眼，角膜干燥，可戴眼罩防护，或用左氧氟沙星滴眼液等预防感染，保护角膜。

（四）康复治疗

恢复期可采用碘离子透入、针灸、按摩等疗法治疗。

（五）手术治疗

对于长期不恢复者，可根据患者要求行神经吻合术。

➢ 考点提示：特发性面神经麻痹的治疗。

【健康教育】

年轻患者预后相对较好。1 周内味觉恢复，提示预后良好。不完全性面瘫患者 1 ～ 2 个月内恢复或痊愈。完全性面瘫者一般需 2 ～ 8 个月甚至 1 年时间恢复，且常有后遗症。冬季外出时，宜戴口罩、帽子，注意避免面部及耳根部受凉，清晨起床后不宜立即开窗。

思考题

1. 什么是特发性面神经麻痹?
2. 什么是“贝尔现象”?

（刘宛丽）

第三节 急性炎症性脱髓鞘性多发性神经病

急性炎症性脱髓鞘性多发性神经病（acute inflammatory demyelinating polyneuropathy，AIDP）是吉兰 - 巴雷综合征（Guillain-Barré syndrome，GBS）中最常见的一种类型，是一种免疫介导的周围神经病，主要损害多数脊神经根和周围神经，也常累及脑神经。临床特点为急性起病，症状多在 2 周左右达到高峰，常有脑脊液蛋白 - 细胞分离现象，多呈单时相自限性病程，血浆置换和免疫球蛋白静脉注射治疗有效。

知识链接

吉兰 - 巴雷综合征的临床分型

1. 急性炎症性脱髓鞘性多发性神经病（AIDP）
2. 急性运动轴索型神经病（AMAN）
3. 急性运动感觉轴索型神经病（AMSAN）
4. 米 - 费（Miller-Fisher）综合征（MFS）
5. 急性自主神经病
6. 急性感觉神经病

【病因与发病机制】

本病的病因及发病机制尚未明确。临床及流行病学资料显示部分患者发病可能与感染有关。本病是由细胞免疫和体液免疫共同介导的自身免疫病，这一观点已得到公认。

【临床表现】

（一）病史

任何年龄、任何季节均可发病，常急性起病，多数患者在发病前 1 ～ 3 周有呼吸道或胃肠道感染史或疫苗接种史。病情多在 2 周左右达到高峰，多为单相病程。

（二）运动障碍

首发症状为肢体对称性弛缓性肌无力（即四肢对称性弛缓性瘫痪），自远端向近端发展，或自近端向远端加重。常由双下肢开始，逐渐累及躯干、脑神经。严重病例可累及肋间肌和膈肌，致呼吸肌麻痹。四肢腱反射常减弱，病理反射阴性。

（三）感觉障碍

感觉障碍无或者轻。有感觉障碍者多为手套 - 袜套样感觉减退。部分患者可有肢体感觉异常，如烧灼感、麻木、刺痛和不适感等，可先于或与运动症状同时出现。少数患者有腓肠肌压痛，偶可出现凯尔尼格征和 Lasegue 征等神经根刺激症状。

（四）脑神经损害

部分患者以脑神经损害为首发症状就诊。最常见双侧面神经麻痹，其次为舌咽、迷走神经损害，较少见动眼神经、展神经、舌下神经、三叉神经损害。

（五）自主神经功能障碍

部分患者有自主神经功能障碍，表现为皮肤潮红、出汗增多、心动过速、心律失常、直立性低血压、手足肿胀、营养障碍、排尿及排便障碍等。

【辅助检查】

（一）脑脊液检查

脑脊液检查的特征性改变是脑脊液出现蛋白 - 细胞分离现象，即蛋白含量增高而白细胞计数正常。蛋白质升高常在起病后的第 2 ～ 4 周出现，但较少超过 1.0 g/L，白细胞计数一般＜ 10×10^6/L。

（二）神经电生理检查

远端运动神经传导潜伏期延长、传导速度减慢，F 波可见传导速度减慢或出现率下降，提示周围神经存在脱髓鞘性病变。在非嵌压部位出现传导阻滞或异常波形离散对诊断脱髓鞘病变更有价值。

【诊断与鉴别诊断】

（一）诊断

1．本病常有前驱感染史，急性或亚急性起病，进行性加重，多在 2 周左右达到高峰。

2．迅速进展的肢体和脑神经支配肌肉无力，重症者可有呼吸肌无力，四肢腱反射减弱或消失，可伴轻度感觉异常和自主神经功能障碍。

3．脑脊液呈蛋白 - 细胞分离现象。

4．神经电生理检查提示远端运动神经传导潜伏期延长、传导速度减慢、F 波异常、传导阻滞、异常波形离散等。

5．病程有自限性。

（二）鉴别诊断

1．急性脊髓灰质炎　急性脊髓灰质炎多见于儿童，急性起病，起病时多有发热，肢体瘫痪常局限于一侧，多为节段性，不对称，无感觉障碍，脑脊液蛋白含量及细胞数量均增多。

2．急性脊髓炎　急性脊髓炎发病前 1 ～ 2 周有发热病史，起病急，1 ～ 2 d 出现截瘫，受损平面以下运动障碍伴传导束性感觉障碍，早期出现排尿及排便障碍，脑神经不受累，脑脊液正常或轻微改变。

3．低钾性周期性麻痹　低钾性周期性麻痹可有反复发作史，迅速出现四肢弛缓性瘫痪，无感觉障碍，呼吸肌、脑神经一般不受累，脑脊液检查正常，血清钾降低，心电图改变。补钾治疗有效。

4．重症肌无力　重症肌无力为慢性起病，可有家族史，受累骨骼肌病态疲劳、症状波动、晨轻暮重，无感觉障碍，脑脊液正常。新斯的明试验阳性。

➢ 考点提示：急性炎症性脱髓鞘性多发性神经病的诊断与鉴别诊断。

【治疗】

（一）一般治疗

1．呼吸肌麻痹的治疗　保持呼吸道通畅是提高治愈率的关键。应将患者置于监护室，密切观察呼吸情况，定时进行血气分析。当肺活量降低至正常的25% ～ 30%，血氧饱和度、血氧分压明显降低时，应及时行气管插管或气管切开，机械辅助通气。加强气道护理，定时翻身、拍背、及时抽吸呼吸道分泌物，保持呼吸道通畅，预防感染。

2．控制感染　选择适宜的抗生素。有胃肠道空肠弯曲菌感染者，可用大环内酯类抗生素治疗。

3．营养支持　延髓支配肌肉麻痹者有吞咽困难和饮水呛咳，需给予鼻饲营养，以保证每日足够的热量和维生素，防止电解质代谢紊乱。合并有消化道出血或胃肠麻痹者，则给予静脉营养支持。

4．对症治疗　对尿潴留者，可加压按摩下腹部，无效时导尿；对便秘者，可给予轻泻药和润肠药；使用抗生素预防和控制坠积性肺炎、尿路感染等；有明显自主神经功能障碍者，应给予心电监护，及时处理伴随出现的低血压、心力衰竭等。

（二）免疫治疗

血浆置换和免疫球蛋白静脉注射为急性炎症性脱髓鞘性多发性神经病的一线治疗方法，但联合治疗并不增加疗效，免疫球蛋白静脉注射后使用血浆置换会导致输入的球蛋白被清除，故推荐单一使用。

1．血浆置换（PE）　血浆置换可直接去除血浆中致病抗体和其他炎症因子，推荐有条件者尽早应用，发病后7 d内使用疗效最佳。每次交换量为30 ～ 50 ml/kg，依据病情轻重在1 ～ 2周内进行3 ～ 5次。禁忌证包括严重感染、心律失常、心功能不全和凝血功能障碍等。

2．免疫球蛋白静脉注射（IVIG）　免疫球蛋白可与大量抗体竞争性阻止抗原与淋巴细胞表面抗原受体结合，达到治疗目的，在发病后2周内使用最佳。成人剂量每日0.4 g/kg，连用5 d。

3．糖皮质激素　目前国内外指南均不推荐使用糖皮质激素。但对于无条件进行上述治疗者可试用。

（三）神经营养治疗

应用B族维生素治疗，包括维生素B_1、维生素B_{12}、维生素B_6等。

（四）康复治疗

患者病情稳定后，应尽早进行正规的神经功能康复锻炼，包括被动和主动运动、物理治疗、针灸及按摩等，以预防失用性萎缩和关节挛缩。

➢ 考点提示：急性炎症性脱髓鞘性多发性神经病的治疗。

【健康教育】

本病具有自限性，预后较好。瘫痪多在3周内开始恢复，2个月至1年内基本恢复正常。部分病例有不同程度的后遗症。病死率约为5%，主要死因为呼吸肌麻痹、肺部感染及心力衰竭等。

思考题

1．急性炎症性脱髓鞘性多发性神经病的主要临床特点有哪些？

2．急性炎症性脱髓鞘性多发性神经病应该与哪些疾病相鉴别？

（刘宛丽）

第五十四章

急性脊髓炎

第五十四章数字资源

学习目标

通过本章内容的学习，学生应能：

识记：

说出急性脊髓炎的定义。

理解：

概括急性脊髓炎的主要临床特点。

应用：

1. 根据患者的病史、临床表现和各项辅助检查做出初步诊断。
2. 根据病情拟定治疗计划，正确评估预后。
3. 对患者进行健康教育。

案例导入

某患者，男性，28 岁，2 周前患上呼吸道感染，经治疗痊愈。2 d 前患者突然出现双下肢瘫痪，排尿及排便障碍。体格检查：神志清楚，胸 4 平面以下深、浅感觉丧失，双下肢肌张力减退，腱反射消失，病理征未引出，膀胱充盈。双上肢无异常。脑脊液检查外观无色透明，压力 100 mmH_2O，细胞数 8×10^6/L，蛋白质 0.8 g/L，氯化物 125 mmol/L。

问题与思考：

1. 初步诊断和诊断依据是什么？应与哪些疾病相鉴别？
2. 为明确诊断，需要进一步做哪些检查？
3. 治疗原则是什么？

急性脊髓炎（acute myelitis）是指各种感染后引起自身免疫反应所致的急性横贯性脊髓炎性病变，又称急性横贯性脊髓炎，是临床上最常见的一种脊髓炎。临床特征为病损平面以下肢体瘫痪、传导束性感觉障碍、排尿及排便障碍。

【病因及发病机制】

病因尚不明确，包括不同的临床综合征，如感染后脊髓炎、疫苗接种后脊髓炎、脱髓鞘性脊髓炎和副肿瘤性脊髓炎等。推测本病可能与病毒感染后自身免疫反应有关，并非直接感染所致，故亦称为非感染性炎症性脊髓炎。

【病理】

脊髓的任何节段均可被累及，但以胸 3 ～ 5 最常见，其次为颈髓和腰髓。肉眼可见受累节段的脊髓肿胀、质地变软，软脊膜充血或有炎性渗出物。切面可见病变脊髓软化、边缘不清、灰质与白质界限不清。镜下可见软脊膜和脊髓内血管扩张、充血，血管周围有炎症细胞浸润，以淋巴细胞和浆细胞为主。灰质内神经细胞肿胀、溶解；白质中髓鞘脱失、轴突变性等。脊髓严重损害时可软化形成空腔。

【临床表现】

（一）一般情况

本病好发于青壮年。劳累、外伤及受凉等均为发病诱因。发病前 1 ～ 2 周患者常有上呼吸道、消化道感染史，或有预防接种史。急性起病，起病时有低热，病变部位神经根痛、肢体麻木和病变节段束带感，亦有无任何其他症状而突然发生瘫痪者。大多数患者在数小时至数日内出现受累平面以下运动障碍、感觉缺失、膀胱及直肠括约肌功能障碍。

（二）典型表现

1．运动障碍 急性起病，进展迅速。起病初期为脊髓休克期，表现为受累平面以下肢体瘫痪、肌张力降低、腱反射消失、病理反射阴性。休克期一般持续 2 ～ 4 周则进入恢复期，表现为肌张力、腱反射逐渐增高，出现病理反射，肢体肌力从下肢远端开始逐渐向上恢复。脊髓严重损伤时常导致屈肌张力增高。下肢任何部位的刺激或膀胱充盈均可引起下肢屈曲反射和痉挛，伴有出汗、竖毛、尿及便自动排出等症状，称为总体反射，常提示预后不良。

2．感觉障碍 感觉障碍常是急性脊髓炎的首发症状。表现为病变节段以下所有感觉丧失，在感觉缺失平面上有一感觉过敏区，或出现束带样感觉异常。随病情好转，感觉平面逐渐下降，但较运动功能的恢复慢且差。轻症患者感觉障碍平面可不明显。

3．自主神经功能障碍 脊髓休克期表现为无张力性膀胱和尿潴留，此时膀胱容量可达 1000 ml 而无充盈感，当膀胱充盈过度时，出现充盈性尿失禁。随着脊髓功能恢复，排尿能力逐渐恢复，尿液充盈到 300 ～ 400 ml 时即自行排尿，称为反射性神经源性膀胱，出现充溢性尿失禁。如病变继续好转，可逐步恢复随意排尿能力。还可见自主神经反射异常，即病变平面以上可有发作性出汗过度、皮肤潮红、反射性心动过缓等。另外，病变平面以下还可出现少汗或无汗，皮肤脱屑、水肿，指（趾）甲松脆和角化过度等。脊髓休克期尚有便秘。

4．上升性脊髓炎的表现 起病急骤，病变部位在数小时或 1 ～ 2 d 内迅速上升，瘫痪由下肢迅速波及上肢或延髓支配肌群，出现吞咽困难、构音不清、呼吸肌麻痹、高热甚至死亡。

【辅助检查】

（一）脑脊液检查

脑脊液压力正常，外观无色透明，蛋白含量和细胞数正常或轻度增加，以淋巴细胞为主，糖和氯化物正常。

（二）外周血检查

急性期外周血白细胞计数正常或稍多。

（三）电生理检查检查

视觉诱发电位（VEP）正常，下肢体感诱发电位（SEP）波幅明显减低，运动诱发电位（MEP）异常，肌电图可正常或呈失神经改变。其中 VEP 可作为与视神经脊髓炎及多发性硬化的鉴别依据，MEP 可作为判断疗效和预后的指标。

（四）影像学检查

脊柱 X 线检查常无明显异常改变。若脊髓严重肿胀，MRI 显示病变部位脊髓增粗，病变节段髓内多发片状或较弥散的 T2 高信号，强度不均匀，可有融合。

【诊断与鉴别诊断】

（一）诊断要点

1．急性起病。

2．发病前多有感染史或疫苗接种史。

3．迅速出现的脊髓横贯性损害。

4．脑脊液检查蛋白质、细胞数轻度增高。

5．电生理学及 MRI 检查可作为参考。

（二）鉴别诊断

1．急性硬膜外脓肿　病前常有身体其他部位化脓性疾病感染灶及感染病史，病灶相应的脊柱有压痛，椎管有梗阻现象，外周血及脑脊液白细胞计数增多，脑脊液蛋白质含量明显增高，MRI 检查可协助诊断。

2．急性脊髓压迫　脊柱结核或转移癌，造成椎体破坏，压迫脊髓，出现脊髓横贯性损害。脊柱影像学检查可见椎体破坏、椎间隙变窄或椎体寒性脓肿等改变。转移癌还需做全身骨扫描。

3．急性炎症性脱髓鞘性多发性神经病　肢体呈弛缓性瘫痪，末梢型感觉障碍，可伴有脑神经损害，以面神经、舌咽神经、迷走神经受损多见。脑脊液有蛋白质增高，细胞数正常。

➢ 考点提示：急性脊髓炎的诊断与鉴别诊断。

【治疗】

应早期诊断、早期治疗、精心护理，努力减轻脊髓损害，防治并发症，促进功能恢复。早期康复训练对预后也十分重要。

（一）一般治疗

休息，予以高营养、易消化、多纤维的食物，必要时予以静脉营养支持。保持呼吸道通畅，防止压疮，加强排尿及排便护理。

（二）药物治疗

1．糖皮质激素　急性期采用大剂量甲泼尼龙短程冲击疗法，500 ~ 1000 mg 静脉滴注，每日 1 次，连用 3 ~ 5 d，可控制病情进展，也可用地塞米松 10 ~ 20 mg 静脉滴注，每日 1 次，7 ~ 14 d 为一个疗程。使用上述药物后改用泼尼松口服，按每公斤体重 1 mg 或成人每日剂量 60 mg，维持 4 ~ 6 周，逐渐减量，至停药。

2．大剂量免疫球蛋白　成人每次用量一般 20 g 左右，静脉滴注，每日 1 次，连用 3 ~ 5 d 为一个疗程。

3．B 族维生素　维生素 B_1 100 mg、维生素 B_{12} 500 ~ 1000 μg，肌内注射或静脉给药，每日 1 ~ 2 次，促进神经功能恢复。

4．抗生素　根据病原学检查和药敏试验结果选用抗生素，及时治疗呼吸道和泌尿系统感染。

5．其他　在急性期可选用血管扩张药，如烟酸、尼莫地平。双下肢痉挛者可服用巴氯芬。

（三）康复治疗

康复治疗主要用于恢复期治疗。早期应保持瘫痪肢体功能位，及早进行被动、主动锻炼，配合针灸、按摩、理疗等。

➢ 考点提示：急性脊髓炎的治疗。

知识链接

血浆置换疗法

对于激素治疗收效甚微且病情急进性进展的患者，可应用血浆置换疗法。该法可以将患者血液中自身抗体和免疫复合物等有害物质分离出来，再选用正常人的血浆、白蛋白等替换、补充，减轻免疫反应，防止损害进一步加重，改善肌力，促进神经及肌肉功能恢复，但所需设备比较昂贵，费用多，难以普遍使用。相对经济的方法有新鲜血浆输注疗法，静脉输入健康人新鲜血浆 200 ~ 300 ml，每周 2 ~ 3 次，可提高患者免疫力，也可缓解患者病情，减轻肌肉萎缩，但疗效较血浆置换差。

【健康教育】

增强体质，预防上呼吸道感染或其他感染对防治本病意义重大。本病预后取决于脊髓急性损害程度及并发症情况。一旦发病，应尽早就诊和治疗，鼓励患者积极配合治疗。如脊髓损伤局限，无压疮、呼吸系统及泌尿系统感染等严重并发症，治疗及时、有效，多数 3 ~ 6 个月可治愈，可生活自理。

思考题

1．什么是急性脊髓炎？
2．急性脊髓炎的主要临床特点有哪些？

（刘宛丽）

第十篇

精神疾病

第五十五章

精神疾病概论

第五十五章数字资源

思政之光

学习目标

通过本章内容的学习，学生应能：

识记：

1. 说出精神病学、精神障碍的概念。
2. 列举精神疾病的常见症状。

理解：

分析精神疾病的常见病因。

应用：

1. 运用精神疾病的诊断和治疗方法对患者进行诊治。
2. 尊重、爱护精神病患者，积极参加社区精神卫生服务工作。

【概述】

精神病学（psychiatry）是临床医学的一个分支学科，是研究精神疾病病因、发病机制、临床表现、疾病发展规律以及治疗和预防的一门学科。由于精神疾病本身的特点和复杂性，作为二级学科的精神病学又划分出多个亚专科，如社会精神病学、司法精神病学、精神病理学、生物精神病学、成瘾精神病学等。另外，根据服务对象年龄不同，划分为儿童精神病学、老年精神病学等。

精神障碍（mental disorder）是一类具有诊断意义的精神方面的问题，表现为感知、认知、情绪、行为方面的改变，可伴有痛苦体验和/或功能损害。

生物-心理-社会医学模式服务的对象是完整的人，是生活在社会环境中具有复杂心理活动的人。当代精神病学不仅研究精神疾病的发生及发展规律，而且探讨如何保障和促进人群心理健康，以减少和预防各种心理或行为问题的发生。

➢ 考点提示：精神病学、精神障碍的概念。

【精神障碍的常见病因】

精神障碍的病因复杂，对于大多数所谓功能性精神障碍，目前还没有找到确切病因与发病机制，也没有找到敏感、特异的体征和实验室异常指标（生物学指标）。但是，精神障碍与其他躯体疾病一样，均是生物、心理、社会（文化）因素相互作用的结果。生物因素（内在因素）和心理、社会因素（外在因素）在精神障碍的发生和发展过程中均起着重要作用。

（一）生物因素

精神障碍的主要致病因素大致可以分为遗传、神经发育、感染、躯体疾病、创伤、营养不良、毒物等。这些致病因素可能相互作用，并在不同个体起不同作用，这里仅列举遗传因素、神经发育异常、感染与精神障碍的关系。

1．遗传因素　对精神障碍的家系、双生子、寄养子研究证实，精神障碍具有遗传性，是基因将疾病的易感性一代传给一代。

2．神经发育异常　神经发育学说认为，神经发育障碍患者的大脑从一开始就未能有正常的发育。遗传因素以及早期环境因素的相互作用影响了特定脑区（或环路）的发育，导致神经发育异常，而不同脑区发育异常则分化为各种不同的精神疾病，表现出不同的临床特征。

3．感染　感染因素能影响中枢神经系统，产生精神障碍。例如通过性传播的梅毒螺旋体首先引起生殖系统症状，在多年的潜伏后，梅毒螺旋体进入脑内，导致神经梅毒。神经梅毒主要表现为神经系统退行性变，表现为痴呆、精神病性症状及麻痹。引起精神障碍的感染还包括人类免疫缺陷病毒感染、弓形虫感染、单纯疱疹病毒感染、麻疹病毒感染等。

（二）心理和社会因素

应激性生活事件、情绪状态、人格特征、性别、养育方式、社会阶层、家庭经济状况、种族、文化背景及人际关系等构成影响疾病的心理和社会因素。

心理和社会因素既可以作为原因因素在精神障碍的发病中起重要作用，如急性应激性精神障碍、创伤后应激障碍、适应障碍等；也可以作为相关因素影响精神障碍的发生、发展，如焦虑障碍、抑郁障碍等。

【精神障碍的症状学】

精神症状（psychiatric symptom）是指异常的精神活动通过人的外显行为（言谈、表情、动作、行为等）表现出来。精神症状是人脑功能紊乱的表现，是精神障碍临床征象的基本组成部分，也是精神障碍临床诊断的主要依据。人类的正常精神活动可以按心理学概念分为认知过程、情感过程和意志过程。下面按精神活动的各个心理过程分别叙述临床上常见的精神症状。

（一）感知觉障碍

感知觉包括感觉和知觉两个心理过程。感觉是大脑对客观刺激作用于感觉器官所产生对事物个别属性的反映，如形状、颜色、大小、重量和气味等。知觉是在感觉基础上大脑对事物各种不同属性进行整合，并结合以往经验形成的整体印象。如根据盲人摸象的描述，在大脑中产生大象的印象就是一种知觉。正常情况下，人们的感觉和知觉与外界客观事物是一致的。

1．感觉障碍

（1）感觉减退：是对刺激的感受性降低，感觉阈值升高，表现为对外界强烈刺激产生轻微的感觉体验或完全不能感知（感觉缺失），多见于抑郁发作、木僵状态、意识障碍等。

（2）感觉过敏：是对感觉的感受性增高，感觉阈值降低，表现为对外界一般强度的刺激产生强烈的感觉体验，如对轻微的皮肤触摸感到疼痛难忍等，多见于分离障碍、身体忧虑障碍等。

（3）内感性不适（体感异常）：是躯体内部产生的不舒适和难以忍受的异样感觉，如牵拉、挤压、蚁爬感等，多见于躯体忧虑障碍、精神分裂症和抑郁发作等。

2．知觉障碍

（1）错觉：是对客观事物歪曲的知觉。错觉可见于正常人，如在光线暗淡的环境中看错物体，在恐惧、紧张和期待等心理状态下产生的错听等。病理性错觉常在意识障碍时出现，多表现为错视、错听，并常带有恐怖色彩，如“杯弓蛇影”等。错觉多见于谵妄状态。

（2）幻觉：是没有现实刺激作用于感觉器官时出现的知觉体验，是一种虚幻的知觉。幻觉是精神科临床上常见且重要的精神病性症状之一。幻觉可以根据其所涉及的感觉器官、来源和产生条件进行分类。①幻听：临床上最常见，以言语性幻听多见，可出现评议性、争议性或命令性幻听，常见于精神分裂症。②幻视：从单调的光、色，到人物、景象及场面等，意识清晰时出现的幻视常见于精神分裂症；意识障碍时出现的幻视多为生动鲜明的形象，并常具有恐怖色彩，多见于谵妄状态等。③幻味：患者尝到食物或水中并不存在的某种特殊的怪味道，幻味经常与被害妄想同时存在，多见于精神分裂症。④幻嗅：患者闻到环境中并不存在的某种难闻的气味，多见于精神分裂症。单一出现的幻嗅多见于颞叶癫痫或颞叶器质性损害。⑤幻触：在没有任何刺激时，患者感到皮肤上有某种异常的感觉，如针刺感、电麻感，可见于精神分裂症。⑥内脏幻觉：是患者身体内部某一部位或某一脏器虚幻的知觉体验，如感到肠道的扭转感、内脏被挤压感等内脏幻觉常与疑病妄想等伴随出现，多见于精神分裂症和抑郁发作。

3．感知综合障碍 感知综合障碍指患者对客观事物的整体属性能够正确感知，但对某些个别属性（大小、形状、颜色、空间、距离等）产生与该事物不相符的感知。如视物变形症、自身感知综合障碍、时间感知综合障碍、空间感知综合障碍和非真实感。

➢ 考点提示：错觉与幻觉的区别。

（二）思维障碍

思维是人脑对客观事物间接概括的反映，它可以揭露事物内在的、本质的特征，是人类认识活动的最高形式。由感觉和知觉所获得的材料，经过大脑的分析、综合、比较、抽象、概括而形成概念，在概念的基础上进行判断与推理，这个过程称思维过程。思维障碍是精神科常见症状，可大体分为思维形式障碍和思维内容障碍。

1．思维形式障碍

（1）思维迟缓：指思维联想速度减慢、数量减少和转换困难。患者表现为言语缓慢、语量减少、语声甚低、反应迟缓。思维迟缓多见于抑郁症。

（2）思维奔逸：指思维联想速度加快、数量增多和转换加速。患者表现为健谈，说话滔滔不绝，患者自觉脑子特别灵活，可出口成章。但思维逻辑联系非常表浅，缺乏深思而信口开河。思维常随周围环境的变化而转变话题（随境转移），也可有音韵联想（音联）或字意联想（意联）。思维奔逸多见于躁狂症。

（3）思维松弛（思维散漫）：联想范围过于松散，回答问题不很切题，缺乏一定的逻辑关系，使人感到交谈困难，对其言语的主题及用意也不能理解，严重时发展为破裂性思维。思维松弛多见于精神分裂症。

（4）破裂性思维：患者在意识清楚的情况下，思维联想过程破裂，缺乏内在意义上的连贯和应有的逻辑性。虽然单独语句在结构和文法上正确，但主题与主题间，甚至语句之间，缺乏内在意义上的联系，因而别人无法理解其意义。严重时言语支离破碎，个别语句之间也缺乏联系，成了词的杂拌，多见于精神分裂症。破裂性思维在意识障碍的背景下产生，称为思维不连贯，此时患者的言语较破裂性思维更杂乱，变得毫无主题，语句成片断。

（5）病理性赘述：指思维活动停滞不前、迂回曲折，讲话啰嗦但不离题，最后能达到预定的终点。病理性赘述多见于脑器质性、癫痫性及老年性精神障碍。

（6）思维贫乏：指思维联想数量减少，概念与词汇贫乏。患者表现为沉默少语，谈话言语单调，常与情感淡漠、意志缺乏相伴随出现，构成精神分裂症的三项基本症状。思维贫乏见于痴呆状态。

（7）象征性思维：指概念的转换，以无关的具体概念来代表某一抽象概念，不经患者自己解释别人无法理解，如某患者经常反穿衣服以表示自己为“表里合一、心地坦白”。象征性思维多见于精神分裂症。

（8）逻辑倒错性思维：指思维推理缺乏逻辑性，既无前提，也无根据，或因果倒置，推理离奇古怪，不可理解。逻辑倒错性思维常见于精神分裂症及偏执性精神障碍。

(9) 语词新作：指患者自己创造一些新词、新字、图形，或用符号来代替某些概念，并赋予特殊的意义，例如％代表离婚，0代表亮，③→①代表求爱等。语词新作多见于精神分裂症。

(10) 强迫思维：指在患者脑中反复出现的某一概念或相同内容的思维，明知不合理和没有必要，但又无法摆脱，常伴有痛苦体验。强迫思维常伴有强迫动作，多见于强迫障碍，也可见于精神分裂症。

(11) 思维化声：指患者在思考时，同时感到自己的思想在脑中变成了言语声，自己和他人都可以听到，多见于精神分裂症。

(12) 思维不连贯：指在意识障碍背景下出现的言语支离破碎和杂乱无章的状态，多见于谵妄状态。

(13) 思维中断：指思维联想过程突然中断，表现为患者在无任何干扰时言语突然停顿，片刻之后又重新开始，所谈主题已经转换。思维中断多见于精神分裂症。

(14) 思维被夺：指患者感到自己的思想被某种外力突然抽走，不受个人意志支配，多见于精神分裂症。

(15) 思维插入：指患者感到有某种不属于自己的思想被强行塞入自己的脑中，不受个人意志所支配，多见于精神分裂症。

2. 思维内容障碍　思维内容障碍主要表现为妄想，它是在病态的推理和判断基础上形成的一种病理性的歪曲的信念。其特点是没有事实根据，但患者坚信不疑，无法说服，也不能以亲身体验和经历加以纠正。临床上按妄想的主要内容分类。

(1) 被害妄想：患者坚信某些人或某些集团对其进行打击、陷害等，如认为饭里有毒药、被跟踪等。受妄想的支配，患者可能出现拒食、控告、逃跑、伤人行为等，常见于精神分裂症偏执型。

(2) 关系妄想（牵连观念）：患者将环境中与患者无关的事物都认为与其有关，如认为别人的言行、广播、报纸的内容都是针对他的。这类妄想多带有被害性质，多见于精神分裂症。

(3) 影响妄想（物理影响妄想）：患者认为自己的精神活动受到外力支配、控制、操纵。患者坚信有人用某种仪器、电波、无线电、激光、雷达或特殊的仪器控制他的一切。影响妄想多见于精神分裂症。

(4) 夸大妄想：患者坚信自己有非凡的才能、强大的权势，有很多的财富和发明创造。夸大妄想多发生在情绪高涨的基础上，多见于躁狂症和精神分裂症。

(5) 罪恶妄想：患者毫无根据地坚信自己犯了严重错误，不可宽恕的罪恶，应受到严厉的惩罚，因而常采取拒食、自杀或其他方式来赎罪，多见于抑郁症和精神分裂症。

(6) 嫉妒妄想：患者坚信自己的配偶对自己不忠实，有外遇，表现为对配偶的跟踪、盯梢，暗中检查配偶的衣服、床单、手机等，多见于精神分裂症。

临床上常见的思维内容障碍还有疑病妄想、钟情妄想、非血统妄想、虚无妄想、超价观念和强迫观念等。

➢ 考点提示：思维障碍的常见表现。

（三）注意障碍

注意是指个体精神活动集中指向一定对象的心理过程，可分为主动注意和被动注意两类。主动注意又称为有意注意，是自觉的、有目的的注意；被动注意又称为无意注意，是外界刺激所激发的没有目的的注意。常见的注意障碍包括以下几种。

1．注意增强　注意增强为主动注意的兴奋性增高，表现为过分关注某些事情，多见于精神分裂症、躯体忧虑障碍。

2．注意减退　注意减退为主动及被动注意的兴奋性减弱和注意稳定性降低，表现为注意力难以唤起和维持，多见于抑郁发作、精神分裂症等。

3．注意涣散　注意涣散为被动注意兴奋性增强和注意稳定性降低，表现为注意力不集中，容易受到外界的干扰而分心，多见于注意缺陷多动障碍、焦虑障碍、精神分裂症等。

4．注意狭窄　注意狭窄为注意广度和范围的显著缩小，表现为当注意集中于某一事物时，不能再注意与之有关的其他事物，多见于意识障碍、智力障碍等。

5．注意转移　注意转移为注意转换性增强和稳定性降低，表现为主动注意不能持久，很容易受外界环境的影响而使注意对象不断转换，多见于躁狂发作。

（四）记忆障碍

记忆是既往事物经验在大脑中的重现。记忆是在感知觉和思维基础上建立起来的精神活动，包括识记、保持、再认和回忆 3 个基本过程。记忆障碍通常涉及记忆过程的各个部分，常见的记忆障碍有以下几种。

1．记忆增强　记忆增强是病理性记忆增强，表现为患者对病前已经遗忘且不重要的事都能重新回忆起来，甚至包括细节，多见于躁狂发作和精神分裂症等。

2．记忆减退　记忆减退是记忆各个基本过程功能的普遍减退，多见于痴呆，也可见于正常老年人。

3．遗忘　遗忘是记忆痕迹在大脑中的丧失，表现为对既往感知过的事物不能回忆。根据是否能够恢复，遗忘可分为暂时性遗忘和永久性遗忘。根据对事物遗忘的程度，可分为部分性遗忘和完全性遗忘。在临床上，按照遗忘与疾病的时间关系分为以下几类。

（1）顺行性遗忘：指对紧接着疾病发生以后一段时间内的经历不能回忆，多见于脑挫伤。

（2）逆行性遗忘：指对疾病发生之前一段时间内的经历不能回忆，多见于脑外伤、卒中。

（3）界限性遗忘：指对某一特定时间段的经历不能回忆，遗忘的发生常与该时间段内的不愉快事件有关，多见于分离障碍。

（4）进行性遗忘：指随着疾病的发展，遗忘逐渐加重，主要见于老年痴呆。

4．虚构　虚构指在遗忘的基础上，患者以想象的、未曾亲身经历的事件来填补记忆的缺损，多见于各种原因引起的痴呆和慢性酒精中毒所致精神障碍。

5．错构　错构指在遗忘的基础上，患者对过去所经历过的事件，在发生的地点、情节，特别是在时间上出现错误的回忆，并坚信不疑，多见于各种原因引起的痴呆和慢性酒精中毒所致精神障碍。

（五）智力障碍

智力是人们认识客观事物并运用知识解决实际问题的能力，与感知、注意、记忆和思维密切相关，是对既往获得知识和经验的运用，用以形成新概念和解决新问题的能力。临床上通过检查患者的一般常识、理解力、判断力、概括力、计算力、记忆力等对智能水平进行初步判断。智力障碍可分为智力发育障碍和痴呆两大类。

1．智力发育障碍　智力发育障碍是指先天或发育成熟以前（18 岁以前），由于各种致病因素（如遗传、感染、中毒、头部外伤、内分泌异常或缺氧等），使大脑发育不良或受阻碍，智力发育停留在一定的阶段。随着年龄的增长，其智力明显低于正常的同龄儿童，并伴有社会行为适应的异常。

2．痴呆　痴呆指智力发育成熟以后，智力发育正常，但由于各种有害因素引起大脑器质性损害，导致智力低下状态。患者表现为记忆力、计算力、理解力、分析及综合能力、判断及推理能力都减弱或下降，后天获得的知识和能力丧失，不能正常学习和工作，严重者生活也不能自理。痴呆多为进行性加重，治疗适当可阻止其继续发展。

（六）情感障碍

情感和情绪是指个体对客观事物所持的不同态度和因之而产生的相应的内心体验。两者既有区别又有联系。一般来说，情感是在多次情绪体验基础上形成的，并通过情绪表现出来；反过来，情绪的表现和变化又受已形成的情感的制约。在精神病学中，情感和情绪往往作为同义词使用。情感障碍主要包括以下几种。

1．情感高涨　情感高涨为情感活动明显增强，表现为与环境不相符的过分喜悦、欢乐。讲话语音高昂，眉飞色舞，表情丰富，盛气凌人，自我感觉良好，有一定的感染力，易引起周围人的共鸣，多见于躁狂症。

2．欣快　患者有幸福、喜悦的内心体验，但给人以呆傻、愚蠢的感觉，患者也说不出高兴的原因，多见于脑器质性精神障碍。

3．情感低落　情感低落是负性情感的增强，表现为情绪低落、忧心忡忡、愁眉不展。重者忧郁沮丧，悲观绝望，常自责自罪，生不如死，出现自杀观念和行为，多见于抑郁症。

4．焦虑　焦虑指缺乏客观原因的内心极度不安及大祸临头的恐惧感。表现为紧张与恐惧，搓手顿足，顾虑重重，坐卧不安，惶惶不可终日，常伴有自主神经紊乱及疑病观念。焦虑多见于焦虑症和更年期精神障碍。

5．情感淡漠　情感淡漠为情感活动减退的表现。患者对外界任何刺激均缺乏相应的情感反应。对周围发生的事漠不关心，讲话声调平淡，面部表情呆板，内心体验极度贫乏或缺如。严重者对个人生活漠不关心。情感淡漠多见于精神分裂症和脑器质性精神病。

除此以外，情感障碍还有恐惧、易激惹、情感不稳、情感倒错、情感矛盾等。

（七）意志障碍

意志是指人自觉确定目标，并根据目标调节及支配自身的行动，为达到预定目标的心理过程。为达到预定目标而主动做出选择和决定并付诸行动的过程称意志活动。

1．意志增强　意志增强指意志活动增多，表现为患者呈现病态的自信和固执的行为，多见于精神分裂症、躁狂发作等。

2．意志减退　意志减退指意志活动减少，表现为动机不足，病态的缺乏主动性和进取心，多见于精神分裂症、抑郁发作。

3．意志缺乏　意志缺乏指意志活动显著减退或消失，表现为患者对任何活动都缺乏动机、要求，生活处于被动状态，多见于精神分裂症、智力发育障碍、痴呆等。

（八）动作及行为障碍

动作是指简单的随意和不随意运动，如挥手、摇头等。行为是一系列动作的组合，是为了达到一定目的而进行的复杂的随意运动。精神障碍患者由于病理性感知、思维、情感等影响，可出现不同的动作及行为障碍。

1．精神运动性兴奋　精神运动性兴奋指患者的动作、行为及言语活动明显增多，包括协调性精神运动性兴奋和不协调性精神运动性兴奋，多见于精神分裂症、躁狂发作、谵妄状态等。

2．精神运动性抑制　精神运动性抑制指动作、行为和言语活动显著减少，包括木僵、蜡样屈曲、缄默症、违拗症。

3．模仿动作　模仿动作指患者无目的地模仿别人的动作，常与模仿言语同时存在，多见于精神分裂症。

4．刻板动作　刻板动作指患者机械刻板地反复重复某一单调动作，常与刻板言语同时存在，多见于精神分裂症、孤独症谱系障碍等。

5．作态 作态指患者做出幼稚、古怪、愚蠢、做作的动作，姿态，表情等，多见于精神分裂症。

6．强迫动作 强迫动作指患者明知没有必要，却难以克制地去重复做某种动作的行为。强迫动作常与强迫思维有关，常见于强迫障碍。

（九）意识障碍

意识是指个体对周围环境、自身状态感知的清晰程度及认识反映能力。意识障碍可表现为意识清晰度下降、意识范围缩小及意识内容的变化。定向力障碍是判断意识障碍的重要指标。意识障碍主要见于脑器质性损害所致精神障碍、躯体疾病所致精神障碍及中毒所致精神障碍等。

1．以意识清晰度降低为主的意识障碍

（1）嗜睡：意识清晰度降低轻微。患者在安静环境中常昏昏入睡，给予刺激后立即转醒，并能简单应答，停止刺激就又进入睡眠状态。

（2）意识模糊（混沌）：意识清晰度轻度受损。患者反应迟钝、思维缓慢，注意、记忆、理解困难。存在时间、地点、人物等周围环境定向障碍。

（3）昏睡：意识清晰度较意识模糊更低。患者的周围环境定向力和自我定向力均丧失，没有言语功能。对一般刺激没有反应，只对强刺激才引起防御性反射，如压眶反应，可出现不自主运动和震颤。

（4）昏迷：意识完全丧失。对任何刺激均无反应，吞咽、防御、对光反射均消失，并出现病理反射。

2．意识清晰度降低伴意识范围缩小或意识内容变化的意识障碍

（1）朦胧状态：指在意识清晰度降低的同时伴有意识范围缩小。患者表情呆板、茫然，思维联想困难。常突然发作与中止，持续数分钟至数小时不等，事后遗忘或部分遗忘。

（2）谵妄状态：指在意识清晰度降低的同时出现大量的幻觉、错觉，多为形象生动、色彩鲜明、恐怖性的幻视。患者思维不连贯，理解困难，可有片段的妄想。谵妄状态夜间加重，具有昼轻夜重的规律。一般持续数小时至数日，意识恢复后可有部分遗忘或全部遗忘。

（3）梦样状态：指在意识清晰度降低的同时出现梦样的体验。一般持续数日或数月，恢复后对梦样内容能够部分回忆。

（十）自知力缺失

自知力又称领悟力或内省力，是指患者对自己精神状态的认识和判断能力。自知力缺失是重性精神障碍的重要标志，临床上常将有无自知力及自知力恢复的程度作为判定疾病好转程度的重要指标。自知力完全恢复是精神疾病康复的重要指标之一。

【精神障碍的检查、诊断及分类】

（一）精神障碍的检查

与其他学科相比，由于缺乏客观体征和实验室检查证据，因此精神疾病的诊断更为困难。进行详细、全面的病史采集和精神检查是正确诊断精神障碍的重要依据。

精神疾病检查的基本方法是面谈和观察。通过与患者进行全面、深入的谈话和仔细观察患者精神活动，以发现精神症状，同时进行体格检查、实验室检查、脑影像学检查及其他必要检查，结合心理学评估，全面、综合分析患者情况，特别注意应除外躯体器质性疾病所致精神障碍，以免误诊和误治。

（二）精神障碍的诊断

正确的诊断要经过 3 个环节：调查研究，收集资料；整理资料，综合分析，做出诊断；进一步临床观察，根据治疗效果来验证诊断。

精神障碍诊断标准包括内涵标准和排除标准两个主要部分。内涵标准又包括症状学指标、病情严重程度指标、功能损害指标等，其中症状学指标是最基本的。

（三）精神障碍的分类

精神障碍的诊断分类系统包括《国际疾病分类》（第10版）（ICD-10）以及美国《精神障碍诊断与统计手册》（第5版）（DSM-Ⅴ）等。

【精神障碍的治疗】

（一）药物治疗

药物治疗以化学药物为手段，以控制精神疾病症状，改善和矫正病理思维、心境和行为，预防复发，促进社会适应能力，并以提高患者生活质量为最高目的。药物主要分为抗精神病药、抗抑郁药、心境稳定药、抗焦虑药、中枢神经兴奋药及益智药、脑代谢促进药。

（二）物理治疗

1．电休克治疗。

2．重复经颅磁刺激治疗。

3．脑深部刺激术。

4．经颅直流电刺激等。

（三）心理治疗

心理治疗是精神科治疗的必要组成部分。目前国内外主要的心理治疗方法有精神分析治疗、支持性心理治疗、认知行为疗法、家庭治疗、森田治疗、团体心理治疗及催眠治疗等。

思考题

1．什么是精神病学与精神障碍？

2．什么是妄想？

3．何为自知力？其损害程度与精神疾病严重程度有何关系？

（魏　冬）

第五十六章

精神分裂症

第五十六章数字资源

学习目标

通过本章内容的学习，学生应能：

识记：

1. 陈述精神分裂症的概念。
2. 说出精神分裂症的临床分型及临床特点。

理解：

1. 解释精神分裂症的多巴胺功能亢进假说。
2. 概括精神分裂症的诊断标准及治疗方法。

应用：

1. 根据患者的病史、临床表现和各项辅助检查做出初步诊断。
2. 根据病情拟定治疗计划，正确评估预后，对患者进行健康教育。

案例导入

某患者，男性，23岁，工人。1年前患者无明显诱因渐出现精神异常，表现为觉得单位同事们都在故意针对自己，在背后议论自己，说自己的坏话，故患者常在公司里对空骂人。怀疑周围邻居常常“话里有话”，内容多涉及患者的隐私。怀疑自己的房间被人录音、摄像，在家不敢大声讲话。之后患者听到脑中有一个公安局的警察同自己讲话，说是要保护自己，因为有人要迫害自己，有时又听见很多人争论自己是“好人”还是“坏人”。入院前1周患者睡眠差，不思饮食，身体明显消瘦，情绪激动，总是感到自己不安全，不敢上班，待在家里也整日恐惧、紧张。在家个人卫生不能料理，不做家务，对家人冷漠，不承认有病。既往史、个人史、家族史无特殊。入院体格检查未发现阳性体征，心电图、血常规、生化、血糖等辅助检查未见异常。

问题与思考：

1. 初步诊断和诊断依据是什么？应与哪些疾病相鉴别？
2. 为明确诊断，需要进一步做哪些检查？
3. 治疗原则是什么？

精神分裂症（schizophrenia）是一组病因未明的重性精神障碍，具有认知、思维、情感、意志、行为等多方面精神活动的显著异常，并导致明显的职业和社会功能损害。本病多起病于青壮年，一般无意识障碍和智力障碍，病程多迁延。流行病学调查显示精神分裂症的终生患病率为1%。

【病因及发病机制】

精神分裂症的病因及发病机制尚不明确，生物、心理、社会因素对精神分裂症的发病都起着重要作用，与遗传、神经生化、神经发育等因素有关。

知识链接

中枢神经递质分类

1. 胆碱类　乙酰胆碱。

2. 单胺类　①儿茶酚胺：多巴胺、去甲肾上腺素、肾上腺素；②吲哚胺：5-羟色胺。

3. 氨基酸类　①兴奋性氨基酸：谷氨酸、门冬氨酸；②抑制性氨基酸：γ-氨基丁酸（GABA）、甘氨酸。

4. 神经肽类　下丘脑释放激素类、神经垂体激素类、阿片肽类、垂体肽类、脑肠肽类、其他肽类。

5. 气体类　一氧化碳、一氧化氮。

【临床表现及分型】

（一）临床症状

本病的临床症状多样、复杂，除意识障碍、智力障碍不常见外，可出现各种精神症状。

1．感知综合障碍　突出的是幻觉，以言语性幻听最常见。

2．思维障碍　思维障碍是精神分裂症的核心症状，表现为思维形式和思维内容障碍。

（1）思维形式障碍：思维散漫、思维破裂、思维中断、语词新作、象征性思维等。

（2）思维内容障碍：关系妄想、被害妄想、夸大妄想、钟情妄想、嫉妒妄想等。

➢ 考点提示：精神分裂症思维障碍的表现。

3．情感障碍　情感障碍表现为情感淡漠或平淡，对人冷淡，缺乏正常人的关怀与交流，甚至出现情感倒错。

4．意志与行为障碍　意志与行为障碍表现为意志减退，患者活动减少、行为被动、生活懒散、孤僻离群等。紧张症包括紧张性木僵和紧张性兴奋两种状态。少数患者可出现吃痰液、肥皂等非食物的行为，称为意向倒错。

5．认知功能受损　认知功能受损涉及注意障碍、记忆障碍、抽象思维障碍、信息整合障碍。

6．其他症状　自知力障碍、人格缺陷、强迫症状、睡眠障碍、性功能障碍或其他躯体功能障碍。

（二）临床分型

精神分裂症传统的临床分型有以下几种。

1．偏执型　偏执型以相对稳定的妄想为主，往往表现为多疑、内容荒谬离奇，多伴有幻觉。愈后较好。临床上最常见。

2．青春型　青春型曾称为瓦解型。青春期发病，起病多较急，病情进展快。主要症状包括思维破裂，思维内容荒诞离奇，情感喜怒无常，行为幼稚、愚蠢和本能活动（性欲、食欲）亢进，也可有意向倒错。

3．紧张型　紧张型以木僵状态多见，轻者表现为运动缓慢、少语少动（亚木僵），重者不语、不动、不食，对周围环境毫无反应（木僵状态），并可出现违拗、蜡样屈曲。紧张性木僵可与短暂的紧张性兴奋交替出现，此时患者会出现突然冲动、伤人毁物。

4．单纯型　单纯型常为青少年时期发病，起病缓慢。主要表现为被动、孤僻、生活懒散、情感淡漠和意志减退。一般无幻觉妄想。此型患者发病早期常不被注意，往往经过数年，病情发展较为严重时才被发现。

5．其他类型　如不符合上述任何一种亚型的标准，称未分化型。此外，还有精神分裂症后抑郁以及残留型。

目前 ICD-11 的诊断标准将精神分裂症的临床分型取消，取而代之是发作的不同时期，使用精神病症状严重程度评级量表对不同维度的症状进行评级。但了解精神分裂症传统的临床分型对于全面理解其异质性至关重要。

➢ 考点提示：精神分裂症传统的临床分型。

（三）神经系统体征

可出现神经系统的非定位体征，不具有特征性。

【辅助检查】

实验室常规检查（血液和脑脊液检查）一般均正常。事件相关电位、眼球轨迹运动等检查能否作为生物学标志尚存在争议。

【诊断与鉴别诊断】

（一）诊断标准

目前我国多采用 WHO 颁布的 ICD-10 诊断标准：

1．症状标准　在 1 个月或 1 个月以上的大部分时间内确实存在以下（1）～（4）中的至少 1 组（如不甚明确，常需要 2 个或多个症状），或（5）～（9）中至少 2 组十分明确的症状。

（1）思维鸣响、思维插入或思维被撤走及思维广播。

（2）明确涉及躯体或四肢运动，或特殊思维及行动或感觉的被影响、被控制或被动妄想，妄想性知觉。

（3）对患者的行为进行跟踪性评论，或彼此对患者加以讨论的幻听，或来源于身体某一部分的其他类型的幻听。

（4）与文化不相称且根本不可能的其他类型的持续性妄想，如具有某种宗教或政治身份或超人的力量和能力（能控制天气，或与另一世界的外来者进行交流）。

（5）伴转瞬即逝或未充分形成的无明显情感内容的妄想，或伴有持久的超价观念，或连续数周或数月每日均出现的任何感官的幻觉。

（6）思潮断裂或无关的插入语，导致言语不连贯，或不中肯，或语词新作。

（7）紧张性行为，如兴奋、摆姿势，或蜡样屈曲、违拗、缄默及木僵。

（8）阴性症状，如显著情感淡漠、言语贫乏、情感迟钝或不协调，常导致社会退缩及社会功能下降，但需澄清这些症状并非由抑郁症或神经阻滞药治疗所致。

（9）个人行为的某些方面发生显著而持久的总体性质改变，表现为丧失兴趣、缺乏目标、懒散、自我专注及社会退缩。

2．病程标准　特征性症状在至少 1 个月以上的大部分时间内肯定存在。

3．排除标准　若同时存在广泛的情感症状，就不应做出精神分裂症的诊断，除非精神分裂症状早于情感症状出现；精神分裂症的症状与情感症状两者一起出现，程度均衡，应诊断为分裂情感性障碍；应排除严重脑病、癫痫、药物中毒或药物戒断状态。

（二）鉴别诊断

精神分裂症应与以下疾病鉴别：心境障碍、脑器质性精神障碍、躯体疾病所致精神障碍、强迫症、应激相关障碍等。

➤ 考点提示：精神分裂症的诊断。

【治疗】

（一）抗精神病药物治疗

1．治疗原则　精神分裂症需要早期、足量、足疗程、单一用药、个体化用药的全病程药物治疗。

2．常用药物

（1）第一代抗精神病药（first generation antipsychotics）：指主要作用于中枢多巴胺 D_2 受体的抗精神病药物。常用抗精神病药的使用剂量：氯丙嗪 300 ~ 600 mg/d，奋乃静 30 ~ 60 mg/d，氟哌啶醇 8 ~ 40 mg/d，舒必利 300 ~ 1200 mg/d，五氟利多每周 20 ~ 60 mg，氟奋乃静癸酸酯每 2 ~ 3 周 25 ~ 50 mg，哌泊噻嗪棕榈酸酯每 2 ~ 4 周 50 ~ 100 mg。

（2）第二代抗精神病药（second generation antipsychotics）：具有较高的5-羟色胺（$5\text{-}HT_{2A}$）受体的阻断作用，为多巴胺与5-羟色胺受体的联合拮抗药。常用药物与治疗剂量：利培酮 2 ~ 6 mg/d、齐拉西酮 80 ~ 160 mg/d、氯氮平 300 ~ 600 mg/d、奥氮平 5 ~ 20 mg/d、喹硫平 300 ~ 750 mg/d、氨磺必利 200 ~ 1200 mg/d、阿立哌唑 10 ~ 30 mg/d。

（二）物理治疗

1．电休克治疗。

2．重复经颅磁刺激。

（三）心理与社会干预

精神分裂症患者经过急性期治疗仍会残留阳性、阴性症状，认知缺陷持续存在，社会功能持续受损，可以联合心理与社会干预，如认知行为疗法、支持性心理治疗、家庭干预、社区服务、工娱疗法及音乐治疗等。

思考题

1．精神分裂症病因学涉及哪些方面？

2．在诊断精神分裂症时，应与哪些精神障碍相鉴别？

（魏　冬）

第五十七章

抑郁障碍

第五十七章数字资源

学习目标

通过本章内容的学习，学生应能：

识记：

1. 陈述抑郁障碍的临床表现。
2. 说出抑郁障碍的诊断要点、治疗原则与预后。

理解：

分析抑郁障碍的病因及发病机制。

应用：

1. 评估患者的病史、临床表现和各项辅助检查，做出初步诊断。
2. 根据病情拟定治疗计划，正确评估预后。
3. 对患者进行健康教育。

案例导入

某患者，男性，27岁。患者3个月前在单位被领导批评后，连续几天闷闷不乐，晚上睡不着觉，不想吃饭，觉得“没胃口”。逐渐觉得工作没意思，人生没有意义，全身疲乏，精力明显减退。有时觉得头痛、头晕，经常服用“解郁丸”“安定片”等，未见明显效果。2个月前患者病情加重，自觉变成了废人，对不起家人、对不起单位，自己活着没意思，企图自杀，被家人发现后及时阻止。发病以来，患者体型消瘦，晚上睡眠差，有时早醒，否认有精神病。既往史、个人史、家族史无特殊。入院体格检查未发现阳性体征，心电图、血常规、生化、血糖检查未见异常。

问题与思考：

1. 初步诊断和诊断依据是什么？应与哪些疾病相鉴别？
2. 为明确诊断，需要进一步做哪些检查？
3. 治疗原则是什么？

抑郁障碍（depressive disorder）是一类以情绪或心境低落为主要表现的疾病的总称，伴有不同程度的认知和行为改变，可伴有精神病性症状，如幻觉、妄想等。部分患者存在自伤、自杀行为，有反复发作倾向。ICD-10中抑郁障碍包括抑郁发作、复发性抑郁症、持续性心境障碍、其他心境障碍及未特定的心境障碍。

据世界卫生组织（2012年）统计，全球约有3.5亿抑郁障碍患者，抑郁障碍的年患病率为1.5%，终生患病率为3.1%。

【病因及发病机制】

抑郁障碍的病因及发病机制尚未明确。抑郁障碍的发病涉及生物、心理和社会因素，可能是多方面共同作用的结果。①生物因素：遗传学因素、神经生化及内分泌因素、神经免疫学因素、神经影像学研究；②心理及社会因素：生活事件与环境应激事件、个人特征。

【临床表现】

抑郁障碍的主要临床表现包括核心症状以及其他相关症状。核心症状包括情绪低落、兴趣减退、快感缺失，在核心症状的基础上还常伴有其他认知、躯体以及行为表现。

（一）核心症状

1．情绪低落　主要表现为显著而持久的情感低落、悲观。患者常诉说自己心情不好、不高兴，感到“心理压抑”“高兴不起来”“活着没意思”“生不如死”。一般不随环境的变化而好转。心境低落可出现晨重暮轻的节律变化。

2．兴趣减退　患者对各种以前喜爱的活动或事物兴趣下降、缺乏兴趣，典型者对任何事物无论好坏都缺乏兴趣，离群索居，不愿见人。

3．快感缺失　患者丧失了体验快乐的能力，不能从平日活动中获得乐趣。

➢ 考点提示：抑郁障碍的核心症状。

（二）躯体症状

躯体症状包括睡眠、饮食、体重和行为活动表现方面。睡眠障碍以入睡困难最多见，早醒最具有特征性。抑郁障碍的抑郁症状被慢性疼痛、躯体不适等症状所掩盖，称为“隐匿性抑郁”。

（三）认知症状

认知症状主要表现为一定程度的认知功能减退或损害。注意力不集中、信息加工能力减退；严重抑郁状态时存在思维迟缓，言语减少，思考问题困难，反应迟钝。部分患者类似痴呆表现，称为抑郁性假性痴呆。

（四）抑郁障碍的其他症状

可出现精神运动性改变，包括焦虑和激越症状、精神运行性迟滞等。有时伴有幻觉或妄想等精神病性症状。

➢ 考点提示：抑郁障碍的临床表现。

【诊断与鉴别诊断】

（一）诊断标准

目前多采用 ICD-10 抑郁障碍诊断标准。

1．诊断依据

（1）核心症状：①情绪低落；②兴趣减退和快感缺失；③导致劳累增加和活动减少的精力降低。

（2）附加症状：①注意力降低；②自我评价和自信降低；③自罪观念和无价值感；④悲观，认为前途暗淡；⑤有自伤或自杀的观念或行为；⑥睡眠障碍；⑦食欲下降。

2．病程标准　病程持续至少 2 周，且存在具有临床意义的痛苦或社会功能受损。

3．排除标准　应明确排除脑器质性疾病、躯体疾病、某些药物或精神活性物质所致的继发性抑郁障碍。

（二）抑郁障碍的严重程度分类

1．轻度抑郁　具有至少 2 条核心症状和至少 2 条附加症状，且患者的日常工作和社交活动有一定困难，对患者的社会功能有轻度影响。

2．中度抑郁　具有至少 2 条核心症状和至少 3 条（最好 4 条）附加症状，且患者的工作、社交或生活存在相当困难。

3．重度抑郁　3 条核心症状都存在和具备至少 4 条附加症状，且患者的社会、工作或生活功能严重受损。

（三）鉴别诊断

本病需要与精神分裂症、双相情感障碍、焦虑障碍、创伤后应激障碍、躯体疾病所致精神障碍等相鉴别。

【治疗】

（一）治疗目标及治疗原则

1．治疗目标　提高临床治愈率，最大限度减少病残率和自杀率，减少复发风险；提高生存质量，恢复社会功能，预防复发。

2．治疗原则　全病程治疗；个体化合理用药；量化评估；建立治疗联盟。

知识链接

评估抑郁障碍治疗及预后的标准

有效：指抑郁症状减轻，汉密尔顿抑郁量表 -17 项（HAMD-17）减分率至少达 50%。

临床治愈：指抑郁症状完全消失时间 > 2 周，< 6 个月，HAMD-17 ≤ 7，并且社会功能恢复良好。

痊愈：指患者完全恢复正常或稳定缓解至少 6 个月。

复燃：指患者病情在临床治愈期出现反复和症状加重。

复发：指痊愈后出现 1 次新的抑郁发作。

（二）药物治疗

1．三环类及四环类抗抑郁药　氯米帕明（50 ~ 250 mg/d）、阿米替林（50 ~ 250 mg/d）、多塞平（50 ~ 250 mg/d）是常用的三环类抗抑郁药。马普替林（50 ~ 200 mg/d）、米安色林（30 ~ 90 mg/d）是常用的四环类抗抑郁药。

2．选择性 5- 羟色胺再摄取抑制药　氟西汀（20 ~ 60 mg/d）、帕罗西汀（20 ~ 60 mg/d）、舍曲林（50 ~ 200 mg/d）、氟伏沙明（50 ~ 300 mg/d）、西酞普兰（20 ~ 60 mg/d）、艾司西酞普兰（10 ~ 20 mg/d）。

3．选择性 5- 羟色胺（5-HT）和去甲肾上腺素（NE）再摄取抑制药　文拉法辛（75 ~ 300 mg/d）、度洛西汀（60 mg/d）对伴有躯体症状（特别是疼痛症状）的抑郁疗效好。

4．去甲肾上腺素和多巴胺再摄取抑制药　安非他酮（75 ~ 450 mg/d），需分次服用。适用于超重或肥胖的患者，并且是转躁率最低的抗抑郁药物。安非他酮还可应用于戒烟治疗。

5．去甲肾上腺素和特异性 5- 羟色胺能抗抑郁药　米氮平（15 ~ 45 mg/d）适用于伴有焦虑、严重失眠、食欲减退或体重下降及性功能障碍的抑郁障碍。

6．其他　阿戈美拉汀（25 ~ 50 mg/d）、曲唑酮（50 ~ 300 mg/d）等。

➢ 考点提示：抗抑郁药的种类及代表药物。

（三）心理治疗

支持性心理治疗、认知行为疗法、精神动力学治疗、人际心理治疗、婚姻家庭治疗等。

（四）物理治疗

电休克治疗、重复经颅磁刺激治疗、迷走神经刺激、深部脑刺激等。

思考题

1．抑郁障碍的典型临床表现是什么？

2．抑郁障碍的病因及发病机制是什么？

3．抑郁障碍的药物治疗原则是什么？

（魏　冬）

第五十八章

焦虑与恐惧相关障碍

第五十八章数字资源

学习目标

通过本章内容的学习，学生应能：

识记：

1. 说出焦虑与恐惧相关障碍的概念。
2. 描述焦虑与恐惧相关障碍的临床类型及临床表现。
3. 列举焦虑与恐惧相关障碍的诊断标准及治疗原则。

理解：

解释焦虑与恐惧相关障碍各临床类型的病因及发病机制。

应用：

1. 评估患者的病史、临床表现和各项辅助检查，做出初步诊断。
2. 根据病情拟定治疗计划。

案例导入

某患者，女性，40岁，因紧张不安、心悸、胸闷、出汗、入睡困难6个月就诊。1年前患者的父亲因“心脏病”住院治疗，需要患者陪护，同时患者工作任务繁重，逐渐出现睡眠差，入睡困难，自诉睡眠质量差，白天头脑昏沉，没有精力。总是提心吊胆，内心不安，孩子上学担心其路上不安全，丈夫出差害怕其出事，为此坐立不安。有阵发性心悸、胸闷、出汗、四肢发麻，有时持续1 h以上。患者感到非常痛苦，食欲差，体力弱，不能正常工作。门诊治疗后效果不好。患者又担心病好不了，反复诉说自己的担心和不适。每天从下午就开始紧张，担心晚上睡不着，经常哭泣，不让丈夫离开自己，否则就发脾气，认为丈夫不理解自己，又觉得自己给丈夫带来很多麻烦。有时想到一死了之，又担心孩子还小，自己死后没人照顾。患者既往身体健康，无酒精及其他物质滥用史。无脑外伤史及药物过敏史。否认家族中有精神疾病史。父母健在。体格检查无异常。心电图为窦性心律，心率90次/分。甲状腺功能无异常。心脏彩超无异常。肾上腺MRI扫描无异常。

问题与思考：

1. 初步诊断和诊断依据是什么？
2. 应与哪些疾病相鉴别？
3. 治疗原则是什么？

焦虑与恐惧相关障碍的特征包括过度的焦虑和恐惧，相关行为紊乱，导致患者个人、家庭、社会、教育、职业或其他重要领域的苦恼和/或损害。本章将介绍焦虑障碍中较为常见的几种疾病，即广泛性焦虑症、惊恐障碍、旷场恐惧症、社交焦虑障碍。

第一节　广泛性焦虑症

广泛性焦虑症（general anxiety disorder，GAD）是一种以焦虑为主要临床表现的精神障碍，患者常有不明原因的提心吊胆、紧张不安、显著的自主神经功能紊乱症状、肌肉紧张及运动性不安。广泛性焦虑症是最常见的焦虑障碍，终生患病率估计为 4.1% ～ 6.6%。

【病因与发病机制】

广泛性焦虑症有明显家族聚集性，遗传度为 30% ～ 40%。神经生物学因素中神经递质异常与其发病相关。此外，心理相关因素也与其发病密切相关。

【临床表现】

（一）精神性焦虑

精神上的过度担心是焦虑症状的核心。表现为对未来可能发生的、难以预料的某种危险或不幸事件经常担心。

（二）躯体性焦虑

躯体性焦虑表现为运动性不安与肌肉紧张。

（三）自主神经功能紊乱

自主神经功能紊乱表现为心动过速、胸闷、气短、头晕、头痛、皮肤潮红、出汗或苍白、口干、吞咽梗阻感、胃部不适、恶心、腹痛、腹胀、便秘或腹泻、尿频等症状。

（四）警觉性增高

警觉性增高主要表现为对外界刺激敏感，易出现惊跳反应；注意力难以集中，易受干扰；难以入睡、睡眠易惊醒；易激惹等。

> 考点提示：广泛性焦虑症的临床表现。

【诊断与鉴别诊断】

（一）诊断要点

必须在至少 6 个月内的大多数时间存在焦虑的原发症状，这些症状通常应包含以下要素：

1．过度的焦虑和担忧（为将来的不幸烦恼，感到忐忑不安，注意困难等）。

2．运动性紧张（坐卧不宁、紧张性头痛、颤抖、无法放松）。

3．自主神经活动亢进（出汗、心动过速或呼吸急促、上腹不适、头晕、口干等）。

> 考点提示：广泛性焦虑症的诊断依据。

（二）鉴别诊断

1．躯体疾病相关焦虑　甲状腺功能亢进症、低血糖症、嗜铬细胞瘤等患者均有焦虑症状，通过相应的临床和实验室检查可以明确诊断。

2．精神障碍相关焦虑　几乎所有的精神障碍都伴有焦虑症状，如抑郁障碍、精神分裂症等。

3．药源性焦虑　许多药物在长期、过量应用和戒断时可致焦虑症状。

【治疗】

急性期以缓解或消除焦虑症状及伴随症状、提高临床治愈率、恢复社会功能、提高生活质量为目标。

（一）药物治疗

1．抗抑郁药　选择性 5- 羟色胺再摄取抑制药和去甲肾上腺素再摄取抑制药对广泛性焦虑有效，目前已在临床上广泛使用。三环类抗抑郁药因较强的抗胆碱能不良反应和心脏毒性作用限制了它们的应用。

2．抗焦虑药　5-HT_{1A} 受体部分激动药常用于广泛性焦虑症的治疗。β 肾上腺素受体阻断药对自主神经功能亢进所致的躯体症状（如心悸、心动过速等）有较好疗效。

广泛性焦虑症是一种慢性和复发性疾病，在急性期治疗后，巩固治疗和维持治疗对于预防复发非常重要，巩固期至少 2 ～ 6 个月，维持治疗至少 12 个月。

（二）心理治疗

1．健康教育　健康教育可增进患者在发作时对焦虑体验的正确认知。

2．认知行为疗法　认知行为疗法可矫正焦虑障碍患者对事物的一些歪曲的认知。

第二节　惊恐障碍

惊恐障碍（panic disorder，PD）又称急性焦虑障碍。主要特点是突然发作的不可预测的、反复出现的、强烈的惊恐体验，一般历时 5 ～ 20 min，伴濒死感或失控感，常体验到濒临灾难性结局的害怕和恐惧，并伴有自主神经功能失调的症状。

【病因及发病机制】

遗传学研究发现惊恐障碍与性别相关的遗传因素有关，神经递质 γ- 氨基丁酸系统、去甲肾上腺素与 5- 羟色胺系统异常与其发病相关。此外，心理与社会相关因素也促进了疾病的发生及发展。

【临床表现】

（一）惊恐发作

在无特殊的恐惧性处境时，患者感受到一种突如其来的紧张、害怕、恐惧感，可有人格或现实解体。惊恐发作通常起病急骤，终止迅速，通常持续 20 ～ 30 min，很少超过 1 h，但不久可突然再发。发作期间患者始终意识清晰。

（二）预期焦虑

在发作后的间歇期仍心有余悸，担心再发和 / 或担心发作的后果。此时焦虑的体验不再突出，代之以虚弱无力，需数小时至数日才能恢复。

（三）回避行为

60% 患者对再次发作有持续性的焦虑和关注，害怕发作产生不幸后果。

➢ 考点提示：惊恐障碍的临床表现。

【诊断与鉴别诊断】

（一）诊断要点

1．以惊恐发作为主要临床症状，并伴有自主神经功能失调相关症状。

2．在至少一次的惊恐发作后 1 个月之内存在：①持续担心再次发作；②担心发作的后果和可能的不良影响；③与发作相关的行为改变。

3．排除其他临床问题，如物质使用和躯体疾病导致的惊恐发作。

➢ 考点提示：惊恐障碍的诊断要点。

（二）鉴别诊断

1．心血管疾病　首先需进行心电图和心肌酶学检查，以排除心血管事件。

2．其他躯体疾病　甲状腺功能亢进症、癫痫、短暂性脑缺血发作等均可出现惊恐发作。

3．药物使用或精神活性物质滥用或戒断　也可出现惊恐发作。

4．其他精神障碍　抑郁障碍、社交焦虑障碍等均可出现惊恐发作。

【治疗】

（一）药物治疗

1．苯二氮䓬类药物起效快，但长期使用易导致依赖。

2．选择性 5- 羟色胺再摄取抑制药和选择性 5- 羟色胺和去甲肾上腺素再摄取抑制药由于其作用的广谱性，是更合适的选择。

3．三环类抗抑郁药氯米帕明治疗有效，但由于其有较多的不良反应，需从小剂量开始，过量易中毒。

（二）认知行为疗法

经研究证实，认知行为疗法为有效的治疗惊恐障碍的方法。

➢ 考点提示：惊恐障碍的治疗方法。

第三节　旷场恐惧症

旷场恐惧症（agoraphobia）是一组害怕处于特定场所的恐惧症。恐惧发作时伴显著的自主神经症状。

【病因与发病机制】

据报道，旷场恐惧症的遗传度高达 61%，与儿童时期的负性和应激事件明显相关。行为学理论认为旷场恐惧症常起源于自发的惊恐发作并与相应的环境偶联，形成条件反射，产生期待性焦虑和回避行为。

【临床表现】

旷场恐惧症主要表现为害怕处于被困、窘迫或无助的环境，在认为难以逃离、无法获得帮助的环境中恐惧不安。常有期待性焦虑，持续地恐惧再发作的可能场所和后果。其恐惧的程度是焦虑不安，称为旷场恐惧不伴惊恐发作，而恐惧达到惊恐发作时称为旷场恐惧伴惊恐发作。

【诊断与鉴别诊断】

（一）诊断

ICD-11 将旷场恐惧症的“场所”定义为“多种难以逃离或难以获得帮助的情境”。除了主动回避以上情境的行为，还包括其他可普遍观察到的行为，如只有当特定情况下（如有人陪伴）才会进入恐惧情境，否则就会出现强烈的恐惧或焦虑。

旷场恐惧症的个体对使用公共交通工具、处于开放空间、处于密闭空间、站队或在人群中、独自离家外出两个或两个以上情景感到恐惧，无论是否存在惊恐障碍，都可以诊断为旷场恐惧症。如果个体表现符合旷场恐惧症和惊恐障碍或其他障碍的诊断标准，则可同时给予两个诊断。

（二）鉴别诊断

1．正常恐惧 正常人对某些事物或场合也会有恐惧心理，关键是将恐惧合理发生的频率、恐惧的程度、是否影响社会功能、是否有回避行为等综合考虑。

2．广泛性焦虑症 广泛性焦虑症与旷场恐惧症均以焦虑为核心症状，但旷场恐惧症的焦虑由特定的对象或处境引起，呈境遇性和发作性；而广泛性焦虑症的焦虑常没有明确的对象，持续存在。

3．强迫障碍 强迫障碍的恐惧源于自己内心的某些思想或观念，怕的是失去自我控制，并非对外界事物恐惧。

【治疗】

（一）心理治疗

1．认知行为疗法 认知行为疗法是治疗旷场恐惧症的首选方法，系统脱敏疗法或暴露疗法效果良好。

2．支持性心理治疗 支持性心理治疗包括心理动力学概念和治疗联盟。

（二）药物治疗

1．抗焦虑药物 苯二氮䓬类药物治疗起效迅速，阿普唑仑、劳拉西泮等均是最常用的苯二氮䓬类药物。

2．抗抑郁药 抗抑郁药治疗患者存在的抑郁障碍，对没有抑郁的患者也有治疗作用。

➢ 考点提示：旷场恐惧症的治疗。

第四节 社交焦虑障碍

社交焦虑障碍（social anxiety disorder，SAD）又称社交恐惧症（social phobia），是以在社交场合持续紧张或恐惧、回避社交行为为主要临床表现的焦虑恐惧障碍。

【病因与发病机制】

遗传因素在社交焦虑障碍的发病中起到重要作用，遗传度为 30% ~ 65%。神经影像学研究显示，社交焦虑障碍患者纹状体中多巴胺转运体功能异常。

【临床表现】

社交焦虑障碍的核心症状是显著而持续地担心自己在公众面前出现丢丑或有尴尬的表现，担心别人会嘲笑、负性评价自己。在别人有意或无意的注视下，患者就更加拘束、紧张不安，因此常回避社交行为。

【诊断与鉴别诊断】

（一）诊断

社交焦虑障碍指人对一个或多个社交场合（如公共演讲或表演）有一种强烈的恐惧感。其担心的焦点是个体的行为方式或表现出焦虑症状时会被他人做出负性评价，病程标准要求持续不少于 6 个月。

（二）鉴别诊断

1．正常羞怯 有些人在人多时也可表现为羞怯和不安，社交焦虑障碍的诊断标准要求有一定的严重性。

2．躯体变形障碍 躯体变形障碍患者不愿出门、不愿社交是因为认为自己的体貌变形，与社交焦虑障碍患者害怕社交不得体不同。

3．精神分裂症　社交焦虑障碍患者害怕社交场合是因为会导致焦虑发作；精神分裂症患者回避社交是害怕被人议论、迫害，或者表现为社会性退缩，无任何社交动机。

4．旷场恐惧症　旷场恐惧症患者经常会因为有人陪伴而感到舒服；社交焦虑障碍患者会因为有其他人的存在而变得更加焦虑。

➢ 考点提示：社交焦虑障碍的鉴别诊断。

【治疗】

（一）认知行为疗法

基本原则是消除恐惧对象与焦虑反应之间的条件性联系，对抗回避反应，并在此过程中改变自己不合理的认知。

（二）药物治疗

1．抗抑郁药　选择性 5- 羟色胺再摄取抑制药为治疗社交焦虑障碍的一线药物，选择性 5- 羟色胺和去甲肾上腺素再摄取抑制药也有效。

2．其他　苯二氮䓬类药物有明确的控制焦虑恐惧的作用，但不宜长期服用。β 受体阻断药对心理因素所致的震颤有效。

思考题

1．如何描述各类型焦虑与恐惧障碍中焦虑的异同？如何进行诊断？

2．常见各类型焦虑与恐惧障碍的治疗原则是什么？

（魏　冬）

第五十九章

强迫症

第五十九章数字资源

学习目标

通过本章内容的学习，学生应能：

识记：

1. 说出强迫症的临床表现。
2. 陈述强迫症的诊断依据和治疗原则。
3. 列举强迫症需要与哪些疾病进行鉴别诊断。

理解：

解释强迫症的病因及发病机制。

应用：

1. 评估患者的病史、临床表现和各项辅助检查结果，做出初步诊断。
2. 根据病情拟定治疗计划，正确评估预后。

案例导入

某患者，男性，26岁。有一次，患者因感冒到医院就诊，候诊时，听旁边的人说“乙型肝炎大三阳传染性很强”，患者就开始觉得自己要被旁边的人传染了，就赶快到卫生间洗了好几次手、胳膊和脸。此后，患者又想到生活中会碰到很多“乙型肝炎病毒携带者”，而自己说不定就被传染了，为此越来越敏感，回避一切自认为是脏的物体，认为如果不小心碰到这些物体，就会使自己被传染，路过“脏”东西时，时常担心自己是不是“刚才碰到了它们”，回到家要不停地洗澡、洗手，甚至用消毒液清洗，以免自己患上传染病。患者到医院多次检查乙型肝炎表面抗原等，结果均为阴性。患者仍控制不住反复洗澡、洗手、洗衣服等，每日最多能洗澡10多次。患者为此很苦恼，知道这样的重复行为是没有必要的，但不能克制。4年前，患者毕业后进入现在的单位做技术员，工作压力较大，经常在做一些重要的事情时有强烈的担心，比如在关电闸时怕关错了，在操作前要花几分钟先认定所要关的电闸，关完后仍不放心，还要反复多次检查，确信没有关错后方可继续其他工作，为此工作效率低下。患者对此十分苦恼，来到精神科就诊。既往无重大躯体疾病史，无高血压、心脏病、脑血管疾病史，无手术及外伤史，无吸毒史。体格检查：体温36.8 ℃，脉搏92次/分，呼吸26次/分，血压130/85 mmHg。实验室检查：①血常规示WBC 8.5×10^9/L，RBC 5.0×10^{12}/L，Hb 130 g/L；②胸部X线检查、心电图检查均未见明显异常，脑电图检查无异常。

问题与思考：

1. 初步诊断和诊断依据是什么？

2. 应与哪些疾病相鉴别？

3. 治疗原则是什么？

强迫症（obsessive-compulsive disorder）是一种以反复出现的强迫观念、强迫冲动或强迫行为为特征的精神障碍。强迫症的特点是有意识的自我强迫与有意识的自我反强迫同时存在，两者的冲突导致患者焦虑不安和痛苦，明知其不合理或者毫无意义，但又无法摆脱。病程迁延者可表现为以仪式动作为主而精神痛苦显著减轻，但此时社会功能受损严重。强迫症终生患病率为 0.8% ～ 3.0%，平均发病年龄 20 岁。

【病因及发病机制】

（一）遗传因素

强迫症患者一级亲属中各类精神障碍患病率均高于健康对照组。单卵双生子研究显示，强迫症患者一级亲属的总体发病率为 10.0% ～ 22.5%，明显高于正常人群。强迫症的遗传是多基因遗传方式，并强调多基因背景下的主基因作用，也有一些研究认为不能排除常染色体显性或隐性遗传。

（二）神经生化

目前认为，许多中枢神经递质（如去甲肾上腺素、多巴胺等）在强迫症患者都可能存在不同程度的异常。

（三）心理及社会因素

心理及社会因素主要包括心理素质因素、负性情绪、生活事件及家庭因素。许多研究表明，强迫症可与人格障碍共存，共病发生率 33% ～ 87%。强迫症患者的性格多表现为过于敏感、人际关系欠佳、情绪不稳定、空虚感、间接抵抗、工作效率差、过分追求完美、犹豫不决、严肃、古板、井井有条及力求一丝不苟等特点。

【临床表现】

（一）强迫思维

强迫思维指反复出现、持续存在、不恰当地闯入头脑中的一些想法与表象和冲动。患者能认识到这些想法是无意义的，但却无法停止或控制他们。

1．强迫表象　脑中在开始学习时反复浮现听过的歌曲的声音。

2．强迫联想　反复联想一系列不好的事件会发生，明知不必要，却克制不住。

3．强迫回忆　反复回忆曾经做过的日常琐事。

4．强迫怀疑　如反复数次检查门和窗是否关好等。

5．强迫性穷思竭虑　如反复思考“一天为什么是 24 h”“为什么 1+1=2”等。

6．强迫对立思维　如想到“高尚”，立即想到“卑鄙”；说到“白天”，立即想到“黑夜”。

（二）强迫行为

1．强迫洗涤　反复洗手、洗澡或洗衣服。

2．强迫检查　反复检查门和窗是否锁好、反复检查账单等。

3．强迫计数　不受控制地反复数台阶、楼层等。

4．强迫仪式动作　如进门时先前进两步，再后退一步，走路必须左足先迈，走路要绕电线杆等，明知无意义，但如不做，则焦虑不安。

（三）强迫意向

在某种场合下，患者出现一种明知与自己心愿相违背的冲动，却不能控制这种意向的出现，苦恼不堪。如母亲抱小孩走到河边时，突然产生将孩子扔到河里的想法等。

（四）强迫情绪

强迫情绪主要是指不必要的担心和恐惧。这种恐惧是对自己的情绪会失去控制的恐惧，如害怕自己会发疯，害怕自己会做出违反法律或道德的事。

➤ 考点提示：强迫症的主要临床表现。

【诊断标准】

连续 2 周中的大多数日子里存在强迫症状或强迫动作，或两者并存。这些症状引起痛苦或妨碍活动。强迫症应具备以下特点：①必须被看作患者自己的思维或冲动；②必须至少有一种思想或动作仍在被患者徒劳地加以抵制，即使患者不再对其他症状加以抵制；③实施动作的想法本身应该是令人不愉快的。

➤ 考点提示：强迫症的诊断标准。

【鉴别诊断】

（一）抑郁障碍

抑郁障碍患者可有明显的强迫症状，强迫症患者也可以有抑郁情绪。由于抑郁障碍与强迫障碍经常同时存在，两者的鉴别可能很困难。对于急性发作的障碍，优先考虑首先出现的症状；如果两组症状都存在且都不占优势，一般最好将抑郁视为原发。对于慢性障碍，单独存在的那组症状中出现最频繁的应优先考虑诊断。

（二）精神分裂症

精神分裂症以精神分裂症状为主，可伴有强迫症状，但荒谬离奇，无痛苦体验，更无主动要求治疗的愿望。

（三）脑器质性精神障碍

脑器质性精神障碍（如舞蹈症、脑炎和脑外伤等）患者均可出现强迫症状，这些疾病患者都有较特殊的病史和体征，根据病史、阳性体征和实验室检查一般不难鉴别。

【治疗】

（一）心理治疗

1．认知行为疗法（cognitive behavior therapy，CBT） 认知行为疗法是强迫症一线的心理治疗方法，有个人或团体认知行为疗法，包括暴露和反应预防等。

2．其他 如精神分析疗法、森田疗法、厌恶疗法以及家庭疗法等。

（二）药物治疗

1．选择性 5- 羟色胺再摄取抑制药 舍曲林、氟西汀、氟伏沙明和帕罗西汀是目前美国食品药品监督管理局（FDA）批准的治疗强迫症的一线药物。

2．氯米帕明 氯米帕明也是国家市场监督管理总局批准的治疗强迫症的药物。另外，文拉法辛、艾司西酞普兰等药物对强迫症也有一定疗效。

➤ 考点提示：强迫症的治疗。

思考题

1．强迫症患者的主要临床表现有哪些？

2．强迫症的诊断标准是什么？

（魏 冬）

第六十章

躯体形式障碍

第六十章数字资源

学习目标

通过本章内容的学习，学生应能：

识记：

1. 说出躯体形式障碍的临床表现。
2. 陈述躯体形式障碍的诊断依据、鉴别诊断和治疗原则。

理解：

解释躯体形式障碍的病因及发病机制。

应用：

1. 评估患者的病史、临床表现和各项辅助检查结果，做出初步诊断。
2. 根据病情拟定治疗计划，正确评估预后。

案例导入

某患者，女性，34岁。主诉恶心、腹泻、心悸、胸闷、月经不调等6年余。患者自幼活泼好动、能歌善舞，但学习成绩不佳，初中毕业后进入某专业剧团。6年前剧团解散，患者迫不得已在某厂的幼儿园工作，家中经济情况紧张，夫妻关系也紧张。患者渐渐感到身体不适，上楼吃力，心悸、气喘、出汗；消化不良，恶心，有时腹泻，有时便秘；经期紊乱，经血过多；常觉得腰背痛，严重时觉得盆腔痛。常去医务室索要各种药片，也自购中药调理等。病情时好时坏，一直没有痊愈。近几年，患者辗转各大医院就诊，各项检查均无明显的异常发现。但其仍觉得身体多处不适，抱怨医师“不是态度不好，就是水平太差”；抱怨家人不理解；抱怨单位领导缺乏同情心。

问题与思考：

1. 初步诊断和诊断依据是什么？应与哪些疾病相鉴别？
2. 为明确诊断，需要进一步做哪些检查？
3. 治疗原则是什么？

躯体形式障碍（somatoform disorder）是一种以持久地担心或相信各种躯体症状的优势观念为特征的精神障碍。患者因这些症状反复就医，尽管各种医学检查的结果都是正常的，尽管医师反复地进行说明和解释，均不能打消其疑虑。即使患者确实存在某种躯体疾病，其严重程度也远远不足以解释患者感受到的痛苦和焦虑。尽管患者症状的发生与不愉快的生活事件、艰难处境或心理冲突密切相关，但患者常否认心理因素的存在。症状可以涉及全身各个系统和器官，可伴有明显的焦虑和抑郁。一般多在30岁以前起病，病程长，可为慢性波动性，症状常不能完全缓解。患者通常存在长期的社会、家庭及人际行为方面的严重障碍。本病通常女性居多，农村妇女尤为常见，文化程度一般偏低，暗示性较高。

【病因及发病机制】

本组障碍的确切病因尚未明确。目前认为，该组障碍是整合了情绪心理学、认知行为学、神经生物学发现的生物 - 心理 - 社会因素造成的，如潜意识获益、认知作用、述情障碍、生活事件、社会文化因素等。

【临床表现】

（一）躯体化障碍

躯体化障碍主要临床表现多种多样、症状经常变化、反复出现。症状可涉及身体的任何系统或器官，往往有所夸大，最常见的是以下 4 组症状中至少有 2 组，共 6 个症状。

1．胃肠道症状　如恶心、疼痛、呃逆、反酸、呕吐等。胃肠道检查仅见浅表性胃炎或肠道激惹综合征，难以解释患者经常存在的严重症状。

2．呼吸、循环系统症状　如胸闷、心悸等。

3．泌尿、生殖系统症状　如尿频、月经紊乱等。

4．皮肤症状及疼痛症状　如瘙痒、烧灼感、刺痛、麻木感、酸痛等。

体格检查和实验室检查不能发现与这些症状相关的躯体疾病的证据。虽然如此，患者仍深感痛苦，不断求医，各种医学检查的正常结果和医师的合理解释均不能打消其疑虑，且病程必须持续 2 年以上。

（二）躯体形式自主神经功能失调

躯体形式自主神经功能失调是指一种由自主神经支配的器官与系统（心血管、胃肠道、呼吸系统及泌尿生殖系统）发生躯体障碍所致的神经症样综合征。患者在自主神经兴奋症状（心悸、出汗、面部潮红、胃肠胀气、心因性尿频和排尿困难、震颤）基础上，又发生了非特异的、更有个体特征和主观性的症状，如部位不定的疼痛、烧灼感、沉重感、紧束感、肿胀感，患者把这些症状归于某一特定的器官或系统，经检查，这些症状都不能证明有关器官和系统发生了躯体障碍。

（三）持续性躯体形式疼痛障碍

持续性躯体形式疼痛障碍是一种不能用生理过程或躯体障碍予以合理解释的持续、严重的疼痛。情绪冲突或心理及社会问题与疼痛发生有关，患者声称疼痛剧烈，但缺少器质性疼痛时所伴有的生理反应。患者主诉最多的是头痛、腰背痛、慢性盆腔疼痛及不典型的面部疼痛，疼痛的时间、性质、部位常变化，镇痛药往往无效。经过检查未发现相应主诉的躯体病变。病程迁延，常持续 6 个月以上，并使社会功能受损。

（四）疑病症

疑病症（hypochondriasis）是指患者担心或相信自己患有某种严重的躯体疾病。患者对自身的健康状况或身体的某一部分过分关注，其关注程度与实际健康状况很不相称，反复就医，各种医学检查的正常结果和医师的合理解释均不能打消其疑虑。

（五）未分化的躯体形式障碍

如果躯体主诉具有多样性、变异性和持续性，但又不足以构成躯体化障碍的典型临床表现，则应考虑本诊断。例如，不存在戏剧性的有力的主诉形式，主诉的症状相对较少，或完全不伴发社会和家庭功能损害。假定的心理原因的根据可有可无，但做出精神科诊断的症状必须没有躯体疾病基础。

➢ 考点提示：躯体形式障碍的主要症状。

【诊断与鉴别诊断】

（一）诊断依据

1．存在各种各样、变化多端的躯体症状至少 2 年，且未发现任何恰当的躯体解释。

2．不断拒绝多名医师关于其症状没有躯体解释的忠告与保证。

3．症状及其所致行为造成一定程度的社会和家庭功能损害。

➢ 考点提示：躯体形式障碍的诊断依据。

（二）鉴别诊断

1．躯体疾病　长期患躯体形式障碍的患者与其同龄人一样有同等机会发生其他独立的躯体疾病。如果患者躯体症状主诉的重点和稳定性发生转化，这提示可能有躯体疾病，应考虑进一步检查和会诊。如长期主诉消化道不适的患者经过几年甚至几十年，仍有发生消化道癌症的可能，随着疾病病程的延长，要警惕潜在的躯体疾病的患病风险。

2．抑郁与焦虑障碍　躯体形式障碍通常伴以程度不等的抑郁和焦虑，如果抑郁和焦虑本身在严重程度和持续时间上不足以诊断，则不必分开诊断。40 岁以后发病的多种躯体症状可能是原发抑郁障碍的早期表现。

3．精神分裂症　精神分裂症患者早期也可出现疑病观念，并可发展为疑病妄想。但精神分裂症的疑病症状表现古怪，并同时伴有思维障碍、情感不协调、无自知力等，均可作为鉴别诊断的依据。

【治疗】

躯体形式障碍治疗较困难，一般采取以下治疗方法。

（一）心理治疗

1．认知行为疗法　认知行为疗法被认为是目前躯体形式障碍有效的治疗手段，可以减少躯体形式障碍症状。

2．支持性心理治疗　支持性心理治疗可以帮助患者重新树立信心并得到鼓舞，促使患者对治疗计划的其他方面予以配合。

（二）药物治疗

可以使用选择性 5- 羟色胺再摄取抑制药或其他抗抑郁药物、苯二氮䓬类药物等缓解患者的焦虑与抑郁情绪，以达到改善不良情绪的目的。另外，对确实难以治疗的病例，可以使用小剂量非典型抗精神病药物，如喹硫平、利培酮等，提高疗效。

（三）其他治疗

生物反馈治疗、音乐治疗、全身放松训练、频谱治疗以及某些物理治疗［如改良电休克治疗（MECT）等］可以帮助患者放松，改善焦虑和疼痛。

➢ 考点提示：躯体形式障碍的治疗方法。

思考题

1．躯体形式障碍的临床表现有哪些？

2．躯体形式障碍如何进行治疗？

（魏　冬）

第六十一章

阿尔茨海默病

第六十一章数字资源

学习目标

通过本章内容的学习，学生应能：

识记：

1. 说出引起阿尔茨海默病的诱因及其临床表现。
2. 陈述阿尔茨海默病的诊断依据和治疗原则。
3. 列举阿尔茨海默病需要与哪些疾病进行鉴别诊断。

理解：

解释阿尔茨海默病的发病机制和病理生理变化。

应用：

1. 评估患者的病史、临床表现和各项辅助检查结果，做出初步诊断。
2. 根据病情拟定治疗计划，正确评估预后。

案例导入

某患者，男性，66岁，教授。4年前患者的家人发现患者常丢三落四，东西放下就忘，常把发生过的事情记混淆、记错。近1年多来，患者病情渐加重，自己放的东西找不到了，认为是被别人偷走了；计算能力下降，买东西常给错钱；凭空听到有人敲门的声音，认为有人要来害他，为此变得紧张、害怕，孤僻，不主动与人来往，对亲戚和朋友表现冷漠；晚上常起来反复开门要出去，说自己要去单位上班，曾走失一次。近1周来，患者病情严重，说自己的老伴是其妹妹等；晚上不睡觉，反复收拾衣物要出门，态度固执，情绪不稳，发脾气，骂人；凭空看见家里有好多人，家人无法管理。既往史：无高血压、脑血管病史。否认脑外伤、脑肿瘤等病史。家族史：患者的父亲于81岁时患老年痴呆，85岁时去世。体格检查及神经系统检查无明显阳性体征。实验室检查：①血、尿、粪便常规检查正常。②心电图：窦性心律，ST-T改变。③头颅CT：脑沟增宽，脑萎缩。

问题与思考：

1. 初步诊断和诊断依据是什么？应与哪些疾病相鉴别？
2. 为明确诊断，需要进一步做哪些检查？
3. 治疗原则是什么？

阿尔茨海默病（Alzheimer’s disease，AD）是一种起病隐袭、进行性发展的慢性神经退行性疾病，临床上以记忆力障碍、失语、失认、失用、执行功能等认知障碍为特征，同时还伴有精神、行为异常和社会生活功能减退。1906 年德国神经精神病学家 Alzheimer 报告了首例患者，大脑病理解剖时发现了该病的特征性病理变化——老年斑、神经原纤维缠结和神经元脱失。阿尔茨海默病曾被称为早老性痴呆和老年性痴呆，现一般将 65 岁以前发病者称早发型，65 岁以后发病者称晚发型。有家族发病倾向的称家族性阿尔茨海默病，无家族发病倾向的称散发性阿尔茨海默病。

国内外的患病率研究显示，65 岁以上的老年人中阿尔茨海默病患病率为 2% ~ 5%。女性患病率高于男性，患病率随年龄的增加而增加，年龄越大，患病率越高。60 岁以上的老年人群，每增加 5 岁，患病率约增加 1 倍。阿尔茨海默病与遗传相关是比较肯定的，痴呆家族史是阿尔茨海默病的危险因素。

【病因及发病机制】

阿尔茨海默病为多病因复杂疾病，其发病机制尚未明确，主要有以下几种：遗传因素、老年斑、神经原纤维缠结、神经元脱失、氧化应激学说以及神经递质缺陷等。

【临床表现】

阿尔茨海默病通常隐袭起病，病程为持续进行性进展。临床表现可分为认知功能缺损症状和非认知功能缺损的神经精神症状，两者都将导致社会生活功能减退。

（一）认知功能缺损症状

1．记忆减退　记忆障碍是诊断的必备条件，主要特点为患者对新近学习的知识很难回忆；事件记忆容易受损，比远记忆更容易受损；近记忆减退常为首发症状。定向障碍较早出现，并可出现错构、虚构症状。

2．语言障碍　找词能力、造句和论说能力减退，失语等。

3．失认症　视觉失认、听觉失认和体感觉失认。如经常迷路、不能辨别手中的物品等。

4．失用症　失用症指感觉、肌力和协调性运动基本正常，但不能进行有目的性的活动。如不会使用手机、牙刷。

5．执行功能障碍　执行功能障碍指多种认知活动不能协调有序地进行，包括动机、抽象思维、复杂行为的资质、计划和管理能力等高级认知功能。

（二）神经精神症状

1．精神病性症状　精神病性症状主要指幻觉和妄想，常见的幻觉为视幻觉、听幻觉。常见的妄想多为被害妄想、被窃妄想以及嫉妒妄想。

2．情感症状　情感症状主要表现为焦虑、抑郁、情感淡漠等，情绪低落严重者有自杀观念甚至行为，也可出现情绪不稳、发脾气、易激惹、冲动等。情感淡漠表现为对日常活动和个人照料缺乏兴趣、社交活动减少、面部表情贫乏、语调变化减少、情感反应减弱、缺乏动机等。

3．人格改变　人格改变常见，可变得墨守成规、固执、自私，也可变得不修边幅、捡脏烟头抽，将破烂物品视为珍宝收藏，或当众排尿及排便等。

4．其他　表现为无目的行为增多，如反复叠被子、穿衣服及脱衣服等。睡眠障碍，正常睡眠节律发生紊乱或颠倒，如晚上不睡，到处走动，翻东西；白天则精神萎靡不振。

（三）神经系统症状和体征

轻、中度患者常没有明显的神经系统体征。少数患者有锥体外系受损的体征。重度或晚期患者可出现原始性发射，如强握、吸吮反射等。晚期患者最明显的神经系统体征是肌张力增高，四肢屈曲性僵硬，呈去皮质强直。

➢ 考点提示：阿尔茨海默病的主要症状。

【辅助检查】

（一）脑电生理检查

阿尔茨海默病早期脑电图的改变主要是波幅降低和 α 节律减慢。

（二）脑影像学检查

CT 对阿尔茨海默病的诊断与鉴别诊断很有帮助。脑 CT 的突出表现为皮质性脑萎缩和脑室扩大，伴脑沟、裂增宽。颞叶（特别是海马结构）的选择性萎缩是阿尔茨海默病的重要病理变化，MRI 能比 CT 更早地探测到此变化。

（三）脑脊液检查

阿尔茨海默病患者的脑脊液常规检查一般没有明显异常。

【诊断与鉴别诊断】

（一）诊断要点

1．存在痴呆。

2．隐袭起病，缓慢衰退。

3．无临床依据或特殊检查的结果能够提示精神障碍是由其他可引起痴呆的全身性疾病或脑的疾病所致（如甲状腺功能低下、高血钙、维生素 B_{12} 缺乏、烟酸缺乏、神经梅毒、正常压力脑积水或硬膜下血肿）。

4．缺乏卒中样发作，在疾病早期无局灶性神经系统损害的体征，如轻瘫、感觉丧失、视野缺损及共济失调，晚期可出现。

在部分病例，阿尔茨海默病的特点和血管性痴呆的特点会同时出现，这些病例应做双重诊断。如果血管性痴呆发生在阿尔茨海默病之前，则根据临床表现也许无法做出阿尔茨海默病的诊断。

阿尔茨海默病可与血管性痴呆共存，例如脑血管病发作（多发性梗死症状）附加于阿尔茨海默病的临床表现和病史之上，这样的发作会引起痴呆症状的突然变化。据尸体解剖发现，两型共存者占痴呆病例总体的 10% ～ 15%。

➢ 考点提示：阿尔茨海默病的诊断依据。

知识链接

年龄相关记忆障碍（AAMI）

1. 患者年龄至少 50 岁。

2. 主诉日常生活中逐渐出现记忆减退（如记名字困难，将东西放错位置）。

3. 记忆减退的心理测验证据，如公认的标准化测验操作分比年轻人平均值至少低一个标准差。

4. 总的智力功能无损。

5. 无痴呆的证据。

6. 现在和过去无任何可引起认知障碍的内科疾病、神经病或精神病，包括精神活性物质，也无 1 h 以上意识丧失的脑外伤。

年龄相关记忆障碍与早期痴呆鉴别可能存在困难，需长期随访才能做出正确判断。

知识链接

轻度认知损害（MCI）

轻度认知损害是介于正常衰老和痴呆之间的一种认知功能损害状态。其诊断标准是：

1. 有记忆障碍的主诉，最好有知情者证实。
2. 可查出与年龄和教育程度不相符的客观记忆损害。
3. 总体认知功能基本正常。
4. 日常生活能力大致正常。
5. 不够痴呆诊断标准。

（二）鉴别诊断

1．血管性痴呆（vascular dementia，VD）　血管性痴呆与阿尔茨海默病鉴别见表 10-61-1。

表 10-61-1　血管性痴呆与阿尔茨海默病鉴别

	血管性痴呆	阿尔茨海默病
起病	较急，常有高血压史	隐袭
病程	呈波动或阶梯恶化，可有多次卒中发作，脑血液循环改善后症状可减轻	病情缓慢进行发展
早期症状	神经衰弱综合征	近记忆障碍
精神症状	以记忆障碍为主的局限性痴呆 判断力、自知力保持持久 个性改变不明显 主要为识记及近记忆障碍 情感脆弱	全面性痴呆 早期即丧失自知力 个性改变较血管性痴呆早，并日渐加重 远、近记忆力均差 情感淡漠或欣快
神经症状或体征	局限性症状和体征，如失语、失用、偏瘫、癫痫发作，病理反射	早期无
CT	多发梗死、腔隙和软化灶	弥漫性脑萎缩、脑室扩大，伴脑沟、裂增宽

2．额颞叶痴呆　额颞叶痴呆比阿尔茨海默病少见，其早期表现主要是行为和情绪改变或者语言障碍，而记忆障碍通常是阿尔茨海默病的首发症状。额叶和颞叶萎缩是额颞叶痴呆的特征，而脑广泛性萎缩和脑室对称性扩大多见于阿尔茨海默病。

3．进行性核上性麻痹　进行性核上性麻痹以眼球运动障碍、皮质下痴呆、伴有锥体外系症状为其临床特征，系典型的皮质下痴呆。

4．抑郁障碍　老年性抑郁可表现为假性痴呆，容易与阿尔茨海默病混淆。患者可有抑郁病史，认知缺陷也不像阿尔茨海默病那样呈进展性全面性恶化。定向力、理解力通常较好，没有明显的行为缺陷。抗抑郁治疗效果良好。

5．帕金森病　阿尔茨海默病的首发症状为认知功能减退，而帕金森病的最早表现为锥体外系症状。帕金森病患者中有震颤者高达 96%，阿尔茨海默病患者即使合并有锥体外系症状，也很少有震颤。

6．其他疾病　如脑瘤、脑积水、感染性脑病等其他器质性疾病引起的痴呆。

【治疗】

阿尔茨海默病目前尚无特效治疗方法，目前的治疗方法基本上是对症治疗，主要包括药物治疗、心理及社会治疗等。

（一）药物治疗

1．胆碱酯酶抑制药　如多奈哌齐、卡巴拉汀等。

2．谷氨酸受体阻断药　如美金刚等。

3．神经精神症状治疗　对有兴奋、行为紊乱、幻觉、妄想等难以管理者，可给予少量利培酮、喹硫平、奥氮平等，待症状控制或改善后，应及时减量或停药。对有抑郁、焦虑等情绪者，可给予少量舍曲林、西酞普兰等。

4．其他药物辅助治疗　如银杏叶提取物、尼麦角林、吡拉西坦等。

（二）心理及社会治疗

心理及社会治疗的目的主要是尽可能维持患者的认知和社会生活功能，同时保证患者的安全和舒适，让家属或照料者知晓基本的护理原则和疾病的预后及转归。

思考题

1．阿尔茨海默病与血管性痴呆如何鉴别?

2．阿尔茨海默病的表现有哪些?

（魏　冬）

第十一篇

理化因素所致疾病

第六十二章

理化因素所致疾病概论

第六十二章数字资源

思政之光

学习目标

通过本章内容的学习，学生应能：

识记：

1. 列举可致病的理化因素。
2. 陈述理化因素所致疾病的防治原则。

理解：

1. 解释理化因素所致疾病的致病机制。
2. 分析理化因素所致疾病的诊断原则。

应用：

1. 根据理化因素所致疾病的致病原因、受损靶部位、剂量与效应关系和流行病学调查分析做出初步诊断。
2. 能根据病情拟定治疗计划，正确评估预后，会对患者进行健康教育。
3. 急性中毒患者生死攸关，病情复杂，医生责任重大，需要全力以赴，倾心救治。

在人类生活的自然环境中，存在着许多对身体健康有害的理化因素。本篇重点论述几种常见理化因素所致的疾病。

【致病因素】

（一）物理因素

1．高温　高温作用于人体引起中暑（summerheat stroke）或烧伤（burn）。

2．低温　人在低温环境中如停留时间较长，会造成冻僵（frozen rigor）。

3．低气压　人在高山、高原或高空停留，低气压可导致人体急性缺氧而发生急性高山病（acute mountain sickness）。

4．高气压　人在水下作业，气压过高，返回地面速度过快时，易发生减压病，因为溶解在血液和组织中的氮气迅速释放出来形成气泡，发生栓塞，导致血液循环障碍和组织损伤。

5．噪声　人长期生活在噪声环境中，可引发感觉神经性耳聋。

6．震动　由于颠簸、摇动和旋转等引起晕车及晕船或晕机，即晕动病，主要与前庭神经功能障碍等有关。

7．电离辐射　电离辐射可干扰骨髓造血功能，严重者可引发再生障碍性贫血。

8．其他　高频波、微波、激光等损害人体可引起神经症。紫外线可引起电光性眼炎、皮炎、雪盲。电击和溺水可引发呼吸及心搏骤停。

（二）化学因素

化学因素可来源于自然界（重金属、有毒的动植物毒素），也可来自工业产品（农药、药物、有机溶剂）生产中产生的“三废”（废水、废气和废渣）污染。因许多无机和有机化学物质具有毒性，称为“毒物”。毒物（poison）可通过呼吸道、消化道或皮肤及黏膜等途径进入人体，引起中毒（poisoning）。

1．对于工业与农业生产、储存、运输过程中的有机溶剂，刺激性气体，窒息性毒物，农药等，如果管理不善，可造成急、慢性中毒。

2．家庭生活中所使用的清洁剂、有机溶剂、杀虫药、药物等被误服或故意吞服，可导致急、慢性中毒。过量饮酒或酗酒可导致急、慢性酒精中毒。

【诊断和防治原则】

（一）诊断原则

1．寻找致病原因　此类疾病都在一定环境条件下发病，多数病因明确，并有相应检测方法。

2．受损靶部位　多种毒物都有其作用的靶器官和部位，通过特异性的临床表现可判断病因。如有机磷杀虫药吸收后抑制胆碱酯酶的活性；慢性苯中毒的靶器官是骨髓等。

3．剂量与效应关系　根据接触的时间、剂量与临床表现是否相关，可明确诊断及判断预后。

4．流行病学调查分析　大多数理化因素所致疾病的特点是在同一时间可能有多数人发病，利用人群发病情况的流行病学调查方法有助于明确环境中的致病因素和预防发病。

5．实验室毒物检测　将毒物送实验室进行检测。

（二）防治原则

1．迅速离开有害环境和危害因素　这是治疗理化因素所致疾病的首要措施。可通过清洗、催吐、洗胃、导泻、灌肠等多种方法清除毒物，对吸收入血的毒物采用血液净化疗法等。发现中暑或电击伤患者，立即将其转移到安全环境，再施行急救复苏措施。平时应加强教育，防患于未然。

2．稳定生命体征　理化因素所致疾病患者易出现神志、呼吸、循环障碍或衰竭，生命体征常不稳定，所以要密切观察病情变化，稳定生命体征。

3．针对病因及发病机制治疗　针对病因及发病机制选择正确的施救方法、特效解毒药和拮抗药。

4．对症和支持治疗　理化因素所致疾病多无特效疗法，大多采取对症治疗措施，以减轻患者痛苦。

思考题

1．理化因素所致疾病的致病因素有哪些？

2．理化因素所致疾病的防治原则有哪些？

（陈喜苹）

第六十三章 中 毒

第六十三章数字资源

学习目标

通过本章内容的学习，学生应能：

识记：

1. 说出急性有机磷杀虫药中毒、一氧化碳中毒、急性酒精中毒和毒蛇咬伤中毒的临床表现。
2. 列举引起中毒的病因。

理解：

1. 解释常见中毒的发生机制。
2. 分析急性中毒和慢性中毒的特点。

应用：

1. 根据急性和慢性中毒患者的接触史、临床表现和各项辅助检查做出初步诊断。
2. 根据病情拟定治疗计划，正确评估预后。
3. 对患者进行健康教育。

案例导入

某患者，男性，30 岁。患者在田间喷洒农药后 3 h 昏倒，现场人员将其急送医院。体格检查：体温 36.8 ℃，脉搏 88 次 / 分，呼吸 24 次 / 分，血压 90/60 mmHg。神志不清，大汗淋漓，口吐白沫，呼吸困难，呼气有大蒜味。肌肉间接颤动，四肢抖动。瞳孔如针尖样，对光反射迟钝，双肺可闻及湿啰音。实验室检查：全血胆碱酯酶活力值为 30%。

问题与思考：

1. 初步诊断和诊断依据是什么？应与哪些疾病鉴别？
2. 为明确诊断，需要进一步做哪些检查？
3. 治疗原则是什么？

第一节 概 述

进入人体的化学物质达到中毒剂量，产生组织和器官损害引起的全身性疾病称为中毒。引起中毒的化学物质称为毒物。根据毒物来源和用途分为：①工业性毒物；②药物；③农药；④有毒动植物。

根据毒物的毒性、接触剂量和时间不同，中毒可分为急性和慢性两大类。急性中毒是指在短时间内吸收超限量毒物引起急性病理变化而出现的临床表现，有起病急、病情重、变化快、如不积极治疗可危及生命等临床特点。慢性中毒是指长时间暴露于有毒物质，毒物进入人体蓄积中毒而出现的临床表现，有起病慢、病程长、常缺乏特异性中毒症状等临床特点，容易误诊和漏诊。

【病因】

（一）职业性中毒

在生产、储存、运输和使用等过程中，如不严格遵守劳动安全防护制度，暴露于有毒原料、中间产物或成品，可发生中毒现象。

（二）生活性中毒

在误食、意外接触、用药过量、自杀或谋杀等情况下，过量毒物进入人体引起中毒。

【发病机制】

（一）中毒机制

中毒机制主要有以下几个方面：①强酸、强碱的局部刺激和腐蚀作用；②组织和器官缺氧：一氧化碳、硫化氢、氰化物等毒物阻碍氧的吸收及转运或利用；③麻醉作用：吸入亲脂性强的有机溶剂和麻醉药后，可抑制脂质含量较高的脑组织，产生脑功能抑制作用；④抑制酶的活性；⑤干扰细胞或细胞器的生理功能；⑥受体的竞争作用：如阿托品使用过量时，通过竞争性阻断毒蕈碱受体产生毒性作用。

（二）影响毒物作用的因素

1．毒物的理化性质　毒物的理化性质与其化学结构有密切关系，颗粒越小、挥发性越强、溶解度越大，则越容易被吸入，毒性越大。

2．个体的易感性　个体的易感性与性别、年龄、营养和健康状况、生活习惯等因素有关。

3．毒物相互影响　同时摄入两种或以上毒物时，有可能产生毒性相加或抵消作用，如一氧化碳可以增强硫化氢的毒性作用，酒精可以增强四氯化碳或苯胺的毒性作用。

（三）毒物的吸收、代谢和排出

毒物可以通过呼吸道、消化道、皮肤及黏膜等途径进入人体引起中毒。毒物对机体产生毒性作用的快慢、强度和表现与毒物侵入途径和吸收速度有关。①消化道：是生活中毒的常见途径，例如有毒食物、镇静催眠药等常经口摄入中毒。②呼吸道：因肺泡表面积较大和肺毛细血管丰富，经呼吸道吸入毒物的速度与经消化道吸收入血的速度相比快20倍，毒物能迅速进入血液循环发生中毒，因此，患者中毒症状严重，病情发展快，如一氧化碳中毒。③皮肤及黏膜：健康皮肤表面有一层类脂质层，能防止水溶性毒物侵入机体。在皮肤多汗或有损伤时，可加速毒物吸收。

大多数毒物经过肝的氧化、还原、水解和结合等作用进行代谢，然后与组织和细胞内化学物质作用，分解或合成不同化合物。大多数毒物代谢后毒性降低，此为解毒过程，但硫、磷等少数毒物经代谢后反而毒性增强，如对硫磷氧化为毒性更强的对氧磷。

毒物排泄速度与其组织溶解度、挥发度、排泄和循环器官功能状态有关。肾是排毒的主要器官，大多数毒物经肾排出，少数毒物经皮肤排出，铅、汞、锰等重金属和生物碱则通过消化道排出。一些脂溶性毒物可由皮脂腺及乳腺排出，少数毒物经汗液排出时可引起皮炎。有些毒物蓄积在体内的一些器官或组织内，排出缓慢，再次释放又可产生中毒。

➢ 考点提示：中毒的病因及发病机制。

【临床表现】

（一）急性中毒

不同化学物质引起的急性中毒表现不完全相同，严重中毒时共同表现有发热、昏迷、惊厥、呼吸困难、休克和少尿等。

1．皮肤及黏膜表现 ①腐蚀性毒物的灼伤：硝酸可使被灼伤的皮肤、黏膜呈黄色痂皮；被盐酸腐蚀后皮肤呈棕色痂皮；被硫酸腐蚀后皮肤呈黑色痂皮。②发绀：麻醉药和有机溶剂等可抑制呼吸中枢而导致发绀；亚硝酸盐、苯胺和硝基苯等毒物可导致高铁血红蛋白血症而引起发绀；刺激性气体中毒可引起肺水肿而导致发绀。③黄疸：四氯化碳、毒蕈或鱼胆中毒可损伤肝而导致胆红素代谢障碍，出现黄疸。④皮肤发红：一氧化碳中毒时皮肤和黏膜呈樱桃红色。

2．眼部表现 ①瞳孔扩大：见于阿托品、莨菪碱类中毒。②瞳孔缩小：见于有机磷杀虫药和氨基甲酸酯类杀虫药中毒。③视神经炎：见于甲醇中毒。

3．呼吸系统表现 ①呼出特殊气味：酒精中毒时有酒味；氰化物中毒时有苦杏仁味；有机磷杀虫药、黄磷、铊等中毒时有蒜味；苯酚、甲酚皂类中毒时有苯酚味。②呼吸频率变化：水杨酸、甲醇等引起酸中毒时，兴奋呼吸中枢，可导致呼吸频率增快；刺激性气体引起脑水肿时，呼吸频率增快；催眠药、吗啡中毒时，可抑制呼吸中枢而导致呼吸频率减慢。③肺水肿：刺激性气体、磷化锌、有机磷杀虫药、百草枯等中毒可引起肺水肿。

4．循环系统表现 ①心律失常：洋地黄、夹竹桃、乌头、蟾酥等中毒可兴奋迷走神经；拟肾上腺素药、三环类抗抑郁药等中毒可兴奋交感神经；茶碱类等中毒可引起心律失常。②休克：三氧化二砷中毒引起剧烈呕吐和腹泻而引发休克；强酸、强碱引起的严重灼伤可引发休克；巴比妥类中毒可抑制血管舒缩中枢，导致周围血管扩张而引发休克。③心搏骤停：洋地黄、奎尼丁、氨茶碱、锑剂、依米丁等中毒时，可直接作用于心肌引起心搏骤停；可溶性钡盐、棉酚和排钾利尿药等中毒时，可使血钾严重降低而引起心搏骤停；一氧化碳等窒息性毒物中毒时，可因缺氧而引发心搏骤停。

5．泌尿系统表现 ①肾小管坏死：见于毒蕈、生鱼胆、蛇毒、斑蝥、头孢菌素类抗生素、氨基糖苷类抗生素、四氯化碳等中毒。②肾缺血。③肾小管阻塞：砷化氢、苯胺、硝基苯等中毒时，能引起血管内溶血，引发游离血红蛋白阻塞肾小管，磺胺结晶也可阻塞肾小管。

6．血液系统表现 ①溶血性贫血：见于砷化氢、苯胺、硝基苯等中毒。②白细胞计数减少和再生障碍性贫血：见于氯霉素、抗肿瘤药、苯中毒和长期接触放射线。③出血：由氯霉素、抗肿瘤药、阿司匹林、氢氯噻嗪等引起。④血液凝固障碍：由水杨酸类、双香豆素、肝素、蛇毒等引起。

7．神经系统表现 ①昏迷：见于麻醉药、镇静催眠药、一氧化碳、氰化物、硫化氢、有机磷杀虫药、拟除虫菊酯类杀虫药、溴甲烷等中毒。②谵妄：见于阿托品、乙醇或抗组胺药等中毒。③惊厥：见于一氧化碳、氰化物、硫化氢、有机磷杀虫药、拟除虫菊酯类杀虫药、异烟肼、阿托品、重金属（铅、铬）等中毒。④精神失常：见于阿托品、抗组胺药、一氧化碳、二硫化碳、四乙铅等中毒或药物成瘾戒断综合征。⑤瘫痪：见于可溶性钡盐、三氧化二砷、磷酸三邻甲苯酯、蛇毒等中毒。⑥肌纤维颤动：见于有机磷杀虫药、氨基甲酸酯类杀虫药、异烟肼、丙烯酰胺及铅中毒等。

8．发热 发热见于阿托品、二硝基苯、棉酚等中毒。

> 考点提示：急性中毒的临床表现。

（二）慢性中毒

1．神经系统表现 ①痴呆：见于四乙铅、一氧化碳中毒。②震颤麻痹综合征：见于一氧化碳、锰等中毒。③周围神经损伤：见于铅、砷、铊、有机磷杀虫药等中毒。

2．消化系统表现 砷、四氯化碳、氯乙烯、三硝基甲苯等中毒可引起中毒性肝病。

3．泌尿系统表现 镉、汞或铅等中毒可引起中毒性肾损害。

4．血液系统表现 白细胞计数减少和再生障碍性贫血见于苯、三硝基甲苯等中毒。

5．骨骼系统表现 黄磷可引起下颌骨坏死；氟中毒可引起氟骨症。

【诊断】

中毒通常根据毒物接触史、临床表现、实验室毒物检查和调查周围环境有无毒物存在，与其他症状相似疾病鉴别后诊断。

（一）毒物接触史

1．生活性中毒 通过询问患者和现场目击者，了解患者的生活及精神状态、服药的时间和剂量。

2．食物及水源中毒 调查一起就餐和饮用同源水的人员，了解有无相同症状发生。

3．一氧化碳中毒 了解室内炉火、烟囱、煤气的情况及同居一室的其他人员的表现。

4．职业中毒 询问职业史（工种、工龄、接触毒物的种类及时间、工作环境、防护措施及是否发生过事故）。

5．既往史 对于中毒患者，还应询问发病前的健康状况、生活习惯、嗜好、情绪及行为改变、用药及经济情况，这些情况都有助于对中毒患者进行分析、判断。

总之，要了解发病现场的情况，查明接触毒物的证据。

（二）临床表现

对不明原因的突然昏迷、呕吐、惊厥、呼吸困难和休克患者或不明原因的发绀、周围神经麻痹、贫血、白细胞计数减少、血小板减少及肝损伤患者，要考虑到中毒的可能性。

（三）实验室毒物检查

急性中毒时，要常规留取剩余物或可能含毒的呕吐物、胃内容物、尿液、粪便、血液等标本，并进行毒物分析或细菌培养。但要先抢救患者，不能等待检查结果出来后才开始治疗。慢性中毒时，要检查环境中和人体内有无毒物存在。

总之，对于急性中毒患者，如有肯定的毒物接触史，要根据主要症状的特点以及出现的时间和顺序来寻找中毒的原因，并迅速进行重点而必要的检查，密切观察神志、呼吸、脉搏、血压、瞳孔的变化，先进行紧急处理，病情稳定后再进行全面检查。

➢ 考点提示：中毒的诊断。

【治疗】

（一）治疗原则

1．立即终止毒物接触。

2．清除体内尚未被吸收的毒物。

3．如有可能，应尽早使用特效解毒药。

4．促进已吸收毒物的排出。

5．密切观察病情，积极对症处理，帮助危重症患者度过危险期。

6．预防并发症。

（二）治疗措施

1．急性中毒的治疗

（1）立即终止毒物接触：①对吸入性中毒者，要将其立即撤离中毒现场，转移到通风良好、空气新鲜的地方；②对有皮肤、毛发污染者，应立即脱去被污染的衣服，用自来水清洗接触部位的皮肤和毛发；③已经入眼内的毒物，立即用自来水彻底清洗；④对已明确诊断的特殊毒物污染，应选择能减轻中毒症状的特殊溶液清洗（表 11-63-1）。

表 11-63-1 特殊毒物的清洗方法

毒物种类	清洗的特殊溶液和要求
苯酚、溴苯、苯胺、硝基苯	10% 乙醇
黄磷、磷化锌	1% 碳酸钠溶液
氨水、氢氧化钠、碳酸钠等碱性毒物	2% 醋酸或 3% 硼酸或 2% 枸橼酸溶液
铊、有机磷、汽油、甲醛等酸性毒物	5% 碳酸氢钠溶液或肥皂水清洗后，再用清水清洗
生石灰、黄磷	先清除颗粒，再用温水清洗
三氯化磷、芥子气等	先用纸、布吸去毒物，再用水清洗
沥青、焦油	先用二甲苯溶液清洗，再用肥皂水或清水清洗

➢ 考点提示：终止毒物接触的方法。

（2）清除体内尚未被吸收的毒物

1）催吐：适用于清醒、合作的经口摄入中毒者，禁用于昏迷、惊厥、休克、吞服腐蚀性毒物的中毒患者以及无呕吐反射、近期上消化道出血或食管 - 胃底静脉曲张者和孕妇。主要采用物理法刺激催吐：让患者饮温水 200 ～ 300 ml，用手指或压舌板、筷子刺激咽后壁或舌根诱发呕吐，如此反复，直到呕出清亮胃内容物为止；也可用吐根糖浆等药物催吐。需要注意的是，催吐时需将患者头置于侧位，防止呕吐物吸入气管引起窒息。

2）洗胃：①适应证：最好在服用毒物后 6 h 内进行，对无特效解毒治疗的急性重度中毒，患者就诊时已超过 6 h，仍可酌情考虑洗胃。②禁忌证：吞服强腐蚀性毒物、食管 - 胃底静脉曲张、惊厥患者；昏迷者易导致吸入性肺炎，洗胃时应慎重。③方法：将患者置于头低位并转向一侧，将液状石蜡润滑过的胃管由口腔向下插入 50 cm 左右，如能抽出胃液，证明胃管确在胃内，先吸出全部胃内容物，留一部分做毒物分析，再注入 200 ～ 300 ml 温开水或特殊清洗液，清洗后抽出。需反复灌洗，直到抽出的液体完全澄清为止。洗胃液总量至少 2 ～ 5 L。④注意事项：必须确定胃管在胃内后才能注入洗胃液；拔胃管时必须夹住胃管尾部，防止管内液反流进入气管而引起吸入性肺炎、窒息等并发症。

洗胃液可根据毒物的种类选用。①保护剂：牛奶、蛋清（须搅拌均匀）、植物油、米汤等。②溶剂：液状石蜡。③吸附剂：活性炭。④解毒剂：1∶5000 高锰酸钾溶液、2% 碳酸氢钠溶液等。⑤中和剂：中和强碱用弱酸性的食醋或果汁，中和强酸用弱碱性的镁乳或氢氧化铝凝胶。⑥沉淀剂：2% ～ 5% 硫酸钠与可溶性钡盐生成不溶性硫酸钡等。洗胃液配制和应用注意要点见表 11-63-2。

➢ 考点提示：洗胃的适应证和禁忌证。

3）导泻：禁用于肾功能不全、呼吸抑制、昏迷、磷化锌及急性有机磷杀虫药中毒晚期患者。方法：洗胃后，用盐类泻药硫酸钠或硫酸镁 15 g 溶于水中，口服或由胃管注入。通常不用油脂类泻药，以免促进脂溶性毒物吸收。

4）灌肠：不适用于腐蚀性物质中毒者，适用于口服中毒超过 6 h 以上、导泻无效或服用抑制肠蠕动的巴比妥、阿片类等中毒患者。方法：1% 温肥皂水 5000 ml 连续、多次灌肠。

表 11-63-2　洗胃液配制和应用注意要点

毒物种类	清洗的特殊溶液	注意要点
有机磷杀虫药［美曲膦酯（敌百虫）除外］、氨基甲酸酯、苯、汞、铁、硫酸亚铁	2% 碳酸氢钠溶液	美曲膦酯、强酸中毒禁用
催眠药、镇静药、阿片类、生物碱、氰化物、砷化物	1：5000 高锰酸钾溶液	对硫磷（1605）等硫代类、急性有机磷杀虫药中毒禁用
阿片类、氰化物、士的宁、高锰酸钾等	0.3%H_2O_2	
阿司匹林、草酸	0.3% 氧化镁	
氯化钡、碳酸钡	2% ～ 5% 硫酸钠	
碘、铊、汞、铬、砷、氯化物	5% ～ 10% 硫代硫酸钠	
生物碱、河豚	10% 活性炭悬浮液	
腐蚀性毒物、硫酸铜、铬酸盐	蛋清、牛奶、植物油	
升华硫（硫磺）、煤油、汽油	先用液状石蜡，后用清水	
砷、硝酸银、溴化物、不明性质物	清水或生理盐水	

（3）促进已吸收毒物的排出

1）强利尿和改变尿液酸碱度：通过输液以及强利尿药增加尿量，促进毒物的排泄；还可通过改变尿液的酸碱度来减少毒物的重吸收，并增加排泄量，如苯巴比妥或水杨酸类等弱酸性毒物中毒时，静脉应用碳酸氢钠碱化尿液，促使毒物由尿排出；苯丙胺、士的宁等碱性毒物中毒时，静脉输注维生素 C 使尿液 pH ＜ 5.0。

2）吸氧：高压氧治疗是一氧化碳中毒的特效疗法。吸氧可促使碳氧血红蛋白解离，加速一氧化碳排出。

3）血液净化：主要适用于严重中毒、昏迷时间长、有并发症及经积极支持疗法而病情仍日趋恶化者。①血液透析：中毒 12 h 内进行血液透析效果好，主要适用于氯酸盐、重铬酸盐等损害肾功能的药物中毒患者，还可用于清除血液中非脂溶性及分子量较小的苯巴比妥、水杨酸、甲醇、茶碱、乙二醇等毒物。②血液灌流：是目前抢救巴比妥类、百草枯等中毒最常用而有效的措施。血液灌流时，血液正常成分（血小板、白细胞、凝血因子、葡萄糖等）也能被吸附排出，所以要注意监测血液成分变化和及时补充这些成分。③血浆置换：抢救蛇毒、毒蕈及砷化氢等溶血毒物中毒的效果较好，一般需在数小时内置换 3 ～ 5 L 血浆。

（4）特殊解毒药物的应用

1）急性有机磷杀虫药中毒：常用拮抗药阿托品和胆碱酯酶复活剂碘解磷定等，详见本章第二节。

2）金属中毒：①依地酸钙钠治疗铅中毒。②二巯丙磺钠治疗汞、砷、铜、锑等中毒。③二巯丁二酸治疗锑、铅、汞、砷、铜等中毒。当急性锑中毒出现心律失常时，二巯丁二酸首次 2.0 g，用注射用水 10 ～ 20 ml 稀释后缓慢静脉注射，此后每小时 1 次，每次 1.0 g，连用 4 ～ 5 次。④二巯丙醇治疗砷、汞中毒。

3）高铁血红蛋白血症：小剂量（1 ～ 2 mg/kg）亚甲蓝可使高铁血红蛋白还原为正常血红蛋白，主要用于治疗亚硝酸盐、苯胺、硝基苯等中毒。大剂量（10 mg/kg）亚甲蓝可导致高铁血红蛋白血症，用于治疗氰化物中毒。注意药液注射时勿外渗，以防引起组织坏死。

4）氰化物中毒：采用亚硝酸盐 - 硫代硫酸钠疗法。

5）中枢神经系统抑制药中毒：①纳洛酮是阿片类麻醉药的解毒药，对酒精中毒、地西泮等镇静催眠药中毒也有一定的疗效。另外，当机体处于应激状态时，促使腺垂体释放内啡肽，可引起心脏及肺功能障碍，纳洛酮能拮抗内啡肽对机体产生的不利影响（0.4 ～ 0.8 mg 静脉注射，重症患者 1 h 后重复 1 次）。②氟吗西尼是苯二氮䓬类药物中毒的解毒药。

（5）对症治疗及预防并发症：对于临床上很多无特殊解毒药的急性中毒，应密切观察患者病情变化，积极、有效地对症处理，保护好重要脏器的功能，可使危重患者度过危险期，逐步恢复正常。另外，要注意预防并发症。如惊厥时，保护患者避免受伤；对卧床时间较长者，要定时翻身，以免发生坠积性肺炎、压疮或血栓栓塞性疾病等。

➢ 考点提示：特殊解毒药物的应用。

2．慢性中毒的治疗

（1）解毒治疗：对慢性铅、汞、砷、锰等中毒，采用与急性中毒治疗一致的金属中毒解毒药。

（2）对症治疗：对慢性中毒所引起的周围神经病、震颤麻痹综合征、中毒性肝病、中毒性肾病、白细胞计数及血小板减少、再生障碍性贫血等病症，治疗参见有关章节。

【预防及健康教育】

加强防毒和中毒后急救知识的宣传和教育。加强毒物管理，在生产、储存、运输、使用等过程中要严格遵守有关毒物的管理，防止化学物质跑、冒、滴、漏。厂矿中有毒物的车间需加强局部和全面通风，以排出毒物。遵守车间空气中毒物最高允许浓度规定，加强防毒措施。注意废水、废气和废渣治理。预防化学性有毒食物中毒，食用特殊的食品前，要了解有无毒性。不吃有毒或变质的食物。对于不易辨认有无毒性的蕈类，不可食用。防止误食毒物和过量用药。

第二节 急性有机磷杀虫药中毒

急性有机磷杀虫药中毒（acute organic phosphorus insecticides poisoning，AOPIP）是指有机磷杀虫药进入体内抑制乙酰胆碱酯酶（acetylcholinesterase，AChE）的活性，引起体内生理效应部位乙酰胆碱大量蓄积，出现毒蕈碱样、烟碱样和中枢神经系统等中毒症状和体征，严重者可出现呼吸衰竭而死亡。

有机磷杀虫药大多呈油状或结晶状，呈淡黄色至棕色，稍有挥发性，有大蒜味。除美曲膦酯（敌百虫）外，一般难溶于水，不易溶于多种有机溶剂，在酸性环境中稳定，在碱性条件下易分解失效。但是，甲拌磷和三硫磷耐碱，美曲膦酯遇碱能变成毒性更强的敌敌畏。常用剂型有乳剂、油剂和粉剂等。

【分类】

有机磷杀虫药的结构不同，毒性差异较大，可分为以下 4 类。

1．剧毒类　如甲拌磷（3911）、内吸磷（1059）、对硫磷（1605）、速灭磷等。

2．高毒类　如甲基对硫磷、甲胺磷、氧乐果、敌敌畏、磷胺等。

3．中度毒类　如乐果、乙硫磷、美曲膦酯（敌百虫）、乙酰甲胺磷等。

4．低毒类　如马拉硫磷、辛硫磷、碘硫磷等。

【病因】

（一）生产中毒

生产过程中引起中毒主要是在杀虫药精制、出料和包装过程，因手套破损或衣服和口罩污染而中毒；也可因生产设备密闭不严，有机磷杀虫药污染手、皮肤或通过吸入中毒。

（二）使用中毒

在使用过程中，药液污染皮肤或湿透衣服由皮肤吸收致中毒；因吸入空气中有机磷杀虫药致中毒；配药时手被原液污染也可引起中毒。

（三）生活中毒

故意吞服、误服、摄入有机磷杀虫药污染的水源或食品；滥用有机磷杀虫药治疗皮肤病或驱虫也会发生中毒。

一般情况下，急性中毒常见于生活中毒，慢性中毒多为职业中毒。

知识链接

有机磷杀虫药的代谢

有机磷杀虫药主要经胃肠道、呼吸道、皮肤及黏膜吸收。吸收后迅速分布于全身各器官，其中以肝内浓度最高，其次为肾、肺、脾等，肌肉和脑含量最少。有机磷杀虫药主要在肝内进行生物转化和代谢。有的有机磷杀虫药氧化后毒性增强，如对硫磷通过肝细胞微粒体氧化酶系统氧化为对氧磷，后者对胆碱酯酶的抑制作用是前者的300倍；内吸磷氧化后首先形成亚砜，其抑制胆碱酯酶的能力增加5倍。有机磷杀虫药经水解后毒性降低。在肝内，美曲膦酯侧链脱去氧化氢转化为敌敌畏，毒性增强，而后经水解、脱胺、脱烷基等降解后失去毒性。马拉硫磷在肝内经酯酶水解而解毒。有机磷杀虫药吸收后6～12 h血中浓度达高峰，24 h内通过肾由尿排泄，48 h后完全排出体外。

【中毒机制】

有机磷杀虫药的中毒机制主要是抑制体内胆碱酯酶（cholinesterase，ChE）的活性，导致胆碱酯酶丧失分解乙酰胆碱的能力，使乙酰胆碱大量蓄积，引起一系列毒蕈碱（M）样、烟碱（N）样和中枢神经系统症状，严重者常因呼吸衰竭而死亡。

➢ 考点提示：急性有机磷杀虫药中毒机制。

【临床表现】

（一）急性中毒

急性中毒发病时间和症状与有机磷杀虫药的侵入途径、种类、剂量及胃内容物多少有关。口服中毒者一般10 min至2 h内发病；吸入中毒者数分钟至半小时内发病；经皮肤吸收中毒者2～6 h发病。因乙酰胆碱分布及作用广泛，所以急性有机磷杀虫药中毒表现呈现多样化。轻度者以M样症状为主，中度者表现为M样和N样症状，重度者同时出现M样、N样症状和中枢神经系统症状。

1．M样症状　M样症状出现最早，主要是副交感神经末梢过度兴奋，类似毒蕈碱样作用。表现为平滑肌痉挛（腹痛、腹泻），腺体分泌增加（多汗、流涎、流泪、口吐白沫），括约肌松弛（尿失禁、排便失禁），视物模糊，瞳孔缩小，支气管痉挛，气道分泌物增多（咳嗽、气促、呼吸困难、双肺干啰音及湿啰音，严重者发生肺水肿或呼吸衰竭而死亡）。有时奥迪括约肌痉挛可促发急性胰腺炎。

2．N样症状　因横纹肌神经肌肉接头处乙酰胆碱蓄积过多，出现肌纤维颤动、全身肌强直性痉挛，也可出现肌力减退或瘫痪，呼吸肌麻痹引起呼吸衰竭。交感神经节后纤维末梢释放儿茶酚胺，表现为血压增高和心律失常。

3．中枢神经系统症状　表现为头晕、头痛、烦躁不安、谵妄、共济失调、抽搐或昏迷。

4．局部损害　有些有机磷杀虫药接触皮肤后发生过敏性皮炎、皮肤水泡或剥脱性皮炎；污染眼部时，出现结膜充血和瞳孔缩小。

➢ 考点提示：急性有机磷杀虫药中毒的临床症状。

（二）迟发性多神经病

急性重度和中度有机磷杀虫药（甲胺磷、敌敌畏、乐果和美曲膦酯等）中毒的患者，在急性中毒症状消失后 2 ~ 3 周可发生迟发性多神经病（delayed polyneuropathy），主要累及运动神经纤维，引起下肢瘫痪和四肢肌肉萎缩等。典型者分为 3 期。

1．进展期　主要为周围感觉神经病变。首先出现双下肢及足部烧灼、紧束、疼痛、麻木感；继而出现无力、腓肠肌萎缩、足下垂；约 1 周后双上肢发生对称性瘫痪，呈袜套或手套样分布的感觉障碍，本体感觉丧失；接着出现下肢深部腱反射消失，重者出现迟缓性瘫痪。

2．稳定期　感觉障碍持续 3 ~ 12 个月逐渐缓解，轻瘫可持续存在。

3．缓解期　中毒后 6 ~ 18 个月，运动功能部分或完全恢复，上肢运动功能恢复先于下肢。此期可有脊髓和大脑病变，出现痉挛状态，遗留永久性运动功能障碍。

目前认为这种病变不是胆碱酯酶受抑制引起，可能是由于有机磷杀虫药抑制神经靶酯酶（neuropathy target esterase，NTE），使其老化所致。全血或红细胞胆碱酯酶活性正常，神经 - 肌电图检查提示神经源性损害。

（三）中间型综合征

中间型综合征（intermediate syndrome）常发生于急性有机磷杀虫药中毒后 1 ~ 4 d 及胆碱酯酶复能药用量不足患者，迟发性多神经病发生之前，临床表现为突然出现屈颈肌及第Ⅲ、Ⅶ、Ⅸ、Ⅹ对脑神经支配的肌肉与四肢近端肌无力和呼吸肌麻痹，严重者可发生呼吸衰竭而死亡。尽早给予解毒和支持治疗可预防该综合征发生。其发生机制可能与体内有机磷杀虫药排出延迟、在体内再分布或解毒药用量不足，使胆碱酯酶长时间受抑制，引起神经肌肉接头处突触后功能障碍有关。

➢ 考点提示：中间型综合征的定义。

【辅助检查】

（一）胆碱酯酶活力测定

胆碱酯酶活力是诊断有机磷杀虫药中毒的特异性指标，能反映中毒的严重程度、治疗效果及预后。红细胞胆碱酯酶活力稳定，其功能与神经系统胆碱酯酶相同。有机磷杀虫药中毒后，红细胞胆碱酯酶在 1 ~ 4 个月内恢复正常。对怀疑有机磷杀虫药中毒者，应反复测定血浆和红细胞胆碱酯酶活力。停用解磷定后每日测定胆碱酯酶活力，连续 3 d。

（二）有机磷杀虫药代谢产物测定

对硝基酚是多种有机磷杀虫药的代谢产物，中毒后可迅速出现在尿中。美曲膦酯中毒时尿中出现三氯乙醇。这些代谢产物测定简便，有助于诊断。有机磷杀虫药的动态血药浓度检测有助于急性有机磷杀虫药中毒的病情评估及治疗。

（三）其他检查

怀疑有迟发性多神经病时，应检查肌电图、神经传导功能，并与其他神经病变鉴别。

➢ 考点提示：有机磷杀虫药中毒的辅助检查。

【诊断】

（一）诊断依据

1．有机磷杀虫药接触史。

2．有机磷杀虫药相关中毒症状及体征，特别是呼出气有大蒜味、瞳孔缩小、多汗、肺水肿、肌束震颤等。

3．全血胆碱酯酶活力不同程度降低。

4．血、尿、胃内容物中有机磷杀虫药及其代谢物检测。

此外，诊断时还需注意：乐果和马拉硫磷中毒的患者病情好转后，在数日至1周后可突然恶化，再次出现有机磷急性中毒症状或突然死亡。此种临床“反跳”现象可能与残留在体内的有机磷杀虫药重吸收或解毒药停用过早有关。

> 考点提示：有机磷杀虫药中毒的诊断依据。

（二）急性中毒程度分度

临床上根据病情还可将急性中毒分为轻度、中度和重度。

1．轻度中毒　仅有M样症状，胆碱酯酶活力50%～70%。

2．中度中毒　除M样症状外，还出现N样症状（肌束震颤），胆碱酯酶活力30%～50%。

3．重度中毒　具有M、N样症状，还出现昏迷、肺水肿、呼吸麻痹和脑水肿等表现，胆碱酯酶活力小于30%。

> 考点提示：急性有机磷杀虫药中毒程度分度。

【鉴别诊断】

毒蕈碱和河豚中毒表现与有机磷杀虫药中毒类似，应注意鉴别。同时急性有机磷杀虫药中毒应与中暑、急性胃肠炎和脑炎等鉴别。

【治疗】

治疗原则：紧急处理，清除毒物，应用解毒药消除乙酰胆碱蓄积和恢复胆碱酯酶活力。对轻度中毒者，去除污染毒物，监测24 h，观察病情有无发展。对重度中毒者，待症状消失后停药，并至少观察3～7 d。

（一）迅速清除毒物

立即将患者撤离中毒现场，脱去被污染的衣服，用肥皂水彻底清洗污染的皮肤、毛发和指甲等，避免毒物进一步吸收。眼部污染时，用清水、生理盐水、2%碳酸氢钠溶液或3%硼酸溶液冲洗。对口服中毒者，应用清水、2%碳酸氢钠溶液（美曲膦酯中毒者禁用，因碱性溶液能使其转化成毒性更强的敌敌畏）或1∶5000高锰酸钾溶液（对硫磷中毒者忌用）反复洗胃，直至洗出液清亮为止。然后用硫酸钠20～40 g溶于20 ml水，口服，观察30 min，无导泻作用时，再口服或经鼻胃管注入水500 ml。

（二）紧急处理

对重度中毒出现呼吸抑制者，应迅速清除气道内分泌物，保持呼吸道通畅，给氧，进行气管内插管等。对呼吸衰竭者，应用机械通气支持。对肺水肿者，静脉给予阿托品，不能应用氨茶碱和吗啡。对心脏停搏者，立即进行体外心肺复苏。对脑水肿昏迷者，静脉输注甘露醇和糖皮质激素。

（三）应用解毒药

在清除毒物的过程中，同时应用胆碱酯酶复能药和胆碱受体阻断药治疗。用药原则：根据病情，要早期、足量、联合和重复应用解毒药，并且选用合理给药途径及择期停药。

1．胆碱酯酶复能药　此类药物包括碘解磷定、氯解磷定、双复磷和双解磷。氯解磷定复能作用强，毒性小，水溶性大，可以静脉或肌内注射，是临床上首选的解毒药。碘解磷定复能作用较弱，毒性小，水溶性小，只能静脉注射，是临床上次选的解毒药。

胆碱酯酶复能药首次给药要足量，指征为外周 N 样症状（如肌束震颤）消失，血液胆碱酯酶活性达到 50% ~ 60% 或以上。如果洗胃彻底，轻度中毒者无须重复给药；中度中毒者第一次足量给药后一般重复 1 ~ 2 次；重度中毒者第一次给药后 30 ~ 60 min 未出现药物足量指征时，应重复给药。口服大量乐果中毒、昏迷时间长、对胆碱酯酶复能药疗效差及血胆碱酯酶活性低者，解毒药维持剂量要大，时间要长，可达 5 ~ 7 d。一般情况下，中毒症状消失，血胆碱酯酶活性在 50% ~ 60% 或以上是停药的指征。

胆碱酯酶复能药对 N 样症状疗效较好（如能迅速控制肌束震颤），但对不同有机磷杀虫药中毒的疗效并不完全相同。如碘解磷定对内吸磷、马拉硫磷和对硫磷中毒疗效较好，对美曲膦酯、敌敌畏中毒疗效稍差，对乐果中毒无效。乐果中毒后形成的磷酰化胆碱酯酶几乎不可逆，同时乐果乳剂含有苯，也可导致苯中毒。双复磷对敌敌畏及美曲膦酯中毒效果较碘解磷定好。对中毒 24 ~ 48 h 后已老化的胆碱酯酶无复活作用，此时应给予阿托品治疗。

2．胆碱受体阻断药　胆碱受体阻断药分为两种。① M 胆碱受体阻断药（外周性抗胆碱能药）：如阿托品和山莨菪碱等，主要作用于外周 M 受体，能缓解 M 样症状，对 N 受体无明显作用。依据病情，阿托品每 10 ~ 30 min 或 1 ~ 2 h 给药 1 次，直至 M 样症状消失或出现阿托品化，阿托品化表现为心率增快（90 ~ 100 次 / 分）、口干、皮肤干燥和肺部湿啰音消失，这时，应减少阿托品剂量或停用。若出现瞳孔明显扩大、神志模糊、烦躁不安、抽搐、昏迷和尿潴留等，为阿托品中毒，应立即停用阿托品。② N 胆碱受体阻断药（中枢性抗胆碱能药）：如东莨菪碱、苯那辛、丙环定等，对中枢 M 受体和 N 受体作用强，对外周 M 受体作用弱。盐酸戊乙奎醚注射液（长托宁）对外周 M 受体和中枢 M、N 受体均有作用，但对位于心脏的 M_2 受体作用极弱，对心率无明显影响，抗胆碱作用较阿托品强，还能改善毒蕈碱症状，有效剂量小，作用时间长（半衰期 6 ~ 8 h），且在脑内组织维持时间长，不良反应少，首次用药需与氯解磷定合用。

对轻度中毒者，可单独应用胆碱酯酶复能药；对中、重度中毒者，要联合应用阿托品和胆碱酯酶复能药，联合用药时应减少阿托品用量，以免发生中毒。有机磷杀虫药中毒治疗方案见表 11-63-3。

（四）中间型综合征的治疗

立即给予人工机械通气，肌内注射氯解磷定每次 1.0 g，并根据病情选择给药间隔时间，一般连用 2 ~ 3 d，并积极对症治疗。

（五）对症治疗

重度有机磷杀虫药中毒患者常伴有多种并发症，如酸中毒、低钾血症、严重心律失常、脑水肿等。特别是合并严重呼吸和循环衰竭时，如果处理不及时，应用的解毒药尚未发挥作用时患者即已死亡，所以要积极对症治疗。

➢ 考点提示：有机磷杀虫药中毒的治疗原则。

【预防及健康教育】

严格执行有机磷杀虫药管理制度，加强生产、运输、保管和使用的安全常识和劳动保护教育。对于慢性接触者，定期体检和测定全血胆碱酯酶活力。普及有机磷杀虫药急性中毒防治知识。

表 11-63-3　有机磷杀虫药中毒治疗方案

	药物	使用方法及剂量
轻度中毒	阿托品	首次剂量 2 ~ 4 mg/1 ~ 2 h，皮下注射，阿托品化后 0.5 mg/4 ~ 6 h，皮下注射
	氯解磷定	首次剂量 0.5 ~ 0.75 g，稀释后静脉注射，需要时 2 h 后重复 1 次
	碘解磷定	首次剂量 0.4 g，稀释后静脉注射，必要时 2 h 后重复 1 次
	双复磷	首次剂量 0.125 ~ 0.25 g/2 ~ 3 h，肌内注射，以后 0.25 g，酌情用药 1 ~ 3 次，每次间隔 2 ~ 3 h
中度中毒	阿托品	首次剂量 5 ~ 10 mg，以后 1 ~ 2 mg/30 min 静脉注射，阿托品化后 0.5 ~ 1 mg/4 ~ 6 h 皮下注射
	氯解磷定	首次剂量 0.75 ~ 1.5 g，稀释后静脉注射，以后 0.5 g/2 h，共 3 次
	碘解磷定	首次剂量 0.8 ~ 1.2 g，稀释后静脉注射，以后 0.4 ~ 0.8 g/2 h，共 3 次
	双复磷	首次剂量 0.5 g 肌内注射或静脉注射，2 ~ 3 h 后重复 0.25 g，以后 0.25 g/2 ~ 3 h，2 ~ 3 次
重度中毒	阿托品	首次剂量 10 ~ 20 mg，以后 2 ~ 5 mg/10 ~ 30 min 静脉注射，阿托品化后 0.5 ~ 1 mg/2 ~ 6 h 皮下注射
	氯解磷定	首次剂量 1.5 ~ 2.0 g，30 ~ 60 min 后可以重复首次剂量半量，稀释后静脉注射，以后 0.5 g/ 30 min，6 h 后可停药
	碘解磷定	首次剂量 1.0 ~ 1.6 g，30 min 后可重复首次剂量半量，稀释后静脉注射，以后 0.4 g/30 min，6 h 后可停药
	双复磷	首次剂量 0.5 ~ 0.75 g，稀释后静脉注射，30 min 后可重复 0.5 g

第三节　一氧化碳中毒

一氧化碳（CO）是含碳物质不完全燃烧产生的一种无色、无味、不溶于水的窒息性气体，比重 0.967。空气中一氧化碳浓度达到 12.5% 时有爆炸危险。吸入过量一氧化碳引起的中毒称急性一氧化碳中毒（acute carbon monoxide poisoning），俗称煤气中毒。

【病因】

引起一氧化碳中毒的病因包括生活性、职业性或意外中毒。环境通风不良或防护不当可使空气中一氧化碳浓度超过容许范围，是发生中毒的先决条件。

（一）生活性中毒

冬季家庭燃煤取暖时烟道堵塞，室内未熄灭的煤炉释放大量一氧化碳；使用燃气热水器时通风不良、夏季密闭空间内开空调睡觉、车内密闭不透风等常造成急性一氧化碳中毒；连续大量吸烟可使血液中碳氧血红蛋白浓度升高，导致一氧化碳中毒。

（二）职业性中毒

高炉煤气和发生炉煤气一氧化碳含量为 30% ~ 35%，水煤气一氧化碳含量为 30% ~ 40%。在炼钢、炼焦、烧窑等工业生产过程中，炉门或窑门关闭不严可逸出大量一氧化碳；石油燃料燃烧不完全，化学工业合成氨、甲醇、丙酮等过程中都有大量一氧化碳产生。

（三）意外中毒

天然瓦斯爆炸或煤气泄漏，失火现场空气中一氧化碳浓度高达 10%，也可引起现场人员一氧化碳中毒。

【发病机制】

一氧化碳经肺吸收后，迅速与血红蛋白结合形成稳定的碳氧血红蛋白（carboxyhemoglobin，COHb）。一氧化碳与血红蛋白的亲和力为氧与血红蛋白亲和力的 240 倍，但碳氧血红蛋白不易解离，其解离速度是氧合血红蛋白的 1/3600。所以，吸入较低浓度一氧化碳即可产生大量碳氧血红蛋白。血液中碳氧血红蛋白不能携氧，所以血碳氧血红蛋白浓度升高可导致机体组织和细胞严重缺氧，还能使血红蛋白氧解离曲线左移，妨碍正常血红蛋白释放氧到组织中，加重组织和细胞缺氧。此外，一氧化碳还可与肌球蛋白和线粒体中还原型细胞色素氧化酶的二价铁结合，抑制细胞呼吸和氧化过程，阻碍氧的利用。脑和心肌组织对缺氧最敏感，一氧化碳中毒时首先出现脑和心肌缺氧表现。

> 考点提示：一氧化碳中毒的病因及发病机制。

【病理】

急性一氧化碳中毒患者在 24 h 内死亡者，血液呈樱桃红色；各器官充血、水肿和点状出血。昏迷数日后死亡者，脑组织明显充血、水肿；苍白球出现软化灶；大脑皮质可有坏死灶，因为血供少，海马区受累明显；小脑有细胞变性；心肌可见缺血性损害或心内膜下多发性梗死。

【临床表现】

（一）急性中毒

正常人血液中碳氧血红蛋白含量可达 5% ～ 10%。急性一氧化碳中毒的临床症状与血中碳氧血红蛋白浓度有关，也与患者中毒前的健康状况（如有无心脏及脑血管疾病）等有关。中毒表现按程度可分为 3 度。

1．轻度中毒　患者可有不同程度的头痛、头晕、恶心、呕吐、心悸及全身无力等。血碳氧血红蛋白浓度为 10% ～ 20%。脱离中毒环境，吸入新鲜空气或氧疗，症状很快消失。

2．中度中毒　上述症状加重，可出现胸闷、呼吸困难、腹泻、兴奋、判断力减低、运动失调、幻觉、视力减退、意识模糊或浅昏迷。口唇黏膜可呈樱桃红色。血碳氧血红蛋白浓度为 30% ～ 40%。积极氧疗后患者可恢复正常且无明显并发症。

3．重度中毒　患者迅速出现昏迷，常并发脑水肿、呼吸抑制、肺水肿、心律失常或心力衰竭等。部分患者因吸入呕吐物而合并吸入性肺炎。皮肤受压部位出现红肿和水疱。眼底检查发现眼底静脉淤血伴视神经盘水肿。血碳氧血红蛋白浓度为 40% ～ 60%。

（二）迟发性脑病

急性一氧化碳中毒患者意识障碍恢复后，经过 2 ～ 60 d 的“假愈期”，3% ～ 10% 患者可出现迟发性脑病。①精神意识障碍：呈现痴呆、木僵、谵妄状态等；②震颤麻痹综合征：表情淡漠、四肢肌张力增强、静止性震颤、前冲步态；③锥体系神经损害：偏瘫、病理反射阳性或尿失禁等；④脑神经及周围神经损害：视神经萎缩、听神经损害及周围神经病变等；⑤大脑皮质局灶性功能障碍：如失语、失明、不能站立及继发性癫痫等。迟发性脑病在 40 岁以上、一氧化碳接触时间较长和脑 CT 有异常者更易发生。

> 考点提示：一氧化碳中毒的临床表现。

【辅助检查】

（一）血碳氧血红蛋白浓度测定

血碳氧血红蛋白浓度是诊断一氧化碳中毒的特异性指标，但需早期、及时取血测定才有诊断价值，如脱离中毒环境 8 h 后测定，则诊断价值不大。血碳氧血红蛋白浓度不仅能反映一氧化碳接触时间长短，也可作为判断一氧化碳中毒严重程度的指标。

（二）动脉血气分析

急性一氧化碳中毒患者 PaO_2 和 SaO_2 降低，$PaCO_2$ 正常或轻度降低。一氧化碳中毒时间较长者常呈代谢性酸中毒，血 pH 和碱剩余降低。

（三）脑电图

一氧化碳中毒时常出现弥漫性低波幅慢波。脑电图表现与临床病情程度不一定呈平行关系。脑电图改变常晚于临床症状。

（四）头部 CT 检查

对昏迷患者进行头部 CT 检查，以除外其他引起或加重昏迷的原因，如脑梗死、脑出血或脑水肿。

【诊断】

一氧化碳中毒的诊断需根据吸入较高浓度一氧化碳的接触史、一氧化碳中毒典型的症状和体征以及实验室测定血液碳氧血红蛋白的结果综合考虑。

【鉴别诊断】

急性一氧化碳中毒昏迷应与催眠药过量或中毒、其他中毒（如氰化物中毒）、脑血管意外、脑膜炎、糖尿病酮症酸中毒昏迷鉴别。血碳氧血红蛋白浓度测定及相关检查有助于鉴别，但要在脱离中毒现场 8 h 以内采取静脉血标本。

➢ 考点提示：一氧化碳中毒的诊断与鉴别诊断。

【治疗】

（一）终止一氧化碳吸入

立即将患者撤离中毒现场，转移到空气新鲜处，停止吸入一氧化碳，注意保暖，保持呼吸道通畅。

（二）氧疗

氧疗能加速碳氧血红蛋白解离和一氧化碳排出。吸入新鲜空气时，血碳氧血红蛋白半衰期约为 4 h，吸入纯氧时可缩短至 30 ～ 40 min，吸入 3 个大气压的高压氧治疗时可降至 20 min。

1．面罩吸氧　对神志清醒的患者，用呼吸面罩吸入纯氧，保持氧流量 10 L/min，治疗至症状缓解和碳氧血红蛋白水平低于 5% 时可停止吸氧。

2．高压氧治疗　高压氧治疗可增加血液中物理溶解氧，提高总体氧含量，加速一氧化碳的排出，迅速纠正组织缺氧，缩短昏迷时间和病程，预防一氧化碳中毒引起的迟发性脑病。高压氧治疗适用于中、重度一氧化碳中毒，或出现神经精神症状、心血管症状、血碳氧血红蛋白浓度≥ 25% 者。如孕妇血碳氧血红蛋白浓度超过 20% 或出现胎儿窘迫，也应给予高压氧治疗。一般高压氧治疗每次 1 ～ 2 h，每日 1 次，至脑电图恢复正常。

（三）重要器官功能支持

对昏迷、窒息或呼吸停止者，应行气管内插管，吸入 100% 氧，进行机械通气，使血碳氧血红蛋白浓度降至 5% 以下。有严重冠状动脉粥样硬化病变基础的患者，若无高压氧舱治疗指征的一氧化碳中毒患者，应给予 100% 氧治疗，直至症状消失以及碳氧血红蛋白浓度降至 10% 以下；有心脏及肺基础疾病的患者，要以 100% 氧治疗至碳氧血红蛋白浓度降至 2% 以下。对严重中毒者，可行血浆置换，除去含高浓度碳氧血红蛋白的血液。

（四）防治脑水肿

严重一氧化碳中毒后 24 ～ 48 h，脑水肿达高峰。每次给予 20% 甘露醇 1 ～ 2 g/kg，静脉滴注（10 ml/min），症状缓解后减量，也可静脉注射呋塞米。对脑水肿引起抽搐者，地西泮 10 ～ 20 mg，静脉注射。抽搐停止后用苯妥英钠 0.5 ～ 1.0 g，静脉滴注，根据病情 4 ～ 6 h 重复应用。

（五）促进脑细胞功能恢复

常用静脉药物有三磷腺苷、辅酶 A、细胞色素 C、大剂量维生素 C 等。

➢ 考点提示：一氧化碳中毒的治疗。

【预后】

轻度一氧化碳中毒者，撤离中毒环境后数分钟至数小时症状可缓解。中度一氧化碳中毒者，经积极治疗后神经症状恢复良好。严重一氧化碳中毒患者的预后与中毒环境一氧化碳浓度、暴露时间和中毒后治疗是否及时有关。高压氧治疗能降低迟发性脑病的发生率，有些患者可遗留永久性神经症状和体征。

【预防及健康教育】

加强预防一氧化碳中毒的宣传教育。用煤炉取暖时保证烟囱畅通。经常检查煤气管道是否漏气。工业生产中严格执行安全操作规程。工作环境中要安装一氧化碳浓度监测和报警装置，并保持良好通风，使工作环境空气中一氧化碳浓度保持在安全范围。需要进入一氧化碳浓度较高的环境作业时，要戴安全防护面具及携带必要的急救设备。

第四节　急性酒精中毒

乙醇（ethanol）又称酒精，是一种能与水和大多数有机溶剂混溶、有醇香气味、无色、易燃、易挥发的液体。乙醇经胃和小肠在 0.5 ～ 3 h 内完全被吸收，分布于体内所有含水的组织和体液中，90% 在肝代谢分解，10% 经肾和呼吸排出。当一次饮入过量酒精或酒类饮料后，引起中枢神经系统由兴奋转为抑制的状态，称为急性酒精中毒（acute alcoholism）。

【病因】

饮用酒由谷类或水果发酵制成，含乙醇浓度较低，以容量浓度计，啤酒含 3% ～ 5%，黄酒含 12% ～ 15%，葡萄酒含 10% ～ 25%，蒸馏形成的烈性酒（如白酒、白兰地、威士忌等）含 40% ～ 60%。大量饮用乙醇浓度高的烈性酒易引起中毒。

【发病机制】

（一）急性毒害作用

1．中枢神经系统抑制作用　乙醇对中枢神经系统的抑制作用随着剂量而增加，由大脑皮质向下通过边缘系统、小脑网状结构到延髓，小剂量即可有兴奋作用；当血液中乙醇浓度增高时，作用于小脑引起共济失调，作用于大脑网状结构则引起昏睡和昏迷；极高浓度时，则抑制延髓生命中枢，引起呼吸、循环功能衰竭。

2．代谢异常　乙醇在肝细胞内代谢，生成大量的还原型烟酰胺腺嘌呤二核苷酸；糖异生受阻引发低血糖等。

（二）耐受性、依赖性和戒断综合征

1．耐受性　饮酒可产生轻松、兴奋的欣快感，为维持这一状态，需要不断地增加饮酒量。

2．依赖性　为获得饮酒后的欣快感，渴望饮酒，这是精神依赖性。生理依赖性是指机体对乙醇产生的适应性改变，一旦停用，则产生难以忍受的不适感。

3．戒断综合征　长期饮酒后可形成躯体依赖，一旦减少或停止饮酒，就会出现与酒精中毒相反的症状。

（三）长期酗酒的危害

1．营养缺乏　酒是高热量而无营养成分的饮品，长期大量饮酒，使进食量减少，造成营养不良。

2．毒性作用　乙醇对黏膜和腺体分泌有刺激作用，可引起食管炎、胃炎、胰腺炎等。乙醇在肝细胞内的代谢过程中产生大量的自由基，可造成肝细胞坏死，导致肝功能异常。

【临床表现】

（一）急性中毒

一次性大量饮酒中毒可引起中枢神经系统抑制，其症状与饮酒量、血液中乙醇浓度以及个体耐受性有关，临床上分为 3 期。

1．兴奋期　当血液中乙醇浓度达到 11 mmol/L 时，会产生头痛、欣快、兴奋感；当血液中乙醇浓度超过 16 mmol/L 时，可有健谈、情绪不稳、自负、易激怒、粗鲁行为或攻击行为；少数表现为沉默、孤僻。

2．共济失调期　当血液中乙醇浓度达到 33 mmol/L 时，可出现肌肉运动不协调、行动笨拙、言语含糊不清、眼球震颤、视物模糊、复视、醉酒步态，明显共济失调。当血液中乙醇浓度达到 43 mmol/L 时，可出现恶心、呕吐、困倦等症状。

3．昏迷期　当血液中乙醇浓度达到 54 mmol/L 时，进入昏迷期，出现昏睡、瞳孔散大、体温下降。当血液中乙醇浓度达到 87 mmol/L 时，患者陷入深昏迷，心率加快，血压下降，呼吸慢而有鼾音，可因呼吸、循环麻痹而危及生命。

另外，重症患者可并发意外损伤，酸碱平衡失调，水、电解质代谢紊乱，低血糖症，肺炎，急性肌病，甚至出现急性肾衰竭。

知识链接

饮酒后驾车与醉酒后驾车

按照国家标准——《车辆驾驶人员血液、呼气中酒精含量阈值与检验》（GB19522-2010），车辆驾驶人员血液酒精含量阈值≥ 20 mg/100 ml，＜ 80 mg/100 ml 为饮酒后驾车；车辆驾驶人员血液酒精含量阈值≥ 80 mg/100 ml 的驾驶行为即为醉酒后驾车。当血液中乙醇含量达到 100 mg/100 ml 时，驾车易发生车祸。

（二）戒断综合征

长期酗酒者在突然停止饮酒或减少饮酒量时可出现下列反应。

1．单纯性戒断反应　在减少饮酒后 6 ～ 24 h 出现震颤、焦虑不安、兴奋、失眠、心动过速、血压升高、大汗、恶心、呕吐。经 2 ～ 5 d 可自行缓解，痊愈。

2．酒精性幻觉反应　以幻听为主，可伴有幻视、错觉及视物变形，被害妄想，但患者意识清醒，定向力完整。持续 3 ～ 4 周后缓解。

3．戒断性惊厥反应　戒断性惊厥反应多与单纯性戒断反应同时出现，也可在其后发生癫痫大发作。

4．震颤、谵妄反应　在停止饮酒 7 ～ 72 h 后出现精神错乱、恐惧性幻视，全身肌肉出现粗大震颤。同时可伴有大汗、心动过速、血压升高等交感神经兴奋的表现。

（三）慢性中毒

慢性中毒可表现为多系统损害。

1．神经系统表现　①脑型维生素 B_1 缺乏病（韦尼克脑病）：表现为眼球震颤，眼外直肌麻痹，步态不稳，共济失调，精神错乱和谵妄。②器质性遗忘综合征［科萨科夫（Korsakoff）综合征）］：近记忆力严重丧失，时空定向力障碍，缺乏自知力，用虚构思维方式回答问题。③周围神经麻痹：双下肢远端感觉功能障碍，运动功能减退，跟腱反射消失。

2．消化系统表现 ①酒精性肝病：由可逆性脂肪肝、酒精性肝炎转变成肝硬化；②胃肠道疾病：可有反流性食管炎、胃炎、胃溃疡、小肠吸收不良、胰腺炎等。

3．循环系统表现 因酒精中毒性心肌损害而出现逐渐加重的呼吸困难、心脏增大、心律失常以及心功能不全。

4．呼吸系统表现 肺炎多见。

5．造血系统表现 由于营养不良而引发巨幼细胞贫血或缺铁性贫血。因凝血因子缺乏或血小板减少而导致出血。

6．代谢及营养障碍表现 ①轻度代谢性酸中毒；②血钾、血镁轻度降低；③低血糖；④维生素 B_1 缺乏。

7．生殖系统表现 男性性功能低下；女性宫内死胎率增加；孕期大量饮酒可导致胎儿发育迟缓、畸形，出生后智力低下。

【辅助检查】

测定血清中乙醇浓度可明确诊断。严重的急性酒精中毒可出现轻度代谢性酸中毒，应做动脉血气分析检查。部分患者可出现低血镁、低血钾和低血钙，应测定血清电解质。急性酒精中毒时可出现低血糖；慢性酒精中毒时可出现肝功能异常。

【诊断与鉴别诊断】

（一）诊断依据

1．有大量或长期饮酒史。

2．急性酒精中毒时，呼气有酒味，有中枢神经系统抑制症状，戒断综合征和癫痫发作等临床表现。

3．慢性酒精中毒时，出现营养不良和中毒性脑病等临床症状。

4．血清或呼出气中乙醇浓度测定可明确诊断。

（二）鉴别诊断

1．急性酒精中毒应与卒中、酮症酸中毒、一氧化碳中毒、镇静催眠药中毒等临床上容易引起昏迷的其他疾病鉴别。

2．戒断综合征应与精神病、癫痫、低血糖症等疾病鉴别。

3．慢性酒精中毒当出现心脏及肝损害、贫血、周围神经麻痹时，应与其他原因引起的疾病鉴别。当出现智力障碍、人格改变时，应与其他原因引起的痴呆鉴别。

【治疗】

（一）急性中毒

1．治疗原则 对急性重症中毒患者，要密切观察病情变化，维持心脏、脑等重要脏器的生理功能，尽早采用血液透析治疗，保持呼吸道通畅，保持血压、体温正常，维持水、电解质代谢和酸碱平衡。

2．治疗措施

(1) 轻症患者无须治疗；对过度兴奋及躁动者，需加以约束。

(2) 对出现共济失调的患者，嘱其注意休息，做好安全防护，以免发生意外损伤。

(3) 对急性昏迷中毒患者，重点是维持重要器官的功能：①保持呼吸道通畅，供氧充足，必要时行人工呼吸、气管插管；②保暖，维持正常体温；③静脉输入 5% 葡萄糖溶液，维持循环功能，注意血压、脉搏；④根据监测结果补充钾、镁、钙等电解质，维持酸碱平衡；⑤出现韦尼克脑病症状时，用维生素 $B_1$100 mg 肌内注射治疗；⑥监测心律失常和心肌损害等并发症。

(4) 急性重症中毒者：①当血乙醇含量 > 108 mmol/L，伴酸中毒或同时服用甲醇或其他可疑药物时，做血液透析治疗；② 50% 葡萄糖溶液 100 ml 静脉注射，维生素 B_1、维生素 B_6 各 100 mg 肌内注射，以加速乙醇在体内氧化；③对烦躁不安或过度兴奋者，可用小剂量地西泮，避免用吗啡、氯丙嗪、苯巴比妥类镇静药；④低血糖是急性酒精中毒最严重的并发症，注意防治。

（二）戒断综合征

1．一般治疗，休息，加强营养，保证充足睡眠，补充维生素 B_1、维生素 B_6，低血糖时静脉注射葡萄糖。

2．对震颤、焦虑不安、兴奋、失眠、惊厥者，可根据病情每 1 ～ 2 h 口服地西泮 5 ～ 10 mg，病情严重者可静脉给药。症状稳定后，可给予维持镇静的剂量，每 8 ～ 12 h 口服 1 次。以后逐渐减量，1 周内停药。

3．对产生幻觉者，采用氟哌啶醇治疗。

（三）慢性中毒

加强心理疏导，劝患者立即戒酒。加强营养，大量补充维生素 B_1，对症治疗，防止感染。

【预后】

急性酒精中毒经及时救治，多数预后良好。如同时伴有心脏、肺、肝、肾疾病者，或血液中乙醇浓度超过 87 mmol/L 者，预后较差。长期酗酒所引起的慢性中毒症状，如早发现、早戒酒、早治疗，则可以好转，完全戒酒后有可能恢复。

【预防及健康教育】

大力开展宣传教育活动。按照法律法规实行酒类专卖制度。对长期酗酒者，应早发现、早教育、早治疗。

第五节　毒蛇咬伤中毒

全世界每年被毒蛇咬伤者可达 40 多万，致死者 2 万～ 2.5 万。被毒蛇咬伤机会较多的有农民、渔民、野外工作者和从事毒蛇研究的人员。毒蛇咬伤多发生在夏、秋两季，咬伤部位多以外露的手、臂、足和下肢常见。

【发病机制】

（一）对伤口局部的作用

1．蛇毒中的神经毒可麻痹感觉神经末梢，引起肢体麻木，阻断运动神经与横纹肌之间的神经冲动，导致瘫痪。

2．蛇毒中的磷脂酶 A_2 释放组胺、5- 羟色胺，可引起伤口局部组织水肿、炎症反应和疼痛。

3．透明质酸酶使局部炎症进一步扩大。

4．蛋白质溶解酶破坏血管壁，引起出血、局部坏死。

（二）对全身的作用

毒蛇种类极多，蛇毒成分复杂，一般分神经毒、血循毒和肌肉毒等。

1．金环蛇、银环蛇、海蛇毒液以神经毒为主，可阻断神经肌肉传导，引起横纹肌弛缓性瘫痪，可导致呼吸肌麻痹、严重呼吸衰竭，是临床上主要的致死原因。

2．蝰蛇、五步蛇、竹叶青、烙铁头等毒蛇毒液以血循毒为主，可引起凝血障碍、组织坏死和心脏与血管毒，其中心脏毒能损害心肌细胞结构和功能，使心肌变性、坏死，出现心律失常，甚至心脏骤停。

3．海蛇和眼镜蛇还有非常强烈的肌肉毒，使肌细胞溶解、蛋白水解，引起组织坏死。中华眼镜蛇的肌肉毒主要引起局部组织坏死；海蛇的肌肉毒则能破坏全身骨骼肌细胞，引起肌肉疼痛、无力、肌红蛋白尿、高钾血症和急性肾损伤。

需要注意的是：眼镜蛇、眼镜王蛇以及蝮蛇毒液兼有神经毒和血循毒（混合毒）。

【临床表现】

眼镜蛇科和海蛇科的蛇毒分子小，能迅速进入被咬者血液循环，因而发病很快；蝰蛇的蛇毒分子较大，由淋巴系统缓慢吸收后才出现症状；眼镜蛇和烙铁头的蛇毒接触黏膜被吸收后可引起全身中毒。根据蛇毒的主要毒性作用，毒蛇咬伤的临床表现可为以下 4 类。

（一）神经毒损害

神经毒损害多为眼镜蛇咬伤引起，伤口局部症状轻微，可有微痒和轻微麻木、疼痛或感觉消失；全身中毒症状多在 1 ~ 6 h 后出现，有全身不适、四肢无力、头晕、视物模糊、呼吸困难、恶心和晕厥，接着出现神经症状并迅速加剧，主要为上睑下垂、视物模糊、斜视、语言障碍、吞咽困难、流涎、眼球固定和瞳孔散大，最终出现中枢性或周围性呼吸衰竭。

（二）心脏损害和凝血功能障碍

人被蝰蛇和竹叶青咬伤后，0.5 ~ 3 h 后出现局部红、肿、疼痛，伴有水疱、出血、坏死。肿胀迅速向肢体上端蔓延，并引起局部淋巴结肿痛。全身中毒症状为恶心、呕吐、口干、出汗，部分患者可有全身广泛出血（包括颅内和消化道出血）、溶血等症状。大量溶血引起血红蛋白尿，出现血压下降、心律失常、循环衰竭和急性肾衰竭。

（三）肌肉毒损害

人被海蛇咬伤后，局部症状轻微，甚至无症状。约半小时至数小时后，出现肌肉疼痛、僵硬、进行性肌无力、腱反射消失、上睑下垂和牙关紧闭。横纹肌大量坏死，释放出大量 K^+，可引起高钾血症，导致严重心律失常。大量肌红蛋白阻塞肾小管，引起急性肾衰竭。

（四）混合毒损害

一些眼镜蛇、眼镜王蛇、蝰蛇、蝮蛇毒液具有神经毒，心脏毒及出凝血障碍毒，临床表现相似，难以鉴别，需要区分临床表现的主次。眼镜王蛇、泰国眼镜蛇咬伤以神经毒为主，多引起呼吸衰竭而致死；中华眼镜蛇咬伤以局部组织坏死为主，常带来截肢和肢体功能障碍的后遗症；蝮蛇咬伤则以血循毒为主。

【诊断】

有被蛇咬伤史者诊断不困难。根据蛇外观、伤后临床表现及齿痕等，蛇咬伤的诊断一般并不困难，捕到咬伤人的蛇时可确诊。

【鉴别诊断】

毒蛇咬伤时，留下 2 个针尖大小的齿痕，常伴红、肿、出血、坏死的局部表现和全身中毒症状。无毒蛇咬伤除留下 2 行或 4 行锯齿状浅小齿痕外，无其他症状。另外，毒蛇咬伤需与毒蜘蛛和其他昆虫咬伤鉴别。

【治疗】

（一）治疗原则

1．使患者保持安静，不要惊恐奔走，以免加速毒液吸收和扩散。

2．及时、正确处理伤口。

3．尽早使用特效解毒药。

4．密切观察病情变化，积极对症处理。

5．采用中西医结合治疗。

（二）治疗措施

1．局部伤口处理

（1）绷带结扎：被毒蛇咬伤的肢体应限制活动，在伤口上方的近心端肢体用绷带结扎压迫，以阻断蛇毒扩散，此法多用于神经毒毒蛇咬伤急救，但其普遍适用性仍有争议。眼镜蛇咬伤时因容易造成局部组织坏死，一般不主张绷带结扎。

（2）伤口清创：有效绷带结扎后，将肢体放低，立即用凉开水、生理盐水或 1 : 5000 高锰酸钾溶液冲洗伤口及周围皮肤，以洗掉伤口外表面的毒液，用刀尖和针细心剔除留在组织中的残齿，然后以齿痕为中心做“一”字或“十”字形切口，用手从肢体的近心端向伤口方向及伤口周围反复挤压，促使毒液排出。边挤压，边用清水冲洗伤口，冲洗及挤压排毒须持续 20 ~ 30 min，再次用 1 : 5000 高锰酸钾溶液或 2% 过氧化氢溶液清洗，盖上消毒敷料。

（3）局部封闭：有条件时，应尽早使用胰蛋白酶或 0.25% ~ 0.5% 普鲁卡因做局部封闭。

2．特效解毒药　应在确知被何种毒蛇咬伤后的 20 ~ 30 min 尽早、足量使用单价特异性抗蛇毒血清。如不能确知被何种毒蛇咬伤，则选用多价抗蛇毒血清。抗蛇毒血清使用前应做过敏试验，阴性者可以使用，阳性者必须采用常规脱敏疗法，并在静脉注射抗蛇毒血清前准备好肾上腺素、氢化可的松或地塞米松等抗过敏药物。

3．中医及中药治疗　中医学在救治毒蛇咬伤中有着丰富的经验和实际效果。治疗时间根据症状缓解情况而定。

4．并发症处理　呼吸衰竭是被毒蛇咬伤者发生率高、出现早的并发症。因此，应及时、正确地应用人工呼吸机和其他有效治疗措施。出现休克、心力衰竭、急性肾衰竭及弥散性血管内凝血等并发症时，应正确地对症处理。

5．使用糖皮质激素　糖皮质激素能抑制和减轻组织过敏反应及坏死，对减轻伤口局部反应和全身中毒症状均有帮助。氢化可的松每日 200 ~ 400 mg 或地塞米松每日 10 ~ 20 mg，连用 3 ~ 4 d。

6．防治感染　蛇咬伤的伤口应按照污染伤口处理，所以应常规给予抗生素和破伤风抗毒素 1500 U。

【预防及健康教育】

对多蛇地区的居民和被蛇咬伤机会较多的农民、渔民、野外工作者和蛇毒研究人员进行防治知识及现场急救知识的宣传教育。教育其根据实际情况穿戴防护手套和靴、鞋，携带蛇药片，以备急需。

思考题

1．急性中毒引起的循环系统表现有哪些？
2．中毒的治疗原则有哪些？
3．急性有机磷杀虫药中毒的临床表现有哪些？
4．急性有机磷杀虫药中毒如何进行诊断分度？
5．一氧化碳中毒的治疗原则是什么？

（陈喜苹）

第六十四章

中　暑

第六十四章数字资源

学习目标

通过本章内容的学习，学生应能：

识记：

1. 说出中暑的定义和临床分型。
2. 列举中暑的临床表现。

理解：

1. 解释中暑的发病机制和高温对人体各系统的影响。
2. 分析热痉挛、热衰竭和热射病的特点。

应用：

1. 根据中暑患者的临床表现和各项辅助检查做出初步诊断。
2. 根据病情制订抢救原则和治疗措施，正确评估预后。
3. 对患者进行健康教育。

案例导入

某患者，男性，45 岁，跟随同事一起在建筑工地进行露天安全检查，当日室外温度达 38 ℃，闷热、无风。该患者没有带遮阳用具，刚开始除了汗流浃背外，其他感觉良好，数小时后出现头痛、头晕、视物模糊、恶心、呕吐，最后竟晕倒在地，被同事急送入院。

问题与思考：

1. 初步诊断和诊断依据是什么？应与哪些疾病鉴别？
2. 为明确诊断，需要进一步做哪些检查？
3. 治疗原则是什么？

中暑（summerheat stroke）是指在高温或烈日暴晒下及无风环境中，引起体温调节中枢功能障碍、汗腺功能衰竭和水、电解质丧失过多而出现的一组临床综合征，以高热、皮肤干燥、无汗及中枢神经系统症状为特征。

【病因】

对高温环境的适应能力不足是致病的主要原因。人在室外温度升高（> 32 ℃）、湿度较大（> 60%）的环境中，长时间工作或强体力劳动，又无充分防暑降温措施时，极易发生中暑。此外，在室温较高、通风不良的环境中，年老体弱者、慢性疾病患者和肥胖者更易发生中暑。总之，导致中暑的原因有：①环境温度过高；②产热增加：重体力劳动、发热疾病、甲状腺功能亢进症和应用某些药物（如苯丙胺）使产热增加；③散热障碍：如湿度大、肥胖、穿透气不良的衣服或无风天气等；④汗腺功能障碍：人体主要通过皮肤汗腺散热，系统性硬化病、广泛皮肤瘢痕或先天性无汗症、抗胆碱能药或滥用毒品可抑制出汗。

➢ 考点提示：常见的中暑原因。

【发病机制】

正常人腋下温度 36 ～ 37 ℃，直肠温度 36.5 ～ 37.7 ℃。下丘脑体温调节中枢通过控制产热和散热来维持体温的相对恒定。

（一）体温调节

正常人体温度相对恒定，是产热和散热平衡的结果。

1．产热　人体产热主要来自体内氧化代谢过程，运动和寒战也能产生热量。气温在 28 ℃左右，静息状态下，人体产热量 210 ～ 252 kJ/（h · m^2）[50.4 ～ 60.48 kcal/（h · m^2）]；缺乏降温机制时，体温可升高 1.1 ℃；剧烈运动时，产热增加至 2520 ～ 3780 kJ/（h · m^2）。

2．散热　体温升高时，皮肤血管扩张，血流量增加，约为正常的 20 倍，大量出汗促进散热，又会引起水及电解质丢失。人体与环境之间通过以下方式散热。①辐射：室温为 15 ～ 25 ℃时，辐射是人体散热的主要方式，约占散热量的 60%。②蒸发：在高温环境下，蒸发是人体的主要散热方式，约占散热量的 20%；湿度大于 75% 时，蒸发减少，相对湿度达 90% ～ 95% 时，蒸发完全停止。③对流：散热速度取决于皮肤与环境的温度差和空气流速，约占散热量的 12%。④传导：水较空气的热传导性强，人体皮肤直接与水接触时，散热速度是正常的 20 ～ 30 倍，约占散热量的 3%。

3．高温环境适应　正常人在高温环境中每天工作 100 min，连续 7 ～ 14 d 后，对热应激的适应能力增强，可产生对抗高温的代偿能力，表现为心排血量和出汗量增加，汗液钠含量较正常人少等，出汗散热量为正常的 2 倍。无此种适应代偿能力者，易发生中暑。

➢ 考点提示：人体与环境之间的散热方式。

（二）高温环境对人体各系统的影响

中暑损伤主要是由于体温过高（> 42 ℃）对细胞的直接损伤作用，引起广泛性器官功能障碍或衰竭。

1．中枢神经系统　高热能导致大脑和脊髓细胞快速死亡，继发脑水肿和局部出血、颅内压增高，甚至昏迷。因小脑浦肯野细胞对高热反应较为敏感，常发生构音障碍、共济失调和辨距不良。

2．心血管系统　中暑早期，皮肤血管扩张，引起血液重新分配，同时心排血量增多，可加重心脏负荷。此外，持续高温能引起心肌缺血、坏死，诱发心律失常和心力衰竭，使心排血量降低和皮肤血流减少，影响散热，形成恶性循环。

3．呼吸系统　高热时，呼吸频率增快，通气量增加，如持续不缓解，会引起呼吸性碱中毒。热损伤会导致急性呼吸窘迫综合征。

4．水、电解质代谢　大量出汗、排尿丢失及补充不足常导致水、钠和钾的丢失，引起脱水和电解质代谢失衡。

5．泌尿系统　由于脱水、心血管功能障碍和横纹肌溶解等，可导致急性肾衰竭。

6．消化系统　中暑时，直接热损伤和胃肠道血液灌注减少可引起缺血性肠溃疡，易发生消化道大出血。严重中暑者，发病 2 ～ 3 d 后会出现不同程度的肝坏死和胆汁淤积。

7．血液系统　严重中暑者，发病后 2 ～ 3 d 可出现不同程度的弥散性血管内凝血。

8．运动系统　肌肉剧烈运动引起中暑时，由于肌肉局部温度增高、缺氧和代谢性酸中毒，常可致肌肉严重损伤、横纹肌溶解和血清肌酸激酶升高。

【临床表现】

根据发病的情况，可将中暑分为先兆中暑、轻症中暑和重症中暑。

（一）先兆中暑

在高温环境下工作一定时间，出现头晕、头痛、口渴、多汗、全身疲乏、心悸、注意力不集中、动作不协调等症状，体温正常或略有升高。如及时将患者转移到阴凉、通风处安静休息，补充水、电解质，短时间内即可恢复。

（二）轻症中暑

除上述症状外，体温升高至 38 ℃以上，出现面色潮红、大量出汗、皮肤灼热等表现，或出现面色苍白，皮肤、四肢湿冷，血压下降，脉搏增快等虚脱表现。如及时处理，常于数小时内恢复。

（三）重症中暑

根据发病机制和临床表现不同，重症中暑又分为热痉挛、热衰竭和热射病。这三种情况可顺序发展，也可交叉重叠。

1．热痉挛　热痉挛常发生于高温环境下强体力劳动后，因出汗过多，口渴大量饮水而盐分补充不足，致血中氯化钠浓度显著下降，出现头痛、头晕、肢体及腹壁肌肉阵发性痛性痉挛，肢体活动受限。体温大多正常，无神志障碍。实验室检查有低钠血症和氯化物降低，尿酸增高。

2．热衰竭　热衰竭多见老年人、儿童和慢性病患者，因体液丢失过多，引起循环容量不足所致。热衰竭常表现为头痛、头晕、恶心，继而有口渴、胸闷、面色苍白、出冷汗、脉搏细弱或缓慢、血压偏低，可有晕厥、手足抽搐，重者出现周围循环衰竭。实验室检查有血细胞比容增高、高钠血症、轻度氮质血症和肝功能异常。

3．热射病　热射病又称日射病，典型表现为高热（体温＞ 41 ℃）、无汗和神志障碍。脑、肝、肾和心脏等重要器官可先后受损。根据患者发病时的状态和发病机制，热射病可分为劳力性热射病（内源性产热过多）和非劳力性热射病（因体温调节功能障碍散热减少）。

（1）劳力性热射病：多见于青壮年，在剧烈运动或从事体力劳动后数小时发病，可有大量出汗、心率加快（可达 160 ～ 180 次 / 分）、脉压增大、横纹肌溶解、急性肾衰竭、肝衰竭、弥散性血管内凝血等，病死率较高。

（2）非劳力性热射病：多见于居住在通风不良环境中的老年体弱者、孕产妇及有慢性病者（帕金森病、慢性酒精中毒及偏瘫或截瘫患者）。患者多无汗，皮肤干热和发红，直肠温度可达 46.5 ℃。早期为行为异常或痫性发作，继而出现谵妄、昏迷和瞳孔对称缩小，严重者出现低血压、休克、心律失常及心力衰竭、肺水肿和脑水肿。少数患者发生急性肾衰竭，可有轻、中度弥散性血管内凝血，常在发病后 24 h 左右死亡。

➢ 考点提示：中暑的临床表现。

【辅助检查】

中暑患者需常规检查电解质。重症患者常出现肝、肾和横纹肌损伤，应紧急进行有关生化检查，如血清天冬氨酸氨基转移酶（AST）、丙氨酸氨基转移酶（ALT）、乳酸脱氢酶（LDH）、肌酸激酶（CK）和止、凝血功能及动脉血气分析。怀疑颅内出血或感染时，应行脑 CT 和脑脊液检查。

【诊断】

根据病史和体征一般不难诊断。炎热夏季，遇有高热伴昏迷者，首先考虑中暑。

【鉴别诊断】

在诊断中暑前，应与其他疾病鉴别。如热射病应与脑型疟疾、脑炎、脑膜炎、伤寒、有机磷杀虫药中毒等鉴别；热衰竭应与消化道出血、低血糖症等鉴别；热痉挛伴腹痛症应与各种急腹症鉴别。

➢ 考点提示：中暑的诊断与鉴别诊断。

【治疗】

（一）先兆中暑与轻症中暑的治疗

迅速将患者从高温环境转移到阴凉、通风处休息或静卧，并补充清凉、含电解质的饮料。疑有循环衰竭倾向时，可酌情给予葡萄糖氯化钠注射液静脉滴注。对体温升高者，及时行物理降温。

（二）重症中暑的治疗

快速降温是治疗的基础，降温的迟早和快慢决定预后。降低劳力性热射病患者体温的最佳时间段为“黄金半小时”。

1．热痉挛与热衰竭治疗　迅速将患者从高温环境转移到通风良好、阴凉的低温环境，补充凉盐水，静脉补充生理盐水、葡萄糖和氯化钾。一般患者经治疗后 30 min 到数小时即可恢复。

2．热射病的治疗　热射病预后不佳，病死率高，故需紧急抢救，应迅速采取各种降温措施。①体外降温：将患者转移至通风良好的低温环境中，脱去衣服，进行皮肤、肌肉按摩，促进散热。对于无循环障碍的患者，可用冰水擦浴或将躯体浸入 27 ～ 30 ℃水中进行传导散热、降温；对循环障碍者，可采用蒸发散热，如用 15 ℃冷水反复擦拭皮肤或应用电风扇、空气调节器降温。②体内降温：对体外降温无效者，用冰盐水进行胃或直肠灌洗，也可用无菌生理盐水进行腹膜透析或血液透析，或将患者血液在体外冷却后回输体内降温。③药物降温：解热镇痛药水杨酸盐治疗无效，而且可能有害，所以不能使用。迅速降温出现寒战者，用生理盐水 500 ml 加氯丙嗪 25 ～ 50 mg 静脉输注，用药过程中应监测血压。

（三）并发症的治疗

1．对昏迷者，应进行气管内插管，保持呼吸道通畅，防止误吸。对脑水肿和颅内压增高者，常规用甘露醇。对躁动、抽搐者，可给予镇静处理。

2．对心律失常、心力衰竭和代谢性酸中毒者，给予对症处理。

3．对低血压者，应给予快速补液，以恢复血容量并升高血压。慎用血管收缩药，以防影响皮肤散热。

4．对多器官衰竭者，应予以对症支持治疗。对出现横纹肌溶解者，使其尿量至少保持为 2 ml/（kg · h），尿 pH ＞ 6.5；对心力衰竭合并肾衰竭伴有高钾血症者，需慎用洋地黄；持续性无尿、尿毒症和高钾血症是血液透析或腹膜透析的指征；应用 H_2 受体阻断药或质子泵抑制药预防应激性溃疡及上消化道出血；对合并弥散性血管内凝血者，需根据病情输注新鲜冷冻血浆和血小板。

➢ 考点提示：中暑的治疗措施。

【预后】

中暑患者热射病病死率为 20% ～ 70%，50 岁以上者高达 80%。发病 30 min 内的降温速度决定预后，如果在此期间能将直肠温度降至 40 ℃以下，病死率很低；若降温延迟，病死率明显增加。预后主要与神经系统、肝、肾和肌肉损伤及血乳酸浓度有关。昏迷超过 6 ～ 8 h 者或出现弥散性血管内凝血者预后不良。

【预防及健康教育】

宣传防暑知识。夏季降低室温，居处通风。穿宽松的浅色透气衣服。外出时戴宽边遮阳帽，使用防晒霜。适当饮用防暑饮料，如绿豆汤、冰水。加强防暑措施，改善高温环境中的工作条件，提高机械化、自动化程度。野外工作者应避免在正午暴露于阳光过久。中暑患者恢复后，数周内应避免在阳光下剧烈活动。

思考题

1．常见的中暑原因有哪些?

2．人体与环境之间的散热方式有哪几种?

3．热射病的临床表现是什么?

4．中暑的防治措施是什么?

（陈喜苹）

第六十五章

溺 水

第六十五章数字资源

学习目标

通过本章内容的学习，学生应能：

识记：

描述溺水的临床表现。

理解：

解释溺水的发病机制。

应用：

1. 根据病情实施急救措施。
2. 对患者进行预防溺水教育。

案例导入

某患者，男性，42 岁，在湖边钓鱼时不慎滑入湖中，15 min 后被救起，发现心搏、呼吸停止，现场一位懂急救知识的人员给予落水者心脏按压，5 min 后急救人员赶到，立即行心肺复苏的同时迅速送往医院抢救。入院后立即给予气管插管及呼吸机辅助呼吸、心电监护、建立静脉通道等急救处理，20 min 后心搏恢复，有自主呼吸，送 ICU 进一步治疗。

问题与思考：

1. 初步诊断和诊断依据是什么？
2. 需要进一步做哪些检查？
3. 现场急救的措施有哪些？院内处理的措施有哪些？

人淹没于水或其他液体后，液体充塞呼吸道及肺泡，引起反射性喉痉挛和 / 或呼吸障碍，发生窒息性缺氧，严重者造成呼吸、心搏停止，称为溺水（drowning）。从水中被救出后暂时性窒息，但尚有大动脉搏动，称为近乎溺水（almost drowning）。突然浸没至少低于体温 5 ℃的水后出现心脏停搏或猝死，为淹没综合征（immersion syndrome）。淹没一段时间后，因肺泡毛细血管内皮损伤和渗漏引起肺部炎症反应、肺泡表面活性物质减少而出现的呼吸窘迫，称淹没后综合征（postimmersion syndrome），是急性呼吸窘迫综合征的一种类型。

【病因】

由于洪水灾害、船舶遇难而落水；水下作业时，防护设备发生故障，或因癫痫、心脏病或心律失常、低血糖发作引起意识丧失；下水前饮酒或服用损害脑功能药物及水中运动时间较长，过度疲劳；游泳时不谙水性或腓肠肌痉挛；跳水时发生颅脑外伤；交通意外或投水自杀等。

【发病机制】

患者发生溺水后，先是本能地屏气，以避免水进入呼吸道。不久，由于缺氧，不能继续屏气，出现非自发性吸气，水进入呼吸道和肺泡，引起反射性咳嗽，有时出现喉痉挛。液体增多时可导致严重缺氧、高碳酸血症和代谢性酸中毒。脑缺氧严重时，喉痉挛消失，发生窒息和昏迷，继而出现心动过速、心动过缓及无脉性电活动，最终心脏停搏。大多数情况下，淹溺过程从溺水到心脏停搏为数秒到数分钟。

【临床表现】

溺水者常出现意识丧失、呼吸停止或大动脉搏动消失，处于临床死亡状态。近乎溺水者临床表现因个体差异较大，与溺水持续时间长短、吸水量多少、吸入介质性质和器官损伤严重程度有关。

（一）症状

近乎溺水者常有剧烈咳嗽、胸痛、头痛、视觉障碍、呼吸困难和咳粉红色泡沫样痰。溺入海水者，常感到明显口渴，最初数小时可有寒战和发热。

（二）体征

溺水者常有泡沫或泥污充满口腔和鼻腔、皮肤及黏膜发绀、颜面肿胀、球结膜充血和肌张力增加；也可引起烦躁不安、抽搐、昏睡和昏迷等精神和神志状态改变；呼吸表浅、急促或停止，肺部可闻及干、湿啰音；心律失常、心音微弱或心搏停止；腹部膨隆，四肢厥冷。

➢ 考点提示：溺水的临床表现。

【辅助检查】

（一）血、尿常规检查

常有白细胞计数轻度增多。吸入较多淡水时，可出现血液稀释，甚至红细胞溶解，血钾升高，血液和尿液中出现游离血红蛋白。海水淹溺者，因短暂性血液浓缩，可有高钠血症或高氯血症。重者可出现弥散性血管内凝血样实验室检查指标异常。

（二）心电图检查

常有窦性心动过速，非特异性 ST 段和 T 波改变，室性心律失常或完全性房室传导阻滞。

（三）血气分析

约 75% 病例有明显的混合性酸中毒，几乎所有患者都有不同程度的低氧血症。

（四）X 线检查

胸部 X 线检查常显示斑片状浸润和肺水肿征象，住院 12 ～ 24 h 吸收、好转或进展恶化。约有 20% 病例胸部 X 线检查无异常。对跳水者，疑有颈椎损伤时，应进行颈椎 X 线检查。溺水 3 ～ 4 d 后，脑磁共振检查对判断预后有较高的价值。

【治疗】

（一）院前急救

1．现场急救　尽快将溺水者从水中救出；迅速清除口腔及鼻腔中的污水、污物、分泌物及其他异物，保持气道通畅；对怀疑气道异物阻塞的患者，可行海姆利希手法排出异物。

2．心肺复苏　对心搏、呼吸停止者，立即现场施行心肺复苏，气管内插管和吸氧。复苏期间注意防止误吸。在患者转运过程中，不应停止心肺复苏。

（二）院内处理

1．氧疗　吸入高浓度氧或进行高压氧治疗，根据病情可采用机械通气。对溺水者，应监测动脉血气。

2．复温　如患者体温过低，可根据情况采取体外或体内复温措施。

3．脑复苏　对有颅内压升高或昏迷者，应用呼吸机增加通气，维持 $PaCO_2$ 在 25 ～ 30 mmHg，同时，静脉输注甘露醇降低颅内压，缓解脑水肿。

4．抗生素　抗生素用于污水淹溺、有感染体征或脓毒症的淹溺者。

5．并发症　合并惊厥、心律失常、低血压、肺水肿、急性呼吸窘迫综合征、急性胃肠道出血、电解质代谢紊乱和酸碱失衡时，应进行相应处理。

➢ 考点提示：溺水者的院前急救措施。

【预后】

溺水所引起的肺损伤和脑缺氧严重程度与吸水量、溺水时间长短密切相关。由水中救出后到自主呼吸恢复时间越短，则预后越好。不同程度脑功能障碍、中枢性四肢瘫痪、锥体外系综合征和外周神经或肌肉损伤等后遗症可在约 20% 的溺水者恢复后出现。

【预防】

对从事水上作业者，定期进行严格健康检查。有慢性或潜在疾病者不宜从事水上活动。酒精能损害判断能力和自我保护能力，下水作业前不要饮酒。进行游泳、水上自救互救知识和技能训练。水上作业时应备救生器材。避免在情况复杂的自然水域游泳或在浅水区跳水或潜水。下水前要做好充分准备活动，不宜在水温较低的水域游泳。

思考题

1．溺水的临床表现有哪些？

2．溺水者的院前急救措施有哪些？

3．溺水者的院内处理措施有哪些？

（陈喜苹）

第六十六章

电　击

第六十六章数字资源

学习目标

通过本章内容的学习，学生应能：

识记：

1. 列举引起电击的常见原因。
2. 陈述电击的临床表现。

理解：

解释电击的发病机制。

应用：

1. 根据病情实施抢救措施，正确评估预后。
2. 对患者进行健康教育。

案例导入

某患者，女性，28 岁，星期日整理家务时，不小心被电击，昏迷倒地，家属立即将其送医院急诊科。入院体格检查：脉搏微弱，尚可触及，血压 60/45 mmHg，心电监护显示心律失常，心率 40 次 / 分。2 min 后，心电突然消失，血压骤降。急诊医师立即行心肺复苏，肾上腺素静脉注射，每次 0.5 mg，重复给药 3 次。30 min 后患者心电正常，心脏复苏成功，转入病房继续观察。

问题与思考：

1. 初步诊断和诊断依据是什么？
2. 该患者可能会出现哪些并发症？

一定量的电流非正常地通过人体，引起不同程度的组织损伤或器官功能障碍或猝死，称为电击（electric shock），俗称触电。电击包括低压电（电压≤ 380 V）、高压电（电压＞ 1000 V）和超高压电或雷击（电压约在 10 000 万 V 以上）3 种类型。

【病因及发病机制】

（一）病因

1．缺乏安全用电知识，工作或生活中违反操作规程，违章布线，自行检修带电电路，利用供电电线晾衣、挂物，在高压电线下钓鱼。

2．电源、电线年久失修，线路绝缘性降低，容易漏电。

3．大风暴、火灾、水灾或地震时，电线折断下落，接触人体。

4．雷雨时在大树下避雨，或使用铁柄伞在野外行走，被雷电击中。

（二）发病机制

电击对人体的危害程度与接触的电压高低、电流强弱、直流电还是交流电、电流频率高低、通电时间长短、接触部位、电流体内途径和所在环境的气象条件等都有密切关系。交流电对人体伤害较直流电大，不同频率的交流电对人体损伤也不同，低频交流电危害较高频交流电大，尤其是频率为 50 ~ 60 Hz 的低频家用交流电更易引起心室颤动。电流可使肌细胞膜发生除极，引起肌肉强烈收缩。交流电可使肌肉持续抽搐，能“牵引住”接触者，使电击者的手紧紧握住电源线不能脱离开电源，故交流电的危害较直流电大。

电击损伤包括电流对细胞的直接损伤和电阻产热引起的组织和器官损伤：如皮肤及皮下组织烧伤；深部组织（如肌肉、脂肪和肌腱等）损伤，造成局部水肿，压迫营养血管，引起闭塞，发生缺血和坏死；接触超高压电能使组织迅速“炭化（carbonization）”；电流通过中枢神经系统会立即引起呼吸、心搏停止，导致死亡。

【临床表现】

（一）全身表现

电击后轻者出现痛性肌肉收缩、惊恐、面色苍白、头晕、头痛和心悸等。高压电击（特别是雷击）时，常导致意识丧失，心搏、呼吸骤停。若呼吸、心搏停止持续 15 min 以上，且不及时复苏，则会导致死亡。幸存者可遗留定向力丧失和癫痫发作。部分病例有心肌和传导系统损害，心电图显示心房颤动、心肌梗死和非特异性 ST 段降低。组织损伤区或体表烧伤处丢失大量液体时，可出现低血容量性休克。发生急性肾衰竭者，主要由肾被直接损伤和肌肉组织坏死产生的肌球蛋白和肌红蛋白及溶血后血红蛋白损伤肾小管所致，脱水和血容量不足更能使病情加速或恶化。

（二）局部表现

高压电击所致严重烧伤常见于释放电能最大的电击部位，烧伤部位组织炭化或坏死成洞，电击周围部位皮肤烧伤较轻。如有衣服被点燃，可出现与电击部位无关的大面积烧伤。高压电流损伤时，常引起前臂腔隙综合征（compartment syndrome），因肌肉组织损伤、水肿和坏死，使肌肉筋膜下组织压力增加，出现神经、血管受压体征，脉搏减弱，感觉及痛觉消失，常需要行筋膜切开术。由于电击后大肌群强直性收缩，可引起脊椎压缩性骨折或肩关节脱位。

（三）并发症和后遗症

电击后 24 ~ 48 h 常出现严重心律失常、心肌损伤、心功能障碍、吸入性肺炎和肺水肿、胃肠道出血或穿孔、麻痹性肠梗阻、弥散性血管内凝血或溶血、急性肾衰竭等并发症。烧伤处容易继发细菌感染。约半数伤者有单侧或双侧鼓膜破裂、听力丧失。电击后数日到数月可出现神经系统病变，如上升性或横断性骨髓炎、多发性神经炎或瘫痪，视力障碍和单侧或双侧白内障。孕妇被电击后常发生流产、死胎或宫内发育迟缓。

➢ 考点提示：电击伤的临床表现。

【治疗】

（一）切断电源

发现电击患者后，应用绝缘物立即切断电源，使患者脱离电流通路。

（二）心肺复苏

对心搏、呼吸停止者，立即进行心肺复苏。对所有电击患者，应连续进行 48 h 心电监测，能及时发现电击后迟发性心律失常，并对症处理。

（三）并发症的治疗

1．对颈部以上烧伤者，应给予吸氧，因为气道和肺部损伤的可能性很大。继发性钝性创伤常因肌肉不自主收缩所致的跌倒引起，处理方法同其他钝性创伤。

2．对急性肾衰竭者，应用乳酸钠林格注射液恢复血容量，并维持尿量在 50 ~ 75 ml/h。如果出现肌球蛋白尿，尿量应维持在 100 ~ 150 ml/h，同时静脉输注碳酸氢钠溶液碱化尿液，使血液 pH 维持在 7.45 以上，预防急性肾衰竭。对严重肌球蛋白尿患者，若恢复有效血容量后尿量仍不增加，应在乳酸钠林格注射液 1 L 中加入甘露醇 12.5 g。尿内肌球蛋白消失后即停用甘露醇。热灼伤者常有严重血容量不足，在恢复有效循环容量前，不能静脉输注甘露醇。对严重急性肾衰竭者，需根据病情及时行血液透析。

3．对于软组织烧伤、肢体坏死和骨折者，应及时请外科医师进行相应处理。

➢ 考点提示：电击患者的治疗。

【预防】

普及、宣传用电常识，经常对所用电器和线路进行检查与检修。雷雨天气应关好门窗，留在室内，不宜使用无防雷措施的电视、音响等电器。室外工作者不要站在高处，不要在田野走动或在树下避雨；不能接触天线、水管或金属装置。在空旷场地遇到雷电时，应立即卧倒，不宜打伞，远离树木和电线杆。

思考题

1．电击患者的临床表现有哪些？

2．电击患者的急救措施有哪些？

3．如何处理电击患者的并发症？

（陈喜苹）

第六十七章

冻　僵

第六十七章数字资源

学习目标

通过本章内容的学习，学生应能：

识记：

1. 描述冻僵的临床表现。
2. 说出中心体温的测量方法。

理解：

分析冻僵的病因及发病机制。

应用：

1. 根据患者的临床表现判断冻僵的严重程度。
2. 根据病情制订治疗方案，正确评估预后。
3. 对患者进行健康教育。

案例导入

某患者，男性，50 岁，以“呼之不应伴全身湿冷 1 d”为主诉入院。家属诉患者于前一日 14 时不慎走失，于次日 15 时被找到，发现患者躺于草丛间，大声呼喊及刺激患者均无反应，全身湿冷，呼吸微弱。前一日夜间小雪。患者有精神疾病史数年，多次就诊，具体疾病及治疗情况不详。体格检查：体温 31.2 ℃，脉搏 76 次 / 分，无自主呼吸，血压 118/76 mmHg，呈浅昏迷状。双侧瞳孔不等大，左侧直径约 1 mm，右侧约 5 mm，对光反射存在。双肺呼吸音粗糙，两下肺可闻及细小湿啰音。心率 88 次 / 分，心律不齐。其他无异常发现。

问题与思考：

1. 初步诊断和诊断依据是什么？
2. 现场急救措施有哪些？
3. 复温措施有哪些？

冻僵（frozen rigor，frozen stiff）是由寒冷引起的以神经系统和心血管系统损害为主要表现的全身性疾病。通常暴露于寒冷环境（–5 ℃以下）后 6 h 内发病。冻僵患者体温越低，病死率越高。寒冷导致的冻伤或组织坏死不在本章阐述。

【病因及发病机制】

（一）病因

冻僵的原因主要有：①冷水或冰水溺水；②长时间暴露于寒冷环境且无充分保暖措施；

③年老、体弱、严重营养不良者和慢性疾病患者在低室温下亦可发生。

（二）发病机制

机体暴露环境的温度、湿度、风速、时间、部位及机体的营养状态及抗寒能力与冻僵严重程度密切相关。寒冷刺激交感神经兴奋，引起外周血管收缩。随着机体暴露时间延长，组织和细胞发生形态学改变，血管内皮损伤，通透性增加，血液无形成分外渗及有形成分聚集，血栓形成，导致循环障碍和组织坏死。细胞脱水及变性引起代谢障碍。

【临床表现】

（一）轻度冻僵

寒冷刺激，交感神经兴奋性增强，引起皮肤血管收缩，表现为疲乏、健忘、肌肉明显震颤、心率和呼吸频率加快、心排血量增加、血压升高、多尿和逐渐出现不完全性肠梗阻等症状。

（二）中度冻僵

体温调节机制常衰竭，寒战消失，代谢明显减慢，表现为表情淡漠、精神错乱、语言障碍、行为异常、运动失调或昏睡；当体温低于 30 ℃时，意识丧失、瞳孔扩大，窦房结起搏频率减慢引起心动过缓，心电图示 PR 间期、QT 间期延长，QRS 波时间延长，胰岛素分泌减少及血糖升高。

（三）严重冻僵

内分泌和自主神经系统热储备机制丧失，基础代谢率下降 50%，表现为呼吸明显减慢，少尿，瞳孔对光反射消失，心电图表现为心室颤动；当体温低于 24 ℃时，患者出现僵死样面容；当体温低于 20 ℃时，患者皮肤苍白或青紫，心搏、呼吸停止，瞳孔散大，四肢肌肉和关节僵硬，心电图或脑电图显示等电位线。

➤ 考点提示：冻僵的临床表现。

【诊断】

根据长期寒冷环境暴露史，神经系统和心血管系统损害的临床表现，中心体温＜ 35 ℃可证实诊断。常测定两个部位的中心体温。①直肠测温：应将温度计水银端插入直肠 15 cm 深处测定体温；②食管测温：将温度计水银端放置喉下 24 cm 深处测定体温。

【治疗】

积极采取急救复苏和支持措施，防止体热进一步丢失，采取安全、有效的复温措施，预防并发症。

（一）现场处理

迅速将患者移至温暖环境。搬动时要谨慎，避免发生骨折。尽快脱去潮湿衣服，用毛毯或棉被包裹患者身体。积极进行复苏抢救。

（二）院内处理

1．急救处理　对神志清醒者，静脉输注生理盐水及 50% 葡萄糖溶液 20 ml。对反应迟钝或昏迷者，应保持气道通畅，进行气管内插管或气管切开，吸入加热的湿化氧气，可静脉输注 40 ～ 42 ℃生理盐水和葡萄糖溶液 300 ～ 500 ml，液体总量为 20 ml/kg。对神志异常者，应同时给予纳洛酮和维生素 B_1 治疗。

2．复温技术　复温方法和复温速度依据患者情况而选择。对于老年或心脏病患者，复温应谨慎。

（1）对于轻度冻僵者，用较厚的棉被或毛毯裹好患者，置于温暖环境中，让患者通过机体产热自动复温。复温速度为每小时复温 0.3 ～ 2 ℃。

(2) 对于中、重度冻僵者，应用电热毯、热水袋或 40 ~ 42 ℃温水浴，复温速度为每小时复温 1 ~ 2 ℃。需要注意的是，复温时，因肢体升温易增加心脏负荷，所以应将复温热源置于胸部；也可输注加热（40 ~ 42 ℃）液体或吸入加热（40 ~ 45 ℃）湿化氧气，或将各种灌洗液加热至 40 ~ 45 ℃进行胃、直肠、腹膜腔、胸膜腔灌洗升温，复温速度为每小时复温 0.5 ~ 1 ℃；也可经体外循环快速复温，复温速度为 1 ~ 2 ℃/h。

对心搏、呼吸停止者，如果体温上升至 28 ℃以上仍无脉搏，应行心肺复苏及相关药物治疗。体温升至 36 ℃，经过各种复苏努力仍无效时，可中止复苏。

3．支持和监护措施 开放气道，酌情行气管内插管或气管切开。患者一般处于脱水状态，复温后可能出现血容量减少和低血糖，应注意纠正（注意：低温患者肝不能有效代谢乳酸，勿输注乳酸钠林格注射液）。

冻僵患者胃肠运动功能减弱，常发生胃扩张或肠麻痹，应放置鼻胃管行胃肠减压，预防呕吐和误吸；应持续进行心电监测，以便及时发现心律失常；监测血糖，防治低血糖症；进行动脉血气分析，并监测尿量。

➢ 考点提示：冻僵患者的急救措施。

思考题

1．冻僵患者的临床表现有哪些？

2．冻僵患者的现场处理措施有哪些？

3．冻僵患者的院内处理措施有哪些？

（陈喜苹）

第六十八章

高 山 病

第六十八章数字资源

学习目标

通过本章内容的学习，学生应能：

识记：

描述急、慢性高山病的临床表现。

理解：

解释高山病的发病机制和病理生理变化。

应用：

1. 根据高山病患者的临床表现和各项辅助检查做出初步诊断。
2. 根据病情实施抢救措施，正确评估预后。
3. 对患者进行健康教育。

案例导入

某患者，男性，35 岁，出生并生长于河南省，2 d 前从平原乘火车准备前往拉萨旅游，但途中不慎“感冒”，出现发热、咳嗽、咳痰（痰量少，为白色黏液痰），自行口服药物（不详）症状未见好转。次日患者出现轻度喘息等症状，此时患者的位置为海拔约 3000 m。火车继续行进，当到达某地火车站（海拔约 3900 m）时，患者出现严重呼吸困难，口唇、指甲发绀，咳血性泡沫痰，烦躁不安。同伴立即给予吸氧等急救措施，并将患者送往当地医院。体格检查：体温 38.2 ℃，脉搏 122 次 / 分，呼吸 25 次 / 分，血压 130/90 mmHg。急性病容，表情痛苦，双肺呼吸音减弱，满布湿啰音。实验室检查：WBC 13.8×10^9/L，N79%，血氧饱和度 84%。心电图：窦性心动过速，不完全性右束支传导阻滞，ST-T 缺血改变。

问题与思考：

1. 初步诊断和诊断依据是什么？鉴别诊断有哪些？
2. 为明确诊断，需要进一步做哪些检查？
3. 治疗原则有哪些？

海拔 3000 m 以上的地区称高原。由平原移居至高原或短期逗留在高原的人，由于高原空气稀薄、大气压和氧分压较低，对高原环境适应能力不足，引起以缺氧为突出表现的一组疾病称为高山病（mountain sickness）。高山病也可发生于海拔 3000 m 以下地区。急性高山病为自限性，预后相对良好，但如发生高原肺水肿和高原脑水肿可致命。

【病因】

低压性低氧血症是急性高山病的重要原因。高原地区由于大气压和氧分压降低，进入高原地区后人体发生缺氧。随着海拔升高，吸入气氧分压明显下降，氧供发生严重障碍。海拔越高，空气中的氧分压就越低，在海拔 8000 m 高度时，大气压约为海平面（760 mmHg）的 1/3，空气中的氧分压为 56 mmHg。高山病发病快慢、严重程度和发病率与所攀登高原的海拔高度、攀登速度、高原停留时间和个体易感性有关。

【发病机制】

人从平原进入高原，为适应低氧环境，机体需要进行一些适应性改变来维持毛细血管内血液与组织间必要的压力阶差。但个体对高原缺氧的适应能力不同，并有一定的限度，过度缺氧和对缺氧反应迟钝者可发生适应不全，即高山病。

【病理】

高山病的基本病理学特征是细胞肿胀。脑、肺及外周血管常发生血小板、纤维蛋白栓子或静脉血栓。

（一）高原肺水肿

肺组织因充血、水肿，重量明显增加。小气道和肺泡内有纤维蛋白渗出及透明膜形成，肺泡壁和毛细血管壁细胞膜变性，血管扩张、充血及通透性增加，血管内可见散在血栓形成。

（二）高原性脑水肿

大脑皮质和软脑膜充血，脑细胞及其间质水肿，脑组织有点状出血，部分脑细胞变性、坏死。

（三）慢性高山病

心肌细胞水肿、纤维断裂和间质增生，可导致右心室增大、室腔扩大和室壁增厚。肺动脉干弹性纤维消失，肺小动脉中层肌肉肥厚、结缔组织增生和肺细小动脉硬化。

【临床表现】

（一）急性高山病

急性高山病通常发生在海拔 3000 m 以上的地区，主要表现分为 3 种类型，彼此可交叉或并存。

1．急性高原反应　急性高原反应临床最常见。不适应海拔 3000 m 以上地区的人群，在进入高原后 6 ～ 24 h 即可发生。表现为额部疼痛、恶心、呕吐、乏力、心悸、胸闷、气促、厌食。中枢神经系统症状多与醉酒者症状相似。多数在高原停留 1 ～ 2 d 后症状可缓解，数日后症状消失。少数可发展成高原肺水肿和 / 或高原性脑水肿。

2．高原肺水肿　高原肺水肿是常见且致命的高山病。通常发生在快速进入高原地区 2 ～ 4 d 内，特别是进入高原时有过劳、快速攀登、呼吸道感染、服用催眠药或者既往有高原肺水肿史者更易发生。患者常先出现急性高原反应，然后症状逐渐加重，出现呼吸困难、干咳加重、发绀、心动过速、端坐呼吸、咳白色或粉红色泡沫样痰。肺部可闻及干、湿啰音。

3．高原性脑水肿　高原性脑水肿又称神经性高山病，比较罕见，是最严重的急性高山病。多数在进入海拔 3600 m 以上地区 1 ～ 3 d 后发病，临床表现为剧烈头痛伴呕吐、精神紊乱、共济失调、幻听、言语和定向力障碍。病情进展后可出现步态不稳、嗜睡、木僵或昏迷。

（二）慢性高山病

慢性高山病较少见，主要发生在久居高原或少数世代居住在海拔 4000 m 以上的人。

1．急性高原反应持续 3 个月以上不恢复。

2．高原红细胞增多症是对高原缺氧的一种代偿性生理适应反应。

3．通常易发生高原性低血压。也有些发生高原性高血压，与原发性高血压表现相似，但很少引起心脏和肾损害，少数高原性高血压患者可转变为高原性低血压。

4．高原性心脏病多见于高原出生的婴幼儿，成人移居高原 6 ～ 12 个月后发病。

➢ 考点提示：急性高山病的临床表现。

【辅助检查】

（一）血液检查

急性者可有轻度白细胞计数增多；慢性者红细胞计数增多，多超过 7.0×10^{12}/L，血红蛋白超过 180 g/L，血细胞比容超过 0.60。

（二）血气分析

高原肺水肿时可有低氧血症、低碳酸血症和呼吸性碱中毒。高原性心脏病时可有低氧血症和二氧化碳分压升高。

（三）心电图检查

慢性高山病时可有电轴右偏，肺性 P 波，右心室肥大、劳损，T 波倒置等心电图表现。

（四）X 线检查

高原肺水肿时可见双侧肺野有弥漫性斑片状或云絮状模糊阴影。高原性心脏病者表现为肺动脉明显突出，右心室增大。

（五）肺功能检查

慢性高山病时可有肺活量下降，峰值呼吸流速降低，每分通气量下降。

【诊断与鉴别诊断】

（一）诊断依据

1．进入海拔较高地区后发病。

2．临床症状的出现与进入该地区的海拔高度和进入速度及有无适应明显相关。

3．氧疗有效，脱离该地区进入低海拔地区后症状明显缓解。

4．排除有类似高山病临床表现的相关疾病。

（二）鉴别诊断

1．急性高原反应应与晕车、空晕病、急性胃肠炎和原有疾病症状加重鉴别。

2．高原肺水肿应与肺炎、高原支气管炎、肺栓塞、气胸、原有心脏及肺疾病症状加重鉴别。

3．高原性脑水肿应与代谢性和中毒性脑病、脑血管意外、颅脑外伤鉴别。

4．高原红细胞增多症应与真性红细胞增多症鉴别，真性红细胞增多症常见于中、老年人，脾大明显，除了红细胞增多外，尚有白细胞计数和血小板增多，对氧疗和易地治疗无效。

➢ 考点提示：高山病的诊断依据。

【治疗】

（一）治疗原则

停止继续登高，迅速离开高海拔地区，立即给氧，密切观察病情变化，积极对症处理。

（二）治疗措施

1．急性高原反应　①卧床休息。②氧疗：鼻导管或面罩低流量氧疗（1 ～ 2 L/min）。③易地治疗：迅速转移到低海拔地区。④对症治疗：对头痛者，给予阿司匹林、对乙酰氨基酚等热解镇痛药；对恶心、呕吐者，给予丙氯拉嗪；对严重者，给予口服地塞米松（4 mg/6 h）。

2．高原肺水肿　①绝对卧床休息。②氧疗：面罩吸入 40% ～ 50% 氧气（6 ～ 12 L/min）或使用便携式高压气囊治疗。③易地治疗：氧疗无效时，迅速转移到低海拔地区。④药物治疗：舌下含服或口服硝苯地平（10 mg，每 4 h 1 次）有降低肺动脉压和改善氧合的作用；氨茶碱有解除支气管痉挛、强心、利尿和显著降低肺动脉压的作用，根据病情每 4 ～ 6 h 重复。严重者使用糖皮质激素治疗；出现快速心房颤动时，应用洋地黄和抗血小板药物。通常经上述治疗后，患者在 24 ～ 48 h 内可恢复。

3．高原性脑水肿　治疗措施与急性高原反应和高原肺水肿基本相同，早期识别是成功治疗的关键。不同的是，需注意降低颅内压：地塞米松 8 mg，立即静脉注射，以后 4 mg/6 h，同时静脉给予甘露醇和利尿药（呋塞米 40 ～ 80 mg），第 1 个 24 h 必须保持尿量在 900 ml 以上；对昏迷者，应注意保持其呼吸道通畅。

4．慢性高山病　①易地治疗。②氧疗：夜间给予低流量氧疗（1 ～ 2 L/min）。③改善血氧饱和度：乙酰唑胺 125 mg，每日 2 次，或醋酸甲羟孕酮 20 mg，每日 3 次。④静脉放血：只能作为临时性治疗措施。

➢ 考点提示：高山病的治疗措施。

【预后】

高山病如能得到及时诊断和积极治疗，预后较好。但对高原肺水肿和高原性脑水肿患者，如延误诊治，则可死亡。慢性高山病患者移居平原后 1 ～ 2 个月内可恢复，但如发展到高原性心脏病伴有肺动脉高压和右心室肥大者，则不易恢复。另外，高原肺水肿恢复者再次进入相同高原环境时容易复发。

【健康教育】

对即将进入高原地区旅游、工作的人进行有关高山病知识的宣传教育。有器质性疾病、急性呼吸道感染和严重神经衰弱者不宜进入高原。进入高原后，避免剧烈运动，适应后可逐渐增加活动量。避免烟、酒和服用镇静催眠药。注意防冻、保暖，补充体液及热量。在进入高原的过程中，坚持阶梯升高原则。如果不能阶梯上升，可在出发前 24 h 预防性服药，如乙酰唑胺（250 mg，每 8 h 1 次）或地塞米松（4 mg，每 6 h 1 次）。

思考题

1．急性高山病的临床表现有哪些？

2．高原肺水肿的治疗措施有哪些？

3．高原性脑水肿的治疗措施有哪些？

（陈喜苹）

中英文专业词汇索引

G

H

J

R

S

T

W

X

Y

Z

主要参考文献

1．葛均波，徐永健，王辰．内科学．9版．北京：人民卫生出版社，2018．
2．万学红，卢雪峰．诊断学．9版．北京：人民卫生出版社，2018．
3．王辰，王建安．内科学．3版．北京：人民卫生出版社，2015．
4．阳晓，贺志明，黄民江．内科学．2版．北京：北京大学医学出版社，2016．
5．郭继鸿．内科学．4版．北京：北京大学医学出版社，2015．
6．韩清华，孙建勋．内科学．8版．北京：人民卫生出版社，2018．
7．刘士生，岳新荣，张兰青．内科学．上海：上海交通大学出版社，2019．
8．黄振元，邓雪松．内科学．北京：人民卫生出版社，2016．
9．陆再英，钟南山．内科学．7版．北京：人民卫生出版社，2008．
10．王拥军．神经内科学高级教程．北京：人民军医出版社，2014．
11．姜玉新，冉海涛．医学超声影像学．2版．北京：人民卫生出版社，2016．
12．张澍，霍勇．内科学·心血管内科分册．北京：人民卫生出版社，2016．
13．陈新．黄宛临床心电图学．6版．北京：人民卫生出版社，2010．
14．包再梅，何有力，张学思．内科学．2版．武汉：华中科技大学出版社，2014．
15．杨立明，李秀霞，汤之明．内科学．武汉：华中科技大学出版社，2019．
16．王庭槐．生理学．9版．北京：人民卫生出版社，2018．
17．梅长林．肾内科临床实践（习）导引与图解．北京：人民卫生出版社，2013．
18．王海燕．肾脏病学．3版．北京：人民卫生出版社，2008．
19．陈生弟，高成阁．神经与精神疾病．北京：人民卫生出版社，2015．
20．陆林．沈渔邨精神病学．6版．北京：人民卫生出版社，2018．
21．赵靖平，张聪沛．临床精神病学．2版：北京：人民卫生出版社，2016．
22．杨世昌，王国强．精神疾病案例诊疗思路．3版．北京：人民卫生出版社，2017．
23．郝伟．陆林精神病学．8版．北京：人民卫生出版社，2018．
24．沈洪，刘中民．急诊与灾难医学．3版．北京：人民卫生出版社，2018．
25．贾建平，陈生弟．神经病学．8版．北京：人民卫生出版社，2018．
26．中华医学会神经病学分会，中华医学会神经病学分会脑血管病学组．中国急性缺血性脑卒中诊疗指南2018．中华神经科杂志，2018，51（9）：665-682．
27．中华医学会血液学分会止血与血栓学组．成人原发免疫性血小板减少症诊断与治疗中国专家共识（2016年版）．中华血液学杂志，2016，37（2）：89-93．